Springer-Lehrbuch

Richard Hautmann (Hrsg.)
Jürgen E. Gschwend

Urologie

5., aktualisierte Auflage 2014

Mit 448 Abbildungen und 138 Tabellen

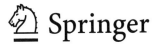 Springer

Herausgeber

Prof. Dr. Dr. h. c. Richard Hautmann
Em. Direktor der Klinik für Urologie und Kinderurologie
Neu-Ulm, Deutschland

Prof. Dr. med. Jürgen E. Gschwend
TU München
Klinikum rechts der Isar
Urologische Klinik und Poliklinik
München, Deutschland

ISBN-13 978-3-642-34318-6   ISBN 978-3-642-34319-3 (eBook)
DOI 10.1007/978-3-642-34319-3

Die Deutsche Nationalbibliothek verzeichnet diese Publikation in der Deutschen Nationalbibliografie;
detaillierte bibliografische Daten sind im Internet über http://dnb.d-nb.de abrufbar.

Springer Medizin
© Springer-Verlag Berlin Heidelberg 1997, 2001, 2006, 2010, 2014

Planung: Christine Ströhla, Heidelberg
Projektmanagement: Axel Treiber, Heidelberg
Lektorat: Ursula Illig, Gauting
Projektkoordination: Eva Schoeler, Heidelberg
Umschlaggestaltung:deblik Berlin
Fotonachweis Umschlag: ©picture-alliance / Pressefoto ULMER /Kienzler
Herstellung: Fotosatz-Service Köhler GmbH – Reinhold Schöberl, Würzburg

Gedruckt auf säurefreiem und chlorfrei gebleichtem Papier

Springer Medizin ist Teil der Fachverlagsgruppe Springer Science+Business Media
www.springer.com

Vorwort zur 5. Auflage

Das Fach Urologie beschäftigt sich bei beiden Geschlechtern mit den chirurgisch zu behandelnden Erkrankungen der Nieren und der ableitenden Harnwege. Hinzu kommen noch die männlichen Geschlechtsorgane.

Der Beginn des Fachs lässt sich präzise definieren: 1869 hat Gustav Simon in Heidelberg zum ersten Mal eine Niere chirurgisch entfernt. 1870 untersuchte Maximilian Nitze in Wien erstmals eine Blase mittels eines Endoskops. Unabhängig von der Tatsache, dass die häufigste Krebserkrankungen des Mannes, das Prostatakarzinom, und die häufigste »richtige« Operation die chirurgische Behandlung des Prostataadenoms in das Fachgebiet Urologie fallen, ist sie das kleinste selbstständige Fach der Medizin.

Dieses Buch ist für Medizinstudenten im klinischen Studium und für jüngere Kollegen in Klinik und Praxis. Der Leitgedanke des Buches ist es, Symptomatik, Diagnostik und Therapie urologischer Erkrankungen anschaulich und einprägsam zu vermitteln.

Der Erscheinungszyklus von Lehrbüchern aus dem Springer-Verlag beträgt im Mittel vier Jahre. Auch für das Lehrbuch »Urologie« trifft dies zu. Diese 5. Auflage ist eine grundlegende Überarbeitung. neu verfasste Kapitel sind Kapitel 6 (Funktionsstörungen des unteren Harntraktes), Kapitel 7.1 (Harnwegsinfektionen), Kapitel 7.2 (Spezifische urogenitale Infektionen), Kapitel 9.5 (Penistumoren), Kapitel 11 (Verletzungen) und Kapitel 12.1 (Fertilitätsstörungen). Nahezu alle anderen Kapitel wurden überarbeitet.

Mit Professor Jürgen Gschwend aus München hat das Buch einen zweiten Herausgeber hinzubekommen. Für die neuen Kapitel sind – jüngere – Autoren gewonnen worden. Wir danken diesen für die Bereitschaft zur Mitarbeit, ebenso wie den ausgeschiedenen Autoren für die langjährige Mitarbeit an diesem Buch.

Die gesamte redaktionelle Arbeit, insbesondere das strukturelle Feintuning, wurde dankenswerterweise von Herrn Axel Treiber, Frau Dorit Müller und Frau Christine Ströhla übernommen. Chefsekretärin Frau Hildegunde Kreitmeier danken wir für ihren rastlosen Einsatz beim »Kampf« um die Einhaltung der Termine aller Autoren, der Grundvoraussetzung für ein termingerechtes Erscheinen des Buches. Frau Kreitmeier und Herr Treiber sind als Triebfedern aller fünf bisherigen Auflagen ganz wesentlich für die Qualität des Buches verantwortlich.

Wie bei allen erfolgreichen Lehrbüchern muss der Schlusssatz des Vorwortes lauten: »Kritik und Anregung – vor allem durch die Studenten – sind weiterhin erwünscht und werden – wie bisher – in den kommenden Auflagen berücksichtigt werden«.

Professor Dr. Dr. h.c. Richard Hautmann
Ulm, im März 2014

Professor Dr. Jürgen Gschwend
München, im März 2014

Inhaltsverzeichnis

Autorenverzeichnis

Prof. Dr. med. Peter Albers
Urologische Klinik
Universitätsklinikum Düsseldorf
Moorenstr. 5
40225 Düsseldorf

Dr. med. Bastian Amend
Urologische Klinik und Poliklinik
Universitätsklinikum Tübingen
Hoppe-Seyler-Str. 3
72076 Tübingen

Prof. Dr. med. Thorsten Bach
Urologisches Zentrum Hamburg
Asklepios Klinik Harburg
Eißendorfer Pferdeweg 52
21075 Hamburg

PD Dr. med. Georg Bartsch
Urologische Klinik
Universitätsklinikum Frankfurt
Theodor-Stern-Kai 7
60590 Frankfurt

Prof. Dr. med. Karl-Horst Bichler
Oskar-Schlemmer-Str. 5/381
70191 Stuttgart

Dr. med. Stefan Bierer
Klinik und Poliklinik f. Urologie
Universitätsklinikum Münster
Albert-Schweitzer-Str. 33
48143 Münster

Dr. med. Christof Börgermann
Klinik und Poliklinik für Urologie
Universitätsklinikum Essen
Hufelandstr. 55
45122 Essen

PD Dr. med. Stefan Conrad
Urologische Klinik
Diakoniekrankenhaus Friederikenstift
Postfach 2040
30020 Hannover

PD Dr. med. David Czock
Abteilung Innere Medizin IV
Universitätsklinikum Heidelberg
Im Neuenheimer Feld 410
69120 Heidelberg

Dr. med. Robert de Petriconi
Urologische Klinik
Universitätsklinikum Ulm
Prittwitzstr. 43
89075 Ulm

Prof. Dr. med. Klaus-Peter Dieckmann
Klinik für Urologie
Albertinen-Krankenhaus
Süntelstraße 11a
22457 Hamburg

Prof. Dr. med. Christian Doehn
Urologikum Lübeck
Am Kaufhof 2
23566 Lübeck

Dr. med. Christian Fisang
Urologische Klinik
Universitätsklinikum Bonn
Sigmund-Freud-Str. 25
53105 Bonn

Prof. Dr. med. Paolo Fornara
Klinik und Poliklinik für Urologie
Universitätsklinikum Halle
Ernst-Grube-Str. 40
06120 Halle

Prof. Dr. med. Detlef Frohneberg
Direktor der Urologischen Klinik
Städtisches Klinikum Karlsruhe
Moltkestr. 90
76133 Karlsruhe

Dr. med. Elke Göthe
Klinik Quellental
Wiesenweg 6
34537 Bad Wildungen

Prof. Dr.med. Markus Graefen
Martini Klinik
UKE Hamburg-Eppendorf
Martinistr. 52
20246 Hamburg

Prof. Dr. med. Jürgen Gschwend
Urologische Klinik und Poliklinik
Klinikum rechts der Isar
Ismaninger Str. 22
81675 München

Dr. med. Kilian Gust
Urologische Klinik
Universitätsklinikum Frankfurt
Theodor-Stern-Kai 7
60590 Frankfurt

Prof. Dr. med. Axel Haferkamp
Urologische Klinik
Universitätsklinikum Frankfurt
Theodor-Stern-Kai 7
60590 Frankfurt

Prof. Dr. med. Oliver Hakenberg
Urologische Klinik und Poliklinik
Universitätsklinikum Rostock
Ernst-Heydemann-Str. 6
18057 Rostock

PD Dr. med. Amir Hamza
Klinik für Urologie und Andrologie
Klinikum St.Georg gGmbH
Delitzscher Str. 141
04129 Leipzig

Prof. Dr. med. Dr. h.c. Richard Hautmann
Urologische Klinik
Universitätsklinikum Ulm
Prittwitzstr.43
89075 Ulm

Prof. Dr. med. Stefan Hautmann
Klinikum Lüdenscheid
Klinik für Urologie
Paulmannshöher Str. 14
58515 Lüdenscheid

Prof. Dr. med. Axel Hegele
Klinik für Urologie und Kinderurologie
Klinikum der Philipps-Universität Marburg
Baldingerstr.
35043 Marburg

Prof. Dr. med. Lothar Hertle
Klinik und Poliklinik f. Urologie
Universitätsklinikum Münster
Albert-Schweitzer-Str. 33
48143 Münster

Dr. med. Stefan Hinz
Charite – Universitätsmedizin Berlin
Campus Charite Mitte
Chariteplatz1
10117 Berlin

Prof. Dr. med. Rainer Hofmann
Klinik für Urologie und Kinderurologie
Baldingerstr.
35043 Marburg

Prof. Dr. med. Markus Hohenfellner
Urologische Universitätsklinik
Universitätsklinikum Heidelberg
Im Neuenheimer Feld 110
69120 Heidelberg

Prof. Dr. med. Dieter Jocham
Klinik und Poliklinik für Urologie
Universitäsklinikum Lübeck
Ratzeburger Allee 160
23538 Lübeck

Prof. Dr. med. Klaus-Peter Jünemann
Urologische Klinik
Universitätsklinikum Schleswig-Holstein
Arnold-Heller-Str. 7
24105 Kiel

Prof. Dr. med. Sabine Kliesch
Klinische Andrologie
Universitötsklinikum Münster
Domagkstr. 11
48129 Münster

Dr. med. Walter Mattauch
Fraunhofer-Institut für Software
und Systemtechni ISST
Mollstr. 1
10178 Berlin

Dr. med. Michael Meilinger
Klinik für Urologie und Kinderurologie
Universitätsklinikum Ulm
Prittwitzstr. 43
89075 Ulm

Prof. Dr. med. Kurt Miller
Urologische Klinik
Charite-Universitätsmedizin Berlin
Hindenburgdamm 30
12200 Berlin

Prof. Dr. med. Stefan C. Müller
Urologische Klinik
Universitätsklinik Bonn
Sigmund-Freud-Str. 25
53127 Bonn

PD Dr. med. Carsten Maik Naumann
Urologische Klinik
Universitätsklinikum Schleswig-Holstein
Arnold-Heller-Str. 7
24105 Kiel

Dr. med. Daniar Osmonov
Klinik für Urologie und Kinderurologie
Universitätsklinikum Schleswig-Holstein
Campus Kiel
Arnold Heller Strasse 7
24105 Kiel

Prof. Dr. med. Ullrich Otto
Klinik Quellental
Kliniken Hartenstein Bad Wildungen
Wiesenweg 6
34537 Bad Wildungen

Dr. med. Adrian Pilatz
Urologische Klinik
Universitätsklinikum Gießen
Rudolf-Buchheim-Str. 7
35392 Gießen

PD Dr. med. Christian Protzel
Urologische Klinik und Poliklinik
Universitätsklinikum Rostock
Ernst-Heydemann-Str. 6
18057 Rostock

Dr. med. Jan Philipp Radtke
Urologische Universitätsklinik
Universitätsklinikum Heidelberg
Im Neuenheimer Feld 110
69120 Heidelberg

Prof. Dr. med. Dr. h. c. Herbert Rübben
Urologische Klinik
Universitätsklinikum Essen
Hufelandstr. 55
45122 Essen

Prof. Dr. med. Paul Schlimmer
Klinik für Innere Medizin
SHG-Kliniken Merzig
Trierer-Str. 148
66663 Merzig

Frau Dr. med. Gita Schönberg
Urologische Universitätsklinik
Universitätsklinikum Heidelberg
Im Neuenheimer Feld 110
69120 Heidelberg

Prof. Dr. med. Joachim Steffens
Klinik f. Urologie und Kinderurologie
St. Antonius-Hospital
Dechant-Deckers-Str.8
52249 Eschweiler

Prof. Dr. med. Raimund Stein
Klinik und Poliklinik für Urologie
Universitätsklinikum Mainz
Langenbeckstr. 1
55131 Mainz

Prof. Dr. med. Arnulf Stenzl
Urologische Klinik und Poliklinik
Universitätsklinikum Tübingen
Hoppe-Seyler-Str. 3
72076 Tübingen

PD Dr. med. Sylvia Stracke
Innere Medizin A
Universtität Greifswald
Friedrich-Löffler-Str. 23a
17489 Greifswald

Dr. med. Michael Straub
Urologische Klinik und Poliklinik
Klinikum rechts der isar
Ismaninger Str. 22
81675 München

Prof. Dr. med. Joachim W. Thüroff
Urologische Klinik und Poliklinik
Universitätsklinikum Mainz
Langenbeckstr. 1
55131 Mainz

Dr. med. Stephan Tschirdewahn
Urologische Klinik
Universitätsklinikum Essen
Hufelandstr. 55
45122 Essen

PD Dr. med. Frank vom Dorp
Urologische Klinik
HELIOS Marien Klinikum Duisburg
Wanheimer Str. 167a
47053 Duisburg

Prof. Dr. med. Björn G. Volkmer
Klinik für Urologie
Klinikum Kassel
Mönchebergstr. 41-43
34125 Kassel

Prof. Dr. med. Florian Wagenlehner
Urologische Klinik
Universitätsklinikum Gießen
Rudolf-Buchheim-Str. 7
35392 Gießen

Prof. Dr. med. Wolfgang Weidner
Urologische Klinik
Universitätsklinikum Gießen
Rudolf-Buchheim-Str. 7
35392 Gießen

Dr. med. Karl Weigand
Urologische Klinik und Poliklinik
Universitätsklinikum Halle (Saale)
Ernst-Grube-Str. 40
06120 Halle (Saale)

Dr. med. Dirk Westerman
Urologische Klinik
Städtisches Klinikum Karlsruhe
Moltkestr. 90
76133 Karlsruhe

Prof. Dr. med. Thomas Zwergel
Klinik f. Urologie und Kinderurologie
SHG-Kliniken Völklingen
Richard-Str. 5–9
66333 Völklingen

Prof. Dr. med. Ulrike Zwergel
Klinik f. Urologie und Kinderurologie
Universitätsklinikum des Saarlandes
Kirrbergerstr. 1
66421 Homburg/Saar

Embryologie – Entwicklung des Urogenitalsystems

D. Frohneberg, D. Westermann

R. Hautmann, J. E. Gschwend (Hrsg.), *Urologie*,
DOI 10.1007/978-3-642-34319-3_1, © Springer-Verlag Berlin Heidelberg 2014

1.1 Organentstehung aus drei Keimblättern

Die Entwicklung des Organsystems erfolgt in festgelegten engen Zeitabschnitten aus den 3 Keimblättern (Ektoderm, Mesoderm, Entoderm), die aus der primitiven Keimscheibe entstehen.

Die befruchtete Eizelle (Zygote) hat sich über ein mehrzelliges Stadium (Blastozyste) in der Hinterwand des Uterus eingenistet und ist vollständig von Endometrium bedeckt. Der Ausgangspunkt der 3 Keimblätter ist die zu diesem Zeitpunkt 2-schichtige Keimscheibe (◻ Abb. 1.1).

Aus dem sog. Epiblasten (späteres **Ektoderm**) und dem Hypoblasten (späteres **Entoderm**) wandern Zellen aus, die später das sog. 2 Keimblatt (**Mesoderm**) bilden (◻ Tab. 1.1). Dies schiebt sich zwischen die beiden anderen Keimblätter. So entsteht eine 3-schichtige Keimscheibe unter Bildung eines kranialen und kaudalen Pols. Als Ausnahme verbleibt am kaudalen Pol der Keimscheibe eine umschriebene 2-schichtige Region, die spätere Kloakenmembran (◻ Abb. 1.2, ◻ Abb. 1.3).

Für die Entwicklung des Urogenitalsystems ist die weitere Differenzierung des 2., also mittleren Keimblattes (Mesoderm) von entscheidender Bedeutung.

1.2 Vorniere, Urniere, Nachniere, Wolffscher Gang

Das harnableitende und harnproduzierende System entwickelt sich an der dorsalen Bauchwand der frühen Embryonalanlage aus Teilen des intermediären Mesoderms. Dieses Mesoderm ist zunächst in feine Segmente gegliedert, bildet pro

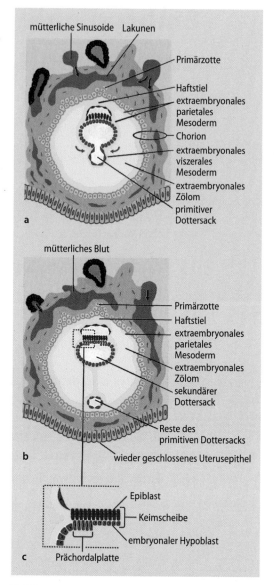

◻ Abb. 1.1a–c a Schnitt durch einen 13 Tage alten menschlichen Keim. Der primitive Dottersack wird zurück gebildet. **b** Der sekundäre Dottersack, die Prächordalplatte sind entstanden. **c** Vergrößerte Darstellung der Prächordalplatte

◻ Tab. 1.1 Organbildung – Embryogenese aus den 3 Keimblättern

Keimblatt	Organbildung
1. Ektoderm	Sinnesorgane Nervensystem Haut
2. Mesoderm	Muskulatur Bindegewebe Gefäße Blutzellen Skelett Urogenitalsystem
3. Entoderm	Epithel des Respirationstraktes, des Magen-Darm-Traktes, der Drüsen

Segment 3 oder mehr Ausscheidungsgänge unter Verlust dieser Gliederung und formt entlang der dorsalen embryonalen Bauchwand den sog. nephrogenen Strang. Links und rechts der Mittellinie sind an der dorsalen Leibeswand damit 2 Urogenitalfalten entstanden, aus denen sich nacheinander, von kranial nach kaudal, 3 sich zeitlich überlappende Ausscheidungssysteme (**Vorniere, Urniere, Nachniere**) entwickeln. Alle neh-

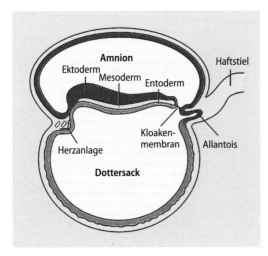

Abb. 1.2 Ausstülpung des embryonalen Enddarms (Entoderm) kaudal der Kloakenmembran in den Haftstiel zur Bildung der Allantois (Urharnsack)

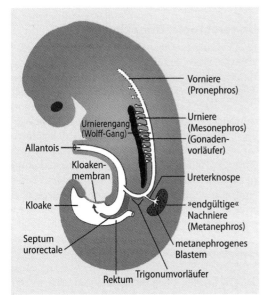

Abb. 1.3 Embryonalanlage mit den 3 aufeinanderfolgenden Nierenanlagen. Teilungsweg der Kloake durch das Septum urorectale. Ausbildung der Allantois, des Trigonums und des Harnleiters

men Verbindung mit dem **mesonephrogenen Gang (Urnierengang, Wolffscher Gang)** auf (■ Abb. 1.3). Der Wolff-Gang ist eine embryonale Genitalanlage, die bei beiden Geschlechtern angelegt ist und von der Vor-/Urniere nach kaudal führend in die Kloake bzw. den später angelegten Sinus urogenitalis einmündet.

Exkurs

Kloakenmembran

Man nimmt an, dass die fehlende Trennung des äußeren und inneren Keimblattes im Bereich der Kloakenmembran, die vorübergehend die Mündung des Harntraktes und des Enddarmes verschließt, ein embryologisches Grundprinzip darstellt. Durch die fehlende mesodermale Stabilisierung dieser Region reißt der Verschluss des Urogenital- und des Darmtraktes später ein und ermöglicht so dem Feten die Entleerung seiner Exkremente in das Fruchtwasser.

1.2.1 Urniere

Die Urniere (Mesonephros) bildet Ausscheidungsgänge bereits während der Regression der Vorniere aus. Diese Ausscheidungsgänge formen bereits eine Biegung und sind mit einem Glomerulus zu einem sog. mesonephrogenen Strang verbunden. Dieser frühembryonale Tubulus mündet in den mesonephrogenen Gang (Wolff-Gang). Bis zur 6. Woche entsteht aus der Urniere ein ovaleres Gebilde beidseits der Mittellinie an der dorsalen Bauchwand des Embryos. Es ist lateral gelegen und damit in der Nähe der sich medial entwickelnden Gonade. Mit der Differenzierung der kaudalen Tubuli degenerieren die kranialen Urnierenkanälchen. Eine kurze Phase der Primärharnbildung und Ausscheidung ist nicht sicher auszuschließen. Mit der 8. SSW ist die Mehrzahl der Urnierenkanälchen verschwunden. Die wenigen persistierenden entwickeln sich beim Mann später zu den Ductuli efferentes bzw. zur Epididymis.

1.2.2 Nachniere

Aus der Nachniere (Metanephros), der 3. und letzten der Nierenanlagen, entwickelt sich ab der 5. Woche, vergleichbar dem Urnierensystem, die definitive Niere. Kurz vor der Einmündung des Wolffschen Ganges in den Sinus urogenitalis entsteht die Harnleiterknospe (Ureterknospe), die Kontakt mit dem metanephrogenen Blastem (■ Abb. 1.3) aufnimmt und sich dort in die Nierenkelche (Calices majores et minores) und ca. 3 Mio. Sammelrohre aufzweigt. Jedes Sammelrohr induziert die Bildung kleiner Bläschen aus den Zellen des metanephrogenen Gewebes. Aus diesen entstehen die Nephrone mit der Bowmannschen Kapsel und dem Glomerulus. Das weitere Längenwachstum, die Bildung der Anteile des einzelnen Nephrons, sowie die Entstehung der Nierenpapille durch das Wachstum der

Tubuli, der Blutgefäße, des Bindegewebes und der Henleschen Schleife formen bis zum Ende der 14. SSW das Nierenbeckenkelchsystem in nahezu endgültiger Form.

Ein entscheidender Grund für die Differenzierung des Nierengewebes sind molekulare Regelmechanismen zwischen dem Epithel der Ureterknospe und dem Mesenchym des metanephrogenen Blastems. Im Mesenchym wird der »glial-derived neutropenic factor« (GDNF) gebildet, der den RET-Rezeptor im Epithel der Ureterknospe aktiviert und so das Wachstum der Knospe stimuliert. Diese wiederum bildet zum einen die Wachstumsfaktoren FGF2 und BMP4, welche die Proliferation des metanephrogenen Mesenchyms stimulieren und zum anderen die Faktoren PAX2 und WNT4, welche die Epithelialisierung der Nephronbläschen und damit die Entwicklung der Niere anregen.

Die Streckung des Embryos in der Wachstumsphase der Lumbosakralregion bewirkt in der 6.–9. Woche die Aszension und gleichzeitige Drehung der Niere. Der Nierenhilus ist anfangs nach ventral gedreht und erreicht durch die Streckung und Drehung später die definitive medioventrale Ausrichtung.

Neben Fehlern in der Anbindung der Harnleiterknospe an das metanephrogene Blastem, mit konsekutiver fehlender Differenzierung der Nephrone (dysplastische Nierenfehlbildung), können Anomalien durch eine Fehlrotation entstehen. Bei fehlender oder übermäßiger Aszension können Lageanomalien der Niere (Becken, Thorax) auftreten. Eine Berührung der beidseits der embryonalen Mittellinie gelegenen Anteile des metanephrogenen Blastems kann zu Verschmelzungsnieren (z. B. Hufeisenniere) führen.

1.3   Entwicklung des Harnleiters und der Prostata

1.3.1   Harnleiter

Der zusammen mit der Formation der Urniere (Mesonephros) gebildete mesonephrogene Gang (Wolffscher Gang) ist Ausgangspunkt der Ureterknospe. Im Laufe des Wachstums wandert diese in den Sinus urogenitalis ein und mündet dann, vom Wolffschen Gang getrennt, in die spätere Harnblase. Der kurze distale Anteil des Wolffschen Ganges zwischen Harnleiterknospe und Einmündung in den Sinus urogenitalis ist der Vorläufer des Trigonum vesicae. Mit der 7. SSW erreicht die Uretermündung den Sinus urogenitalis, wird vom Wolffschen Gang getrennt und wandert nach kranial.

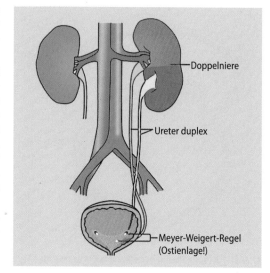

◘ Abb. 1.4 Schematische Doppelniere- und Doppelharnleiteranlage mit gekreuzter Einmündung in die Blase (Meyer-Weigertsche Regel)

Ureterektopie, Doppelniere

Ein Ursprung der Ureterknospe außerhalb der normalen Region kann zu einer verspäteten Einmündung des Harnleiters im Laufe der weiteren Differenzierung und damit zu einer ektopen Harnleitermündung führen. Doppel- oder Dreifachbildungen der Harnleiterknospe auf dem Wolffschen Gang erreichen ggf. nacheinander den Sinus urogenitalis und können sich überkreuzen. Das weitere Wachstum führt dazu, dass die dem Sinus urogenitalis am nächsten gelegene Ureterknospe zuerst in diesen einmündet und im Laufe des Wachstums nach kraniolateral auswandert. Demgegenüber erreicht die kranial gelegene Ureterknospe den Sinus urogenitalis später und mündet daher medio-kaudal und somit näher am Blasenhals in die spätere Harnblase ein (**Meyer-Weigertsche Regel, ◘** Abb. 1.4).

Entsteht die Harnleiterknospe sehr weit kranial auf dem Wolffschen Gang, so kann es sein, dass sie eine Einmündungsstelle in den Sinus urogenitalis und damit in die Blase nicht mehr erreicht. Hieraus kann eine Fehleinmündung in die aus dem Wolffschen Gang entstehenden Strukturen (Ductus deferens, Samenblase, Ductus ejaculatorius, prostatische Harnröhre) entstehen (Harnleiterektopie beim Mann).

❯ Eine Fehleinmündung des Harnleiters (Ureterektopie) entwickelt sich entlang dem Wolffschen Gang bzw. seiner differenzierten Strukturen.

Eine Einmündung distal des M. sphincter urethrae externus, die eine Inkontinenz verursachen könnte,

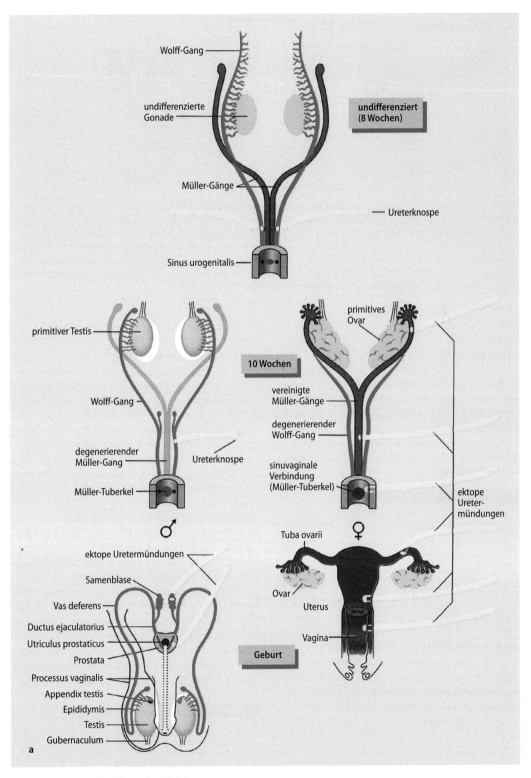

Abb. 1.5a (Legende siehe nächste Seite)

◘ Abb. 1.5a,b a Männliche und weibliche Gonadenentwicklung mit Darstellung ektoper Harnleitermündungen (weiblich) und Rudimenten des Müllerschen Ganges (Appendix testis, Utriculus prostaticus sowie des Processus vaginalis) bei männlicher Gonadenentwicklung. **b** Ektope Harnleitermündung, sowie Fehleinmündung entlang des Wolff-Ganges. Links, männlich: Alle ektopen Harnleitermündungen folgen zwangsläufig dem Weg des Wolff-Ganges bzw. seiner rudimentären Anlage. Sie münden daher immer oberhalb des Schließmuskels. Harninkontinenz ist kein Symptom der Harnleiterfehleinmündung beim männlichen Säugling. Rechts, weiblich: ektope Harnleitermündungen entlang der Rudimente des Wolff-Ganges führen häufig zu einer extrasphinkteren Mündung und bei funktionsfähiger Niere zur »Inkontinenz«

ist beim Mann nicht möglich, da sich alle Strukturen des Wolffschen Ganges proximal des M. sphincter urethrae ausdifferenzieren (◘ Abb. 1.4, ◘ Abb. 1.5a).

Demgegenüber degeneriert der Wolffsche Gang bei Frauen. Die ektope Harnleitermündung liegt damit entlang möglicher Rudimente des Wolffschen Ganges. Dadurch können Fehleinmündungen in den Bereichen des Vestibulum vaginae, der Urethra, der Scheide oder auch der Zervixwand entstehen, die zu einer kompletten extraurethralen Inkontinenz führen (◘ Abb. 1.5b).

> **Tipp**
>
> Damit kann die »Inkontinenz« ein Leitsymptom der Fehlmündung des Harnleiters (Harnleiterektopie) bei der Frau/dem Mädchen sein.

1.3.2 Prostata

Im Einmündungsgebiet des Wolffschen Ganges in den Sinus urogenitalis entstehen kleine Verzweigungen des Epithels der späteren Harnröhre. Sie dringen in das mesenchymale Gewebe, das den Sinus urogenitalis umgibt, ein und bilden so zwischen der 16. und 22. SSW die Prostata.

1.4 Entwicklung der Harnblase

Die Kloakenmembran (◘ Abb. 1.1, ◘ Abb. 1.2) wird durch das Septum urorectale in einen ventralen Anteil (Membrana sinus urogenitalis) und einen dorsalen Anteil (Membrana analis) geteilt. Wenn die Aufteilung der Kloake durch die proliferierenden mesodermalen Zellen des Septum urorectale in der 4.–6. SSW erfolgt ist, sind die Vorläufer der Blasen- und Harnröhrenregion (Sinus urogenitalis), des Dammes und des Enddarmes angelegt. Nach Einriss der Membrana sinus urogenitalis entleert sich der Harn des Feten in das Fruchtwasser.

Bis zum Einriss der Membran des Sinus urogenitalis ist der Urharngang (Allantois) als Ausstülpung in den Haftstiel der Embryonalanlage ausgebildet. Somit ist der Sinus urogenitalis über die Allantois bis in die Nabelschnur verbunden. Nach Einriss der Urogenitalmembran wird die Allantois zurückgebildet und obliteriert etwa in der 5. SSW. Die Entfernung zwischen Blase und Nabelschnur nimmt zu. Durch Obliteration der Allantois ist ein bindegewebiger Strang entstanden, der an der inneren Bauchwand als Ligamentum umbilicale medianum (Urachus) liegt und eine Verbindung zwischen Harnblase und Nabel darstellt.

> **Tipp**
>
> Bei fehlender Obliteration kann es zum Urinverlust über den Nabel (Urachusfistel) oder zur Zystenbildung kommen.

Funktionell ist der Sinus urogenitalis in 2 Anteile zu trennen, die bei männlicher und weiblicher Entwicklung noch einmal Unterschiede aufweisen:

- **Männliche Entwicklung:** Der im Bereich der Bauchwand und des Beckens gelegene obere Anteil des Sinus urogenitalis entwickelt sich zur Blase. Der Harnröhrenanteil distal des Colliculus seminalis bis hin zur Pars membranacea entsteht aus dem röhrenförmig angelegten Teil des Sinus urogenitalis, der im Becken liegt. Die Formation der männlichen Harnröhre distal der Pars membranacea nimmt einen anderen Entwicklungsweg.
- **Weibliche Entwicklung:** Die weibliche Harnblase und Harnröhre entstehen demgegenüber komplett aus dem oberen Anteil des Sinus urogenitalis. Der untere, distale Anteil formt das Vestibulum vaginae.

Gemeinsam ist bei beiden Geschlechtern die Entwicklung der Muskulatur und Adventitia der Harnblase aus proliferierenden mesenchymalen Zellen, die den Sinus urogenitalis umgeben. Die Blasenschleimhaut entsteht aus dem Endothel des Sinus urogenitalis. Die Harnblase ist mit der 12. Entwicklungswoche bereits in dieser gegliederten Form entwickelt.

1.5 Entwicklung des Genitalsystems

Das chromosomale Geschlecht des Embryos wird bei der Befruchtung bereits festgelegt. Dennoch zeigen sich erst ab der 7. SSW morphologische Unterschiede, die Rückschlüsse auf das männliche oder weibliche Geschlecht zulassen. Dementsprechend wird diese frühe Phase der Geschlechtsentwicklung als **Indifferenzstadium** bezeichnet.

1.5.1 Entwicklung der Gonaden und Genitalgänge

In der 6. SSW wandern primordiale Keimzellen aus der Wand des Dottersackes in die Genitalleisten ein, die als Verdickung des Zölomepithels erscheinen und sich zu primären Keimsträngen entwickeln. Gleichzeitig bilden sich bei beiden Geschlechtern die paarig angelegten Müller-Gänge (Ductus paramesonephricus), die als longitudinale Einstülpung des Zölomepithels parallel zum Wolff-Gang nach kaudal verlaufen, dort medial fusionieren und ebenfalls in den dorsalen Anteil des sich entwickelnden Sinus urogenitalis münden.

> ❯ Die weiblichen Genitalorgane differenzieren sich aus den Müllerschen Gängen, während die inneren männlichen Geschlechtsorgane (Samenblasen, Samenleiter, Nebenhoden) aus den Wolffschen Gängen entstehen.

Männer

In Anwesenheit des SRY (»sex determining region of the Y«) wird der »testis determining factor« (TDF) gebildet, der zur Bildung der Hodenstränge und Differenzierung der **Sertoli-Zellen** sowie der Tunica albuginea führt. Ohne das SRY-Protein würden sich die Keimstränge zu Ovarialfollikeln ausdifferenzieren. Die sich entwickelnden Sertoli-Zellen produzieren den Müllerian-inhibiting factor (MIF), der eine Regression der Müllerschen Gänge beim Knaben bewirkt. Embryonale Rudimente der Müllerschen Gänge sind die am oberen Hodenpol gelegene Appendix testis sowie der Utriculus prostaticus.

In der 9. SSW entwickeln sich – ebenfalls unter dem Einfluss von SRY – die **Leydig-Zellen**, deren Aufgabe die Testosteronproduktion ist. Durch die Testosteronwirkung entsteht aus dem Wolff-Gang später der Dutcus deferens. In der weiteren Hodenentwicklung werden die Hodenstränge vom Oberflächenepithel getrennt und von der bindegewebigen Tunica albuginea umgeben. Im 3. Schwangerschaftsmonat deszendiert der Hoden aus seiner retroperitonealen Lage in das Becken entlang des Gubernaculum testis, welches als bindegewebiges Band den Hoden durch die sich entwickelnden Schichten der Bauchwand und den späteren Leistenkanal mit dem Subkutangewebe des Skrotums verbindet. In der 33. SSW erfolgt der Durchtritt des Hodens durch den Leistenkanal in das Skrotum. Eine peritoneale Aussackung verläuft entlang des Gubernaculum testis ebenfalls in das Skrotum. Dieser sog. Processus vaginalis verschließt sich nach dem Hodendeszensus (❏ Abb. 1.5a, ❏ Tab. 1.2). Sollte er offen bleiben, spricht man von einem Processus vaginalis apertus bzw. einer indirekten Leistenhernie.

Frauen

Die weiblichen primitiven Keimstränge enthalten nicht das SRY, so dass keine Differenzierung zu Sertoli-Zellen stattfindet und dementsprechend auch nicht der MIF und in der Folge Androgene gebildet werden. Dadurch degenerieren die Wolffschen Gänge und die weibliche Genitalentwicklung schreitet voran. Aus den Müller-Gängen entwickeln sich nun Uterus, Tuba uterina und die proximale Vagina. Die Ovarien entwickeln sich durch Proliferation des Oberflächenepithels über die Bildung von Rindensträngen zu Primordialfollikeln. Diese enthalten von den Urge-

□ Tab. 1.2 Embryonale Organanlage und geschlechtsspezifische Differenzierung der Organe oder der embryologischen Rudimente

Männlich	Embryonal	Weiblich
Hoden	Indifferente Gonaden	Ovar
Tubuli seminiferi	Rinde	Follikel
Rete testis	Mark	Mark
		Rete ovarii
Gubernaculum testis	Gubernaculum	Lig. ovarii proprium
		Lig. teres uteri
Ductuli efferentes	Urnierenkanälchen	Epoophoron
Pardidymis		Parophoron
Appendix epididymidis	Urnierengang	Appendix vesiculosa
Ductus epididymidis	Wolffscher Gang	
Ductus deferens		Gartner Gang
Ureter, Nierenbecken und Nierenkelche, Sammelrohre		Ureter, Nierenbecken und Nierenkelche, Sammelrohre
Ductus ejaculatorius und Vesicula seminalis		
Appendix testis	Müllerscher Gang	Morgagni Hydatide
Utriculus prostaticus		Tuba uterina, Uterus, kranialer Anteil der Vagina
Harnblase	Sinus urogenitalis	Harnblase
Urethra		Urethra
Prostata		Vagina, Urethral- und Paraurethraldrüsen
Gl. bulbourethralis		Bartholini-Drüsen
Colliculus seminalis	Müller-Geschlechtshöcker	Hymen
Penis	Phallus	Klitoris
Glans penis		Glans clitoridis
Corpora cavernosa penis		Corpus spongiosum urethrae
Corpus spongiosum		Bulbus vestibuli
Urethrale		Labia minora
Unterseite des Penis	Geschlechtsfalten	Labia minora
Skrotum	Geschlechtswülste	Labia majora

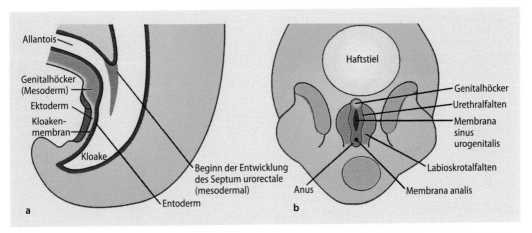

a Allantois
Genitalhöcker (Mesoderm)
Ektoderm
Kloaken-membran
Kloake
Beginn der Entwicklung des Septum urorectale (mesodermal)
Entoderm

b Haftstiel
Genitalhöcker
Urethralfalten
Membrana sinus urogenitalis
Labioskrotalfalten
Anus
Membrana analis

◻ **Abb. 1.6a,b** **a** Seitliches Schnittbild der Beckenregion des Embryos vor Aufteilung der Kloake. **b** Ventrale Aufsicht auf das äußere Genitale des Embryos nach Trennung der Kloake (ca. 8 Wochen nach Fertilisation)

schlechtszellen abstammende Oogonien, aus denen primäre Oozyten entstehen, welche nach Eintritt in die 1. meiotische Prophase in dieser bis zur Pubertät verbleiben (◻ Abb. 1.6a, ◻ Tab. 1.2).

1.6 Entwicklung des äußeren Genitale

Das äußere Genitale ist embryologisch naturgemäß nicht von der Entwicklung des inneren Genitale zu trennen. Die gemeinsamen Entwicklungsschritte reichen bis zur vollständigen Aufteilung der Kloake durch das Septum urorectale und den Einriss der Urogenitalmembran (◻ Abb. 1.6b).

Dieser wird ventral durch die Anlage des Genitalhöckers gegenüber der vorderen Bauchwand begrenzt, so dass im Normalfall die »Blasenöffnung« entsteht. Mesodermale Zellen umgeben den Sinus urogenitalis, proliferieren und bilden die äußeren Schichten der Harnblase, des Trigonums, sowie die glatte Muskulatur der Harnröhre. Das Endothel des Sinus urogenitalis bildet die Blasenschleimhaut. Die Entwicklung ist mit der 12. SSW abgeschlossen.

Die phänotypisch weibliche Genitalentwicklung erfolgt wahrscheinlich unabhängig von der Steroidsekretion des embryonalen Ovars.

Bei der männlichen Embryonalentwicklung werden testikuläre Hormone sezerniert, die die Entwicklung des inneren und äußeren männlichen Genitale beeinflussen:

- Testosteron (produziert von den Leydig-Zellen),
- 5-α-Dihydrotestosteron und der
- Müllerian Inhibiting Factor

bewirken die Differenzierung der männlichen Genitalanlage. 5-α-Dihydrotestosteron wird durch die 5-α-Reduktase aus Testosteron im Nebenhoden, Ductus deferens und den Samenblasen gebildet. Die 5-α-Reduktase ist ebenfalls im Sinus urogenitalis und dem Geschlechtshöcker nachweisbar.

1.6.1 Entwicklung des Penis und der männlichen Harnröhre

Unterhalb des Colliculus seminalis mit der Pars membranacea entsteht die männliche Harnröhre und der Penis aus dem tubulären distalen Anteil des Sinus urogenitalis. Das Wachstum des Genitalhöckers führt zu einer Streckung der seitlichen Urethralfalten (◻ Abb. 1.7, ◻ Abb. 1.8). Die Schwellkörper des Penis differenzieren sich dorsal der zunächst als Rinne entstandenen Harnröhre aus dem Genitalhöcker. Von proximal nach distal fusionieren die Urethralfalten und bilden unter gleichzeitiger Differenzierung die Strukturen der Harnröhre bis zur Fossa navicularis. Ein Strang ektodermaler Zellen wächst gleichzeitig von der Glansspitze nach proximal und formt den distalen Anteil der Harnröhre (von wenigen Millimeter Länge) bis zur Fossa navicularis. Der gesamte proximal des Colliculus seminalis gelegene Anteil der prostatischen Harnröhre entsteht aus dem Endothel des Sinus urogenitalis.

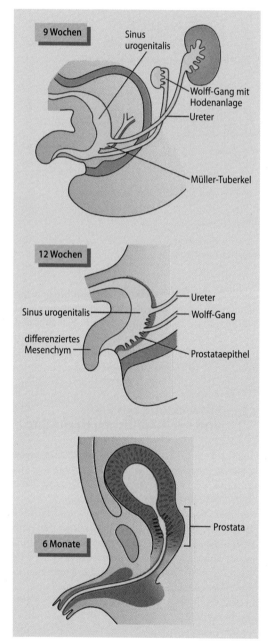

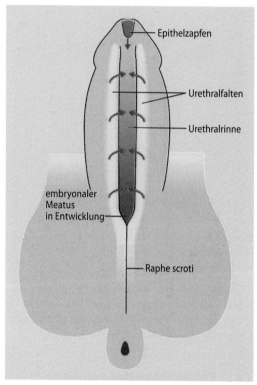

Abb. 1.8 Männliche Harnröhrendifferenzierung durch Verschluss der Urethralfalten und Differenzierung des Corpus spongiosum von proximal nach distal

1.6.2 Entwicklung der weiblichen Genitalorgane und der Urethra

Die Differenzierung der weiblichen Genitalregion verläuft ähnlich. Aus dem Sinus urogenitalis entsteht die Blase und, im Gegensatz zur männlichen Entwicklung, die komplette Harnröhre. Zusätzlich entwickelt sich aus dem tubulären distalen Anteil des Sinus urogenitalis unterhalb des Genitalhöckers das Vestibulum vaginae (■ Abb. 1.9). Im Lauf des Wachstums wird der Genitalhöcker zur Klitoris. Die Urethralfalten fusionieren aufgrund der Abwesenheit des DHT nicht und bilden deshalb die kleinen Labien.

Das Genitale männlicher Embryos entwickelt sich analog, wenn ein 5-α-Reduktasemangel und damit ein Defizit an DHT vorliegt.

Abb. 1.7 Entwicklung des Sinus urogenitalis, der Prostata und der Blasenwand beim männlichen Genitale

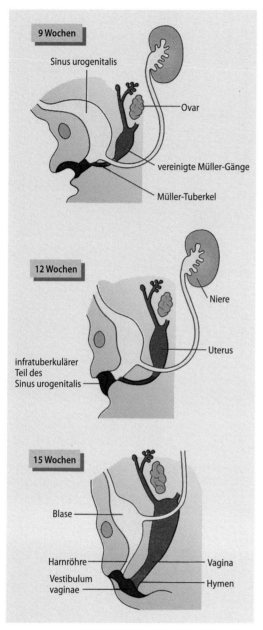

Entwicklung des Urogenitalsystems
- Embryogenese der Urogenitalorgane
- Entstehung aus 3 Keimblättern mit
  - Fehlbildungen der Nieren
  - Fehlbildungen der Ureteren
  - Fehlbildungen der Blase und des äußeren Genitale

▣ **Abb. 1.9** Differenzierung von Blase, Harnröhre und Genitale beim Mädchen in Abhängigkeit vom Zeitpunkt der Embryonalentwicklung

Anatomie des unteren Harntraktes

C. Fisang, S.C. Müller

R. Hautmann, J. E. Gschwend (Hrsg.), *Urologie*,
DOI 10.1007/978-3-642-34319-3_2, © Springer-Verlag Berlin Heidelberg 2014

2.1   Harnblase

2.1.1   Topographie

Die Harnblase findet sich retro- bzw. präperitoneal im kleinen Becken hinter der Symphyse und hat beim normalen Erwachsenen eine Kapazität von ca. 400–500 ml. Bei sehr großen Füllungsvolumina und besonders beim Harnverhalt kann sie aber auch weit kranial der Symphyse bis hin zum Bauchnabel getastet werden.

Der Scheitel (Apex) der Blase ist zum Teil und die Rückseite vollständig mit Peritoneum bedeckt. Der Fundus und das Trigonum vesicae liegen vollständig extraperitoneal.

Im **weiblichen Becken** schlägt das die Blase von dorsal bedeckende Peritoneum in der Excavatio vesicouterina auf die ventrale Seite des Uterus um, bevor es schließlich hinter diesem durch Umschlag auf das Rektum die Excavatio rectouterina bildet (»Douglas-Raum«) (◘ Abb. 2.1).

Im **männlichen Becken** kondensiert das ventrale und dorsale Peritoneum der Excavatio rectovesicalis dorsal der Prostata zur Denovillier'schen Faszie. Diese ist eine wichtige Struktur bei der Separation der Prostata vom Rektum und damit bei der Durchführung z. B. einer radikalen Prostatektomie zur Kuration eines Prostatakarzinoms, dem häufigsten Malignom des Mannes (◘ Abb. 2.2).

Tipp		

Bei der digitalen rektalen Untersuchung des Mannes ertastet der Finger des Untersuchers genau diese »periphere Zone der Prostata durch die Vorderwand des Rektum hindurch. Hier wachsen etwa 70 % aller Prostatakarzinome und sind damit dem tastenden Finger gut zugänglich. In Analogie hierzu kann man bei der digitalen vaginalen Untersuchung der Frau im Bereich der ventralen Vaginalwand z. B. den Blockballon eines Blasenkatheters tasten, oder auch einen im Ureterostium hängenden Harnleiterstein »ausmelken«.

Beim Blick aus der Abdominalhöhle auf den peritonealen Überzug der vorderen Bauchwand erkennt man drei charakteristische Falten. Die **Plica umbilicalis mediana** enthält das Ligamentum umbilicale medianum. Dieses zieht als obliterierter Urachus von der Apex der Blase zum Bauchnabel. Die paarigen **Plicae umbilicales laterales** werden durch die Ligg. umbilicales aufgeworfen. Dies sind die obliterierten Arteriae umbilicales (erster Abgang der A. iliaca interna). Sie können aber auch noch perfundiert sein und variabel zum Stromgebiet der A. vesicalis superior gehören (◘ Abb. 2.3).

Das aus den Ligg. umb. medianum und laterales aufgespannte Dreieck aus Bindegewebe leitet den Operateur schon zu Beginn einer medianen Laparotomie zur Mobilisation der Blase (»**umbilikovesikale Leitplatte**«).

Makroskopisch besteht die Blasenwand aus einem äußeren longitudinal, einem mittleren zirkulär und einem inneren wieder longitudinal laufenden Synzytium glatter Muskulatur. Je nach Füllungszustand oder Pathologie (z. B. Hypertrophie bei erhöhtem Ausflusswiderstand) variiert die Dicke zwischen wenigen Millimetern und mehreren Zentimetern. Dies kann man sich durch sonographische Messung bei einer standardisierten Füllmenge diagnostisch zu Nutze machen. Das klinische Bild der hypertrophierten Muskelfasern im Rahmen einer chronischen infravesikalen Obstruktion beschreibt man auch als »**Balkenblase**«.

Die Ureteren treten dorsokaudal (innerhalb der Waldeyer'schen Scheide) in die Blase ein. Über eine Strecke von ca. 2 cm verlaufen sie in einem submukösen Tunnel. Die Fläche zwischen den Harnleitermündungen (Ostium ureteris) und dem Blasenhals (Ostium urethrae internum in Cervix vesicae) bezeichnet man als **Trigonum**.

Die glattmuskulären Fasern der Harnleiter verlaufen jenseits der Mündung longitudinal in das Trigonum hinab.

Die Fasern des Detrusormuskels bzw. des Trigonums steigen um den Blasenhals wieder zunehmend spiralig ab und verlaufen dann zirkulär um die Harnröhre.

In der Ebene des Beckenbodens der Frau vermischen sie sich mit quergestreiften Muskelfasern und bilden so zusammen mit dem Turgor der Schleimhaut und dem submukösen Venenplexus der Harnröhre den weiblichen Kontinenzmechanismus.

Beim Mann wird häufig in der Laiensprache von einem inneren und einem äußeren Schließmuskel gesprochen. Unter ersterem versteht man die unwillkürliche Funktion der Cervix vesicae (Blasenhals) und unter zweitem den quergestreiften Musculus sphincter urethrae im Niveau des männlichen Beckenbodens gelegen. Unterstützung erfährt dieser durch den sich wie eine Schlinge um ihn legenden Musculus transversus perinei profundus und Musculus levator ani.

> Bei der Diagnose eines palpablen Tumors des Unterbauches möglicherweise einhergehend mit abdominellen Schmerzen sollte auch an einen akuten Harnverhalt oder eine chronische Retention gedacht werden (»Überlaufblase«)!

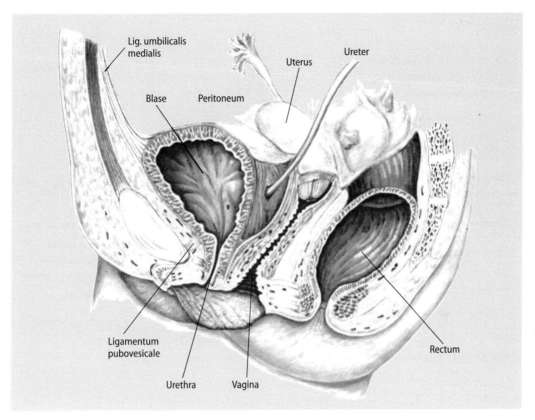

Abb. 2.1 Schnitt durch den weiblichen Urogenitaltrakt. (Aus Cockett/Koshiba, Springer 1978)

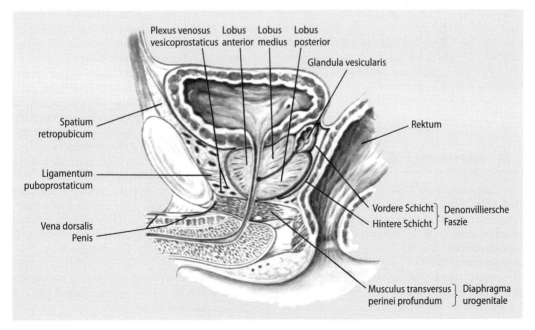

Abb. 2.2 Schnitt durch den männlichen Urogenitaltrakt. (Aus Cockett/Koshiba, Springer 1978)

2

◨ **Abb. 2.3** Blick auf das weibliche Becken von medial mit Gefäßen. (Aus Wagner et al. 2013)

2.1.2 Histologie

Das Lumen der Harnblase wird von einem Epithel ausgekleidet Dieses Übergangsepithel bezeichnet man auch als Urothel. Seine einzigartigen Eigenschaften (»so dicht wie Teichfolie«) erhält es durch eine äußere Lage Schirmzellen verbunden durch »tight junctions«. Das Wort Übergangsepithel verdankt es der Eigenschaft bei unterschiedlichen Füllungszuständen der Blase seine zelluläre Gestalt (aber nicht seine Eigenschaften) zu ändern.

2.1.3 Blutversorgung

Die Blase ist bei hoher individueller Varianz arteriell und venös sehr gut vaskularisiert. Grundsätzlich spricht man beidseits von je einem oberen und unteren »Blasen-Pfeiler«. Die in diesen Pfeilern liegenden Gefäße stammen aus der Arteria vesicalis superior und Arteria vesicalis inferior. Beide werden durch die Arteria iliaca interna versorgt (◨ Abb. 2.4, ◨ Abb. 2.5).

Im Situs der Frau findet man diese Gefäße in der Ebene des Ligamentum cardinale uteri und Ligamentum sacrouterinum.

2.1.4 Innervation

Parasympathische Fasern aus den Segmenten S2–S4 finden ihren Weg über den Plexus hypogastricus inferior und Plexus vesicalis zur Blase und bewirken die Öffnung des Sphinkters und Kontraktion des Detrusorsmuskels (Parasympathikus = »Miktionsnerv«).

Der Sympathikus erreicht Blase und Sphinkter mit Fasern aus den Segmenten L1–L3 ebenfalls über den Plexus hypogastricus und Plexus vesicalis. Er bewirkt eine Kontraktion des Sphinkters und eine Hemmung des parasympathischen Effektes auf den Detrusor (◨ Abb. 2.6) (Sympathikus = »Kontinenznerv«).

Der äußere quergestreifte Sphinkter wird durch Äste des Nervus pudendus innerviert.

Zu Funktionsstörungen des unteren Harntraktes ► Kap. 6.

2.1.5 Lymphatische Drainage

Diese erfolgt über Lymphbanen entlang der großen Beckengefäße in die Nodi lymphatici iliaci interni und externi eingeschaltet sind.

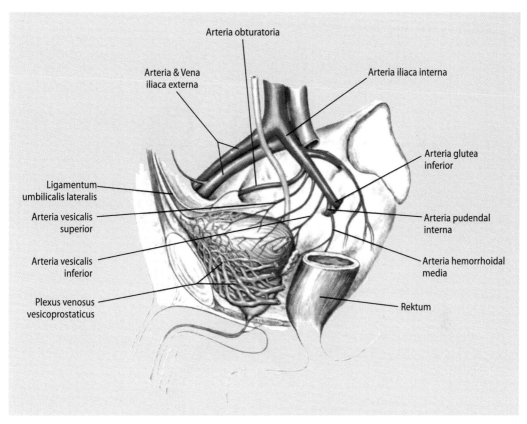

◘ Abb. 2.4 Arterielle und venöse Versorgung von Blase, Harnleiter, Samenbläschen und Prostata im Sagittalschnitt. (Aus Cockett/Koshiba, Springer 1978)

Arteria obturatoria

Arteria & Vena iliaca externa

Arteria iliaca interna

Arteria glutea inferior

Ligamentum umbilicalis lateralis

Arteria vesicalis superior

Arteria pudendal interna

Arteria vesicalis inferior

Arteria hemorrhoidal media

Plexus venosus vesicoprostaticus

Rektum

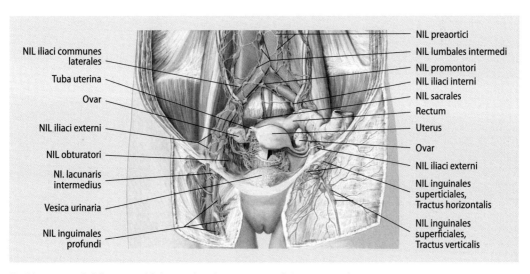

◘ Abb. 2.5 Lymphabfluss im weiblichen Becken. (Aus Wagner et al., Springer 2013)

NIL iliaci communes laterales

Tuba uterina

Ovar

NIL iliaci externi

NIL obturatori

NI. lacunaris intermedius

Vesica urinaria

NIL inguimales profundi

NIL preaortici

NIL lumbales intermedi

NIL promontori

NIL iliaci interni

NIL sacrales

Rectum

Uterus

Ovar

NIL iliaci externi

NIL inguinales superficiales, Tractus horizontalis

NIL inguinales superficiales, Tractus verticalis

2

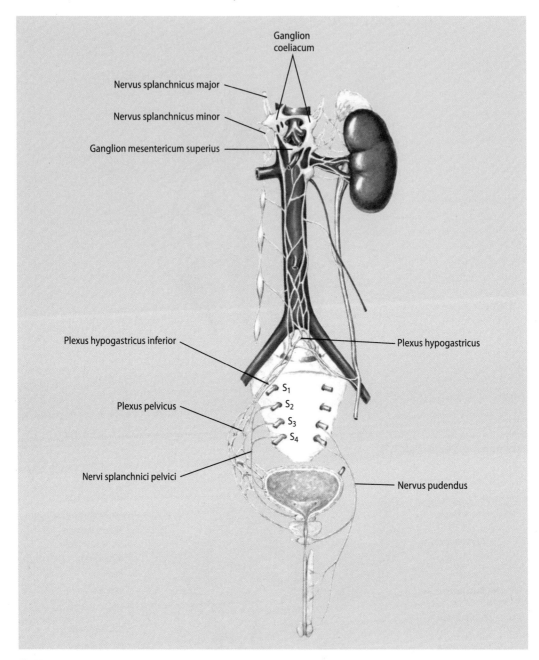

Ganglion
coeliacum

Nervus splanchnicus major

Nervus splanchnicus minor

Ganglion mesentericum superius

Plexus hypogastricus inferior

Plexus hypogastricus

Plexus pelvicus

S_1

S_2

S_3

S_4

Nervi splanchnici pelvici

Nervus pudendus

◘ **Abb. 2.6** Innervation des männlichen Urogenitaltraktes. (Aus Cockett/Koshiba, Springer 1978)

2.2 Prostata

2.2.1 Topographie

Postpubertär ist die Prostata ein ca. kastaniengroßes drüsiges Organ. Die Größe kann aber besonders mit zunehmendem Alter enorm variieren.

Ihre Basis ist mit dem Blasenhals verflochten und ihre Apex mit dem Beckenboden. Sie umschließt die proximale Harnröhre. Dorsal liegt ihr das Rektum an. Ventral ist sie an der Symphyse ligamentär verankert (Ligg. puboprostatica). Von lateral und ventral wird sie zum Teil von der »endopelvinen Faszie« bedeckt. So bezeichnet man im klinischen Jargon eine zusätzliche Kondensation von einer die Eingeweide des kleinen Beckens umgebenden sehr elastischen Bindegewebs-schicht. Sie steht in Kontinuität mit der Fascia abdominalis. In der anatomischen Nomenklatur hat sie den Namen **Fascia pelvis visceralis** und darf nicht mit dem partiellen peritonealen Überzug verwechselt werden!

Kondensationen dieser Faszie bilden die medialen puboprostatischen Ligamente. Sie fixieren die Prostata an die Symphyse. Außerdem sorgen »fibromuskuläre Attachments« für eine laterale Fixierung im muskulären Beckenboden (◘ Abb. 2.7).

Der parietale Anteil der endopelvinen Faszie überdeckt die Muskeln des Beckenbodens. Bis auf den Nervus obturatorius verlaufen alle somatischen Nerven unter dieser Schicht. Eine umschriebene Verdichtung in dieser Schicht bildet wiederum den Arcus tendineus. Dieser verbindet als statisch wichtiges Bindeglied Symphyse und Spina ischiadica. An ihm ist der Musculus levator ani fixiert.

> ❯ Der Arcus tendineus dient vor allem bei der operativen Therapie der weiblichen Inkontinenz bzw. »Hebungen des Beckenbodens« als Verankerungspunkt für die häufig verwendeten alloplastischen Netze.

2.2.2 Anatomie

In der systematischen Anatomie unterscheidet man einen rechten und linken Prostatalappen. Beide sind über einen Isthmus mit einander verbunden.

Ductuli ejaculatorii treten von dorsokranial in die Prostata ein. Sie leiten das via Ductus excretorii einfließende Seminalplasma und die via Ductus deferens aus den Hoden kommenden Spermatozoen in die Prostata ein und münden auf dem Colliculus seminalis. Über diesen gelangt das Ejakulat in die Harnröhre (◘ Abb. 2.8).

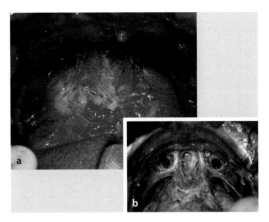

◘ **Abb. 2.7a,b** Topographie der Prostata. **a** Blick des Operateurs von oben ins kleine Becken (auf die Prostata) bei einer radikalen Prostatektomie. **b** Derselbe Situs an der Leiche mit den puboprostatischen Ligamenta und den fibromuskulären Attachments der Prostata

2.2.3 Histologie

Die Prostata ist von einer fibrösen Kapsel umgeben, die ihr eine prall elastische Konsistenz verleiht. Nach McNeal werden **fünf Zonen** unterschieden: eine periphere, einer zentrale, eine anteriore, eine Transitionalzone und eine präprostatische Sphinkterzone (◘ Abb. 2.9).

2.2.4 Blutversorgung

Die Vaskularisation der Prostata erfolgt variabel aus Ästen der **Arteria vesicalis inferior**, die an der Basis der Prostata bei 5 und 7 Uhr (Steinschnittlage!) eintreten. Weitere variable Zuflüsse kommen aus den Arteriae vesicalis superior und obturatoria. Über die Apex der Prostata können auch Zweige der Arteria pudenda interna eintreten.

Der **venöse Abfluss** erfolgt über den reich verzweigten Plexus venosus prostaticus in den auch die unter der Symphyse durchtretende, tiefe dorsale Penisvene mündet. Urologen sprechen hier international vom Plexus santorini. Er bettet sich zwischen Organkapsel und dem aufliegenden viszeralen Blatt der endopelvinen Faszie. Kenntnis und Kontrolle dieses Plexus sind ein wesentlicher Schlüssel bei der Durchführung der radikalen Prostatektomie.

2

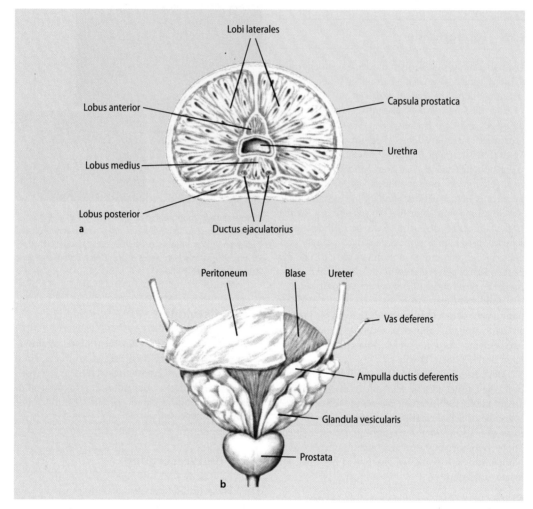

Lobi laterales

Lobus anterior

Capsula prostatica

Urethra

Lobus medius

Lobus posterior

a

Ductus ejaculatorius

Peritoneum   **Blase**   **Ureter**

Vas deferens

Ampulla ductis deferentis

Glandula vesicularis

Prostata

b

🔲 **Abb. 2.8a,b** Querschnitt durch die Prostata (**a**) und Blick von hinten auf Blase und Prostata (**b**) mit Samenblasen, Ductus deferens und Ampullae ductus deferentes. (Aus Cockett/Koshiba, Springer 1978)

2.2.5 **Innervation**

Diese ist untrennbar mit der Vaskularisation und dem Begriff der bilateralen »**Gefäß-Nerven-Bündel**« verwoben. Hierunter versteht man aber nicht anatomisch definierte Stränge, sondern ein hochvariables Netz in Form eines in Laufrichtung der Harnröhre aufgespannten Schleiers (»Veil of Aphrodite«).

Dieser umgibt von dorsal nach ventral langsam dünner werdend die Prostata. Parasympathische Fasern aus den Segmenten S2–S4 (Erektion!) und sympathische Fasern der Segmente L1–L3 (Ejakulation und Kontinenz!) durchweben diesen Schleier auf ihrem weiteren Weg zu Beckenboden und Penis. Kleine Äste

davon durchdringen die Organkapsel der Prostata. An diesen Perforationen weist die Kapsel mikroskopische Lücken auf. Diese stellen Loci minores resistentiae für das Prostatakarzinom dar. In Form eines »perineuralen« Wachstumsmusters kann ein Karzinom sich den Weg aus der Prostata heraus in die Gefäß-Nerven-Bündel bahnen. Besonders bei »nervenschonender« Operationstechnik kann dies zu positiven Schnitträndern (»R1-Situation«) mit entsprechender onkologischer Rezidivneigung kommen.

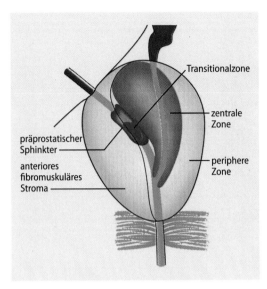

Transitionalzone

zentrale Zone

präprostatischer Sphinkter

anteriores fibromuskuläres Stroma

periphere Zone

○ Abb. 2.9 Einteilung der Prostata nach McNeal. (Aus Hautmann, Springer 2010)

2.2.6 Lymphatische Drainage

Der Lymphabfluss erfolgt über Nodi lymphatici iliaci externi und interni. Diese füllen zum Teil die Fossa obturatoria aus und umhüllen so den hier als einzigen frei laufenden Nervus obturatorius (Innervation der Adduktoren des Beines).

2.3 Harnröhre

2.3.1 Topographie

Dem prostatischen Teil der Harnröhre schließt sich die Pars membranacea (membranöse Harnröhre) an. Sie

überspannt den kurzen Weg (ca. 10 mm) durch den Schließmuskel zwischen der Apex der Prostata und der bulbären Harnröhre (○ Abb. 2.10).

Der **membranösen Harnröhre** (Pars membranacea) folgt die bulbäre Harnröhre (Pars spongiosa urethrae). Sie bettet sich für jeden gut am Perineum tastbar in das Corpus spongiosum ein. Dieses wird von den paarigen, am unteren Schambeinast fixierten Schwellkörpern des Penis (Corpora cavernosa) flankiert.

Weiter im Corpus spongiosum verlaufend (**penile Harnröhre**) erfährt sie durch die in der Glans penis (besteht auch aus Corpus spongiosum!) gelegene Fossa navicularis eine Erweiterung und erreicht am Ostium urethrae externum ihr Ende.

Die **weibliche, ca. 4 cm lange Urethra** liegt zwischen den ventral von ihr gelegenen Schwellkörpern der Klitoris und der dorsal gelegenen vorderen Vaginalwand (○ Abb. 2.11). Sie mündet am Ostium urethrae externum, vom urologisch geprägten Kliniker auch häufig bei Männern und Frauen gleichermaßen kurz als **Meatus** bezeichnet.

2.3.2 Anatomie

Im **prostatischen Teil der Harnröhre** münden die Ausführungsgänge der Prostata (Ductuli prostaticae). Der Colliculus seminalis befindet sich auf dem Boden dieses Abschnittes. Auf dem Colliculus seminalis münden beide Ductuli ejaculatorii.

Die an der **membranösen Harnröhre** im Beckenboden liegenden Cowper'schen Drüsen münden im hinteren Teil der bulbären Harnröhre. Ihr Drüsenkörper ist eingebettet in den Musculus transversus perinei profundus. Die Ausführungsgänge der weiter distal gelegenen Littré'schen Drüsen münden in der penilen Harnröhre. Hier weist die Harnröhre zahlreiche longitudinal ausgerichtete Falten auf. Diese erlauben eine erhebliche Dehnbarkeit.

2

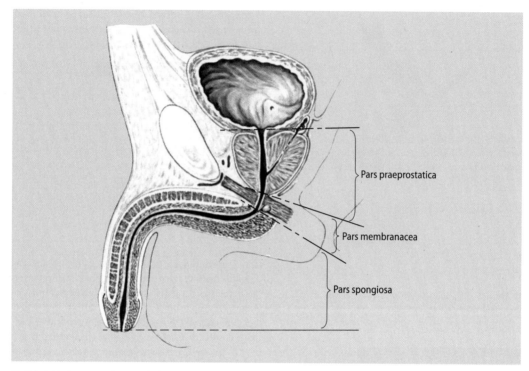

Pars praeprostatica

Pars membranacea

Pars spongiosa

◘ Abb. 2.10 Anatomie der männlichen Harnröhre. (Aus Cockett/Koshiba, Springer 1978)

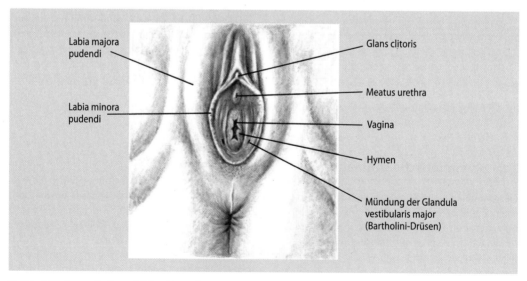

Labia majora
pudendi

Glans clitoris

Meatus urethra

Labia minora
pudendi

Vagina

Hymen

Mündung der Glandula
vestibularis major
(Bartholini-Drüsen)

◘ Abb. 2.11 Anatomie der weiblichen Harnröhre. (Aus Cockett/Koshiba, Springer 1978)

2.3.3 Histologie

Im Verlauf der Harnröhre von proximal nach distal wird das zunächst in der Prostata dominante Urothel (Übergangsepithel) zunehmend von mehrreihigem hochprismatischem Epithel abgelöst und geht schließlich in der Fossa navicularis in nicht verhornendes Plattenepithel über. Auf der Glans penis findet sich dann verhornendes Plattenepithel. Venenplexus durchweben das submuköse, äußerst elastische Bindegewebe. Die Harnröhre besitzt nur eine sehr schwache Tunica muscularis.

2.3.4 Blutversorgung

Die arterielle Versorgung der männlichen Harnröhre erfolgt über paarige Arteriae bulbourethrales und über die in die Glans penis mündende Arteria dorsalis penis. Die bulbären Arterien entspringen als erste von drei penilen Ästen der Arteria pudenda interna. Venae emissariae leiten das Blut der Urethra in zirkulär um den Penis ziehende Äste (Venae circumflexae) der Vena dorsalis penis profunda zu.

2.3.5 Innervation

Fasern aus den Segmenten S_2–S_4 verlaufen durch den Nervus pudendus. Äste dessen penetrieren von perineal bilateral den Musculus bulbospongiosus und den quergestreiften äußeren Sphinkter (Kontinenz!). Über den Nervus pudendus werden Urethra und Glans penis sensorisch innerviert (◘ Abb. 2.6).

> **Tipp**
>
> Ein taubes Gefühl im Penis nach einer langen Fahrradtour erklärt sich durch den Druck auf die neurovaskulären Bündel am Bulbus penis, mit reversibler Neuropraxie und Ischämie. Abhilfe schafft z. B. eine Aussparung am Sattel.

2.3.6 Lymphatische Drainage

Die Lymphe der distalen Harnröhre von Männern und Frauen drainiert in die oberflächlichen und tiefen Ndd. lymphatici inguinales. Die proximale Harnröhre drainiert überwiegend in die Ndd. lymphatici iliaci interni und externi. Hier trifft sich dann wieder die Lymphe aus dem Drainagegebiet der Leiste und den Eingeweiden des Beckens.

Anatomie des unteren Harntraktes
- **Definition:** Funktionelle Einheit aus Blase, Prostata, Harnröhre und Beckenboden
- **Harnblase**
  - Kapazität: 400–500 ml
  - Blutversorgung: paarig angelegt: A. vesicalis superior und inferior
  - Innervation: Parasympathische Fasern verantwortlich für die Kontraktion des Detrusors und Öffnung des Sphinkters (»Miktionsnerv«), sympathische Fasern für die Kontraktion glattmuskulärer Strukturen (Blasenhals/Prostata) und Ruhigstellung des Detrusors (»Kontinenznerv«)
- **Prostata**
  - Anatomie: Umschließt ringförmig die Harnröhre. Rechter und linker Prostatalappen, über einen Isthmus mit einander verbunden. Klinisch unterscheidet man eine dorsale (Außen-) von einer zentralen Zone
  - Funktion: Geschlechtsdrüse: Sekret ist hauptsächlicher Bestandteil des Ejakulates
  - Histologie: 5 Zonen nach McNeal
  - Blutversorgung: Variabel über Arteria iliaca interna
  - Innervation: Sympathisches und parasympathisches Nervensystem (bilaterale Gefäß-Nervenbündel)
- **Harnröhre**
  - Mann: Entwickelt sich unter Einfluss von Testosteron aus einer embryologisch weiblichen »Urform«. Langer peniler Teil transportiert sowohl Harn als auch Ejakulat
  - Frau: Kurze, im Introitus mündende Harnröhre, getrennt vom Fortpflanzungsorgan (Vagina)

Urologische Leitsymptome

H. Rübben, C. Börgermann

R. Hautmann, J. E. Gschwend (Hrsg.), *Urologie*,
DOI 10.1007/978-3-642-34319-3_3, © Springer-Verlag Berlin Heidelberg 2014

3

3.1 Veränderte Harnausscheidung und Miktionsstörungen

3.1.1 Verändertes Harnvolumen

Die tägliche Harnproduktion ist abhängig von der Flüssigkeitszufuhr und beträgt durchschnittlich 1000–1500 ml/24 Stunden. Abweichungen der »normalen Harnmenge« werden als **Anurie, Oligurie** und **Polyurie** bezeichnet.

Symptom	Harnmengen in ml
Anurie	<100 ml/24 h
Oligurie	<500 ml/24 h
Polyurie	>4000 ml/24 h

Veränderungen der Harnmengen sind durch **prärenale**, **renale** und **postrenale** Ursachen gekennzeichnet (◘ Tab. 3.1).

3.1.2 Veränderte Urinkonzentration

Über die Messung der Urinkonzentration durch Bestimmung des spezifischen Gewichtes bzw. der Urinosmolarität ist es möglich, Zustände einer veränderten Harnausscheidung bestimmten Krankheitsbildern zuzuordnen. Das normale spezifische Gewicht des Urins schwankt zwischen 1,016 und 1,025. Die Konzentrierungsleistung der gesunden Niere beträgt 1,040, die Verdünnungsleistung bis zu 1,005.

— Bei der **Hyposthenurie** ist die Konzentrierungsleistung bis auf ein maximales spezifisches Gewicht von 1,020 reduziert, die Verdünnungsleistung unterschreitet das spezifische Gewicht von 1,008 nicht.

— Bei der **Isosthenurie** bleibt das spezifische Gewicht des Urins unabhängig von der zugeführten Flüssigkeitsmenge bei Werten um 1,010 (◘ Tab. 3.2).

Eine Hyposthenurie bzw. Isosthenurie besteht bei der postobstruktiven Polyurie, dem Diabetes insipidus und progredienten Nephropathien.

Bei einer Oligurie infolge Volumenmangels besteht ein erhöhtes spezifisches Gewicht bzw. eine erhöhte Osmolarität des Urins, was die Abgrenzung zur renal bedingten Oligurie ermöglicht.

> ❯ Anurie, Oligurie und Polyurie sind Formen der veränderten Harnausscheidung. Hyposthenurie und Isosthenurie bezeichnen die Einschränkung bzw. den Verlust des Verdünnungs- und Konzentrationsvermögens.

◘ **Tab. 3.1** Ursachen einer pathologisch veränderten Harnausscheidung

Symptom		Ursache
Anurie, Oligurie	Prärenal	Schock: – Traumatisch – Anaphylaktisch – Kardial
		Störung der Herz-Kreislauf-Funktion: – Herzinsuffizienz
		Volumenmangel: – Flüssigkeitsdefizit – Iatrogen verminderte Flüssigkeitszufuhr bei parenteraler Ernährung
		Niereninsuffizienz: – Akut – Chronisch – Terminal
	Renal	Vaskuläre Ursachen (V./A. renalis): – Thrombose – Embolie – Stenose
	Postrenal	Obstruktive Uropathie: – Harnleiterokklusion – Prostatahyperplasie – Harnröhrenstenose
Polyurie	Prärenal	Diabetes insipidus Polydipsie
	Renal	Diabetes mellitus
	Postrenal	Postobstruktive Ursache (Zustand nach Beseitigung einer Obstruktion)

◘ **Tab. 3.2** Urinkonzentrationen

Konzentration	Spezifisches Gewicht
Normal	1,005–1,040
Hyposthenurie	1,008–1,020
Isosthenurie	1,010

3.1.3 Miktionsstörungen

Die Miktionsstörungen bedürfen der ausführlichen Schilderung durch den Patienten und sollten durch eine Inspektion des Miktionsablaufes nachvollzogen werden. Durch urodynamische Untersuchungen und Beckenboden-EMG sind Rückschlüsse auf die Ätiologie der Miktionsstörungen möglich.

Aus den Daten der Harnflussmessung lassen sich die **Miktionszeit** (normal: 10–15 Sekunden), die Harnflussgeschwindigkeit oder **Flussrate** (normal: 20–30 ml/Sekunde) und die miktionierte **Harnmenge** bestimmen. Durch die Sonographie wird die **Restharnmenge** (normal: 350–560 ml), d. h. das Blasenvolumen nach Miktion durch Messung in zwei Ebenen bestimmt.

Die **Primärdiagnostik** der Miktionsstörung beinhaltet:
- Anamnese
- Inspektion des Miktionsablaufes
- Harnflussmessung
- Restharnbestimmung

Bei der **Anamnese** muss der Patient nach folgenden Störungen befragt werden:
- Miktionsfrequenz (pro/Tag, pro/Nacht)
- Trinkmenge (l/24 h)
- Dysurie/Algurie
- Restharngefühl
- Imperativer Harndrang
- Start-Stopp-Phänomen
- Miktionsverzögerung
- Enuresis
- Inkontinenz:
  - Dranginkontinenz
  - Belastungsinkontinenz
  - Mischinkontinenz
  - Anzahl der Vorlagen/24 h

In ◘ Tab. 3.3 sind die Symptome dargestellt und urologischen Krankheitsbildern zugeordnet.

3.2 Harnverhalt

Akute Harnverhaltung Der akute Harnverhalt kann infolge einer Harnwegsobstruktion, medikamentös, neurogen oder iatrogen bedingt sein. In der Regel ist der Patient unruhig und klagt über starke, suprasymphysäre Schmerzen. Die gefüllte Harnblase ist als druckschmerzhafter Tumor, je nach Füllungszustand zwischen Symphyse und Nabel tastbar. Häufigste Ursache der akuten Harnverhaltung beim Mann

◘ **Tab. 3.3** Störungen der Miktion als Leitsymptome urologischer Erkrankungen

Symptom	Mögliche Ursachen
Hämaturie	Tumor (Niere, Nierenbecken, Harnleiter, Blase, Harnröhre, Prostata) Urolithiasis Trauma Zystitis Nephrogene entzündliche Erkrankung Störung der Blutgerinnung
Dysurie, Algurie	Urolithiasis Harnwegsinfekt (Zystitis, Urethritis, Strahlenzystitis)
Strangurie	Harnröhrenkarzinom Trauma Zystitis
Nykturie, Pollakisurie	Prostataadenom Harnröhrenstenose Harnwegsinfekt
Harnverhalt	Prostataadenom Prostatakarzinom Harnröhrenstriktur Harnröhrentumor Neurogene Erkrankung Medikamentöse Ursache (Parasympatholytika)
Enuresis	Reifungsstörung Detrusor-/Sphinkterdyssynergie Reflux, Harnwegsinfekt neurogene Erkrankung
Harninkontinenz	Sphinkterläsion (Trauma, Tumor, iatrogene Ursache) Ektop mündender Harnleiter Neurogene Erkrankungen Überlaufinkontinenz infolge subvesikaler Obstruktion Hyperreaktiver Detrusor Beckenbodeninsuffizienz Störung des Harnröhrenverschlusses Iatrogene Ursachen Hormonelle, medikamentöse Ursache
Fäkalurie, Pneumaturie, Chylurie	Vesikointestinale Fistel

3

ist die **Prostatahyperplasie**. Eine weitere Ursache kann die infolge einer Hämaturie auftretende **Blasentamponade** sein. Die differenzialdiagnostische Abgrenzung zur Anurie erfolgt durch Anamnese, Palpation der Blasenregion und sonographische Untersuchung der Harnblase mit Bestimmung der Urinmenge.

Chronische Harnverhaltung Bei der chronischen Harnverhaltung bestehen große Restharnmengen bis zu 5 Litern. Klinisch berichtet der Patient über häufige Miktionen geringer Urinmengen oder über einen unwillkürlichen Harnabgang infolge der Überlaufinkontinenz. Häufige Ursache auch der chronischen Harnverhaltung ist die **Prostatahyperplasie**, mögliche weitere Ursachen sind **neurogene Blasenentleerungsstörungen, Stenosen** des Blasenhalses und der Urethra.

> Häufigste Ursache der akuten und chronischen Harnverhaltung beim Mann ist die benigne Prostatahyperplasie (BPH). Der akute Harnverhalt verursacht starke Schmerzen. Die chronische Harnverhaltung ist gekennzeichnet durch große Restharnmengen und eine Überlaufinkontinenz.

3.3 Urinbeschaffenheit

Die Bestimmung der Urinbeschaffenheit und Urinzusammensetzung erfolgt durch Untersuchung frischen Urins. Normaler Urin ist klar, die Farbe hell- bis dunkelgelb.

Die **Urintransparenz** kann durch Beimengungen von Eiter, Fibrin und Zelldetritus im Rahmen eines entzündlichen Geschehens verändert sein. Schleimbeimengungen infolge vesikointestinaler Fisteln oder eine Spermaturie bedingt durch eine retrograde Ejakulation können die Urintransparenz beeinträchtigen.

Die **Farbe des Urins** kann medikamentös beeinflusst werden. Eine Rotfärbung des Urins besteht bei Hämaturie, eine Braunfärbung bei einem Ikterus sowie eine milchige Urintrübung infolge der seltenen Chylurie und Lipidurie. Der Urin bei Porphyrie weist anfangs eine rötliche Farbe auf, die sich nach wenigen Stunden in eine dunkelbraune Färbung verändert (◻ Tab. 3.4).

Die qualitative und quantitative Beurteilung des Urins erfolgt durch den mikroskopisch erhobenen **Urinsedimentbefund**. Pathologische Urinbestandteile lassen sich sowohl quantitativ als auch nach morphologischen Kriterien auswerten. Die Sedimentunter-

◻ **Tab. 3.4** Zuordnung von Urinbeschaffenheit und pathologischem Befund

Urin: Farbe und Transparenz	Befund
Hell → gelb, klar	Normal
Trüb, flockig	Z. B. Eiter, Fibrin, Zelldetritus
Rot	Hämaturie
Rot → dunkelbraun	Porphyrie
Milchig	Lipidurie
Bierbraun	Bilirubinurie

suchung ermöglicht die Abgrenzung der Hämaturie von einer Hämoglobinurie, Myoglobinurie sowie medikamentös-bedingten Urinverfärbungen.

3.3.1 Hämaturie

Der Normwert für die Erythrozytenausscheidung im Urin beträgt 1.000.000 Erythrozyten pro 24 Stunden. Dies entspricht 2 Erythrozyten pro mikroskopisch ausgezähltem Gesichtsfeld.

Mikrohämaturie

> Bei der Mikrohämaturie finden sich definitionsgemäß 3 und mehr Erythrozyten pro Gesichtsfeld.

Die Mikrohämaturie ist ein sehr verbreitetes Symptom. Eine differenzialdiagnostisch sehr wertvolle Untersuchung ist die **morphologische Beurteilung** der Erythrozyten im Phasenkontrastmikroskop. Dadurch kann teilweise die Lokalisation der Blutungsstelle definiert werden. Erythrozyten z. B. im Rahmen einer Glomerulonephritis werden bei der Passage durch die Glomerula und Tubuli verformt (Dysmorphismus). So lässt sich insbesondere eine renal, tubulär oder glomerulär bedingte Mikrohämaturie im Phasenkontrastmikroskop von urothelialen Blutungsquellen in der Harnblase oder dem Harnleiter differenzieren (◻ Abb. 3.1).

> Mehr als 30% dysmorphe Erythrozyten sprechen für eine parenchymatöse Nierenerkrankung als Ursache einer Mikrohämaturie. Nicht verformte Erythrozyten sprechen für eine Verletzung oder einen Tumor im ableitenden Harntrakt.

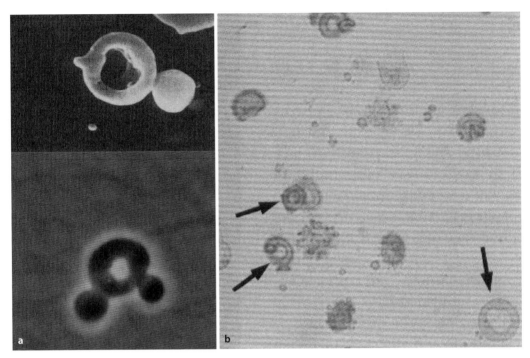

Abb. 3.1a,b Dysmorphe glomeruläre Erythrozyten. **a** 850 × Vergrößerung, zu erkennen sind klassische Exovesikel. **b** 400 × Vergrößerung, rechts unten erkennt man sog. Akanthozyten

Eine Mikrohämaturie kann nach körperlicher Anstrengung sowie im Rahmen febriler Erkrankungen auftreten. 3/4 aller Hämaturien sind bedingt durch Tumoren, Harnwegsobstruktionen, Urolithiasis und Infekte.

Makrohämaturie

> Bei der Makrohämaturie (► Kap. 17.7) findet sich eine mit bloßem Auge sichtbare Rotfärbung des Urins.

Die Makrohämaturie kann begleitet sein von starken, kolikartigen oder dumpfen Schmerzen im Bereich des Nierenlagers. Häufige Ursache der Hämaturie ist die Urolithiasis. Andererseits können im Harnleiter befindliche z. B. tumorbedingte Koagel ebenfalls Koliken auslösen, sodass die alleinige Anamnese und klinische Untersuchung die Differenzierung einer stein-, infekt- oder tumorbedingten Makrohämaturie nicht zulässt.

> Die qualitative und quantitative Diagnose der Hämaturie erfolgt durch die mikroskopische Untersuchung des Urinsedimentes. Die Erythrozytenmorphologie erlaubt im Phasenkontrastmikroskop Rückschlüsse auf die Lokalisation der Erkrankung.

Bei Verdacht auf eine Hämaturie sind neben der Anamnese und dem klinischen Befund folgende Untersuchungen indiziert:
- Urinsediment
- Sonographie
- Zytologie

Mittels der Beurteilung des **Urinsedimentes** kann die Hämaturie von anderen Urinverfärbungen abgegrenzt werden. Findet sich bei der Sedimentuntersuchung eine begleitende Leukozyturie und Bakteriurie, kann die Hämaturie Leitsymptom einer hämorrhagischen Zystitis sein.

Durch die **sonographische Untersuchung** ist eine Beurteilung des Abdomens, der Nierenlager und der gefüllten Blase möglich:
- Raumforderungen im Bereich des Nierenparenchyms können sonographisch diagnostiziert werden (**Abb. 3.2**).
- Eine Ektasie des Nierenhohlsystems oder Harnleiters ist sonographisch von soliden Raumforderungen abzugrenzen (**Abb. 3.3**).
- Steine werden infolge des hyperdensen Reflexmusters und der charakteristischen dorsalen Schallauslöschung sonographisch diagnostiziert (**Abb. 3.4**).

3

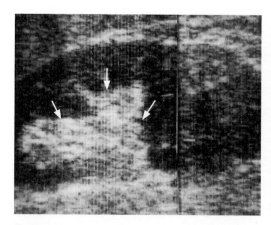

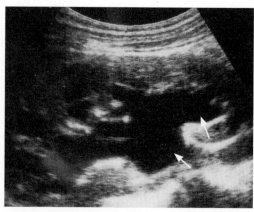

Abb. 3.2 Sonographische Darstellung eines Nierentumors (histologische Diagnose: Nierenzellkarzinom) (*Pfeile*)

Abb. 3.3 Sonographische Darstellung einer Hohlraumektasie (*Pfeile*)

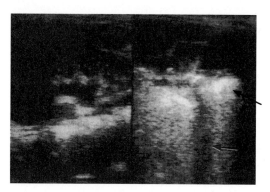

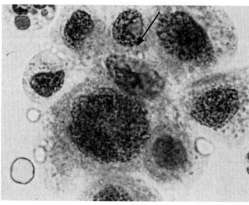

Abb. 3.4 Sonographische Darstellung eines Harnleitersteines: Typisches hyperdenses Areal (*schwarzer Pfeil*) mit dorsaler Schallauslöschung (*roter Pfeil*) und Ektasie des Nierenhohlsystems

Abb. 3.5 Urinzytologie: schlecht differenziertes Karzinom (Grading G3)

▬ Die sonographische Untersuchung ermöglicht bei gefüllter Harnblase die Erkennung exophytisch wachsender Blasentumoren.

Mittels der **Urinzytologie** lassen sich mäßig und schlecht differenzierte Tumorzellen (G2, G3) diagnostizieren. Die Treffsicherheit dieser Methode beträgt mehr als 80% (◘ Abb. 3.5).

Die stufenweise erfolgenden diagnostischen Maßnahmen bei Verdacht auf Hämaturie sind aus ◘ Tab. 3.5 ersichtlich.

Tipp

Lässt sich mittels dieser Diagnostik die Blutungsquelle nicht lokalisieren, erfolgt insbesondere bei schmerzloser Hämaturie die sofortige Zystoskopie zur Identifizierung einer vesikalen Blutung oder aber zur Seitenlokalisation bei supravesikaler Blutung durch Beobachtung der Ureterostien.

Die **Abdomenübersichtsaufnahme** ermöglicht die Beurteilung des Psoasschattens, der Nierenkonturen, der Blasenregion sowie dem eventuellen Vorhandensein schattengebender Konkremente. Darüber hinaus sind Rückschlüsse auf das Vorhandensein intraabdominaler freier Luft und intestinalen Motilitätsstörungen im Sinne einer Ileussymptomatik möglich.

◻ Tab. 3.5 Stufendiagnostik bei Verdacht auf Hämaturie

Untersuchung	Befund	Diagnose
Urinsediment	Bakterien und Leukozyten Kristalle Hämaturie Keine Erythrozyten	Harnwegsinfekt Urolithiasis Tumor/Urolithiasis Z. B. Myoglobinurie Z. B. medikamentös bedingt
Urinzytologie	Mäßig bis schlecht differenzierte Urothelzellen	Tumor
Sonographie	Raumforderung Stein Ektasien des Nierenbeckenkelchsystems	Tumor Urolithiasis Hydronephrose
Abdomenübersicht (im Stehen)	Schattengebendes Konkrement Psoasschatten nicht abgrenzbar	Urolithiasis Z. B. Hämatom Abszess Tumor
	Vermehrte intestinale Luftanreicherung »Freie« Luft	Inkompletter Ileus Z. B. bei Kolik Organperforation
Urethrozystoskopie	Lokalisation der Blutungsquelle	Tumor Prostatahyperplasie Ektatische Venen Endometriose Stein Fremdkörper
Urogramm, retrogrades Ureteropyelogramm	KM-Aussparung im Nierenbecken oder Harnleiter	Tumor Urolithiasis
Computertomogramm Magnetresonanztomogramm	In der Regel **keine** zusätzliche Information	
Angiographie	Stellenwert begrenzt	Z. B. Aneurysma

Im Falle eines Traumas mit Verdacht auf Nierenkontusion wird ein **Urogramm** durchgeführt, bei Verdacht einer Blasenruptur erfolgt eine Beckenübersicht, nachfolgend ein Zystogramm mit Bild nach Kontrastmittelentleerung. Bei einer Harnröhrenruptur wird eine retrograde Harnröhrendarstellung, ggf. ergänzt durch ein antegrades Urethrogramm durchgeführt. Tumoren im Bereich des Harnleiters und Nierenbeckens können im Urogramm diagnostiziert werden. Bei begründetem Verdacht kann diese Untersuchung durch ein retrogrades Ureteropyelogramm ergänzt werden.

Die Durchführung eines **Computertomogramms** oder einer **Kernspintomographie** sind in der Regel nicht erforderlich.

Der Stellenwert der **Angiographie** in der Diagnostik der Mikrohämaturie ist begrenzt. Bei begründetem Verdacht auf eine Aneurysmabildung kann eine Angiographie, dann allerdings notfallmäßig, zum Zeitpunkt der Hämaturie durchgeführt werden.

3.3.2 Leukozyturie

Eine im Urinsediment festgestellte Leukozyturie deutet auf einen Infekt hin. Leukozytenzylinder deuten auf einen renal-/parenchymatösen Ursprung hin.

❶ Leukozyturien ohne begleitende Bakteriurie sind tuberkuloseverdächtig.

Weitere mögliche Ursachen dieser »sterilen Leukozyturie« sind:
- Antibiotisch anbehandelte Harnwegsinfekte
- Schwer kultivierbare Erreger (Chlamydien, Ureaplasmen, Mykobakterien)
- Interstitielle Nephritis

3.3.3   Bakteriurie

Bakterien können sich im Urinsediment als Kokken oder Stäbchen darstellen. Wichtiger als der Nachweis einer Bakteriurie ist das gleichzeitige Vorliegen einer Leukozyturie, da die alleinige Bakteriurie ohne begleitende Leukozyturie gegen einen Harnwegsinfekt und eher für eine Urinkontamination spricht.

> **Kein Harnwegsinfekt ohne Leukozyturie!**

3.3.4   Zylindrurie

Der Nachweis von Zylindern im Urinsediment weist auf eine **Beteiligung des Nierenparenchyms** hin. Im Rahmen dieser Untersuchung können Erythrozytenzylinder, Leukozytenzylinder, Lipoidzylinder, hyaline Zylinder und granulierte Zylinder festgestellt werden:

- Der Nachweis von Erythrozyten- und Leukozytenzylinder weist auf eine renale Ursache der Erkrankung hin.
- Lipoidzylinder deuten auf eine chronische glomeruläre Nephritis.
- Granulierte Zylinder finden sich im Rahmen schwerer Allgemeinerkrankungen.
- Hyaline Zylinder kommen häufig vor und haben nicht immer Krankheitswert.

3.3.5   Kristallurie

Eine **Urolithiasis** lässt sich bereits häufig durch die mikroskopische Untersuchung des Urinsedimentes diagnostizieren. Harnsäure äußert sich im Vorkommen von Ziegelmehl in Kombination mit wetzsteinförmigen Kristallen. Bei der seltenen Zystinurie finden sich charakteristische sechseckige Tafeln, sogenannte Benzolringe. Kalziumoxalatsteine weisen eine Briefkuvertform (Weddellit) oder Hantelform (Whewellit) auf. Magnesiumphosphatsteine oder Struvitsteine bilden sargdeckelförmige Kristalle aus (► Kap. 10).

3.4   Begleiterscheinungen urologischer Erkrankungen

3.4.1   Tumorerkrankungen

Frühsymptome urothelialer Tumoren oder von Nierenzellkarzinomen existieren nicht (► Kap. 9). Spätsymptome sind Müdigkeit, Abgeschlagenheit, Gewichtsverlust, klinische Zeichen der Anämie sowie eine Kachexie. Schmerzen können durch organüberschreitende Tumorinfiltration, z. B. in die Rückenmuskulatur auftreten.

3.4.2   Urolithiasis und entzündliche Erkrankungen

Kolikförmige Schmerzen aufgrund einer **Nephroureterolithiasis** (► Kap. 10) können sich je nach Sitz des Konkrementes in den Rücken, die Nierenregion, das Abdomen, die Glans, die Klitoris oder in die Schamlippen projizieren. Häufig bestehen im Rahmen der Kolik Zeichen der Darmatonie; klinisch kann das Bild eines inkompletten Ileus mit geblähtem Abdomen und spärlichen Darmgeräuschen bestehen.

- **Chronische Nierenerkrankungen** sind gekennzeichnet durch Inappetenz und Müdigkeit.
- Bei der **chronischen Pyelonephritis** können Flankenschmerzen, eine Dysurie und Pollakisurie auftreten.
- Die **chronische interstitielle Nephritis** ist in der Regel gekennzeichnet durch einen langjährigen Analgetikaverbrauch; die Patienten weisen ein eingetrocknetes Aussehen sowie braungelbliche Hautpigmentierungen auf. Im Zusammenhang mit der terminalen Niereninsuffizienz und der Urämie bestehen Durchfälle, eine Neuropathie, Zeichen eines gesteigerten Nierendruckes, eine Anämie, Ödembildungen, eine Hypertonie sowie eine Inappetenz.
- Die **akute diffuse Glomerulonephritis** ist gekennzeichnet durch die Leitsymptome Hämaturie, Proteinurie, periphere Ödeme und Hypertonie.
- Die **akute Pyelonephritis** hat einen plötzlichen Krankheitsbeginn mit Fieber, Schüttelfrost, Kopf- und Gliederschmerzen. Die Symptome können infolge von Antibiotikagabe abgeschwächt sein.

> **!** Die akute Pyelonephritis mit Harnstauungsniere ist eine lebensbedrohliche Erkrankung.

Das Urinsediment ist gekennzeichnet durch eine Leukozyturie und Bakteriurie.

> Besteht sonographisch der Verdacht auf eine Harnabflussstörung, müssen neben einer antibiotischen Therapie umgehend harnableitende Maßnahmen eingeleitet werden!

3.5 Schmerz

Zu differenzieren ist der viszerale, parenchymatöse Schmerz vom somatischen Schmerz:

- Hauptursache für **viszerale Schmerzen** sind rasche, mitunter massive Druckerhöhungen im Nierenhohlsystem, den Harnleitern oder der Blase z. B. bei der Kolik oder bei dem akuten Harnverhalt.
- Der **somatische Schmerz** geht in aller Regel vom parietalen Peritoneum aus und ist lokalisiert am Ort der maximalen Entzündung.

Folgende Erkrankungen müssen bei Schmerzen im Bereich des Abdomens und kleinen Beckens **differenzialdiagnostisch** berücksichtigt werden:

- Choleyzystolithiasis
- Cholezystitis
- Ulcus ventriculi et duodeni
- Pankreatitis
- Hinterwandinfarkt
- Appendizitis
- Adnexitis
- Tubargravidität
- Divertikulitis

Die Erkrankung urologischer Organe löst viszerale und/oder somatische Schmerzen aus:

- Stärkste Schmerzzustände können im Rahmen einer Nieren- oder Harnleiterkolik auftreten.
- Viszerale Schmerzen mit vernichtendem Charakter werden nach direktem Hodentrauma festgestellt.
- Malignome im Frühstadium lösen in der Regel keine Schmerzen aus.
- Hodentumoren verursachen ein Schweregefühl mit nur geringem Schmerzcharakter.
- Lokal weit fortgeschrittene Tumoren der Niere, Blase und Prostata führen zu lokalem Druckschmerz.
- Häufiges Zeichen einer lymphogenen Metastasierung eines Hodenkarzinoms oder einer ossären Metastasierung eines Prostatakarzinoms ist der tiefe, in der Lumbalregion gelegene Kreuzschmerz.

Urologische Leitsymptome

- Miktionsstörungen
- Veränderte Harnausscheidung
- Urinkonzentration
- Urinzusammensetzung
- Schmerzen und deren Projektionszonen

Die Diagnose der Erkrankung durch Anamnese, klinische Befunderhebung und Durchführung einfacher Messungen ist bei 90 % der Patienten ohne weiteren apparativen Aufwand möglich.

Urologische Diagnostik

W. Weidner, D. Jocham, C. Doehn, B. Volkmer, B. Amend, A. Stenzl

R. Hautmann, J. E. Gschwend (Hrsg.), *Urologie*,
DOI 10.1007/978-3-642-34319-3_4, © Springer-Verlag Berlin Heidelberg 2014

4.1   Anamnese und Untersuchungsgang

W. Weidner

4.1.1   Anamnese

> **Tipp**
>
> Eine sorgfältige Anamnese ist entscheidend für Diagnose und Therapie.

Diese allgemeinmedizinische Regel gilt in besonderem Maß für die Urologie, da **Leitsymptome** häufig einen entscheidenden Hinweis auf das zugrunde liegende Krankheitsbild bieten.

Leitsymptom ist die Symptomatik, die den Patienten zum Urologen führt. Orientiert an diesem Symptom erfolgt die Erhebung der Vorgeschichte nach allgemeinmedizinischen Regeln einschließlich vegetativer, medikamentöser und Familienanamnese unter Einschluss gravierender Allgemeinsymptome wie Gewichtsabnahme, Fieberschübe, rezidivierender Infektionen.

> ❯ Schmerz, Miktionsstörung und Hämaturie sind die wichtigsten urologischen Leitsymptome.

Schmerz

Pathophysiologisch muss zwischen **Organschmerz** und **Kolikschmerz** der urogenitalen Hohlorgane unterschieden werden. Typisch sind hierfür der dumpfe Kapseldehnungsschmerz der Nierenregion, z. B. bei akuter Pyelonephritis und die rhythmisch an- und abschwellende Schmerzcharakteristik der Harnleitersteinkolik. Weiter muss zwischen **lokalisierten**, auf die Region des erkrankten Organs beschränkten und **weitergeleiteten**, durch gemeinsame Innervation erklärbare, organfernen Schmerzen unterschieden werden. Ein Beispiel für letztere ist das Zusammentreffen von Harnleiterstein-Kolik und ipsilateralem Hodenschmerz bei hohem Harnleiterstein, was durch die gemeinsame Innervation (Th 11–12) erklärt ist. ◘ Tab. 4.1 fasst typische Schmerzcharakteristika als Leitsymptom urologischer Erkrankungen zusammen.

Weitere häufig auftretende Schmerzbilder bei urologischen Erkrankungen sind:

- Häufig nur im Stehen bestehende, in horizontaler Lage abklingende Ober- bis Mittelbauchschmerzen durch intermittierenden Zug am Nierengefäßstiel oder Ureterabknickung bei Nephroptose.

- Intermittierende, häufig zyklusabhängige rechtsseitige Mittel- bis Unterbauchbeschwerden bei Vena-ovarica-dextra-Syndrom.
- Dumpfe Kreuzschmerzen bei ossär metastasierendem Prostatakarzinom.

Zum Teil **schmerzhafte Mitreaktionen** intraabdominaler Organe beruhen auf:

- Reno-intestinalen Reflexen, z. B. Darmatonie, Erbrechen.
- Peritonaler Irritation, z. B. muskuläre Abwehrspannung.
- Nachbarschaftsreaktionen, z. B. durch Mitbeteiligung von Kolon, Pankreas und Leberpforte.

> **Tipp**
>
> Unter normalen Diuresebedingungen resultieren daraus ein 4- bis 5-stündiges Miktionsintervall bei Tag und eine fehlende Miktion bei Nacht.

Miktionsbeschwerden

Eine gesunde Blase fasst ein Volumen von etwa 350–450 ml.

Miktionsbeschwerden geben häufig wichtige Hinweise auf das zugrunde liegende Leiden (◘ Tab. 4.2):

- Die Symptomentrias **Dysurie, Pollakisurie, Harndrang** ist charakteristisch im Verlauf akuter Entzündungen des unteren Harntraktes (z. B. Zystitis, Prostatitis).
- Der Symptomenkomplex **abgeschwächter Miktionstrahl, Startverzögerung, Verlängerung der Miktionszeit und Nachträufeln** weist auf eine subvesikale Obstruktion (LUTS), z. B. bei beginnender Prostatahyperplasie hin. Weitere Symptome sind Pollakisurie und Nykturie bei Restharnbildung. Diese Symptome sollten mit dem IPSS-Fragebogen verifiziert werden.
- Die **akute Harnverhaltung** steht am Ende der obstruktiven Harnabflussstörung. Die chronische Harnretention führt zur Überlaufblase mit unwillkürlichem Einnässen (Ischuria paradoxa).

Ähnliche Symptome finden sich jedoch auch bei nicht prostatabedingter infravesikaler Obstruktion und neurogenen Blasenentleerungsstörungen.

Hämaturie

> ❯ Die sichtbare blutige Verfärbung des Urins (Makrohämaturie) ist ein alarmierendes urologisches Leitsymptom, das (Sediment, Urinzytologie, Zystoskopie, Sonographie, i.v. Urogramm) abgeklärt werden muss.

◱ Tab. 4.1 Schmerz als Leitsymptom urologischer Erkrankungen

Organ	Schmerzcharak-teristikum	Lokale Ausdehnung	Ausstrahlung	Ursachen (Beispiele)	Anmerkung
Niere	Dumpf konstant	Kostoverte-braler Winkel unterhalb der 12. Rippe	Bis zum Nabel und tiefer	Akute Pyelo-nephritis, akute Hydronephrose	Dumpfer Nierenor-ganschmerz nur bei 40 % aller Patienten mit Nierenzellkarzi-nom
Perirenal	Dumpf konstant	Kostoverte-braler Winkel unterhalb der 12. Rippe	Lageabhängig – Entwicklung nach kaudal → Schon-beugung der Hüfte – Nach dorsal → fokuskonkave Wirbel-säulen-Lordosierung – Nach kranial → Zwerchfellhochstand – Nach ventral → Peritonealreizung	Perinephritischer Abszess	–
Harn-leiter	Akut, an- und abflutend (Kolik)	Nach Lokalisa-tion von Nierenregion über untere ipsilaterale Bauchregion bis zum äuße-ren Genitale	Oberer Harnleiter: → Hoden	Obstruierender Harnleiterstein	Peritoneale Reizung: Erbrechen, Übelkeit, Darmatonie
			Mittlerer Harnleiter: → McBurney oder Sigmaregion, Skrotum		
			Blasennaher Harn-leiter: → Harnröhre, Eichel, Klitoris		Harndrang, Pollakisurie
Blase	Akut	Suprapubische Region	–	Harnverhalt	–
	Anhaltend akut bei Blasen-füllung	Suprapubische Region	–	Interstitielle Zystitis	
	»Miktions-beschwerden«	Selten supra-pubisch	Eher Harnröhren-bereich	Akute Zystitis	
Prostata	Dumpf	Perinealer Druck	Ins kleine Becken, Hoden	Akute Prostatitis	Häufig uncharakte-ristisch und diffus, Miktionsbeschwer-den (▶ Kap. 7.3.2)
Hoden	Akut, dramatisch	Skrotalfach	Entlang Samenstrang nach kranial	Samenstrang-torsion, Hodentrauma	Peritoneale Mitreaktion möglich, Übelkeit, Erbrechen
	Dumpf, Schweregefühl	Skrotalfach im Stehen	–	Varikozele	
Neben-hoden	Akut	Skrotalfach	Entlang Samenstrang nach kranial, ipsi-lateraler Unterbauch	Akute Epididymitis	

4

◘ Tab. 4.2 Symptome der Miktionsstörung. LUTS (Lower Urinary Tract Symptoms) werden mit dem IPSS-Fragebogen evaluiert

	Definition	Typisch bei
Dysurie	Erschwerte, schmerzhafte Miktion	Harnwegsinfektion
Algurie	Schmerzhafte Miktion	Harnwegsinfektion
Pollakisurie	Gehäufte Miktionsfrequenz	Harnwegsinfektion, Obstruktion
Strangurie	Mit Tenesmen einhergehende Miktion	Schwere Zystitis
Nykturie	Gehäufte nächtliche Miktion	Obstruktion (DD Herzinsuffizienz), Medikamente, Kaffee, Alkohol
Palmurie	Gespaltener, fächerförmiger Strahl	Meatus-Veränderungen
Stakkato-Miktion	Unterbrochener Harnstrahl	Blasenstein
Zweizeitige Miktion	Harndrang mit erneuter Miktion nach Entleerung	Blasendivertikel, vesiko-renaler Reflux
Inkontinenz	Unfreiwilliger Harnabgang	▶ Kap. 13

Die Sedimentuntersuchung dient dabei zum Ausschluss einer Hämoglobinurie bzw. Urinverfärbung (▶ Abschn. 4.2).

Hinweise auf eine mögliche Lokalisation der Hämaturie bietet die Klinik:

Die **schmerzhafte Makrohämaturie** mit kolikartigen Beschwerden im Ureterverlauf ist meist durch eine Urolithiasis bedingt. Sie ist jedoch nicht ausschließlich steinbedingt. Blutende Nierentumoren können durch Bildung von Blutkoageln ebenfalls Ureterkoliken hervorrufen. Schmerzhafte Hämaturien treten auch bei der Zystitis und Urethritis auf. Die zystitische Hämaturie tritt am Ende der Miktion auf; bei der Urethritis wird eine Blutbeimengung am Beginn der Miktion beobachtet. Schwerste Blutungen in den Harntrakt führen zur Blasentamponade.

Terminale **schmerzlose Hämaturien** weisen auf eine Blutungslokalisation im Blasenhals- und Trigonum-Bereich hin.

❶ Jede schmerzlose Makrohämaturie ist tumorverdächtig.

4.1.2 Körperliche Untersuchung

Nach allgemeinmedizinisch gültigen Regeln beginnt die körperliche Untersuchung mit der **Inspektion** des unbekleideten Patienten und beurteilt altersabhängig Phänotypus, Allgemein- und Ernährungszustand (◘ Tab. 4.3), die Hinweise auf zugrunde liegende urologische Krankheitsbilder geben können.

Untersuchung der Nieren Beim Erwachsenen ist die bimanuelle Untersuchung beider Nieren auch für den Geübten schwierig (◘ Abb. 4.1). Sie ist nur bei Vergrößerung des Organs (Tumor, Hydronephrose, polyzystische Degeneration) erfolgsversprechend und wird in die palpatorische Beurteilung des Oberbauchs (Leber, Gallenblase, Milz, Epigastrium) integriert. Beim Kind sind häufig große Nierentumoren

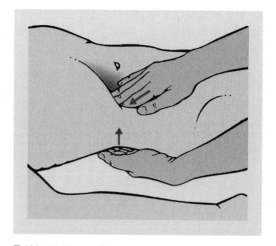

◘ Abb. 4.1 Bimanuelle Untersuchung der Niere. Die hintere Hand drückt die Niere nach ventral. Bei tief palpierender vorderer Hand atmet der Patient tief ein. Der deszendierenden Niere wird die vordere Hand unter den Rippenbogen entgegen geführt

◪ **Tab. 4.3** Urologisch auffällige Störungen von Phänotypus und Allgemein- und Ernährungszustand

Störung	Beispiel	Hinweis auf
Phänotypus	Störung des Behaarungstyps (Körperstamm)	Hypogonadismus
	Disproportionales Längenwachstum (Sitzzwerg)	Hypogonadismus
	Gynäkomastie	Hodentumor, Nebennierentumoren, Klinefelter-Syndrom, Östrogen-behandeltes Prostatakarzinom
	Penismissbildungen (Mikropenis)	Störung der Androgensynthese, Rezeptordefekt
	Skrotale Hypospadie	
Allgemein- und Ernährungs- zustand	Kachexie	Fortgeschrittenes Tumorleiden
	Lymphödem der Beine	Inguinale Lymphknoten-Metastasen

◪ **Tab. 4.4** Differenzialdiagnose inguinaler Adenopathien bei Entzündungen bzw. Karzinomen des Genitaltraktes

Ursache	Häufigkeit	Schmerzen/ Verteilung	Befund	Diagnostik
Lues	50–70 %	Schmerzlos, bilateral	Separat, beweglich	Serologie
	Bei Lues I			Dunkelfeld
	50 % bei Lues II			(Primäreffekt)
HSV	100 % bei Erst-infektion	Druckschmerzhaft, doppelseitig	Separat, beweglich	Virusnachweis (Hautläsion)
LGV	100 %	Druckempfindlich	Verschmelzend, Haut fixiert, einschmelzend	Serologie
		70 % einseitig		Chlamydienkultur des Lymphknotenpunktats
Ulcus molle	25–60 %	Druckempfindlich, einseitig	Haut darüber gerötet	Gramfärbung, Kultur (Ulkus)
Urethritis (Gonor-rhö und NGU)	Ungewöhnlich	Klein, einseitig, druckschmerzhaft	Separat, beweglich	Urethritisdiagnostik aus Ausflusstropfen und EDt-Urin
Pyogene Infek-tionen (Penis)	Selten	Klein, druck-schmerzhaft	Beweglich	Nach Lokalbefund
Peniskarzinom	Abhängig vom pT-Befund (Lokalbefund)	Einseitig/ beidseitig	Hart, nicht verschieblich	Histologische Absicherung (inguinale Dissektion)

NGU = nicht gonorrhöische Urethritis, HSV = Herpes-simplex-Virus, LGV = Lymphogranuloma venereum

(Hydronephrose, Wilms-Tumor) durch Vorwölbung sichtbar.

Blase Die Blase kann ab einem Füllungszustand von circa 150 ml perkutorisch in Rückenlage in der Medianlinie gefüllt erfasst werden. Bei größeren Füllungsvo-lumina ist eine palpatorische Erfassung des Blasen-scheitels möglich, z. T. auch durch Vorwölbung sichtbar (ab 500 ml). In Narkose erfolgt die bimanuelle Unter-suchung (abdominorektal bzw. -vaginal) zur Beurtei-lung der Ausdehnung eines Blasentumors (T-Stadium) in Steinschnittlage.

Inguinale Lymphknoten Eine isolierte inguinale Adenopathie spricht gewöhnlich für eine Infektion bzw. Neoplasie des Penis, wobei differenzialdiagnostisch an entsprechende Veränderungen der unteren Extremität und generalisierte Lymphome gedacht werden muss (◻ Tab. 4.4).

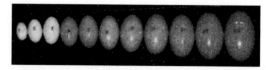

◻ **Abb. 4.2** Orchidometer nach Prader

Penis Inspektion und Palpation des Penis erfassen Ausbildung, Hautveränderungen, lokal typisch entzündliche und maligne Veränderungen des Penisschaftes und der Harnröhrenmündung (◻ Tab. 4.5). Dabei wird die gesamte Eichel und der Meatus urethrae nach Retraktion des Präputiums untersucht.

Skrotum Neben der Beurteilung der **Skrotalhaut** wird durch Palpation der **Skrotalinhalt** beurteilt. Bei leerem Skrotum sind alle Regionen zu untersuchen, in denen der Hoden liegen könnte. Es handelt sich um eine Retentio testis bei Lage im Abdomen oder in der Regio inguinalis, um eine Hodenektopie bei Nachweis in der kruralen, perinealen oder penilen Region.

Auch bei vordergründig **unauffälligem Skrotalinhalt** sind Hoden und Nebenhoden unter andrologischen Kriterien genau palpatorisch zu überprüfen, auffällige Befunde müssen apparativ weiter abgeklärt werden (◻ Tab. 4.6). Einen besonders wichtigen andrologischen Untersuchungsbefund stellt die Ermittlung

der **Hodenvolumina** dar. Dazu wird üblicherweise ein Orchidometer benutzt. Durch vergleichend palpierende Untersuchung (Orchidometer nach Prader, ◻ Abb. 4.2), direktes Abgreifen wie mit einer Schublehre (Orchidometer nach Schirren) oder »Durchstechen« der Hoden durch vorgeformte Hodenattrappen (Orchidometer nach Takihara) werden die Hodenvolumina in ml altersbezogen angegeben. Üblicherweise werden die Hodenvolumina bei der skrotalen Sonographie mit dem Hodenschall-Tool ermittelt.

> **Tipp**
>
> Hodenvolumina von ~15 ml (für beide Hoden) gelten für den Erwachsenen als untere Normalgrenze. Es besteht eine eindeutige Altersabhängigkeit.

Eine Vermehrung des Skrotalinhaltes kann bei einer Hydrozele, Skrotalhernie, Nebenhodenzyste (Sperma-

◻ **Tab. 4.5** Penile Veränderungen

	Penisschaft	Penisschafthaut	Schwellkörper	Eichel/Harnröhrenöffnung
Fehl- und Missbildungen	Agenesie Duplikatur Transposition Megalo-/Mikropenis	Phimose Vergrabener Penis	Genuine Deviation Chorda sine Hypospadie	Hypospadie Epispadie
Entzündung	M. Fournier	M. Fournier		Balanoposthitis
	Kavernitis	Kavernitis	Kavernitis	Urethritis (Ausfluss)
Davon sexuell übertragbare Infektionen				Gonorrhö Chlamydia trachomatis Herpes Lues I Ulcus molle LGV
Benigne Veränderung unklarer Ätiologie	–	–	Induratio penis plastica	Lichen sclerosus (narbig)
Infektiös	–	–	–	Condylomata acuminata Condylomata lata (Lues II) Molluscum contagiosum
Malignom	–	Peniskarzinom	–	Erythroplasie

◻ Tab. 4.6 Hinweise zur palpatorischen Beurteilung von Hoden und Nebenhoden

	Kriterien der Palpation	Krankheitsbild	Zusatzuntersuchungen/Anmerkung
Hoden	Lage	Kryptorchismus	Sonographie, NMR
	Achsstellung	Samenstrangtorsion	»Hoch, quer«
	Größe	–	Orchidometer, Sonographie
	Konsistenz	Tumor	»Hart, knotig« Sonographie
Nebenhoden	Schmerzhafte Infiltration	Epididymitis	Schmerzlinderung beim Anheben
	Zystische Umwandlung	Spermatozele, Zyste	Sonographie
	Fehlen, Lage zum Hoden	Agenesie, Dissoziation	Ejakulat (Azoospermie)

tozele), Entzündung und Malignomen von Hoden und Nebenhoden sowie bei einer Varikozele auftreten.

> Eine einfache klinische Differenzialdiagnose zwischen soliden und zystischen Prozessen bietet die Durchleuchtung des Skrotalinhaltes, die Diaphanoskopie, die insbesondere bei ausgeprägten Hydrozelen positiv ist.

Bei Verdacht auf eine Skrotalhernie sollte eine Auskultation auf Darmgeräusche im Skrotum durchgeführt werden. Die transskrotale Sonographie bietet weitere Möglichkeiten zur differenzialdiagnostischen Abklärung und gilt als Standard bei urologisch-andrologischen Fragestellungen.

Eine **Varikozele** kann häufig bereits prima vista diagnostiziert werden. Darüber hinaus wird der Skrotalinhalt, speziell der Plexus pampiniformis, im Stehen und Liegen palpiert. Der Befund wird zusätzlich unter Valsalva-Druckbedingungen erhoben. Das Zeichen nach Ivanissevich ist zu beachten: Hierbei wird im Liegen der Samenstrang gegen das knöcherne Becken komprimiert, durch Wegnahme der Kompression im Stehen wird der venöse Reflux freigegeben und der Plexus pampiniformis füllt sich.

Samenstrang Bei einer Palpation wird der Samenstrang bis zum äußeren Leistenring miterfasst. Grundsätzlich sollte eine Mitbeurteilung des Ductus deferens (»Perlschnur« bei Nebenhoden-TBC, Agenesie) erfolgen. Ein intakter äußerer Leistenring wird mit dem Zeigefinger beim stehenden, pressenden Patienten geprüft.

Prostata, Bläschendrüsen, Rektumampulle Für den Urologen ist die **Rektaluntersuchung** zentraler Bestandteil der klinischen Diagnostik. Sie erfolgt in Steinschnitt-, Seitenlage oder beim vorgebeugten Pa-

tienten. Nach Inspektion des Anoderms wird der mit Gleitmittel versehene Zeigefinger in den Anus mit dem Hinweis an den Patienten zum Pressen eingeführt. Beurteilt werden:

- Sphinktertonus
- Hämorrhoidalveränderungen
- Rektumampulle
- Prostata (Größe, Konsistenz, Abgrenzbarkeit, Oberfläche, Verschieblichkeit der Rektumschleimhaut und Druckschmerzhaftigkeit)

Nicht vergrößerte Bläschendrüsen können nicht getastet werden. Durch Kompression der Glans kann einfach der Bulbokavernosusreflex durch Kontraktion des Sphincter ani überprüft werden.

Durch abdominale Gegenpalpation wird die rektale Untersuchung in Narkose zur bimanuellen Untersuchung zur Beurteilung der Ausbreitung von Prostata- und Blasentumoren ergänzt.

> **Anamnese und Untersuchung**
> — **Anamnese:** Abklärung des urologischen Leitsymptoms, meist Schmerz, Miktionsstörung, Hämaturie. Erhebung der Vorgeschichte nach allgemeinmedizinischen Regeln
> — **Untersuchung:** Neben allgemeinmedizinischer körperlicher Untersuchung, insbesondere Untersuchung von Nieren, Harnblase, inguinalen Lymphknoten, Penis, Skrotum, Samenstrang, Prostata, Bläschendrüse und Rektumampulle

4.2 Bakteriologische und klinisch-chemische Untersuchungen

W. Weidner

4.2.1 Urin

Uringewinnung

Optimale Bedingungen liegen bei Urinabgabe in der Praxis (Ambulanz) vor.

> **Tipp**
>
> Die Urinprobe sollte sofort verarbeitet werden.

Morgenurinportionen sind zur Diagnostik einer orthostatischen Proteinurie und zur Tuberkulosekultur (3 Portionen) hilfreich. Quantitative Urinuntersuchungen sind urologisch nur zur Beurteilung entzündlicher Reaktionen oder bei persistierender Mikrohämaturie relevant.

Männer Nach Zurückziehen der Vorhaut wird der Meatus urethrae gereinigt (z. B. Tupfer mit 0,1 % Oxycyanat) und der 1. Urinstrahl (ca. 10–30 ml) verworfen. Die dann gelassene 2. Portion (ca. 50–100 ml) entspricht dem Inhalt des Blasenreservoirs und wird in einem sterilen Uringlas aufgefangen. Dies wird unmittelbar danach verschlossen und die Miktion, falls notwendig, in die Toilette beendet.

> Beim Mann ist die Gewinnung von Mittelstrahlurin Methode der Wahl. Die Entnahme von Katheterurin nur zum Zweck der Urinanalyse ist die Ausnahme.

Frauen Bei der Frau ist eine sachgerechte Gewinnung von Mittelstrahlurin durch die anatomische Nähe von Meatus urethrae, Vestibulum vaginae und Schamlippen erschwert. Eine Sammlung von Mittelstrahlurin kann nur nach Desinfektion der Labien und des Meatus, Spreizung der Schamlippen und Verwerfen des ersten Urinstrahls erfolgen. Dies ist praktisch nur unter Mithilfe einer medizinischen Assistenzkraft möglich.

> **Tipp**
>
> Bei der Frau ist daher die Harngewinnung durch sterilen Einmalkatheterismus unter Verwendung eines kommerziell erhältlichen, steril verpackten, geschlossenen Auffangsystems sinnvoller. Eine iatrogene Blaseninfektion ist bei sorgfältiger Durchführung ausgeschlossen.

Kinder Beim Jungen wird der Urin nach Säuberung des Meatus urethrae mittels aufgeklebter steriler Plastiktüte gewonnen. Mädchen muss man unter Umständen katheterisieren.

Suprapubische Blasenpunktion Die suprapubische Blasenpunktion ist zur Uringewinnung nach infravesikalen plastisch-rekonstruktiven Eingriffen indiziert (◘ Abb. 5.6).

> Eine Indikation zur Blasenpunktion zur bakteriologischen Routinediagnostik bei »rezidivierenden Harnwegsinfektionen« besteht nicht.

Urinanalyse

In der urologischen Routine beginnt die Urinanalyse mit der makroskopischen Beurteilung. Groborientierend werden Farbbeschaffenheit (Hämaturie) und Trübung (Pyurie, Phosphate) beurteilt. Daran schließen sich die Bestimmung des spezifischen Gewichtes, des pH-Wertes und chemische Untersuchungen an, die als Streifentests (Teststäbchen) durchgeführt werden (◘ Tab. 4.7). Die Teststäbchen, auf denen Reagenzien fest aufgebracht sind, werden mit Urin benetzt und geben nach einem definierten Zeitraum einen standardisierten Farbumschlag. Dieses »Screening« kann mikroskopisch, bakteriologisch und quantitativ chemisch (auf einschlägig klinisch-chemische Lehrbücher wird verwiesen) überprüft werden.

Mikroskopische Urinuntersuchung

Die mikroskopische Darstellung erfolgt üblicher Weise im Urinsediment, wobei Epithelzellen, Leukozyten, Erythrozyten, Harnzylinder, Mikroorganismen und Kristalle nachgewiesen werden. Die Sedimentation von ca. 10 ml Urin über 5 min bei ca. 400 g ergibt eine konzentrierte Probe und reduziert die Gefahr, wichtige Sedimentbestandteile zu übersehen. In vielen Fällen erlaubt die Hellfeld-Mikroskopie die Differenzierung, in Einzelfällen müssen Spezialfärbungen eingesetzt werden; normalerweise erfolgt die Schätzung nach Anzahl der Zellen pro Gesichtsfeld (Vergrößerung: 10 × 40, ◘ Tab. 4.8).

Tab. 4.7 Urologisch wichtige Urinschnelltests

	Testprinzip	Anmerkung
Spezifisches Gewicht	Spindel	Normal 1003–1030
pH	Indikatorpapier	Alkalisierung durch bakterielle Zersetzung (zu langes Stehen), ureasepositive Infektion (z. B. Proteus)
Blutbeimengung	Hydroxyperoxid-Oxidation	Abgrenzung von Medikamentenverfärbung (z. B. Orange nach Phenazopyridin), Hämoglobinurie, Myoglobinurie
Proteine	Bromphenolblaureaktion	Verfälschung durch konzentrierten Urin
Glukose	Oxidase-Peroxidase-Reaktion	Verfälschung durch hohe Dosen von Acetylsalicylsäure, Ascorbin
Leukozyten	Esterasereaktion	Verfälschung durch eitriges Urogenitalsekret
Bakterien	Nitrat-Reduktion	Bakterielle Zersetzung

Tab. 4.8 Zelluläre Harn-Sedimentanteile

Substrat	Vergrößerung Norm (400×)	Herkunft/Ursache	Klinische Bedeutung	Spezialnachweis
Plattenepithel	Wechselnd	Harnröhre, äußeres Genitale	Atypisch bei Harnröhren-karzinom, gynäkologische, den Harntrakt infiltrierende Karzi-nome	Papanicolaou-Färbung
Urothelzellen	Wechselnd	Urothel (Nierenbe-cken bis proximale Harnröhre)	Urothelkarzinom	Papanicolaou-Färbung
Nierenepithel	Vereinzelt	Nierentubuli	Vermehrt bei Virusinfektionen, Intoxikationen, Zytostatika-therapie	
Leukozyten	3–5	Entzündungs-reaktion	Nieren, ableitende Harnwege	Lymphozyten, Mono-zyten (Giemsa, mono-klonale Antikörper)
Erythrozyten	0–3	Hämaturie	Nieren, ableitende Harnwege	Dysmorphe Erythro-zyten (= renale Genese) (Phasenkontrast)
Spermatozoen	Keine	Nach Ejakulation	Postmasturbatorisch, bei retrograder Ejakulation	Papanicolaou-Färbung Shorr-Färbung

Für ein quantitatives Sediment müssen alle Arbeitsschritte bei der Aufarbeitung des Nativurins zum Sediment volumenkonstant durchgeführt werden.

Addis-Count Der Addis-Count stellt ein quantitatives Verfahren zur Bestimmung der über einen Zeitraum von 12 Stunden im Harn ausgeschiedenen Sedimentbestandteile in der Zählkammer dar, er ist weitgehend durch entsprechend konstruierte Pipetten und Einmalobjektträger mit volumenkonstanten Kammern (z. B. MD-Kova-System) ersetzt. Indikationen für eine quantitative Sedimentanalyse sind Verlaufsbeobachtungen bei Nephritis. Leukozytenzahlen von 1.000.000 und 500.000 Erythrozyten im Addis-Count für 12 Stunden gelten als normal.

Urinzytologie Die exfoliativ-zytologische Untersuchung des spontan gelassenen Urins dient der Erfassung von Urothelkarzinomen. Grundlage des Verfahrens ist, dass nach zytologischen Kriterien wie Anisonukleose, Polymorphie, Hyperchromasie, Anisozytose, erhöhte Mitosenzahl, vermehrter Nukleolengehalt **atypische Zellen** nachgewiesen werden. Die Diagnostik wird optimiert nach Zytozentrifugation oder Filtration aus dem Sediment durchgeführt. Die Fixation erfolgt mit Alkohol, Aceton oder Fixationsspray, die Färbung nach Papanicolaou oder Testsimplets.

Harnkristalle Harnkristalle können pH-abhängig in großer Zahl und Formvielfalt bei gesunden Probanden auftreten. Harnsäure-, Kalziumoxalat-, Kalziumphosphat- und Kalziumkarbonatanteile stehen dabei im Vordergrund. Pathologische Kristalle finden sich z. B. bei Zystinurie (Zystin), Ikterus (Bilirubin), Hämolyse (Hämosiderin), nephrotischem Syndrom (Cholesterin).

Harnzylinder Sie sind zylindrisch geformte, organisierte Bestandteile des Harnsediments, die im Inneren der Nierenkanälchen entstehen (renale Genese). Klinisch interessant ist der Nachweis von Leukozytenzylindern als Hinweis auf eine Nephritis.

❯ Dem alleinigen mikroskopischen Nachweis von Mikroorganismen (Kokken, Stäbchenbakterien, Pilze) kommt ohne Nachweis einer entzündlichen Reaktion (Leukozyten) keine Bedeutung zu und spricht für eine sekundäre Kontamination der Urinprobe.

Mikrobiologische Urinuntersuchung

Grundlagen der mikrobiologischen Urindiagnostik auf die typischen Erreger der Harnwegsinfektion (Enterobakterien) sind
- Erregernachweis und -differenzierung,
- Keimzahlbestimmung und
- Empfindlichkeitstestung (Resistenzbestimmung).

Zur orientierenden Untersuchung können Eintauchmedien (z. B. Uricult) eingesetzt werden. Bei nachgewiesenem Wachstum werden von diesen zur Keimdifferenzierung und Resistenzbestimmung Einzelkolonien auf Nährböden übertragen. Bei der Standarddiagnostik werden definierte Volumina (1 µl, 10 µl) des Urins auf übliche Optimal-, Selektiv-, Indikator- und Pilznährböden ausgestrichen und für 24–48 h bei 37°C inkubiert. Die Keime können so differenziert und aus der Zahl der Kolonien die Keimzahl im Untersuchungsmaterial errechnet werden.

❯ Der Nachweis von 100.000 Erregern/ml Mittelstrahlurin wird als signifikante Bakteriurie bezeichnet.

Dieser ursprünglich bei Untersuchungen an Schwangeren mit der Mittelstrahltechnik gewonnene Begriff der signifikanten Bakteriurie besagt, dass bei Verwendung dieses Keimzahlkriteriums statistisch häufiger eine Harnwegsinfektion vorliegt. Eine solche Quantifizierung der Keimzahl ist sinnvoll, um einen wirklichen Harnwegsinfekt von einer Keimkontamination zu differenzieren. Bei Zimmertemperatur verdoppeln sich z. B. E. coli Keime alle 30 min.

> **Tipp**
>
> Deswegen sollten Urinproben bis zur bakteriologischen Aufarbeitung kühl aufbewahrt werden.

❗ Für Katheterurin gelten 10.000 Erreger/ml, für steril entnommene Nierenbecken- oder Blasenpunktionsurinproben bereits der Nachweis des Erregers als behandlungswürdige Harnwegsinfektion.

Die Erregerempfindlichkeit gegenüber Chemotherapeutika wird im Agardiffusionstest, bei wissenschaftlichen Fragestellungen auch als Reihenverdünnungstest analysiert. Eine bakterielle Resistenz liegt immer dann vor, wenn die in vitro gemessene minimale Hemmstoffkonzentration (MHK) höher ist als die in vivo am Infektionsort erreichbare Konzentration.

Sexuell übertragbare Erreger Der Nachweis sexuell-übertragbarer Erreger erfolgt in der Regel nicht allein aus Urinproben. Die Indikation zur Diagnostik, Entnahmetechnik, Transport- und Nährmedien werden in ◻ Tab. 4.9 dargestellt.

Urogenitaltuberkulose Der Nachweis von Mycobacterium tuberculosis erfolgt aus 3 sterilen Morgenurinportionen (ca. je 100 ml) und/oder Urinportionen nach Prostatamassage (Exprimatharn) oder Ejakulat bei Verdacht auf Genitaltuberkulose (Prostata-, Nebenhodenbeteiligung).

> **Tipp**
>
> Wegen des häufigen Vorkommens saprophytärer Mykobakterien in der urogenitalen Standortflora (Smegma) ist ein mikroskopischer Direktnachweis (Ziehl-Neelsen-Färbung) nur hinweisend, niemals beweisend.

□ Tab. 4.9 Kombinierte Untersuchung von Urethralfluor und 1. Urin bei Urethritis

	Direkt-präparat	Mikroorganismen	Abnahme-technik	Nachweis in der Sprechstunde (Beispiel)	Mikrobiologische Verarbeitung
Urethral-fluor	Leukozyten-zahl	Bakterien, Pilze, intrazelluläre Diplokokken	Abstrichtupfer	Gramfärbung	–
	–	Bakterien, Myko-plasmen, Pilze	Kalibrierte Öse Mycoplate Candida-Agar		Spezielles Transport-medium, quantita-tive Aufarbeitung
	–	Chlamydia trachomatis	Abstrichtupfer	Chlamydiazym Mikrotrak	Zellkultur, ELISA, Immunfluoreszenz, PCR
	Intrazelluläre Diplokokken	Neisseria gonorrhoeae	Abstrichtupfer	Microcult-GC	Kultur
				Gono-Nährboden	
				Gonozym	ELISA, PCR
Fakultativ	Nativ	Trichomonas vaginalis	Öse	Trichomonas Medium	Kultur
1. Urin	Leukozyten-zahl im Sediment	–	–	Papanicolaou	–
	–	Bakterien, Mykoplas-men, Pilze	–	–	Quantitative Aufarbeitung
	Sediment	Trichomonas vaginalis	–	Papanicolaou nativ	Körperwarmer Urin

Eine Nachweismethode ist die **Anzüchtung**. Typen-differenzierung und Empfindlichkeitsbestimmung sind nur nach Kultur möglich. Die Verwendung eines **Genomnachweises** (z. B. PCR) erlaubt eine Verkür-zung des Erregernachweises, so dass der molekulare Erregernachweis als Diagnostikum der Wahl anzu-sehen ist.

Pilze, Parasiten Der häufigste Erreger einer Harn-wegsinfektion mit Pilzen ist Candida albicans. Hin-weisend ist der Nachweis von Sprosspilzen oder Pseu-dohyphen im Urinsediment, beweisend die Anzüch-tung auf Selektivmedien. Bei Bilharzioseverdacht wird Schistosoma haematobium bei Blasenbefall durch Nachweis von Eiern im Sediment nachgewiesen.

4.2.2 Sekrete der ableitenden Harnwege

Urethralsekret, Prostataexpimat und Ejakulat sind Sekrete der ableitenden Harn- und Samenwege. Verän-

derungen von Urethral- und Prostatasekret sind pa-thognomonisch bei Urethritis und Prostatitis, Ejaku-latveränderungen entscheidend bei Fruchtbarkeits-störungen des Mannes.

Urethralsekret

❯ Urethralfluor ist das Leitsymptom der Urethritis.

Die Diagnostik erfolgt grundsätzlich als kombinierte Untersuchung von **Sekrettropfen und** anschließender **initialer Harnportion** (1. Urin ~ ca. 10 ml). Bedingt durch die Ätiologie der Harnröhrenentzündung muss die Diagnostik den Nachweis von sexuell übertrag-baren Erregern (Neisseria gonorrhoeae, Chlamydia trachomatis und Mykoplasmen (hohe Keimzahl!)) umfassen. Ein Grampräparat (Sekrettropfen) ist zum Nachweis von intrazellulär liegenden Diplokokken notwendig. Die Zahl der Leukozyten sollte im Direkt-ausstrich und/oder Sediment des 1. Urins erfasst wer-den. ≥ 4 Granulozyten/1000 × Vergrößerung bzw. ≥ 15 Granulozyten/400 × Vergrößerung im Sekrettropfen bzw. Sediment des 1. Urins gelten als pathognomo-

◘ Tab. 4.10 Zytologische Prostatitisdiagnose

Material	Vergrößerung	Verdächtig	Pathologisch
Sekrettropfen	1000×	10–20 Leukozyten	>20 Leukozyten
Exprimaturin	400×	≤10 Granulozyten	>10 Granulozyten
Sekrettropfen	Zählkammer		>1000 Leukozyten (mm³)

nisch. Eine in der Praxis bewährte kombinierte Untersuchung von Urethralfluor und 1. Urin ist in ◘ Tab. 4.9 wiedergegeben.

Prostataexprimat

Für die Diagnose einer Prostatitis ist der zytologische **Nachweis einer entzündlichen Reaktion** im Prostatasekret nach Prostatamassage (Exprimattropfen am Meatus urethrae, verdünnt im Exprimatharn) entscheidend, ◘ Tab. 4.10. Typisch sind bei Prostatitis neben dem Granulozytennachweis fettbeladene Makrophagen. Die biochemische Analyse zeigt einen erhöhten Sekret-pH (>8) und Hinweise auf eine entzündungsbedingte sekretorische Minderfunktion, z. B.

einen verminderten Zink-, Zitrat- und Phosphatasegehalt des Sekretes.

»4-Gläserprobe« Die Prostataexprimatuntersuchung erfolgt üblicherweise als »4-Gläserprobe«. Diese vereinigt eine Untersuchung des 1. Urins, Mittelstrahlurins, Prostataexprimats und Exprimatharns, ◘ Abb. 4.3). Sie beruht auf quantitativ vergleichenden Untersuchungen und dient der **Infektionslokalisierung** bei chronischer Urethritis und Prostatitis. Vorbedingung ist ein keimarmer Mittelstrahlurin. Die Aufarbeitung der Erreger erfolgt quantitativ. Beim Nachweis einer Prostatitis sind die Keimzahlen im Exprimat und Exprimaturin um eine Zehnerpotenz höher als im 1. Urin.

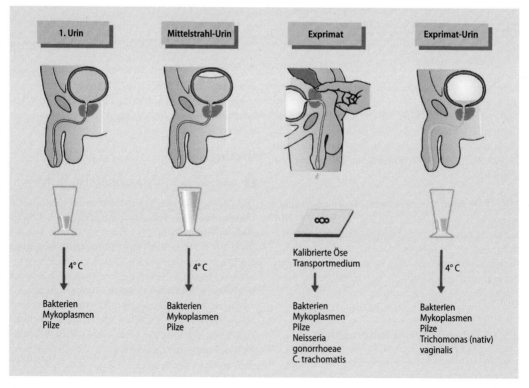

◘ Abb. 4.3 Ablauf der Viergläserprobe

◻ Tab. 4.11 Normwerte für das Ejakulat. Gegenüberstellung der bisher verwendeten Referenzwerte nach WHO 1999 und der jetzt gültigen Grenzwerte nach WHO 2010

Ejakulatparameter	Bisher verwendete, konsensus-basierte Referenzwerte (WHO 1999)	Untere Grenzwerte fertiler Männer (WHO 2010) 5. Perzentile (95%-Konfidenz-intervall)
Verflüssigungszeit	<60 min	
Volumen	≥2 ml	1,5 (1,4–1,7) ml
pH-Wert	≥7,2	
Spermienkonzentration	≥20×10⁶/ml	15 (12–16) ×10⁶/ml
Spermiengesamtzahl	≥40×10⁶/ml	39 (33–46) ×10⁶/ml
Gesamtmotilität		40 % (38–42 %) [PR+NP]
Progressive Motilität	≥50% progressiv motile Spermien [Kategorie a+b] oder ≥25 % linear progressiv motile Spermien [Kategorie a]	32 % (31–34 %) [PR]
Spermienmorphologie (Normalformen)	≥15 % (»strict criteria«)	4 % (3–4 %) (»strict criteria«)
Leukozyten	<1,0×10⁶/ml	
Vitalität (lebende Spermien)	≥50 %	58 % (55–63 %)
Membrangebundene Spermienantikörper (z. B. MAR-Test: motile Spermien mit anhaltenden Partikeln)	<50 %	
α-Glukosidase	≥20 mU/Ejakulat	
Fruktose	≥13 µmol/Ejakulat	
Zink	≥2,4 µmol/Ejakulat	

Beim Vorliegen einer Urethritis sind die Keimzahlen in der 1. Urinportion am höchsten.

Ejakulat

❱❱ Die Ejakulatuntersuchung ist die Basisdiagnostik bei Verdacht auf Fertilitätsstörungen des Mannes. Das Ejakulat ist eine Suspension von Spermatozoen im Hoden- und Nebenhodensekret. Während der Ejakulation kommt es zu einer Zumischung von Sekreten der Prostata, der Bläschendrüsen und der paraurethralen Drüsen.

Quantitativ sind am Ejakulat die Hoden mit ca. 5 %, die Prostata mit ca. 30 %, die Bläschendrüsen bis zu 60 % und die paraurethralen Drüsen bis zu 5 % an der Zusammensetzung beteiligt.

Ejakulatanalyse Eine Ejakulatanalyse erfolgt nach 3- bis 5-tägiger sexueller Karenz durch Masturbation. Die Mindestanforderungen an ein Spermiogramm, deren Dokumentation und Normalwerte sind in ◻ Tab. 4.11 zusammengefasst. Eine Bewertung erfolgt immer auf der Basis von 2 Ejakulatanalysen im Abstand von 1–2 Wochen. Die Nomenklatur von Spermiogrammpathologika ist in ◻ Tab. 4.12 gegeben.

Weiterführende Spermiogrammuntersuchungen Diese umfassen dynamische Penetrationsteste und Fertilisationsteste, die objektive Beurteilung der Spermatozoenbeweglichkeit, Nachweis von Spermatozoenantikörpern, die Spermatozoenakrosomreaktion, Nachweis von peroxidasepositiven Granulozyten und die Analyse von sekretorischen Spezialparametern (▶ spezielle Lehrbücher der Andrologie und ▶ Kap. 12).

◨ Tab. 4.12 Definition von pathologischen Spermiogrammparametern

Normozoospermie	Normales Ejakulat, wie definiert in ◨ Tab. 4.11
Oligozoospermie	Spermatozoendichte unter Referenzwert
Asthenozoospermie	Motilität unter Referenzwert wie bei Oligozoospermie
Teratozoospermie	Unter Referenzwert
Azoospermie	Keine Spermatozoen im Ejakulat (nach Zentrifugation)
Aspermie	Kein Ejakulat

Anmerkung: Die Begriffe Polyzoospermie, Nekrozoospermie, Kryptozoospermie, Hypospermie und Hyperspermie werden von der WHO nicht mehr empfohlen.

4.2.3 Harnkonkremente

Die Analyse des Harnsteines ist eine der Basisuntersuchungen in der Diagnostik der Urolithiasis (▶ Kap. 10). In der klinischen Alltagspraxis gibt häufig nur das Ergebnis der Harnsteinanalyse Hinweise auf die Entstehungsbedingungen des abgegangenen Konkrementes und eröffnet damit begrenzte Möglichkeiten der Einleitung einer Metaphylaxe oder Rezidivprophylaxe.

Chemische Analyse Die chemische Analyse ist die Urform der Harnsteinuntersuchung. Mit dieser Untersuchungsform kann man nur die steinbildenden Ionen und chemischen Verbindungen nachweisen; sie gibt jedoch keinen Hinweis auf die Kristallisationsart. Eine Differenzierung von Mischsteinen ist ebenso wenig möglich wie der Nachweis verschiedener Hydratphasen. Man muss fast in 50 % mit Fehlmessungen rechnen. Die chemische Analyse im eigenen Labor ist heute im Grunde obsolet, ihren Einsatzzweck hat sie lediglich bei der Notwendigkeit einer raschen Orientierung.

Physikalische Analyse Mit den physikalisch/optisch/chemischen Analyseverfahren, wie z. B. Röntgendiffraktion, Infrarotspektroskopie, Thermoanalyse, Phasenkontrastmikroskopie, Polarisations- und Elektronenmikroskopie sind die verschiedenen Kristallphasen auch in Mischsteinen mindestens halb quantitativ zu erfassen. In der Alltagsroutine haben sich die **Röntgendiffraktion** und die **Infrarotspektroskopie** durchgesetzt. Wegen der hohen Gerätekosten muss allerdings die Analyse in zentralen Instituten durchgeführt werden.

❯ Das Ergebnis der Steinanalyse wird zur Einleitung der Metaphylaxe der Nephrolithiasis erforderlich.

Aus diesem Grund kann der Zeitverlust durch Steinversand und Befundübermittlung in Kauf genommen werden.

Da heute die Steintherapie überwiegend an großen ESWL-Zentren mit einem Steinaufkommen in der Größenordnung von 1000/Jahr durchgeführt wird, müssen die Verfahren der Röntgendiffraktion oder Infrarotspektroskopie zur Harnsteinanalyse dort verfügbar sein.

Bakteriologische und klinische Untersuchungen
- **Urinanalyse:** Wichtigste Laboruntersuchung urologischer Erkrankungen, umfasst chemische, mikroskopische und bakteriologische Untersuchung. Optimale Aussage nur nach sachgemäßer Gewinnung und Analyse in frischem Zustand möglich.
- **Sekretanalyse:** Sekrete der ableitenden Harnwege sind Urethralsekret, Prostataexprimat und Ejakulat. Insbesondere untersucht werden Leukozyten- und Bakteriengehalt im Urethralsekret und Prostataexprimat sowie Spermatozoendichte, Motilität und Morphologie im Ejakulat.
- **Harnsteinanalyse:** Zumeist mittels Röntgendiffraktion und Infrarotspektroskopie, sollte immer durchgeführt werden, da sich therapeutische Konsequenzen der Rezidivprophylaxe ergeben.

4.3   Renale Funktionsdiagnostik

D. Jocham, C. Doehn

Zu den wichtigsten Funktionen der Nieren zählen die Entgiftung, die Erhaltung einer konstanten Zusammensetzung der extrazellulären Flüssigkeit und die Hormonbildung. Durch Filtration der extrazellulären Flüssigkeit in den Glomeruli gelangt diese in das Tubulussystem, um dort entsprechend den Bedürfnissen der Homöostase aufbereitet, ausgeschieden oder rückresorbiert zu werden.

Störungen der exkretorischen Nierenfunktion können auf verschiedenen Ebenen lokalisiert sein. Aus didaktischen Gründen bewährt sich weiterhin die Einteilung in prä-, intra- und postrenale Funktionsstörungen (▶ Kap. 15.1). Zusätzlich wird zwischen akutem und chronischem Nierenversagen unterschieden.

- **Prärenale Funktionsstörungen** sind Folgen einer beidseitigen Minderperfusion der Nieren. Sie treten oft sekundär nach schweren hämodynamischen Veränderungen auf (z. B. Kreislaufschock durch Blut- oder Flüssigkeitsverlust, Sepsis oder Myokardinfarkt). Dehydratation ist bei älteren Patienten eine häufige Ursache für ein prärenales Nierenversagen. Auch an arterielle Embolien und venöse Thrombosen muss differenzialdiagnostisch gedacht werden. Hierbei besteht ein unzureichender renaler Perfusionsdruck mit einer Reduktion der glomerulären Filtrationsrate (GFR).
- **Intrarenale Funktionsstörungen** werden durch Erkrankungen des Nierenparenchyms, der Nierengefäße oder des Interstitiums hervorgerufen. Hierzu zählen Nierenerkrankungen wie Glomerulonephritiden, vaskuläre, tubulointerstitielle (z. B. allergisch, toxisch) sowie entzündliche und degenerative Prozesse und letztlich auch die verschiedenen Formen der Nierentumoren.
- **Postrenale Funktionsstörungen** werden durch Harnabflussstörungen verursacht. Ätiologisch kommen auf Harnleiterniveau intrinsische (z. B. Urolithiasis, Tumoren) bzw. extrinsische Ursachen (z. B. Kompression durch retroperitoneale Fibrose oder Tumoren), auf Blasenniveau Tumoren oder eine Blasentamponade und subvesikal eine Prostatavergrößerung, Harnröhrenstrikturen o. ä. in Betracht. Weitere Ursachen können Fehlbildungen oder Traumata sein.

Im Folgenden werden der Begriff der Clearanceuntersuchung sowie die verschiedenen Bestimmungsverfahren der Nierenclearance erläutert.

4.3.1 Untersuchungen der Glomerulusfunktion

Die Funktion der glomerulären Filtrationsleistung wird mithilfe von **Clearanceverfahren** geprüft. Die hierbei verwendeten Substanzen sollten

- nicht toxisch sein,
- frei filtriert werden,
- tubulär weder sezerniert noch rückresorbiert werden,
- in der Niere nicht abgebaut oder neugebildet werden und
- nicht nephrotoxisch sein.

Somit kann man annehmen, dass die filtrierte Menge der Substanz gleich der im Endharn ausgeschiedenen Menge ist. Das pro Zeiteinheit von einer Substanz komplett befreite Plasmavolumen entspricht somit der GFR. Zu den häufig verwendeten Substanzen zählen die radioaktiv markierten ^{51}Cr-EDTA (Äthylendiamintetraessigsäure) bzw. ^{99m}Tc-DTPA (Diäthylentriaminpentaessigsäure).

> Unter renaler Clearance versteht man das virtuelle Plasmavolumen, das in einer bestimmten Zeiteinheit durch Harnbildung von einer Substanz gereinigt wird.

Hierbei bestimmt man die **Plasmaclearance** nach der Grundformel:

$$C = V \times U_x/P_x$$

wobei Ux bzw. Px für die Konzentration einer Clearancesubstanz im Urin bzw. Plasma und V für das Harnminutenvolumen stehen.

Inulinclearance

Inulin ist eine körperfremde Substanz, welche dem Körper zu Messzwecken als Dauerinfusion oder Bolusinjektion zugeführt werden muss. Prinzipiell stellt diese Untersuchung jedoch den Goldstandard zur Bestimmung der Nierenclearance dar, welche jedoch quasi nicht mehr durchgeführt wird.

Kreatininclearance

Aus Gründen der einfacheren klinischen Durchführbarkeit wird oft die sog. endogene Kreatininclearance bestimmt. Kreatinin entsteht beim Abbau von Kreatin im Rahmen des Muskelstoffwechsels. Es besitzt unter physiologischen Bedingungen annähernd die gleichen Voraussetzungen zu Messzwecken wie das Inulin. Kreatinin wird jedoch nicht nur glomerulär filtriert, sondern auch im proximalen Tubulus sezerniert, sodass auch dieses Verfahren mit Fehlern behaftet sein kann. Außerdem konkurrieren verschiedene Medikamente mit dem Kreatinin aufgrund des gleichen Sekretionsmechanismus (z. B. Penizillin, Trimethoprim, Cimetidin). Ferner ist das Kreatinin in erheblichem Maße von der endogenen Produktion und somit der Muskelmasse und dem Aktivitätsgrad des Individuums abhängig. Das Verhältnis der Inulin- zur Kreatininclearance kann sich somit bis zu einem Faktor von 2,3 voneinander unterscheiden. Schließlich wird das Kreatinin bei fortgeschrittener Nierenschädigung auch von anderen Organen abgebaut (z. B. im Gastrointestinaltrakt). Zur Übersicht glomerulärer Filtrationsmarker, ◘ Tab. 4.13.

Parameter	Inulin	Kreatinin	DTPA	EDTA
Molekulargewicht (Da)	5200	113	393	292
Halbwertzeit (min)	70	200	110	120
Plasmaproteinbindung (%)	0	0	5	0
Verteilungsvolumen	EZR	GKW	EZR	EZR

◘ Tab. 4.13 Pharmakokinetik glomerulärer Filtrationsmarker

EZR = Extrazellulärraum, GKW = Gesamtkörperwasser

❯ **Die GFR stellt den besten klinischen Parameter zum Abschätzen der Nierenfunktion dar und korreliert mit dem Ausmaß einer Nierenschädigung.**

Die GFR beträgt bei gesunden Personen im Alter von 20–50 Jahren im Mittel etwa 100–140 ml/min/1,73 m² (bei Frauen etwas geringer als bei Männern) und fällt im höheren Lebensalter gering ab (ab dem 50. Lebensjahr um 13 ml/min/1,73 m² alle 10 Jahre). Eine Einschränkung besteht für Nierenschädigungen in der Frühphase, welche durch diesen Parameter oft nicht erfasst werden, insbesondere weil funktionsfähige Nephrone durch eine erhöhte Filtrationsrate einen Ausfall von bis zu 30 % der Nephrone ausgleichen können (kompensatorische Hyperfiltration).

Nach der Kidney Disease Outcomes Quality Initiative (KDOQI) werden folgende Stadien der Nierenfunktionseinschränkung mit notwendiger Reaktion unterschieden:
- Nierenerkrankung mit normaler Nierenfunktion (GFR >90 ml/min/1,73 m², spezielle Therapie und Progressionshemmung)
- Nierenerkrankung mit milder Funktionseinschränkung (GFR 60–89 ml/min/1,73 m², Progressionshemmung)
- Mittelgradige Niereninsuffizienz (GFR 30–59 ml/min/1,73 m², Diagnose und Behandlung von Sekundärkomplikationen)
- Hochgradige Niereninsuffizienz (GFR 15–29 ml/min/1,73 m², Vorbereitung auf Nierenersatztherapie)
- Terminales Nierenversagen (GFR <15 ml/min/1,73 m², Beginn Nierenersatztherapie)

Für die klinische Arbeit hat sich die folgende Formel zur Berechnung der **endogenen Kreatininclearance** bewährt:

$$U_{Kreatinin} \times U_{Vol}\,(ml) \times 1,73$$

$$C\,(ml/min/1,73\ m^2) = S_{Kreatinin} \times t \times KO$$

C = Clearance
$U_{Kreatinin}$ = Konzentration von Kreatinin im Urin
$S_{Kreatinin}$ = Konzentration von Kreatinin im Serum
U_{Vol} = Urinmenge pro Sammelzeit
t = Sammelzeit in Minuten (bei Urinsammlung über 24 h = 1440 min)
KO = Körperoberfläche in m²

Die **Schätzung der Kreatininclearance** für Männer und Frauen ($\times$ 0,85) kann auch anhand der Formel von Cockcroft und Gault, die korrekte Werte bei einem Serumkreatinin bis 3 mg/dl liefert, erfolgen:

$$C\left(\frac{ml}{min}\right) = \frac{(140 - Alter) \times Körpergewicht\,(kg)}{72 \times Serumkreatinin\left(\frac{mg}{dl}\right)}$$

Eine neue, verkürzte Formel zur Abschätzung der GFR wurde im Rahmen der Modification of Diet in der Renal Diseases Study Group-Studie (MDRD-Studie) validiert. Sie wird heutzutage zumeist eingesetzt und bestimmt die GFR aus den Parametern Serumkreatinin, Alter und Geschlecht:

GFR = 186
$\times$ (Serumkreatinin in mg/dl/0,95)$^{-1,154}$
$\times$ (Alter)$^{-0,203}$

(bei Frauen $\times$ 0,742, bei Patienten mit schwarzer Hautfarbe $\times$ 1,21)

Cystatin-C-Clearance

Über den Cystatin-C-Wert im Serum kann die GFR ebenfalls abgeschätzt werden:

$$GFR = \frac{74,835}{Cystatin\ C\left(\frac{mg}{l}\right) 1,333}$$

Ein Anstieg des Kreatinin und Harnstoffs im Serum ist erst dann zu erwarten, wenn die Clearance um mehr als 50 % bzw. 75 % eingeschränkt ist. Einige einfache Formeln erlauben die Bestimmung der individuellen Kreatininclearance mittels einfach zu erhebender Parameter. Die Berechnung kann auch mittels Kalkulator erfolgen (z. B. www.nierenrechner.de).

Erythrozyturie und Proteinurie

Glomeruläre Schäden gehen in der Regel mit einer glomerulären Erythrozyturie (Ausscheidung von dysmorphen Erythrozyten oder Erythrozytenzylindern) einher. Die physiologische Proteinausscheidung im Urin liegt unter 150–200 mg/24 h. Davon sind ca. 20 % niedermolekulare Globuline und jeweils 40 % Albumin und Tamm-Horsfall-Mukoprotein (aus dem distalen Tubulus).

> Eine Ausscheidung von mehr als 300 mg täglich wird als Proteinurie bezeichnet.

Normalerweise werden alle Proteine, die kleiner als 40 kDa sind vollständig filtriert. Demgegenüber können Proteine oberhalb eines Molekulargewichts von 80 kDa das Glomerulum nicht passieren. Die elektrische Ladung des Proteins spielt ebenfalls eine Rolle bei der Passierbarkeit des Glomerulums. Kationische Proteine passieren das Glomerulum leichter als anionische. Eine selektive Proteinurie (hoher Anteil von Albumin) kommt durch eine Änderung der Proteinladung zustande, während bei einer unselektiven Proteinurie (hoher Anteil von Immunglobulinen) alle Eiweiße das Glomerulum wegen einer Änderung der Porengröße passieren können. Diese Form der glomerulären Proteinurie wird am besten über das Transferrin oder das Immunglobulin G nachgewiesen.

4.3.2 Untersuchungen der Tubulusfunktion

Eine Untersuchungsmethode, welche die tubuläre Nierenfunktion in ihrer Gesamtheit erfasst, ist nicht verfügbar. Es ist daher notwendig, bei der Prüfung der Tubulusleistung einzelne Funktionen, wie die Fähigkeit der Harnverdünnung und Konzentrierung, der Natrium-, Kalzium-, Kalium-, Glukose- oder Aminosäurenresorption zu betrachten.

> Die Konzentrationsfähigkeit der Niere ist stets vor der Verdünnungsfähigkeit herabgesetzt.

Harnosmolarität

Da das spezifische Harngewicht nur ungenügend mit der osmotischen Konzentration des Urins korreliert, stellt die Messung der Harnosmolarität den genaueren Parameter dar. Zur Abklärung dieser tubulären Funktion wird heute stattdessen die Messung der sog. **osmotischen Clearance** bevorzugt, bei der gleichzeitig die Serumosmolarität (normal 290 mosmol/kg) und die Harnosmolarität (normal 800–1400 mosmol/kg) bestimmt werden. Die Berechung der Clearance erfolgt analog der Formel:

$$C = V \times U_x/P_x$$

Die Konzentrationsfähigkeit der Niere ist abhängig von der Verfügbarkeit und Wirkung des anitdiuretischen Hormons (ADH), der Zusammensetzung der Tubulusflüssigkeit und den Fließ- und Transportbedingungen in den Tubuli und Markgefäßen. Die Verdünnungsfähigkeit der Niere wird beeinflusst von der Stärke der Rückresorption des Filtrats im proximalen Tubulus, von der Verfügbarkeit von Chloridionen in der Henle'schen Schleife und der Permeabilität der Sammelrohre für Wasser. Die Bestimmung der Serum- und Urinosmolarität stellt einen wichtigen Parameter zur Unterscheidung eines prärenalen von einem intrarenalen Nierenversagen dar. Zu weiteren Parametern, ◘ Tab. 4.14.

◘ **Tab. 4.14** Differenzialdiagnose der prärenal und intrarenal bedingten Niereninsuffizienz

Parameter	Normalwerte	Prärenales Nierenversagen	Intrarenales Nierenversagen
Natrium im Urin (mmol/l)	60–160	<20	>40
Spezifisches Gewicht		>1,015	<1,010
$U_{Kreatinin}/P_{Kreatinin}$	>20	>40	<20
$U_{Osmolarität}/P_{Osmolarität}$	1,5–3	>1,9	<1,2

$U_{Kreatinin}$ = Kreatinin im Urin, $P_{Kreatinin}$ = Kreatinin im Plasma, $U_{Osmolarität}$ = Urinosmolarität, $P_{Osmolarität}$ = Plasmaosmolarität

4

Kalzium und Phosphat

Die Beurteilung von Kalzium und Phosphat im Serum bzw. im Urin ist beispielsweise zur Abklärung tubulärer Störungen bei Patienten mit Steinbildungen in den ableitenden Harnwegen erforderlich.

Proteinmetabolismus

Werden die physiologisch in großem Mengen filtrierten kleinmolekularen Eiweiße nur unzureichend im proximalen Tubulus resorbiert, finden sie sich in abnorm hoher Konzentration im Urin. Tubuläre Marker sind insbesondere das α_1-Mikroglobulin und das β_2-Mikroglobulin, das Cystatin C und das Retinolbindende Protein. Die geringe Gesamtmenge oder auch die Instabilität im Urin lassen jedoch nicht alle tubulären Marker gleich geeignet sein. Bei der Bestimmung der 24-Stunden-Proteinurie sollte diese auf das Kreatinin bezogen werden, da hierdurch potentielle Fehler wie Liegen oder zu geringe Flüssigkeitszufuhr reduziert werden können. Eine postglomeruläre Proteinurie wird am besten durch das α_2-Makroglobulin (Molekulargewicht 720 kDa) nachgewiesen.

4.3.3 Untersuchung der Globalfunktion

Farbstoffuntersuchungen

In der modernen Diagnostik renaler Funktionsstörungen ist die Bedeutung von Farbstoffuntersuchungen (z. B. Phenolsulfonphtalein) durch Methoden wie z. B. die Isotopendiagnostik abgelöst worden, weil diese in der Durchführung und Interpretation der Ergebnisse weniger Fehlermöglichkeiten beinhalten.

Isotopendiagnostik

Die intravenöse Applikation von Radioisotopen dient in erster Linie der Prüfung der globalen Nierenfunktion. Die verwendeten Radioisotope besitzen eine kurze biologische Halbwertzeit, gehen keine Verbindung mit körpereigenen Substraten ein und werden nicht in Organen gespeichert. Je nach Isotop sind diese Untersuchungen jedoch ebenfalls geeignet, eine Aussage zur Glomerulus- bzw. Tubulusfunktion zu treffen. Für die Beurteilung der Glomerulusfunktion eignen sich besonders ^{51}Cr-EDTA und ^{99m}Tc-DTPA wegen ihrer geringen Proteinbindung. Zur Beurteilung der Tubulusfunktion kommen insbesondere ^{123}I-Hippuran, ^{99m}Tc-MAG$_3$ (Mercaptoacetyltriglycin) und DMSA (Dimercaptobernsteinsäure) zum Einsatz. Die Bestimmung einer Isotopen-Clearance hat sich auch in den Fällen bewährt, bei denen die Beurteilung der seitengetrennten Funktion zur Frage der Erhaltungswürdigkeit einer vaskulär oder parenchymatös geschädigten Niere herangezogen wird.

Methodik

Nach optimaler Positionierung des Szintillationsdetektors (Gamma-Kamera) über der Nierenregion wird ein harngängiges Radiopharmakon (z. B. ^{99m}Tc-MAG$_3$, ^{99m}Tc-DTPA oder DMSA) intravenös appliziert. Eine Rechneranlage registriert die Aktivitätsimpulse über der zu untersuchenden Region. Die Aktivitätsanreicherung kann sowohl optisch über Farbintensitätsausdrucke als auch als Zeit-Aktivitätskurve dargestellt werden (◘ Abb. 4.4).

Zur Interpretation der Befunde werden verschiedene Phasen des Aktivitätsumsatzes unterschieden:
- Perfusionsphase (bis 1 min p.i.)
- Sekretions-(Funktions-)phase (1–4 min p.i.) und
- Exkretionsphase (5–30 min p.i., ◘ Abb. 4.5).

Neben der Möglichkeit durch gleichzeitige Messung der Radioaktivitätsabnahme in wiederholten Blutproben mit dieser Untersuchung die Clearance für das gewählte Isotop zu berechnen, können intrarenale und postrenale Funktionsstörungen seitengetrennt dargestellt und bewertet werden.

Furosemid-Isotopennephrogramm (Furosemid-ING)

Weiterhin besteht anhand des Furosemid-ING die Möglichkeit, zwischen obstruktiven und nicht obstruktiven Dilatationen des Nierenhohlsystems, also zwischen Erweiterung mit oder ohne Abflussbehinderung zu differenzieren. Bei einem solchen Furosemid-ING oder O'Reilly-Test wird die Ausscheidung des Radionuklids vor und nach Gabe von Furosemid verglichen. Zu typischen Kurvenverläufen, wie sie mit dieser Technik bei dilatierten Hohlsystemen erhoben werden können, ◘ Abb. 4.3.

In beiden Fällen kommt es zunächst zu keiner Aktivitätsverminderung in der Exkrektionsphase (◘ Abb. 4.6a). Nach Diuretikagabe fällt die Aktivität bei fehlender Obstruktion jedoch sofort ab (◘ Abb. 4.6b), während ein solcher Auswascheffekt bei einer Abflussbehinderung nicht beobachtet wird.

Radiologische Verfahren

Der Vorteil der nuklearmedizinischen Untersuchungsmethoden durch die Anwendung geringer Dosen von Markersubstanzen wird durch die reduzierte Möglichkeit von Detaildarstellungen eingeschränkt. Deshalb konkurrieren die modernen radiologischen Verfahren (MRT, CT, digitale Substraktionsangiographie) in zunehmendem Maße mit den Isotopenuntersuchungen.

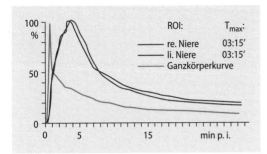

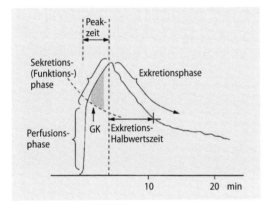

Abb. 4.4 Radioisotopen-Untersuchung der Nieren mit Darstellung der Zeit-Aktivitätskurven. Die Abbildung zeigt den Normalbefund einer Isotopen-Clearance mit Darstellung der Zeit-Aktivitätskurven für die Ganzkörperaktivität sowie die Kurvenverläufe für die rechte und linke Niere

Abb. 4.5 Gliederung der Zeit-Aktivitätskurve des Isotopennephrogramms in Funktionsabschnitte. Es werden die Perfusions-, Sekretions- und Exkretionsphase unterschieden; aus dem Verlauf der über der rechten und linken Niere registrierten Zeit-Aktivitätskurve lässt sich die Seitenverteilung der Clearance berechnen

Bei diesen radiologischen Verfahren haben sich die notwendigen Kontrastmittelmengen durch den Einsatz von Bildrechnern verringert, sie bieten eine höhere Bildauflösungsfähigkeit und gleichzeitig die Möglichkeit, über dynamische Untersuchungen der Kontrastmittelausscheidung zumindest qualitative Aussagen zur Funktion zu machen.

Druck-Fluss-Messungen

Die Klärung der Frage, ob eine in der Sonographie oder in der Urographie sichtbare Dilatation durch eine bestehende Harnabflussstörung bedingt oder nur Folge einer längst nicht mehr wirksamen Behinderung ist, ob also eine Obstruktion vorliegt oder nicht, spielt in der Indikationsstellung zu plastischen Korrekturen im Bereich der oberen Harnwege eine entscheidende Rolle.

> Die konventionellen Röntgen- oder Ultraschallmethoden klären nicht die Frage, ob eine urodynamisch wirksame Obstruktion vorliegt.

Wie oben erwähnt, ist der **O'Reilly-Test** (Furosemid-ING) ein geeignetes Hilfsmittel zur Differenzialdiagnose der dilatierten Niere.

Eine weitere, allerdings invasive Methode ist die Messung des Nierenbeckendrucks unter starker Diurese. Bei diesem **Whitaker-Test** werden in örtlicher Betäubung unter Ultraschallkontrolle 2 Kanülen oder perkutane Nierenfistelkatheter in das dilatierte Hohlsystem gelegt. Über den einen Zugang erfolgt eine Perfusion mit einer Kochsalzlösung über ein Pumpensystem mit 10 ml/min, was dem Harnfluss bei maximaler Diurese entspricht. Über den anderen Zugang erfolgt die Messung des Innendruckes im Nierenbecken. Über einen Blasenkatheter wird die Harnblase kontinuierlich entleert und der Blasendruck gemessen.

> Der Differenzdruck zwischen Nierenbecken und Blase beträgt beim Gesunden stets weniger als 10 cmH$_2$O.

Beträgt die Druckdifferenz mehr als 23 cmH$_2$O, liegt eine relevante Obstruktion vor. Werte zwischen 15 und 23 cmH$_2$O können zur einen oder anderen Gruppe gehören und sind zumindest kontrollbedürftig.

Hormondiagnostik

Bei Vorliegen einer chronischen Niereninsuffizienz werden Sekundärprobleme wie Hyperparathyreoidismus infolge Vitamin-D-Mangel, Anämie infolge Erythropoetinmangel, Hypertonie und Hyperaldosteronismus unterhalb einer GFR von 30 ml/min/1,73 m^2 nachgewiesen.

Renale Funktionsdiagnostik
- Kenntnis der Ätiologie und Bestimmung der globalen Funktionsleistung sind Voraussetzung für die Behandlung einer Nierenerkrankung. Bei speziellen Fragestellungen wie Indikationsstellung zur Nephrektomie ist eine Aussage zur Funktion der verbleibenden Niere unbedingt erforderlich, um die Wahrscheinlichkeit einer möglichen Nierenersatzbehandlung (Dialyse) abzuschätzen.
- Annähernde Bestimmung der Nierenfunktion mithilfe von Kreatinin und Harnstoff. Exakte Diagnose einer renalen Funktionseinschränkung und Zuordnung der Erkrankung in bekanntes Stadienschema erst mit Clearanceuntersuchung (Aussage zur tubulären Funktion) möglich.

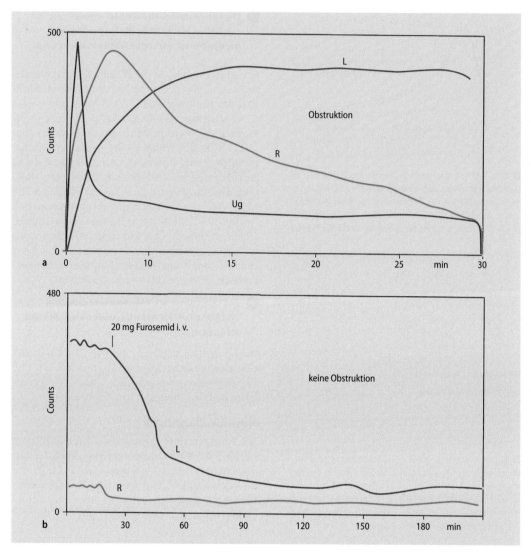

Abb. 4.6a,b Isotopennephrogramm. **a** Nierenfunktionskurve bei Dilatation ohne Abflussbehinderung rechts und manifester Harnabflussstörung links. Zeit-Aktivitätskurven der Untersuchung bis 30′ p.i.: Regelrechter Verlauf der rechten Niere (*R*), Akkumulation in der linken Niere (*L*), normaler Verlauf der Untergrundkurve (Ug). **b** Die Gabe eines rasch wirksamen Diuretikums (z. B. Furosemid) führt zu einem Abfall der Aktivität bei fehlender Obstruktion. Eine manifeste Obstruktion ist durch die Gabe eines Diuretikums nicht zu überwinden. Zeit-Aktivitäts-Kurven bis 30′ p.i.: Prompte Entleerung des gefüllten linken (*L*) NBKS nach Furosemid (*F*), bei der rechten Niere (*R*) mit unauffälligen Abflussverhältnissen minimale Auswirkung

4.4 Bildgebende Verfahren

B. Volkmer

Die Bildgebung spielt in der täglichen urologischen Routine eine entscheidende Rolle – zumal diese Untersuchungen zum großen Teil nicht nur vom Urologen angefordert, sondern auch erbracht werden.

Ziele dieses Kapitels sind:
- Darstellung der verschiedenen Untersuchungstechniken
- Beschreibung der Normalbefunde
- Anleitung in der schrittweisen Befundung der Bilder
- Präsentation typischer pathologischer Befunde
- Anleitung im rationalen Einsatz der zur Verfügung stehenden bildgebenden Verfahren

Dabei wird hinsichtlich der allgemeinen Grundlagen von Ultraschall, Röntgen, Schnittbildgebung und nuklearmedizinischen Untersuchungen auf die entsprechenden Lehrbücher für Radiologie und Nuklearmedizin verwiesen.

4.4.1 Sonographie

> Die Sonographie stellt die wichtigste Untersuchung in der urologischen Primärdiagnostik dar, die jederzeit schnell verfügbar ist, keine Kontrastmittelbelastung bedeutet und beliebig oft wiederholt werden kann.

Für die Interpretation der Befunde ist grundsätzlich die Kenntnis der Lage des Schallkopfs zur Körperoberfläche erforderlich.

Die Schallfrequenz ist umgekehrt korreliert mit der Eindringtiefe der Schallwellen: Die Abdominal-Sonographie verwendet Schallköpfe mit Frequenzen zwischen 2,5 und 7,5 MHz. Diese lassen eine gute Auflösung in der Entfernung, aber nur eine mäßige Auflösung im Nahbereich zu.

Für die Beurteilung dicht unter der Haut gelegener Strukturen, wie z. B. der Hoden, des Penis oder des subkutanen Gewebes sind Schallköpfe mit Frequenzen zwischen 5,0 und 9,5 MHz geeignet. Dies gilt auch für die transrektale Sonographie. Höhere Schallfrequenzen sind erforderlich bei der endoluminalen Sonographie, z. B. der Urethra oder des Ureters.

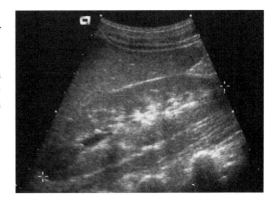

Abb. 4.7 Rechte Niere: Das Parenchym ist ähnlich echogen wie das angrenzende Lebergewebe. Die Relation von Parenchym und zentralem Reflexband beträgt 1:1:1. Die obere Nierenkelchgruppe ist geringfügig dilatiert. Der Urin ist hypoechogen vom hyperechogenen peripelvinen Fettgewebe gut abgrenzbar

Abdominal-Sonographie
Nebenniere

Die sonographische Darstellung der unauffälligen Nebennieren ist nur im Ausnahmefall möglich. Solide Raumforderungen der Nebenniere können auf der rechten Seite durch Abgrenzung von Leber und Nierenoberpol relativ zuverlässig sonographisch diagnostiziert werden. Auf der linken Seite ist dies erst bei größeren Raumforderungen sicher möglich.

Niere

Die Sonographie ist die häufigste bildgebende Untersuchung der Niere. Die Niere kann im Längs- und Querschnitt dargestellt werden. Dabei kann das Parenchym deutlich vom zentralen Reflexband, das das Nierenbecken-Kelchsystem, die großen Nierengefäße und das peripelvine Fett enthält, abgegrenzt werden. Mit zunehmendem Alter nimmt die Parenchymdicke ab. So verändert sich die Relation zwischen vorderer Parenchymlippe – Reflexband – hinterer Parenchymlippe von 1:1:1 langsam zu 1:2:1. Je nach Auflösung des Ultraschallgerätes können die Papillen als etwas hypoechogener von Nierenrinde und Columnae renales abgegrenzt werden (Abb. 4.7).

Kriterien für die Beurteilung der Niere in der Sonographie sind:
- **Parenchymdicke**, z. B. Parenchymatrophie
- **Form**, z. B. Nierenbuckel, zentraler Parenchymzapfen als Hinweis auf eine Doppelniere, kaudale Fusion bei Hufeisenniere
- **Größe** (sog. 4711-Regel: Normwerte Dicke ca. 4 cm, Breite ca. 7 cm, Länge ca. 11 cm)
- **Lage**, z. B. Beckenniere

4

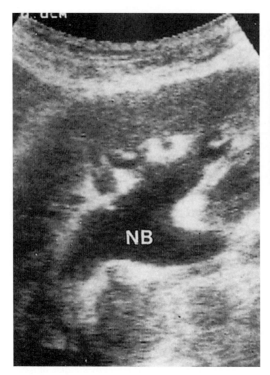

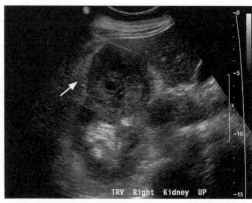

Abb. 4.9 Exophytischer, solider, inhomogener Nierentumor mit kleinen zystischen Arealen

Abb. 4.8 Längsschnitt der Niere mit Erweiterung des Nierenbecken-Kelchsystems der Niere und des Harnleiterabgangs

— **Atemverschieblichkeit**, z. B. bei entzündlichen Prozessen aufgehoben
— **Harnstauung:** Das Nierenbecken-Kelchsystem stellt sich sonographisch nur dar, wenn eine Harntransportstörung vorliegt. Ob es sich um eine Ektasie oder eine manifeste Harnstauung handelt, ist sonographisch nicht zu unterscheiden. Hinweis für eine länger anhaltende Harnstauung ist eine zunehmende Parenchymatrophie (Abb. 4.8).
— Raumforderung
  — Die häufigste Raumforderung ist die **Nierenzyste**: Sie ist glatt begrenzt, hypoechogen mit dorsaler Schallverstärkung und meist rundlich, kann aber septiert sein oder Binnenechos aufweisen. Im Zweifelsfall ist hier eine weitere Bildgebung durch CT oder MRT erforderlich.
  — **Solide Nierentumoren** können iso-, hyper- oder hypoechogen zum normalen Nierenparenchym sein und heben typischerweise die normale Nierenkontur auf. Zystische oder inhomogene Areale sind häufig (Abb. 4.9).

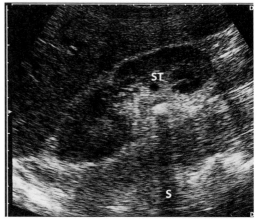

Abb. 4.10 Längsschnitt der rechten Niere mit Nierenstein. Es findet sich der helle Steinreflex (ST) mit dorsaler Schallauslöschung (S)

  — Eine Sonderform der soliden Raumforderung ist das fast immer benigne **Angiomyolipom**, das sonographisch als ein charakteristischer homogener, stark hyperechogener, meist kugelförmiger Tumor erscheint.
— **Konkrement:** Harnsteine sind, unabhängig von ihrer chemischen Zusammensetzung, gekennzeichnet durch einen stark hyperechogenen Reflex der dem Schallkopf zugewandten Steinoberfläche mit vollständiger dorsaler Schallauslöschung, dem sog. Schallschatten (Abb. 4.10).

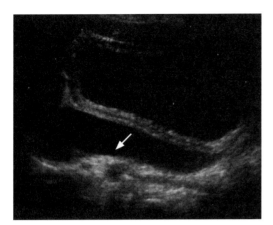

◘ Abb. 4.11 Primär obstruktiver Megaureter: Dorsolateral der gefüllten Harnblase ist ein deutlich dilatierter Harnleiter erkennbar

Harnleiter

Tipp
Der Harnleiter ist im Normalfall sonographisch nicht darstellbar.

Abzugrenzen ist er nur bei Harntransportstörung als längliche oder geschlängelte hypoechogene Struktur. Diese ist vorwiegend im Bereich des Nierenbeckenabgangs oder unmittelbar prävesikal erkennbar (◘ Abb. 4.11).

Retroperitoneum

Das Retroperitoneum umfasst neben den Nieren die Aorta, Vena cava, die retroperitonealen Lymphknoten und das Pankreas. Für urologische Fragestellungen müssen zwei Aspekte beurteilt werden:

— **Wandveränderungen der Aorta:** Eine seltene, aber wichtige Differenzialdiagnose des akuten Abdomens oder des akuten Flankenschmerzes ist das rupturierte Aortenaneurysma. Die Aorta ist beim Gesunden mit kreisrundem Lumen linksseitig vor der Wirbelsäulenvorderkante nachweisbar und sollte einen Durchmesser von 2 cm nicht überschreiten.

— **Retroperitoneale Lymphknoten:** Sie liegen entlang und zwischen Aorta und Vena cava. Beim Gesunden sind sie normalerweise sonographisch nicht darstellbar. Lymphknotenmetastasen oder Lymphome lassen sich als hypoechogene Raumforderungen neben den Gefäßen erkennen. Evtl. ist eine farbkodierte Dopplersonographie erforderlich, um sie von den Gefäßen abzugrenzen (◘ Abb. 4.12).

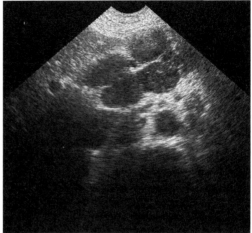

◘ Abb. 4.12 Sonographischer Befund des Retroperitoneums bei einem Patienten mit fortgeschrittenem Hodentumor mit Bulky Disease: Die Wirbelsäulenvorderkante ist durch den hellen Schallreflex mit dorsaler Schallauslöschung zu erkennen. Ventral davon liegt die Aorta. Zwischen Aorta und Schallkopf (*oberer Bildrand*) befinden sich ausgedehnte hypoechogene Lymphknotenkonglomerate

Harnblase

Die Harnblase weist im Querschnitt eine fast viereckige Konfiguration auf, während sie im Längsschnitt eher dreieckig und zum Blasenhals spitz zulaufend erscheint.

Die Beurteilung der Harnblase ist sonographisch nur bei ausreichender Füllung möglich. Der Befunder muss bei der Untersuchung Rechenschaft ablegen über:

— **Füllungszustand:** Das Blasenvolumen kann durch integrierte Funktionen des Sonographiegerätes entweder über ein Ellipsoid oder über die Ermittlung von maximaler Höhe, Breite und Tiefe in 2 Ebenen ermittelt werden. Es gilt dabei die Faustregel: Volumen = Höhe × Breite × Tiefe × 0,6. Nach Harnblasenentleerung erfolgt so auch die Bestimmung der Restharnmenge.

— **Wanddicke:** Die Wanddicke der Harnblase korreliert mit dem Detrusordruck bei Miktion und kann Hinweise auf eine subvesikale Obstruktion geben.

— **Exophytische Tumoren:** Sonographisch lassen sich nur größere Harnblasentumoren eindeutig nachweisen (◘ Abb. 4.13). Dabei kann letztlich aber zwischen einem Tumor und einem Koagel nicht sicher unterschieden werden. Hinweis für ein Koagel wäre eine Lageveränderung bei Umlagerung des Patienten.

4

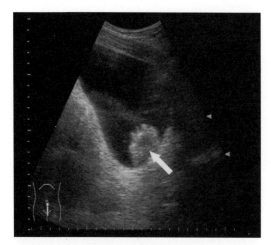

◘ Abb. 4.13 Sonographischer Befund der Harnblase mit einem breitbasigen exophytischen Tumor

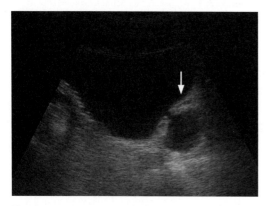

◘ Abb. 4.14 Harnblase mit Nachweis eines Harnblasendivertikels mit relativ engem Divertikelhals

▬ **Steine und Tamponaden in der Harnblase:** Steine weisen auch in der Harnblase einen stark hyperechogenen Reflex an der dem Schallkopf zugewandten Oberfläche und eine dorsale Schallauslöschung auf. Eine Harnblasentamponade zeigt das Bild einer stark gefüllten Harnblase, deren Inhalt aber weniger hypoechogen ist als Urin und oft inhomogen ist.

▬ **Divertikel:** Harnblasendivertikel lassen sich nur bei guter Füllung der Blase als meist kugelförmige Ausstülpungen der Blase mit einem mehr oder weniger engen Divertikelhals erkennen (◘ Abb. 4.14).

Prostata

Die transabdominelle Beurteilung der Prostata lässt allenfalls eine grobe Größeneinschätzung der Prostata

zu. Gut erkennbar ist eine endovesikale Ausdehnung des Prostatamittellappens. Ungeeignet ist diese Untersuchungstechnik bei der Frage nach dem Vorliegen eines Prostatakarzinoms.

Sonographie des männlichen äußeren Genitales

Penis und Skrotalinhalt sind für die Sonographie aufgrund des kurzen Abstands zur Körperoberfläche gut zugänglich, erfordern aber entsprechend hoch auflösende Schallköpfe (5–9,5 MHz) oder aber einen Gelvorlauf, um sie mit einem Abdominalschallkopf beurteilen zu können.

Harnröhre

> **Tipp**
>
> Wie der Harnleiter ist auch die Harnröhre sonographisch nur beurteilbar, wenn sie gefüllt ist.

Da insbesondere bei der Fragestellung der Harnröhrenstriktur und der Fibrose des Corpus spongiosum diese Untersuchung sinnvoll sein kann, empfiehlt sich die retrograde Füllung der Harnröhre mit Wasser oder Gleitmitteln, wie sie zur Anlage eines transurethralen Katheters verwendet werden.

Penis

Die wichtigsten Fragestellungen der B-Mode-Sonographie des Penis sind Plaques bei Induratio penis plastica (meist hyperechogene Verdickungen der Tunica albuginea), die Ausdehnung von Penistumoren und die Suche nach Schwellkörperverletzungen bei Verdacht auf Penisfraktur.

Hoden

Die sonographische Untersuchung der Hoden ist die primäre Bildgebung bei jeder skrotalen Raumforderung, aber auch in der Fertilitätsdiagnostik oder bei klinischem Hinweis für ein Hodentrauma.

Der Untersucher muss in seinem Befund zu folgenden Fragen Stellung nehmen:

▬ **Hodenvolumen:** Messung als Ellipsoid oder in 2 Ebenen (Höhe × Breite × Tiefe × 0,6)

▬ **Hodenparenchym:** Normal ist ein gleichmäßiges, sog. fischschwarmartiges Parenchym. Ein Sternhimmelmuster zeigt diffus im Hoden verteilte Mikrolithen, die Zeichen einer Zelldegeneration sind. Sie finden sich gehäuft bei Hodentumorpatienten, sind für einen Hodentumor aber nicht beweisend (◘ Abb. 4.15). Hodentumoren stellen

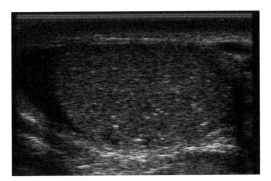

◘ Abb. 4.15 Hoden mit Sternhimmelmuster: multiple, diffus im Hodenparenchym verstreute hyperechogene Mikrolithen

sich als inhomogene, iso- oder hypoechogene Strukturen im Hoden dar (◘ Abb. 4.16).

━ **Nebenhoden:** Der Nebenhoden ist normalerweise zart und sitzt kappenartig dem Hoden auf. Bei Epididymitis kann er sich deutlich aufgetrieben darstellen. Hypoechogene Areale im Hoden oder Nebenhoden können Hinweise für eine Abszedierung im Verlauf einer Epididymoorchitis sein.

━ **Hodenhüllen:** Eine geringfügige Flüssigkeitsansammlung, die sich als liquide, stark hypoechogene Struktur um den Hoden herum darstellt, ist physiologisch. Bei einer Hydrozele überschreitet diese Flüssigkeitsmenge dieses Maß deutlich.

Transrektale Sonographie

Mittels transrektal eingeführter Ultraschallsonden mit hoher Auflösung im Nahbereich (Schallköpfe mit 5,5–10 MHz) gelingt es, das Darmlumen, den Becken-

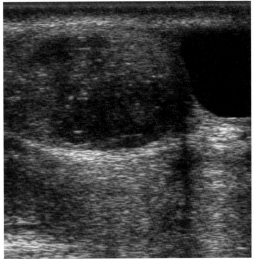

◘ Abb. 4.16 Hodentumor mit inhomogenem Schallmuster, hypoechogen im Vergleich zum umgebenden Hodenparenchym. Begleitende Hydrozele (hyperechogene Flüssigkeitsansammlung am rechten Bildrand)

boden, die unmittelbar ventral des Rektums gelegene Prostata, den Blasenhals und die distalen Ureteren darzustellen (◘ Abb. 4.17). Die Untersuchung erfolgt üblicherweise in Seiten- oder Steinschnittlage.

Prostata

Die Beurteilung der Prostata in der transrektalen Sonographie erfolgt im Transversal- und im Sagittalschnitt. Sie erfordert Grundkenntnisse im anatomischen Aufbau der Prostata (◘ Abb. 4.18, ◘ Abb. 4.19): Es findet sich im Transversalschnitt zentral die Urethra,

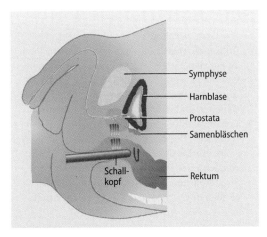

◘ Abb. 4.17 Schematische Darstellung der transrektalen sonographischen Untersuchung

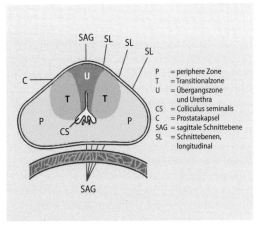

◘ Abb. 4.18 Ultraschallanatomie der Prostata

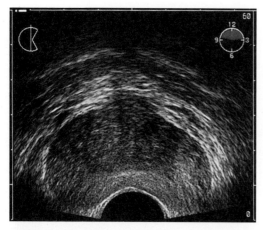

Abb. 4.19 Ultraschallbild der Prostata, Normalbefund

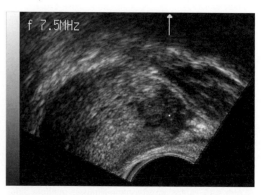

Abb. 4.21 Transrektale Sonographie der Prostata mit Nachweis eines Prostatakarzinoms mit beginnender Organüberschreitung (fehlende Abgrenzbarkeit der Prostata gegen das umgebende Gewebe) am rechten Bildrand

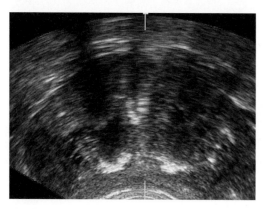

Abb. 4.20 Transrektale Sonographie einer Prostata mit multiplen Prostatolithen in der Grenzschicht zwischen peripherer Zone und Übergangszone. Die Prostatolithen weisen ein sehr hyperechogenes Reflexmuster mit dorsaler Schallauslöschung auf. Die Übergangszone ist dadurch nicht eindeutig beurteilbar

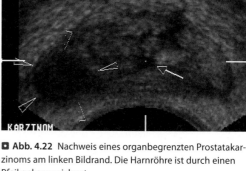

Abb. 4.22 Nachweis eines organbegrenzten Prostatakarzinoms am linken Bildrand. Die Harnröhre ist durch einen Pfeil gekennzeichnet

beidseits lateral und dorsal davon die **Übergangszone** (T-Zone, BPH-Zone), die den paraurethralen Drüsen entspricht, welche mit zunehmendem Alter hyperplastisch werden. Dorsal, dem Rektum anliegend, befindet sich die **periphere Zone**, in der sich die Mehrzahl der Prostatakarzinome entwickeln. Bei fortgeschrittener Hyperplasie der Übergangszone wird die periphere Zone zunehmend verdrängt. Man spricht in solchen Fällen von der Prostatakapsel. In der Grenzschicht zwischen Übergangs- und peripherer Zone sind nicht selten Prostatolithen, die aus eingedicktem, verkalktem Prostatasekret bestehen, zu finden (◘ Abb. 4.20).

Der Untersucher muss bei der Befundung einer transrektalen Sonographie der Prostata Auskunft geben über:

- **Prostatavolumen:** Bestimmung in 2 Ebenen
- **Symmetrie:** Eine Asymmetrie kann sowohl durch ein Prostatakarzinom als auch durch eine Prostatahyperplasie hervorgerufen sein.
- **Abgrenzbarkeit:** Normalerweise kann die Prostata in allen Bereichen gut vom umgebenden Gewebe abgegrenzt werden. Eine fehlende Abgrenzbarkeit kann Hinweis für ein organüberschreitendes Prostatakarzinom sein (◘ Abb. 4.21).
- **Zonale Gliederung:** Sowohl ein weit fortgeschrittenes Prostatakarzinom als auch eine floride akute Prostatitis können zu einer Aufhebung der zonalen Gliederung der Prostata führen.
- **Prostatolithen:** Sie können Hinweis für stattgefundene entzündliche Prozesse der Prostata sein.
- **Tumoren:** Prostatakarzinome sind meist hypoechogen. Im Anfangsstadium sind sie vor allem in der peripheren Zone zu finden (◘ Abb. 4.22).

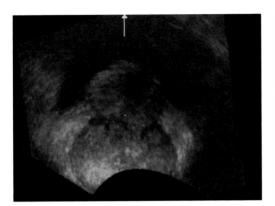

Abb. 4.23 Harnblasenkarzinom am Blasenboden mit Infiltration der Prostata

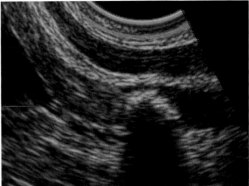

Abb. 4.24 Prävesikaler Harnleiterstein: Am linken Bildrand ist die Harnblase zu erkennen, am rechten Bildrand der dilatierte Harnleiter. Der Stein weist das typische Bild mit hyperechogenem Reflex der Oberfläche und dorsaler Schallauslöschung auf

Harnblase

Je nach Füllungszustand kann der Blasenhals, eventuell auch die gesamte Harnblase mittels transrektaler Sonographie erfasst werden. Aufgrund der höheren Auflösung können so auch kleinere Tumoren am Blasenhals oder der Blasenhinterwand dargestellt werde (**Abb. 4.23**).

Ureter

Der distale Ureter kann mittels transrektaler Sonographie dargestellt werden, sofern er dilatiert und mit Urin gefüllt ist. Die transrektale Sonographie ist dabei insbesondere indiziert zum Nachweis prävesikaler Harnleitersteine (**Abb. 4.24**) oder von pathologischen Veränderungen der Ostien, v. a. von Ureterozelen.

Doppler- und Duplex-Sonographie

Ergänzend zur B-Mode-Sonographie besteht die Möglichkeit Flussphänomene des Blutes sichtbar zu machen. Dabei bedient man sich des aus der Akustik bekannten Doppler-Effektes: Auf die Schallsonde zuströmendes Blut wird mit einer höheren, von der Sonde wegströmendes Blut mit einer niedrigeren Frequenz reflektiert. In der **Doppler-Sonographie** wird dies als Flusskurve dargestellt. Bei der **Duplex-Sonographie** handelt es sich um eine Farbkodierung dieser Frequenzunterschiede. In der Regel wird Blut, das auf die Schallsonde zuströmt mit Rottönen, Blut das von ihr wegströmt mit Blautönen dargestellt (**Abb. 4.25**).

> Doppler-Sonographie und farbkodierte Sonographie werden in der Urologie eingesetzt zur Gefäßdiagnostik der Organe des Urogenitaltraktes.

Nierenarterien

Die **Nierenarterienstenose** stellt eine klassische Indikation der Doppler-/Duplex-Sonographie dar. Sie

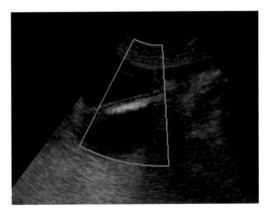

Abb. 4.25 Farbkodierte Sonographie (Duplex-Sonographie) eines arteriellen Bypasses, der irrtümlich transvesikal angelegt wurde. Erkennbar ist neben dem starken Flow-Signal sowohl die Struktur des Bypassmaterials als auch die hypoechogene Harnblase

kann insbesondere bei der Abklärung einer arteriellen Hypertonie die entscheidenden Hinweise zu weiterer Diagnostik und Therapie geben.

Perfusion der Niere

Bei Verdacht auf Nierenvenenthrombose oder Niereninfarkte ist die farbkodierte Sonographie der Nieren eine einfache und zuverlässige Technik, um sicherzustellen, ob das Nierengewebe perfundiert ist oder nicht. Dies gilt insbesondere auch nach Eingriffen an den Nierengefäßen (z. B. Nierenteilresektion mit Ausklemmen der Nierenarterie und/oder Kaltperfusion der Niere). Die Untersuchung hat sich auch bewährt zur Kontrolle der Vitalität von Transplantatnieren.

4

Ein hilfreicher zusätzlicher Parameter ist der **Resistance-Index (RI)** nach Pourcelot. Hierzu erfolgt eine Ableitung von arteriellen Signalen im Bereich des Nierenparenchyms. Der RI berechnet sich aus der Differenz aus maximalem systolischem Strömungssignal und minimalem diastolischem Strömungssignal geteilt durch das maximale systolische Strömungssignal. Der Normbereich liegt zwischen 0,5 und 0,65. Bei stark hämodynamischer Nierenarterienstenose ist der RI erniedrigt.

Vena testicularis

In der Diagnostik der **Varikozele testis** stellt die Doppler-/Duplex-Sonographie der V. testicularis eine gut reproduzierbare Technik dar, die insbesondere bei geringgradigen, subklinischen Befunden eine eindeutige Diagnose zulässt. Im B-Mode-Bild sind hier meist ektatische Venen im Bereich des Funiculus spermaticus, vor allem im Bereich des Übergangs vom Nebenhodenkopf zum Ductus deferens zu erkennen. In der Doppler-Sonographie erkennt man im Ruhezustand einen normalen venösen Flow. Im Valsalva-Pressversuch kommt es bei der Varikozele zu einem pathologischen mehr oder weniger starken retrograden Fluss in der V. testicularis, der für die Diagnose beweisend ist.

Perfusion des Hodens

Beim akuten Skrotum ist es entscheidend eine **Hodentorsion** auszuschließen. Die Doppler-/Duplex-Sonographie des Hodens lässt je nach Größe des Hodens und Stärke der Flusssignale eine erste Information über die Perfusion des Hodens zu. Dabei sollte aber darauf geachtet werden, im Hoden nicht nur arterielle, sondern auch venöse Signale abzuleiten, da es bei der Hodentorsion zuerst zur venösen Stase und dann zur hämorrhagischen Infarzierung kommt.

> ❶ In den meisten Fällen ist der Perfusionsnachweis in der Doppler-/Duplex-Sonographie allein forensisch nicht ausreichend, um eine Hodentorsion mit ausreichender Sicherheit auszuschließen.

Perfusion der Corpora cavernosa

Die Doppler-/Duplex-Sonographie der Corpora cavernosa lässt beim Gesunden den Nachweis von je 2 Penisarterien (Aa. dorsales penis, Aa. profundae penis) zu. Die Untersuchung bei der Abklärung einer **erektilen Dysfunktion** erfolgt sowohl im Ruhezustand als auch nach intrakavernöser Injektion vasoaktiver Substanzen (z. B. Prostaglandin E1, ◘ Abb. 4.26). Dabei wird untersucht, ob und wie stark der arterielle Einstrom durch die Gabe vasoaktiver Substanzen ansteigt.

Sonographiegesteuerte Interventionen
Perkutane Punktionen/Drainagen

Intraabdominale oder subkutane Flüssigkeitsverhalte (Hämatome, Abszesse, Lymphozelen, Urinome, Zysten) können durch ihr homogenes hypoechogenes Schallmuster sonographisch gut dargestellt werden, sofern sie nicht von Darmgasen überlagert sind. Damit sind sie grundsätzlich einer perkutanen, sonographisch gesteuerten Punktion zugänglich. Große benachbarte Gefäße können durch den zusätzlichen Einsatz des Doppler-/Duplex-Verfahrens abgegrenzt werden. Die Punktion kann als reine diagnostische Punktion oder in Verbindung mit der Einlage einer Drainage erfolgen. Auf ein steriles Vorgehen (inklusive sterilem Bezug des Schallkopfes) ist dabei dringend zu achten, insbesondere da die Einbringung von Hautkeimen bei der diagnostischen Punktion einer keimfreien Flüssigkeitsansammlung innerhalb kürzester Zeit zur Abszedierung führen kann.

Perkutane Nephrostomie

Die perkutane Nephrostomie stellt ein Standardverfahren in der Urologie dar, das in der Regel durch einen kombinierten Einsatz von Sonographie zur Ortung des Hohlsystems und Durchleuchtung zur Sicherung der korrekten Lage des **Nephrostomiekatheters** und zur Beurteilung der Morphologie des **Nierenbecken-Kelchsystems** erfolgt.

Der Patient befindet sich dabei möglichst in Bauchlage, meist mit einem zusätzlichen Kissen unter dem Bauch, um die Exposition der Niere zu verbessern. Nach Lokalanästhesie und Hautinzision erfolgt die sonographisch gesteuerte Punktion des Nierenbecken-Kelchsystems möglichst transrenal über einen dorsalen Kelch. Die Auswahl der Kelchgruppe ist abhängig von den weiter geplanten Maßnahmen (z. B. perkutane Nephrolitholapaxie, antegrade Harnleiterschienung). Nach radiologischer Verifizierung, dass die Nadelspitze korrekt im Hohlsystem liegt, wird ein starrer Führungsdraht durch die Nadel eingelegt, die Nadel entfernt, der Stichkanal bis zur gewünschten Dicke aufdilatiert und dann ein entsprechender Nephrostomiekatheter (meist 7–9 Charr. Durchmesser) unter radiologischer Kontrolle eingelegt.

Stanzbiopsie der Prostata

Da die Prostata nur mittels transrektaler Sonographie optimal beurteilt werden kann, hat sich dieses Verfahren seit Jahren auch zur bildgebenden Steuerung von

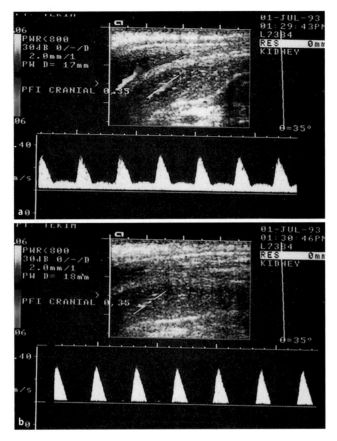

■ **Abb. 4.26a,b** Dopplersonographie Untersuchung der A. profunda penis nach Injektion von 10 mg Prostaglandin E1. **a** Nach Injektion einer vasoaktiven Substanz in den Schwellkörper kommt es bei normalem Gefäßstatus zu einer über 100 %-igen Flusserhöhung in den Penisarterien zu Beginn der Erektion (Tumeszenz). **b** Die Kurve in der unteren Bildhälfte zeigt einen starken Flow bis über 30 ml/s

Maßnahmen an der Prostata (v. a. Punktion, Stanzbiopsie oder Implantation von Seeds) etabliert.

Perineale Stanzbiopsie der Prostata Bei der perinealen Stanzbiopsie erfolgt unter transrektaler sonographischer Kontrolle in 2 Ebenen die perkutane Punktion der Prostata von perineal. Dabei wird versucht, die entsprechenden Bereiche fächerartig zu treffen. Es werden mit der Stanzpistole Gewebszylinder von etwa 1 cm Länge gewonnen. Für die weitere Therapieplanung ist die möglichst genaue Lokalisation der Zylinder erforderlich, um einen Überblick über die Tumorausbreitung zu erhalten.

Transrektale Stanzbiopsie der Prostata Noch etablierter als die perkutane perineale Stanzbiopsie der Prostata ist die transrektale, sonographiegesteuerte

Stanzbiopsie, bei der durch einen Punktionskanal im Schallkopf eine Punktionsnadel gezielt in die fraglichen Bereiche der Prostata von transrektal eingebracht wird. Auch in diesem Fall erfolgt ein Mapping der Prostata, um eine Information über die Ausdehnung des Prostatakarzinoms zu erhalten. Eine antibiotische Abdeckung ist bei diesem Eingriff obligat.

Als Weiterentwicklung der Sonographie wird versucht, die Gewebsveränderungen, die auftreten, wenn durch den Schallkopf ein Druck auf die Prostata ausgeübt wird, computergesteuert auszuwerten und als sog. **Elastographie** darstellbar zu machen. Da sich Prostatakarzinome und das umgebende gesunde Gewebe oft deutlich in ihrer Elastizität unterscheiden, kann so eine verbesserte Lokalisation suspekter Areale gelingen.

□ Tab. 4.15 Typische effektive Dosen durch medizinische Strahlenexposition

Diagnoseverfahren	Typische effektive Dosis (mSv)	Anzahl von Untersuchungen des Thorax in 2 Ebenen, die zu einer vergleichbaren Exposition führt	Ungefährer Zeitraum der natürlichen Strahlenexposition, der zu einer vergleichbaren Exposition führt
Röntgen-Thorax in 2 Ebenen	0,1	1	15 Tage
Röntgen-Becken	0,7	7	4 Monate
Röntgen-Abdomen	1,0	10	6 Monate
Ausscheidungsurogramm	2,5	25	14 Monate
CT-Thorax	8	80	3,8 Jahre
CT-Abdomen, CT-Becken	10	100	4,8 Jahre
Nierenfunktionsszintigraphie (100 MBq-Tc-99m-MAG$_3$)	0,7	7	4 Monate
Skelettszintigraphie (500 MBq Tc-99m-Phoshonat)	2,9	29	1,4 Jahre
Positronenemissionstomographie (200 MBq-F-18-FDG)	3,8	38	1,8 Jahre

Brachytherapie des Prostatakarzinoms

Nach histologischer Sicherung eines Prostatakarzinoms kann die Implantation von Seeds in die Prostata entweder mit nicht strahlenden Gold-Seeds zur dreidimensionalen Ortung der Prostata im Rahmen der Bestrahlungsplanung oder mit stahlenden Seeds zur permanenten Brachytherapie unter sonographischer Kontrolle erfolgen. Die Punktion erfolgt dabei jeweils von perineal, während die sonographische Kontrolle von transrektal in 2 Ebenen erfolgt. Zur verbesserten Lokalisation der Brachytherapienadeln wird vor dem Perineum auf den Schallkopf eine Platte aufgesetzt, die eine schachbrettartige Matrix mit vorgestanzten Punktionslöchern besitzt. Auf diese Weise gelingt es, die Nadeln möglichst gezielt und parallel in die Prostata einzubringen. Erst wenn die Nadeln perfekt platziert sind, erfolgt die eigentliche Berechnung der Bestrahlungsplanung und die Einbringung der Strahlenquellen in die Nadeln.

4.4.2 Urologische Röntgenuntersuchungen

Die zunehmende Weiterentwicklung der Sonographie, aber auch der Schnittbildverfahren haben die Bedeutung der urologischen Röntgenuntersuchungen in den letzten Jahren deutlich in den Hintergrund gedrängt.

Dennoch sollten diese Untersuchungen jedem Urologen in Indikationsstellung und Befundung bestens vertraut sein. Insbesondere die interventionellen radiologischen Verfahren werden dabei auch langfristig ihren Stellenwert behalten.

Zu Strahlenbelastung und Strahlenschutz □ Tab. 4.15.

Einfache Röntgenuntersuchungen

Grundsätzlich sind bei allen Röntgenuntersuchungen die Maßnahmen des Strahlenschutzes (z. B. Gonadenschutz, Einblenden des Strahlenfeldes) zu berücksichtigen.

Röntgen-Übersichtsaufnahmen der Nieren, des Beckens oder des gesamten Abdomens stellen die einfachste Form der radiologischen bildgebenden Diagnostik in der Urologie dar: Zu erkennen sind dabei neben den knöchernen Strukturen auch Weichteilschatten (vor allem der Nieren und des M. psoas) und röntgendichte Strukturen (z. B. Harn- und Gallensteine, atherosklerotische Gefäßplaques, Phlebolithen, verkalkte Uterusmyome oder verkalkte Lymphknoten, Fremdkörper, aber auch Implantate und Katheter). Die Beurteilbarkeit kann beeinträchtigt werden durch Darmgasüberlagerungen. Daher wird empfohlen, die Untersuchungen eher beim nüchternen Patienten durchzuführen.

Bei der Diagnostik der Urolithiasis ist zu berücksichtigen, dass reine Harnsäuresteine röntgennegativ sind.

Die Becken-Übersichtsaufnahme wird z. B. zum Nachweis von Blasensteinen oder zur Kontrolle von artifiziellen Sphinkteren eingesetzt. Letztere sind typischerweise mit Kontrastmittel gefüllt. Ein Fehlen dieser Kontrastierung kann ein Hinweis für ein Leck des Systems sein.

Eine seltene Indikation für Weichteil-Zielaufnahmen können verkalkte Plaques der Schwellkörperhüllen bei der Induratio penis plastica sein.

Kontrastmittelgesteuerte Röntgenuntersuchungen

Das Hohlsystem der ableitenden Harnwege kann nur durch Kontrastierung dargestellt werden. Etabliert hat sich dabei die Verwendung jodhaltiger Kontrastmittel, die entweder intravasal oder endoluminal verabreicht werden können. Für einige wenige Indikationen ist eine Kontrastierung mit Luft möglich.

Ausscheidungsurogramm (AUG, IVP)

Beim Ausscheidungsurogramm wird zunächst eine Abdomen-Übersichtsaufnahme angefertigt. Danach wird das Kontrastmittel intravenös verabreicht. Das Kontrastmittel wird aktiv in das Nierenbecken-Kelchsystem ausgeschieden und dann mit der Peristaltik des Ureters zur Blase transportiert. Standardisiert wird 7 min nach der Infusion eine erneute Übersichtsaufnahme durchgeführt. Hier stellt sich normalerweise eine sog. **nephrographische Phase** dar, bei der das Nierenparenchym durch die Kontrastmittelanreicherung gleichmäßig kontrastiert ist. Gleichzeitig beginnt die Darstellung des Nierenbecken-Kelchsystems. In weiteren Aufnahmen (nach 15 min und später) kann dann der Abfluss des Kontrastmittels in Harnleiter und Blase dargestellt werden. Abschließend sollte noch ein Bild nach Entleerung der Blase erfolgen.

Im Falle einer Harnstauung kann es zu einer deutlichen Verzögerung der Kontrastmittelausscheidung der betroffenen Seite kommen. Diese Verzögerung kann sich auf den frühen Bildern nach Kontrastmittelgabe als »stumme Niere« darstellen. Das gleiche Bild zeigt sich bei funktionsloser Niere. Eine aufgehobene Harnleiterperistaltik führt zum Bild des sog. durchgezeichneten Harnleiters, der komplett vom Nierenbeckenabgang bis zur Blase dargestellt ist.

Relevante Beurteilungskriterien sind:
- Abflusshindernisse
- Aussparungen oder Umfließungen
- letztlich aber auch die Darstellung der Nierenkelche (zart vs. verplumpt)

❶ Kontraindikationen für eine intravasale Kontrastmittelapplikationen sind eine bekannte Kontrastmittel- oder Jod-Allergie, eine deutlich eingeschränkte Nierenfunktion, oder Paraproteinämien (z. B. beim Plasmozytom).

Während des Auftretens von Nierenkoliken sollte keine Kontrastmittelgabe erfolgen: Bei einem ohnehin schon erhöhten Druck im Nierenbecken-Kelchsystem kann es durch den osmotischen Effekt des ausgeschiedenen Kontrastmittels zu einem weiteren Druckanstieg mit Ruptur des Hohlsystems im Bereich einzelner Kelche (sog. **Fornix-Ruptur**) kommen.

Seit der zunehmenden Etablierung des Nativ-CT des Harntrakts zur Diagnostik bei Urolithiasis und des MRT-Urogramms zur Diagnostik anderer Erkrankungen des oberen Harntrakts hat das IVP deutlich an Bedeutung verloren.

Retrogrades Pyelogramm

Bei Kontraindikationen gegen eine intravenöse Kontrastmittelapplikation, aber auch im Rahmen endourologischer Eingriffe kann das Kontrastmittel auch endoluminal in den oberen Harntrakt gegeben werden. Hierzu wird im Rahmen einer Urethrozystoskopie ein Ureterkatheter in das jeweilige Ostium des Ureters eingeführt und wenige Milliliter Kontrastmittel unter Durchleuchtung über diesen Katheter retrograd injiziert. Die Beurteilung erfolgt nach den gleichen Kriterien wie beim IVP. Entscheidend ist die Injektion des Kontrastmittels ohne Luftbläschen, da diese als Umfließungsfiguren von Röntgen-negativen Steinen oder Tumoren nicht eindeutig zu unterscheiden sind.

Antegrades Ureterogramm

Bei Patienten mit einliegendem Nephrostomiekatheter besteht die Möglichkeit, das Kontrastmittel über diesen Katheter antegrad zu applizieren und so das gesamte obere Hohlsystem darzustellen. Dies wird auch während der Anlage einer perkutanen Nephrostomie meist durchgeführt.

Zystogramm

Die radiologische Darstellung der Harnblase mit Kontrastmittel erfolgt meist über einen transurethral oder suprapubisch eingelegten Katheter. Die genaue Durchführung der Untersuchung hängt von der jeweiligen Fragestellung ab:

- Wird nach einer **Blasenperforation** oder einer **Leckage** nach einem Eingriff (z. B. nach radikaler Prostatektomie) gesucht, wird die Harnblase über den Katheter mit Kontrastmittel gefüllt. In diesem Fall ist die radiologische Überprüfung der Blasenentleerung nicht relevant.
- Bei Patienten mit **Blasenentleerungsstörungen** wird ein Miktionszysturethrogramm durchgeführt, wobei der Patient nach Kontrastmittelfüllung der Harnblase und Entfernung des transurethralen Katheters gebeten wird, unter Durchleuchtung zu miktionieren.
- Bei Patienten mit Verdacht auf einen **vesikoureteralen Reflux** (◘ Abb. 4.27) wird unter Füllung der Blase überprüft, ob es zu einem Reflux des Kontrastmittels in das Hohlsystem des oberen Harntrakts kommt (sog. Niederdruck-Reflux). Anschließend wird der Patient gebeten, unter Durchleuchtung zu miktionieren. Kommt es darunter zum Reflux, spricht man vom sog. Hochdruck-Reflux.

Retrogrades Urethrogramm (RUG)

Die radiologische Darstellung der Harnröhre erfolgt meist über die retrograde Injektion von Kontrastmittel in die gestreckte Urethra, sofern eine antegrade Darstellung im Rahmen eines Miktionszysturethrogramms nicht möglich ist.

(Pharmako-)Kavernosographie

Bei Verdacht auf **erektile Dysfunktion** aufgrund eines venösen Schwellkörperlecks kann eine Kavernosographie mit Infusion von Kontrastmittel über eine im Schwellkörper platzierte Butterfly (evtl. nach Injektion mit Prostaglandin E1) erfolgen. Auf diese Weise ist ein pathologischer Abfluss radiologisch darstellbar. Eine weitere Indikation kann die Lokalisation einer Penisfraktur sein. Diese Untersuchung sollte auf die Fälle beschränkt bleiben, bei denen eine operative Therapie geplant ist.

Phlebographie der Vena testicularis

Im Rahmen der Therapie einer **Varikozele testis** ist die radiologische Darstellung und Embolisation der V. testicularis etabliert. Die Kontrastmittelapplikation erfolgt dabei intravasal entweder antegrad über einen am Skrotum operativ freigelegten Ast der V. testicu-

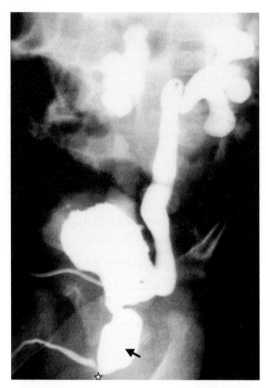

◘ **Abb. 4.27** Miktionszysturethrogramm bei einem 3 Monate altem Knaben mit Harnröhrenklappen (*), deutlich erweiterter prostatischer Harnröhre (←) und sekundärem vesikoureterorenalem Reflux beidseits. Die Kontrastmittelinjektion erfolgte über einen suprapubischen Katheter (*Bildmitte links*)

laris oder retrograd über einen von der Leiste in die V. femoralis eingebrachten Katheter. Die Embolisation kann mittels embolisierender Flüssigkeiten (z. B. Ethoxysklerol), Partikel oder Spiralen erfolgen.

Fisteldarstellungen

Grundsätzlich kann bei Fisteln versucht werden, durch Injektion von Kontrastmittel in den Fistelkanal den Fistelverlauf radiologisch darzustellen.

Arteriographie

Die intraarterielle Kontrastmittelapplikation ist initial zur Diagnostik von Nierentumoren und arteriovenösen Malformationen der Niere etabliert worden (◘ Abb. 4.28). Hierbei wird über die Femoralarterie ein Katheter eingebracht und bis in die Nierenarterie, evtl. auch in kleinere Arterien vorgeschoben, bevor dann Kontrastmittel injiziert wird. Heutzutage wird diese Untersuchung am ehesten im Zusammenhang mit dem Versuch einer **Embolisation** durchgeführt.

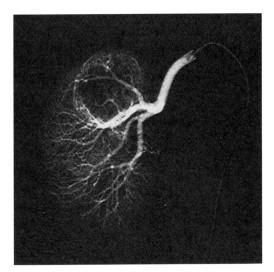

Abb. 4.28 Arteriographie der rechten Niere mit Darstellung eines Nierentumors im Bereich des rechten Oberpols

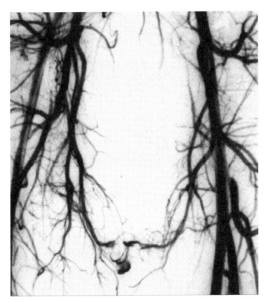

Abb. 4.29 Arteriographie der Beckenarterien mit Nachweis einer linksseitigen arteriokavernösen Fistel ausgehend von einem Ast der A. pudenda interna

Eine weitere Indikation stellt der **High-flow-Priapismus** dar, bei dem arteriokavernöse Fisteln (Abb. 4.29) durch eine Darstellung der Äste der A. pudenda interna dargestellt und supraselektiv embolisiert werden können.

4.4.3 Radiologische Schnittbildverfahren

Computertomographie (CT)

Die zunehmende Verfügbarkeit der Computertomographie hat in den letzten Jahrzehnten die Uroradiologie grundsätzlich verändert. Im Vergleich zu den o. g. uroradiologischen Untersuchungen stellt die Computertomographie eine höhere Strahlenbelastung dar. Andererseits ist sie aber in der Lage eine Vielzahl von Differenzialdiagnosen in einer einzigen Untersuchung nachzuweisen oder auszuschließen.

Native Computertomographie

Bei der Diagnostik der **Urolithiasis** hat die native Computertomographie des Harntrakts heutzutage einen festen Stellenwert. Der Vorteil liegt darin, dass alle Harnsteine in der Computertomographie Röntgen-positiv sind. Es können Größe und Lokalisation meist eindeutig festgelegt werden. Die Messung der Hounsfield-Einheiten des Steins lassen dabei sogar Rückschlüsse auf die Zusammensetzung des Steins zu.

> **Tipp**
>
> Die entscheidenden Vorteile dieser Untersuchung sind:
> - Kein Einfluss durch Darmgasüberlagerung
> - Keine Vorbereitung
> - Keine Kontrastmittelapplikation
> - Keine Kontraindikationen
> - Schnelle Durchführung

Kontrastmittelgestützte Computertomographie

Die kontrastmittelgestützte Computertomographie ist etabliert als Standarduntersuchung im **Tumorstaging** (Abb. 4.30). Je nach Indikation kann diese Untersuchung zunehmend auch durch die Magnetresonanztomographie ersetzt werden. Die kontrastmittelgestützte CT gibt zusätzliche Informationen über die Perfusion der Nieren.

Eine zunehmende Erleichterung in der Diagnostik und v. a. auch in der Therapieplanung stellt die **koronare Rekonstruktion** dar (Abb. 4.31).

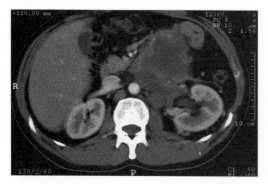

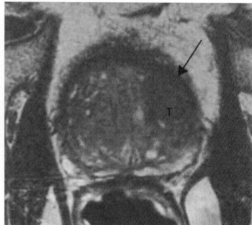

☑ Abb. 4.30 Computertomographie bei malignem Hodentumor mit retroperitonealen Lymphknotenmetastasen
(Bulky Disease) und Tumorzapfen in der linken V. renalis

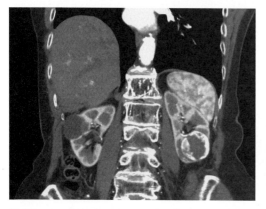

☑ Abb. 4.31 Koronare Rekonstruktion: Nierenzyste rechts,
solider Nierentumor links

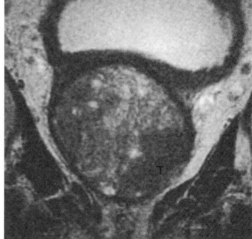

Magnetresonanztomographie (MRT)
MRT des Abdomens

> **Tipp**
>
> Zur Minimierung der Strahlenexposition hat die
> Magnetresonanztomographie eine zunehmende
> Bedeutung in der Urologie erlangt.

Bevorzugt wird die MRT bei der Diagnostik des Rückenmarks (z. B. beim Tethered-cord-Syndrom bei
Spina bifida) eingesetzt.

Die Bedeutung des **MRT-Urogramms** ist noch um-
stritten: Verkalkungen und Steine können nicht sicher
dargestellt werden, während die Darstellung von Tumoren des oberen Harntrakts durchaus reproduzierbar gelingt.

Bei Kindern mit Maldescensus testis, bei denen ein
Hoden sonographisch nicht nachweisbar ist, kann ein
MRT des Abdomens zur Hodensuche sinnvoll sein.

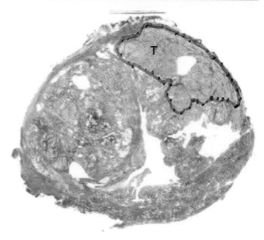

☑ Abb. 4.32 Histologisch gesichertes Adenokarzinom der
Prostata

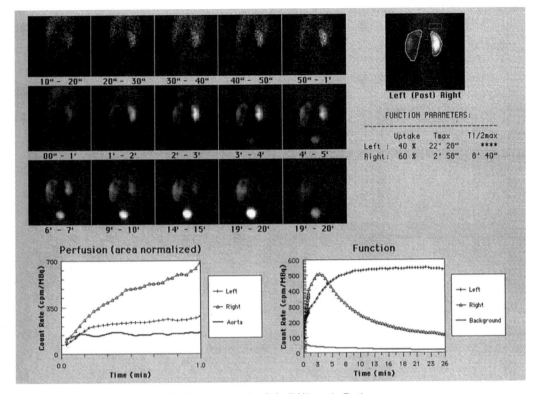

Abb. 4.33 Isotopennephrogramm bei Harnstauungsniere links (Erklärung im Text)

MRT der Prostata mit endorektaler Spule

Die MRT der Prostata ist zwar keine Primärdiagnostik zur Abklärung eines Prostatakarzinoms, verfügt aber über eine hohe diagnostische Effizienz (■ Abb. 4.32). Die Untersuchung wird mit einer endorektalen Spule durchgeführt.

4.4.4 Nuklearmedizinische bildgebende Verfahren

Nierenfunktionsprüfung

Die Isotopennephrographie ist eine nuklearmedizinische Untersuchung, die verschiedene Aspekte der Nierenfunktion untersucht: Durchblutung der Niere, Sekretionsleistung der Niere und Abfluss des oberen Harntraktes.

Dynamische Isotopennephrographie (ING)

^{123}J-Orthojodhippursäure (J-Hippuran) und ^{99m}Technetium-Mercapotacetyltriglycin (MAG$_3$) werden mit einer hohen Exkretionsrate (>80 %) bei der ersten Passage der Niere in das Hohlsystem der Niere ausgeschieden.

Bei der Untersuchung wird im ersten Schritt die Anflutung des Tracers in Aorta und beiden Nieren gemessen (■ Abb. 4.33, unten links). Es wird dann eine Bilderserie über 20 min von dorsal angefertigt, bei der die Anreicherung des Tracers zunächst in der Niere und im oberen Hohlsystem, dann aber auch der Abfluss zur Blase gemessen wird. Aus der Messung der maximalen Intensität beider Nieren lässt sich der Funktionsanteil der jeweiligen Niere ermitteln (■ Abb. 4.33, oben rechts). Der physiologische Kurvenverlauf der Tracer-Anreicherung ist 3-phasig und zeigt zunächst einen schnellen Anstieg (Perfusionsphase), dann einen langsameren Anstieg (Sekretionsphase) und dann einen Abfall (Exkretionsphase, ■ Abb. 4.33, unten rechts: rote Kurve). Bei Abflussstörung der Niere kommt es zu einem Ansteigen der Kurve über den Untersuchungszeitraum von 20 min (Klettertyp, ■ Abb. 4.33, unten rechts: schwarze Kurve) oder zum horizontalen Kurvenverlauf bei hochgradiger Funktionseinschränkung (Isosthenurietyp).

Bei unzureichendem Abfluss der Niere kann eine Lasix-Studie angeschlossen werden: Nach Injektion von 20 mg Furosemid i.v. kommt es bei physiologischen Abflussverhältnissen zu einem Abfall der

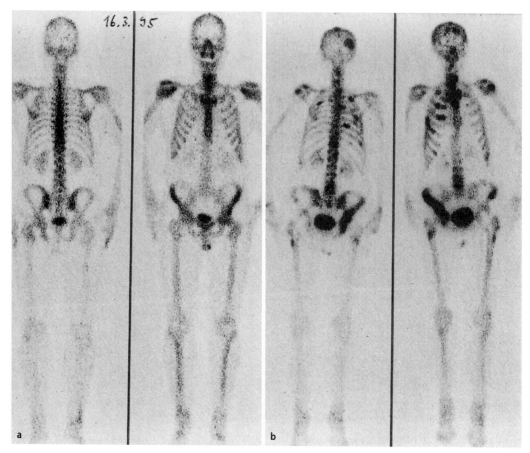

Abb. 4.34a,b Knochenszintigraphie **a** Normales Knochenszintigramm mit homogener Speicherung des Radionuklids im knöchernen Skelettsystem. **b** Multiple herdförmige starke Anreicherungen des Radionuklids im Knochen bei ossär metastasiertem Prostatakarzinom

Tracer-Aktivität im Nierenbecken von mehr als 50 % innerhalb von 20 min, bei dekompensierter Obstruktion dagegen nicht zu einem ausreichenden Abfall der Tracer-Aktivität (<50 %).

Statische Nierenszintigraphie mit ^{99m}Tc-DMSA-Uptake

Die statische Nierenszintigraphie spielt eine Rolle bei der Beurteilung des funktionstüchtigen Nierengewebes, z.B. bei Verdacht auf Vorliegen einer Nierenagenesie oder der Suche nach einer dystopen Niere.

Knochenszintigraphie

Die Knochenszintigraphie (Abb. 4.34) gibt eine Übersicht über Stoffwechselaktivitäten im Skelettsystem und wird eingesetzt bei der Suche nach Knochenmetastasen, die entweder einen erhöhten oder zur Umgebung verminderten Knochenstoffwechsel aufweisen können.

Dem Patienten wird ^{99m}Tc (Technetiumphosphat) intravenös injiziert. Nach ca. 3 h wird dann die Anreicherung im Skelettsystem mit der Gammakamera gemessen. In dieser Untersuchung können Knochenmetastasen z. T. 3–6 Monaten eher nachgewiesen werden als in konventionellen Röntgenuntersuchungen. Eine Sonderform stellt der sog. **Superscan** dar, bei dem eine komplette ossäre Metastasierung des Skelettsystems sich als gleichmäßiges Anreicherungsmuster darstellt.

Positronenemissionstomographie (PET) und PET/CT

Die Positronenemissionstomographie nutzt Radioisotopen, die bei ihrem Zerfall Positronen emittieren. Diese Emissionen können dann schichtweise gemessen werden. Durch die Kopplung dieser Radioisotopen an Substanzen, die natürlich im Körper vorkommen,

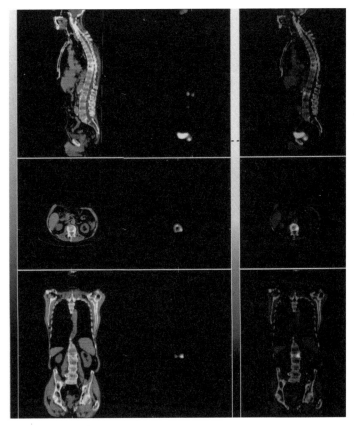

◘ Abb. 4.35 ^{18}F-FDG-PET/CT-Studie in 3 Ebenen mit Nachweis einer Knochenmetastase in LWK 4 bei metastasiertem Prostata-karzinom

ist das PET in der Lage, Informationen über die **biologische Aktivität eines Gewebes** zu liefern. Die Korrelation der so erhaltenen Aktivitätsverteilungen mit einer gleichzeitig durchgeführten Computertomographie ermöglicht dann die genaue Gewebszuordnung.

^{18}F-FDG-PET

18F-2-fluoro-2-deoxy-D-glucose (18F-FDG) ist der am häufigsten bei der PET eingesetzte Tracer (◘ Abb. 4.35). Der Grundgedanke ist dabei, dass Tumoren eine höhere Stoffwechselaktivität aufweisen als das umgebende Gewebe. Entsprechend werden sie mehr Glukose, aber gleichzeitig auch mehr 18F-FDG aufnehmen und verstoffwechseln. Dabei entsteht 18F-FDG-6-Phosphonat, ein Metabolit, der in der Zelle akkumuliert und nicht weiter abgebaut werden kann. Diese hohe 18F-FDG-Konzentration in der Tumorzelle erzeugt ein Signal, das höher ist als das Hintergrundrauschen und durch die PET lokalisiert werden kann.

Das ^{18}F-FDG-PET ist inzwischen beim **Keimzelltumor** etabliert und wird vor allem bei Residualtu-

moren nach Chemotherapie eines Seminoms genutzt um einen vitalen Tumor von Nekrosen zu unterscheiden (◘ Abb. 4.36).

^{11}C-/^{18}F-Cholin-PET

Cholin spielt eine Rolle bei der Synthese der Phospholipide der Zellmembranen: Etwa ein Drittel aller Phospholipide besteht aus Phosphatidylcholin. Cholin wird aus dem Extrazellulärraum aktiv nach intrazellulär transportiert und hier entsprechend phosphoryliert und verestert. Dieser Cholinmetabolismus ist beim Prostatakarzinom deutlich gesteigert. Schwierig ist allerdings die Abgrenzung zur akuten oder chronischen Prostatitis.

> **Tipp**
>
> Über die Wertigkeit des ^{11}C-Cholin-PET in der Diagnostik des Prostatakarzinoms kann noch nicht abschließend geurteilt werden.

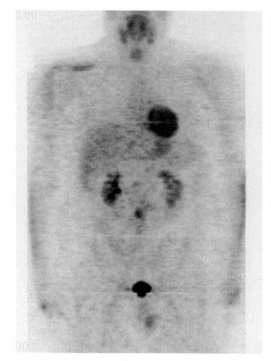

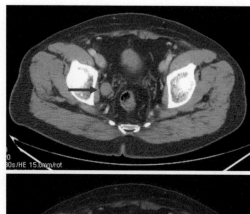

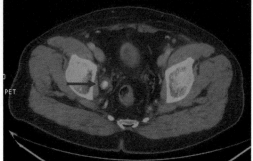

⬛ Abb. 4.36 ¹⁸F-FDG-PET nach Chemotherapie eines Seminoms im Stadium IIC (Lugano-Klassifikation): Nachweis eines aktiven Residualtumors interaortokaval unterhalb der Nierenhili (histologisch gesichert)

Es zeichnet sich aber insbesondere in Kombination mit CT und/oder MRT ein Wert in der Lokalisation eines Prostatakarzinoms innerhalb der Prostata, aber auch in der Lokalisation eines Tumorrezidivs nach primärer Therapie eines Prostatakarzinoms ab (⬛ Abb. 4.37). Dabei bleibt aber zu berücksichtigen, dass bei PSA-Werten <0,5 ng/ml bisher nicht mit einer nachweisbaren Aktivität zu rechnen ist.

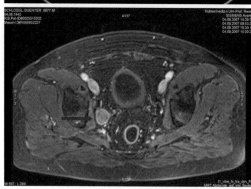

⬛ Abb. 4.37 Intensiv ¹¹C-Cholin-speicherndes Lymphknotenrezidiv in der rechten Fossa obturatoria (*Pfeile*)

Konzept des Sentinel-Lymphknotens

Grundgedanke dieses Konzepts ist, dass es für viele Tumoren einen direkten Lymphabfluss in sog. Schildwächter-Lymphknoten (Sentinel-Lymphknoten, ⬛ Abb. 4.38) gibt. Die Lokalisation dieser ersten Lymphknotenstation ist allerdings großen anatomischen Variationen unterworfen. Ziel ist es daher, diese Schildwächter-Lymphknoten intraoperativ zu identifizieren und zu resezieren. Sind diese Lymphknoten tumorfrei, ist mit hoher Wahrscheinlichkeit auch in anderen Lymphknoten nicht mit einer Metastase zu rechnen. Sind sie dagegen befallen, können auch weitere Lymphknoten, auch in anderen Regionen, befallen sein.

Einen besonderen Wert hat diese Methode bei Sentinel-Lymphknoten, die außerhalb der Standard-Lymphabflussgebiete liegen. Die Markierung der Sentinel-Lymphknoten erfolgt, indem in den Tumor ein Tracer injiziert wird, der über die Lymphabflusswege transportiert wird: dies kann sowohl ein Farbstoff als auch ein radioaktiver Tracer (z. B. ⁹⁹ᵐTechnetium Nanocolloid) sein. Bei radioaktiver Markierung kann die Identifizierung der Sentinel-Lymphknoten dann mittels Lymphabfluss-Szintigramm, aber auch intraoperativ mit der Gammasonde erfolgen.

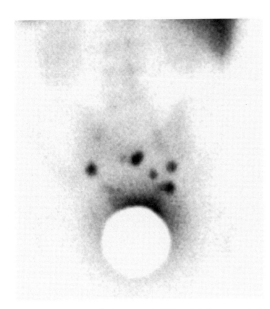

Abb. 4.38 Beispiel eines Lymphabfluss-Szintigramms bei Prostatakarzinom. Die Sentinel-Lymphknoten befinden sich entlang der A. iliaca interna rechts, in der Fossa obturatoria beidseits und präsakral

4.4.5 Empfehlungen zum rationalen Einsatz der bildgebenden Verfahren

Im Dezember 2008 wurden durch die Strahlenschutz-kommission Empfehlungen abgegeben, bei denen für verschiedene Routinefragestellungen in der Medizin bildgebende Verfahren verglichen und bewertet wurden (☐ Tab. 4.16).

> **Bildgebende Verfahren**
>
> Die Interpretation der Befunde in der urologischen Bildgebung erfordert in der Anfangsphase eine intensive Anleitung und im weiteren Verlauf eine große Erfahrung. Der Arzt muss die gesamte Bandbreite der Normalbefunde kennen, um pathologische Abweichungen sicher identifizieren zu können.
> Die Kunst der ärztlichen Tätigkeit in der Urologie ist es, die zur Verfügung stehenden bildgebenden Verfahren sinnvoll einzusetzen. Jeder Arzt sollte sich immer bewusst machen, ob die jeweilige Untersuchung eine klinische Relevanz hat und ob sie nicht durch ein anderes Untersuchungs-verfahren mit geringerer Invasivität und Strahlenbelastung ersetzt werden könnte.

☐ Tab. 4.16 Empfehlungen der Strahlenschutzkommission für Fragestellungen auf urologischem Fachgebiet

Klinische Fragestellung	Bildgebendes Untersuchungs-verfahren	Grad der Empfehlung	Kommentar
H1 Makro- oder Mikrohämaturie (Proteingehalt <100 mg/dl) (bei Kindern: ► M46)	US, IVP	P	Routinemäßig müssen US + IVP simultan eingesetzt werden, ergänzt durch Zystoskopie
	CT/MRT	W	Ergänzend bei TU-Verdacht
H2 Hypertonie ohne Nierenerkrankung, Hypertonie bei jungen Patienten	IVP	N	
	US (FKDS)	P	Sensitivität der FKDS nicht ausreichend zum Ausschluss einer Nierenarterien-stenose
H2 Hypertonie ohne Nierenerkrankung, Hypertonie bei jungen Patienten	Nuk	W	Nierenfunktionsszintigraphie: Hinweis der hämodynamischen Relevanz einer Nieren-arterienstenose mit Captopril
	CTA/MRA	W	Morphologischer Nachweis einer Nieren-arterienstenose
	DSA	W	Bei geplanter Intervention

4

◘ **Tabelle 4.16** (Fortsetzung)

Klinische Fragestellung	Bildgebendes Untersuchungsverfahren	Grad der Empfehlung	Kommentar
H3 Nierenversagen, akut	Rö Abdomen IVP	N	Stattdessen FKDS oder Nuk
	Nativ-CT/-MRT	N	
	US mit FKDS	P	Organgröße, Parenchymveränderungen
	Nuk	W	Nierenfunktionsszintigraphie: Nierenvitalität, -funktion
H4 Nierenversagen, chronisch	IVP Rö Abdomen	N	
	US mit FKDS	P	Organgröße, Parenchymveränderungen, ggf. Nierenarterienstenose
	Nativ-CT/-MRT	S	Ggf. Eingrenzung der DD, z. B. Urolithiasis
H5 Nierenkolik, akuter Flankenschmerz (bei Kindern: ▶ M47)	US	P	Nachweis einer Dilatation des NBBKS, ggf. Steinnachweis
	CT	W	Zunehmend auch als P eingesetzt, da alle DD klärbar. Bei Verdacht auf Konkremente erste CT-Serie nativ
	IVP	W	Nur bei normaler Nierenfunktion, Höhe der Abflussbehinderung
	Nuk	W	Seitengetrennte Funktionsdiagnostik, DD obstruktive/funktionelle Störung
H6 Asymptomatische Nierensteine	US	Zufallsbefund	Bei Ureterensteinen häufig keine Steinlokalisation. Weite des NBKS
	Rö Abdomen	N	
	Nuk	N	
H7 Raumforderung der Nebenniere (bei Kindern: ▶ M40)	US	P	Darstellung rechts zuverlässig, links unsicher
	CT/MRT	P	Bei klinischem oder sonographischem Verdacht auf Raumforderung der Nebenniere
	Nuk	W	Spezielle Tracer für Nebennierenmark oder -rinde: Untersuchungsdauer bis 1 Woche! Hormonale Aktivität, ektope TU-Lokalisation
H8 Raumforderung der Niere (bei Kindern: ▶ M40)	IVP	N	Statt IVP ggf. Abdomenübersicht nach CT oder Rekonstruktion aus CT-Daten
	US	P	TU-Nachweis, DD zystisch/solide RF, geringe Spezifität
	CT/MRT	W	TU-Nachweis, bei jedem sonographischem Verdacht DD-Klärung, präoperatives Staging inkl. venöser TU-Thrombus

◨ **Tabelle 4.16** (Fortsetzung)

Klinische Fragestellung	Bildgebendes Untersuchungsverfahren	Grad der Empfehlung	Kommentar
H8 Raumforderung der Niere (bei Kindern: ► M40) (Fortsetzung)	Nuk	W	Skelettszintigraphie: Staging Knochenmetastasen
	DSA	S	Nur bei geplanter organerhaltender Operation, präoperativ/palliative Embolisation
H9 Raumforderung des Nierenbeckens/des Ureters/der Harnblase (bei Kindern: ► M44	US	P	Harnstau, TU-Nachweis, DD-Klärung
	IVP	P	Zweittumoren der ableitenden Harnwege
	CT/MRT	W	TU-Nachweis, DD-Zuordnung, präoperatives Staging
	Nuk	W	Skelettszintigraphie: Knochenmetastasen
	Retrograde Pyelographie	W	Zweittumoren der oberen ableitenden Harnwege
H10 Harnwegsinfekt akut, komplizierte Pyelonephritis (bei Kindern: ► M45)	US	P	Nachweis/Ausschluss Harnstau
	IVP	W	Indiziert bei Obstruktion
	CT	W	Entzündliche Parenchyminfiltrationen, DD-Zuordnung, perirenale Komplikationen
	Nuk	W	Seitengetrennte Nierenfunktion (VK)
H11 Harnwegsinfekt chronisch (bei Kindern: ► M45)	US	P	Eingrenzung der DD, Harnstau
	CT/MRT	W	Indiziert bei Uro-TBC und vermuteten perirenalen Komplikationen
	Nuk	W	Nierenfunktion im Seitenvergleich
	IVP	N	
H12 Prostataerkrankungen inkl. Karzinom	US	P	Transkutaner US: Harnstau, Restharn. Transrektaler US + transrektale Stanzbiopsie: Pathologie Prostata
	IVP	W	Je nach urologischer Strategie zur Dokumentation Restharn/Stauung etc.
	CT/MRT	W	Abdomen/Becken: präoperatives Staging bei Karzinom (MRT, ggf. mit Endorektalspule)
	Nuk	W	Skelettszintigraphie: Knochenmetastasen bei gesichertem Prostatakarzinom und PSA-Erhöhung
	Nuk	S	Cholin-PET: LK- und Fernmetastasen
H13 Raumforderung Skrotum/Hoden	US	P	Erkrankungsnachweis, DD solider vs. zystischer TU und testikulärer vs. epididymaler Prozess, obligat bei jedem unklaren Tastbefund
	CT	P	Abdomen/Becken: präoperatives Staging
	MRT	W	Lokal: bei nicht konklusivem US-Befund
	Nuk	S	Alternativ: sofortige OperationFDG-PET: Staging, LK, Fernmetastasen

□ Tabelle 4.16 (Fortsetzung)

Klinische Fragestellung	Bildgebendes Untersuchungs-verfahren	Grad der Empfehlung	Kommentar
Hodentorsion	FKDS	W	Meist klinische Diagnose
H15 Harnröhrenstriktur	Urethrographie	P	Präoperative Darstellung
H16 Harnverhalt	US	P	Beurteilung Harnblase und oberer Harntrakt
Retroperitoneales Trauma	CT	P	Nachweis und DD-Zuordnung
H17 Transplantatniere	US	P	Morphologie, Durchblutung
	MRA	W	Präoperative Anatomie
	Nuk	W	Funktionsszintigraphie: Funktion, Vitalität
Spenderniere	US	P	Morphologie
	Nuk	P	Seitengetrennte Funktion
K19 Urethralblutung und Becken-verletzung	Rö-Becken	P	
	CT	W	Ausschluss Blasenruptur/ggf. Urethra-verletzung
	Retrogrades Urethrogramm	W	Ausschluss Urethraverletzung (v. a. Männer)
K39 Nierentrauma	US	P	
	CT	W	US nicht konklusiv, klinischer Verdacht auf Organverletzung, sensitivste Untersuchung
	Nuk	W	Nierenfunktion bei Nierenruptur oder peri-renalem Hämatom
	DSA	S	Bei geplanter Intervention
L12 Onkologie: Niere			
Diagnose	US	P	► H7
	CT	P	Bei sonographisch unklarem oder suspektem Befund
Staging	CT/MRT Abdomen	P	Zur Bestimmung des lokalen Ausmaßes und einer Beteiligung der Venen, LK, Harnleiter und der kontralateralen Niere
	Rö Thorax	P	Lungenmetastasen
	CT Thorax	W	Bei fortgeschrittenen Tumorstadien
	Nuk	W	Skelettszintigraphie: Knochenmetastasen
Nachsorge	US	P	Leber- und LK-Metastasen, kontralaterale Niere
	CT/MRT Abdomen	W	Bei Symptomen, die auf ein Rezidiv im Nephrektomiebett hinweisen

◫ Tabelle 4.16 (Fortsetzung)

Klinische Fragestellung	Bildgebendes Untersuchungs- verfahren	Grad der Empfehlung	Kommentar
L13 Onkologie: Blase			
Diagnose	US	P	US Abdomen
		W	In Ergänzung zur Zystoskopie
Staging	IVP	P	Zur Beurteilung der Nieren und der Harnleiter bei weiteren urothelialen TU
	CT/MRT Abdomen und Becken	P	Bei Planung eines radikalen Eingriffs stellt die MRT meist das Verfahren mit der höheren Sensitivität dar. Die CT findet breite Anwendung im Rahmen der Strahlen- therapieplanung
	Nuk	W	Skelettszintigraphie: Knochenmetastasen
Nachsorge	US	P	US Abdomen
	IVP	P	Nachweis von metachronen Harnleiter- und Nierenbeckentumoren
	MRT	W	Alternativ zur IVP als MR-Urographie
L14 Onkologie: Prostata (► H12)			
Diagnose	Transrektaler US	P	Biopsie
Staging	US/MRT/ CT Becken/ Abdomen	W	Beim Nachweis einer Beteiligung des Beckens wird das Staging im Abdomen fortgesetzt
		W	MRG ggf. mit Endorektalspule
	Nuk	S	Skelettszintigraphie
		S	Cholin-PET: LK- und Fernmetastasen
		W	SLN zur Operationsplanung
Nachsorge	US/MRT	W	Bei PSA-Anstieg zum Nachweis von Lokal- rezidiven und LK-Metastasen
	Nuk		Skelettszintigraphie: Bei PSA-Anstieg zum Nachweis von Knochenmetastasen
L15 Onkologie: Hoden			
Diagnose	US	P	Obligat bei jedem auffälligen Tastbefund
Staging	US Abdomen	P	
	CT Thorax, Abdomen, Becken	P	Die Behandlung hängt im hohen Maße von einem akkuraten bildgebenden Staging ab

4

◘ Tabelle 4.16 (Fortsetzung)

Klinische Fragestellung	Bildgebendes Untersuchungs-verfahren	Grad der Empfehlung	Kommentar
Nachsorge	US/CT/MRT Abdomen	P	Aufnahme des kompletten Abdomens
	Rö Thorax	P	
	Nuk	W	FDG-PET: Verdacht auf LK- und Fern-metastasen bei Tumormarkeranstieg
M41 Enuresis	US	P	Sowohl bei Enuresis nocturna als auch diurna, immer mit Restharnbestimmung
	MCU	W	In Abhängigkeit von der klinischen Symp-tomatik. Bei Restharn oder pathologischer Uroflowmetrie zum Nachweis einer sub-vesikalen Obstruktion
M42 Kontinuierliches Harnträufeln	US	P	Ultraschall oder MR-Urographie (falls nicht verfügbar i.v. Pyelographie mit Spätaufnah-men) können notwendig sein, um doppelte Systeme mit einem ektopen Ureter aus-zuschließen. Unbedingt genaue klinische Inspektion bei Mädchen
	MCU	W	In Abhängigkeit von der klinischen Sympto-matik, begleitende Fehlbildungen
	IVP	W	Bei Verdacht auf ektop mündenden Ureter
M43 Nicht palpable Hoden	US	P	Zur Lokalisation des Leistenhodens
	MRT	W	Vor allem hilfreich zur Lokalisation intra-abdomineller Hoden, zunehmend wird hier die Laparoskopie eingesetzt
M44 Pränatal diagnostizierte Dilatation des Harntraktes	US	P	Am Ende (!) der 1. Lebenswoche. Kontrolle nach 4-6 Wochen auch bei postnatal unauf-fälligem Befund unbedingt notwendig
	MCU	P	Bei Dilatation des Nierenbeckens über 12 mm im Querschnitt unter Antibiotikaschutz
	Nuk	W	Seitengetrennte Nierenfunktion mit Tc-MAG$_3$
M45 Nachgewiesene Harntrakt-infektion	US	P	P bei allen Harnwegsinfektionen, weitere Untersuchungsprotokolle abhängig vom Ausmaß des Harnwegsinfektes (Fieber, Bak-teriurie, Leukozyturie, BSG-Erhöhung etc.), Messungen der Nierenlänge/des Nieren-volumens, evtl. FKDS
	MCU	P	Im infektfreien Intervall!! Immer indiziert bei Patienten unter 4 Jahren beim ersten Harnwegsinfekt, über 4 Jahren bei patholo-gischen/unklarem US-Befund
	Nuk	W	Tc-MAG$_3$ zum Nachweis von Abflussstörun-gen und zur seitengetrennten Nierenfunk-tionsbestimmung, Reflux?

◻ Tabelle 4.16 (Fortsetzung)

Klinische Fragestellung	Bildgebendes Untersuchungs-verfahren	Grad der Empfehlung	Kommentar
M45 Nachgewiesene Harntrakt-infektion (Fortsetzung)	IVP	N	Durch Nuk, US und MR-Urographie weitge-hend ersetzt, vor Lithotripsie, noch seltener Einsatz bei Urolithiasis, Fehlbildungsdiagnos-tik oder präoperativ bei Doppelbildern
M46 Hämaturie blande	US	P	Ausschluss Urolithiasis, neoplastische Erkrankungen
M47 Hämaturie mit Koliken	US	P	Ausschliss Urolithiasis, neoplastische Erkrankungen
	CT in Low-Dose-Technik	W	Konkrementnachweis

P: Primäruntersuchung, W: Weitergehende Untersuchung, S: Spezialverfahren, N: nicht indiziert; FKDS: farbkodierte Dopplersonographie, CTA/MRA: CT- oder MR-Angiographie, Nuk: nuklearmedizinische Untersuchungen, MCU: Mik-tionszysturethrogramm

4.5 Endourologische Diagnostik und Therapie

B. Amend, A. Stenzl

4.5.1 Urethrozystoskopie

Das in der Urologie am häufigsten durchgeführte endoskopische Verfahren ist die diagnostische Urethro-zystoskopie (Blasenspiegelung) zur Abklärung des unte-ren Harntraktes. Die Durchführung einer Urethrozysto-skopie ist in der Regel in Lokalanästhesie möglich, kann aber vor allem beim Mann aufgrund der urethralen Ana-tomie eine (Analgo-)Sedierung notwendig machen.

Indikationen

- Mikro- und Makrohämaturie unklarer Genese
- Rezidivierende oder chronische Harnwegsinfekte, chronische Prostatabeschwerden (vor allem Prostatitis der NIH Kategorien II, IIIA/B und IV)
- Verdacht auf infravesikale Obstruktionen (z. B. Harnröhrenstrikturen, Harnröhrenklappen, Prostatahyperplasie)
- Verdacht auf einen Blasentumor, Infiltrationen von Tumoren aus Nachbarorganen (weibliche Beckenorgane, Prostata, Darm) oder Metastasen (Magen-, Mamma-, Bronchialkarzinome, Haut-melanome <1 %)
- Tumornachsorge nach Blasentumorresektion (TUR-B)

- Beurteilung der Harnleiterostien bei z. B. vesiko-ureteralem Reflux bzw. Ureterozelen
- Abklärung neurogener Blasenentleerungs-störungen
- Zustand nach Fremdkörpereinführung
- Blasendivertikel, Fisteln zu Nachbarorganen (Ver-dacht auf Vagina, unterschiedliche Darmsegmente)
- Abklärung nicht eindeutiger Befunde oder Symptome unklarer Ursache

Instrumentarium

Das Endoskop (Zystoskop) ist ein je nach Fragestellung starres oder biegsames Instrument (◻ Abb. 4.39). Über zusätzliche Kanäle kann Flüssigkeit zu bzw. abgeleitet werden. Des Weiteren können über einen Arbeitskanal

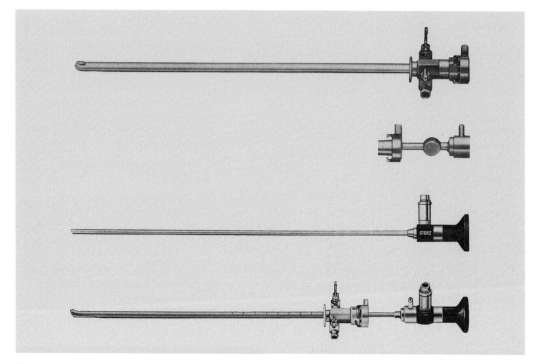

Abb. 4.39 Starres Urethrozystoskop. (Mit freundlicher Genehmigung der Karl Storz GmbH & Co, Tuttlingen)

Hilfsinstrumente oder Harnleiterschienen eingebracht, Gewebeproben gewonnen oder Steine geborgen werden. Der Außendurchmesser der Instrumente wird in Charrière (1 Charr. = 1/3 mm) angegeben.

Urethrozystoskop für Erwachsene

- **Starres Urethrozystoskop** (15,5–23,5 Charr.): Bis zur Harnblase wird hierfür eine Optik verwendet, die streng geradeaus blickt (0°- oder 5°-Winkel). In der Harnblase werden dann für die Einsicht der gesamten Oberfläche Optiken mit einem Blickwinkel von 30°, 70° oder 110°-120° verwendet.
- **Flexibles Urethrozystoskop** (15–20 Charr.): Das flexible Zystoskop besteht aus einer Glasfaseroptik, die dem Harnröhrenverlauf nachfolgt und somit wesentlich verträglicher ist. Eine flexible Abwinklung von 210° aufwärts und 120°–150° abwärts ist möglich.

Die starre Technik bietet durch größere Arbeitskanäle bessere Spül-, und Manipulationsmöglichkeiten, wird jedoch häufiger als schmerzhaft empfunden. Das flexible Verfahren hat zudem den Vorteil, dass es auch in Rücken- oder Seitenlagerung angewendet werden kann, wenn eine Steinschnittlagerung nicht möglich ist. Durch die flexible Spitze entfällt ein Wechsel der Optiken.

Videoendoskopie

Üblicherweise erfolgt heutzutage die Endoskopie als sogenannte Videoendoskopie. Entweder wird hierzu am Ende der Optik eine Kamera zur Bildübertragung auf einen Monitor aufgesetzt oder die Kamera wird bei modernen flexiblen Endoskopen in die Instrumentenspitze (Chip-on-the-tip-Technologie) integriert. Zwar macht die integrierte digitale Technik aufwendigere Gassterilisationsverfahren notwendig, jedoch wird durch die Anwendung von HD-Auflösungen (High-definition-Technologie) die Qualität der Untersuchung verbessert. Die Videoendoskopie ermöglicht zudem gegenüber der klassischen Endoskopie eine rückenschonende Untersuchungsposition und eine optimale Ausbildung in der Facharztweiterbildung.

Photodynamische Diagnostik (PDD)

Neben der konventionellen Zystoskopie mit Weißlicht, hat sich zunehmend die **Blaulichtzystoskopie** (photodynamische Diagnostik, PDD) in der Diagnostik und Therapie des Blasenkarzinoms etabliert. Durch Instillieren eines Photosensibilisators (Eigenname HEXVIX) in die Harnblase, ca. 60 Minuten vor geplanter Zystoskopie, kann die Detektion von Harnblasenläsionen erhöht werden (30 % bei Blasentumoren, bei Carcinoma in situ bis zu 67 %).

Narrow Band Imaging (NBI)

Parallel zur PDD werden ergänzende Technologien zur Verbesserung und Detektion von Schleimhautveränderungen wie zum Beispiel das Narrow Band Imaging (NBI) entwickelt. Beim NBI wird ein eingeschränktes Lichtspektrum (blau und grün) mittels eines Filters eingesetzt um die bei Tumoren zumeist gesteigerte Vaskularisation darzustellen. Dies wird durch die verstärkte Absorption der verwendeten Wellenlängen durch Hämoglobin in den Blutgefäßen ermöglicht, wodurch diese dunkel erscheinen. Da eine präoperative Instillation wie bei der PDD entfällt, kann diese Technik durch Verwendung flexibler Ureterorenoskope auch in der onkologischen Abklärung von Tumoren des oberen Harntraktes eingesetzt werden.

Durchführung
Vorbereitung

Lagerung auf einem speziellen Untersuchungstisch in Steinschnittlage. Der Patient liegt hierbei auf dem Rücken, die Beine sind angewinkelt und nach außen gespreizt (alternativ bei flexibler Endoskopie in Rückenlage). Nach sorgfältiger Desinfektion des äußeren Genitale (Penis, Skrotum bzw. Schamlippen, Introitus, Schamhaare) und der Oberschenkel wird, damit die Untersuchung möglichst schmerzfrei erfolgen kann, ein Gleitmittel, dem ein örtliches Betäubungsmittel zugesetzt ist, in die Harnröhre eingebracht. Beim Mann wird ein Herausfließen des Gleitgels durch Anbringen einer Penisklemme verhindert. Die Einwirkzeit kann sinnvoll zur Inspektion und Untersuchung des äußeren Genitales als integraler Bestandteil der Untersuchung genutzt werden.

> **Tipp**
>
> Befindet sich der Patient in Narkose (spinal oder Vollnarkose) kann auch ein Gleitmittel ohne Lokalanästhetikum verwendet werden. Das Gleitmittel soll in beiden Fällen eine Verletzung der Schleimhaut der Harnröhre verhindern.

Durchführung beim Mann

Nach vorsichtiger Dilatation des Meatus mit einem speziellen Stift wird das Zystoskop mit Geradeausoptik (0°) unter kontinuierlichem Spülstrom unter Beachtung des Harnröhrenverlaufes bis in die Blase geführt. Hierbei können die penile, bulbäre, membranöse und prostatische Harnröhre einschließlich des Blasenhalses beurteilt werden. Durch Manipulation mit dem Spülstrom werden Form und Intaktheit des M. sphincter externus beobachtet. Zur Untersuchung der Blase werden dann je nach Bedarf 30°, 70°, 120°-Optik verwendet (letztere dient in erster Linie der Beurteilung der Blasenvorderwand und des Blasenauslasses). Systematische Inspektion des Trigonum vesicae, Blasenboden, -seitenwände, -hinterwand, -vorderwand und -dach. Als zusätzliche Maßnahme kann während der Untersuchung die Bauchdecke eingedrückt werden, um die Blasenvorderwand besser sichtbar zu machen. Beurteilung beider Ostien (Harnleitermündungen) nach Lage, Form (schlitzförmig, golflochartig, refluxverdächtig) und Urinausscheidung (klar, trüb, blutig). Die Instrument wird mit einer ergänzenden Beurteilung der Urethra im Rückzug aus dem Harntrakt entfernt. Die Untersuchung endet insbesondere bei Nachweis von Raumforderungen mit einer bimanuellen Untersuchung (rektale Tastuntersuchung *versus* Bauchdecke) zur Prüfung der Verschieblichkeit der Beckenorgane.

Durchführung bei der Frau

Die Untersuchung der Harnröhre ist wegen der Kürze oft erschwert. Es erfolgt deshalb nach Meatusdilatation bei der starren Endoskopie ein obturiertes Eingehen in die Harnblase, das heißt ein Füllstab (Obturator) ist anstatt einer Optik in das Zystoskop eingebracht. Die Untersuchung der Harnröhre erfolgt dann am Ende der Endoskopie im Rückzug mit Beurteilung des Blasenhalses und Schließmuskelapparates Die Untersuchung der Harnblase selbst erfolgt wie beim Mann. Bei der Frau empfiehlt sich ebenso am Ende die Durchführung einer bimanuellen Palpation (rektovaginale Tastuntersuchung versus Bauchdecke), gegebenenfalls sollte je nach Indikation oder zystoskopischem Befund eine vaginale Einstellung (z. B. bei Verdacht auf Zystozele oder Rektozele) ergänzt werden.

Kontraindikationen

Bei Vorliegen einer akuten Infektion von Harnröhre (**Urethritis**), Harnblase (**Zystitis**) oder Prostata (**Prostatitis**) sollte eine Urethrozystoskopie nicht durchgeführt werden.

Komplikationen

Nach Zystoskopien sind Komplikationen selten. Durch die Reizung (Risse der Harnröhrenschleimhaut, Kontakt mit Urin) der Harnröhre während der Untersuchung kann es zu **Schmerzen beim Wasserlassen** mit leichter Blutung kommen. Einige Patienten entwickeln einen unwillkürlichen Harnabgang, der sich in der Regel nach kurzer Zeit wieder zurückbildet. Weitere mögliche Komplikationen sind neben der **Keimverschleppung** vor allem direkte, durch das Instrument verursachte, **Verletzungen** der Harnröhre und Blase.

Neben der Durchbohrung (**Perforation**) können kleine Schleimhautverletzungen entstehen, die in der Harnröhre zu Harnröhrenengen (iatrogene Harnröhrenstrikturen) führen können.

4.5.2 Ureterorenoskopie (URS)

Die Ureterorenoskopie (URS) beschreibt die retrograde endourologische Inspektion des Harnleiters und Nierenbecken-Kelchsystems mit einem semirigiden oder flexiblen Instrument. Unterschieden werden diagnostische und therapeutische Anwendungsmöglichkeiten.

Indikationen

Die Indikation zur diagnostischen URS besteht bei der Abklärung tumorsuspekter Befunde (z. B. Kontrastmittelfüllungsdefekte in der Ausscheidungsurographie bzw. der retrograden Ureteropyelographie) der oberen Harnwege mit der gleichzeitigen Entnahme einer Spülzytologie bzw. Biopsie bei morphologischen Auffälligkeiten. Ebenso zählen Makrohämaturie aus einem Ostium bei der Zystoskopie, persistierende Mikrohämaturie oder pathologische Befunde in der onkologischen Harndiagnostik (z. B. Fluoreszenz-in-situ-Hybridisierung, Zystoskopie) bei unauffälliger Zystoskopie und Röntgendiagnostik des oberen Harntraktes zu den Indikationen.

Therapeutische Indikationen zur URS sind die Steinentfernung, die Inzision oder Dilatation von Harnleiterstenosen sowie die Resektion und Koagulation von Malignomen. Bei Patienten, bei denen ein radikaler tumorchirurgischer Eingriff kontraindiziert ist, kann auch unter einem eingeschränkt kurativen Ansatz die Tumorresektion erfolgen (z. B. bei Einzelniere, wobei die indizierte Nephrektomie die Dialyse zur Folge hätte).

Instrumentarium

Semirigide Instrumente besitzen einen Außendurchmesser von 6.5–15 Charr., wohingegen flexible Ureterorenoskope mit 4,5–12 Charr. Außendurchmesser an ihrem beweglichen distalen Ende bis zu 285° flektiert werden können (◘ Abb. 4.40, ◘ Abb. 4.41). Analog der Zystoskopie hat sich die Videoendoskopie als Standard etabliert, zudem sind zunehmend auch flexible Geräte mit integrierter Chip-on-the-tip-Technologie verfügbar.

Durchführung

In Steinschnittlagerung erfolgt nach Zystoskopie und Einbringen eines Führungsdrahtes in das Nierenhohl-

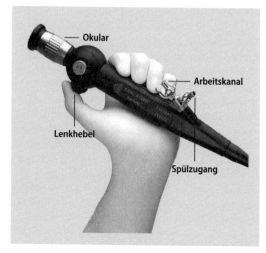

◘ **Abb. 4.40** Flexibles Ureterorenoskop. (Mit freundlicher Genehmigung der Karl Storz GmbH, Tuttlingen)

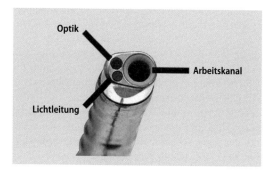

◘ **Abb. 4.41** Flexibles Ureterorenoskop im Querschnitt. (Mit freundlicher Genehmigung der Karl Storz GmbH, Tuttlingen)

system das transurethrale Einführen des Ureterorenoskops. Eine retrograde Pyelographie kann entweder zuvor mittels eines Ureterkatheters oder direkt über das Instrument nach Eingehen durch das Ostium erfolgen. Die Ostiumpassage wird durch zeltförmiges Anheben des Ostiumdaches erleichtert, wobei das Instrument mit möglichst geringem Spülwasserstrom zur Entfaltung der Harnleiterschleimhaut stets unter Sicht bis in das Nierenbecken vorgeschoben wird. Je nach Indikation können dann über einen oder zwei Arbeitskanäle miniaturisierte Instrumente wie Laser- oder elektrohydraulische Sonden, Körbchenschlingen und Biopsiezangen zur Konkrementdesintegration und -bergung oder Biopsieentnahme eingesetzt werden. Stets sollte zur Sicherung des Zuganges bei etwaigen intraoperativen Komplikationen ein Führungsdraht parallel zum Instrument im oberen Harntrakt einliegen, dieser kann dann am Ende zur Einlage einer

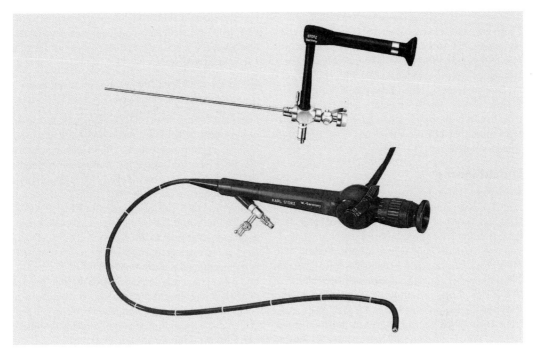

Harnleiterschiene (Doppel-J-Katheter) genutzt werden. Der Einsatz einer Ureterschiene ist dann indiziert, wenn durch eine ödematöse Schwellung des Harnleiters eine postoperative Harnabflussstörung vermieden werden soll.

Kontraindikationen

Kontraindiziert ist eine Endoskopie des oberen Harntraktes bei Harnwegsinfekten. Insbesondere bei der therapeutischen URS (Biopsie, Steintherapie) sollten etwaige Gerinnungsstörungen ausgeschlossen sein.

Komplikationen

Die Komplikationsrate der URS liegt zwischen 5–9 %. Hierzu zählen typische Risiken wie Blutung, Infektion (bis zur Urosepsis) und Hydronephrose (Risiko erhöht bei Verzicht auf eine Harnleiterschienung).

> ❗ Zu den wichtigen akuten Komplikationen zählt die Ureterperforation, mit Harnleiterstenosen als Spätfolge.

Zur Vermeidung einer Perforation sollte bei einem sehr engen Ureter zunächst für eine 2- bis 4-wöchige Harnleiterschienung mit dadurch verbundener Weitung des Ureters entschieden werden. Im Falle eines (seltenen) **Ureterabrisses** wird eine operative Versorgung zum Harnleiterersatz entweder als End-zu-End-

Anastomose oder mittels eines Ileum-Interponates notwendig.

4.5.3 Nephroskopie

Indikationen

Die Nephroskopie ist ein perkutanes Verfahren zur Diagnostik und Therapie im oberen Harntrakt. Da eine retrograde Ureterorenoskopie bei den meisten Patienten durchführbar ist, besteht nur selten eine diagnostische Indikation zur antegraden Nephroskopie. Zumeist findet das Verfahren Anwendung in der Therapie einer Nephrolithiasis als **perkutane Nephrolitholapaxie**. Durch flexibles Instrumentarium kann die perkutane Nephroskopie auch zur antegraden Ureteroskopie erweitert werden.

Instrumentarium

Prinzipiell besteht die Möglichkeit der Verwendung von flexiblem und starrem Instrumentarium mit einem Durchmesser von 15–33 Charr. (◘ Abb. 4.42). Im Rahmen der Steinsanierung werden in erster Linie starre Nephroskope eingesetzt. Durch entsprechende Punktionstechnik kann auch mit starren Optiken ein Großteil des Nierenbecken-Kelchsystems inspiziert werden. Durch den Einsatz flexibler Instrumente kann

4

neben einzelnen Kelchgruppen auch der Zugang zum Ureter ermöglicht werden. Durch das Einbringen eines Arbeitsschaftes wird das umgebende Gewebe komprimiert, Blutungen minimiert und der problemlose Instrumentenwechsel ermöglicht. Zunehmend ist auch im Bereich der perkutanen Endoskopie, insbesondere bei therapeutischer Anwendung, eine Miniaturisierung der Technik erfolgt, sodass auch bei aufwendigeren Prozeduren Instrumente kleiner 20 Charr. angewendet werden.

Durchführung

Heutzutage erfolgt der Zugang zum oberen Harntrakt im Gegensatz zum früheren, rein radiologisch gesteuerten Vorgehen, zumeist über eine sonographisch gesteuerte Punktion. In Kombination mit der antegraden Pyelographie kann so ein sicherer Zugang zum Nierenbeckenkelchsystem gefunden werden. Liegt zu Behandlungsbeginn keine Ektasie des Nierenbeckens vor, so kann durch die retrograde Einlage eines Ballonkatheters an den pyeloureteralen Eingang eine »artifizielle Hydronephrose« zur einfachen Punktion erzielt werden. Prinzipiell kann jede Kelchgruppe als Zugang verwendet werden, allerdings bietet sich die Punktion im Unterpol aus verschiedenen Gesichtspunkten (Pleuraverletzung, Zugang zu anderen Kelchgruppen) an. Über einen vorgelegten Draht erfolgt die Bougierung des Zuganges auf den Durchmesser des Arbeitsschaftes (sog. Amplatzschaft) unter Röntgenkontrolle. Nach Durchführung des gewünschten Eingriffes kann entweder eine temporäre Nephrostomie eingelegt oder der Zugangstrakt primär durch Einbringen einer hämostyptischen Substanz (z. B. Gelatine-Thrombin-Matrix) verschlossen werden. Auch eine antegrade Einlage einer Harnleiterschiene (Doppel-J-Katheter) ist möglich.

Kontraindikationen

Analog der retrograden Endoskopie stellen Harnwegsinfekte eine Kontraindikation dar. Da bei Steinpatienten sich häufig durch Einschluss von Bakterien in den Steinkomplex keine Keimfreiheit erzielen lässt, sollte in diesen Fällen eine präoperative, testgerechte antibiotische Therapie erfolgen. Besondere Rücksicht sollte aufgrund der transrenalen Passage (renaler Blutfluss entspricht circa 1/5 des Herzzeitvolumens) auf vorhandene Gerinnungsstörungen oder bestehende Einnahme von Antikoagulanzien genommen werden. Im Rahmen der Sonographie zur Nierenpunktion muss auf etwaige Organinterposition geachtet werden.

Komplikationen

Insgesamt ist eine antegrade Diagnostik und vor allem Therapie gegenüber einem retrograden Vorgehen häu-

figer mit Komplikationen verbunden. Wenngleich größere, lebensbedrohliche Komplikationen eine Seltenheit darstellen, sollte jeder Patient präoperativ bis zum Nierenverlust aufgeklärt werden.

 Zu den häufigsten Komplikationen zählen Harnwegsinfekte und Blutungen.

Durch die retroperitoneale Lage können Blutungen in den meisten Fällen konservativ unter engmaschiger Kontrolle geführt werden. Bei Blutungskomplikationen über das Hohlsystem mit Makrohämaturie, die auch zeitlich um Tage bis wenige Wochen versetzt auftreten können, muss an die Möglichkeit der Ausbildung einer **AV-Fistel** (arteriovenöse Fistel) gedacht werden. In diesem Fall ist die interventionelle Angiographie das Therapeutikum der Wahl. Durch die Wahl eines infrakostalen Zugangs wird eine Pleuraverletzung zunehmend weniger wahrscheinlich, Kolon, Milz und Leber können in der Regel durch die Sonographie lokalisiert und entsprechend berücksichtigt werden. Nicht zu unterschätzen ist vor allem bei längeren Eingriffen mit Verwendung von Spüllösungen das **Risiko der Einschwemmung** in den Blutkreislauf und der **Hypothermie**. Eine Verwendung von isotonen, möglichst vorgewärmten Spüllösungen und eine regelmäßige Kontrolle der Elektrolyte ist hier unabdingbar.

4.5.4 Retrograde und antegrade Harnleiterschienung

Indikationen

Die Indikation zur Anlage eine Ureterschiene ist eine Ektasie des Nierenbeckenkelchsystems (**Hydronephrose**), bedingt durch ein intraureterales (z. B. durch Konkrement, Striktur oder Tumor) oder extraureterales (z. B. Tumorkompression) Abflusshindernis mit konsekutiver Harntransportstörung. Vor Eingriffen im Abdomen und Retroperitoneum bzw. kleinen Becken kann ein Ureterkatheter protektiv eingelegt werden, um die Identifizierung des Harnleiters zu erleichtern und eine iatrogene Verletzung zu vermeiden. Darüber hinaus erfolgt der Einsatz einer Ureterschiene nach einer endourologischen Instrumentation (z. B. Steinsanierung mittels Ureterorenoskopie) in Abhängigkeit der Invasivität des Eingriffs zur Prophylaxe einer Ödem-bedingten Abflussstörung.

Instrumentarium

Man unterscheidet zwischen einer passageren und einer permanenten Harnableitung. Eine permanente Harnableitung ist dann notwendig, wenn die Obstruktion wie z. B. durch extrinsische Kompression (bei

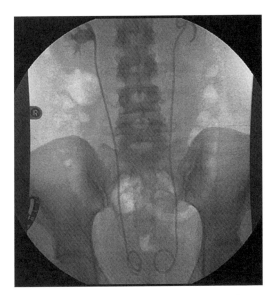

Abb. 4.43 Einliegende Doppel-J-Katheter beidseits bei einer Patientin mit beidseitiger Harnabflussstörung

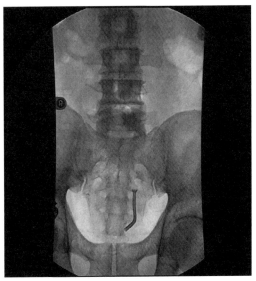

Abb. 4.44 Einliegender Memokath-Stent bei einem Patienten mit fortgeschrittenen Prostatakarzinom und distaler Harnleiterstriktur

Lymphknotenmetastasen, Tumor etc.) nicht mehr beseitigt werden kann.

Zur Harnableitung kann entweder ein konventioneller **Doppel-J-Katheter** (z. B. aus Polyurethan, Abb. 4.43) oder ein Tumorstent (Harnleiterschiene mit Wandverstärkung) eingelegt werden. Das Wechselintervall richtet sich einerseits nach dem Material (Herstellerangaben), andererseits nach der Patientenverträglichkeit (Infektionsanfälligkeit); Richtwert ist hier ein Intervall von ca. 3 Monaten. Längerfristige Versorgungen stellen Harnleiterkatheter aus unterschiedlichen Metalllegierungen oder Kombinationen aus Metallgeflechten und Gewebegeflechten dar. Diese können entweder längerfristiger intrakorporal verbleiben (z. B. Resonance Stent, Wechsel alle 12 Monate) oder dauerhaft (z. B. Memokath 051, Abb. 4.44). Vor einer langfristigen Versorgung ist die Möglichkeit einer Ureterozystoneostomie oder anderen Form einer Harnleiterrekonstruktion als Stent-freie Behandlungsoption zu prüfen beziehungsweise auszuschließen.

Eine besondere Form der temporären Harnableitung ist der sogenannte **Mono-J-Katheter**, der analog einem Doppel-J-Katheter mit einer Spitze im Nierenbecken positioniert ist, dann aber durch den Ureter, die Harnblase und die Urethra nach außen geleitet wird. Er ist im Falle einer äußerst kurzfristigen Versorgung nach Harnleiterspiegelung, der Harnableitung im Rahmen einer Infektion (z. B. Pyonephrose mit der Notwendigkeit des intermittierenden Anspülens der Schiene) oder nach Anlage einer Harnableitung nach Zystektomie zur Sicherung der Harnleiteranastomose indiziert.

Durchführung

Die retrograde Harnleiterschienung erfolgt im Rahmen einer Zystoskopie (► oben) unter röntgenologischer Kontrolle. Zunächst erfolgt die Sondierung des Ostiums durch einen dünnen Ureterkatheter (in der Regel 5 Charr.), über diesen wird anschließend, nach Gewinnung von Urin aus dem oberen Harntrakt (mikrobiologische ± zytologische Diagnostik) und Kontrastmittelapplikation zur Darstellung des oberen Harntraktes (**retrograde Ureteropyelographie**), ein Draht mit weicher Spitze bis in das Nierenbecken vorgeschoben. Die Harnleiterschiene wird über den Führungsdraht ins Nierenbecken vorgeführt und die Lage mittels Röntgen verifiziert.

Ist die retrograde Schienung des Harnleiters nicht möglich, kann diese antegrad über eine perkutane Nierenpunktion erfolgen. Ein flexibler Führungsdraht mit weichem Anteil, zur Vermeidung von Perforationen und Überwinden von Engen, wird vom Nierenbecken bis zur Harnblase vorgeschoben und dann die Ureterschiene in den Harnleiter entweder antegrad oder retrograd eingelegt.

Kontraindikationen

Kontraindikationen bestehen bezüglich eines antegraden Vorgehens mit Nierenpunktion bei Koagulopathien oder Einnahme von Antikoagulanzien.

Nicht selten wird eine Harnleiterschienung in der Schwangerschaft notwendig (Gründe: Steinbildungsrisiko erhöht, (symptomatische) Schwangerschaftshydronephrose mit Infektion). In diesem Fall sollte die Einlage ohne Röntgen unter Zuhilfenahme der Sonographie erfolgen.

Komplikationen

Als Komplikationen der inneren Harnleiterschienung können abhängig von der eingelegten Schiene rezidivierende Harnwegsinfekte, Inkrustation mit nachfolgender Obstruktion des oberen Harntrakts, Dysurie, Hämaturie oder eine Stent-Dislokation sowie Harnleiterverletzungen auftreten.

Bei Infektionen unter liegender Harnleiterschiene sollte diese nach eingeleiteter, möglichst testgerechter Antibiose gewechselt werden. Bei Makrohämaturie ist eine konservative Therapie mittels ausreichender Flüssigkeitsgabe und bei Infektion auch Antibiose meist erfolgreich. Tritt eine Verletzung des Ureters auf, wird die Schiene 4–6 Wochen belassen und anschließend mittels retrograder Ureteropyelographie kontrolliert. Strikturen müssen mittels Harnleiterdilatation, permanenter Stent-Einlage oder Verfahren der Harnleiterrekonstruktion operativ versorgt werden (▶ Transurethrale Blasentumorresektion).

4.5.5 Endoskopische Therapie von Harnleiterengen

Indikationen zum retrograden Zugang und zur Ureterorenoskopie

Die Ureterorenoskopie stellt die Standardtechnik zur visuellen Diagnostik und Therapie des oberen Harntrakts dar. Die Hauptindikation liegt in der Steintherapie. Die Entwicklung von semirigiden und flexiblen Endoskopen erlaubt einen Routineeinsatz dieser Technik, ein komplikationsarmer Zugang auch des proximalen Harnleiter und des Nierenbeckens wird ermöglicht. Eine Kombination mit Lasertechniken, pneumatischer und/oder hydraulischer Steinzertrümmerung oder Körbchen führt zu effektiven Therapieoptionen.

Die Ureterorenoskopie wird auch dual als diagnostisches und therapeutisches Medium in der Behandlung des Urothelkarzinoms des oberen Harntraktes, ureteraler Strikturen und Engen des ureteropelvinen Überganges angewandt.

Retrograde ureterorenoskopische Behandlung von Harnleiterengen

Harnleiterengen entstehen hauptsächlich als Folge von Operationen. Strikturen werden bei 0,5–11 % von Operationen mit Beteiligung des oberen Harntraktes beschrieben. Weitere Ursachen sind rekonstruktive Eingriffe am oberen Harntrakt, wie z. B. Nierenbeckenplastik oder Bestrahlung bei malignen Erkrankungen und chronisch entzündlichen Prozessen, wie z. B. Tuberkulose und Schistosomiasis (Bilharziose).

Den internationalen Goldstandard stellt hierbei die offene Revision mit Rekonstruktion dar, doch Fortschritte und Weiterentwicklung der endourologischen Techniken erlauben eine Abkehr von diesem und Hinwendung zur endourologischen minimal-invasiven Operationstechnik, die zusätzlich eine niedrigere Morbidität, Hospitalisations- und Operationszeit mit sich bringt.

Endoskopische Therapien erfolgen u. a.
- mit unterschiedlichen Lasern (z. B. Holmium: YAG-Laser, …),
- mit dem kalten Messer,
- mittels elektrokautischer Resektionstechnik,
- mittels konventioneller Ballondilatation,
- durch Heißdraht-Ballondilatation.

Die einfache Ballondilatation ist indiziert bei Patienten mit nichtischämisch bedingten, kurzstreckigen Strikturen. Bei langstreckigen, ischämisch bedingten Engen ist die Methode ineffektiv. Mögliche Komplikationen sind die Ruptur des Harnleiters sowie das Wiederauftreten der Harnleiterstriktur. Zusätzlich kann es zu ischämischen Episoden des proximal und distal gelegenen Harnleiterabschnittes kommen, die ebenfalls zu einer Striktur führen können.

Ischämisch bedingte Strikturen werden mittels offener Revision erfolgreicher als mit endourologischen Techniken behandelt.

Den entscheidenden prognostischen Faktor hierbei stellt die Strikturlänge dar. Engen von maximal 1,5–2 cm können deutlich erfolgreicher behandelt werden. Postoperative Schienung mittels Stent und regulärer Harnfluss beeinflussen ebenfalls die Heilungsrate. Bei Reduktion der Nierenclearance der betroffenen Seite auf 25 % sind endourologische Therapien hochgradig rezidivgefährdet.

Bei der Harnableitung durch ein Ileumkonduit nach Entfernung der Harnblase werden Implantationsstenosen der Harnleiter mit einer Rate zwischen 4 und 8 % angegeben. Dieses Risiko erhöht sich bei Antirefluxplastiken (13 %) und Ureterosigmoideostomien (22 %) weiter. Das Management dieser Engen stellt meist die offene Revision mit Neuimplantation dar.

Retrograde ureterorenoskopische Behandlung von ureteropelvinen Engen

Neben der laparoskopisch (Goldstandard) oder offen durchgeführten Pyeloplastik stellt die endourologische Versorgung, wie z. B. die retro- oder die antegrade Endopyelotomie (Erweiterung des pyeloureteralen Überganges), eine weitere Therapieoption dar. Die retrograde Endopyelotomie erfolgt meist durch Ballondilatation, Heißdraht-Ballondilatation, Laserinzision oder die Kombination aus Ballon- und Lasertechnik. Auch die Kombination aus antegradem und retrogradem Zugang wurde bereits durchgeführt.

Die postoperative Stent-Einlage, mit der das Ureterlumen persistierend offen gehalten wird bis die Operationsfolgen abgeklungen sind, ist hierbei obligat. Erfolgsraten variieren hier zwischen 65 und 87 %. Eine Empfehlung zur regelmäßigen Nachsorge der so behandelten Patienten sollte über einen Zeitraum von 3 Jahren erfolgen.

4.5.6 Urethrotomia interna

Ursachen von Harnröhrenstenosen sind:
- Entzündungen (vor allem nach Gonorrhö)
- Instrumentelle Eingriffe (z. B. transurethrale Resektion, Zystoskopie)
- Lange Katheterverweildauer (durch Minderperfusion entstehen Druckläsionen) oder traumatische Katheterisierung
- Autoerotische Manipulationen
- Traumata der Urethra (z. B. membranös im Rahmen einer Beckenfraktur, bulbär nach stumpfem Trauma (»straddle trauma«)
- Inkomplette embryonale Ausbildung des Harnröhrenkanals (kongenitale Striktur)

Neben der **Anamnese** bilden das **retrograde Urethrogramm** und das **Miktionsurethrogramm** die Grundlage der Diagnostik. Während das retrograde Urethrogramm vor allem Informationen über den distal der Striktur gelegenen Harnröhrenabschnitt gibt, liefert das Miktionsurethrogramm Informationen über den proximal gelegenen Anteil. Zusätzlich können eine Harnflussmessung (Uroflowmetrie), eine **Harnröhrensonographie** (optimale Beurteilung der begleitenden Spongiofibrose, die den luminalen Strikturanteil proximal und distal überschreitet) und eine Urethroskopie in der Diagnostik von Harnröhrenstenosen sinnvoll sein. Für die Frau kann zusätzlich die Kalibrierung der Harnröhre mittels Bougie á Boule durchgeführt werden, da die retrograde radiologische Harnröhrenuntersuchung kaum möglich ist und die früher beschriebene Doppelballonuntersuchung in der Regel scheitert.

Urethrotomia interna
- Sog. blinde Urethrotomia interna nach Otis
- Sichturethrotomie nach Sachse
- Sichturethrotomie mit Einsatz eines Lasers

Lange Zeit galt die Bougierung der Harnröhre als Standardtherapie, bei welcher es jedoch durch blinde Dehnung der Striktur zu einer Zerreißung aller zirkulären muskulären Strukturen kommt. Aufgrund hoher Rezidiv- und Komplikationsraten (z. B. Keimeinschwemmung und Abszessbildung periurethral, Fistelbildung, Via falsa etc.) wurde diese älteste Therapie der urethralen Strikturen als alleiniges Verfahren weitgehend aufgegeben.

Das Rezidivrisiko ist auch bei der Urethrotomia interna primär hoch einzuschätzen und steigt bei Rezidiveingriffen deutlich an. Aus diesem Grund wird zunehmend die offene Harnröhrenrekonstruktion bei einer Rezidivstriktur indiziert.

Urethrotomia interna nach Otis

Die Urethrotomie interna nach Otis wird bei Engen direkt im Bereich des Meatus urethrae externus und bei Strikturen der penilen Harnröhre (■ Abb. 4.45) durchgeführt. Verwendet wird ein sog. **Otisurethrotom** (■ Abb. 4.46). Das Urethrotom wird dabei wie ein Katheter über die Striktur in die Harnröhre eingeführt und auf 24-28 Charr. geöffnet. Dann wird das dachförmig konfigurierte Messer über die Enge bei 12 Uhr zurückgezogen. Gefahr dieses Eingriffs ist die Ausbildung einer Via falsa (Harnröhrenperforation) aufgrund der fehlenden Sichtkontrolle.

4

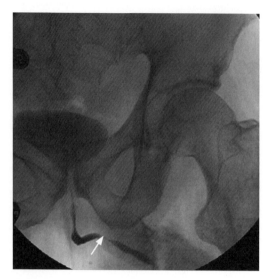

☑ **Abb. 4.45** Distale, penile Harnröhrenstriktur

Urethrotomia interna nach Sachse

Die Urethrotomia interna mit dem Urethrotom nach Sachse wird in aller Regel bei kurzen urethralen Strikturen bis zu 1 cm Länge bei Erstdiagnose seltener bei Rezidiven (s. o.) angewendet. Hierbei wird das **Sichturethrotom nach Sachse** (☑ Abb. 4.47) unter endoskopischer Visualisierung an den Strikturbereich herangeführt und zur Vermeidung der Bildung einer Via falsa

ein Führungsdraht oder ein Ureterkatheter über die Striktur in die Blase eingeführt. Dann wird bei 12 Uhr in Steinschnittlage die Enge durch Vor- und Zurückbewegen des Messers scharf inzidiert, bis die Lumeneinengung nivelliert ist.

Die Morbidität dieses Eingriffes ist gering. Bei unsachgemäßer Durchführung kann es zur Ausbildung einer Via falsa, einer Harnröhrenfistel, eines Harnröhrendivertikels, einer Verletzung der Corpora cavernosa und des M. urethrae sphincter externus mit konsekutiver Harninkontinenz (Belastungsharninkontinenz) kommen. Verletzungen des äußeren Verschlussmuskels können vornehmlich bei der Eröffnung von Strikturen in unmittelbarer Nähe desselben entstehen. Dies sind mögliche Komplikationen, über die der Patient aufgeklärt werden muss. Die Komplikationsrate liegt zwischen 7–11 %.

Eine definitive Therapie stellt diese Methode bei langstreckigen Strikturen nicht dar. Bei Strikturen im Bereich der bulbären Harnröhre sind jedoch Langzeiterfolgsraten bis 74 % beschrieben, allerdings sollten diese Strikturen nicht länger als 1,5 cm sein.

> ❯ **Harnröhrenstrikturen sind bei Männern wesentlich häufiger als bei Frauen. Dies liegt an der Länge und dem anatomischen Verlauf der Harnröhre bei Männern und an dem in der Regel größeren Durchmesser der Harnröhre bei der Frau, wodurch Strikturen oftmals nicht funktionell relevant sind.**

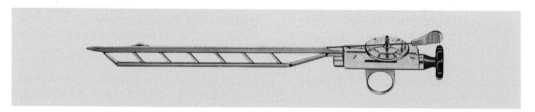

☑ **Abb. 4.46** Otisurethrotom zur sog. blinden Harnröhrenschlitzung. (Mit freundlicher Genehmigung der Karl Storz GmbH & Co, Tuttlingen)

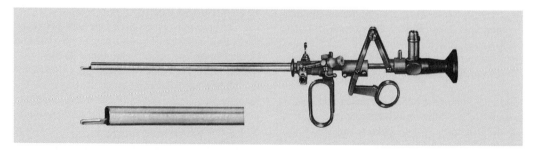

☑ **Abb. 4.47** Sachse-Urethrotom zur Harnröhrenschlitzung unter Sicht. (Mit freundlicher Genehmigung der Karl Storz GmbH & Co, Tuttlingen)

Sichturethrotomie mit Einsatz eines Lasers

Eine Sichturethrotomie mit Einsatz eines Lasers ist ebenfalls möglich, wobei unterschiedlichste Lasertypen und -systeme hier Anwendung finden (Neodym:YAG, Holmium:YAG, Argon, …). Ziel ist es unter möglichst geringer Ausprägung einer Nekrose durch flache Eindringtiefe und wenig Koagulationseffekt des Lasers eine entsprechende Weitung der Harnröhre zu erzielen. Die urethrale Inzision wird analog des »kalten Schnittes« bei 12 Uhr Steinschnittlage durchgeführt. Da zum aktuellen Zeitpunkt keine eindeutigen Vorteile gegenüber einer konventionellen Sichturethrotomie beschrieben sind, liegt die Wahl des Verfahrens in der Erfahrung des jeweiligen Operateurs und der Verfügbarkeit eines Lasers am Behandlungszentrum.

4.5.7 Prostatabiopsie

Indikationen

Die transrektal ultraschallgesteuerte Prostatabiopsie stellt derzeit den Standard zur histologischen Sicherung bei Karzinomverdacht mit suspekter **digital rektaler Untersuchung** (DRU) und/oder **PSA-Erhöhung** unter der Voraussetzung diagnostischer bzw. therapeutischer Konsequenzen dar. Vor allem in der letzten Dekade haben sich die Möglichkeiten der Diagnostik in der Vorsorge bei auffälligen Befunden (Tastuntersuchung, steigender PSA-Wert, …) nach unauffälliger Erstbiopsie erweitert. Der PCA-3-Test (»prostate cancer gene 3«) stellt in dieser Konstellation eine Entscheidungshilfe in Form einer Risikostratifizierung für ein Prostatakarzinom dar. An bildgebenden Methoden hat sich die Magnetresonanztomographie (mit Endorektalspule oder 3-Tesla-Gerät) etabliert; bei kleinen, abgrenzbaren Arealen ist an einzelnen Zentren auch eine aufwendige Biopsie im MRT möglich. Das Histoscanning stellt in neuester Zeit eine Möglichkeit dar, Ultraschalldatensätze mit Daten von Karzinompatienten zu vergleichen und so suspekte Areale dreidimensional darzustellen. Noch müssen diese Befunde »kognitiv« mit dem Ultraschallbild im Rahmen einer Biopsie fusioniert werden.

Instrumentarium

Unterschieden werden die Zugangswege transrektal und transperineal sowie die Ortung mittels Sonographie oder Fingerführung. Am weitesten verbreitet und etabliert ist die **transrektal, ultraschallgesteuerte Prostatastanzbiopsie**. Diese erfolgt unter Verwendung eines speziellen Transrektalschallkopfes (4–10 MHz) und einer 18-Gauge-Biopsienadel.

Durchführung

Eine orale **Antibiotikaprophylaxe** zumeist mittels Fluorchinolonen unter Beachtung der lokalen Resistenzlage ist Standard. Die bilaterale Injektion eines **Lokalanästhestikums** in den Samenblase-Prostata-Winkel vermag die Schmerzempfindungen deutlich zu reduzieren und damit die Akzeptanz der Untersuchung zu erhöhen. Leitliniengerecht sollten mindestens **10–12 Stanzbiopsien** mit lateraler Orientierung aus der peripheren Zone der Prostata entnommen werden. Die Verwendung eines biplanaren Schallkopfes ermöglicht hier eine optimale räumliche Orientierung und vor allem gezielte Entnahme der apikalen Biopsien. Im Rahmen der Biopsie sollten in der Bildgebung (MRT, …) suspekt beschriebene Befunde berücksichtig und entsprechend die Anzahl der Biopsien erhöht werden. Bei Wiederholungsbiopsien ist zusätzlich die Entnahme von Biopsien aus der Transitionalzone sinnvoll. Wenngleich der Stellenwert noch nicht abschließend geklärt ist, führen einige Zentren auch sogenannte Saturationsbiposien mit 24 und mehr Proben durch. Essentiell für eine korrekte pathologische Beurteilung ist die umgehende Markierung der Proben zur Orientierung (Tuschemarkierung) und die sorgfältige Formalinfixierung.

Kontraindikationen

Kontraindikationen stellen nicht behandelte Harnwegsinfekte oder die Einnahme von Antikoagulanzien dar. Erste Erfahrungen zeigen allerdings, dass unter der Einnahme von Acetylsalicylsäure relevante Blutungskomplikationen nicht häufiger auftreten.

Komplikationen

Nach Biopsieentnahme tritt häufig eine Hämaturie (50–70 %) oder Hämatospermie (ca. 10–30 %) auf. Seltener kommt es zu vasovagalen Reaktionen (2–5 %), Harnverhalt (1–2 %), Prostatitis (1–4 %) mit septischem Verlauf (unter 1 %), rektalen Blutungen oder Lokalanästhesie assoziierten Nebenwirkungen.

4.5.8 Transurethrale Resektion der Prostata (TUR-P)

Indikation

Die Indikation zur transurethralen Resektion der Prostata (TUR-P) besteht bei medikamentös refraktärer subvesikaler Obstruktion (Prostatahyperplasie) mit anhaltender obstruktiver Miktionssymptomatik (LUTS). Dieser Symptomkomplex wird als **benignes Prostatasyndrom** bezeichnet. Darüber hinaus ergeben sich bei chronischer Harnretention, wiederholten Harnverhalten, refraktären Prostatablutungen sowie beginnen-

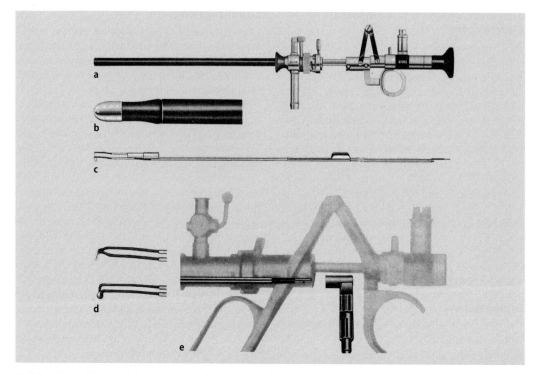

◘ Abb. 4.48a–e Elektroresektionsinstrumentarium. **a** Resektoskop mit eingesetzter Optik und teflonüberzogenem Schaft mit Zentralhahn. **b** Atraumatischer Spreizobturator nach Leusch für den Schaft, der das scharfkantige Schaftende abdeckt. **c** Schlingenelektrode. **d** Elektrodenvarianten: oben Hakensonde, unten Koagualtionselektrode mit Kugelrolle. **e** Anschluss der Elektrode an das Hochfrequenzleitkabel am Elektrotom. (Mit freundlicher Genehmigung der Karl Storz GmbH & Co, Tuttlingen)

der postrenaler Niereninsuffizienz Indikationen für ein operatives Vorgehen.

> ⓧ Kontraindikationen bestehen bei komplexen Harnröhrenerkrankungen, klinisch relevanten Blutgerinnungsstörungen sowie bei floriden Harnwegsinfektionen.

Zum Instrumentarium, ◘ Abb. 4.48.

Durchführung

Die Durchführung der TUR-P erfolgt in Spinal- oder Allgemeinanästhesie nach perioperativer Antibiotikagabe, insbesondere bei infektgefährdeten Patienten. In Steinschnittlagerung erfolgt eine digital rektale Untersuchung mit anschließender Desinfektion und sterilem Abdecken des äußeren Genitals. Eine **Urethrozystoskopie** dient zur Überprüfung der Harnröhre (Strikturausschluss), der Funktion des äußeren Verschlussmuskels (M. sphincter urethrae externus), der Prostata (Obstruktions- und Größenbeurteilung) und der Harnblase (Tumor- und Konkrementausschluss, Ostienlokalisation und -form). Im Anschluss wird das Resektionsinstrument eingeführt. Dies setzt sich aus

dem äußeren Schaft (24–28 Charr.) sowie dem Resektionsschlitten mit Schlingenelektrode und Optik zusammen (◘ Abb. 4.48). In Abhängigkeit der Größe der zu resezierenden Drüse und der Erfahrung des Operateurs erfolgt bei der Wahl der monopolaren Technik die Einlage eines suprapubischen Trokars zur Etablierung einer **Niederdruckresektion** (Spülstrom über den Resektoskopschaft, Abfluss über den suprapubischen Trokar). Hierdurch kann das Risiko eines TUR-Syndroms (siehe unten) deutlich reduziert werden. Die Resektion erfolgt vor allem im Bereich der Transitionalzone in Orientierung an die anatomischmorphologischen Grenzen (M. sphincter internus/Blasenhals), Colliculus seminalis (oberhalb des M. sphincter externus) bis auf die chirurgische Kapsel unter Schonung des M. sphincter externus bei der Entfernung der apikalen Gewebeanteile.

> ⓧ Die periphere Prostatazone als primäre Lokalisation des Prostatakarzinoms wird hierbei nicht erfasst und sollte bei bestehendem Karzinomverdacht zuvor durch eine transrektale Stanzbiopsie (► Urethrotomia interna) untersucht werden.

Bei der **monopolaren Resektionstechnik** wird das Gewebe mittels Stromfluss von der Resektionsschlinge durch das Prostatagewebe zur aufgeklebten Patientenelektrode entfernt, während hingegen bei der **bipolaren Resektion** der Strom direkt am Instrument abgeleitet wird. Hierdurch verringert sich das Risiko potenzieller thermischer Schädigungen. Nach der Resektion erfolgt die sorgfältige Blutstillung unter Elektrokoagulation und die Anlage eines transurethralen Spülkatheters (20–24 Charr.) mit nachfolgender Dauerspülung für 12–24 h. Der Katheter wird entsprechend des Resektionsgewichts in der Prostataloge, bzw. in der Harnblase mit Zug gegen den Blasenhals zur Kompression der dort lokalisierten Venen geblockt, um venöse Blutungen und die Bildung einer Blasentamponade zu vermeiden. Die Entfernung des Katheters erfolgt urinabhängig nach 2–3 Tagen. Bei Anwendung einer monopolaren Niederdrucktechnik wird am Ende des Eingriffs zusätzlich ein suprapubischer Blasenkatheter eingelegt. Neben der Möglichkeit der »Ringspülung« über die Zystostomie ergibt sich auch die Option der einfachen und exakten Restharnmessung nach Entfernung des transurethralen Katheters.

Komplikationen

- In 60–90 % der Fälle tritt durch die Verletzung des M. sphincter internus im Rahmen der Resektion des Blasenhalses eine **retrograde Ejakulation** nach TUR-P auf.
- Die Gefahr des Auftretens aufsteigender **Infektionen** über den Katheter sowie der Verschärfung vorbestehender intraprostatischer Infektionen kann durch eine perioperative Antibiotikaprophylaxe (präoperative Harnkultur) gesenkt werden.
- Schwere arterielle und venöse **Blutungen** erfordern ggf. eine erneute endoskopische Blutstillung sowie die Transfusion von Erythrozytenkonzentraten (Rate bei ca. 5 %).
- Unter monopolarer Resektion kann sich durch Verwendung elektrolytfreier Spüllösung über eröffnete Venen oder Perforation der Prostatakapsel ein **TUR-Syndrom** (Häufigkeit ca. 2 %) mit vital bedrohlicher Volumenüberlastung, Hyponatriämie (<125 mmol/l), Hypertension und pulmonaler sowie zerebraler Ödembildung entwickeln.
- Weitere Komplikationen stellen die Verletzung des M. sphincter externus mit nachfolgender Harninkontinenz (ca. 1 %), Miktionsstörungen in Form von Restharnbildung, gelegentlich Harnblasenhals- oder Harnröhrenstrikturen, sowie in seltenen Fällen die Verletzung der Harnleiterostien dar.

Neue Verfahren versprechen eine Senkung der Komplikationsraten. Die bipolare Hochfrequenzstromresektion bzw. -vaporisation erfordert eine isotone Spüllösung (0,9 % NaCl), wodurch sich die Wahrscheinlichkeit eines TUR-Syndroms ergibt. Die besondere Vaporisationsmöglichkeit der neuen Lasertherapien (Gewebevaporisation oder -enukleation) ermöglicht auch die Behandlung von Risikopatienten mit Gerinnungsstörungen oder antikoagulativer Therapie. Die momentane Goldstandardstellung der konventionellen TUR-P wird sich daher voraussichtlich in Zukunft ändern.

4.5.9 Transurethrale Blasentumorresektion (TUR-B)

Indikationen

Wurde der klinische Verdacht eines Blasentumors im Rahmen einer diagnostischen Urethrozystoskopie gestellt, sollte vor einer transurethralen Blasentumorresektion (TUR-B) eine erweiterte Diagnostik (Ausscheidungsurogramm/intravenöses Pyelogramm) erfolgen, um damit einen extravesikalen urothelialen Zweittumor im oberen Harntrakt auszuschließen.

Durchführung

Für eine transurethrale Blasen-(tumor-)resektion (TUR-B) wird der Patient/die Patientin in Vollnarkose oder in Spinalanästhesie in Steinschnittlage gelagert und steril abgewaschen und abgedeckt.

Vor Beginn ist die **bimanuelle Untersuchung** der Harnblase durch den Operateur obligatorisch. Tastet sich eine deutliche Tumormasse oder eine Fixation des Gewebes im Unterbauch, ist ein fortgeschrittenes Tumorstadium wahrscheinlich. Glücklicherweise sind diese heute seltener geworden. Eine digitale rektale Untersuchung des Rektums und der Prostata hat ebenfalls präoperativ durch den Operateur zu erfolgen, zum einen, um das Vorhandensein möglicher Zweittumoren, z. B. der Prostata zu evaluieren, und zum anderen, um mögliche anatomische Besonderheiten auf Niveau der prostatischen Harnröhre vor dem Einspiegeln mit dem Resektoskop zu diagnostizieren.

Die transurethrale, endoskopische Elektroresektion ist die Therapie der Wahl, um alle sichtbaren Tumoren und, ggf. gestützt durch die **photodynamische Diagnostik (PDD)**, alle weiteren tumorverdächtigen Areale vollständig zu entfernen, bzw. bei größeren, die Lamina muscularis infiltrierenden Tumoren, die histologische Sicherung für die dann notwendige Zystektomie zu erhalten.

Zu Beginn einer geplanten TUR-B wird nach Meatusbougierung zunächst mit einer Geradeausoptik

4

(0°-Optik) unter Sicht, beim Mann die penile und prostatische Harnröhre auf Tumorfreiheit beurteilt. Nach weiterem Vorspiegeln in die Harnblase erfolgt die systematische Übersichtszystoskopie mit der 70°- und 120°-Optik. Alle Schleimhautareale müssen dabei sorgfältig inspiziert und die anatomischen Landmarken innerhalb der Blase identifiziert werden, um die genaue Anzahl, Lokalisationen und Wachstumsformen aller makroskopisch sichtbaren Tumoren zu protokollieren.

Wurde präoperativ eine photoaktive Substanz intravesikal instilliert, wird anschließend an die Weißlichtzystoskopie die Zystoskopie in Blaulicht wiederholt, um weitere photoaktive, tumorsuspekte Areale auch im Schleimhautniveau (Carcinoma in situ und kleine papilläre Tumoren) zu diagnostizieren, sowie die weitere Ausbreitung von makroskopisch sichtbaren Tumoren in die umgebenden Schleimhautareale abschätzen zu können, um das Resektionsausmaß entsprechend zu adaptieren. Nach aktueller Studienlage können so mehr Ta/T1-Tumoren gesehen und dann reseziert werden.

Nach Umwechseln auf die 30°-Optik im Resektionsschaft erfolgt die komplette Elektroresektion aller makroskopisch sichtbaren bzw. unter PDD fluoreszierenden suspekten Tumorareale, indem die Schlinge in ganzen Zügen unter Applikation von hochfrequentem Schneidestrom durch das Gewebe durchgezogen wird. Nicht nur die Gewährleistung bestmöglicher endoskopischer Tumorfreiheit der Harnblase nach dem Eingriff, sondern auch die Gewinnung repräsentativer Gewebeproben für die anschließende histopathologische Untersuchung mit möglichst wenig Thermoartefakten durch die Elektroschlinge ist vorrangiges Ziel des Eingriffs, um dadurch auch das korrekte Tumorstadium und den Malignitätsgrad bestimmen zu können.

Je nach Tumorgröße ist darauf zu achten, dass möglichst der komplette Tumor mit einem Schlingenschlag entfernt wird. Während des Schneidens wird ein kontinuierlicher Spülstrom steriler elektrolytfreier, zuckeralkoholhaltiger Flüssigkeit in die Blase eingespült, um bei Blutung die Sicht zu erhalten und bei einem Schlingenstrom im niederen Frequenzbereich blutende Gefäßstümpfe zu lokalisieren und selektiv koagulieren zu können. Beim Arbeiten mit einem bipolaren Resektoskop kann in Analogie zur bipolaren TUR-P auch mit steriler physiologischer Kochsalzlösung der Spülstrom erzeugt werden. Während der gesamten Füllphase und gleichzeitiger Resektion ist darauf zu achten, dass die Blasenwand nicht zu stark gedehnt wird, um bei abnehmender Wandstärke nicht während der Resektion die Blasenwand zu perforieren und da-

bei frei schwebende Tumorzellen nach extravesikal zu spülen.

> ❗ Die Gefahr einer Perforation ist bei Resektionen an den Blasenseitenwänden besonders gegeben, weil dort der Schneidestrom eine Reizung des N. obturatorius mit konsekutiver Muskelkontraktion der Oberschenkeladduktoren verursachen und diese Bewegung des Patienten die Elektroschlinge weit ins paravesikale Gewebe führen kann.

Finden sich zystoskopisch schlecht erreichbare Tumorlokalisationen (z. B. Blasendach), kann durch verminderten Füllungszustand und/oder auch durch manuelle Kompression auf den Unterbauch der Tumor in die erreichbare Nähe der Resektionsschlinge gebracht werden.

Trotzdem steht die vollständige und ausreichend tiefe Resektion aller makroskopisch sichtbaren Tumorlokalisationen im Vordergrund, bei der in abschließenden Tumorgrundresektionen immer die Schicht der Lamina muscularis miterfasst werden muss, um die korrekte Einschätzung der Tumorausdehnung histologisch erheben zu können. Bei der Invasion der Lamina muscularis ergibt sich mindestens ein pT2-Stadium des Tumors, woraus sich die Indikation zur Zystektomie ableitet.

Bei intravesikalem Einzelbefund oder augenscheinlich niedrigem Malignitätsgrad ist die Wahrscheinlichkeit eines extravesikalen Zweitbefundes im oberen Harntrakt allerdings eher als gering einzustufen.

> ⊘ Durch die PDD wird häufig das Carcinoma in situ (CIS) sicherer diagnostiziert als durch die herkömmliche Random-Biopsie (Blasenmapping), wobei nach einem standardisierten Schema aus den jeweiligen Wandbereichen Zufallsproben entfernt werden.

Am Ende der Resektion werden die intravesikal frei schwebenden Tumorgewebestücke aus der Blase ausgespült und in Formalin für die pathologische Aufarbeitung asserviert.

Hat sich bereits bei der Harnröhrenspiegelung (inkl. prostatische Harnröhre) der Verdacht auf einen urothelialen Tumor ergeben, wird dieser zum Ende der Resektion ebenfalls entfernt und gesondert zur Histologie abgegeben. Zum Abschluss der gesamten TUR-B sollten tiefe Resektionsbiopsien aus der prostatischen Harnröhre (aus beiden Seitenlappen) entnommen werden, auch wenn kein makroskopischer Verdacht eines prostatischen Urothelkarzinoms vorliegt, um eine intraprostatische Tumorausbreitung auszuschließen. Diese Form des Tumorwachstums ist mit einer schlechteren Prognose vergesellschaftet. Wird ein solches Tumorwachstum bestätigt, ist die Zystoprostatektomie indiziert.

Nach Ausspülen der Blase erfolgt eine abschließende Zystoskopie, um verbliebene Blutungen (z. B. erneut blutende Gefäßstümpfe) zu koagulieren. Eine erneute bimanuelle Palpation des Unterbauches kann bei einer abdominellen Resistenz und entsprechender Resektionstiefe den Verdacht einer Perforation nach intraperitoneal erhärten.

Nach Beendigung aller operativen Maßnahmen wird auch bei nur gering ausgeprägter Makrohämaturie ein transurethraler Dauerspülkatheter in die Blase eingelegt. Unter dosierbarem Dauerspülstrom ermöglicht dies ein ständiges Monitoring einer p.o. Nachblutung und kann eine Blasentamponade wirksam verhindern. Sistiert die postoperative Makrohämaturie kann dieser Spülkatheter in den nächsten Tagen wieder entfernt werden.

> Im Anschluss an eine jede TUR-B und bei makroskopisch auf das Urothel beschränktem Tumorwachstum (Tis, Ta, T1) soll nach Ausschluss einer Perforation oder größerer Blutungen die einmalige intravesikale Instillation eines Chemotherapeutikums (z. B. Mitomycin, Bleomycin) erfolgen.

Die Rezidivwahrscheinlichkeit kann somit signifikant reduziert werden. Eine wiederholte TUR-B nach ca. 6 Wochen kann einen residualen Tumor in 26–83 % der Fälle diagnostizieren und ein verbessertes Staging in der Hälfte der Fälle erbringen. Patienten mit multiplen Tumoren und adjuvanter Therapie haben Rezidivraten von 7,4–45,8 % je nach Operateur.

Eine wiederholte TUR-B ermöglicht auch die Bildung einer onkologischen Zweitmeinung, d. h. dass man versucht, sich bei negativem Befund erweitert abzusichern, indem man nochmal sucht, bis der endgültige Beweis oder Ausschluss eines die Lamina muscularis infiltrierenden Tumors erbracht werden konnte. Bei allen multifokalen Blasentumoren, bei großen pTa sowie bei allen pT1, G1/2-Tumoren, bei welchen das individuelle Risiko einen Residualtumor zu haben besonders groß ist (z. B. 33–53 % bei pT1-Tumoren), empfiehlt sich nach den Leitlinien die Nachresektion sowie anschließend eine engmaschige, leitliniengerechte Nachsorge gemäß des individuellen Risikos für ein Rezidiv durch Kontrollzystoskopien, zytologische Harnuntersuchungen und Nachresektionen. In jüngster Zeit konnte gezeigt werden, dass auch hier durch den Einsatz der PDD-unterstützten TUR-B die Rezidivwahrscheinlichkeit deutlich gesenkt werden kann.

Sollte bei gegebener Indikation ein Patient auf Grund seines Allgemeinzustandes nicht für eine Zystektomie geeignet sein, kann ggf. durch die Kombination von TUR-B und Radio-Chemotherapie der Progress verzögert werden.

Komplikationen

Bei gesicherter **Perforation** nach intraperitoneal hat eine offen operative oder laparoskopische Revision und Übernähung der Blase zu erfolgen. Extraperitoneale Perforationen können meist mit einer zeitlich verlängerten postoperativen Kathetereinlage behandelt werden. Es ist aber darauf hinzuweisen, dass nach wie vor diskutiert wird, ob durch eine Perforation ggf. eine Verschleppung von Urothelkarzinomzellen und somit eine extravesikale Metastasierung ausgelöst werden kann.

Endourologische Diagnostik und Therapie

— **Endourologische Diagnostik**
  – Urethrozystoskopie
  – Ureterenoskopie
  – Nephroskopie
  – Retrograde und antegrade Harnleiterschienung
  – Prostatabiopsie

— **Endourologische Therapie**
  – Endoskopische Therapie von Harnleiterengen
  – Urethrotomia interna
  – Transurethrale Resektion der Prostata (TUR-P)
  – Transurethrale Resektion der Blase (TUR-B)

Operative urologische Therapie

R. Hautmann

R. Hautmann, J. E. Gschwend (Hrsg.), *Urologie*,
DOI 10.1007/978-3-642-34319-3_5, © Springer-Verlag Berlin Heidelberg 2014

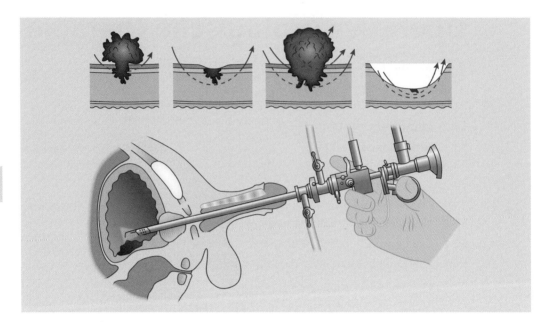

◘ Abb. 5.1 Schnittführung bei der transurethralen Elektroresektion. (Adaptiert nach Sökeland et al. 2008: Urologie, Thieme)

Die Kleinheit des Faches Urologie, ein von Anfang an weltoffenes Konzept des Faches und eine von Beginn an weit technisierte Disziplin haben dazu geführt, dass von neutralen Betrachtern die Urologie als das am höchsten technisierte, progressivste und modernste Fach der Medizin charakterisiert wird.

Dieser Anspruch leitet sich aus der Entwicklung der Endoskopie durch Maximilian Nitze (1886) und dem Beginn der Nierenchirurgie durch E. Simon (1871) mit der ersten geplanten Nephrektomie her. Der Beginn der Endoskopie, die sich derzeit in fast allen Fächern – dem Trend der minimal-invasiven Chirurgie folgend – ausbreitet, war vor über 100 Jahren der Anlass zur Gründung des Faches Urologie gewesen!

Über die Hälfte aller urologischen Operationen werden seit dieser Zeit als sog. Endo-Eingriffe ausgeführt (◘ Abb. 5.1). Beispiele, die noch weiter in die Zukunft reichen, sind die Entwicklung der extrakorporalen Lithotripsie (▶ Kap. 10.5.3), bei der zum ersten Mal in der Geschichte der Medizin eine Operation durch eine Maschine ausgeführt wird und dies ohne Narkose!

5.1   Nierenentfernung

5.1.1   Indikationen

Aus **vitaler Indikation** muss die Nephrektomie bei schweren Traumen mit Nierenabriss oder Nierenstiel-abriss sowie Lazeration und Ruptur der Niere durchgeführt werden. Auch Spontanrupturen bei polyzystischer Degeneration, Wilms-Tumor, Panarteriitis nodosa machen eine unverzügliche Nephrektomie erforderlich. Bei septischen Krankheitsbildern auf dem Boden einer Pyelonephritis oder einer Obstruktion, z. B. des Ureters durch einen Stein mit konsekutiver Pyonephrose und abszedierender Pyelonephritis ist die Indikation klar und eindeutig, um Endotoxin-schock und Urosepsis zu vermeiden. Hier gehört die Therapie der Nephrektomie aus vitaler Indikation in die Hand des Erfahrenen, da die Mortalität des septischen Schocks um 50 % liegt.

Absolute Indikationen der Nierenentfernung sind ebenfalls in ◘ Tab. 5.1 gelistet. Besteht die Indikation zur Nephrektomie in einer nicht malignen Erkrankung, muss prinzipiell der funktionelle und morphologische Zustand der zu entfernenden und der Gegenniere genau bekannt sein. Sonographie und Computertomographie informieren zwar über Existenz und Struktur der Gegenniere, sind aber als alleinige Grundlage der Entscheidung der Nephrektomie unzulänglich. Hier wird eine seitengetrennte Nierenfunktionsbestimmung unerlässlich.

❯ Ist die Gesamtfunktion eingeschränkt, sollte die zu exstirpierende Niere mit weniger als 20 % zur Globalfunktion beitragen.

Die Nephrektomieentscheidung bei **Hochdruck** ist schwierig. Nur wenn der Bluthochdruck nicht oder

▣ **Tab. 5.1** Indikationen zur Nephrektomie	
Maligne Tumoren	Nierenzellkarzinom (Hypernephrom)
	Wilms-Tumor
	Urothelkarzinome des oberen Harntraktes
Traumatisch	Nieren/Nierenstielabriss
	Lazeration
	Schwergradige Nierenruptur
Vaskulär	Nieren-(Venen-)Thrombose
	Ausgedehnte Niereninfarkte
Entzündlich	Pyelonephritische Schrumpfniere
	Tuberkulöse Kittniere
	»Septische« Niere mit Abszessen
	Steinschrumpfniere
	Nierenkarbunkel (konservativ nicht beherrschbar)
Kongenital	Hydronephrose (Obstruktionsfolge)
	Hypoplasie mit Komplikationen
	Schrumpfniere mit therapie-refraktärem Hochdruck
	Multizystische Nierendysplasie
Sonderformen	Lebendnierenspende
	Leichennierenspende
	Nephrektomie nach Funktionsverlust durch Abstoßungsreaktion

ungenügend medikamentös kontrolliert werden kann, ist die Nephrektomie gestattet.

> **❯** Eine unilaterale Nierenerkrankung ist nur in rund 5 % Hypertonieursache!

Die radikale Nephrektomie sollte nur noch bei imperativen Indikationen durchgeführt werden, wenn der Nierenerhalt technisch nicht praktikabel und onkologisch nicht sicher ist. Hierbei sollte die technische Kompetenz vor Ort kein Entscheidungskriterium sein. Die Notwendigkeit der radikalen Nephrektomie sollte im Zweifelsfall von einem Zentrum beurteilt werden.

Mittlerweile ist die Rationale für die Nierenteilresektion durch zahlreiche Studien etabliert. Der Parenchymerhalt führt zu einer geringeren Morbidität und Mortalität durch die reduzierte Wahrscheinlichkeit der Entwicklung einer chronischen Niereninsuffizienz. Bei kleinen Raumforderungen handelt es sich außerdem in bis zu einem Drittel um einen benignen Tumor, weswegen die Indikation zur Nierenentfernung genau analysiert werden sollte. Das Risiko eines Lokalrezidivs bei Nierenerhalt ist nicht höher und die perioperativen Komplikationen, die nach offener oder laparoskopischer Nierenteilresektion vermehr tauftreten, werden durch erfahrene Urologen gut bewältigt. Daher hat sich die Nierenteilresektion bei T1-Tumoren als Therapie der Wahl durchgesetzt.

Die Indikation zur **bilateralen Nephrektomie** wird gestellt:

- Bei beidseitigen Urotheltumoren
- Als Transplantationsvorbereitung bei monströsen Zystennieren beidseits
- Bei terminaler Niereninsuffizienz und chronischer Pyelonephritis beidseits zur Fokussanierung
- Bei terminaler Niereninsuffizienz und unkontrollierbarem Blutdruck

5.1.2 Operative Zugangswege

Das Ziel bei der Wahl eines operativen Zuganges ist die optimale Exposition der Organe, die für den geplanten Eingriff erforderlich sind, um dies mit einer möglichst geringen Morbidität zu erreichen.

Im Prinzip stehen vier Zugangswege zu Niere, Nebenniere und Harnleiter zur Verfügung:

- Retroperitonealer Flankenschnitt
- Dorsale Lumbotomie (Lurz)
- Thorakoparaperitonealer Zugang
- Abdomineller Zugang

Retroperitoneale Zugangswege Sie werden traditionell und definitionsgemäß über einen Flankenschnitt in Seiten- oder Halbseitenlage ausgeführt. Das Peritoneum wird in der Regel nicht eröffnet. Der retroperitoneale Zugang wird bei der einfachen Nephrektomie, kleineren bis mittelgroßen Nierentumoren, der diagnostischen Nierenfreilegung sowie Operationen am Nierenbecken oder oberen Harnleiter gewählt.

In ▣ Abb. 5.2 sind die verschiedenen Variationen festgehalten:

- Interkostaler Zugang (über der 10., 11. oder 12. Rippe, Interkostalschnitt)
- Subkostaler Zugang (unterhalb der 12. Rippe, Flankenschnitt)
- Lumbodorsaler Zugang (idealer Zugang zur Nierenbeckenplastik, Lumbodorsalschnitt)
- Dorsaler Zugang

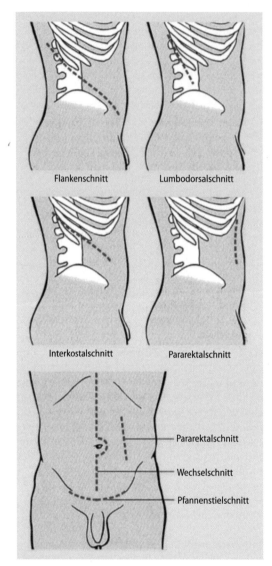

◻ Abb. 5.2 Schnittführung bei urologischen Operationen

Transthorakale Zugangswege Die transthrorakalen oder thorakoretroperitonealen Zugänge sind für die Nierentumorchirurgie, Nebennierenchirurgie und retroperitoneale Lymphadenektomie geeignet. Sind bei ausgedehnten Tumoren intraperitoneale Organe mit beteiligt, so ist die Laparotomie vom gleichen Schnitt aus jederzeit möglich. Transabdominelle Eingriffe haben den Vorteil des echten »no touch«. Dies bedeutet frühzeitige Ligatur der A. renalis vor jeglicher Manipulation am Tumor, um eine Tumorzellverschleppung während der Operation zu verhindern. Die En-bloc-Tumornephrektomie unter Mitentfer-

nung der Nebenniere, der Fettkapsel, der Gerotaschen Faszie und evtl. dem anhaftenden Peritoneum ist bei der radikalen Tumornephrektomie das Operationsziel.

Lagerung und schematische Darstellung der Nephrektomie sind in ◻ Abb. 5.3 skizziert.

Die **Nierenteilresektion** ist aufgrund der Gefäßanatomie prinzipiell möglich.

> **Indikationen für die Nierenteilresektion**
> — Missbildungen mit segmentären Erkrankungen und einer im Übrigen gesunden Niere
> — Tumoren in Einzelnieren oder beidseitige Tumoren
> — Nierentrauma
> — Erkrankungen des einen Anteils in Doppelanlagen (hydronephrotischer Steinverschluss einer Anlage)
> — Gelegentlich bei entzündlichen Erkrankungen, die sich auf Segmente der Niere beschränken

Bei Abflussstörungen am Übergang vom Nierenbecken zum Harnleiter (hoher Harnleiterabgang, Narbenstenose, angeborene Stenose) und erhaltungswürdiger Niere ist eine **Nierenbeckenplastik** indiziert. Der Standardeingriff ist die Seit-End-Anastomose (Anderson-Hynes) mit Resektion der erkrankten Engstelle und einer Anastomose zwischen dem verkleinerten Nierenbecken und dem gesunden Harnleiter. Das Nierenbecken wird über rund 10 Tage durch eine Ureterschiene drainiert (▶ Kap. 14, ◻ Abb. 14.16).

5.2   Harnableitung

❯ Der Begriff Harnableitung beschreibt sämtliche Maßnahmen (operative, instrumentelle, diagnostische), bei denen ein funktionsgestörter, entfernter, plastisch rekonstruierter oder vorübergehend außer Funktion genommener Teil des harnableitenden Systems umgangen bzw. teilweise oder ganz ersetzt wird.

Wir unterscheiden folgende **Formen** von Harnableitungen:
— Temporäre und permanente Harnableitung
— Urinableitung nach außen in ein externes Reservoir oder einen Kunststoffbeutel
— Urinableitung nach innen in ein ausgeschaltetes oder nicht ausgeschaltetes Darmsegment
— Inkontinente Harnableitung von kontinenter Harnableitung

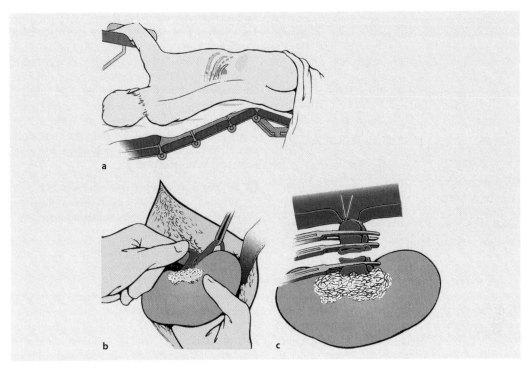

Abb. 5.3a–c Nephrektomie-Technik. **a** Lagerung und Schnittführung bei rechtsseitiger Nephrektomie. **b** Stumpfe Freipräparation der Nierenstielgefäße. **c** Ligatur der Gefäße nach Anlegen von Stielklemmen

Permanente Harnableitung
- **Nasse Urostomata**
  - Ureterokutaneostomie
  - Transureterokutaneostomie
  - Ileum-Conduit
  - Kolon-Conduit
  - Ileozökal-Conduit
  - Zystokutaneostomie
- **Anale Harnableitungen**
  (Ureterosigmoidostomie)
- **Kontinente Urostomata** (Kontinenznippel)
  - Kock-Pouch
  - Mitrofanoff
  - Benchekroun
  - Mainz-Pouch
- **Blasenaugmentationen**
  - Zökalaugmentation
  - Ileumaugmentation
  - Ileumzökalplastik
  - Autoaugmentation
  - Tissue engineering
- **Blasenersatz**
  - Ileumneoblase

Problem der Harnableitung Jede Harnableitung, besonders jedoch die permanente Harnableitung, muss als ein sog. »verstümmelnder Eingriff« aufgefasst werden. Sie kommt nur als Ultima ratio zum Einsatz. Faktoren, die bedacht werden müssen, sind:
- Psychische Situation des Patienten
- Soziale Lage
- Hat der Patient die Konsequenzen des Eingriffs verstanden?

> Daraus geht hervor, dass bei der Harnableitung die Patientenakzeptanz von höchster Priorität ist.

In ■ Tab. 5.2 sind Faktoren von geringer und von hoher Patientenakzeptanz einander gegenübergestellt.

5.2.1 Drainage des unteren Harntraktes

Harnröhrenkatheterismus

Der Katheterismus (■ Abb. 5.4) der Blase ist bei beiden Geschlechtern von höchstem Interesse und muss von jedem Arzt und Studenten in Technik, Indikation und Durchführung sowie Nachsorge perfekt beherrscht werden.

▢ **Tab. 5.2** Harnableitung – Patientenakzeptanz	
Gering	**Hoch**
Leckage	Kontinenz
Katheter	Natürliche Miktion
Stoma	Inneres Reservoir
Beutel	Sicherer oberer Harntrakt
Reoperation	»Body image«
Infektion – Pyelonephritis – Reservoir	
Nephrostomie	

Die Indikation des Katheterismus besteht bei Blasenentleerungsstörungen infolge infravesikaler Obstruktion oder neurogener Ursache sowie zur Ruhigstellung der Blase nach operativen Eingriffen wie auch zur simplen Bilanzierung des Wasserhaushaltes beispielsweise auf der Intensivstation.

❯❯ Rund 40 % aller Hospitalinfektionen sind Harnwegsinfektionen, in 70 % katheterinduziert. Daher muss jeder Harnröhrenkatheterismus atraumatisch und steril erfolgen.

In entspannter Rückenlage und unter Einhaltung der Bedingungen der Asepsis soll mit sterilen Einmalsets die Katheterisierung durchgeführt werden.

Katheterisierung beim Mann Das Glied wird mit einem sterilen Lochtuch abgedeckt. Zwischen die Oberschenkel wird eine Auffangschale für den Harn platziert. Alle erforderlichen Hilfsmittel werden griffbereit gelagert. Nach Zurückstreifen der Vorhaut erfolgt mit sterilen Handschuhen die Desinfektion des gespreizten Meatus und der Glans (mindestens 3 Tupfer). Zur Verringerung der Friktion Instillation eines sterilen Gleitmittels. Dieses ist auch für eine Lokalanästhesie der Schleimhaut erforderlich. Der Penis wird mit der linken Hand am Sulcus coronarius gefasst und wird mit deutlichem Zug nach oben gehalten, damit die infrapubische Kurvatur komplett ausgeglichen ist. Unter Aufrechterhaltung der Sterilität wird der Katheter in die Harnröhre eingeführt und der Widerstand des Schließmuskels durch leichten Druck überwunden. Wird ein Dauerkatheter gelegt, wird die Katheterisierung durch Blockieren des Ballons fixiert und ein steriler Auffangbeutel angeschlossen. Das Präputium ist zurückzustreifen, um eine Paraphimose zu vermeiden.

Katheterisierung der Frau Nach Desinfektion der Labien werden diese mit Daumen und Zeigefinger der linken Hand gespreizt. Sorgfältige Desinfektion der Harnröhrenöffnung. Eingeben von Gleitmittel und steriles Einführen des Katheters, ohne vorher mit der Katheterspitze im Infundibulum, dem Introitus und der Vagina nach dem »richtigen« Meatus zu sondieren.

Die Katheterpflege hat das Ziel, eine Kontamination der Blase mit Keimen zu verhindern bzw. möglichst weit hinauszuzögern.

❯❯ Bei offenen Kathetersystemen sind nach 24 h 50 % und nach 36 h 100 % der Patienten infiziert! Heute ist ein geschlossenes Harnableitungssystem Standard.

Lokale wie systemische Infektprophylaxe mit Antibiotika sind heute nicht mehr akzeptiert.

Intermittierender Selbstkatheterismus Eine weltweit etablierte Therapie vieler Formen der neurogenen Blase ist der Intermittierende Sterile Einmal-Katheterismus (ISEK), der anfangs vom Arzt mit steriler Kleidung, später vom Patienten selbst mehrfach am Tag durchgeführt wird. Der intermittierende Katheterismus ISEK bezweckt eine saubere Entleerung der Blase in regelmäßigen Intervallen mit Verhinderung einer Überdehnung der Blase.

Komplikationen des Katheterismus sind:
- Die Induktion von katheterinduzierten Infektionen (bei unauffälligem Harntrakt in 0–4 %, bei pathologischem Harntrakt in 5–30 % signifikante Bakteriurie)
- Die Induktion von Plattenepithelkarzinomen der Blase bei Dauerkatheter (nach 10-jähriger Dauerkatheterbehandlung weniger als 10 %)
- Katheterinkrustation und Obstruktion
- Induktion von Harnröhrenstrikturen (häufigste Strikturursache beim Mann!)

Suprapubische Blasendrainage

Die Harnableitung mittels suprapubischer Blasenfistel (▢ Abb. 5.5) wird in Anbetracht der Probleme, die ein in der Harnröhre verbleibender Katheter produziert, zunehmend gefordert und angewandt.

In Rückenlagerung wird durch Perkussion oder Sonographie die Blasenfüllung mit einem Volumen von 300–600 ml **bewiesen**. In der Medianlinie 2–3 cm kranial des Symphysenoberrandes erfolgt mit einer dünnen, langen Nadel die Punktion der Blase. Dabei wird entlang des Stichkanals ein Lokalanästhetikum infiltriert. Die Stichrichtung sollte 10–20° von der Senkrechten nach kranial abweichen, um eine Punk-

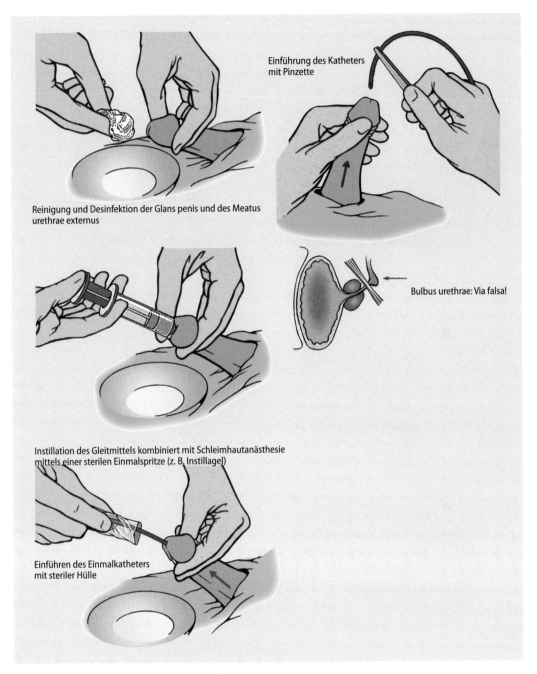

Einführung des Katheters mit Pinzette

Reinigung und Desinfektion der Glans penis und des Meatus urethrae externus

Bulbus urethrae: Via falsa!

Instillation des Gleitmittels kombiniert mit Schleimhautanästhesie mittels einer sterilen Einmalspritze (z. B. Instillagel)

Einführen des Einmalkatheters mit steriler Hülle

Abb. 5.4 Sterile Ausführung des Harnröhrenkathetererismus

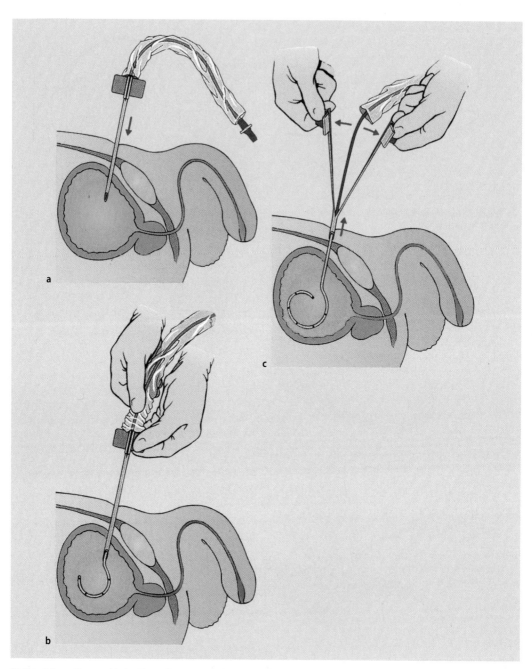

◧ Abb. 5.5a–c Suprapubische Blasendrainage mit dem Cystofixpunktionssystem: schematische Darstellung der Punktions-technik

tion der Prostata zu vermeiden. Erst wenn einwand-
frei Urin aspiriert wird, kann der Fistelkatheter unter
Zuhilfenahme eines Trokars in die Blase vorgeschoben
werden.

> **Kontraindikationen der perkutanen**
> **Blasenpunktionsfistel**
> ━ **Absolute Kontraindikationen**
>   – Hämorrhagische Diathese
>   – Füllungsvolumen von weniger als 200 ml
>   (z. B. Schrumpfblase)
>   – Bewiesener Blasentumor
> ━ **Relative Kontraindikationen**
>   – Gravidität
>   – Unterbauchtumoren mit der Verdrängung
>   der Blase
>   – Infektiöse Hauterkrankungen im Punktions-
>   bereich

❶ Die gefürchtetste Komplikation ist die Verletzung eines Darmabschnittes mit konsekutiver
Peritonitis, die allerdings eine Häufigkeit von
weniger als 1 % aufweist. Frühzeitige Laparotomie bei abdomineller Symptomatik nach Anlage
einer suprapubischen Harnableitung!

In 1–4 % der Punktionen treten Makrohämaturien auf,
die eine urologische Intervention erfordern. Kathe-
terdislokation und Materialdefekte treten in 4–20 %
auf.

5.2.2 Drainage des oberen Harntraktes

Innere Harnleiterschienung

Einer der wesentlichen Fortschritte der Urologie war
die Verwendung von Harnleiterschienen, deren Enden
sich aufgrund des Memory-Effektes zu einem Pigtail
formen. Der sog. Doppel-J-Katheter als selbst haltende
innere Harnleiterschiene hat sich rasch durchgesetzt
(◘ Abb. 5.6). Zu Indikationen, Durchführung und
Komplikationen ▶ Kap. 4.5.9.

Perkutane Nierenfistel

❯ Die früher notwendige, offene Freilegung der
Niere zur Anlage einer Nierenfistel ist heute
durch die kombiniert radiologisch/sonographie-
gesteuerte Verfügbarkeit der in Lokalanästhesie
durchführbaren perkutanen Nephrostomie
(PCN) völlig ersetzt.

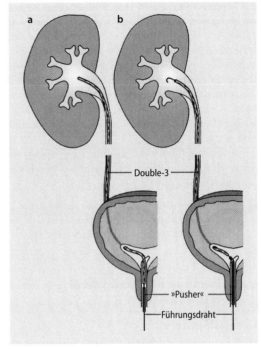

◘ **Abb. 5.6a,b** Retrogrades Einführen eines Harnlei-
terstents. **a** Der mit einem Mandrin gestreckte, an der Spitze
geschlossene Stent wird über das Zystoskop in den Harnleiter eingeführt. Mit Hilfe eines zweiten, nach oben nachge-
schobenen Katheters (des Pushers) lässt sich das untere
Ende des Stents in der Blase platzieren und der Mandrin entfernen. **b** Über einen möglichst steifen Führungsdraht lässt
sich der Harnleiterstent mit distal offenem Ende mit Hilfe
des Pushers in den Harnleiter schieben

Folgende vier Grundschritte sind allen Techniken ge-
mein:
━ Punktion des Nierenhohlsystems (radiologische,
  sonographische Ortung)
━ Sicherung des Zuganges durch einen Sicherheits-
  draht
━ Dilatation des primären Punktionskanals
━ Einführung des Nephrostomiekatheters

> **Tipp**
>
> Eine perkutane Nierenfistel kann in 95–98 % beim
> Erwachsenen wie auch bei Kindern erfolgreich
> gelegt werden. Bei nicht dilatiertem Hohlsystem
> sinkt die Erfolgsrate selbst in erfahrenen Händen
> auf 80 %.

An **Komplikationen** sind eine üblicherweise geringe vorübergehende Makrohämaturie und in seltenen Fällen eine massive Blutung aus der Nierenfistel zu vermerken (bedeutsame Gefäßverletzungen in 1–2 %, blutungsbedingte Todesfälle in 0,2 %). In seltenen Fällen exazerbiert nach Punktion einer Pyonephrose das septische Krankheitsbild. Fehlpunktionen von Leber, Milz, Darm oder Lunge bleiben in der Regel folgenlos. Größere Verletzungen von Dickdarm oder Duodenum sind selten.

Absolute **Kontraindikationen** zur PCN bestehen nicht. Blutgerinnungsstörungen stellen eine relative Kontraindikation dar.

> ❶ Beim Patienten mit Urosepsis und dissiminierter Koagulopathie kann die Nierenfistel die entscheidende, lebensrettende Therapie darstellen.

5.2.3 Permanente (definitive) Harnableitung

Ureterhautfistel

Die Ureterhautfistel (◘ Abb. 5.7) wird heute fast ausnahmslos als **palliative** Harnableitung angewendet. Seltene **Indikationen** bestehen bei sehr alten oder multimorbiden Patienten, bei denen die Ausschaltung eines Darmsegmentes für den Einsatz des Conduits zu riskant erscheint. Bei vorbestrahltem Darm, beim M. Crohn oder Colitis ulcerosa sowie bei bereits vorangegangener Darmresektion von mehr als 1 m Länge kann die Ureterhautfistel die geeignete Form der Harnableitung auch nach kurativer Zystektomie sein.

Als klassische Ureteraustrittsstelle gilt die Region 3–4 cm oberhalb und medial der Spina iliaca anterior superior. Der Harnleiter wird in Höhe der Gefäßkreuzung aufgesucht und nach blasenwärts durchtrennt und ligiert. Der Harnleiter wird mit einem evertierten Nippelstoma in die Haut anastomosiert.

> ❯ Die hohe Rate an Stomastenosen von bis zu 60 % lassen das Verfahren als längerfristige Ableitung ungeeignet erscheinen.

Die Indikation zur Ureterhautfistel wird heute nur noch extrem selten gestellt. Bei vorbestehender Harnleiterdilatation kann das Verfahren als palliative Harnableitung gelegentlich angewendet werden. Der Indikationsbereich für die Ureterhautfistel ist sehr klein geworden, da die perkutane Nephrostomie kurzfristig als weniger invasives Verfahren ähnlich gute Ergebnisse erzielt und das Ileum-Conduit als Dauerlösung vorzuziehen ist.

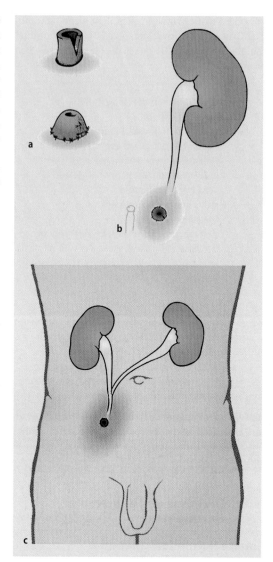

◘ **Abb. 5.7 a, b** Nippelbildung der Ureterokutaneostomie. **b** Einfache Ureterokutaneostomie. **c** Transureterokutaneostomie

Conduit

Das Konstruktionsprinzip des Ileum- oder Kolon-Conduit, das seit 50 Jahren der goldene Standard der supravesikalen Harnableitung ist, beinhaltet die Ausschaltung eines 15 cm langen Dünndarm- oder Dickdarmsegmentes aus der Kontinuität. Dieses Segment muss selbstverständlich von einer suffizienten Blutzufuhr versorgt werden. Nach Wiederherstellen der Darmkontinuität werden die beiden Harnleiter durch **Ureteroileostomie** implantiert (◘ Abb. 5.8). Die Lage

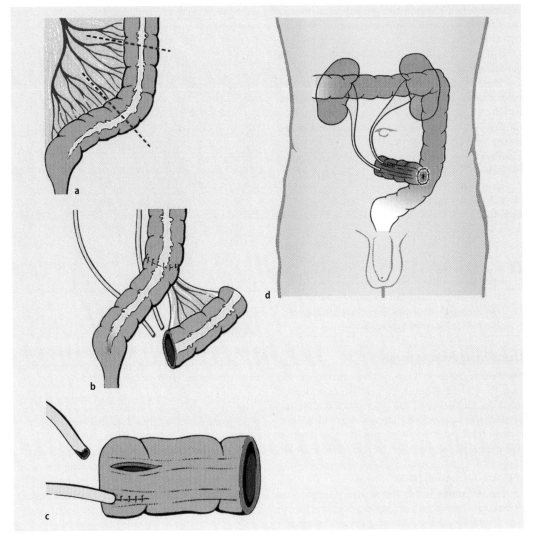

Abb. 5.8a–d Kolon-Conduit; **a** Isolierung eines Sigmasegmentes. **b** Wiederherstellung der Darmkontinuität, retroperitoneales laterokolisches Durchziehen beider Harnleiter. **c** Antirefluxive Implantation der Harnleiter. **d** Retroperitonisiertes Kolon-Conduit

des Stomas im rechten Unterbauch muss präoperativ festgelegt werden. Probeweise wird ein Stomabeutel auf die Haut geklebt und seine Position für unterschiedliche Körperhaltungen überprüft.

Als **Indikationen** für ein Conduit als supravesikale Harnableitung gelten:

- Radikale Zystektomie bei beiden Geschlechtern wegen eines Blasenkarzinoms
- Vordere Exenteration bei gynäkologischen Malignomen
- Inoperable Harnblasenkarzinome bei ausgeprägter Symptomatik inklusive Blutung
- Beidseitige Harnstauung bei inoperablen Beckentumoren
- Irreparable Funktionsverlust der Blase und des ableitenden Harntraktes

Als **Kontraindikationen** für ein Ileum-Conduit gelten entzündliche Darmerkrankungen (M. Crohn, Colitis ulcerosa) sowie ein vorbestrahlter Dünndarm.

> ❯ Die Komplikationen des Conduit nehmen linear mit der Zeit zu.

Akzeptierte **Frühkomplikationen** sind eine perioperative Mortalität in der Größenordnung von 5 %, Harn-
leiteranastomosenleck (2 %), Harnleiterobstruktion
(2 %), Conduitnekrose (selten), mechanischer oder
paralytischer Ileus (1–10 %).

Spätkomplikationen sind Schädigungen der oberen Harnwege in bis zu 20 %, das Auftreten einer Harnleiterstriktur (5 %), das Auftreten einer Stomastenose
(2–10 %). Das Kolon Conduit sollte eine geringere Inzidenz von Stomastenosen und Refluxen in den oberen
Harntrakt aufweisen. Nachuntersuchungen konnten
dies jedoch nicht bestätigen.

Gegenwärtig wird das Ileum-Conduit als Standard-
Harnableitung beim Mann und der Frau durch den
orthotopen Blasenersatz (Ileumneoblase) mit Anastomose des Urinreservoirs an die Harnröhre verdrängt.

> Beim Mann sollte das Ileum-Conduit nur ge-
> wählt werden, wenn eine Kontraindikation für
> den orthotopen Blasenersatz besteht. Bei der
> Frau zeichnet sich derzeit der orthotope Blasen-
> ersatz als Standardverfahren ab.

Ureterosigmoidostomie

Hierbei handelt es sich um eine kontinente Sonderform der Harnableitung. Durch antirefluxive Anastomose der Harnleiter in das Sigma wird das Niederdrucksystem oberer Harntrakt mit dem Hochdrucksystem des distalen Kolon verbunden. Das Rektum-
sigma dient als Reservoir für das resultierende Stuhl-/
Uringemisch. Die Kontinenz wird über den analen
Sphinkter kontrolliert (■ Abb. 5.9).

Die **Indikation** der Ureterosigmoidostomie wird
derzeit zunehmend seltener gestellt. Ursache hierfür
sind durch Langzeitbeobachtung gut dokumentierte
Spätkomplikationen wie Schädigungen des oberen
Harntraktes, Infektkomplikationen, hyperchlorämische Azidose sowie das erhöhte Risiko eines Kolonkarzinoms.

Gesicherte Indikationen zur Ureterosigmoidostomie sind derzeit:

- Frauen, bei denen ein Conduit oder ein kontinenter katheterisierbarer Darmpouch abgelehnt wird
- Männer, bei denen das Blasenkarzinom die prostatische Harnröhre infiltriert und damit die Indikation zur Urethrektomie gegeben ist

Eine relative **Kontraindikation** ist die vorbestehende
oder geplante Bestrahlung des kleinen Beckens.

Komplikationen der Ureterosigmoideostomie sind
- Progressive Schädigung der oberen Harnwege (bei
  Erwachsenen bis zu 20 %, bei Kindern bis zu 90 %)

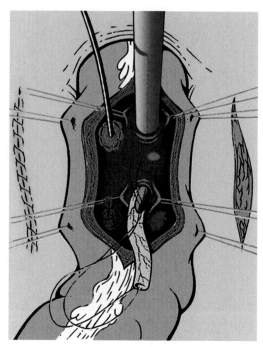

■ **Abb. 5.9** Transkolische Ureterosigmoidostomie. Nach an-
tirefluxiver submuköser Verlagerung des Harnleiters erfolgt
die Anastomosierung mit der Darmschleimhaut

- Hyperchlorämische Azidose (bei Erwachsenen
  bis 30 %, bei Kindern zwischen 10 und 100 %)
- Die Entwicklung eines Kolonkarzinoms an der
  ureterosigmoidalen Implantationsstelle ist
  eine weitere ernstzunehmende Spätkomplikation,
  die sich im Mittel erst nach 15–25 Jahren manifestiert.

Das Karzinomrisiko muss mit 5 %, das von Kolon-
polypen in bis zu 40 % eingestuft werden. Die Karzi-
nogenese wird unterschiedlich erklärt: Durch den
Urinkontakt mit Faeces im Kolon entstehen aus den
Nitraten des Harnes sekundäre Amine und durch
Bakterieneinfluss N-Nitrosamin, welches ein potentes
Karzinogen ist.

> Nur eine engmaschige und lebenslange Nach-
> sorge sowie eine hohe Patientencompliance
> können heute noch die Durchführung einer
> Ureterosigmoideostomie rechtfertigen.

Neben der onkologischen Tumornachsorge muss sich
die funktionelle Nachsorge der Harnableitung an den
beschriebenen Komplikationen orientieren. Neben der
Funktion des oberen Harntraktes ist der Säure-Basen-
Haushalt zu kontrollieren!

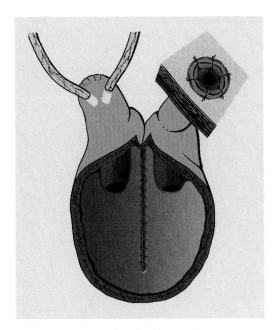

◨ Abb. 5.10 Kock-Pouch: Refluxschutz und kontinentes Stoma durch Darminvagination

Konstruktionsprinzipien kontinenter intestinaler Reservoire

Während Conduits lediglich als Verlängerungen der Ureteren einen widerstandsfreien Abfluss des Urins nach außen in einen Beutel gewährleisten, kommt den kontinenten Reservoiren (◨ Abb. 5.10) zusätzlich die Aufgabe zu, die Speicherfunktion der Blase zu imitieren und über einen kontinenzerzeugenden Mechanismus eine akzeptable Form der Kontinenz, wenngleich immer noch ein Stoma präsent ist, zu garantieren.

Als Verschlussmechanismen für kontinente Darmreservoire stehen zur Verfügung:

- Künstlicher Sphinkter
- Autologe Kontinenzventile durch die Invagination bestimmter Darmabschnitte oder subseröse Einbettung (Appendix) tubulärer Darmanteile (◨ Abb. 5.11, ◨ Abb. 5.12)
- Verwendung des analen Sphinkters durch Ableitung des Harns in den nicht ausgeschalteten Dickdarm

> ❯ Der Kontinenzmechanismus ist der kritische Punkt bei der Konstruktion aller kontinenten supravesikalen Reservoire.

Zusammenfassend kann festgestellt werden, dass die kontinente Harnableitung mit katheterisierbarem Stoma Kontinenzraten von bis zu 90 % bei gigantischen Reoperationsraten von 10–100 % erreicht. Derzeit verschwinden die Reservoire mit katheterisierbaren Stomata, da sie operationstechnisch zu aufwendig, die Reoperationsrate zu hoch und die Imitation der eigentlichen Blasenfunktion durch den orthotopen Blasenersatz um Welten besser realisiert ist. Verbliebene Indikationen sind ein Teil der weiblichen Patienten sowie der paraplegische Patient.

Orthotoper Blasenersatz (Ileumneoblase)

Unter den kontinenten Harnableitungen stellt das orthotop im kleinen Becken angelegte Urinreservoir mit ileourethraler Anastomose (◨ Abb. 5.13) zweifellos die wünschenswerte Idealform dar.

Sie ist an zwei Voraussetzungen gebunden:

- Die Radikalität der Zystektomie hat Vorrang vor der Indikationsstellung zur urethralen Ersatzblase. Ein Tumorbefall der Prostata/prostatischen Harnröhre muss durch tiefe Resektionsbiopsien ausgeschlossen sein.
- Die Anlage eines orthotopen Blasenersatzes setzt den Erhalt des Sphincter externus als Kontinenzorgan voraus.

Bei Mann und Frau ist diese Operationstechnik inzwischen Standard geworden.

Die operationsbedingte Mortalität liegt zwischen 1 und 3 %. Steinbildung in Urinreservoiren wird vor allen Dingen bei der Verwendung von Staplern gefunden. Die Schleimtamponade ist ein geläufiges Problem. Die Bakteriurie und die Harnwegsinfektion im Gegensatz zum katheterisierbaren Pouch ist eher selten. Selten ist auch die Spontanperforation des Urinreservoirs. Diarrhöen treten nur dann auf, wenn mehr als 1 m Darm ausgeschaltet wurden bzw. die Ileozoekalklappe mitreseziert ist. Vitamin-B_{12}-Mangel ist bislang nach zehnjähriger Beobachtungszeit noch nicht beobachtet worden. Nicht abzuschätzen ist derzeit das Karzinominduktionsrisiko, wobei jedoch generell dieses in der Dünndarmregion bedeutend geringer sein sollte als im Dickdarm.

> ❯ Der orthotope Blasenersatz ist derzeit die Harnableitung der Wahl beim männlichen Patienten, ebenso auch bei ausgewählten weiblichen Patienten.

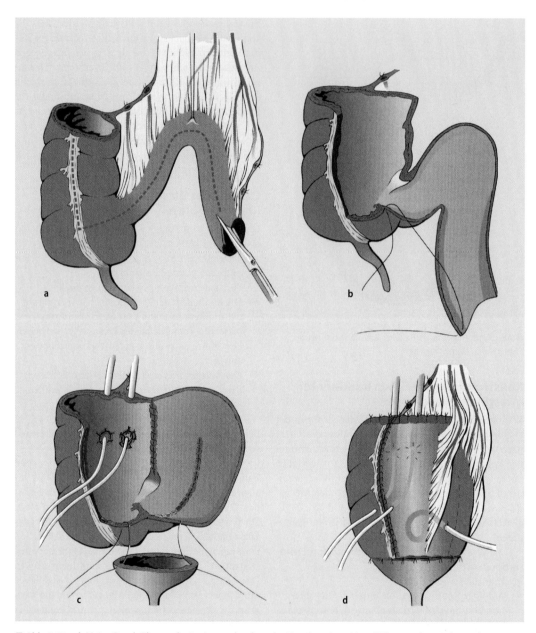

◻ **Abb. 5.11a–d** Mainz-Pouch-Blasensubstitution nach subtotaler Zystektomie. **a** 10 cm Zökum und zwei ebenso lange Ileumschlingen werden aus der Darmkontinuität isoliert. **b** Antimesenteriale Eröffnung der Darmsegmente. **c** Seit-zu-Seit-Vereinigung der eröffneten Darmsegmente und submuköse Tunnelbildung der Ureteren als Refluxschutz. **d** Vereinigung der Darmsegmente mit der Restblase und Verschluss zu einem sphärischen Reservoir

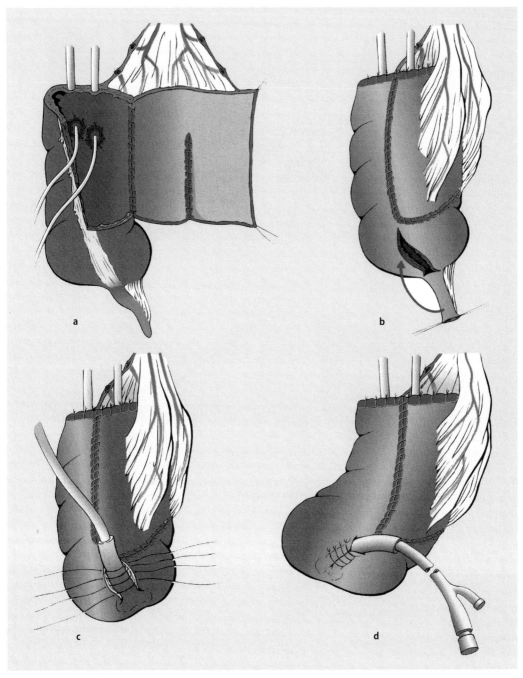

◘ Abb. 5.12a–d Kontinente Harnableitung (Mainz-Pouch-Nabelstoma). **a** Appendix als kontinentes Stoma: Inzision der Seromuskularis im Bereich der vorderen Tänie des Zökum. **b** Die Darmschleimhaut liegt am Zökum in einer 4–5 cm langen Rinne frei. **c** Appendix in die Schleimhautrinne eingelegt und Verschluss der Seromuskularis darüber, sodass eine submuköse Tunnelbildung der Appendix resultiert. **d** Implantation der Appendix in den Nabel als kontinentes Stoma

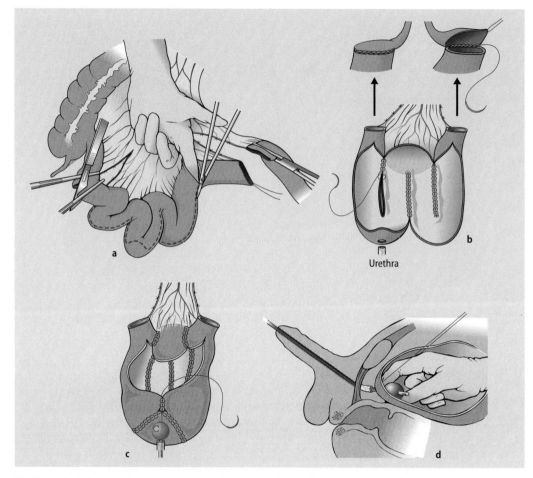

Abb. 5.13a–d Ileumneoblase. **a** Isolierung von 60–70 cm terminalem Ileum, antimesenteriale Detubularisierung, **b** W-förmige Lagerung. **c,d** Anastomose mit dem Harnröhrenstumpf

Nephrektomie

— **Indikationen:** Vitale bei schweren traumatischen Nierenverletzungen mit Gefahr des hypovolämischen Schocks, bei konservativ nicht beherrschbaren septischen Krankheitsbildern auf dem Boden einer Pyelonephritis

— **Instrumentelle Harndrainage:**
  – Methoden: Transurethraler Dauerkatheter, suprapubische Blasenfistel, intermittierender Katheterismus zur Drainage des unteren Harntraktes
  – Komplikationen: Harnwegsinfekte

— **Nierenfistel, Harnleiterschienen:** Ultraschallgesteuerte perkutane Anlage einer Nierenfistel und das transurethrale Einbringen von Harnleiterschienen mit Memory-Effekt

— **Supravesikale permanente Harnableitung:**
  – Geringe Patientenakzeptanz für die Notwendigkeit eines Stomas, des Tragens eines Harnauffangbeutels, des kontinenten Stoma mit Notwendigkeit der Katheterisierung, auch wegen Infektionsgefahr und der drohenden Leckage
  – Therapie der Wahl orthotoper Blasenersatz durch die Ileumneoblase beim männlichen Patienten, bei dem der untere Harntrakt entfernt werden muss
  – Prinzipiell auch beim weiblichen Geschlecht möglich, wird derzeit aber nur in ausgewählten Zentren durchgeführt

Funktionsstörungen des unteren Harntraktes

K. Gust, G. Bartsch, A. Haferkamp

R. Hautmann, J. E. Gschwend (Hrsg.), *Urologie*,
DOI 10.1007/978-3-642-34319-3_6, © Springer-Verlag Berlin Heidelberg 2014

6.1 Physiologie des unteren Harntraktes

6.1.1 Anatomie und Physiologie

Die funktionelle Einheit der Harnblase, des Sphinkters und der Harnröhre ist ein komplexes System, das zum einen der Harnspeicherung als auch der Harnentleerung dienen muss. Hierzu ist die Harnblase aus drei unterschiedlichen Muskelschichten aufgebaut, die mit ihrer inneren und äußeren längsgeschichteten Muskulatur sowie der dazwischenliegenden zirkulär angeordneten Muskelschicht neben der Harnspeicherung, die konzentrische Kontraktion im Rahmen der Blasenentleerung ermöglichen (▶ Kap. 2.1).

Die Verbindung der Harnblase mit der Harnröhre bildet der Blasenhals, in dem die Blasenmuskulatur in das Trigonum vesicae zusammenläuft und zudem die beiden Harnleiterostien in der Ureterenleiste aufnimmt. Im Bereich des Blasenhalses ist der funktionale innere Sphinkter lokalisiert, im weiteren Verlauf der Harnröhre auf Höhe des Beckenbodens liegt der externe Sphinkter, welcher hauptverantwortlich für die Kontinenz sowohl in Ruhe als auch durch zusätzliche Kontraktion in Belastungssituationen ist (■ Abb. 6.1). Die Anatomie der Frau und des Mannes unterscheiden sich in diesem Bereich insbesondere durch die intraprostatische Lage der proximale Urethra beim Mann, mit dem unterhalb der Prostata angeordnetem Sphincter externus, während bei der Frau der Verschlussapparat des externen Sphinkters auf die proximalen zwei Drittel der Urethra beschränkt ist.

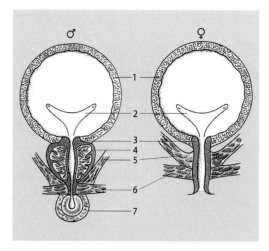

■ **Abb. 6.1** Anatomie von Harnblase und urethralem Verschluss. (Aus Palmtag et al. 2007 Urodynamik, 2. Auflage)

6.1.2 Neuroanatomie

Steuerung über das zentrale Nervensystem

Zwei zentrale Zentren kontrollieren die Harnspeicherung und -entleerung. Die Großhirnrinde (Lobus frontalis und Corpus callosum) übernimmt durch Verbindungen zum Thalamus die willkürliche Blasenmuskelsteuerung. Das **pontine Miktionszentrum** ist über motorische Neurone entlang der Seitenstränge des Rückenmarks (Tractus reticulospinalis) mit dem **sakralen Miktionszentrum** (S2–S4) verbunden (■ Abb. 6.2). Dieses leitet zentrale Befehle über viszero- und somatomotorische Nerven zum Detrusor und Sphinkter weiter. Umgekehrt gelangen über die Hinterstränge (Tractus spinothalamicus) exterozeptive und propiozeptive Reize der Blasenwand zum Thalamus und entscheiden über das Blasenfüllungs- und Blasendranggefühl. Weitere sensorische Bahnen enden in den Basalganglien und im Zerebellum.

Die deszendierenden Neurone transportieren vorwiegend hemmende Signale. Deswegen kommt es bei einer zentralen Schädigung des Kreislaufs oder einer Unterbrechung der spinalen Fasern kranial von S2–S4 zu einer fehlenden Kontrolle im Sinne einer Inkontinenz. Auch bei Kleinkindern, bei denen die zentrale Reifung noch nicht vollständig abgeschlossen ist, kann die willkürliche Urinkontrolle nicht erfolgen.

Periphere Innervation

Die periphere Innervation erfolgt über vegetative und somatische Nervenfasern. Während der Plexus pelvicus parasympathische Fasern beinhaltet (S2–S4), sind die Nn. hypogastrici sympathisch innerviert (Th10–L2). Ebenfalls aus den somatomotorischen Ganglien der Segmente S2–S4 entspringen die somatischen Nervenfasern des Nervus pudendus.

6.1.3 Neurophysiologie

Harnspeicherung

Um eine Harnspeicherung zu erreichen, passt sich die Wandspannung des Detrusors an die Blasenfüllung an. Die aus Dehnbarkeit der Blase und Wandspannung des Detrusors berechnete **Compliance** geschieht nahezu wahrnehmungsfrei, da die vermehrten Signale der afferenten Neurone intraspinal und zerebral inhibiert werden (■ Abb. 6.3). Das erste Harndranggefühl entsteht somit erst ab ca. 150–250 ml. Bei Erreichen der Blasenkapazität zwischen (350–450 ml) wird der starke Harndrang signalisiert. Erst dann kann der Miktions-

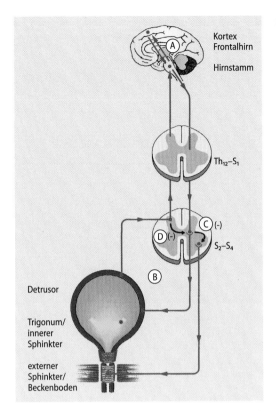

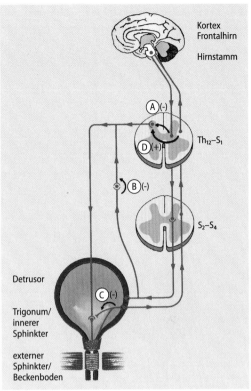

Abb. 6.2 Innervation von Harnblase und Urethra. **A** Regelkreis aus Bahnen zwischen Frontalhirn und Detrusorkernen der Formatio reticularis. **B** Eigentlicher Miktionsreflex, afferent sensorisch ohne spinale Umschaltung bis zum motorischen Zentrum im Hirnstamm (»long routed pathways«), nach Umschaltung efferent spinal bis zu motorischen sympathischen bzw. parasympathischen Kernen im Lumbal-(Th12–L1) bzw. Sakralmark (S2–S4), zunehmende afferente Impulse im Plexus pelvicus bei zunehmender Blasenfüllung lösen erst bei Erreichen einer kritischen Frequenz eine Detrusorkontraktion aus (»kritische Schwelle«). **C** Negativer Feedback von Kernen des Plexus pelvicus auf Kerne des Nervus pudendus im Sakralmark. **D** Negativer Feed-back-Mechanismus innerhalb von Afferenzen und Efferenzen der sakralen Kerne des Plexus pelvicus, der für die Unterdrückung instabiler Detrusorkontraktionen auf spinaler Ebene verantwortlich zu machen ist. (Aus Hautmann: Urologie, 4. Auflage)

Abb. 6.3 Innervation von Harnblase und Urethra. **A** Efferente Hemmung sympathischer Signale infolge afferenter parasympathischer Impulse. **B** Präsynaptische ganglionäre Hemmung der adrenerg-axonalen Transmission durch einen cholinerg stimulierbaren muskarinergen Rezeptor, cholinerg stimulierte Aktivierung des SIF (»small intensely fluorescent«) -Zellsystems, das efferent präganglionär und/oder intramural adrenerge Effektorneuronen hemmt. **C** Intramurales diautonomes synaptisches System modifiziert neurogene Antwort infolge axo-axonaler Kontakte. **D** Aktivierung thorako-lumbaler Efferenzen bei Stimulation sakraler Afferenzen in Abhängigkeit vom Grad der Dehnung der glatten Detrusormuskulatur (ausgelöste sympathische Stimulation in den Beckenganglien führt einerseits zur Kontraktion des glatten inneren Sphinkters und andererseits zur Hemmung der Kontraktion des Detrusors). (Aus Hautmann: Urologie, 4. Auflage)

reflex durch die inhibitorischen pontinen Signale nicht mehr gehemmt werden.

> Der Sphinkterapparat bleibt über die Urinspeicherphase stets verschlossen, die Muskelaktivität nimmt mit der Blasenfüllung zu. Willkürliche und unwillkürliche intraabdominelle Druckerhöhungen werden reflektorisch durch eine Erhöhung des Harnröhrenverschlussdrucks kompensiert (Abb. 6.4).

Harnentleerung

Um eine Miktion einzuleiten, werden willkürlich im pontinen Miktionszentrum die inhibitorischen Signale reduziert, damit wird der Miktionsreflex ausgelöst. Die Miktion beginnt mit der Relaxation der quergestreiften Muskulatur (Abb. 6.5). Der Blasenauslass öffnet sich trichterförmig und der Harnröhrenverschlussdruck fällt. Gleichzeitig erhöht sich der **intravesikale Druck** durch Steigerung Detrusortonus. Wenn

6

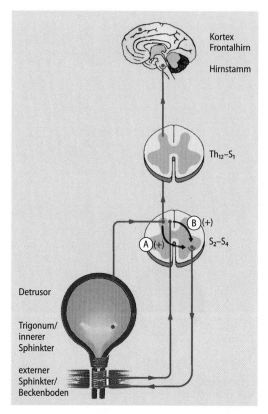

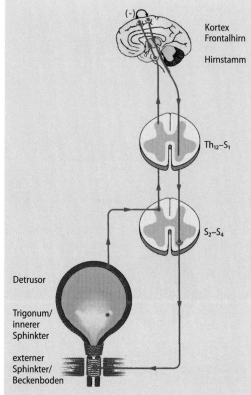

◻ **Abb. 6.4** Innervation von Harnblase und Urethra. **A** Zunehmende Aktivität der Muskulatur des urethralen Verschlusses mit zunehmender Blasenfüllung durch einen Reflexbogen, der afferent aus dem Pelvicus und efferent aus dem Pudendus besteht (ausschließlich spinaler Reflex, da auch bei Querschnittlähmung intakt). **B** Reflexkontraktion des Beckenbodens bei abdomineller Druckerhöhung durch kontra- und ipsilaterale Verschaltungen von Afferenzen und Efferenzen des Pudendus selbst. (Aus Hautmann: Urologie, 4. Auflage)

◻ **Abb. 6.5** Innervation von Harnblase und Urethra. Afferente Stimulation des Plexus pelvicus haben efferent eine Hemmung des Nervus pudendus zur Folge, was sich urodynamisch in einer Relaxation des externen Sphinkters und des Beckenbodens bei Miktion zeigt. (Aus Hautmann: Urologie, 4. Auflage)

der intravesikale Druck den Harnröhrenverschlussdruck übersteigt, kommt es zur Miktion. Dieser Druck beträgt bei ungestörtem Abflussverhältnissen bei der Frau bis 40 cmH$_2$O und beim Mann bis 50 cmH$_2$O. Am Ende der Miktion kontrahieren sich der Beckenboden und der Sphinkter, woraufhin die Detrusorkontraktion stoppt.

Beim Säugling hingegen existiert die zentrale Kontrolle des Miktionsreflexes noch nicht, weswegen die die Miktion ausschließlich unwillkürlich verläuft.

6.2   Pathophysiologie des unteren Harntraktes

6.2.1   Terminologie

Symptome der Funktionsstörungen des unteren Harntraktes werden im anglo-amerikanischen Raum wie auch zwischenzeitlich im deutschen Sprachraum als **LUTS** (»lower urinary tract symptoms«) bezeichnet. Hierbei werden Symptome der Harnspeicherung von Symptomen der Harnblasenentleerung unterschieden.

LUTS
- **Speichersymptome**
  - Pollakisurie: erhöhte Miktionsfrequenz
  - Drangsymptomatik: plötzlich auftretender Harndrang
  - Harninkontinenz: unwillkürlicher Urinverlust
  - Belastungs-/Stressinkontinenz
  - Dranginkontinenz
  - Mischinkontinenz
- **Entleerungssymptome**
  - Abschwächung des Harnstrahles
  - Unterbrechung des Harnstrahles
  - Startschwierigkeiten
  - Nachträufeln
  - Dysurischen Beschwerden
  - Restharngefühl

6.2.2 Klassifikation der Funktionsstörungen

Funktionsstörungen des unteren Harntraktes können unterschiedliche Ursachen haben. Sie können sowohl eine anatomisch-funktionelle als auch eine neurologische Ursache haben. Die Klassifikation kann somit aufgrund von Symptomen, aufgrund der zugrundeliegenden Neurologie oder auf urodynamisch-funktioneller Ebene erfolgen. Häufig verwendete, zumeist auf neurologische Befunde basierende Klassifikationen der Funktionsstörungen des unteren Harntraktes sind:

- **Neuro-urologische Klassifikation nach Bors und Comarr (1971)**
  - Die Klassifikation erfolgt aufgrund der Einteilung nach der anatomischen Lokalisation der neurologischen Schädigung (infra-/supranukleär)
  - Qualifikation (sensorisch/motorisch)
  - Quantifikation (komplett/inkomplett)
  - Effektivität der Blasenentleerung (balanciert/unbalanciert), wobei zwischen restharnfreier bzw. restharnarmer Miktion und Restharnmengen größer 10–20% der Blasenkapazität differenziert wird
- **Neuro-topographische Klassifikation nach Hald und Bradley (1982)**
  - Supraspinale Läsion
  - Suprasakrale Läsion
  - Infrasakrale Läsion
  - Periphere autonome Läsion
  - Muskuläre Läsion

- **Anatomisch-qualitative Klassifikation nach Gibbon (1976)**
  - Suprasakrale Läsion
  - Sakrale Läsion
  - Motorisch, sensorisch oder sensomotorisch
  - Gemischte Läsion

In weiteren Klassifikationen werden zusätzlich urodynamische und funktionelle Befunde mit eingeschlossen, um die Aussagekraft der Klassifikation zu erhöhen.

- **Neurologisch-funktionelle Klassifikation nach Lapides (1970)**
  - Sensorisch-neurogene Blase
  - Ungehemmte neurogene Blase
  - Motorisch-paralytische Blase
  - Neurogene Reflexblase
  - Autonome neurogene Blase

6.2.3 Speicherstörung der Harnblase

Blasenhypersensitivität Bei der Blasenhypersensitivität, kommt es aufgrund eines verfrühten ersten Harndranges zu einer **Pollakisurie**. Diese kann sowohl als reine Tagessymptomatik als auch durch eine generalisierte Symptomatik gekennzeichnet sein. Urodynamisch zeigt sich eine verminderte maximale Blasenkapazität, in der reinen Hypersensitivität jedoch nicht begleitet durch Detrusorhyperaktivität.

> ❗ Eine solche Symptomatik ist auf jeden Fall weiter abklärungsbedürftig, da sie neben einer chronisch entzündlichen Beckenerkrankung (»chronic pelvic pain«, interstitielle Zystitis) z. B. auch durch Tumoren der Harnblase, insbesondere einem Carcinoma in situ, auftreten kann.

Sekundär kann sie z. B. Folge einer Strahlentherapie sein. Bei postmenopausalen Frauen, kann zudem ein lokaler Östrogenmangel ursächlich für die Symptomatik sein, so dass hier allein durch lokale Östrogenapplikation bereits eine Verbesserung der Symptomatik erzielt werden kann.

Detrusorhyperaktivität Die Detrusorhyperaktivität zeichnet sich durch urodynamisch nachweisbare **Detrusorkontraktion** aus, die bereits vor Erreichen der maximalen Blasenkapazität auftreten. Diese führen zu einem unüberwindbaren Harndrang und ggf. auch ungewollten Urinverlust. Hierbei muss zwischen der neurogenen und der idiopathische Detrusorhyperaktivität unterschieden werden, wobei bei letzter keine eindeutige Ursache gefunden werden kann.

Harnröhrenverschluss Der suffiziente Harnröhrenverschluss bildet mit dem Sphinkterapparat und dem Beckenboden die Grundlage für die Kontinenz. Grundsätzliche können hierbei der Tonus des Sphinkters sowie die aktive und passive Drucktransmission unterschieden werden. Die alleinige Störung einer dieser Komponenten in diesem komplexen Zusammenspiel kann bereits zu einem gestörten Harnröhrenverschluss und somit zum ungewollten Urinverlust führen.

Die **Hypermobilität der Harnröhre**, wie z. B. bei Vorliegen eines Deszensus, kann somit zu einer reduzierten passiven Drucktransmission auf den Blasenhals und die proximale Urethra führen. Zudem kann funktionell ebenso der Harnröhrenverschlussdruck vermindert sein und eine Hyporeaktivität der Sphinktermuskulatur vorliegen. Zur weiteren Diagnostik und Unterscheidung bedarf es immer einer vaginalen Einstellung und Messung des Urethradruckprofils in Ruhe und unter Stressbedingungen im Rahmen der urodynamischen Untersuchung. Zusätzlich kann bei der Frau die Durchführung eines Miktionszystourethrogrammes Aufschluss über Vorliegen eines Deszensus geben.

Kategorisierung der Harninkontinenz Die Ausprägung der Harninkontinenz kann zum einen anamnestisch erhoben werden, zum anderen im Rahmen eines **PAD-Tests** quantifiziert werden, wobei nach definierten Algorithmus die Vorlage (PAD) vor und nach der Belastung gewogen wird, um den Urinverlust zu messen.

- **Anamnestische Kategorisierung nach Stamey**
  - Grad I: Urinverlust beim Husten, Nießen, Pressen oder schweren Heben
  - Grad II: Urinverlust beim Gehen, Bewegen oder Aufstehen
  - Grad III: Urinverlust in Ruhe und Liegen
- **Kategorisierung nach ICS/PAD-Test**
  - Grad 1: <2 ml Urinverlust
  - Grad 2: 2–10 ml Urinverlust
  - Grad 3: 10–50 ml Urinverlust
  - Grad 4: >50 ml Urinverlust

6.2.4 Entleerungsstörung der Harnblase

Die Störung der Harnblasenentleerung der Harnblase kann entweder funktionell oder mechanisch sein. Zudem kann sowohl eine gestörte Detrusorfunktion, als auch eine Obstruktion des Blasenauslasses vorliegen.

Hypo- oder Asensitivität der Harnblase Bei der **hyposensitiven Harnblase** kommt es aufgrund einer Läsion der sensorischen Innervation der Harnblase zu einem verminderten Blasenfüllungsgefühl und somit einem geminderten Harndrang. Sofern noch ein Harnblasenfüllungsgefühl vorhanden ist, so kann die Miktion willkürlich gesteuert werden. Bei der **asensitiven Harnblase**, fehlt jedoch jegliche sensorische Wahrnehmung der Harnblase, so dass dies zu einer zunehmenden Vergrößerung der maximalen Blasenkapazität und der Miktionsintervalle kommt. Sekundär kann es daraufhin zur myogenen Dekompensation kommen, die in einer Störung der Detrusorfunktion resultiert.

Ursächlich sind häufig periphere Neuropathien, wie sie zum Beispiel bei Diabetes mellitus beobachtet werden. Zudem können ebenso Störungen des zentralen Nervensystems (z. B. postinfektiös, Guillain-Barré-Syndrom) ursächlich sein.

Hypo- oder Akontraktilität der Harnblase Bei der **hypokontraktilen Harnblase** kommt es aufgrund von einer unzureichenden Detrusoraktivität zur Restharnbildung mit Vergrößerung der maximalen Harnblasenkapazität und häufig rezidivierenden Harnwegsinfektionen. Bei der **Akontraktiliät** des Harnblasendetrusors erfolgt die Miktion unter Zuhilfenahme der abdominellen Muskulatur – der sog. »Bauchpresse«.

Zu unterscheiden sind myogene von neurogenen Formen der Kontraktilitätseinschränkung des Detrusors. Während es bei den myogenen Formen sekundär z. B. aufgrund einer subvesikalen Obstruktion zu einer muskulären Schädigung und somit zu einer Kontraktilitätseinschränkung kommt, so kann ebenso eine neurogene Ursache für die verminderte Kontraktilität vorliegen. Hierbei können neben einer Schädigung der peripheren Nerven, z. B. als Folge eines chirurgischen Eingriffes, ebenso Störungen der motorischen Efferenzen in höher gelegenen Ebenen geschädigt sein. Das Bild eines hypo-/atonen Blasendetrusors wird regelmäßig beim Konus-Cauda-Syndrom und bei lumbalen Querschnittläsionen beobachtet.

Störungen der Blasenauslassfunktion Die Störung der Blasenauslassfunktion kann funktionell oder mechanisch bedingt sein. Eine Störung der Blasenauslassfunktion lässt sich im Rahmen einer Uroflowmetrie zeigen und resultiert in einem erniedrigten Harnstrahl. Während **mechanische Obstruktionen** z. B. im Rahmen einer Blasenhalsenge, einer benignen Prostatavergrößerung oder einer Harnröhrenstriktur vorliegen, so ist das klassische Bild der **funktionellen Störung** der Blasenauslassfunktion die Detrusor-Sphinkter-Dyskoordination. Urodynamisch ist diese durch gleichzeitige Kontraktion der quergestreiften Beckenbodenmuskulatur und des Detrusors während des Miktionsvorganges gekennzeichnet.

6.2.5 Harninkontinenz

Im Rahmen der Änderung der Terminologie erfolgte die Neuklassifikation der Harninkontinenz nach der International Continence Society (ICS). Sie beinhaltet nun neben der klinischen Symptomatik ebenso urodynamische Untersuchungsbefunde. In der neuen Klassifikation wird zwischen den nachfolgenden Formen der Harninkontinenz unterschieden.

Belastungs-(Stress-)Inkontinenz Als Belastungsinkontinenz bezeichnet man einen unwillkürlichen Urinverlust unter körperlicher Belastung, sowie Husten. Dieser ist unabhängig von einem Harndrang und zeichnet sich urodynamisch durch einen Urinverlust bei Erhöhung des intraabdominellen Druckes ohne Nachweis von Detrusorkontraktionen aus.

Dranginkontinenz Die Dranginkontinenz bezeichnet den unwillkürlichen Urinverlust begleitet von einem imperativen Harndrang. Der Symptomkomplex der »overactive bladder« (OAB) beinhaltet neben der Pollakisurie und Nykturie, den Harndrang, wobei dieser mit einer begleitenden Harninkontinenz einhergehen kann. Die Menge kann hierbei von einzelnen Tropfen bis hin zur vollständigen Blasenentleerung reichen. Bei der urodynamischen Untersuchung können ein früher erster Harndrang sowie unwillkürliche Detrusorkontraktionen beobachtet werden.

Mischinkontinenz Bei der Mischinkontinenz werden klinisch neben dem unwillkürlichen Urinverlust ebenso ein imperativer Harndrang wie der Urinverlust unter körperlicher Anstrengung oder Husten beobachtet.

Neurogene Detrusorhyperaktivität mit Harninkontinenz Sofern ein neurologisches Korrelat bei einer urodynamisch gesicherten Detrusorhyperaktivität vorliegt, bezeichnet man dies als neurogenen Detrusorhyperaktivität mit Harninkontinenz.

Sonderformen Dazu gehören:
- Harnretention mit Harninkontinenz (»Überlaufblase«)
- Extraurethrale Harninkontinenz
- Harninkontinenz auf Basis einer Harnröhrenrelaxierung

6.3 Anamnese und klinische Untersuchung

Im Rahmen der Abklärung von vermeintlichen Funktionsstörungen des unteren Harntraktes kommt der Anamnese, auch in Hinblick auf die Miktionsgewohnheiten, eine essenzielle Rolle zu. Hierbei werden im Rahmen der Miktionsanamnese, die tägliche wie nächtliche Miktionsfrequenz, etwaige Miktionsbeschwerden sowie eventuell vorliegende unwillkürliche Harnabgänge abgefragt. Zudem sollte eruiert werden, ob eine Drangsymptomatik besteht. Zur Objektivierung der Beschwerden ist es hilfreich durch den Patienten über einen Zeitraum von mehreren Tagen sog. Miktionstagebücher führen zu lassen, die neben der Miktionsfrequenz (Diurie und Nykturie), Trinkvolumina, Harnvolumina sowie etwaige Urinverluste dokumentieren.

Die **Anamnese** sollte des Weiteren neben Medikamenteneinnahme, Vorerkrankungen und Voroperationen auch den Einfluss der Symptome auf die Lebensqualität beinhalten. Ein besonderes Augenmerk sollte hierbei auf neurologische Erkrankungen sowie Wirbelsäulenprobleme oder operative Eingriffe im kleinen Becken oder der Wirbelsäule/Bandscheiben geworfen werden.

Zudem sollte bei Frauen im Rahmen der Anamnese eine ausführliche gynäkologische Anamnese (z. B. Schwangerschaften, Geburten, Operationen) erfolgen. Bei Patienten mit neurologischen Erkrankungen, insbesondere mit Rückenmarksläsionen oder Patienten mit zentralen Störungen, müssen Vorbefunde mit exakter Lokalisation der Schädigung evaluiert werden.

Die **klinische Untersuchung** sollte neben der routinemäßigen Untersuchung beim Mann die digitalrektale Untersuchung beinhalten, welche Hinweise auf eine Vergrößerung der Prostata oder einen Tumor geben kann. Bei der Frau sollte eine vaginale Einstellung durchgeführt werden, die einen Prolaps der Beckenorgane als Ursache der Symptomatik ergeben kann. Eine Sonographie des Harntraktes kann zudem Hinweise auf Fehlbildungen oder abnorme Befunde geben.

Anamnese der Funktionsstörungen des unteren Harntrakts
- Allgemeine Anamnese
  - Miktionsfrequenz (Diurie, Nykturie)
  - Dysurie
  - Algurie
  - Restharngefühl
  - Startschwierigkeiten
  - Nachträufeln

▼

- Gynäkologische Anamnese
  - Anzahl der Schwangerschaften
  - Anzahl der Geburten
  - Etwaige Komplikationen
- Operationsanamnese
  - Eingriffe im kleinen Becken
  - Vorhergehende Bestrahlung
- Neurologische Anamnese
  - Vorbestehende neurologische Erkrankungen (z. B. Morbus Parkinson, multiple Sklerose, Apoplex, Hirnblutung)
  - Sensibilitätsstörungen
  - Motorische Ausfälle
  - Neuropathie
  - Neuralgie
- Medikamentenamamnese
  - Wirkung der bestehenden Medikation auf den Harntrakt (◘ Tab. 6.1)

6.4   Urodynamische Untersuchung

6.4.1   Uroflowmetrie

> Die Uroflowmetrie ist eine einfache und nicht-invasive Untersuchungsmethode mit guter Aussagekraft über die Blasenentleerung. Gemessen wird hierbei die Harnflussrate (ml/s), welche durch Bestimmung des Harnvolumens (ml) über die Miktionszeit (s) berechnet wird (◘ Tab. 6.2, ◘ Abb. 6.6).

Aufgezeichnet wird die **Harnflusskurve**, welche durch Interpretation ihres Verlaufs Rückschlüsse auf eine mögliche Funktionsstörung erlaubt, sofern die Untersuchung bei einem für den jeweiligen Patienten normalen Harnvolumen und regelrechtem Harndrang erfolgt. Der wichtigste erhobene Parameter hierbei ist der **maximale Harnfluss** Q_{max} (ml/s). Die normale Harnflusskurve hat einen glockenförmigen Verlauf, wobei der Harnfluss kontinuierlich zunimmt, bis ein Maximum (Q_{max}) erreicht ist, um dann wieder abzufallen. Zusammen mit der sonographischen Restharnkontrolle und dem Urinvolumen, welches nach Abschluss der Miktion in der Harnblase verbleibt, dient die Uroflowmetrie somit der Objektivierung einer Speicher- oder Entleerungsstörung der Harnblase.

◘ **Tab. 6.1** Übersicht der Wirkung von Medikamenten auf den Harntrakt. (Adaptiert nach Schultz-Lampel 2012)

Medikament	Auswirkungen auf den Harntrakt
Anticholinergika	Detrusorrelaxation, Verwirrtheit, Obstipation
Antidepressiva	Anticholinerge Wirkung, Sedierung
Antiepileptika	Senkung des Auslasswiderstands
Antihistaminika	Anticholinerge Wirkung, Sedierung
Antiemetika	Anticholinerge Wirkung
ACE-Hemmer	Senkung des Auslasswiderstands
α-Adrenergika/Clonidin	Erhöhung des Auslasswiderstands
α-Rezeptorenblocker	Blasenhalsrelaxation, Belastungsinkontinenz
β$_2$-Adrenergika	Detrusorrelaxation
β-Blocker	Erhöhung der Detrusorkontraktilität
Cholinergika	Erhöhung der Detrusorkontraktilität
Disopyramid	Harnverhaltung
Diuretika	Polyurie, Harndrang
Kalziumantagonisten	Detrusorrelaxation
Myotonolytika	Senkung des Auslasswiderstands
Narkotika/Morphine	Harnverhaltung, Sedierung, Verwirrtheit
Neuroleptika	Anticholinerge Wirkung
Parkinsonmittel	Anticholinerge Wirkung, Harnverhaltung
Prostaglandinantagonisten	Detrusorrelaxation
Psychopharmaka	Anticholinerge Wirkung, Harnverhaltung
Sedativa	Harnverhaltung
Vincristin	Harnverhaltung
Anticholinergika	Detrusorrelaxation, Verwirrtheit, Obstipation

Tab. 6.2 Definition der uroflowmetrischen Parameter

Parameter	Definition	Einheit
Flussrate Q	Urinvolumen pro Zeiteinheit	ml/s
Flusszeit t	Zeit während des kontinuierlichen Harnflusses	s
Miktionszeit	Zeit bis zum Abschluss der Miktion	s
Maximaler Harnfluss Q_{max}	Maximaler Wert der Flussrate	ml/s
Mittlerer Harnfluss Q_{ave}	Miktionsvolumen dividiert durch Flusszeit	ml/s
Miktionsvolumen V	Gesamtvolumen der Miktion	ml

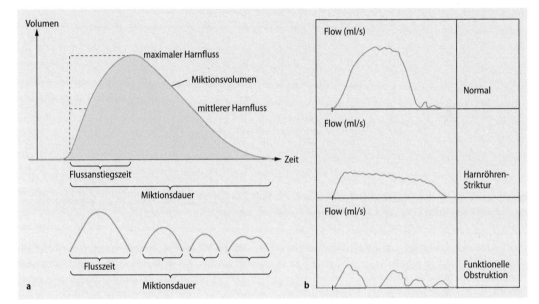

Abb. 6.6a,b Uroflowmetrie. **a** Definitionen der Uroflowmetrie. **b** Charakteristische uroflowmetrische Befunde. (Aus Hautmann: Urologie, 4. Auflage)

6.4.2 Zystometrie

Die Zystometrie ist ein invasives diagnostisches Verfahren zur Untersuchung der Funktionsstörungen des unteren Harntraktes. Über Messsonden werden verschiedene Parameter ermittelt, welche dann durch den erfahrenen Untersucher interpretiert werden müssen, um zu einer guten diagnostischen Aussagekraft zu gelangen (**Tab. 6.3**, **Abb. 6.7**).

Hierzu wird transurethral ein Messkatheter in die Harnblase zur Messung des **intravesikalen Druckes** sowie per anal in das Rektum als Referenzsonde zur Bestimmung des **intraabdominellen Druckes** eingelegt. Die Harnblase ist zwar extraperitoneal gelegen, jedoch werden durch ihren breitflächigen Kontakt

Tab. 6.3 Mess- und Rechengrößen im Rahmen der Zystometrie

Definition	Einheit
Intravesikaler Druck P_{ves}	cmH_2O
Intraabdomineller Druck P_{abd}	cmH_2O
Maximale Blasenkapazität Vol_{max}	Max
Beckenboden-EMG	µV
Detrusordruck $P_{det} = P_{ves} - P_{abd}$	cmH_2O
Compliance des Detrusor (Druckanstieg über Füllungsvolumen)	ml/cmH_2O

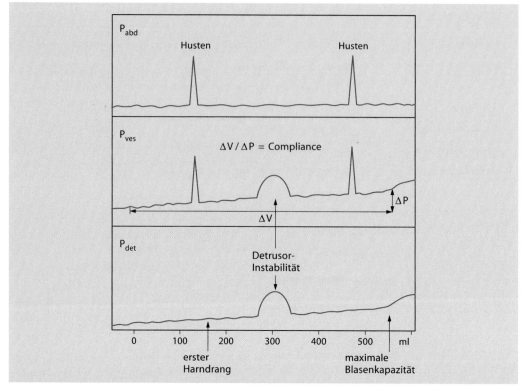

Abb. 6.7 Aufzeichnungen während der Zystometrie. P_{abd} = Abdominaldruck, P_{ves} = Blasendruck, P_{der} = Detrusordruck, Kurvenbasis = intravesikales Volumen. (Aus Hautmann: Urologie, 4. Auflage)

zum Peritoneum über den intravesikalen Messkatheter ebenso Druckanstiege registriert, welche etwa durch Kontraktion der Bauchmuskulatur (z. B. beim Husten) entstehen. Die Bestimmung des Detrusordruckes (P_{det}) resultierend durch seine Eigenaktivität erfolgt durch Subtraktion des gemessenen intraabdominellen Druckes (P_{abd}) vom gemessenen intravesikalen Druck (P_{ves}). Normalbefunde der Zystometrie sind in Tab. 6.4 dargestellt.

Neben einem kontinuierlichen Anstieg des Detrusordruckes während der passiven Füllung der Harnblase, welcher die Compliance des Detrusors bildet, also die Dehnbarkeit des Detrusors, können im Rahmen der urodynamischen Untersuchung auch unwillkürliche Detrusoraktivitäten beobachten werden. Diese sind gekennzeichnet durch den Anstieg des intravesikalen Druckes bei gleichbleibendem intraabdominellen Druck. Eine derartige unwillkürliche Eigenaktivität des Detrusors unter Füllungsbedingungen ist in der Speicherphase immer als Pathologikum zu sehen und wird als **Detrusorinstabilität** bezeichnet, wohingegen der detrusorale Druckanstieg im Rahmen der Miktion ein Normalbefund ist.

Die Füllung der Harnblase erfolgt in der Regel mit körperwarmer, physiologischer Kochsalzlösung und sollte eine Füllgeschwindigkeit von 20 ml/s nicht überschreiten, da Messergebnisse sonst verfälscht werden

Tab. 6.4 Normalbefunde der Zystometrie

Maximale Blasenkapazität	350–500 ml
1. Harndrang	150–250 ml
Starker Harndrang	>350 ml
Compliance des Detrusors	>20 ml/cmH$_2$O
Detrusoraktivität während der Füllung	Keine
Detrusorkontraktionsdruck	40 cmH$_2$O (Frau), 50 cmH$_2$O (Mann)
Flussrate	In Abhängigkeit vom Füllungsvolumen
Restharn	<15 % der maximalen Blasenkapazität

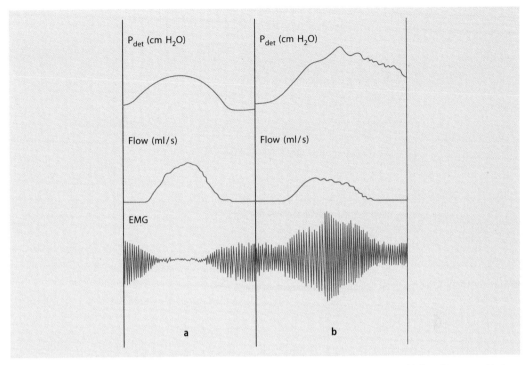

Abb. 6.8 Druck-Fluss-Messung bei normaler Miktion (**a**) und Detrusor-Sphinkter-Dyssynergie (**b**). (Aus Hautmann: Urologie, 4. Auflage)

können. Bei gesonderten Indikationen können im Rahmen von Provokationstest jedoch schnellere Füllungsgeschwindigkeiten, andere Füllmedien (z. B. KCl) oder gekühlte Flüssigkeiten (Eiswassertest) erforderlich sein.

6.4.3 Elektromyogramm (EMG)

Die Ableitung eines oberflächlichen perinealen EMG kann während der urodynamischen Untersuchung mittels Klebeelektroden erfolgen. Das EMG erlaubt hierbei Rückschlüsse auf die Aktivität des Beckenbodens und des Sphinkters. So kann zum Beispiel eine vermehrte Aktivität im EMG bei einer Detrusor-Sphinkter-Dyssynergie unter der Miktion beobachtet werden.

6.4.4 Druck-Fluss-Messung

Im Gegensatz zur Uroflowmetrie, die lediglich den Harnfluss im Rahmen der Miktion widerspiegelt, kann mit Hilfe der Druck-Fluss-Messung im Rahmen einer urodynamischen Untersuchung neben der Detrusoraktivität auch den Grad der Obstruktion über verschiedene zu Verfügung stehende Nomogramme bestimmt werden. Zudem kann in Verbindung mit einem EMG bei Verdacht auf eine funktionale Blasenentleerungsstörung die Aktivität des Beckenbodens und des externen Sphinkters evaluiert werden.

Unter normalen Bedingungen kommt es im Rahmen der Miktion zu einem intravesikalen Druckanstieg durch Kontraktion des Detrusors, wohingegen es zu einer Relaxation des Beckenbodens und des externen Sphinkters kommt. Bei einer **Detrusor-Sphinkter-Dyssynergie** kann dieser Mechanismus gestört sein, so dass es unter Miktion zu einer Kontraktion des Beckenbodens kommt und somit auf funktioneller Ebene eine subvesikale Obstruktion vorliegt (**Abb. 6.8**).

6.4.5 Urethradruckprofil

❯ Anhand des Urethradruckprofils kann der Verschlussmechanismus der Harnröhre in Ruhe und unter Stressbedingungen beurteilt werden (**Abb. 6.9**).

Durch einen gleichmäßigen, automatisierten Rückzug des Messkatheters über die Harnröhre kann durch die

6

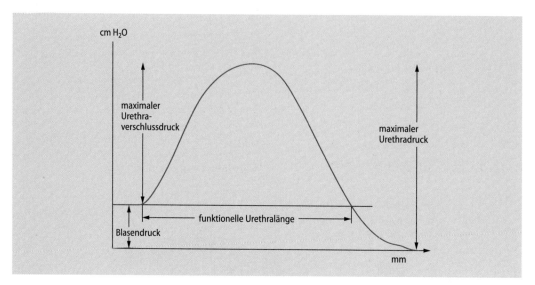

Abb. 6.9 Urethradruckprofil. (Aus Hautmann: Urologie, 4. Auflage)

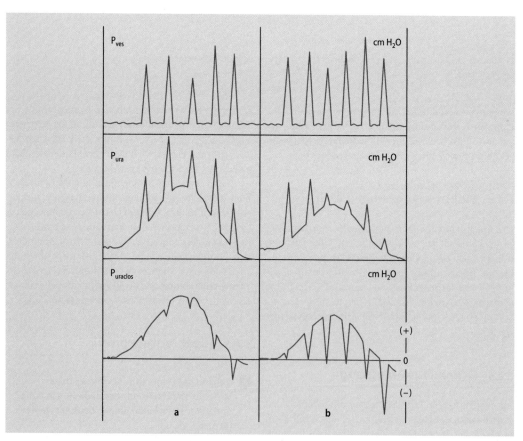

Abb. 6.10 Vergleich der Stressprofile bei Kontinenz (**a**) und Belastungsinkontinenz (**b**). P_{ves} = Blasendruck, P_{ura} = Urethradruck, $P_{uraclos}$ = Urethraverschlussdruck. (Aus Hautmann: Urologie, 4. Auflage)

Messkanäle des Katheters, ein Urethradruckprofil erstellt werden. Hierbei können die funktionelle Harnröhrenlänge, der Verschlussdruck und unter Stressbedingungen die Drucktransmission gemessen werden (🔲 Abb. 6.10). Letztere ist häufig bei einer Belastungsinkontinenz negativ, was bedeutet, dass der intravesikale Druck höher als der urethrale Verschlussdruck ist und es somit zum ungewollten Urinverlust kommt.

6.4.6 Videourodynamik

> Bei der Videourodynamik wird neben den gemessenen Parametern während der Speicher- und Entleerungsphase auch die Morphologie des unteren Harntraktes untersucht.

Hierzu wird die Harnblase mit einem Gemisch aus physiologischer Kochsalzlösung und Röntgenkontrastmittel gefüllt und die Morphologie zu verschiedenen Zeitpunkten mittels einer Durchleuchtung sichtbar gemacht. So können etwa ein vesikoureteraler Reflux oder große Blasendivertikel, welche Einfluss auf die Blasenentleerung haben können, nachgewiesen werden. Aufgrund der Strahlenbelastung und des erhöhten diagnostischen Aufwandes sollte diese Untersuchung jedoch lediglich gezielt eingesetzt werden, wenn ein diagnostischer Zugewinn zu erwarten ist.

6.5 Therapie der nicht-neurogenen Harninkontinenz

6.5.1 Belastungsinkontinenz

Die Therapie der Belastungsinkontinenz ist immer abhängig von der Art und Ausprägung der Inkontinenz. Konservative Maßnahmen sollten immer ausgeschöpft sein, bevor andere Therapiemaßnahmen begonnen werden.

Konservative Therapie
Zu den konservativen Maßnahmen der Therapie der Belastungsinkontinenz gehören neben der Reduzierung eines etwaig erhöhten Körpergewichtes oder einer übermäßigen Flüssigkeitsaufnahme die Eliminierung von schwerer körperlicher Belastung sowie, falls Stuhlunregelmäßigkeiten im Sinne einer chronischen Obstipation vorliegen, ebenso stuhlregulierende Maßnahmen.

Zudem kann in vielen Fällen die fachliche Anleitung zum **Beckenbodentraining** zu einer Verbesserung der klinischen Symptomatik beitragen. Begleitet

werden kann dies etwa durch eine temporäre, externe Elektrostimulation (z. B. Vaginal-/Analsonden), sowie eine Biofeedback-Therapie.

Zur temporären Therapie können ebenso **Vaginalpessare** angewendet werden, welche zu einer Verbesserung der Kontinenz durch Reposition eines Descensus vaginae et uteri beitragen können. Zudem dient die Pessaranwendung ebenso zur Evaluation im Rahmen der Vorbereitung einer Inkontinenzoperation oder kann insbesondere bei älteren Patientinnen auch als Dauerlösung angesehen werden.

Medikamentöse Therapie
Die medikamentöse Therapie der Belastungsinkontinenz umfasst neben der lokalen Östrogentherapie bei weiblichen Patientinnen mittels Vaginalovula oder -cremes die Anwendung von **α$_1$-Agonisten** (Midodrin) zur Tonuserhöhung der glatten Harnröhrenmuskulatur. Hierbei sind jedoch die möglichen systemischen Nebenwirkungen wie Blutdruckanstieg, Tachykardie oder Herzrhythmusstörungen zu beachten.

Der Einsatz eines **Serotonin-Reuptake-Hemmer** (Duloxetin) bewirkt durch eine Hemmung der Wiederaufnahme der Botenstoffe an der postsynaptischen Membran eine Tonuserhöhung des Sphinkters.

Operative Therapie
Implantation von Bändern
Der klassische Weg zur Implantation von »tension-free tapes« ist der transvaginale Zugang mit periurethralem Verlauf des Bandes. Während beim »**tension-free vaginal tape**« (TVT) das Band retrosymphysär nach ventral geleitet wird, erfolgt die Einlage des »**transobturator tape**« (TOT) transobturatorisch.

Zur Therapie der postoperativen Harninkontinenz des Mannes nach Prostatektomie wurden viele unterschiedliche Methoden und Produkte entwickelt. Die heutzutage wohl am häufigsten angewandten sind wohl das Advance-Band und Argus-Band.

Implantation des ProACT-Systems
Das ProACT-System besteht aus zwei kleinen implantierbaren Ballons, welche über einen perinealen Zugangsweg im Bereich des Blasenhalses implantiert werden. Durch Kompression der Urethra kommt es zu einer Verbesserung der Kontinenzsituation. Über einen skrotal platzierten Port kann das Füllungsvolumen an die jeweilige klinische Symptomatik und Kontinenzsituation nach der Implantation angepasst werden. Die Verwendung dieses Systems erfolgt v. a. im Rahmen der Behandlung der postoperativen Belastungsinkontinenz (z. B. nach radikaler Prostatektomie).

Suspensionsplastiken und andere operative Verfahren

– **Faszienzügelplastik:** unter Verwendung eines Faszienstreifens des M. rectus abdominis nach paraurethral neben den Blasenhals gezogen und fixiert, um ein zusätzliches Widerlager zu schaffen und die Position der Harnröhre zu stabilisieren.

– **Kolposuspension nach Burch:** ein Verfahren mit guten Langzeitergebnissen, bei dem die Vaginalvorderwand am Lig. Iliopectineum fixiert wird.

– **Ventrale Rekonstruktion nach Marschell-Marcetti-Krantz:** Mittels paraurethraler Nähte wird der Blasenhals an der Innenseite des Os pubicum fixiert und dadurch in seiner Position stabilisiert.

– **Vordere Kolporrhaphie:** eine der klassischen Operationsverfahren zur Korrektur einer Zystozele oder eines vaginalen Deszensus, welches häufig in Kombination mit einer Kolposuspension oder Schlingen-Operation angewandt wird.

Artifizielle Sphinkter

❯ Künstliche Schließmuskel oder Schließmuskelersatzsysteme kommen insbesondere bei der therapierefraktären Belastungsinkontinenz des Mannes zum Einsatz.

Der klassische künstliche Schließmuskel hat inzwischen unterschiedlichsten Weiterentwicklungen und Modifikationen erfahren hat. Der **Scott-Sphinkter**, der klassische artifizielle Sphinkterersatz, besteht aus einen die Harnröhre umschließenden Cuff, einem Reservoir sowie einer skrotal implantierten Minipumpe (◘ Abb. 6.11). Zur Miktionseinleitung wird durch den Patienten mittels der Pumpe der Cuff in das Reservoir entleert, wobei es zu einem Absinken des Druckes im Cuff kommt und dieser somit die Harnröhre frei gibt und eine Miktion ermöglicht. Über einen Automatismus füllt sich der Cuff anschließend wieder auf und sorgt mit erneutem Verschluss der Harnröhre für die Kontinenz.

Das rein hydraulisch arbeitende **ATOMS-Sphinkterersatzsystem** wird unter die Harnröhre gelegt und dann transobturatorisch befestigt. Über einen subkutan im Bereich der Leiste implantierten Port kann die Füllung des paraurethral liegenden Kissens eingestellt und somit der Druck auf die Harnröhre an die klinische Situation einfach angepasst werden.

Supravesikale Harnableitung

Die supravesikale Harnableitung gilt als Ultima ratio bei therapierefraktärer Belastungsinkontinenz, wobei

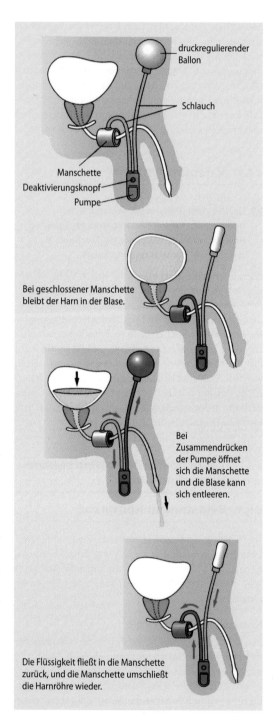

druckregulierender Ballon

Schlauch

Manschette
Deaktivierungsknopf
Pumpe

Bei geschlossener Manschette bleibt der Harn in der Blase.

Bei Zusammendrücken der Pumpe öffnet sich die Manschette und die Blase kann sich entleeren.

Die Flüssigkeit fließt in die Manschette zurück, und die Manschette umschließt die Harnröhre wieder.

◘ **Abb. 6.11** Funktionsweise des Scott-Sphinkters. (Aus Hautmann: Urologie, 4. Auflage)

die Harnableitung aufgrund des Defektes im Bereich des Kontinenzapparates immer heterotop erfolgen muss. Hierbei kommt ähnlich wie bei der Harnableitung nach Zystektomie aufgrund eines muskelinvasiven Harnblasenkarzinoms, neben kontinenten, katheterisierbaren Pouches (Mainz-Pouch) auch die inkontinente Harnableitung mittels Ileum-Conduit in Frage.

6.5.2 Dranginkontinenz/ »overactive bladder« (OAB)

Konservative Therapie

Die konservative Therapie der OAB und Dranginkontinenz umfasst verschieden Methoden zur Überwindung des Harndranges. So kann zum Beispiel ein Entspannungstraining zur Unterdrückung des Harndrangs, ggf. in Kombination mit einem Biofeedback zur Reduzierung der Beckenbodenaktivität eingesetzt werden.

Medikamentöse Therapie

Ziel der medikamentösen Therapie ist die Verminderung der Detrusoraktivität.

Anticholinergika

Die Detrusoraktivität wird über muskarinerge, cholinerge Rezeptoren gesteuert. Die Rezeptoren werden unterteilt in $M1$- bis $M5$-muskarinerge Rezeptoren, wobei $M3$-Rezeptoren vorwiegend an der Kontraktion des Harnblasendetrusors beteiligt sind. Die $M3$-Rezeptoren sind zudem im Darm und Speicheldrüsen zu finden, so dass eine wirksame Inhibition der Detrusorfunktion mit einer Obstipationsneigung und Mundtrockenheit einhergeht.

> Rein anticholinerge Wirkstoffe, welche häufig Einsatz in der Behandlung der Dranginkontinenz finden, sind Trospiumchlorid, Tolterodin, Solifenacin, Darifenacin und Fesoterodin. Dabei kann ggf. ein Wechsel des Präparates bei nicht zufriedenstellender Klinik erfolgreich sein.

α-Blocker Wie bei der Behandlung der benignen Prostatavergrößerung, finden ebenso heutzutage $α_1$-selektive Blocker (Tamsulosin, Alfuzosin) Einzug in die Behandlung der Dranginkontinenz.

Interventionelle Therapie

Intravesikale Installation Es können verschiedene Medikamente instilliert werden:
- Bei nicht suffizienter Verbesserung der klinischen Situation unter oraler Medikation kann die intra-

vesikale Installation von **Resiniferatoxin** oder **Capsaicin** erfolgen, wobei beide eine Blockade der C-Fasern hervorrufen und damit zur Senkung der Hyperkontraktilität und Anhebung der Blasenkapazität führen.
- Unter der Hypothese einer defekten Glykosaminoglykan-Schicht als Ursache der OAB kann zudem eine orale oder topische medikamentöse Therapie versucht werden (Heparin, Chondroitinsulfat, Hyaluronsäure, Pentosanpolysulfat).
- Die intravesikale Installation von **Oxybutynin** zeigt keine Nebenwirkungen der oralen Medikation und führt ebenso zur cholinergen Blockade und zur Herabsetzung der Detrusoraktivität.

EMDA-Therapie (Electro Motive Drug Administration) Die Therapie erfolgt in drei Behandlungszyklen mit je 3 Instillationen im Abstand von 14 Tagen. Instilliert wird hierbei eine Lösung aus Lidocain-Hydrochlorid, Dexamethason-Sodium-Phosphat und Epinephrin.

Intradetrusorale Botox-Injektion Die Injektion von Botox in den Harnblasendetrusor ist als Zweitlinientherapie zugelassen. Über einen transurethralen Zugangsweg erfolgt dabei die Botox-Injektion in verschiedenen Arealen der Harnblase unter zystoskopischer Kontrolle.

Operative Therapie

> Eine operative Therapie der Dranginkontinenz ist erst nach Ausschöpfung aller konservativen und medikamentösen Maßnahmen und frustranen interventionellen Therapieversuchen indiziert.

Die operative Therapie ist im Rahmen der Behandlung der Dranginkontinenz jedoch relativ selten notwendig und sollte daher nur in ausgewiesenen Zentren durchgeführt werden.

Sakrale invasive Neuromodulation Zur chronischen sakralen Neuromodulation werden uni- oder bilateral Stimulationselektroden in die Sakralforamina S3 bzw. S2 oder S4 eingeführt. Nach vorheriger Teststimulation wird der therapeutische Effekt der sakralen Neuromodulation getestet, so dass bei Therapieansprechen ein permanenter Neurostimulator implantiert werden kann.

Suprapubische Harnableitung Die Dauerableitung mittels suprapubischem Blasenkatheter kann insbesondere bei multimorbiden Patienten eine einfache Art der Harnableitung sein. Der operative Verschluss des Blasenhalses ist lediglich in Ausnahmefällen von Nöten.

Augmentation der Blase mit Darmsegmenten Zur Senkung der intravesikalen Drücke und Vergrößerung der Blasenkapazität, kann durch Erweiterung der Harnblase mit detubularisierter Darmsegmente (v. a. Ileum) das Windkesselprinzip ausgenutzt werden.

Supravesikale Harnableitung Zur supravesikalen Harnableitung kommt ebenso wie bei der Behandlung der therapierefraktären Belastungsinkontinenz neben kontinenten, katheterisierbaren Pouches (Mainz-Pouch) auch die inkontinente Harnableitung mittels Ileum-Conduit in Frage.

6.6 Neurogene Blasenfunktions-störungen

6.6.1 Ätiologie

Ursächlich für eine neurogene Blasenfunktionsstörung kann die Schädigung der peripheren oder zentralen Innervation der Harnblase sein. Wobei hier eine strenge Unterscheidung vorgenommen werden sollte. Nachfolgend Beispiele für mögliche Ursachen in Abhängigkeit zur Lokalisation der Schädigung:

- **Zentral:** zerebrovaskuläre Erkrankungen, Apoplex, Multiple Sklerose, Morbus Parkinson, Hirntumore
- **Spinal:** Querschnittlähmung, Multiple Sklerose, Spinalkanalstenose, Ischämie
- **Peripher:** Neuropathie, Multiple Sklerose, Traumata
- **Iatrogen:** Beckenchirurgische Eingriffe, Wirbelsäuleneingriffe

Aufgrund des unterschiedlichen klinischen Bildes sollte hierbei vor allem zwischen einer Schädigung des oberen und des unteren motorischen Neurons unterschieden werden. Hinsichtlich der unterschiedlichen Klassifikationen ◘ Tab. 6.5 sowie ▶ Abschn. 6.2, »Klassifikation der Funktionsstörungen«.

Schädigung des oberen motorischen Neurons Bei einer Schädigung des oberen motorischen Neurons handelt es sich um Läsionen oberhalb des sakralen Miktionszentrum (S2–S4), so dass der Reflexbogen weiterhin intakt ist, jedoch nicht mehr unterbrochen werden kann. Resultierend daraus ist aufgrund der Detrusorhyperaktivität ein sog. »Hochdrucksystem«, bei dem es in Abhängigkeit von vegetativem Zustand

◘ **Tab. 6.5** ICS-modifizierte pathophysiologische Klassifikation von Blasen- und Sphinkterfunktionsstörungen. (Adaptiert nach Thüroff 2002)

Speicherstörung	Entleerungsstörung
Detrusorfunktion	
Detrusorhyperaktivität – Neurogen – Nichtneurogen (idiopathisch) – Compliance erniedrigt	Detrusorhypokontraktilitat/ akontraktiler Detrusor – Myogen – Neurogen – Psychogen
Harnröhrenfunktion	
– Insuffizienter Harnröhrenverschluss-mechanismus – Hypotone Urethra – Hyporeaktivität der Sphinktermuskulatur – Unwillkürliche Harn-röhrenrelaxierung	Blasenauslassobstruktion – Mechanisch – Funktionell
Sensitivität	
Hypersensitive Blase	Hyposensitive/asensitive Blase

und der Höhe der Querschnittläsion aufgrund der Detrusorkontraktion zu hohen unphysiologischen intravesikalen Druckanstiegen kommen kann.

Nicht behandelt kommt es durch die erhöhte Aktivität des Detrusors im Krankheitsverlauf zu einer **Blasenwandhypertrophie** mit Trabekulierung und Divertikelbildung. Desweiteren folgt bei zunehmender Funktionsminderung die Verringerung der maximalen Blasenkapazität und sekundär kann es aufgrund des transdetrusoralen Harnleiterverlaufes zu **Harnstauungsnieren** kommen mit daraus resultierender **Niereninsuffizienz**. Hinzu kommen kann bei einer kompletten Querschnittläsion die Spastik der quergestreiften Muskulatur des Beckenbodens und somit ein erhöhter Auslasswiderstand, der diesen Prozess noch zunehmend verschlimmert.

Schädigung des unteren motorischen Neurons Die Schädigung des unteren motorischen Neurons mit Schädigung des sakralen Miktionszentrums und des Reflexbogens mit daraus resultierenden Hypo-/Atonie des Detrusors resultiert in einem »**Niederdrucksystem**«. So kann aufgrund des verminderten intravesikalen Druckes eine Miktion nicht mehr eingeleitet werden; es kommt zur Harnretention mit chronischer Blasenüberdehnung in der Folge. Sekundär kann dies

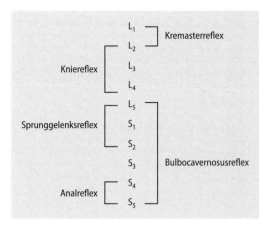

Abb. 6.12 Urogenitale und andere Reflexe des unteren Rückenmarks. (Aus Schmelz: Facharztwissen Urologie, 2. Auflage)

zur »Überlauf«-Inkontinenz führen. Unbehandelt kommt es in dieser Situation häufig zu einem vesiko-ureteralen Reflux mit Schädigung des oberen Harntraktes und Einschränkung der Nierenfunktion.

6.6.2 Diagnostik

Anamnese Im Rahmen der Anamnese ist es wichtig, die vorhergehenden neurologischen Befunde zur erheben, welche Art und Höhe der Schädigung des Rückenmarkes beinhalten sollten. Zudem sollten neben der Miktionsanamnese ebenso die Defäkations- und Sexualanamnese mit erhoben werden. Bei der Miktionsanamnese sollte neben unwillkürlichen Harnabgängen, die Miktionsfrequenz und die Möglichkeit zur willentlichen Beeinflussung oder Unterbrechung der Miktion abgefragt werden. Ebenso wie bei die Diagnostik der Harninkontinenz ist hier ein über mehrere Tage geführtes Miktionsprotokoll unabdingbar.

Neurologische Untersuchung Die Überprüfung der Reflexe kann im Rahmen der urologischen Diagnostik zudem Anhalt auf Höhe der Läsion geben und ist zur Beurteilung der zu erwartenden urologischen Symptomatik unabdingbar (◙ Abb. 6.12).

Urodynamische Untersuchung Im Rahmen der Diagnostik und der Verlaufskontrolle bei Patienten mit einer neurogenen Blasenfunktionsstörung ist die Durchführung einer urodynamischen Untersuchung, idealerweise als Videourodynamik obligat, da dies die einzige Möglichkeit ist, die Art und das Ausmaß der Funktionsstörung zu objektivieren. Im Rahmen der

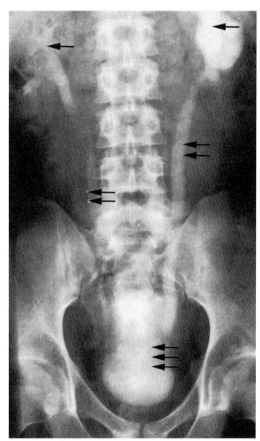

Abb. 6.13 Doppelseitige Stauung infolge neurogener Blasenentleerungsstörung mit beidseitigen Harnstauungsnieren (*einfacher Pfeil*), dilatierten Harnleitern (*doppelter Pfeil*) und neurogen konfigurierter Harnblase (*dreifacher Pfeil*). (Aus Hautmann: Urologie, 4. Auflage)

Diagnostik können zudem unter urodynamischen Bedingungen weitere Provokationstests, wie der Carbachol- oder Eiswasser-Test, herangezogen werden.

6.6.3 Therapie

> Ziel jeglicher Therapie der neurogenen Blasenfunktionsstörung ist die Wiederherstellung von physiologischen intravesikalen Druckverhältnissen, um eine sekundäre Schädigung insbesondere des oberen Harntraktes zu vermeiden (◙ Abb. 6.13).

Zudem sollte neben der Kontinenzsituation, die Lebensqualität des Patienten und die Wiederherstellung der Funktion des unteren Harntraktes mit in die Therapieplanung einbezogen werden. Aufgrund des unterschiedlichen klinischen Bildes der oberen und unteren neuro-motorischen Läsion unterscheiden sich die Therapieansätze voneinander.

Therapie der oberen neuromotorischen Läsion (»**Hochdrucksystem**«) Ziel der medikamentösen Therapie einer oberen neuromotorischen Läsion ist die Verminderung der Detrusorhyperaktivität und damit die Senkung der intravesikalen Druckverhältnisse. Ähnlich wie bei der OAB oder Dranginkontinenz kommen hierbei anticholinerg wirkende Substanzen zum Einsatz. **Typische Medikamente** in der Behandlung der neurogenen Blasenentleerungsstörung mit Hyperaktivität des Detrusors sind: Oxybutynin, Propiverin, Tolterodin und Trospium. Neben der systemischen Applikation von Oxybutynin kann dieses auch intravesikal appliziert werden.

Zudem werden bei Patienten mit Querschnittläsion häufig Medikamente zur Minderung der Spastik der quergestreiften Muskulatur (Baclofen) eingesetzt, die ebenso Wirkung auf den Beckenboden haben können.

Therapie der unteren neuromotorischen Läsion (»**Niederdrucksystem**«) Zu den konservativen Maßnahmen im Rahmen der Therapie einer unteren neuromotorischen Läsion zählen die **Bauchpressenmiktion** und das sog. **Triggern der Harnblase**, also der Provokation einer Detrusorkontraktion durch Beklopfen eines suprasymphysär gelegenen, sensiblen Areals. Für beide Methoden gilt, dass diese ebenso regelmäßig urodynamisch kontrolliert werden sollten, um eine sekundäre Schädigung des oberen Harntraktes durch hohe intravesikale Drücke (>100 cmH$_2$0) zu vermeiden.

Um den Blasenauslasswiderstand zu verringern, werden wie bei der nicht neurogen bedingten subvesikalen Obstruktion (z. B. benigne Prostatavergrößerung) **α-Blocker** eingesetzt. Zu den typischen Vertretern zählen hier α1-spezifische Inhibitoren (Tamsulosin, Alfuzosin), welche aufgrund ihrer geringeren systemischen Nebenwirkungen dem unspezifischen α-Blocker Phenoxybenzamin vorgezogen werden sollten (◘ Tab. 6.6).

Behandlung von Restharnmengen Restharnmengen werden sowohl bei Patienten mit hypotonen Detrusorverhältnissen als auch bei Patienten mit suffizient supprimierter Detrusorhyperaktivität beobachtet. Zur Vermeidung von rezidivierenden Harnwegsinfektionen und einer sekundären Schädigung des oberen Harntraktes müssen daher hohe Restharnmengen suffizient behandelt werden, wobei eine Katheterableitung notwendig wird.

◘ **Tab. 6.6** Pharmakologische Beeinflussbarkeit des unteren Harntraktes. (Adaptiert nach Höfner u. Jonas 2010)

	Stimulation	Hemmung
Detrusor (parasympathisch)	Carbachol	Butylscopolamin
	Bethanechol	Darifenacin
	Distigminbromid	Fesoterodin Flavoxat Oxibutynin Propiverin Solifenacin Tolterodin Trospiumchlorid Imipramin Diazepam Botulinumtoxin (intradetrusorale Injektion)
Urethra, innerer Sphinkter (α-adrenerg)	Midodrin	Phentolamin Phenoxybenzamin Terazosin Alfuzosin Doxazosin Tamsulosin
Externer Sphinkter/ Beckenboden (somatisch)	Duloxetin	Baclofen Dantrolen Diazepam

Grundsätzlich ist eine **Dauerkatheterversorgung**, sei es nun transurethral oder suprapubisch, möglich, bringt aber unausweichlich chronische Harnwegsinfektionen mit sich. Daher ist die Durchführung eines intermittierenden Katheterismus einer Dauerableitung immer vorzuziehen. Im Idealfall sollte diese, sofern es die neurologische Situation zulässt, immer selbst durchgeführt werden, als sog. **intermittierender Selbstkatheterismus** (ISK) mit sterilen Einmalkatheter-Sets.

Sollte ein intermittierender Katheterismus nicht durchführbar sein, so ist die suprapubische Ableitung einer transurethralen Versorgung vorzuziehen.

Behandlung der Harninkontinenz Sollte es trotz der durchgeführten Therapie zu unwillkürlichen Urinverlusten kommen, so kann beim Mann die Versorgung mittels Kondom-Urinal erfolgen, wohingegen bei der Frau auf eine suffiziente Vorlagenversorgung geachtet werden muss, um sekundäre Hautschäden zu vermeiden.

Operative und invasive Therapie Die operative Therapie sollte insbesondere bei einer neurogenen Blasenentleerungsstörung nur an dafür spezialisierten Zentren durchgeführt werden und die Indikation streng gestellt werden. Im Wesentlichen richten sich die Eingriffe nach der vorherrschenden klinischen Symptomatik und dem urodynamischen Bild, sind jedoch als Ultima ratio in der Behandlung der neurogenen Blasenentleerungsstörung zu sehen, nachdem alle anderen konservativen Maßnahmen nicht zum gewünschten Behandlungserfolg geführt haben.

> **Invasive Eingriffe bei neurogenen Blasenfunktionsstörungen**
> ▬ **Eingriffe am Detrusor zur Reduktion des intravesikalen Druckes**
>   – Intradetrusorale Botox-Injektion, wobei hier höhere Dosen als bei der OAB verwendet werden
>   – Autoaugmentation der Harnblase durch Detrusormyomektomie
>   – Augmentation der Harnblase durch Darm (Ileum)-Augmentat
>   – Supravesikale Harnbableitung (Ileum-conduit)
> ▬ **Eingriffe zur Reduktion des Auslasswiderstandes**
>   – Intrasphinktäre Botox-Injektion
>   – Blasenhalsinzision/-resektion
>   – Stentimplantation zur Überbrückung des Sphinkterapparates (reversibel)
>   – Sphinkterotomie (irreversibel)
> ▬ **Eingriffe zur Erhöhung des Auslasswiderstandes**
>   – Implantation von Harnröhrenschlingen
>   – Artifizielle Sphinkter
> ▬ **Eingriffe an der neurogenen Innervation der Harnblase**
>   – Sakrale Rhizotomie mit/ohne Vorderwurzelstimulation
>   – Sakrale Neurostimulation

> **Funktionsstörungen des unteren Harntraktes**
> ▬ **Klassifikation**
>   – Speicherstörungen der Harnblase
>   – Hypersensitivität der Harnblase
>   – Hyperaktivität des Detrusors
>   – Störungen des Harnröhrenverschlusses
>   – Entleerungsstörungen der Harnblase
>   – Hypo-/Asensitivität der Harnblase
>   – Hypo-/Akontraktiliät der Harnblase
>   – Störungen der Blasenauslassfunktion
>   – Harninkontinenz
>   – Belastungs-(Stress-)Inkontinenz
>   – Dranginkontinenz
>   – Mischinkontinenz
>   – Neurogene Störungen mit Harninkontinenz
>   – »Überlaufblase«
>   – Extraurethrale Harninkontinenz
> ▬ **Diagnostik**
>   – Anamnese und klinische Untersuchung
>   – Urodynamische Untersuchung
>   – Uroflowmetrie
>   – Zystometrie
>   – EMG
>   – Druck-Fluss-Messung
>   – Urethradruckprofil
> ▬ **Therapie der nicht-neurogenen Harninkontinenz**
>   – Belastungsinkontinenz
>   – Konservative Therapie (Beckenbodentraining, Vaginalpessare)
>   – Medikamentöse Therapie (α1-Agonisten, SSRI)
>   – Operative Therapie (»Bänder«, Suspensionsplastiken, künstliche Sphinktersysteme, supravesikale Harnableitung)
>   – Dranginkontinenz/»overactive bladder«
>   – Konservative Therapie (Entspannungstraining, Biofeedback)
>   – Medikamentöse Therapie (Anticholinergika, α-Blocker)
>   – Interventionelle Therapie (intravesikale Instillation, intradetrusorale Botox-Injektion)
>   – Operative Therapie (sakarale Neurostimulation, suprapubische Harnableitung, Harnblasenaugmentation, supravesikale Harnableitung)

▼

— **Neurogene Blasenfunktionsstörung**
- Diagnostik (zur Differenzierung einer
  Schädigung des oberen vs. des unteren
  motorischen Neurons
  - Anamnese
  - Neurologische Untersuchung
  - Urodynamische Untersuchung
- Therapie
  - Obere neuromotorische Läsion: medika-
    mentöse oder operative Verminderung
    der Detrusorhyperaktivität/Senkung
    der intravesikalen Druckverhältnisse
  - Untere neuromotorische Läsion: Bauch-
    pressenmiktion, Triggern der Harnblase,
    medikamentöse oder operative Verringe-
    rung des Blasenauslasswiderstandes
  - Behandlung von Restharnmengen: Ka-
    theterversorgung (transurethral, supra-
    pubisch), intermittierender Selbstkathe-
    terismus)
  - Behandlung der Harninkontinenz:
    konservativ (Kondomurinal, Vorlagenver-
    sorgung) oder operativ (Harnröhrensch-
    lingen, artifizielle Sphinkter)
  - Operative Eingriffe an der neurogenen
    Innervation der Harnblase: sakrale Neuro-
    stimulation, Rhizotomie

6

Entzündungen

F. Wagenlehner, A. Pilatz, W. Weidner, Th. Zwergel, U. Zwergel, P. Schlimmer

R. Hautmann, J. E. Gschwend (Hrsg.), *Urologie*,
DOI 10.1007/978-3-642-34319-3_7, © Springer-Verlag Berlin Heidelberg 2014

7.1   Harnwegsinfektionen

F. Wagenlehner, A. Pilatz

7.1.1 Definitionen

Bei den Infektionen der Nieren und der Harnwege überwiegen bei weitem die bakteriellen Infektionen. Dabei handelt es sich meistens um Gram-negative Enterobakterien. Gram-positive Staphylokokken und Enterokokken sowie Gram-negative Nonfermenter können bei bestimmten Formen von Harnwegsinfektionen (HWI) auch eine Rolle spielen.

Mit zunehmender Häufigkeit iatrogener und erworbener Immunsuppression treten auch bei HWI vermehrt Virus- und Pilzinfektionen auf. Seltene Infektionen, die aber in bestimmten Regionen auch bei Immunkompetenten gehäuft vorkommen, werden durch Leptospiren, Hantaviren oder Parasiten, wie Schistosoma haematobium (Harnblasenbilharziose) und Echinokokken (Echinococcus granulosus), hervorgerufen (siehe spezifische Infektionen).

Die Klassifikation von unspezifischen HWI nach der »Infectious Diseases Society of America« (◘ Tab. 7.1) teilt HWI in komplizierte und unkomplizierte HWI ein, da sich aufgrund des unterschiedlichen Erregerspektrums Implikationen für Wahl und Dauer der antimikrobiellen Therapie ableiten lassen. Dabei gilt ein HWI als unkompliziert, wenn ein anatomisch und funktionell normaler Harntrakt vorliegt.

Kontamination Nachweis von Keimen in der Probe infolge unsachgemäßer Uringewinnung und -aufarbeitung.

Kolonisation Nachweis von potenziellen Infektionserregern oder apathogenen Keimen ohne Krankheitssymptome und ohne Entzündungsreaktion des Wirtes, unabhängig von der Keimzahl.

Asymptomatische Bakteriurie (ASB) Darunter versteht man den wiederholten Nachweis einer signifikanten (Keimzahl $\geq 10^5$/ml) Bakteriurie ohne Krankheitssymptome.

Signifikante Bakteriurie Traditionsgemäß versteht man darunter eine Keimzahl von $\geq 10^5$/ml im Mittelstrahlurin bei Frauen. Bei bestimmten Formen von HWI können aber auch kleinere Keimzahlen klinisch relevant sein.

Harnwegsinfektion (HWI) Darunter versteht man das Auftreten und die Vermehrung von Infektionserregern

◘ **Tab. 7.1** Klassifikation des HWI

Klassifikation des HWI	Geschlechts-häufigkeit
Akute unkomplizierte Zystitis	Frau
Akute unkomplizierte Pyelonephritis	Frau
Komplizierte HWI	Mann/Frau
Asymptomatische Bakteriurie	Frau/Mann
Unkomplizierte rezidivierende HWI	Frau

in den ableitenden Harnwegen, wobei in der Regel eine Entzündungsreaktion des Wirtes (Leukozyturie, klinische Symptome) festzustellen ist.

Unkomplizierte HWI Die meisten HWI kommen bei Frauen mit unauffälligem Harntrakt vor, d. h. die Nieren und die abführenden Harnwege weisen keine komplizierenden Faktoren auf, welche die Nierenfunktion oder den Harntransport (Urodynamik) wesentlich einschränken. Es liegen auch keine Begleiterkrankungen vor, die in der Regel das Auftreten von HWI begünstigen.

Komplizierte HWI Es liegen – im Gegensatz zu unkomplizierten HWI – komplizierende Faktoren vor, die eine HWI begünstigen. Diese umfassen Harntransportstörungen durch anatomische oder funktionelle Anomalien, und/oder Erkrankungen des Nierenparenchyms (Nephropathien) oder allgemeine immunsupprimierende Erkrankungen, wie z. B. ein schlecht eingestellter Diabetes mellitus oder eine Immunsuppression bei Nierentransplantationen. In diesem Zusammenhang ist zu betonen, dass HWI beim Mann meistens kompliziert sind.

7.1.2 Einteilung von Infektionen der Nieren und der Harnwege

Nach pathologischen-anatomischen Kriterien kann die Entzündung des Nierenparenchyms (**Nephritis** im eigentlichen Sinne) von der des Interstitiums und des Nierenbeckens (**Pyelonephritis**), der Harnblase (**Zystitis**), der Harnröhre (**Urethritis**) und der männlichen Adnexen (**Prostatitis, Vesikulitis, Epididymitis**) und des Hodens (**Orchitis**) unterschieden werden. Unter pathogenetischen Gesichtspunkten lässt sich die weitaus häufigere **aszendierende Infektion** von der **hämatogen-deszendierenden** unterscheiden.

Die klinische Symptomatologie und die Behandlungsstrategie der verschiedenen Infektionsformen können in Abhängigkeit vom Zustand des Patienten unterschiedlich sein. Aus diesem Grunde müssen bei allen Infektionsformen auch klinische Gesichtspunkte, wie z. B. Alter, Geschlecht, Schwangerschaft, Grunderkrankungen, Immunkompetenz etc., berücksichtigt werden.

7.1.3 Epidemiologie

Unkomplizierte HWI (Zystitis und Pyelonephritis)

> Die akute unkomplizierte untere HWI und die akute unkomplizierte Pyelonephritis sind zwei häufige Infektionskrankheiten.

Die unkomplizierten unteren HWI treten meist bei Frauen in der Form der **akuten unkomplizierten Zystitis** auf. Die Patientinnen klagen über Dysurie, Pollakisurie und imperativen Harndrang, wobei eine Leukozyturie und Bakteriurie festgestellt werden kann. Für die USA wird geschätzt, dass mehr als 7 Millionen Menschen eine akute unkomplizierte HWI pro Jahr haben. Die Inzidenz einer akuten unkomplizierten Zystitis bei sexuell aktiven Studentinnen wurde mit 0,5–0,7 pro Person und Jahr berechnet.

Bei der akuten unkomplizierten Pyelonephritis, die ebenfalls am häufigsten bei Frauen auftritt, klagen die Patientinnen über Flankenschmerzen und Fieber, wobei dysurische Beschwerden wie bei der Zystitis gleichzeitig vorhanden sein können aber nicht müssen. Bei der Untersuchung fällt die Klopfempfindlichkeit des Nierenlagers, eine Leukozytose, eine Leukozyturie und Bakteriurie auf.

Rezidivierende HWI treten bei drei Gruppen von Frauen gehäuft auf:

- Prämenopausale Frauen mit extrinsischen und intrinsischen prädisponierenden Faktoren. Extrinsische Faktoren sind der Gebrauch von Spermiziden, häufiger als 4-mal pro Woche Geschlechtsverkehr und ein neuer Geschlechtspartner im letzten Jahr. Intrinsische Faktoren sind rezidivierende HWI der Mutter und HWI vor dem Alter von 15 Jahren.
- Bei postmenopausalen Frauen sind anatomische Faktoren häufiger prädisponierend. Das Vorliegen einer Inkontinenz, einer Zystozele oder Restharnbildung sind hier von Bedeutung.
- Bei schwangeren Frauen sind HWI häufig. In den meisten Fällen handelt es sich um eine akute unkomplizierte Zystitis, deren Pathologie wie bei nicht schwangeren Frauen zu sehen ist.

Komplizierte HWI

Die Gruppe der komplizierten HWI umfasst ein sehr heterogenes Patientenklientel, mit dem gemeinsamen Merkmal eines oder mehrerer komplizierender Faktoren, die sich von Patient zu Patient stark unterscheiden können (z. B. Nierentransplantation, Querschnittslähmung, Stoffwechselerkrankung etc.). Komplizierte HWI reichen von der schweren obstruktiven Pyelonephritis, aus der sich jederzeit eine Urosepsis entwickeln kann, bis hin zur postoperativen, Katheter-assoziierten HWI, die nach Entfernung des Katheters spontan und folgenlos abheilt.

Komplizierte HWI kommen sowohl im Kleinkind- und Kindesalter als auch im späteren Erwachsenenalter vor. Seltener sind sie in der Altersgruppe der 16- bis 35-Jährigen zu finden. Bei Erwachsenen erreichen sie einen Anteil von etwa 5 %, bei Kindern und Neugeborenen zwischen 4–25 % aller Infektionen.

> Nosokomiale HWI sind fast ausnahmslos komplizierte HWI und sind für 30–40 % aller nosokomialen Infektionen verantwortlich. 80 % der nosokomialen HWI sind mit dem Gebrauch von Harnwegskathetern vergesellschaftet.

Bestimmte **Begleiterkrankungen** und Faktoren erhöhen das Risiko für eine HWI: Patienten mit Diabetes mellitus haben ein fünf- bis achtmal höheres Risiko, an einer HWI zu erkranken, als Nichtdiabetiker. Faktoren welche die Infektion begünstigen, sind intermittierende Hyper- oder Hypoglykämien, neurogene Harnblasenentleerungsstörungen und urologisch-chirurgische Interventionen.

Nach einer **Nierentransplantation** treten HWI in bis zu 80 % der Fälle auf. Eine bakterielle Besiedelung des Harntraktes wird durch den Blasenkatheterismus, Störungen der lokalen Abwehrmechanismen infolge immunsuppressiver Therapie, durch einen vesiko-ureteralen Reflux, vorbestehende Infektionen der eigenen Nieren, infizierte Spenderorgane und durch urologische Komplikationen begünstigt.

7.1.4 Pathogenese

Die Nähe der weiblichen Urethra zur fäkalen Flora begünstigt die Aszension von Bakterien im weiblichen Harntrakt. Der Beginn der Infektion besteht in der Adhäsion uropathogener Bakterien am Uroepithel. Hierzu benötigen die Bakterien **Haftfaktoren** (z. B. Adhäsine, Fimbrien), wodurch sie die Distanz der negativen Oberflächenspannung überbrücken können. Die Mukosazellen des Harntraktes besitzen selektive Rezeptoren für bestimmte Haftfaktoren, woran Bakterien, welche diese Faktoren besitzen, binden und deshalb nicht mehr ausgewaschen werden. Sie können sich nun vermehren und weiter aszendieren. Am Ureter verursachen sie eine Paralyse und konsekutive Dilatation, sowie im Nierenbecken eine Abflachung der Nierenpapillen. Hierbei kann es zu einem pyelotubulären Rückfluss infizierten Urins kommen, welcher den Bakterien erlaubt an Nierentubuli zu binden und das Parenchym zu infiltrieren.

Uropathogene Bakterienstämme weisen im Vergleich zu nicht uropathogenen Stämmen der gleichen Spezies eine signifikant höhere Adhärenz an Harnblasenepithelien auf. Weiterhin liegt unter den uropathogenen Stämmen ein Organotropismus vor, d. h. bestimmte uropathogene Stämme binden an Epithelzellen des oberen Harntraktes besser als an Zellen des unteren Harntraktes.

Patientinnen, welche an rezidivierenden Harnwegsinfektionen leiden, haben auf der anderen Seite eine lokale Immunschwäche der gesamten Schleimhaut. Mukosazellen solcher Patientinnen (z. B. Harnblasenmukosa, Vaginalepithel, Mundschleimhautzellen) binden signifikant mehr Bakterien als Mukosazellen von Kontrollpersonen.

Von Bedeutung ist hier auf bakterieller Seite unter anderem die Ausprägung bestimmter Fimbrien (z. B. P-Fimbrien), wohingegen auf Seiten der empfänglichen Patientinnen unter anderem eine abgeschwächte Zytokinantwort der Harnblasenepithelzellen die lokale Immunantwort herabsetzt.

Komplizierte und nosokomiale HWI entstehen in den meisten Fällen nach Erregeraszension. Dies wird durch Harnwegskatheter, vor allem transurethrale Katheter, begünstigt. Transurethrale Katheter können bei Männern zu Komplikationen wie Prostatitis, Epididymitis und Orchitis führen (▶ Abschn. 7.3).

Während es sich bei den unkomplizierten HWI fast ausschließlich um eine Adhäsionsinfektion handelt und die Erregerpathogenität die führende Rolle spielt, rücken bei der komplizierten HWI die Biofilminfektion und die komplizierenden Wirtsfaktoren in den Vordergrund.

Nach der Adhäsion der Bakterien an Oberflächen im Urogenitaltrakt, bilden die bakteriellen Zellen sog. **Exopolysaccharide**, welche die Zellen an ihrem Haftort irreversibel »einzementieren« (**Biofilm**). Auf diese Weise entziehen sich die Bakterien der natürlichen Abwehr. Bakterien in Biofilm können im Gegensatz zu planktonisch wachsenden Zellen eine Reihe von Genen an-oder abschalten, unter denen auch Zielstrukturen für Antibiotika sein können. So können planktonisch wachsende Zellen einer Spezies sensibel gegen ein Antibiotikum sein, während die gleichen Bakterien in Biofilmwachstum jedoch resistent sind, da die antibiotischen Zielstrukturen nicht gebildet werden.

7.1.5 Erregerspektrum

Das Erregerspektrum ist bei den verschiedenen Infektionsformen unterschiedlich.

Unkomplizierte HWI

Escherichia coli wird in 70–80 % der Fälle einer akuten unkomplizierten Zystitis isoliert, **Staphylococcus saprophyticus** zwischen 5 % und 15 % der Fälle. In Einzelfällen werden andere Enterobakterien, wie Proteus mirabilis und Klebsiella species oder Enterokokken isoliert. Eine in etwa gleiche Verteilung ergibt sich auch bei der akuten unkomplizierten Pyelonephritis. Bei 10–15 % der Patienten mit symptomatischer akuter unkomplizierter Zystitis werden niedrige Keimzahlen im Urin gefunden (10^2–10^3/ml), die bei den Routinekulturmethoden, welche 1 µl Urin pro Agarplatte benutzen, übersehen werden können.

Komplizierte HWI

Bei der Gruppe der komplizierten HWI findet man ein wesentlich breiteres Erregerspektrum als bei den unkomplizierten HWI. Neben Escherichia coli und anderen Enterobakterien (z. B. Proteus, Klebsiella, Enterobacter, Citrobacter species) spielen Pseudomonas species, Enterokokken und Staphylokokken auch eine wichtige Rolle.

Infektionen mit Erregern, die die Fähigkeit haben, **Urease** zu produzieren (z. B. Proteus, Providencia und Morganella species) und damit den Urin zu alkalisieren, begünstigen die Bildung von Magnesiumammonium- und Kalziumphosphatsteinen. **Klebsiella pneumoniae**, ein Erreger, der in bis zu 50 % auch Urease produzieren kann, kommt häufig bei Patienten mit Komplikationen im Bereich der Harnwege und bei Diabetes mellitus vor. In zunehmendem Maße sind diese Stämme multiresistent.

Pseudomonas aeruginosa ist ein wichtiger Erreger nosokomialer Infektionen, der häufig Multiresistenz zeigt. **Enterococcus faecalis** kann häufig bei Transplantatempfängern isoliert werden. Bis zu 8 % der Infektionen mit Enterococcus faecalis entwickeln sich dann zur Urosepsis. **Staphylococcus epidermidis** ist der wichtigste Katheter-assoziierte uropathogene Organismus.

Die Zusammensetzung des Erregerspektrums kann von Klinik zu Klinik und im Verlauf der Zeit unterschiedlich sein. Aus diesem Grund sind fortlaufende epidemiologische Untersuchungen vor Ort notwendig.

7.1.6 Diagnostik

Zu den Basisuntersuchungen bei allen Infektionsformen, welche die Nieren, die Harnwege und das männliche Genitale betreffen, gehören die Anamnese, die Erfassung der klinischen Symptome, die körperliche Untersuchung und die Urinuntersuchung, evtl. durch vorgefertigte Teststreifen. Daraus ergeben sich Verdachtsdiagnosen, die das weitere diagnostische Vorgehen bestimmen.

> **Tipp**
>
> Die erste Urinprobe wird meistens aus dem Mittelstrahl gewonnen. Es ist wichtig, dass die Patienten vor der Probengewinnung sorgfältig instruiert werden. Falls keine technisch einwandfreie Probengewinnung möglich ist (Compliance des Patienten, Querschnittslähmung), sollte der Mittelstrahlurin entweder unter Aufsicht bzw. Assistenz des geschulten Pflegepersonals oder durch suprapubische Punktion bzw. sterilen Einmalkatheterismus erfolgen.

❗ Eine fehlerhaft gewonnene oder verarbeitete Urinprobe (Kontamination) kann zu erheblicher Fehlbeurteilung und damit zu ärztlichen Fehlentscheidungen (z. B. unnötige Antibiotikatherapie) führen, die dem Patienten schaden bzw. unnötige Kosten verursachen können.

Urinteststreifen

Urinteststreifen gehören zu den am häufigsten eingesetzten diagnostischen Hilfsmitteln in der Urindiagnostik. Im Wesentlichen spielen für die Diagnose des HWI der Nitrit-Test und der Leukozyten-Test eine Rolle.

Nitrittest Dieser Test ist an das Vorhandensein bestimmter Erreger gebunden. Einige Bakterien reduzieren Nitrat zu Nitrit mithilfe des Enzyms Nitratreduktase. Ein positives Ergebnis setzt eine bestimmte Bakterienkonzentration voraus. Diese ist erst nach einer entsprechenden Verweilzeit in der Blase (>4 h) gegeben. Eine Urinuntersuchung bei kürzerer Blasenverweilzeit (z. B. durch Pollakisurie bei Zystitis) erhöht damit das Risiko eines falsch negativen Befundes. Proteus mirabilis, der für bis zu 10 % der Harnwegsin-

fekte verantwortlich ist, bildet keine Nitratreduktase, wird also durch diesen Test auch nicht erfasst. Der Nitrittest ist insgesamt sehr spezifisch, aber wenig sensitiv.(Grampositive Enterokokken und Staphylokokken werden nicht erfasst).

Leukozyten Im Gegensatz zum Nitrittest zeigt dieser Test indirekt das Vorhandensein einer entzündlichen Reaktion (Leukozytenesterase als indirekter Nachweis für das Vorhandensein von Leukozyten) an. Infektionen im Genitalbereich (z. B. Kolpitis) können ebenfalls zu einem positiven Testergebnis führen. Damit ist der Test weniger spezifisch für einen Harnwegsinfekt.

Urinmikroskopie

Bei der Urinmikroskopie werden verschiedene Untersuchungsmethoden eingesetzt
- Zentrifugierter/nichtzentrifugierter Urin
- Gramfärbung/keine Färbung

Mikroskopische Untersuchung auf Bakterien Das Zentrifugieren des Urins führt nicht zu einer größeren Genauigkeit der Diagnose. Die Urinmikroskopie auf Bakterien weist in geübter Hand eine hohe Sensitivität und relativ hohe Spezifität auf. Je höher die Bakteriendichte ist, desto eher ist auch die Gramfärbung positiv.

Mikroskopische Untersuchung auf Leukozyten Als cut off wird meist der Nachweis von >10 Leukozyten/mm^3 benutzt. Insbesondere zum Ausschluss eines HWI ist der fehlende mikroskopische Nachweis von Leukozyten gut geeignet.

Urinkultur

❯ Der Goldstandard zur Diagnose eines Harnwegsinfektes ist die Urinkultur. Indikationen zur Urinkultur sind: Säuglinge und Kinder, da dort die klinische Diagnose unspezifisch ist; erwachsene Männer; Pyelonephritis; rezidivierende und persistierende HWI.

Der **Schwellenwert**, d. h. ab welchem Bakteriennachweis von einem Harnwegsinfekt gesprochen wird, ist für die komplizierten HWI und die Pyelonephritis als 10^5 koloniebildende Einheiten/ml Urin definiert worden. Da durch diesen Schwellenwert ein nicht unerheblicher Teil der akuten unkomplizierten Zystitiden nicht erkannt wird, ist als Schwellenwert bei der akuten unkomplizierten Zystitis das Vorhandensein von 10^3 koloniebildende Einheiten/ml im Mittelstrahlurin empfohlen worden.

Der **Eintauchnährboden** besteht aus einem zweiseitig mit Nährböden beschichteten Plastikstab, der vollständig in den Urin eingetaucht werden muss. Meist handelt es sich um eine Kombination aus CLED- und MacConkey-Agar-Nährböden.

Eintauchnährböden sind in erster Linie geeignet, um negative Befunde oder ein signifikantes Wachstum (>10^5 koloniebildende Einheiten/ml) anzuzeigen. Geringere koloniebildende Einheiten werden nicht akkurat angezeigt. Ihr Einsatz ist insbesondere dann sinnvoll, wenn eine direkte Weiterleitung in das Labor nicht möglich ist, sie erfordern allerdings eine 24-stündige Inkubation. Ein sinnvoller Einsatz kann der weitere Ausschluss eines HWI bei bestehendem klinischen Verdacht sein.

Antibakterielle Substanzen im Urin können in der Urinkultur z. B. durch Wachstumshemmung von Bacillus-subtilis-Kulturen nachgewiesen werden.

Unkomplizierte HWI

Bei einer jungen, sexuell aktiven Patientin mit Dysurie können drei Differenzialdiagnosen unterschieden werden: Die akute unkomplizierte Zystitis, die akute Urethritis und die akute Vaginitis.

Die **akute unkomplizierte Zystitis** beginnt abrupt innerhalb weniger Stunden mit ausgeprägten Symptomen wie Dysurie, Pollakisurie, Hämaturie (ca. 40 % der Patientinnen mit einer akuten unkomplizierten Zystitis haben eine Hämaturie) sowie Schmerzen über der Symphyse oder im unteren Wirbelsäulenbereich. Vaginaler Ausfluss schließt eine bakterielle akute unkomplizierte Zystitis häufig aus.

Der Beginn einer **Urethritis** ist subakut und die Patientinnen klagen über eher geringe Beschwerden wie Dysurie oder vaginalen Ausfluss. Eine begleitende Infektion des Genitaltraktes (Zervizitis, Salpingitis etc.) sollte hierbei dann ausgeschlossen werden.

Bei der **Vaginitis** sind die Beschwerden milde und chronisch. Die Patientinnen klagen über vaginalen Ausfluss oder Pruritus, Dyspareunie, aber typischerweise nicht über Pollakisurie oder Drangsymptome. Davon abzugrenzen ist die bakterielle **Vaginose**, die durch das Vorliegen dreier von vier Kriterien charakterisiert ist:

- Dünner, aber reichlicher vaginaler Ausfluss
- vaginaler pH höher als 4,5
- Fischartiger Geruch
- Das Vorliegen von »Clue«-Zellen (Plattenepithelzellen der Vagina, die massiv mit kleinen Stäbchen übersät sind)

Die **akute unkomplizierte Pyelonephritis** wird klinisch durch Fieber, Schüttelfrost, Flankenschmerzen, Pyurie und Bakteriurie diagnostiziert. In fast allen Fällen verläuft die akute Pyelonephritis einseitig. Symptome einer unteren HWI wie bei einer akuten Zystitis können dabei gleichzeitig vorhanden sein, da die akute Pyelonephritis in der Regel eine aufsteigende Infektion ist.

In der Gynäkologie stellen HWI während der Schwangerschaft, im Puerperium, postoperativ sowie im Rahmen gynäkologisch-onkologischer Erkrankungen ein Risiko dar. Während der **Schwangerschaft** sind HWI der Mutter mit Amnionitis, Präeklampsie, maternaler Anämie und einer erhöhten Rate an Frühgeburten (<37 Wochen Gestationsdauer) und Totgeburten vergesellschaftet. Für das Neugeborene können hieraus ein erniedrigtes Geburtsgewicht (<2.500 g) und Frühreife resultieren.

> **Tipp**
>
> Nur etwa 7 % der Frauen ante und post partum mit einer Bakteriurie haben typische Symptome einer HWI, sodass eine routinemäßige Urinuntersuchung antepartum durchgeführt werden sollte.

Im **Puerperium** ist der Mittelstrahl- oder Katheterurin häufig durch die Lochialsekretion kontaminiert, sodass bei diesen Frauen eine suprapubische Blasenpunktion empfohlen wird. Streptokokken der Gruppe B kommen bei ca. 20 % der Schwangeren in der Vagina vor, sind für die Mutter relativ harmlos, können aber für das Kind gefährlich werden, wobei es auf Erregermenge und Ausbreitung im Urogenitaltrakt ankommt. Eine Bakteriurie mit Streptokokken der Gruppe B, die in ca. 25 % während und nach der Schwangerschaft vorkommt, ist mit einem erhöhten Risiko für die Infektion des Kindes assoziiert. Wenn nach dem Blasensprung das Kind große Bakterienmengen aufnimmt, können ernste Infektionen des Kindes entstehen (Bakteriämie, Pneumonie, Meningitis, septischer Schock) bei der Frühinfektion (erste fünf Tage post partum) und Bakteriämie mit begleitender Meningitis bei der Spätinfektion (7 Tage bis 3 Monate post partum).

Insgesamt ist die Diagnose der akuten unkomplizierten HWI einfach mit einer ausreichenden Sensitivität und Spezifität durchzuführen. In bestimmten Situationen, z. B. Schwangerschaft, Puerperium, können auch unkomplizierte HWI von großer klinischer Relevanz sein.

> ❯ Bei rezidivierenden und persistierenden HWI sollte eine weiterführende urologische Diagnostik erfolgen, um komplizierende Faktoren zu erfassen und gegebenenfalls entsprechend zu behandeln.

Komplizierte HWI

Während bei unkomplizierten HWI die klinische Diagnose meistens wenig Probleme bereitet, kann bei komplizierten HWI die Klinik verschleiert sein und die Diagnose verspätet erfolgen. Die Diagnostik sollte neben der Anamnese, Symptomatik und körperlichen Untersuchung in jedem Fall die mikrobiologische Untersuchung von Urin, und auch Abstrichmaterial und Blutkulturen, Blutchemie, Sonographie, gegebenenfalls radiologischen und endoskopischen Untersuchungen, sowie eine Einschätzung bzw. Messung der Organfunktionen umfassen.

Eine **Urinkultur mit Antibiogramm** sollte immer erfolgen, da das bakterielle Erregerspektrum breit ist. Bei Mischinfektionen (> 2 Bakterienspezies) sollte eine Kontrolle erfolgen. Ebenso sollte bei HWI mit Candida spp. eine Speziesdifferenzierung erfolgen, da vor allem bei nierentransplantierten Patienten Candida-non-albicans-Arten in bis zu 1/3 der Fälle vorkommen und diese gegen bestimmte Antimykotika resistent sein können.

Komplizierte HWI haben immer auch das Risiko, eine **Urosepsis** auszulösen. Vor allem bei bettlägerigen Patienten kann eine Urosepsis anfänglich übersehen werden, da unspezifische Symptome (z. B. paralytischer Ileus) im Vordergrund stehen können. Die Möglichkeit einer komplizierten HWI sollte deswegen bei unklaren Befunden, wie z. B. Fieber, immer in Betracht gezogen werden.

7.1.7 Therapie

Neben allgemeinen Maßnahmen (Beseitigung anatomischer oder funktioneller Ursachen einer Harnabfluss- und Blasenentleerungsstörung oder anderer komplizierender Faktoren im Harntrakt, reichliche Flüssigkeitszufuhr, Spasmoanalgesie, evtl. Korrektur von Stoffwechselstörungen z. B. im Rahmen eines Diabetes mellitus, Beseitigung evtl. physikalischer oder chemischer Noxen oder Allergene) steht bei allen Infektionsformen die **antimikrobielle Therapie** im Vordergrund. Diese erfolgt entweder empirisch (bevor der mikrobiologische Befund vorliegt unter Berücksichtigung des Erregerspektrums), kalkuliert (nach Vorliegen der Erregeridentifikation) oder gezielt (nach Vorliegen der Erregeridentifikation und -empfindlichkeit).

Die Antibiotikaauswahl, die Therapiedauer und -dosierung richtet sich nach der Infektionsform.

Unkomplizierte HWI

In Placebo-kontrollierten Studien zur akuten unkomplizierten Zystitis wurde eine spontane, klinische Heilungsrate von 25–42 % nachgewiesen. Eine Metaanalyse hierzu ergab jedoch signifikant bessere Raten für die Antibiotikatherapie bezüglich klinischer und mikrobiologischer Heilung, sowie einer Reinfektion. Die Zystitis hat insgesamt einen benignen Verlauf. Das Risiko für eine Patientin mit Zystitis bei einer nicht effektiven Behandlung, eine akute unkomplizierte Pyelonephritis zu entwickeln, liegt lediglich bei ca. 2 %. Deswegen geht es bei der Therapie der Zystitis im Wesentlichen darum, die klinischen Symptome rasch zum Abklingen zu bringen. Es sollte deswegen möglichst eine kurzzeitige Therapie mit einem dafür geeigneten Antibiotikum bevorzugt werden. Die Auswahl eines geeigneten Antibiotikums richtet sich hierbei nach fünf Kardinalkriterien:

- Individuelles Risiko des Patienten und Antibiotikavortherapie
- Erregerspektrum und Antibiotikaempfindlichkeit
- Effektivität der antimikrobiellen Substanz
- Auswirkungen auf die individuelle Resistenzsituation beim Patienten und/oder epidemiologische Auswirkungen (»Kollateralschäden«)
- Unerwünschte Arzneimittelwirkungen

Aus diesen fünf Kriterien lassen sich heutzutage zur oralen **Erst-Linien-Therapie** der akuten unkomplizierten Zystitis bei ansonsten gesunden Frauen in der Prämenopause die in ◘ Tab. 7.2 gelisteten antibiotischen Substanzen mit den entsprechenden Dosierungen empfehlen. Diese Empfehlung trägt auch der zunehmenden Resistenzentwicklung der Fluorchinolone und Cephalosporine Rechnung und zielt darauf ab, den Selektionsdruck auf Fluorchinolone und Cephalosporine zu reduzieren (»antimicrobial stewardship«).

In der **Schwangerschaft** kommen zur Therapie der akuten unkomplizierten Zystitis vornehmlich Fosfomycin-Trometamol oder orale Cephalosporine der 2. oder 3. Gruppe in Frage.

Eine Kontrolle des Therapieerfolges bei ansonsten gesunden Frauen in der Prämenopause ist bei Beschwerdefreiheit nicht erforderlich. Bei **Therapieversagen** (innerhalb von 2 Wochen) sollten mangelnde Compliance, resistente Erreger oder bisher nicht erkannte Risikofaktoren in Erwägung gezogen werden. In diesen Fällen ist vor dem nächsten Therapieversuch eine differenzierte Unterweisung und Untersuchung der Patientin, eine Urinuntersuchung einschließlich Kultur und gegebenenfalls ein Wechsel des Antibiotikums angezeigt.

Bei der **akuten unkomplizierten Pyelonephritis** kann die Erregeridentifikation und -empfindlichkeitstestung in der Regel nicht abgewartet werden, da der frühe Einsatz einer effektiven Antibiotikatherapie

7

◨ Tab. 7.2 Empfohlene empirische Kurzzeittherapie der unkomplizierten Zystitis bei ansonsten gesunden Frauen (keine Risikofaktoren) in der Prämenopause

Substanz	Tagesdosierung	Dauer
Mittel der ersten Wahl		
Fosfomycin-Trometamol	3000 mg 1×	1 Tag
Nitrofurantoin[1]	50 mg 4× tgl.	7 Tage
Nitrofurantoin RT[1]	100 mg 2× tgl.	5 Tage
Pivmecillinam[2]	200 mg 2× tgl.	7 Tage
Pivmecillinam[2]	400 mg 2× tgl.	3 Tage
Mittel der zweiten Wahl		
Ciprofloxacin	250 mg 2× tgl.	3 Tage
Ciprofloxacin RT	500 mg 1 x tgl.	3 Tage
Levofloxacin	250 mg 1× tgl.	3 Tage
Norfloxacin	400 mg 2× tgl.	3 Tage
Ofloxacin	200 mg 2× tgl.	3 Tage
Cefpodoximproxetil	100 mg 2× tgl.	3 Tage
Bei Kenntnis der lokalen Resistenzsituation (E.-coli-Resistenz <20 %)		
Cotrimoxazol	160/800 mg 2× tgl	3 Tage
Trimethoprim	200 mg 2× tgl.	5 Tage

RT = Retardform (= makrokristalline Form)
[1] In der Fachinformation wird der Einsatz von Nitrofurantoin folgendermaßen eingeschränkt: »Nitrofurantoin darf nur verabreicht werden, wenn effektivere und risikoärmere Antibiotika oder Chemotherapeutika nicht einsetzbar sind.« [www.fachinfo.de 13.02.2007].
[2] Pivmecillinam (Selexid) ist derzeit in Deutschland nicht erhältlich, jedoch in einigen europäischen Nachbarstaaten (z. B. Österreich, skandinavische Länder).

◨ Tab. 7.3 Empfohlene empirische Antibiotikatherapie der unkomplizierten Pyelonephritis bei ansonsten gesunden Frauen (keine Risikofaktoren) in der Prämenopause. Orale Therapie bei leichten bis moderaten Verlaufsformen

Substanz	Tagesdosis	Dauer
Mittel der ersten Wahl		
Ciprofloxacin	500–750 mg 2× tgl.	7–10 Tage
Ciprofloxacin RT	1000 mg 1× tgl.	7–10 Tage
Levofloxacin	(250–) 500mg 1× tgl.	7–10 Tage
Levofloxacin	750 mg 1× tgl.	5 Tage
Mittel der zweiten Wahl (gleiche klinische Effektivität, mikrobiologisch nicht gleichwertig mit Fluorchinolonen)		
Cefpodoxim-proxetil	200 mg 2× tgl.	10 Tage
Ceftibuten	400 mg 1× tgl.	10 Tage
Bei bekannter Erregerempfindlichkeit (nicht zur empirischen Therapie)		
Cotrimoxazol	160/800 mg 2× tgl.	14 Tage
Amoxicillin/Clavulansäure	0,875/0,125 g 2× tgl.	14 Tage
Amoxicillin/Clavulansäure	0,5/0,125 g 3× tgl.	14 Tage

RT = Retardform

nicht nur für den klinischen Verlauf, sondern auch für eine evtl. Beeinträchtigung der Nierenfunktion bzw. Narbenbildung der Nieren eine Rolle spielt.

Für die orale Erst-Linien-Therapie der akuten unkomplizierten Pyelonephritis werden die in ◨ Tab. 7.3 und ◨ Tab. 7.4 gelisteten Antibiotika empfohlen.

Milde und mittelschwere pyelonephritische Infektionen sollten bei ansonsten gesunden Frauen in der Prämenopause mit oralen Antibiotika behandelt werden. Bei **schweren Infektionen** mit systemischen Begleiterscheinungen, wie Übelkeit, Erbrechen, Kreis-laufinstabilität, sollte die Therapie initial mit hohen Dosen parenteraler Antibiotika begonnen werden. Nach wenigen Tagen kann in der Regel die Therapie oral fortgesetzt werden, wenn sich der klinische Zustand der Patientin gebessert hat.

Für die Therapie der **Pyelonephritis in der Schwangerschaft** werden Cephalosporine der 2. oder 3. Gruppe empfohlen. In der Schwangerschaft soll die stationäre Behandlung erwogen werden. Nach der Therapie der Pyelonephritis in der Schwangerschaft ist eine Urinkultur zur Sicherung des Therapieerfolgs durchzuführen.

Asymptomatische Bakteriurie

Eine generell andere Situation findet sich beim Nachweis einer Bakteriurie ohne klinische Symptome (asymptomatische Bakteriurie). Nur für Schwangere

◻ **Tab. 7.4** Empfohlene empirische Antibiotikatherapie der unkomplizierten Pyelonephritis bei ansonsten gesunden Frauen (keine Risikofaktoren) in der Prämenopause. Initiale parenterale Therapie bei schweren Verlaufsformen. Nach klinischer Besserung kann bei Erregerempfindlichkeit eine orale Sequenztherapie mit einem der in ◻ Tab. 7.3 genannten oralen Therapieregime eingeleitet werden. Die Gesamttherapiedauer beträgt 1–2 Wochen, daher wird für die parenteralen Antibiotika keine Therapiedauer angegeben

Substanz	Tagesdosis
Mittel der ersten Wahl	400 mg 2× tgl.
Levofloxacin	(250–) 500 mg 1× tgl.
Levofloxacin	750 mg 1× tgl.
Mittel der zweiten Wahl	
Cefepim	1–2 g 2× tgl.
Ceftazidim	1–2 g 3× tgl.
Ceftriaxon	1–2 g 1× tgl.
Cefotaxim	2 g 3× tgl.
Amoxicillin/Clavulansäure	1/0,2 g 3× tgl.
Ampicillin/Sulbactam	1/0,5 g 3× tgl.
Piperacillin/Tazobactam	2/0,5–4/0,5 g 3× tgl.
Amikacin	15 mg/kg 1× tgl.
Gentamicin	5 mg/kg 1× tgl.
Doripenem	0,5 g 3× tgl.
Ertapenem	1 g 1× tgl.
Imipenem/Cilastatin	0,5/0,5 g 3× tgl.
Meropenem	1 g 3× tgl.

und Patienten, die sich einer erwartungsgemäß Schleimhaut traumatisierenden Intervention im Harntrakt unterziehen müssen, konnte gezeigt werden, dass die Therapie einer asymptomatischen Bakteriurie sinnvoll ist. Deshalb sollte nur in diesen Fällen nach einer asymptomatischen Bakteriurie gesucht und ggf. diese behandelt werden. Für alle anderen Personengruppen hat eine asymptomatische Bakteriurie offenbar keine nachteiligen Folgen und muss deswegen nicht diagnostiziert und therapiert werden.

Komplizierte HWI

Bei komplizierten und im Krankenhaus erworbenen HWI muss man je nach klinischer Situation und umgebendem Keimreservoir mit einer größeren Band-

breite möglicher Erreger rechnen, die häufig auch multiresistent sein können. Bei den komplizierten HWI sind zusätzlich klinische Aspekte und die Art der komplizierenden Faktoren im Harntrakt, z. B. Urolithiasis, Harnröhrenkatheter, postoperativer Zustand etc., wichtig. Dabei spielt außerdem die antibiotische Vorbehandlung und bei stationär behandelten Patienten das Keimreservoir einer Abteilung eine Rolle. Die ideale Situation liegt dann vor, wenn der Erreger und seine Empfindlichkeit gegenüber Antibiotika bekannt sind. Häufig muss aber eine empirische oder kalkulierte antibiotische Therapie eingeleitet werden, z. B. bei fieberhaften HWI, drohender Urosepsis oder vor interventionellen Eingriffen in den Harnwegen. Die Antibiotikatherapie einer komplizierten HWI kann dauerhaft immer nur dann kurativ sein, wenn die komplizierenden bzw. auslösenden Faktoren beseitigt werden.

Dabei sind immer auch zuvor folgende klinische Umstände anamnestisch zu klären, die einen Einfluss auf das zu erwartende Erregerspektrum und die Erregerempfindlichkeit haben:

— Wo wurde der HWI erworben, z. B. ambulant, Pflegeheim, Krankenhaus, nach diagnostischen/ therapeutischen Eingriffen?

— Erfolgte eine Antibiotikavorbehandlung (wie lange, welche Antibiotika)?

— Erfolgte eine vorherige längere stationäre Behandlung?

— Erfolgte eine vorherige Harnableitung (welche, wie lange, wie behandelt)?

— Bei vorhandener Harnableitung Qualität der Harndrainage überprüfen und ggf. Katheter wechseln (Entfernung des infektiösen Biofilms)?

— Liegt ein Rezidiv bzw. ein Therapieversagen vor?

Für die **parenterale Initialtherapie** erstmals ambulant erworbener komplizierter HWI (◻ Tab. 7.5) eignen sich Cephalosporine der Gruppe 3a, Fluorchinolone, Aminopenicilline mit einem Betalaktamase-Inhibitor oder ein Carbapenem der Gruppe 2 (Ertapenem). Bei Patienten mit nosokomial erworbenen bzw. Katheterassoziierten HWI treten vermehrt auch multiresistente Erreger und Pseudomonaden auf. Deshalb sollte zur empirischen Therapie ein Antibiotikum eingesetzt werden, das auch gegen seltenere und multiresistente Gram-negative Erreger wirksam ist. Dafür kommen Cephalosporine der Gruppe 3b oder 4, Fluorchinolone der Gruppe 2 oder 3 und Carbapeneme der Gruppe 1 (Imipenem, Meropenem, Doripenem) in Frage. Will man gleichzeitig die bei diesen Antibiotika vorhandene Enterokokkenlücke schließen, können Acylaminopenicilline in Kombination mit einem Beta-Lactamase-Inhibitor (z. B. Tazobactam) eingesetzt werden.

□ Tab. 7.5 Empfehlungen zur empirischen Antibiotika-Initialtherapie bei komplizierten HWI und Urosepsis

	Häufigste Erreger	Intravenöse Initialtherapie	Orale Initialtherapie
Harnwegsinfektionen – Kompliziert – Nosokomial – Katheter-assoziiert Urosepsis	E. coli Klebsiella spp. Proteus spp. Enterobacter spp. Andere Enterobakterien P. aeruginosa Enterokokken Staphylokokken (Candida)	– Cephalosporin Gruppe 3a – Fluorchinolon Gruppe 2* – Fluorchinolon Gruppe 3* – Aminopenicillin + Beta-Lactamase-Inhibitor – Carbapenem Gruppe 2 (Ertapenem)	Möglichst nach Testung. Falls empirische Therapie notwendig: – Ciprofloxacin* – Levofloxacin* – Cefpodoximproxetil – Ceftibuten
		Bei Versagen der Initialtherapie und Risikofaktoren: – Cephalosporin Gruppe 3b – Cephalosporin Gruppe 4 – Acylaminopenicillin/ Betalaktamase-Inhibitor – Carbapenem Gruppe 1 (Imipenem, Meropenem, Doripenem) – (Fluconazol)	Falls Erreger sensibel: – Ciprofloxacin – Levofloxacin – Trimethoprim/Sulfonamid – Aminopenicillin + Beta-laktamase-Inhibitor
		Die Dosierung muss bei Sepsispatienten generell hoch sein (vergrößertes Verteilungsvolumen)	
		Zur Spektrumserweiterung ggf. Kombinationstherapie mit Aminoglykosid oder Fluorchinolon*	

* wenn kein Fluorchinolon in der Anamnese

Eine Umstellung auf orale Antibiotika ist bei Besserung der klinischen Symptome jederzeit möglich.

Die **Therapiedauer** erfolgt 1–2 Wochen oder länger und sollte zumindest 3–5 Tage nach Entfieberung des Patienten bzw. Beseitigung des komplizierenden Faktors erfolgen. Diese Empfehlung gilt nicht bei einer fokalen oder abszedierenden Pyelonephritis, die im Regelfall über mehrere Wochen antibiotisch behandelt werden sollte.

Bei Verdacht auf **Urosepsis** muss die initiale parenterale Antibiotikatherapie sofort (innerhalb der ersten Stunde) und nach vorheriger Abnahme entsprechender Proben für Urin- und Blutkulturen initiiert werden (□ Tab. 7.5). Dafür kommen Cephalosporine der Gruppen 3 oder 4 in Betracht. Eine Erweiterung des antibakteriellen Spektrums kann initial z. B. durch eine Kombination mit einem Aminoglykosid oder einem Fluorchinolon mit hoher Harnausscheidung erzielt werden. Als Alternative können ein Acylaminopenicilline/Betalaktamasehemmer oder ein Carbapenem der Gruppe 2 (Ertapenem) oder der Gruppe 1

(Imipenem, Meropenem, Doripenem) eingesetzt werden. Generell sollte eine maximal hohe Dosierung der Antibiotika gewählt werden.

7.1.8 Prophylaxe

Man unterscheidet grundsätzlich zwei Formen der Infektionsprophylaxe:
- Reinfektionsprophylaxe bei rezidivierenden HWI
- Perioperative Prophylaxe

Reinfektionsprophylaxe

Die rezidivierenden HWI treten vor allem bei sexuell aktiven Frauen oder in der Postmenopause in Form einer akuten Zystitis, aber gelegentlich auch Pyelonephritis auf. Bei Männern muss als häufigste Ursache einer rezidivierenden HWI nach einer chronisch bakteriellen Prostatitis gesucht werden.

Bei **rezidivierenden Zystitiden** in engen zeitlichen Abständen (>3/Jahr) kann eine niedrig dosierte Verordnung eines Chemotherapeutikums im Sinne einer Reinfektionsprophylaxe über 6 Monate erfolgen. Folgende Substanzen werden zur oralen täglichen Verordnung in reduzierter Dosierung empfohlen: Trimethoprim allein, Trimethoprim/Sulfamethoxazol bzw. Sulfamerazin, Fosfomycin-Trometamol und Nitrofurantoin. Bei **Durchbruchinfektionen** können Fluorchinolone oder orale Cephalosporine in niedriger Dosierung zur Prophylaxe verwendet werden; in der Gravidität ist z. B. Cephalexin geeignet. Treten Zystitiden häufig im Anschluss an den Geschlechtsverkehr auf, kann die prophylaktische einmalige Gabe einer der genannten antibiotischen Substanzen nach dem Geschlechtsverkehr eingesetzt werden.

Alternativ zu Antibiotika können eine **Immuntherapie** (z. B. Urovaxom, Strovac), eine Therapie mit **Laktobazillen** oder bei postmenopausalen Patienten ein lokale, intravaginale **Östrogentherapie** durchgeführt werden. **Cranberry-Präparate** sollten in einer hohen Konzentration von Proanthozyanidinen eingesetzt werden.

Rezidivierende Pyelonephritiden bedürfen einer längeren, möglichst gezielten Therapie bzw. Suppressionsbehandlung mit gewebegängigen Antibiotika. Es handelt sich meist um das Vorliegen superinfizierter, deformierender Veränderungen von Niere und Nierenhohlsystem. Hier empfiehlt sich eine antibakterielle Chemotherapie als Langzeitrezidiv- bzw. Reinfektionsprophylaxe, deren Dauer wiederum vom Allgemeinzustand des Patienten und der Existenz prädisponierender, die Infektion begünstigender Faktoren abhängig gemacht werden muss.

Perioperative Prophylaxe

Ziel einer perioperativen Prophylaxe ist die Senkung der Rate postinterventioneller Infektionen. Sie kann jedoch kein Ersatz für Mängel in Asepsis, Antisepsis und der Operationstechnik sein. Antibiotikaprophylaxe ist Teil eines Gesamtkonzeptes der Infektionsprävention mit entsprechender Katheterhygiene und obligater geschlossener Harnableitung.

❯ Die Entscheidung für eine Prophylaxe sollte nicht nur die Art des Eingriffes, sondern vor allem ein erhöhtes individuelles Infektionsrisiko berücksichtigen.

Zu den patienteneigenen Besonderheiten zählen z. B. ein reduzierter Allgemeinzustand, Diabetes mellitus, eine eingeschränkte Immunkompetenz und ein erhöhtes Endokarditisrisiko bei artifiziellen Herzklappen. Eine erhöhte lokale Keimexposition ist bei Operationen mit Eröffnung von Darmsegmenten, der transrektalen Prostatabiopsie und bei Eingriffen an konta-

miniertem Gewebe zu erwarten. Eine Keimbesiedlung/Kontamination der ableitenden Harnwege kann dann vermutet werden, wenn zuvor langfristig harnableitende Drainagen (Katheter, Schienen, Nephrostoma) lagen oder wenn Harnwegsobstruktionen durch Urolithiasis, Tumore etc. verursacht sind. Bei antibiotisch vorbehandelten Infektsteinen muss, auch bei präoperativ sterilem Urin, eine Keimpersistenz im Stein bedacht werden.

Es besteht keine Notwendigkeit zur perioperativen Antibiotikaprophylaxe bei primär sterilem Urin und ohne die oben aufgeführten Risikofaktoren. Ergeben sich intraoperativ Komplikationen, z. B. hoher Blutverlust, Operationsdauer über 2–3 Stunden, akzidentelle Perforation des Darms, ist eine intraoperative Antibiotikagabe indiziert. Vor allen diagnostischen und therapeutischen Eingriffen an den Harnwegen ist zeitnah eine Harnwegsinfektion auszuschließen. Bei nachgewiesener Infektion sollte, falls der Eingriff nicht verschoben werden kann, eine präinterventionelle gezielte oder kalkulierte Antibiotikatherapie eingeleitet und über den Eingriff hinaus fortgesetzt werden.

Aus mikrobiologischer Sicht stellt die perioperative Prophylaxe einen Kompromiss zwischen dem gewünschten Effekt, der Senkung der Keimbelastung, und einem unerwünschten Effekt, dem Selektionsdruck, dar. Dazwischen gilt es, einen rationalen Kompromiss zu finden, was die Dauer und Auswahl des Antibiotikums betrifft.

Eine einmalige Gabe des Antibiotikums in Normdosierung ist ausreichend und einer Mehrfachdosierung nicht unterlegen. Lediglich bei längerer Operationsdauer (>2–3 Stunden) sollte gegebenenfalls eine weitere Dosis in Abhängigkeit von der Halbwertszeit des Antibiotikums verabreicht werden. Eine Prophylaxedauer von mehr als 24 Stunden ist in der Regel abzulehnen. Eine Antibiotikagabe darüber hinaus ist definitionsgemäß keine Prophylaxe, sondern eine Therapie. Sie kann notwendig werden, wenn das Operationsfeld stark bakteriell kontaminiert ist. Hier ist ggf. eine Interventionstherapie erforderlich.

Harnwegsinfektionen
— **Unkomplizierte Zystitis**
  – Häufige Infektion
  – Hohe Spontanheilungsrate
  – Diagnose durch Anamnese und Urinuntersuchung
  – Therapie mit auf diese Indikation begrenzten Antibiotika
▼

- **Unkomplizierte Pyelonephritis**
  - Ca. 1–2% der unkomplizierten Zystitiden können in eine Pyelonephritis münden
  - Diagnose durch Urinkultur
  - Therapie mit Fluorchinolonen oder Beta-Laktam-Antibiotika
- **Komplizierte Harnweginfektionen**
  - Therapie nur wenn indiziert
  - Keine Therapie, wenn asymptomatisch, außer bei Schwangerschaft und vor Schleimhaut-invasiven Interventionen
  - Multiple Antibiotikaresistenzen zu erwarten

7.2 Spezifische Infektionen

F. Wagenlehner, A. Pilatz

7.2.1 Hantavirus-Infektion

Infektionen mit humanpathogenen Hantaviren können zu lebensbedrohlichen Erkrankungen der Niere und der Lunge führen. Die in Europa anzutreffenden Hantaviren Puumala und Dobrava führen zu einer relativ milden Form des hämorrhagischem Fieber mit renalem Syndrom (HFRS), der sog. **Nephropathia epidemica**, die mit einer geringen Sterblichkeitsrate von <1 % einhergeht. Übertragen werden die Hantaviren über Kontakt mit Nagern oder deren Urinausscheidungen (z. B. Land- und Forstwirtschaft, Camping, Reinigung von Schuppen o. ä.). Die Inkubationszeit bei Hantavirus-Infektionen beträgt 2–4 Wochen. Eine Übertragung von Mensch zu Mensch erfolgt nicht.

Klinik Die klinische Symptomatik bei der milderen Form der Nephropathia epidemica umfasst einen plötzlichen Krankheitsbeginn mit Fieber und häufig beidseitigen Rücken-Flankenschmerzen. Hypotensive Blutdruckwerte und oligurisches akutes Nierenversagen sind möglich.

Diagnose Auffällige Laborwerte betreffen vor allem Leukozytose, erhöhtes C-reaktives Protein (CRP), eine Thrombozytopenie, erhöhte LDH und leicht erhöhte Leberwerte. Das Serumkreatinin ist erhöht bei pathologischer Proteinurie und Mikrohämaturie. Eine Mikrohämaturie findet sich in der Mehrzahl der Patienten, während eine Makrohämaturie in der Regel nicht vorkommt. Die Proteinurie kann bis über 10 g/Tag betragen. Sonographisch kann sich eine Schwellung der Niere finden. Eine Nierenbiopsie lässt die Diagnose

einer Hantavirus-Infektion zwar stellen (Virusnachweis mittels RT-PCR oder Immunhistochemie), ist jedoch für die Diagnosestellung nicht notwendig.

❗ Die Hantavirus-Infektion ist in Deutschland meldepflichtig (Krankheitsverdacht, Erkrankung und Tod; namentliche Meldung an das Gesundheitsamt).

Therapie Die Therapie ist rein symptomatisch und umfasst ggf. intensivmedizinische Maßnahmen (Kreislaufstabilisierung, Behandlung von Blutungen, Überwachung und Bilanzierung, ggf. Dialysebehandlung.

7.2.2 Bilharziose

Die Harnblasenbilharziose ist eine der wichtigsten parasitären Erkrankungen und wird durch den Parasiten **Schistosoma haematobium** in verschiedenen Krankheitsstadien, die durch den Entwicklungszyklus des Parasiten gekennzeichnet sind, hervorgerufen.

Die initiale Infektion des Menschen erfolgt durch aktive Larven, die sogenannten Zerkarien perkutan bei Kontakt mit infektiösem Süßwasser, wie z. B. Seen, Flüsse, Kanäle etc. Nach Durchdringen der Haut gelangen die Zerkarien über die Venen in das arterielle System und die venösen Kapillaren der Harnblasenwand und der distalen Ureteren. Nach Ausreifung zu adulten Würmern legen die Weibchen ca. 200 Eier pro Tag in die Blasenwand, was zu einer chronischen Entzündungsreaktion und suburothelialen Granulombildung führt. Durch proteolytische Enzyme werden die Eier in das Harnblasenlumen freigesetzt und in den Urin ausgeschieden. Gelangen die Eier in Süßwasser entwickeln sich dort die sogenannten Mirazidien, welche dann von Wasserschnecken der Gattung Bulinus aufgenommen werden. Hier werden über weitere Generationen erneut Mirazidien gebildet, die wieder den Menschen infizieren können.

Klinik Die initiale Infektion imponiert als Dermatitis auf der Haut im Bereich der Eintrittsstelle. Die Parasitämie wird dann etwa nach 3 Wochen als Allgemeinsymptomatik, wie Fieber und Körperschmerzen wahrgenommen. Etwa 3 Monate nach der primären Infektion entwickeln sich dann die ersten Symptome der chronischen Blasenentzündung, wie Dysurie, Hämaturie und Drangbeschwerden. Die chronische Entzündung über Jahre und Jahrzehnte kann dann über die Zwischenformen der Metaplasie und Dysplasie zum Plattenepithelkarzinom der Harnblase führen. Der Befall der Ureteren führt zu Stenosen und konsekutiven Harnstauungsnieren.

Diagnose Diagnostisch wird die Urinzytologie mit Nachweis der ausgeschiedenen Eier durchgeführt. Das typische Bild der Sandkornzystitis mit Nachweis der suburothelialen Granulome wird in der Zystoskopie nachgewiesen. Der Immunoblast Assay hat die höchste Sensitivität und Spezifität, um Schistosoma haematobium in Urin oder Serum nachzuweisen. Die endgültige Diagnose wird histologisch in der Harnblasenbiopsie durchgeführt. Es zeigen sich die im Harnblasengewebe liegenden Eier.

Therapie Praziquantel wird als orale Einzeldosis von 40 mg/kg KG bei allen Erkrankungsstadien mit einer 65–90 % Heilungsrate eingesetzt. Alternativ, bzw. nach Therapieversagen kann Metrifonat in einer oralen Dosis von 5 mg/kg KG in drei Dosierungen in jeweils zwei-wöchentlichem Abstand eingesetzt werden. Im fortgeschrittenen Stadium ist häufig eine chirurgische Therapie notwendig.

7.2.3 Fournier-Gangrän

> Die Fournier-Gangrän ist eine akut verlaufende, lebensbedrohliche nekrotisierende Fasziitis des Skrotums und des Penisschaftes.

Sie beruht auf einer Mischinfektion mit anaeroben und aeroben Erregern (Streptokokken, Enterobakterien, Bacteroides fragilis), was zu einer Endarteriitis mit ausgedehnter Nekrosenbildung führt. Ausgangspunkte sind häufig inadäquat behandelte, anale und urogenitale Infektionen. Risikofaktoren beinhalten Immun-

◻ Tab. 7.6 Fournier´s-Gangrän-Schweregrad-Index (FGSI)

Parameter	Hoch abnormal				Normal	Niedrig abnormal			
Punkte	+4	+3	+2	+1	0	+1	+2	+3	+4
Temperatur	>41	39–40,9	–	38,5–38,9	36–38,4	34–35,9	32–33,9	30–31,9	<29,9
Herzfrequenz	>180	140–179	110–139	–	70–109	–	55–69	40–54	<39
Atemfrequenz	>50	35–49	–	25–34	12–24	10–11	6–9	–	<5
Serum-Na (mmol/l)	>180	160–179	155–159	150–154	130–149	–	120–129	111–119	<110
Serum-K (mmol/l)	>7	6–6,9	–	5,5–5,9	3,5–5,4	3–3,4	2,5–2,9	–	<2,5
Serum-Kreatinin (mg/100 ml) (×2 bei akutem Nierenversagen)	>3,5	2–3,4	1,5–1,9	–	0,6–1,4	–	<0,6	–	–
Hämatokrit (%)	>60	–	50–59,9	46–49,9	30–45,9	–	20–29,9	–	<20
Leukozyten (gesamt/ mm³ × 1000)	>40	–	20–39,9	15–19,9	3–14,9	–	1–2,9	–	<1
Serum-Bikarbonat venös (mmol/l)	>52	41–51,9	–	32–40,9	22–31,9	–	18–21,9	15–17,9	<15

reduktion, Diabetes mellitus, Mangelernährung, bzw. perineale Operationen.

Klinik Klinisch finden sich häufig nekrotische Bullae im Bereich des Skrotums sowie ein ödematöses äußeres Genitale.

Diagnose Die Diagnose erfolgt fast immer rein klinisch durch Inspektion und Palpation. Bildgebend kann eine Schnittbildgebung (z.B. CT) bei weniger klaren Fällen Hinweise auf die Fasziitis geben.

Therapie Die Therapie besteht in einer sofortigen großzügigen chirurgischen **Exzision des nekrotischen Gewebes** in Verbindung mit einer Antibiotikakombination aus Clindamycin und einem Breitspektrumantibiotikum (z. B. Piperacillin/Tazobactam, Carbapeneme o. ä.).

Die **Prognose** von Patienten mit Fournier-Gangrän kann durch den Fournier-Risk-Index bestimmt werden (❏ Tab. 7.6). Werte größer 9 sind mit einer 75 % Wahrscheinlichkeit des Versterbens assoziiert, Werte von 9 oder weniger mit einer 78 % Wahrscheinlichkeit des Überlebens.

Eine Herausforderung ist die Notwendigkeit der **rekonstruktiven Chirurgie** nach stattgehabter großzügiger Resektion, die häufig plastische Techniken, wie Lappenplastiken oder Mesh-graft-Applikation beinhalten.

Spezifische Infektionen
- ▬ **Hantaviren**
  - – Übertragung durch Nager und Nagerurin
  - – Diagnoseverdacht bei bilateralen Flankenschmerzen, Thrombopenie, Kreatinin-Erhöhung
  - – Therapie symptomatisch
- ▬ **Bilharziose**
  - – Kontakt mit infektiösem Süßwasser in Endemiegebieten
  - – Diagnose der Blasenbilharziose durch Immunoblast Assay in Urin oder Blasenbiopsie
  - – Therapie mit Praziquantel
- ▬ **Fournier-Gangrän**
  - – Fasziitis des männlichen Genitale
  - – Schnell verlaufende Infektion
  - – Therapie durch rasche chirurgische Exzision infizierten Gewebes und empirische Antibiotikatherapie

---

7.3 Prostatitis

W. Weidner

Das »Prostatitis-Syndrom« wird historisch in die akute bakterielle, chronisch-bakterielle, nicht- oder abakterielle Prostatitis und die Prostatodynie eingeteilt. Der neue Klassifikationsvorschlag des National Institute of Health (NIH – Bethesda) klassifiziert die einzelnen »Kategorien« nach Symptomatik, Erregernachweis und Leukozytenbefund, wobei neu die asymptomatische Prostatitis eingeführt wurde (❏ Tab. 7.7).

Die häufigste Prostataentzündung ist das nichtinfektiöse Beckenschmerzsyndrom (NIH III). Eine chronische bakterielle Prostatitis wird bei 5–10 % der Patienten nachgewiesen. Eine Prostatitis verläuft primär fokal in peripheren Drüsenabschnitten. Die Drüsenlumina sind mit polymorphkernigen Leukozyten und Makrophagen gefüllt, periazinär und -duktal finden sich Lymphozyten- und Plasmazellen. Der Prostataabszess ist morphologisch durch eine eitrige Gewebeeinschmelzung charakterisiert.

> ❯ Akute bakterielle und chronisch bakterielle Prostatitis sind selten. Bei 50 % aller Patienten liegt ein chronisches Beckenschmerzsyndrom (NIH III) vor.

7.3.1 Ätiologie

Bakterielle Prostatitis (NIH Typ I und II) Das Erregerspektrum der akuten und chronischen bakteriellen Prostatitis entspricht der **Harnwegsinfektion**. Es handelt sich vorwiegend um gramnegative Enterobakterien, insbesondere E. coli. Der wichtigste Infektionsweg der bakteriellen Prostatitis ist die kanalikuläre Infektion. Ein prostatogener Reflux von infiziertem Urin im Rahmen einer Harnwegsinfektion ist gesichert. Prostatasteine gelten als Infektionsherd. Als Sonderform (»**spezifisch**«) sollte die Prostatitis durch **Mycobacterium tuberculosis** im Rahmen der Urogenitaltuberkulose abgegrenzt werden.

Entzündliches chronisches Beckenschmerzsyndrom (NIH Typ IIIa, früher abakterielle Prostatitis) Die Ätiologie der IIIa-Prostatitis ist nicht hinreichend geklärt. Eine aszendierende Infektion sexuell übertragbarer Erreger wie Mykoplasmen und Chlamydien aus der Harnröhre nach einer Urethritis wird für die »abakterielle« Prostatitis als Trigger diskutiert. Bei Patienten mit »abakterieller« Prostatitis ist definitionsgemäß kein Erregernachweis zu führen.

◻ Tab. 7.7 Der NIH-Prostatitis-Klassifikationsvorschlag

Kategorie	Bezeichnung	Erläuterung	Anmerkung des Autors
I	Akute bakterielle Prostatitis	Akute bakterielle Infektion	Wie bisher
II	Chronisch-bakterielle Prostatitis	Chronisch-bakterielle Infektion	Wie bisher
III	Chronische Prostatitis/ chronisches Schmerzsyndrom des Beckens	Keine nachweisbaren Erreger	Abakterielle Prostatitis und Prostatodynie zusammengefasst
IIIa	Entzündliches chronisches Schmerzsyndrom des Beckens	Erhöhte Leukozytenzahlen im Prostataexprimat, Exprimatharn und/oder Ejakulat	Erhöhte Leukozytenzahlen! → auch Exprimatharn → auch Ejakulat
IIIb	Nichtentzündliches chronisches Schmerzsyndrom des Beckens	Keine erhöhten Leukozytenzahlen im Prostataexprimat, Exprimatharn und/oder Ejakulat	–
IV	Asymptomatische entzündliche Prostatitis	Keine Symptome, Nachweis von Entzündungszellen in der Prostatabiopsie, erhöhte Leukozytenzahlen im Prostataexprimat, Exprimatharn und/oder Ejakulat bei anderer Diagnostik (z. B. bei PSA-Erhöhung)	Einbindung der Biopsiediagnostik!

Nichtentzündliches chronisches Beckenschmerzsyndrom (NIH Typ IIIb) Die Ätiologie und Abgrenzung zum entzündlichen Beckenschmerzsyndrom bleiben unklar. Es bestehen Wechselbeziehungen zu Veränderungen am Enddarm (»Anogenitalsyndrom«), zu funktionellen und obstruktiven Blasenhalsveränderungen wie bulbärer Enge und Blasenhalssklerose sowie funktionellen Blasenentleerungsstörungen. Wechselbeziehungen zu psychosomatischen Funktionsstörungen sind bekannt. Die Rolle einer »Spastik« der pelvinen Muskulatur bleibt unklar.

7.3.2 Klinik

Akute Prostatitis Nur die akute bakterielle Prostatitis und der Prostataabszess bieten ein **charakteristisches Bild**. Die Erkrankung beginnt mit
- Fieber,
- allgemeinem Krankheitsgefühl,
- Rücken- und perinealen Schmerzen.
- Typisch sind Symptome einer obstruktiven, entzündlich bedingten Blasenentleerungsstörung wie gehäufter, erschwerter und schmerzhafter Miktion.
- In seltenen Fällen kommt es zum Harnverhalt. Spontaner Urethralfluor kann auftreten.

Chronische Prostatitis Die Symptomatologie der chronischen bakteriellen, »abakteriellen« Prostatitis und des nichtentzündlichen Beckenschmerzsyndroms (früher abakterielle Prostatitis, Prostatodynie) ist **uncharakteristisch**. Alle drei Erkrankungsformen können mit einer ähnlichen Symptomatik auftreten, sodass aufgrund der klinischen Symptome eine Differenzialdiagnose nicht möglich ist (◻ Tabelle 7.3). Eine vorhandene Symptomatik sollte mit einem »Prostatitis«-typischen Fragebogen (z. B. NIH-Score) abgeklärt werden. Die Zuordnung der Symptome zu »Phänotypen« (UPOINTS) ist derzeit in klinischer Erprobung.

> ❯ Hinweisend für die chronisch-bakterielle Infektion ist der anamnestische Befund einer rezidivierenden Harnwegsinfektion.

Symptome der chronischen bakteriellen Prostatitis und des nichtentzündlichen Beckenschmerzsyndroms
- Beschwerden im Urogenitalbereich (z. B. Brennen in der Harnröhre, retropubischer Schmerz, skrotaler Schmerz
- Leistenschmerz)
- Miktionsstörungen (z. B. Dysurie)
▼

- Störungen im anorektalen Bereich (z. B. Druck am After, Defäkationsstörungen)
- Störungen der Sexualfunktion (z. B. Libidoverlust, Erektionsschwäche, schmerzhafte Ejakulation, Hämatospermie, Prostatorrhö)
- Selten: Allgemeinsymptome (Myalgien, Rückenschmerzen)

7.3.3 Diagnostik

Akute bakterielle Prostatitis Die Diagnose bereitet keine Schwierigkeiten. Sie stützt sich auf

- charakteristische klinische Symptomatik,
- rektalen Tastbefund mit ödematös vergrößerter Prostata und starkem Druckschmerz. Eine Fluktuation ist charakteristisch für einen Abszess und erfordert die weitere Abklärung durch **transrektale** oder **transvesikale** Sonographie;
- Urinbefund mit einer massiven Leukozyturie und Erregernachweis.

Eine Prostatamassage mit dem Ziel der Sekretgewinnung ist bei akuter Prostatitis nicht indiziert.

Chronische Prostatitis Der Nachweis einer bakteriellen Besiedlung der Prostata erfordert den Ausschluss einer Harnwegsinfektion. Die gezielte Infektionsdiagnostik erfolgt durch eine vergleichende quantitative Analyse von 1. Urin, Mittelstrahlurin, Prostatasekret und Exprimaturin (► Kap. 4.2.2). Diese »**Viergläserprobe**« hat sich als mikrobiologische Standarddiagnostik durchgesetzt. Eine chronische bakterielle Prostatitis gilt dann als gesichert, wenn die Keimzahlen im Prostatasekret und Exprimaturin mindestens um eine Zehnerpotenz höher liegen als im 1. Urin (Prostatitisdiagramm). Aus Vereinfachungsgründen wird vielfach die Untersuchung des 1. Urins und Exprimaturins genutzt (»**Zweigläserprobe**«).

Im **Prostatasekret** finden sich bei einer Prostatitis erhöhte Leukozytenzahlen (◻ Tabelle 4.10). Eine sekretorische Dysfunktion manifestiert sich in einem Absinken der Zink-, Magnesium- und Kalziumkonzentration, in einem Anstieg des pH-Wertes und einer Zunahme des LDH5/LDH1-Verhältnisses.

❯ Die »Prostatitis Typ NIH IIIa« wird von einem nichtentzündlichen Beckenschmerzsyndrom (NIH IIIb) aufgrund des Nachweises einer eitrigen Prostatasekretion abgegrenzt.

◻ **Tab. 7.8** Komplettierende Untersuchungen bei rezidivierender Prostatitis

Diagnostik	Anmerkung
Uroflowmetrie	>50 % pathologische maximale Flowrate
Urethrographie	Ausschluss Harnröhrenenge
Urethroskopie	Blasenhalssklerose, »Urethritis posterior«
	Benigne Prostatahyperplasie, Blasenkarzinom
Zystomanometrie	Subvesikale Obstruktion, funktionelle Störungen
Transrektale Prostatasonografie	Prostatasteine, Bläschendrüsenkonfiguration
Proktoskopie	Hämorrhoiden, Analfissur
Ejakulatanalyse	Fertilitätssituation, Entzündungsreaktion
Psychodynamik	Neurotische Fixation, depressive Reaktion

Bei jedem unklaren Beckenschmerzsyndrom sind komplettierende urodynamische, endoskopische, sonographische, proktologische, andrologische und psychodynamische Untersuchungen zur Abgrenzung empfehlenswert (◻ Tab. 7.8).

7.3.4 Therapie

 Jeder Therapieversuch ist daran orientiert, ob eine Prostatitis oder ein nichtentzündliches Beckenschmerzsyndrom vorliegt. Ziel der Therapie ist die Linderung der Beschwerden.

Akute bakterielle Prostatitis Sie wird stationär **antibiotisch** behandelt. Mittel der Wahl sind moderne Fluorochinolone (Gyrasehemmer). Die Therapie wird zunächst intravenös, dann oral 4 Wochen durchgeführt, um der Entstehung einer chronischen Prostatitis vorzubeugen. Bei einem Harnverhalt erfolgt die **suprapubische Harnableitung**.

Prostataabszess Die Entstehung eines Prostataabszesses ist die wichtigste Komplikation der akuten bakteriellen Prostatitis.

▣ **Tab. 7.9** Therapie bei chronisch-bakterieller Prostatitis				
	Medikament	Dauer	Erfolg	Anmerkung
1. Stufe	Fluorochinolone	4 Wochen	Bis 65 %	Insbesondere E.-coli-Infektionen
2. Stufe	Cotrimoxazol	3–6 Monate	32–71 %	Trimethoprim wirksame Substanz
Alternativen	Chemotherapie, z. B. Nitrofurantoin (100 mg/Tag)	Bei Symptomatik	Unterdrückung der Symptome	
	Lokale Prostatainjektion	Bei Symptomatik	Unklar	Keine Langzeitdaten Nicht evidenzbasiert
	Transurethrale Prostataresektion		Umstritten	Bei Prostatasteinen (?)

❶ Der Prostatabszess ist eine Sonderform der akuten Prostatitis und stellt einen urologischen Notfall dar.

Es erfolgt die Entlastung durch eine transperineale **Punktion** unter sonographischer Kontrolle. Bei periurethraler Lage ist auch die transurethrale Eröffnung zu erwägen. Die **antibiotische Therapie** erfolgt analog zur akuten bakteriellen Prostatitis.

Chronisch-bakterielle Prostatitis Die antibakterielle Therapie ist problematisch. Alkalisches Prostatasekret, Diffusionsprobleme, infizierte Prostatasteine und unterschiedlich entzündete Kompartimente sind hierfür verantwortlich. Therapieoptionen der Wahl sind einmal die Langzeittherapie mit **Cotrimoxazol** über 12 Wochen, bei E. coli-Infektionen primär vor allem mit **Fluorochinolonen** für 4 Wochen. Bei Versagen dieser antibiotischen Therapie erfolgt die symptomorientierte Therapie mit Nitrofurantoin über 3–6 Monate, in Einzelfällen wird auch die direkte lokale Antibiotikainfiltration der Prostata bzw. die transurethrale Resektion empfohlen (▣ Tab. 7.9). Grundsätzlich kann der Erfolg erst nach 1 Jahr Verlaufskontrolle beurteilt werden.

Entzündliches chronisches Beckenschmerzsyndrom Bei Verdacht auf **Ureaplasmen- oder Chlamydieninfektion** wird oral mit Tetrazyklinen oder Erythromycin für 14 Tage behandelt. Die Partnerin wird mitbehandelt. Bei der NIH-IIIa-Prostatitis ohne Erregernachweis existiert keine rationale Therapie. Sie ist nur bei Nachweis von Symptomen gerechtfertigt. An symptomatischen Maßnahmen können Sitzbäder, eine antiinflammatorische Therapie, Tranquilizer, Anticholinergika und α-Blocker mit wechselndem Erfolg eingesetzt werden. Einige Autoren berichten über eine Symptomlinderung bei regelmäßiger Ejakulation. Eine symptomatische Besserung unter Einsatz der Prostatahyperthermie wird berichtet. Eine an UPOINTS angelehnte Therapie soll bessere Erfolge aufzeigen.

Nichtentzündliches chronisches Beckenschmerzsyndrom Für die Therapie gibt es aufgrund der ungeklärten Ursachen keine einheitlichen Behandlungsrichtlinien. Sie entspricht in den Grundzügen der Therapie der NIH-IIIa-Prostatitis ohne Erregernachweis.

❯ Bei dem nichtentzündlichen Beckenschmerzsyndrom ist eine probatorische antibiotische Therapie nicht indiziert.

Bei **funktioneller Blasenentleerungsstörung** kann ein Therapieversuch mit α-Blockern unternommen werden. Bei Nichtansprechen wird zusätzlich Diazepam verordnet.

Die **Abgrenzung psychosomatischer Probleme** stellt in Diagnostik und Therapie eine der größten Herausforderungen für den mit der Prostatitis befassten Urologen dar. Folgende vier Konstellationen erfordern eine frühe psychotherapeutische Führung:

- Eine lang bestehende Sexualproblematik
- Erwartungsängste
- Erhebliche Partnerprobleme
- Nicht ausreichend mögliche Sexualberatung

7.3.5 Sonderformen der Prostatitis

Granulomatöse Prostatitis

❯ Die Diagnose orientiert sich primär am histologischen Bild. Zur Gruppe der granulomatösen Prostatitiden wird auch die tuberkulöse Prostatitis gerechnet.

Die granulomatöse Prostatitis wird weiter in spezifische, unspezifische, allergische und nach Transurethraler Prostataresektion (TUR-Prostata) sowie intravesikaler BCG-Spülung auftretende Formen unterteilt.

Ätiopathogenese Als spezifische Ursache sind **Infektionen** der Prostata durch Tuberkelbakterien, Treponema pallidum, Brucellen und Pilze anzusehen. Die **allergische** granulomatöse Prostatitis kann bei Patienten mit einer allergischen Grunderkrankung (z. B. Asthma bronchiale) oder im Rahmen einer **systemischen Granulomatose** (Wegnersche Granulomatose, Churg-Strauss-Syndrom) auftreten. Als weitere Ursache werden eine vorausgegangene transurethrale **Resektion oder Biopsie der Prostata** diskutiert. Bei der Mehrzahl der Patienten kann keine Ursache gefunden werden. Pathogenetisch soll die Noxe zu einer Zerstörung der Epithelverbände der Drüsengänge führen. Das Eindringen von Zelldetritus, bakteriellen Toxinen, Prostatasekret und eventuell Spermatozoen in das Interstitium führt dort zu einer Fremdkörperreaktion.

Morphologie Das histologische Bild ist durch herdförmige Ansammlungen von Epithel-, Plasmazellen, Histiozyten, Lymphozyten, Neutrophilen, Eosinophilen und Riesenzellen im Interstitium gekennzeichnet. Die Granulome verkäsen meist nicht. Sie können fokal auftreten oder die gesamte Drüse durchsetzen.

Klinik Die klinische Symptomatik der granulomatösen Prostatitis ist uncharakteristisch. Die Mehrzahl der Patienten hat keine Beschwerden. Einige Männer klagen über die Symptome einer obstruktiven Blasenentleerungsstörung bis hin zum Harnverhalt.

❗ Der rektale Tastbefund der granulomatösen Prostatitis ist immer pathologisch und karzinomverdächtig.

Man tastet entweder einen umschriebenen Knoten oder eine die gesamte Drüse erfassende Infiltration. Die Diagnosesicherung und der Ausschluss eines Karzinoms erfordern die Biopsie.

Therapie Die Therapie richtet sich nach der zugrunde liegenden Ursache. Bei spezifischen Infektionen und systemischen Granulomatosen erfolgt eine entsprechende Therapie. Die Behandlung der tuberkulösen Prostatitis erfolgt nach den Regeln der tuberkulostatischen Therapie. Eine transurethrale Prostataresektion erfolgt bei persistierender Blasenentleerungsstörung. Die meisten Fälle einer granulomatösen Prostatitis machen keine Therapie erforderlich, da sie spontan nach Wochen oder Monaten ausheilen. Der auffällige rektale Tastbefund kann sich langsam zurückbilden oder persistieren. Er sollte gegebenenfalls erneut bioptisch kontrolliert werden.

Prostatovesikulitis

Die Entzündung der Bläschendrüsen (Vesikulitis) verläuft immer mit einer Prostataentzündung unter Beteiligung der hinteren Harnröhre als »Prostato-Urethro-Vesikulitis«. Ätiologie, Pathogenese, Diagnostik und Therapie der unspezifischen Vesikulitis sind mit dem Krankheitsbild der Prostatitis identisch.

Hämatospermie Sichtbar blutiges Sperma (Hämatospermie, Hämospermie) kann in bis zu 50 % durch eine **Prostatovesikulitis** verursacht werden. Auch eine **benigne Prostatahyperplasie**, die **Urogenitaltuberkulose**, kongenitale zystische Veränderungen im Bereich der hinteren Harnröhre und der Bläschendrüsen sowie eine **hämorrhagische Diathese** und eine schwere **arterielle Hypertonie** können zu einer Hämatospermie führen. Tumoren von Prostata und Bläschendrüsen sind extrem selten Ursachen dieses Symptoms. In 30 % der Fälle bleibt die Ursache unklar. Die Therapie der Hämatospermie richtet sich nach dem Grundleiden. Symptomatisch bewähren sich antifibrinolytisch wirksame Substanzen und probatorisch Finasterid. Wichtig erscheint, dem Patienten die Harmlosigkeit der Symptome für die meisten Fälle zu vermitteln.

Prostatitis

— **Akute bakterielle Prostatitis (NIH I)**
  – Ätiologie: Eher selten, Erreger häufig E. coli, kanalikuläre Infektion, prostatogener Reflux bei Harnwegsinfekt möglich, Prostatasteine als Infektionsherd
  – Symptome: Fieber, schmerzhafte Miktionsstörung, lokal starker Druckschmerz
  – Diagnostik: Typische Symptomatik, rektaler Tastbefund, Leukozyturie, Erregernachweis im Urin
  – Therapie: Antibiotika
  – Komplikation: Abszess, urologischer Notfall! Fluktuation bei rektaler Untersuchung, Diagnosesicherung durch Sonographie. Punktion und Antibiotika

— **Chronische bakterielle Prostatitis (NIH II)**
  – Ätiologie: Anamnestisch rezidivierende Harnwegsinfektion
  – Symptome: Uncharakteristisch
  – Diagnostik: »Viergläserprobe«, Nachweis eitriger Prostatasekretion
▼

- Therapie: Antibiotische Therapie, symptomorientierte Chemotherapie, selten transurethrale Resektion
- **Entzündliches chronisches Beckenschmerzsyndrom (NIH IIIa)**
  - Ätiologie: Unklar, Chlamydien- und Ureaplasmeninfektion fraglich
  - Symptome: Uncharakteristisch
  - Diagnostik: Erregernachweis nicht möglich, eitrige Prostatasekretion
  - Therapie: Antibiotika bei Ureaplasmen- oder Chlamydieninfektion, wenn Erregernachweis nicht möglich symptomatische Maßnahmen
- **Nichtentzündliches Beckenschmerzsyndrom (NIH IIIb)**
  - Ätiologie: Unklar
  - Symptome: Uncharakteristisch
  - Diagnostik: Eitrige Prostatasekretion nicht nachweisbar
  - Therapie: Keine einheitlichen Empfehlungen, evtl. frühe psychotherapeutische Führung

7.4   Urethritis

W. Weidner

❯ Die Urethritis ist eine Entzündung der Harnröhre.

Ätiologie und Pathogenese Infektionen sind die häufigste Ursache einer Harnröhrenentzündung.

Ätiologie der Urethritis
- Infektiöse Urethritis
  - Gonorrhoische Urethritis
  - Urethritis durch Chlamydia trachomatis
  - Urethritis durch Ureaplasma urealyticum
  - andere Erreger (Mycoplasma hominis,
  - Trichomonas vaginalis, Corynebakterien, …)
- Mechanische Urethritis
- Allergische Urethritis
- Urethritis bei Allgemeinerkrankungen

Klinik Unabhängig von ihrer Genese bietet die Urethritis beim Mann folgende Symptomatik:
- Urethralfluor (bei der akuten Form)
- Brennen in der Harnröhre
- Schmerzen bei der Miktion

Diagnostik Die **Anamnese** gibt Hinweise auf die Genese. Manipulationen und fehlende sexuelle Kontakte weisen auf eine mechanische Urethritis hin. Eine Katheterurethritis ist oft mit einer Infektion durch urinogene Bakterien vergesellschaftet. Allergische Urethritiden werden bei Männern beschrieben, deren Partnerinnen vaginale Kontrazeptiva verwenden. Nach Instillation von Arzneimitteln in die Harnröhre können auch allergische Urethritiden auftreten. Bei Abwehrschwäche kann auch eine Pilzinfektion zugrunde liegen.

Wichtigster klinischer Befund ist spontaner **Urethralfluor**, der glasig bis trüb, oft auch eitrig ist. Die Menge variiert, sie kann durch Ausstreichen der Urethra von hinten nach vorn vermehrt werden. Meist findet man eine deutliche Rötung um die Urethralöffnung. Die makroskopische Beurteilung des Sekretes erlaubt eine ungefähre Zuordnung.

❯ Dünnflüssiges, glasiges Sekret weist auf eine Infektion mit Mykoplasmen, eitriges Sekret auf eine Infektion mit Gonokokken, Chlamydia trachomatis oder Trichomonaden hin.

Bei sichtbarem Ausfluss sollte das Urethralsekret zytologisch untersucht werden. Bei Urethritissymptomatik und geringem oder fehlendem Ausfluss untersucht man das Sediment des Ersturins auf Leukozyten. Die mikrobiologische Diagnostik wird standardisiert durchgeführt. Üblicherweise erfolgt eine Gram-Färbung aus dem Urethralfluor und aus dem 1. Urin eine mikrobiologische PCR-Diagnostik auf Gonokokken, Mykoplasmen und Chlamydia trachomatis. Der 1. Urin wird zusätzlich auf typische Erreger einer Harnwegsinfektion kulturell untersucht, eine Untersuchung auf Pilze erfolgt nur bei klinischem Verdacht. Die Diagnostik auf Trichomonaden erfolgt üblicherweise im Phasenkontrastmikroskop.

Differenzialdiagnose Prostatasekret kann bei der Defäkation und bei sexueller Erregung (Prostatorrhö) austreten. Die zytologische Analyse zeigt Sekrettropfen ohne Leukozyten.

Das **Reiter-Syndrom**, die Trias von Urethritis, Konjunktivitis und Arthritis, wird als genetisch determinierte, komplizierende Allgemeinerkrankung bei HLA-B-27-positiven Patienten mit oder nach Urogenitalinfektionen angesehen. Bei 50% aller Patienten wird eine venerische Ursache diskutiert, wobei Chlamydia trachomatis als wichtigster urogenitaler Infektionserreger in Frage kommt. Negative Rheumaserologie und der Nachweis des HLA-Antigens B27 komplettieren die Diagnostik.

Therapie Die Therapie erfolgt erregerspezifisch. Hinsichtlich der Antibiotikatherapie sind die aktuelle Resistenzstatistik und die entsprechenden CDC- und EAU-Leitlinien zu berücksichtigen. Bei der nicht gonorrhoischen Urethritis wird derzeit 1 g Azithromyon p.o. empfohlen, bei der gonorrhoischen Urethritis Ceftriaxon (1000 mg) i.m. plus 1 g Azithromycin einmalig. Aufgrund der reduzierten Sensibilität (ca. 6 % aller Fälle) des p.o. zu verabreichenden Cefixims ist diese Therapie nur zweite Wahl. Die Gabe von Doxycyclin 100 mg 1–0–1 für 7 Tage bleibt eine Alternative und erfasst alle Chlamydieninfektionen und 90 % aller Mykoplasmeninfektionen. Bei allen sexuell übertragbaren Infektionen sind Patient und Sexualpartner infiziert. Diagnostik und Therapie sind bei beiden erforderlich.

Prognose und Komplikationen Beim Mann tritt eine **aszendierende Infektion** der hinteren Harnröhre (»Urethritis posterior«) und des Nebenhodens in 10–25 % der Fälle auf. Posturethritische **Harnröhrenstrikturen** nach Gonorrhö und Chlamydieninfektionen sind lokale Komplikationen, deren Häufigkeit nicht feststeht.

Urethritis

- **Ätiologie:** Infektionen
- **Symptomatik:** Urethralfluor, Dysurie
- **Diagnostik:** Makroskopische Beurteilung des Sekrets, Zytologie, mikrobiologische Diagnostik
- **Therapie:** Antibiotisch, Behandlung auch des Sexualpartners
- **Komplikationen:** Aszendierende Infektion, Harnröhrenstriktur

---

7.5   Urogenitaltuberkulose

Th. Zwergel, U. Zwergel, P. Schlimmer

7.5.1   Pathophysiologie und Inzidenz

Ausgehend von einem Primäraffekt (Lunge, Darm) kann bei Änderung der Lage des Immunsystems ein hämatogener postprimärer Befall der Nieren erfolgen, mit einer Latenzzeit zwischen 1 und 20 Jahren, in Einzelfällen bis zu 30 Jahren (postprimäre Organtuberkulose). Auch bei einer miliaren Frühstreuung können Genitale und Nieren bereits hämatogen befallen werden (generalisierte [frühe] Organtuberkulose). Diese miliaren Organherde und die zugehörigen Lymphknoten können über eine lange Zeit inaktiv bleiben,

um ggf. erneut reaktiviert zu werden und ihrerseits hämatogen zu streuen.

Pathologische Anatomie Zwei wesentliche Manifestationsformen der Tuberkulose finden sich an den Nieren. Die lokale Destruktion im Parenchym führt zu ulzerokavernösen Prozessen und zu klassischen Tuberkulombildungen in den mehr **exsudativen** Verlaufsformen. In den mehr **proliferativen** Manifestationen stehen Fibrosierungen und Kontrakturen des Gewebes, speziell des Hohlraumes der ableitenden Harnwege im Vordergrund. Beide Verlaufsformen erfordern unterschiedliche Therapieformen. ☐ Abb. 7.1 zeigt die unterschiedlichen Manifestationen und Stadien der Urogenitaltuberkulose.

Inzidenz Die Inzidenz der Tuberkulose sinkt nur noch wenig, 2010 auf 5,3 Neuerkrankungen pro 100.000 Einwohner in Deutschland. Alle extrapulmonalen Manifestationen weisen eine Inzidenz von 1,2 Neuerkrankungen pro 100.000 Einwohner in Deutschland auf. Die Urogenitaltuberkulose beträgt dabei 2,1 % aller Tbc-Erkrankungen. Beim Mann ist sie mit 70–90 %, bei der Frau nur in 6–9 % von einer Genitaltuberkulose begleitet.

❯ Die Tuberkulose ist eine meldepflichtige Infektionskrankheit. Meldepflichtig sind Erkrankungen und Tod. Eine behandlungsbedürftige Tuberkulose, auch wenn kein bakterieller Nachweis vorliegt, muss ebenfalls gemeldet werden.

7.5.2   Symptome

Die **Allgemeinsymptome** der Tuberkulose mit Abgeschlagenheit, Inappetenz, Gewichtsverlust, Leistungsschwäche, subfebrilen Temperaturen und Nachtschweiß sind unspezifisch. Spezielle Symptome gibt es nicht. Allerdings weisen die Allgemeinsymptome in Verbindung mit Dysurie, Algurie, Pollakisurie, Hämaturie, aber auch Rückenschmerzen, Hämatospermie, Menstruationsbeschwerden und vaginaler Fluor auf die differenzialdiagnostische Möglichkeit hin.

Bei der relativen Seltenheit der Urogenitaltuberkulose kommt diesem differenzialdiagnostischen Aspekt, dem »Denken« an die Tuberkulose, die Schlüsselrolle für die Diagnose zu.

❯ Die klassische Symptomentrias mit saurem Urin-pH, Leukozyturie, Detritusabgang ohne Nachweis von konventionellen Erregern als sog. »sterile« Leukozyturie ist eher selten. Mischinfektionen sind die Regel.

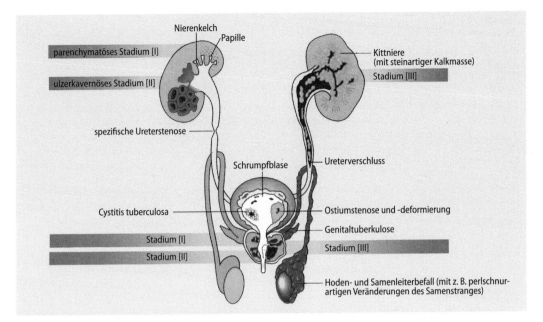

Abb. 7.1 Manifestationen und Stadien der Urogenitaltuberkulose

7.5.3 Diagnostik

Ausschließlich beweisend für das Vorliegen einer Urogenitaltuberkulose ist eine positive Urinkultur bzw. Ejakulatkultur. Molekularbiologische Nachweismethoden (PCR) gewinnen an Bedeutung. Alternativ beweisend für die Diagnose ist der histologische Nachweis einer Tuberkulose mit säurefesten Stäbchen in Spezialfärbungen (Schnelltests) und mit Amplifikationen von Teilen des IS6110-Gens der M.-tuberculosis-DNA mit Hilfe eines Gen-Scan-Programms.

Die **latente** Tuberkulose wird durch sog. **Interferon-Gamma-Releasing Assays** (IGRA) aus dem Vollblut spezifischer als durch den Tuberkulose-Hauttest erfasst. Die Tests können zwischen infizierten und BCG-geimpften Personen unterscheiden. IGRA ersetzen mittlerweile den Tuberkulose-Hauttest (THT) im klinischen Alltag vollständig.

Prinzip des IGRA

- **Schritt 1:** Nachweis einer Interferon-gamma-Produktion im quantitativen ELISA, nachdem die Blutprobe mit einem Protein des M. tuberculosis-Komplexes stimuliert wurde.
- **Schritt 2:** Direkter Nachweis Interferon-gamma-produzierender Zellen durch einen Immunoblot.

Ein negativer IGRA schließt bei fehlendem Erregernachweis z. B. eine aktive Tuberkulose mit sehr hoher Sicherheit aus. Kreuzreaktionen mit M. bovis, M. africanum, M. kansasii, M. marinum, M. szulgai sind möglich. Auch ein Pleuraerguss kann mittels IGRA als tuberkulös identifiziert werden.

Das diagnostische Vorgehen bei Verdacht auf Urogenitaltuberkulose zeigt ☐ Tab. 7.10. Eine wichtige Rolle kommt dem Ausscheidungsurogramm zu mit hohem Informationsgehalt und Hinweisen bereits auf frühe Erkrankungsstadien.

> ❯ Die Diagnose der Urogenitaltuberkulose ist einfach, wenn sie in die differenzialdiagnostischen Überlegungen einbezogen wird.

7.5.4 Klinische Stadien

Bewährt hat sich die röntgenologische Einteilung der Nierentuberkulose nach Elke und Rutishauser:
- Hierbei ist das **Stadium I** röntgennegativ im Ausscheidungsurogramm.
- Im **Stadium II** finden sich röntgenologisch lokal begrenzte tuberkulöse Destruktionen (☐ Abb. 7.2).
- Das **Stadium III** ist gekennzeichnet durch gravierende Veränderungen von mindestens zwei Kelchgruppen oder Zerstörung von 2/3 des Nierenparenchyms (☐ Abb. 7.3, ☐ Abb. 7.4).

Tab. 7.10 Diagnostik der Tuberkulose

Eigenanamnese und Familienanamnese	Tuberkulöse Vor- und Begleiterkrankungen
Symptome	Vielschichtig, unspezifisch
Klinische Untersuchung	Tastbefund des äußeren Genitales und der Prostata (und Samenblasen) (z. B. perlschnurartige Verdickungen des Samenstranges) bzw. evtl. Palpationsbefund der weiblichen Adnexe
Urinuntersuchungen	Chemisch Mikroskopisch Allgemein bakteriell (Urikult)
Untersuchungen auf Tuberkulosebakterien	1–3 Morgenurinproben (evtl. nach 3-tägiger Chemotherapie-Pause) mit 1–3 Kulturen mit Resistenzbestimmung
	Fakultative zusätzliche Untersuchungen auf Tuberkulosebakterien aus Exprimaturin, Ejakulat, Menstrualblut
Labordiagnostik	Wesentliche, aber uncharakteristische Parameter: Tuberkulose-Hauttest, Interferon-Gamma-Releasing-Assay, BSG, Blutbild, Kreatinin, Harnstoff, Harnsäure, Elektrolyte, Leberenzyme
Sonographie	Urogenitaltrakt
Röntgenuntersuchungen	Ausscheidungsurogramm, evtl. mit Kompressionsaufnahmen Retrogrades Urethrozystogramm
Nuklearmedizinische Untersuchungen	Fakultativ (Nierenfunktionsprüfung)
Endoskopie	Fakultativ

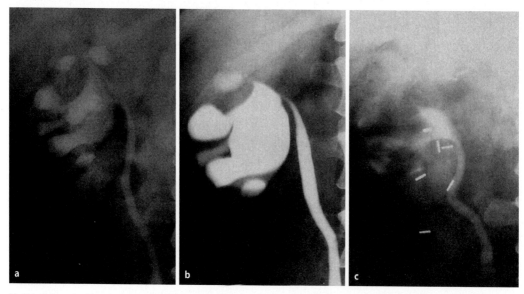

a   b   c

Abb. 7.2a–c I.v. Urogramm bei Urotuberkulose Stadium II. **a** Zeigt Veränderungen des Kelchsystems mit mäßiger Abflussstörung und subpelviner Harnleiterenge. **b** Verschlechterung des Befundes unter antituberkulotischer Therapie mit Autoamputation des oberen Nierenpoles und deutlicher fibrotischer, sekundärer Harnleiterabgangsenge. **c** Nach medikamentöser Therapie operative Korrektur durch eine Pyeloplastik (postoperatives Urogramm)

Abb. 7.3a–c i.v. Urogramm einer tuberkulösen Einzelniere Stadium III (Z. n. Nephrektomie einer tuberkulösen Kittniere links). **a** Schwere Veränderungen des gesamten Kelchsystems. **b** Zunehmende Harnstauung bei Harnleiterabgangsenge und unterer Polautoamputation. **c** Unter Mehrfachtherapie musste eine untere Polresektion, sowie eine Nierenbeckenplastik nach Culp mit plastischer Erweiterung des Harnleiterabgangs durchgeführt werden (postoperatives Urogramm)

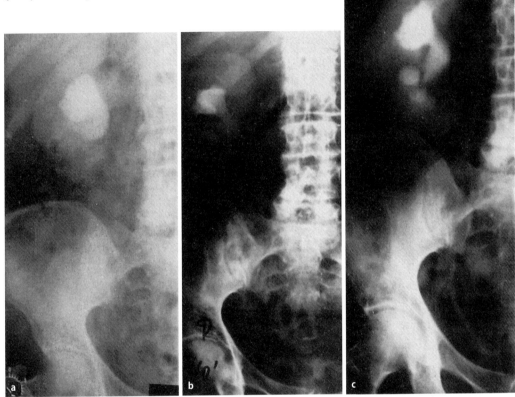

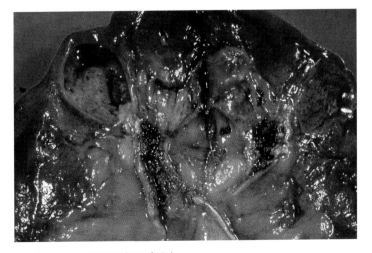

Abb. 7.4 Operationspräparat einer Kittniere (Ausschnitt)

7.5.5 **Therapie**

Konservativ

Die medikamentöse Therapie der Urotuberkulose sollte sich nach den Empfehlungen der WHO und des Deutschen Zentralkomitees zur Bekämpfung der Tuberkulose richten.

Für die Tuberkulose der Niere, der ableitenden Harnwege und der Genitalorgane ist die **sechsmonatige Standardtherapie** wie bei der Lungentuberkulose als Primärtherapie ausreichend (◘ Tab. 7.11, ◘ Tab. 7.12, ◘ Tab. 7.13).

Die präventive Therapie der **latenten** Tuberkulose mit einem hohen Risiko für eine aktive Tbc besteht in

◘ Tab. 7.11 Erstrang- oder Standardmedikamente (Erwachsene, bei täglicher Gabe)

Substanz	Dosis (mg/kg KG)	Dosisbereich (mg/kg KG)	Minimal- und Maximaldosis (mg)
Isoniazid (INH)	5	4–6	200–300
Rifampicin (RMP)	10	8–12	450–600
Pyrazinamid (PZA)	25	20–30	1500–2500
Ethambutol (EMB)	20–25 (15)*	15–25	800–2500
Streptomycin (SM)	15	12–18	600–1000

* In den USA wird eine Dosisreduktion von 25 mg/kg KG auf 15 mg/kg KG nach acht Wochen empfohlen. In Großbritannien und in den Empfehlungen der WHO und der IUATLD (International Union against Tuberculosis and Lung Disease) ist die Standarddosis 15 mg/kg KG

◘ Tab. 7.12 Therapieempfehlungen für die Bundesrepublik Deutschland für Erwachsene

Tuberkuloseerkrankung	Initialphase Kombination	DauerMonate	Kontinuitätsphase Kombination	Dauer Monate	Gesamtdauer Monate
Pulmonal/thorakal	H, R, Z, E	2	H, R	4	6
Extrathorakal (Uro-Tbc)	H, R, Z, E	2	H, R	4	6

H = Isoniazid (INH), R = Rifampicin (RMP), Z = Pyrazinamid (PZA), E = Ethambutol (EMB)

◘ Tab. 7.13 Dosierungen bei Niereninsuffizienz

Substanz	Dosis (mg/kg)	Dosierungsintervall bei Niereninsuffizienz		
		GFR 80–30*	GFR 30–10*	GFR <10*
Isoniazid	5	Täglich	Täglich	Täglich
Rifampicin	10	Täglich	Täglich	Täglich
Pyrazinamid	30	Täglich	3×/Woche**	2×/Woche**
Ethambutol	25	Täglich	3×/Woche	2×/Woche***
Streptomycin	15	Spiegel***	Spiegel***	Spiegel***

* GFR = Glomeruläre Filtrationsrate in ml/min
** In den Empfehlungen der WHO wird auch bei diesen Graden der Niereninsuffizienz eine tägliche Gabe befürwortet
*** Serum-Spiegelbestimmungen durchführen (Streptomycin: <4 mg/l vor der nächsten Dosis; Ethambutol: 2–6 mg/l 2 Stunden nach Einnahme)

Konservative Therapie bei Niereninsuffizienz

Die Standardmedikamente INH, RMP und PZA können bei mäßiger und mittelschwerer **Niereninsuffizienz** in unveränderter Dosis und mit unverändertem Dosierungsintervall gegeben werden (◘ Tab. 7.11). Bei schwerer Niereninsuffizienz wird von manchen Autoren eine zweitägige Therapiepause pro Woche für INH und PZA empfohlen. Streptomycin und Ethambutol können bei mäßiger Niereninsuffizienz in normaler Dosis zwei- bis dreimal pro Woche gegeben werden, wohingegen SM und EMB bei schwerer Niereninsuffizienz nicht eingesetzt werden sollten. Bei Peritoneal- oder Hämodialyse müssen die entsprechenden Vorschriften der Hersteller hinsichtlich des Dosierungszeitpunktes, der Dosis und des Dosierungsintervalls beachtet werden. Entsprechendes gilt auch für die Zweitrangmedikamente. Die Standardmedikamente werden auch in der Kontinuitätsphase oder, wenn eine tägliche Gabe nicht realisierbar ist, intermittierend, in dann entsprechend höheren Dosierungen verabreicht. Zur Behandlung der Tuberkulose, insbesondere in Entwicklungs- und Schwellenländern gibt es wegen der oft schlechten Compliance der Patienten fixe Präparatekombinationen. Heute verfügbare Kombinationspräparate umfassen Isoniazid + Rifampicin sowie Isoniazid + Rifampicin + Pyrazinamid.

---

einer 9-monatigen INH-Gabe oder in einer 3-monatigen Applikation von RMP und PZA.

Während der Initialtherapie einer Tuberkulose der **ableitenden Harnwege** kann es durch ein Schleimhautödem zur Abflussbehinderung kommen, die urologischerseits mit entsprechender Ureterschienung versorgt werden muss. Daher sind regelmäßige sonographische Kontrollen der Nieren auf eine beginnende Hydronephrose erforderlich. Unter dem Aspekt der Stenosevermeidung bzw. der Verminderung von Adhäsionen können Kortikosteroide als adjuvante Therapie unter Umständen nützlich sein. Allerdings sollte wegen der Gefahr der Generalisation (**Miliartuberkulose**) diese Therapiemodalität nur erfahrenen Institutionen vorbehalten bleiben.

Wegen der teilweise erheblichen unerwünschten Wirkungen müssen vor allem bei Begleiterkrankungen, häufig spezielle Chemotherapeutika-Kombinationen Anwendung finden (◘ Tab. 7.14). Auch muss zunehmend auf eine mögliche Antibiotikainteraktion geachtet werden (◘ Tab. 7.15).

Operativ

Während der hochwirksamen medikamentösen Antituberkulosebehandlung zielen alle diagnostischen und therapeutischen Bemühungen darauf, Organverluste zu vermeiden. Trotzdem sind, auch während und/oder nach konservativer Therapie der Urogenitaltuberkulose, **operative Maßnahmen** angezeigt:

- **Organentfernungen,** wenn mit einer Wiederherstellung der Funktion eines vollständig zerstörten Organs nicht zu rechnen ist und/oder die antituberkulotische Mehrfachtherapie trotz sachgerechter Durchführung nicht greift.

Resistenz oder Medikamentenunverträglichkeit

Liegt eine bekannte Antibiotikaresistenz vor oder besteht eine Unverträglichkeit gegen eines der Medikamente, so muss die Gesamttherapiedauer bedeutend verlängert werden, sofern INH, RMP oder PZA betroffen sind. EMB kann hingegen bei gleicher Effektivität durch das parenteral zu verabreichende SM ersetzt werden.

In diesen Fällen sollten Spezialeinrichtungen konsultiert werden (wegen der Probleme der Multi-Drug-Resistance [MDR] oder wegen der Indikationen für sog. Reservemedikamente) (weitere Informationen des Robert-Koch-Instituts unter www.rki.de).

◘ **Tab. 7.14** Wichtige unerwünschte Arzneimittelwirkungen der Standardmedikamente

Substanz	Nebenwirkung
Isoniazid	Transaminasenerhöhung, Akne
Rifampicin	Transaminasenerhöhung Cholestase, Rotfärbung von Körperflüssigkeiten (Kontaktlinsen)
Pyrazinamid	Transaminasenerhöhung Übelkeit, Erbrechen Flush-Syndrom (Myopathie, Arthralgie, Hyperurikämie)
Ethambutol	Retrobulbäre Neuritis
Streptomycin	Gleichgewichtsstörungen Tinnitus

◻ Tab. 7.15 Arzneimittelinteraktionen der Standardsubstanzen

Substanz	Spiegel erhöht durch	Spiegel gesenkt durch	Erhöht den Serumspiegel von	Senkt den Serumspiegel von
Isoniazid	Prednisolon-Protionamid		Phenytoin Carbamazepin Cumarinen Diazepam Protionamid	Enfluranen Azolen
Rifampicin	Cotrimoxazol	PAS Ketoconazol		Cumarinen Azolen Sulfonylharnstoffen Kontrazeptiva Glukokortikoiden Diazepam Phenytoin Theophyllin Digoxin Digitoxin Methadon Ciclosporin
Ethambutol		Antazida		

— **Lokale Organsanierungen**, wenn bei Patienten mit lokalisierten, nicht rückbildungsfähigen Organläsionen zusätzlich zur medikamentösen Therapie eine weitere Organzerstörung verhindert werden muss (z. B. Nierenteilresektionen).

— **Rekonstruktive plastische Maßnahmen**, wenn bei einer Harnabflussstörung (◻ Abb. 7.2, ◻ Abb. 7.3) eine Ureterokalikostomie, Ureteropyelostomie (Pyeloplastik), Ureterozystoneostomie oder bei einer tuberkulösen Schrumpfblase eine Erweiterung (Blasenaugmentation), speziell bei fibrosierend-zirrhösen Verlaufsformen erforderlich sind.

— **Palliative Maßnahmen** werden zur Harnableitung bei Harnstauungen (z. B. perkutane Nephrostomien oder selbsthaltende Ureterenkatheter) notwendig, wenn plastisch-rekonstruktive Maßnahmen nicht oder noch nicht möglich sind.

7.5.6 Prognose

Die Prognose der Urogenitaltuberkulose hat sich durch die moderne antituberkulotische Behandlung in Kombination mit dem komplexen operativen Repertoire der Urologie erheblich verbessert.

❯ Der früher häufige Organverlust nach Urogenitaltuberkulose kann durch die Antituberkulotika und die operativen Optionen vermieden werden.

Urotuberkulose

— **Inzidenz:** Postprimäre Organmanifestation, auftretend mit Latenzzeit von bis zu 20 Jahren nach Primärinfektion, beim Mann in 70–90 %, bei der Frau nur in 6–9 % von Genitaltuberkulose begleitet.

— **Pathogenese:** Primär hämatogene Infektion, kann sich in allen pathologischen Manifestationsformen (exsudativ, proliferativ, fibrosierend) auch kanalikulär im Urogenitalsystem ausbreiten.

— **Therapie:** Konservative Therapie mit Mehrfachkombination von Antituberkulotika ist immer erste Wahl. Lokale Infektionsfolgen (ulzerokavernöse Prozesse, Tuberkulombildungen, chronische, zirrhöse Fibrosierungen) werden sekundär operativ entfernt, ggf. die befallenen Organe plastisch-operativ versorgt. In ausgewählten Fällen antiproliferative Therapie mit Kortikosteroiden.

Benignes Prostatasyndrom (BPS)

T. Bach

R. Hautmann, J. E. Gschwend (Hrsg.), *Urologie*,
DOI 10.1007/978-3-642-34319-3_8, © Springer-Verlag Berlin Heidelberg 2014

8.1 Definition

Für das Erkrankungsbild der obstruktiven Miktionsstörungen des unteren Harntraktes werden vielfältige
Abkürzungen und Synonyme parallel verwendet. Die
am häufigsten gebrauchte Bezeichnung der **benignen
Prostatahyperplasie (BPH)** ist im eigentlichen Sinne
eine rein histologische Diagnose und kann erst postoperativ gestellt werden. Das eigentliche klinische
Symptombild wird unter den Begriffen des **benignen
Prostatasyndroms (BPS)** bzw. der **LUTS (lower urinary
tract symptoms)** zusammengefasst. In LUTS sind
hierbei die unterschiedlichen Ursachen und Auspra-
gungsgrade vereint, die mehrheitlich, aber nicht ausschließlich mit einer prostatabedingten Obstruktion
der Blasenentleerung einhergehen können. LUTS bezeichnet also eine Störung der Blasenfüllung und/oder
Entleerung im Zusammenspiel von Harnblase und
Prostata.

> ❯ Das Krankheitsbild des BPS bezeichnet obstruk-
> tive und/oder irritative Symptome, die durch
> eine benigne Prostataobstruktion (BPO) verur-
> sacht werden.

8.2 Anatomie

Der zonale Aufbau der Prostata wurde von McNeal
beschrieben (❑ Abb. 8.1). Die BPH beginnt in der Transitionalzone. Proximal der Transitionalzone liegen die
Drüsen der periurethralen Zone, parallel zum Harnröhrenverlauf.

> ❯ BPH-Knoten entstehen ausschließlich in der
> Transitionalzone oder der periurethralen Zone.

Das Vorhandensein einer Prostatakapsel, einzigartig in
der menschlichen Prostata, scheint eine entscheidende
Rolle in der Symptomentwicklung zu spielen. Vermutlich ist die Kapsel dafür verantwortlich, dass der Druck
des wachsenden Gewebes auf die Harnröhre, statt auf
das periprostatische Gewebe übertragen wird.

8.3 Epidemiologie

Das benigne Prostatasyndrom kann als Volkskrankheit des älteren Mannes bezeichnet werden. Die Prävalenz der BPH nimmt mit dem Alter zu. In Autopsiestudien konnte gezeigt werden, dass bei Männern
unter 30 Jahren keine BPH vorkommt, während dann
mit ansteigendem Alter des Mannes die Prävalenz der
BPH zunimmt. Metaanalysen aus Europa, den USA

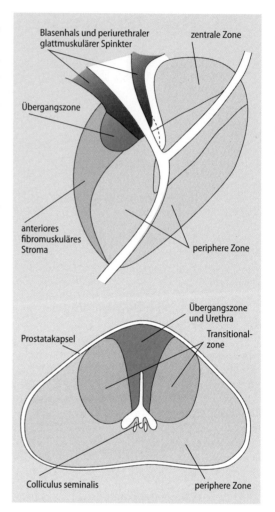

❑ **Abb. 8.1** Zonaler Prostataaufbau nach McNeal

und Japan zeigen, dass ca. 40 % der Männer über
50 Jahren ein BPS aufweisen. Bei über 80-jährigen
Männern finden sich in 88 % der Fälle eine BPH. In
Deutschland wurde die Prävalenz des BPS im Rahmen
der Herner LUTS-Studie untersucht. Anhand der ge-
zeigten Ergebnisse, basierend auf den Bevölkerungs-
zahlen im Jahr 2000, kann man davon ausgehen, dass
1,5 Mio. Männer über 50 Jahren unter behandlungsbedürftigen LUTS leiden (IPSS >7) und gleichzeitig mit
einem Prostatavolumen von >40 ml ein hohes Progres-
sionsrisiko aufweisen. 2,08 Mio. Männer leiden unter
einer Obstruktion (Q_{max} <10 ml).

Das BPS ist eine progrediente Erkrankung, wobei
insbesondere das Alter, aber auch das Prostatavolumen, die Symptomausprägung und das Restharnvolumen Risikoparameter für eine Progression darstellen.

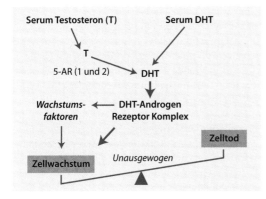

Abb. 8.2 Hormonelle Regulation des Prostatawachstums

Da der Anteil der älteren Bevölkerung zunimmt, erhält die Therapie des BPS neben der medizinischen auch einen nicht zu unterschätzenden Kostenaspekt.

8.4   Ätiologie

Histopathologisch stellt die BPH eine vermehrte Anzahl an epithelialen und stromalen Zellen in der periurethralen Zone der Prostata dar. Während der genaue auslösende Mechanismus noch unklar ist, scheinen hormonelle Faktoren an der Wachstumsregulation beteiligt zu sein (**Abb. 8.2**).

Androgene lösen zwar keine BPH aus, das Vorhandensein von Androgenen ist für Entwicklung der BPH allerdings essenziell. Bei präpubertären Kastraten entwickelt sich keine BPH.

In der Prostata wird Testosteron durch die **5-α-Reduktase** (5-AR) in Dihydrotestosteron (DHT) umgewandelt. Hierbei existieren 2 Formen der 5-AR. Die Typ-1-5-AR findet sich vornehmlich in extraprostatischem Gewebe wie Haut und Leber. Typ-2-5-AR kommt insbesondere, aber nicht ausschließlich in Prostagewebe vor. Rezeptoren für die Typ-2-5-AR finden sich vor allem in stromalen Zellen, die somit eine entscheidende Rolle für das androgenabhängige Prostatawachstum spielen.

Eine **familiäre Disposition** scheint ebenfalls eine Rolle bei der Entwicklung der BPH zu spielen. Wie schon 1994 von Sanda et al. gezeigt werden konnte, finden sich signifikant erhöhte BPH-Raten bei Söhnen oder Brüdern von Männern mit BPH im Vergleich zur Kontrollgruppe.

8.5   Pathophysiologie

Ging man bisher davon aus, dass obstruktive Miktionsbeschwerden primär durch eine Vergrößerung der Prostata mit konsekutiver Erhöhung des urethralen Widerstandes verursacht werden, weiß man heute, dass altersbedingte Veränderungen der Detrusorfunktion und der nervalen Funktion eine große Rolle für die Entstehung der LUTS spielen.

8.6   Symptomatik, Komplikationen

> **Symptomatik und Komplikationen des BPS**
> — Irritative Symptome
>   – Pollakisurie
>   – Drangsymptomatik
>   – Nykturie
> — Obstruktive Symptome
>   – Abgeschwächter Harnstrahl
>   – Prolongierte Miktion
>   – Startschwierigkeiten
>   – Harnträufeln
>   – Restharngefühl
> — Komplikationen
>   – Harnverhalt
>   – Überlaufblase
>   – Blasensteinbildung
>   – Detrusordekompensation
>   – Hydronephrose
>   – Postrenale Niereninsuffizienz

Obwohl die Größe der Prostata nur bedingt mit der Symptomausprägung korreliert, kann die zunehmende Vergrößerung der Prostata vielfältige Symptome und Komplikationen beim Mann auslösen. Die Symptome des BPS lassen sich in obstruktive und irritative Symptombilder unterscheiden:

- **Obstruktive Miktionsbeschwerden** äußern sich vor allem in Störungen der Blasenentleerung und führen zu einer Abschwächung des Harnstrahls mit verzögertem Miktionsstart und Harnträufeln nach der Miktion. Die Patienten haben z. T. das Gefühl, die Blase nicht vollständig entleeren zu können oder zum Miktionsbeginn pressen zu müssen.

- **Irritative Krankheitssymptome** äußern sich durch eine häufige Entleerung der Harnblase (Pollakisurie), Drangsymptomatik (Urgency) sowie eine Nykturie.

❗ Männer mit benigner Prostatahyperplasie haben ein bis zu 8-fach erhöhtes Risiko einen Blasenstein zu entwickeln.

Weitere mögliche Komplikationen sind rezidivierende Harnwegsinfekte sowie das Auftreten einer Makrohämaturie. Die Dekompensation der Harnblasenmuskulatur ist als schwerwiegende Komplikation zu werten. Durch die bestehende Obstruktion kann es zu einer zunehmenden Trabekulierung und Divertikelbildung in der Harnblase kommen. In maximaler Ausprägung kann die Detrusorfunktion komplett verloren gehen. Inwiefern der therapeutische Erfolg einer chirurgischen Therapie vom Fortschreiten der Dekompensation abhängig ist, ist in letzter Konsequenz noch unklar, Flanigan et al. konnten allerdings zeigen, dass Patienten, welche sich zunächst einer konservativen Therapie unterzogen, schlechtere Operationsergebnisse zeigten.

Der **akute Harnverhalt** stellt die schwerwiegendste Akutkomplikation der benignen Prostataobstruktion dar. Hierbei sollte zwischen einem spontanen Harnverhalt und einem durch ein äußeres Ereignis ausgelösten Harnverhalt unterschieden werden. Auslösende Faktoren hierfür können zum Beispiel chirurgische Eingriffe, Lokal-/Allgemeinanästhesie oder Medikamente sein. Die auslösende Ursache zu kennen, ist essenziell, um die prognostische Bedeutung des Harnverhaltes einschätzen zu können.

8.7   Diagnostik

Unterschieden wird zwischen einer Basisdiagnostik und einer erweiterten Diagnostik.

8.7.1   Basisdiagnostik

Die Basisdiagnostik umfasst neben Anamnese und körperlicher Untersuchung, der Analyse von Urin und PSA, vor allem eine validierte Einschätzung der Symptome und der Einschränkung der Lebensqualität des Patienten. Hierzu stehen international angepasste und validierte Fragebögen zur Verfügung, von denen der International Prostate Symptom Score (IPSS, AUA-Symptom-Index) die höchste Verbreitung besitzt.

Anamnese Eine ausführliche Anamnese umfasst neben den akuten Miktionsbeschwerden vor allem die Abklärung möglicher extraprostatischer Ursachen. Hierbei ist an vorangegangene chirurgische Eingriffe (z. B. neurogene Blasenfunktionsstörungen nach Rek-

tumchirurgie) oder Begleiterkrankungen (z. B. M. Parkinson) aber auch an eine ausführliche Medikamentenanamnese (α-Sympathomimetika, Anticholinergika) zu denken. Typische Symptome des BPS, wie Hämaturie, rezidivierende Harnwegsinfektionen, Miktionsfrequenz, Nykturie und auch das Auftreten eines Harnverhaltes müssen erfragt werden.

Körperliche Untersuchung Die körperliche Untersuchung beinhaltet neben der orientierenden abdominalen Untersuchung die Untersuchung des äußeren Genitales. Hierbei ist auf eine mögliche Meatusstenose oder Fehlbildungen des äußeren Genitales zu achten. Die digitale rektale Untersuchung der Prostata liefert Information über die Größe der Prostata, sowie die Beschaffenheit der Drüse. Karzinomsuspekte Areale, tastbare harte Knoten können so entdeckt werden. Weiterhin kann der Sphinktertonus beurteilt werden.

Urinuntersuchung Die Durchführung einer kostengünstigen und nichtinvasiven Urin-Stix Analyse sollte zur Basisdiagnostik der LUTS gehören. Da LUTS nicht nur durch eine BPO, sondern auch durch Harnwegsinfekte oder auch Blasentumoren verursacht werden können, sollte zumindest eine Mikrohämaturie und auch eine akute Harnwegsinfektion ausgeschlossen werden.

Prostataspezifisches Antigen (PSA) Neben der gutartigen Prostatavergrößerung kann auch ein Prostatakarzinom zum klinischen Bild der LUTS führen. Ebenso können beide Entitäten parallel nebeneinander existieren. Das Vorliegen eines Prostatakarzinoms muss also vor einer Therapie des BPS ausgeschlossen werden, sofern die Entdeckung eines Prostatakarzinoms die klinische Therapie beeinflussen würde. Neben der digital-rektalen Untersuchung ist die Bestimmung des PSA-Wertes essenzieller Bestandteil. Hierbei ist es wichtig, die Anamnese zu beachten und Faktoren zu kennen, welche die Interpretation des PSA-Wertes beeinflussen. Eine Therapie mit 5-α-Reduktase-Inhibitoren führt z. B. zu einer signifikanten PSA-Reduktion von bis zu 50 %, ein akuter Harnverhalt hingegen kann zum Anstieg des PSA-Wertes führen. Altersspezifische Normwerte sind bei der Interpretation zu beachten (▶ Kap. 9.7)

International Prostate Symptom Score (IPSS, AUA-Symptom-Index) Der IPSS-Fragebogen (◻ Tab. 8.1) ist ein international validierter und vergleichbarer Fragebogen, der es erlaubt, die Ausprägung der LUTS-Beschwerden in Kategorien zu unterteilen. Er ist international als Standardfragebogen beim BPS anerkannt.

◻ Tab. 8.1 Typischer Fragebogen zur Erfassung subjektiver Symptome bei BPH. Neben den Fragen zur eigentlichen Symptomatik spielen Fragen nach der Lebensqualität eine entscheidende Rolle. Dieser Fragebogen hat sich allgemein durchgesetzt und wird vielfach auch als International Prostate Symptom Score (IPPSS) bezeichnet

Internationaler Prostata Symptom Score (IPSS)	Niemals	Seltener als in einem von fünf Fällen	Seltener als in der Hälfte aller Fälle	Ungefähr in der Hälfte aller Fälle	In mehr als der Hälfte aller Fälle	Fast immer	
Diese Fragen beziehen sich auf Ihre Symptome in den letzten 4 Wochen							
1. Wie oft hatten Sie das Gefühl, dass Ihre Blase nach dem Wasserlassen nicht ganz entleert war?	0	1	2	3	4	5	
2. Wie oft mussten Sie in weniger als 2 Stunden ein zweites Mal Wasser lassen?	0	1	2	3	4	5	
3. Wie oft mussten Sie mehrmals aufhören und wieder neu beginnen beim Wasserlassen?	0	1	2	3	4	5	
4. Wie oft hatten Sie Schwierigkeiten, das Wasserlassen hinauszuzögern?	0	1	2	3	4	5	
5. Wie oft hatten Sie einen schwachen Strahl beim Wasserlassen?	0	1	2	3	4	5	
6. Wie oft mussten Sie pressen oder sich anstrengen, um mit dem Wasserlassen zu beginnen?	0	1	2	3	4	5	
	Niemals	Einmal	Zweimal	Dreimal	Viermal	Fünfmal oder mehr	
7. Wie oft sind Sie während des letzten Monates im Durchschnitt nachts aufgestanden, um Wasser zu lassen? Maßgebend ist der Zeitraum vom Zubettgehen bis zum Aufstehen am Morgen	0	1	2	3	4	5	

Gesamt-IPSS-Score S = _____

Beeinträchtigung der Lebensqualität durch Harntraktsymptome	Ausgezeichnet	Zufrieden	Überwiegend zufrieden	Gemischt, teils zufrieden, teils unzufrieden	Überwiegend unzufrieden	Unglücklich	Sehr schlecht
1. Wie würden Sie sich fühlen, wenn sich Ihre jetzigen Symptome beim Wasserlassen in Ihrem weiteren Leben nicht mehr ändern würden?	0	1	2	3	4	5	6

Lebensqualitäts-Index L = _____

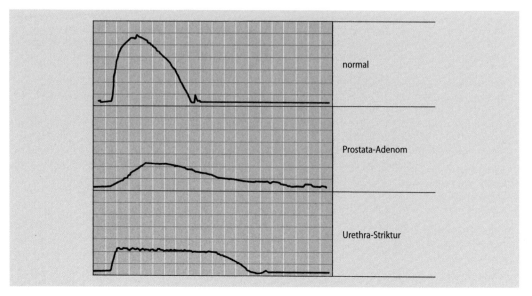

normal

Prostata-Adenom

Urethra-Striktur

◘ Abb. 8.3 Uroflow. Flowkurven 1–3 (normal, Prostataadenom, Striktur)

Bei einer maximalen Punktzahl von 35 Punkten, können die Patienten in 3 Gruppen unterteilt werden, wobei man zwischen Patienten

- mit milder Symptomatik (0–7 Punkte),
- mit mittelschweren Symptomen (8–19 Punkte) und
- mit schwerer Symptomatik (20–35 Punkte) unterscheidet.

Der IPSS kann hierbei vor allem zur Erfolgskontrolle der eingeschlagenen Therapie oder auch dem Verlauf der Erkrankung in der Nachsorge herangezogen werden. Eine Diagnose des BPS ist allein durch die IPSS-Bestimmung ist allerdings nicht möglich.

Zur Entscheidung, ob eine Therapie notwendig ist, muss neben dem IPSS natürlich auch die klinische Symptomatik und die Einschränkung der Lebensqualität herangezogen werden.

8.7.2 Spezielle Diagnostik

Nach Durchführung der Basisdiagnostik wird man einen bestimmten Teil von Patienten finden, bei denen keine zufriedenstellende Diagnosestellung möglich ist. Weiterhin wird es im Verlauf Patienten geben, bei denen es zu einer relevanten Veränderung der Symptomatik kommt und die Entscheidung zur operative Therapie ansteht. Hier empfiehlt es sich, mittels zusätzlicher diagnostischer Maßnahmen eine weitere Abklärung der Symptomatik vorzunehmen.

Uroflowmetrie

Die Uroflowmetrie (◘ Abb. 8.3) ist eine nichtinvasive Methode. Hierbei wird der Harnstrahl während der Miktion elektronisch gemessen und als Kurve, sowie in verschiedenen Messwerten dargestellt. Gemessene Parameter sind neben dem maximalen (Q_{max}) und durchschnittlichen (Q_{ave}) Harnfluss (in ml/s), das Miktionsvolumen (in ml) und die Miktionszeit (in s). Hierbei ist zu beachten, dass das Miktionsvolumen mindestens 150 ml beträgt, da die Aussagekraft der Messung sonst eingeschränkt ist. Eine eingeschränkte Flussrate ist nicht beweisend für eine prostatabedingte Obstruktion, sondern kann z. B. auch durch eine Harnröhrenstriktur, eine Meatusstenose oder eine Detrusorschwäche verursacht sein. Bei niedriger Flussrate ist es nicht möglich durch die Bestimmung der maximalen Flussrate zwischen einer Obstruktion und einer Detrusordekompensation zu unterscheiden, auf der anderen Seite profitieren Patienten mit niedrigem Q_{max} eher von einer operativen Therapie der Prostata, als Patienten mit hohem Q_{max}.

Ultraschalluntersuchung

> Die sonographische Untersuchung von Nieren, Blase und Prostata gilt als obligat in der Diagnostik des BPS.

Hierbei kann neben einer renalen Abflussbehinderung, das gleichzeitige Vorliegen einer Nephrolithiasis oder eines Nierentumors ausgeschlossen werden. Beim Ultraschall der Harnblase ist neben Restharnbestimmung (s. unten) eine Beurteilung der Blasenwand möglich, so dass Hinweise auf Tumoren oder Divertikel gewonnen werden können. Die Messung der Detrusordicke (>2 mm bei 50 % der Blasenkapazität) kann ebenfalls sonographisch durchgeführt werden und gibt einen weiteren Hinweis auf eine obstruktive Genese der Symptomatik.

Zur Beurteilung der Prostata gilt der **transrektale Ultraschall** als Goldstandard. Hierbei kann vor allem das Prostatavolumen bestimmt werden. Die Untersuchung der Prostata im Longitudinal- und Transversalschnitt erlaubt eine effiziente Beurteilung des Binnenechomusters. Suspekte, hypoechogene Areale erfordern in Zusammenschau mit PSA-Wert und digital-rektaler Untersuchung den Ausschluss eines Prostatakarzinoms.

Restharnmessung

Restharn nennt man die Menge an Urin, die nach spontaner Miktion in der Harnblase verbleibt. Zur Bestimmung des Restharns stehen 2 Methoden zur Verfügung:

- Die sonographische transabdominale Restharnmessung oder
- als invasive Alternative die Messung des in der Blase verbliebenen Urins über eine Einmalkatheterisierung.

Untersucherabhängige Variationen der sonographischen Messung spielen bei der Restharnbestimmung keine Rolle, da diese unterhalb der natürlichen Schwankung des Restharns nach der Miktion liegen. Die Bestimmung des Restharns gehört sowohl zur primären sonographischen Abklärung, wie auch zur Verlaufskontrolle. Durchschnittliche Restharnwerte beim gesunden Mann zwischen 50 und 75 Jahren liegen bei ca. 30 ml.

> **Tipp**
>
> Bei einem Großteil der Patienten findet sich zwar eine gute Korrelation zwischen eingeschränktem Q_{max} und hohen Restharnwerten, aber keine Korrelation mit den Symptomen des Patienten.

Urodynamik

Insbesondere Patienten mit hohem Symptom-Score aber kräftigem maximalen Harnfluss (Q_{max} >15 ml/s), profitieren von der Durchführung einer urodynamischen Messung. Durch eine urodynamische Messung kann reproduzierbar, zwischen Patienten mit obstruktiv bedingter Harnstrahlabschwächung und Patienten mit eingeschränkter Detrusorfunktion oder neurogenen Blasenfunktionsstörungen unterschieden werden.

Urethrozystoskopie

Die endoskopische Untersuchung der Harnröhre und der Harnblase ist kein Standardverfahren zur Beurteilung der Therapienotwendigkeit beim benignen Prostatasyndrom. Allerdings kann diese Untersuchung bei ausgewählten Patienten wichtige Zusatzinformationen liefern, welche die Therapieentscheidung direkt beeinflussen. Patienten mit Mikro- und/ oder Makrohämaturie, einem Urothelkarzinom oder vorangegangener Manipulation (Voroperationen, Kathetereinnlage) des unteren Harntraktes in der Anamnese sollten sich zur Planung der weiteren Therapie einer Blasenspiegelung unterziehen. Vorteil der Urethrozystoskopie ist die direkte Beurteilbarkeit der Harnröhre, insbesondere der prostatischen Harnröhre und der Blase. Abhängig vom erhobenen Befund, kann die Urethrozystoskopie nützlich sein, um die Durchführbarkeit bestimmter Therapieverfahren zu überprüfen und zu planen.

Radiologische Bildgebung

Die radiologische Bildgebung, insbesondere des oberen Harntraktes, bringt nur limitierte Zusatzinformationen und gehört daher nicht zur empfohlenen Standarddiagnostik des BPS. Ausnahmen bilden das Vorhandensein einer Hämaturie zum Ausschluss von Tumoren des oberen Harntraktes, einer Niereninsuffizienz (Ultraschall I. Wahl) zur Beurteilung der Abflussverhältnisse.

8.8 Therapie

Zur Therapie des BPS stehen verschiedene Optionen zur Verfügung. Begonnen mit der einfachen Überwachung bei Patienten mit milden Symptomen über die medikamentöse Therapie, bis hin zur operativen Therapie. Zur Verfügung stehen verschiedene Verfahren, über die der folgende Abschnitt eine Übersicht vermittelt. Die Indikationen zur Einleitung einer Therapie hängen zum einen von den Symptomen des Patienten, eventuell aufgetretenen Komplikationen, aber auch von den Wünschen und dem Leidensdruck des Patienten ab.

8.8.1 Watchful Waiting (WW)

Diese Therapieform kommt vor allem für Patienten mit geringen Symptomen und niedrigem Leidensdruck in Frage (IPSS <7). Vor der Entscheidung zur WW-Strategie ist eine gründliche Abklärung des Patienten notwendig.

❗ Patienten mit einer absoluten Operationsindikation oder ausgeprägten Symptomen und Beeinträchtigungen sollten auf keinen Fall der WW-Strategie zugeführt werden.

Flanigan und Kollegen berichten, dass 64 % der Patienten unter WW nach 5 Jahren mit dem Therapieregime zufrieden sind. Hilfreich zur Symptomreduktion können kleinere Änderungen im Lebensstil sein, wie z. B. eine spätabendliche Trinkmengenreduktion bei Patienten mit Nykturie. Hierbei sollte allerdings darauf geachtet werden, die empfohlene tägliche Trinkmenge von 1,5 Litern nicht zu unterschreiten. Ebenso kann die Reduktion z. B. von Kaffee oder Alkohol zu einer Verminderung der irritativen Symptomatik führen. Eine regelmäßige Verlaufskontrolle zur frühzeitigen Entdeckung einer Progression ist unabdingbar. Bei zunehmendem Restharn und progredienter Symptomatik sollte die Therapie erweitert werden.

8.8.2 Medikamentöse Therapie

Für die medikamentöse Therapie des BPS steht eine Vielzahl an Substanzen zur Verfügung. Allen medikamentösen Therapieverfahren gemeinsam ist, dass sie nur sehr bedingt zu einer wirklichen Deobstruktion führen und eher eine symptomorientierte Therapie darstellen. Anforderungen an eine medikamentöse Therapie sind nachgewiesene Wirksamkeit in Placebo-kontrollierten Studien, sowie entsprechenden Erfolgskontrollen mit einem längeren Nachsorgeintervall.

Phytotherapeutika

Der Einsatz von Phytotherapeutika, wie Kürbiskern-Extrakten, Sägezahnpalmenfrucht oder Brennnesselwurzel in der BPS-Therapie ist durchaus populär. Obwohl in Studien eine Wirkung bestimmter Substanzen bei gleichzeitigem Fehlen relevanter Nebenwirkung gezeigt werden konnte, fehlen in der Regel Placebo-kontrollierte Wirksamkeitsstudien. Ein weiteres Problem, insbesondere bei Mischpräparaten ist die Unklarheit, welcher Bestandteil tatsächlich die klinische Wirkung auslöst. In einer Placebo-kontrollierten Multicenterstudie konnte gezeigt werden, dass durch Kürbiskern-Extrakte zwar eine Verbesserung des IPSS erreicht werden kann, der Q_{max}, die Lebensqualität sowie die Restharnmenge und das Prostatavolumen unbeeinflusst bleiben.

◻ **Tab. 8.2** Medikamentöse Therapie des BPS

Wirkstoff	Handelsname, z. B.	Dosierung
α1-Rezeptorenblocker		
Alfuzosin	UroXatral, Urion	2–3 × 2,5 mg/Tag Alternativ 1 × 10 mg
Doxazosin	Uriduct, DoxaUro	1 × 4–8 mg/Tag
Terazosin	Flotrin	1 × 1–5 mg/Tag
Tamsulosin	Omnic, Alna, Omnic Ocas, Alna Ocas	1 × 0,4 mg/Tag
Silodosin	Urorec, Silodyx	1 × 8 mg/Tag
5-α-Reduktase-Inhibitoren		
Finasterid	Proscar	1 × 5 mg/Tag
Dutasterid	Avodart	1 × 0,5 mg/Tag

α-Blocker

Die Rationale zur α-Blockade liegt in der Hemmung der glatten Muskulatur in der Prostata und dem Blasenhals begründet. Bei der BPH kommt es zu einer Zunahme der glatten Muskulatur in der Prostata. Diese Muskelzellen sind mit α1-adrenergen Rezeptoren besetzt. Eine Blockade dieser Rezeptoren führt also konsekutiv zur Reduktion des Muskeltonus im Bereich der Prostata und somit in der Theorie zu einer Reduktion des Blasenauslasswiderstandes (zu in Deutschland zugelassenen α-Rezeptoren-Blocker sowie der entsprechenden Dosierung, ◻ Tab. 8.2). Allen gemeinsam ist eine deutliche Verbesserung der Symptomatik in Bezug auf den IPSS-Wert und den Q_{max}. Djavan und Marberger konnten in ihrer Metaanalyse eine durchschnittliche Verbesserung des Q_{max} von 16–25 % und eine Verminderung des IPSS-Wertes um 30–40 % zeigen. Eine Reduktion des Detrusordruckes konnte allerdings nicht gezeigt werden. Vorteile der α-Blocker sind der schnelle Wirkungseintritt innerhalb 48 h, wobei nur ca. 70 % der Patienten auf eine Therapie mit α-Blockern ansprechen. Bei fehlendem Therapieerfolg sollte nach 8 Wochen auf eine Alternativtherapie umgestellt werden. Häufig berichtete Nebenwirkungen der α-Blocker-Therapie sind Kopfschmerzen, Hypotension und Schwindel sowie das Auftreten einer retrograden Ejakulation.

5-α-Reduktase-Inhibitoren

Wie schon erwähnt sind Wachstum und Funktion der Prostata anhängig von Androgenen. Dihydrotestosteron (DHT) ist hierbei der aktive Metabolit des Testosterons in der Prostatazelle. Durch Inhibition der Umwandlung von Testosteron in DHT kann den Prostatazellen dieser aktive Metabolit entzogen werden.

Zur Behandlung des BPS sind hierbei 2 Substanzen zugelassen (Finasterid, Dutasterid). Während **Finasterid** primär das Isoenzym Typ II hemmt, führt die Gabe von **Dutasterid** zur Hemmung beider Isoenzyme. Durch ein Absinken der DHT-Konzentration in der Prostata kommt es zur androgenentzugsbedingten Apoptose sowie zur verminderten Sekretion der Drüsenzellen. Die klinisch messbare Verbesserung des Q_{max} sowie die Reduktion des Prostatavolumens sind bei beiden Substanzen vergleichbar. Die Therapie mit 5-α-Reduktase-Inhibitoren führt zu einer Reduktion des Prostatavolumens um 20–30 %. Der IPSS verbessert sich im Mittel um 15 % und der Q_{max} um bis zu 2 ml/s. Metanalysen haben gezeigt, dass die Effekte von Finasterid vor allem bei Prostatavolumina über 40 ml ausgeprägt sind. Bis zum vollen Wirkungseintritt dauert es ca. 6 Monate, wobei die Symptomverbesserung auch im weiteren Verlauf noch zunehmen kann. In Langzeitstudien konnte die Wirksamkeit einer Finasteridtherapie für bis zu 10 Jahre nachgewiesen werden. Zu beachten ist die klassenbedingte Reduktion des PSA-Wertes um bis zu 50 %. Für eine sichere Verlaufskontrolle sollte daher eine PSA-Wert-Bestimmung vor Therapiebeginn durchgeführt werden. Eine weitere Gruppe von Patienten, die von der Therapie mit 5-α-Reduktase-Inhibitoren profitiert, sind Männer mit rezidivierender Hämaturie und gering ausgeprägten obstruktiven Beschwerden.

Mögliche Nebenwirkungen einer Therapie mit 5-α-Reduktase-Inhibitoren sind u. a. Libidoverlust und Impotenz bei bis zu 8 % der Patienten sowie verminderte Ejakulatmenge.

Kombinationstherapie

Zur Kombinationstherapie aus α-Blockern und 5-α-Reduktase-Hemmern liegen vielversprechende Daten aus der MTOPS-Studie vor (»medical therapy of prostatic symptoms«) vor. Hier wurde Finasterid mit dem α-Rezeptorenblocker Doxazosin und deren Kombination verglichen. Hierbei zeigt sich die Kombinationstherapie den beiden Monotherapiearmen überlegen. Im Arm der Kombinationstherapie kam es zu einer Verbesserung der maximalen Harnflussraten und einer Reduktion des Risikos eines Harnverhaltes sowie der Notwendigkeit einer chirurgischen Intervention.

Eine weitere Studie, welche die Ergebnisse der MTOPS-Studie unterstützt ist die CombAT-Studie. Hier wurde die Kombination von Dutasterid mit Tamsulosin gegen die jeweilige Monotherapie verglichen. Auch hier waren die Reduktion des IPSS und die Verbesserung des Q_{max} im Kombinationstherapiearm der Monotherapie überlegen.

> **Tipp**
>
> Zusammenfassend scheint die Kombinationstherapie ihren Vorteil vor allem bei Patienten mit hohem Progressionsrisiko (insbesondere größere Prostatae) auszuspielen.

Antimuskarinerge Substanzen

Häufig treten bei Patienten mit BPS obstruktive und irritative Symptome in Kombination miteinander auf. Insofern erscheint die Kombination einer antiobstruktiven mit einer antiirritativen Therapie durchaus sinnvoll.

Insbesondere der Nutzen von **Tolterodin** wurde in Kombination mit **Tamsulosin** in einer Placebo-kontrollierten Studie überprüft. Innerhalb von 12 Wochen war die Kombinationstherapie sowohl dem Placebo-Arm, wie auch den Monotherapie-Armen in Bezug auf Reduktion der Urgency, der Pollakisurie und der Nykturie überlegen. Die Verbesserung des IPSS Wertes ist bei der Kombinationstherapie mit der von Tamsulosin vergleichbar. Obwohl die präsentierten Daten durchaus vielversprechend sind, ist zum jetzigen Zeitpunkt die Kombinationstherapie mit Anticholinergika noch nicht als Standard zu empfehlen.

Zukünftige Therapieoptionen

In einigen aktuellen Studien konnten positive Wirkungen von **Phosphodiesterase-Hemmern** (PDE-5-Hemmer) wie Sildenafil, Tadalafil, Vardenafil alleine oder in Kombination mit α-Blockern nachgewiesen werden. Da eine erektile Dysfunktion oftmals kombiniert mit dem BPS auftritt, liegt die Rationale für einen Einsatz dieser Medikamentengruppe nahe. PDE-5-Hemmer führen hierbei zu einer Verbesserung der Symptomatik und der Miktion, wobei die Datenlage noch uneinheitlich ist. Zusammenfassend scheinen PDE-5-Hemmer eine Therapiealternative für Patienten mit kombiniertem Erkrankungsbild darzustellen. Eine breite Anwendung findet noch nicht statt.

8.8.3 Instrumentelle Therapie

Absolute Indikationen zur instrumentellen Therapie
- Rezidivierender Harnverhalt
- Rezidivierende Hämaturie
- Rezidivierende Harnwegsinfektionen
- Beginnende Niereninsuffizienz
- Bildung von Blasensteinen

Die **transurethrale Resektion der Prostata (TUR-P)** gilt nach wie vor als Referenzverfahren in der instrumentellen Therapie der gutartigen Prostatavergrößerung. Bei sehr großen Prostatae steht die offene Adenomenukleation als klassische Alternative zur TUR-P zur Verfügung.

Transurethrale Resektion der Prostata (TUR-P)

Bei der klassischen TUR-P (▶ Kap 4.5.5) wird über eine Drahtschlinge, durch welche monopolarer elektrischer Strom fließt, das Gewebe durchtrennt und so Schritt für Schritt entfernt. Der Strom fließt hierbei von der Drahtschlinge durch den Patienten an eine Neutralelektrode und schließt so den Stromkreis. Zur Gewährleistung des Stromflusses ist eine elektrolytfreie Spüllösung notwendig. Vorteile der TUR-P sind eine sofortige Beseitigung der Obstruktion mit dauerhafter Verbesserung der BPS-Symptome. Die Entleerungsparameter werden dauerhaft gebessert.

Mit der TUR-P kann eine durchschnittliche Verbesserung des Q_{max} um 9,7 ml/s (115 %) und eine mittlere Verbesserung des IPSS um 70,6 % erreicht werden. Die Re-Operationsrate liegt bei 12–15 % nach 8 Jahren. Durch technische Verbesserungen, vor allem in der Generatortechnik, konnte die Komplikationsrate bei der TUR-P in den letzten Jahren deutlich gesenkt werden. Mittlere Transfusionsraten von 2–5 % werden berichtet.

❶ Eine gefürchtete, wenn auch seltene Komplikation der monopolaren TUR-P ist das sog. TUR-Syndrom (bis 2 %).

Beim **TUR-Syndrom** kommt es über die Wundfläche und eröffnete Gefäße zur Einschwemmung der Spüllösung während des Eingriffes. Risikofaktoren für eine Einschwemmung sind insbesondere lange Operationszeiten (>1 h) und eine große Wundfläche. Klinisch ist das TUR-Syndrom eine hypotone Hyperhydratation, die sich in der Maximalausprägung mit Bradykardie, Kreislaufdepression, Hirn- und/oder Lungenödem mit entsprechender ZNS-Symptomatik äußern kann.

Das Risiko für eine Stressinkontinenz nach TUR-P liegt bei 2,2 %. Blasenhalsstrikturen und Harnröhrenstenosen werden bei knapp 4 % der Patienten nach TUR-P gefunden.

Offene Adenomenukleation

Die offenen Adenomenukleation (transvesikal nach Freyer oder retropubisch nach Millin) ist eine offenchirurgische Methode zur Entfernung des Prostataadenoms. Hierbei wird das das vergrößerte Adenom mit dem Finger herausgeschält und in toto entfernt. Die klinischen Ergebnisse sind denen der TUR-P etwas überlegen. Die Verbesserung des Qmax liegt bei der offenen Operation im Mittel bei 175 % (8,2–22,6 ml/s). Allerdings ist die Transfusionsrate im Vergleich zur TUR-P auch höher. Transfusionsraten von über 10 % sind beschrieben, das Risiko einer Blasenhals- oder Harnröhrenstriktur liegt mit ca. 2 % allerdings unter dem der TUR-P.

Aufgrund der beschriebenen Komplikationsraten wurden eine Vielzahl von Modifikationen und alternativen Therapieverfahren entwickelt. Bipolare Stromführung bei der TUR-P ermöglicht den Verzicht auf eine elektrolytfreie Spüllösung und eliminiert damit die Gefahr des TUR-Syndrom. Wobei auch die Einschwemmung von großen Mengen physiologischer Kochsalzlösung für den Patienten gefährdend sein kann.

In der klinischen Routine haben in den letzten Jahren insbesondere die Laserverfahren eine weite Verbreitung gefunden. Hierbei liegen die Vorteile der Laserverfahren im Allgemeinen in der niedrigen Blutungsrate, welche das Transfusionsrisiko nahe Null senkt. Da bei den Laserverfahren keine Notwendigkeit besteht mit elektrolytfreier Spüllösung zu arbeiten, kann das Risiko eines TUR-Syndroms ausgeschlossen werden.

Bei den Laserverfahren haben zwei gänzlich unterschiedliche Herangehensweisen Einzug in die klinische Praxis gefunden und wurden in einer Vielzahl von Studien auf ihre klinische Wirksamkeit überprüft:
- **Vaporisation (Verdampfung):** Der Laserstrahl wird über eine Faser mit seitlichem Energieaustritt abgegeben. Die Energie im Gewebe aufgenommen und führt dort zur Erhitzung über den Siedepunkt. Dadurch kann Adenomgewebe verdampft und reduziert werden und die Prostata somit verkleinert. Vorteile dieser Methode sind die kurze Lernkurve und die vernachlässigbare Blutungsrate. Eine Behandlung von Patienten unter fortgeführter Antikoagulation möglich.

167

8

Diese Methode wird hauptsächlich mit dem sog. Greenlight-Laser bei einer Wellenlänge von 532 nm durchgeführt, aber auch andere Lasersysteme stehen für die Vaporisation zur Verfügung. Hamann und Kollegen konnten eine signifikante Verbesserung des Q_{max} (7,9 vs. 18.6 ml/s) und vor allem eine signifikante Reduktion des Detrusordruckes (75 vs. 36,6 cmH$_2$O) ein Jahr nach Greenlight-Lasertherapie nachweisen. Die Lebensqualität der Patienten verbesserte sich ebenfalls.

- **Enukleation (Herausschälen) der Prostata:** Die Enukleation stellt das transurethrale Pendant zur offenen Adenomenukleation dar. Das heißt, dass Prostataadenom wird hier entlang der chirurgischen Pseudokapsel mit einer nach vorne Energie abgebenden Laserfaser herausgeschält und dann in die Blase abgeworfen. Anschließend werden die Enukleate in der Blase mechanisch zerkleinert (morcelliert). Der Vorteil der Enukleationstechnik ist die Größenunabhängigkeit der Methode und die Möglichkeit Gewebe für die histologische Untersuchung zu gewinnen. Die Wirksamkeit der Methode und die Beständigkeit der Ergebnisse konnte in prospektiv-randomisierten Studien belegt werden. Für die Enukleation werden vor allem der Ho:YAG-Laser und der Thulium:YAG-Laser eingesetzt, die sich in der Art der Energieabgabe unterscheiden, wobei die klinischen Ergebnisse letztlich vergleichbar scheinen (**HoLEP**, ◘ Abb. 8.4).

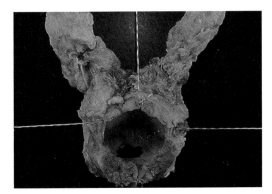

◘ **Abb. 8.4** Laser-Enukleation der Prostata. Prostatapräparat nach radikaler Prostatektomie und vorangegangener HoLEP. (Mit freundlicher Genehmigung von Prof. Dr. R. Kuntz, Berlin)

Benignes Prostatasyndrom (BPS)

Durch benigne Prostataobstruktion (BPO) verursacht. Prävalenz nimmt ab 40. Lebensjahr zu (»Volkskrankheit des älteren Mannes«). Progrediente Erkrankung, Risikofaktoren für Progredienz: insbesondere das Alter, aber auch Prostatavolumen, Symptomausprägung, Restharnvolumen. Prostatagröße korreliert nur bedingt mit der Symptomausprägung.

- **Symptome:**
  - Obstruktive Miktionsbeschwerden: Störungen der Blasenentleerung, führen zur Abschwächung des Harnstrahls mit verzögertem Miktionsstart und Harnträufeln nach der Miktion
  - Irritative Symptome: häufige Entleerung der Harnblase (Pollakisurie), Drangsymptomatik (Urgency), Nykturie
- Durch bestehende Obstruktion kann es zur zunehmenden Trabekulierung und Divertikelbildung in der Harnblase kommen bis zum kompletten Verlust der Detrusor funktion.
- **Diagnostik:**
  - Basisdiagnostik (Anamnese, körperlicher Untersuchung, Urinbefund, PSA, IPSS)
  - Erweiterte Diagnostik (Uroflow, Ultraschall, Urodynamik, Urethrozystoskopie und Bildgebung)
- **Therapie:**
  - Watchful Waiting (WW): Option bei geringen Symptomen und niedrigem Leidensdruck (IPSS <7)
  - Medikamentöse Therapie:
    - α-Blocker (Hemmung glatter Muskulatur in Prostata und am Blasenhals, konsekutiv Reduktion des Muskeltonus in der Prostata und somit in der Theorie Reduktion des Blasenauslasswiderstandes)
    - 5-α-Reduktase-Inhibitoren (Absinken der DHT-Konzentration in der Prostata mit androgenentzugsbedingter Apoptose, konsekutiv Reduktion des Prostatavolumens um 20–30 %). Cave: Finasteridbedingte Reduktion des PSA-Wertes um bis zu 50 %.
    - Daneben Kombinationstherapien oder antimuskarinerge Substanzen, evtl. PDE-5-Hemmer

▼

- Instrumentelle Therapie: bei frustraner medikamentöser Therapie oder bei absoluter Indikationen zur instrumentellen Therapie (rezidivierender Harnverhalt, rezidivierende Hämaturie, rezidivierende Harnwegsinfektionen, beginnende Niereninsuffizienz sowie der Bildung von Blasensteinen). Goldstandard: transurethrale Resektion der Prostata, bei größeren Drüsenvolumina offene Adenomnukleation. Moderne Laserverfahren scheinen das Potenzial zu haben, diese Verfahren in der Zukunft abzulösen.

8

Tumoren

L. Hertle, S. Bierer, J.E. Gschwend, S. Tschirdewahn, F. v. Dorp, H. Rübben,
R. Hautmann, S. Hautmann, C. Protzel, O.W. Hakenberg, K.-P. Dieckmann,
P. Albers, M. Graefen

R. Hautmann, J. E. Gschwend (Hrsg.), *Urologie*,
DOI 10.1007/978-3-642-34319-3_9, © Springer-Verlag Berlin Heidelberg 2014

9.1 Prävention und Früherkennung bösartiger Erkrankungen in der Urologie

L. Hertle, S. Bierer

9.1.1 Prävention

> ❱ Das Risiko an Krebs zu erkranken wird im Wesentlichen durch unseren Lebensstil (Lifestyle) beeinflusst.

Dass ein gewisser Lifestyle Krebs verursachen kann, ist beim Rauchen und beim Sonnenbaden hinlänglich bewiesen. Trotz regelmäßiger Informationen der Öffentlichkeit hat diese Erkenntnis bisher keine wesentliche Wirkung auf das Verhalten der Bevölkerung gehabt. Rein statistisch gesehen hat die Zunahme der tabakrauchbedingten Geschwülste sogar alle Fortschritte der letzten Jahrzehnte bei Diagnose und Therapie von Krebs zunichte gemacht.

Zigarettenkonsum Von den 12- bis 13-jährigen Jugendlichen greifen 7 % regelmäßig zur Zigarette. Bei den 14- bis 15-Jährigen sind es 28 % und bei den 16- bis 17-Jährigen sogar 47 %. Von den 20- bis 25-Jährigen rauchen 54 %. Auf die Frage, warum sie rauchen, geben Jugendliche an: »Ich rauche gern« oder »Es schmeckt mir«. Sie wiederholen also die Aussagen der Zigarettenwerbung.

Es gibt Indizien, dass eine Änderung des Lebensstils, vor allem eine deutliche Reduktion des Rauchens, eine sehr viel größere Senkung der Sterblichkeit an Krebs bewirken würde als von einer besseren Behandlung oder einer schnelleren Diagnose zu erwarten wäre.

Eine enge Beziehung zwischen dem Rauchen und der Entstehung von Krebs ist in der Urologie insbesondere gut belegt für das Urothelkarzinom aller Lokalisationen. Inhaltsstoffe des Tabakrauchs, vor allem das Benzpyren, führen zu Konformationsänderungen am Tumor-Suppressor-Gen p53 und damit zu einem Verlust der Schutzwirkung von p53 (◘ Abb. 9.1). Entscheidende Faktoren sind die Dauer und die Intensität des Rauchens.

Ernährung Inwieweit die Ernährung einen Einfluss auf die Entstehung von urogenitalen Tumoren hat ist unklar. Gewisse Einflüsse werden beim Prostatakarzinom vermutet (▸ auch die einzelnen Tumorkapitel). Schädlich sind wahrscheinlich ein Übermaß an Fett, Eiweiß, Alkohol, Salz und Kaffee und ein zuwenig an Ballaststoffen, Vitaminen und Mineralstoffen. Bedenklich sind generell natürliche Schadstoffe, wie z. B. die Gifte des Schimmelpilzes Aspergillus flavus aber auch Reste von Düngemitteln, Pestiziden und nitrathaltiges Pökelsalz. Dass irgendeine Diät Krebs verhindert, ist bislang allerdings nicht bewiesen.

Genetik Besonderes Interesse finden derzeit Befunde zur genetischen Disposition von Krebserkrankungen. Dies spielt eine Rolle beim Nierenzellkarzinom (▸ Abschn. 9.2) und beim Prostatakarzinom. Bei etwa 9 % aller Fälle von Prostatakarzinom findet man eine familiäre Belastung (hereditäres versus sporadisches Prostatakarzinom). Das Risiko, an einem Prostatakrebs zu erkranken, steigt um das Zweifache, wenn der Vater oder ein Bruder an einem Prostatakrebs erkrankten. Waren Vater, Großvater, Urgroßvater und ein Bruder von Prostatakrebs betroffen, steigt das Risiko um das 5- bis 11-Fache. Welche Rolle in Zukunft ein genetisches Screening spielen wird, bleibt abzuwarten.

9.1.2 Früherkennung/Screening

> ❱ Es wird allgemein angenommen, dass die Früherkennung von Krebs (auch sog. Vorsorge) ein ganz wesentlicher Faktor ist, der die Heilungschancen eines Patienten beeinflusst.

So ist beispielsweise bekannt, dass es bei Nierenzellkarzinomen mit einem Durchmesser <3 cm nur in

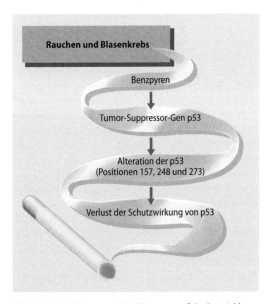

◘ **Abb. 9.1** Wirkung von Tabakkonsum auf die Entwicklung von Urothelkarzinomen

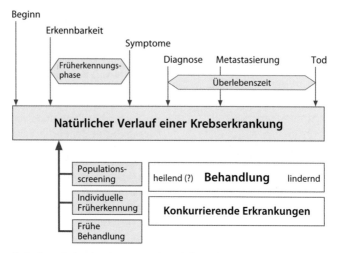

◘ Abb. 9.2 Natürlicher Verlauf von Krebserkrankungen und mögliche Einflussgrößen

seltenen Fällen zu einer Fernmetastasierung kommt. Hingegen liegt bei größeren Tumoren bei ca. 30 % der Patienten bereits bei Diagnosestellung eine Fernmetastasierung und somit eine in der Regel nicht mehr heilbare Erkrankung vor. Dennoch fehlt bislang der wissenschaftliche Beweis, dass durch ein systematisches Screening auf Nierenzellkarzinome die Gesamtmortalität an dieser Erkrankung in der Bevölkerung gesenkt werden kann. Dies gilt auch für andere Tumorentitäten.

◘ Abb. 9.2 zeigt schematisch den natürlichen Verlauf einer Krebserkrankung vom Beginn bis zum eventuellen Tod und mögliche Einflussgrößen.

Die Früherkennungsphase ist angesiedelt zwischen der Erkennbarkeit einer Krebserkrankung (z. B. durch Labortests, klinische Untersuchung, bildgebende Verfahren) und dem Auftreten von Symptomen. Sind einmal Symptome durch eine Krebserkrankung aufgetreten, handelt es sich nicht mehr um eine wirkliche Früherkennung. Die Früherkennungsphase ist für die einzelnen Krebsarten wahrscheinlich unterschiedlich lang. Beim Prostatakrebs scheint sie mehrere Jahre zu betragen.

Unter »Screening« (aussieben, untersuchen, überprüfen) versteht man die Untersuchung möglichst zahlreicher asymptomatischer Personen nach deren Wahrscheinlichkeit, erkrankt zu sein. Das Untersuchungsverfahren sollte dabei einfach anwendbar und kostengünstig sein.

Für Screening-Untersuchungen gelten bestimmte klinisch-epidemiologische Qualitätskriterien wie:
- Sensitivität
- Spezifität
- Positiver Vorhersagewert

Die Initiative für ein Screening geht üblicherweise von einem Untersucher aus (z. B. einem öffentlichen Gesundheitsdienst). Krebsfrüherkennung (sog. Vorsorge) hingegen ist die Suche nach einer Krebserkrankung bei einem Individuum. Die Initiative geht vom Untersuchten oder auch von seinem Arzt aus.

Früherkennung von Nierenzellkarzinomen

Die Prognose eines Nierenzellkarzinoms korreliert mit der Tumorgröße. Durch die breite Anwendung der Ultraschalldiagnostik und auch anderer bildgebender Verfahren ist die Zahl der inzidentiell entdeckten, kleinen und asymptomatischen Nierenzellkarzinome in den letzten Jahren erheblich gestiegen. Dies hat neben der Verbesserung der operativen Techniken zu einer Zunahme organerhaltender Nierentumor-Operationen geführt. Das frühere Erkennen von Nierenzellkarzinomen hat auch dazu beigetragen, dass sich die Überlebenswahrscheinlichkeit aller Patienten mit dieser Erkrankung in den letzten 40 Jahren nahezu verdoppelt hat. Ob allerdings ein systematisches Ultraschall-Screening in einer Population die Mortalität an Nierenzellkarzinomen senken kann, ist bislang nicht erwiesen. Entsprechende Programme existieren deshalb in Deutschland nicht, sodass lediglich die Empfehlung bleibt, geeignete Arzt-Patienten-Kontakte für eine Ultraschalluntersuchung der Nieren zu nutzen.

Früherkennung von Urothelkarzinomen

Häufigstes Frühsymptom eines Urothelkarzinoms ist die Mikrohämaturie. Eventuell könnte die schlechte Prognose von invasiven Harnblasenkarzinomen durch

Früherkennung verbessert werden. Geeignet hierfür wäre möglicherweise ein sog. Home-Screening mit handelsüblichen Teststreifen auf Mikrohämaturie Aus Kostengründen wäre eine Beschränkung von entsprechenden Früherkennungsprogrammen auf Risikogruppen wie z. B. Raucher oder Personen, die regelmäßig mit industriellen Karzinogenen Kontakt haben, vorstellbar. Allerdings gibt es bisher nur wenige Untersuchungen zu dieser Thematik.

Inwieweit sich neuere Testverfahren wie beispielsweise die Detektion bestimmter Proteine im Urin mittels sog. »proteomic assays« in der Früherkennung von Urothelkarzinomen durchsetzen können, bleibt abzuwarten. Momentan mangelt es solchen Tests v. a. noch an einer akzeptablen Spezifität, d. h. an der Fähigkeit, gesunde Patienten tatsächlich auch als solche zu er kennen.

Früherkennung von Prostatakrebs

In Deutschland versterben jährlich über 11.000 Männer an einem Prostatakarzinom und mehr als 70.000 Erkrankungen werden neu entdeckt. Prostatakrebs ist nur im Frühstadium heilbar. Eine Prophylaxe gibt es nicht. Risikofaktoren sind:
- Fettreiche Ernährung
- Familiäre Belastung

Es wird heute vermutet, dass das Prostatakarzinom im Gegensatz zu anderen soliden Tumoren durch eine besonders lange Latenzphase gekennzeichnet ist, bevor es schließlich zu einer Tumorprogression kommt. Diese relativ lange Latenzphase ist günstig für Früherkennungsmaßnahmen. Hierfür existieren zwei vergleichsweise einfach anwendbare und kostengünstige Testverfahren auf das mögliche Vorliegen eines Prostatakarzinoms. Diese beiden Testverfahren sind die **digitorektale Untersuchung** der Prostata sowie die Bestimmung des **prostataspezifischen Antigens** (PSA) im Serum.

> **Tipp**
>
> Dabei ist nach heutigen Untersuchungen der positive Vorhersagewert des PSA-Testes deutlich höher als der der Tastuntersuchung.

Eine weitere wichtige Voraussetzung für die Anwendung von Früherkennungsmaßnahmen beim Prostatakarzinom ist die Tatsache, dass für das Prostatakarzinom mit der radikalen Prostatektomie sowie verschiedenen Bestrahlungsmethoden Behandlungsverfahren zur Verfügung stehen, die zu einer Heilung führen können.

> **Screening und Früherkennung auf Prostatakarzinom werden kontrovers diskutiert.**

Zum Thema Screening und Früherkennung auf Prostatakarzinom gibt es in der umfangreichen Literatur Belege, die sowohl ein Pro als auch ein Kontra plausibel erscheinen lassen. Insgesamt mehren sich in jüngster Zeit jedoch Anzeichen, die darauf hinweisen, dass Screening und Früherkennung auf Prostatakarzinom in der Lage sind, die Sterblichkeit an dieser Erkrankung zu senken. Dazu gehören u. a. der Rückgang der Fälle metastasierter Prostatakarzinome, der Rückgang der Tumorstadien bei den radikalen Prostatektomiepräparaten und der Rückgang der Sterblichkeit an Prostatakarzinomen in Ländern, vor allem in den USA, in denen zum Teil Früherkennungsprogramme existieren. Auch zwischenzeitlich publizierte randomisierte Screeningstudien aus Europa und den USA konnten zeigen, dass durch ein systematisches PSA-Screening eine Mortalitätssenkung beim Prostatakarzinom möglich ist.

> **Früherkennung des Prostatakarzinoms**
> - Ab wann ist eine Früherkennung des Prostatakarzinoms sinnvoll?
>   - Männer, die mindestens 40 Jahr alt sind und eine mutmaßliche Lebenserwartung von mehr als 10 Jahren haben, sollen über die Möglichkeit einer Früherkennung informiert werden
> - Welche Untersuchungen dienen zur Früherkennung auf Prostatakarzinom?
>   - Digitorektale Untersuchungen der Prostata
>   - Bestimmung des prostataspezifischen Antigens (PSA) im Blut (◘ Tab. 9.1)
> - In welchen Abständen soll eine Früherkennung auf Prostatakarzinom stattfinden?
>   - Bei normalem digitorektalem Tastbefund und einem PSA-Wert von <2 ng/ml sollte in einem Intervall von zwei Jahren oder individuell in einem längeren Intervall kontrolliert werden.
>   - Bei darüber liegenden Werten (>2 ng/ml) sollte ein Untersuchungsintervall von einem Jahr oder individuell auch kürzer eingehalten werden.
> - Welche Konsequenzen ergeben sich evtl. aus Früherkennungsuntersuchungen auf Prostatakarzinom?
>   - Evtl. Gewebeprobe (Nebenwirkungen gering)
>   - Evtl. operative oder sonstige Behandlungen im Falle eines Karzinomnachweises

◩ **Tab. 9.1** Für die Früherkennung eines Prostatakarzinoms sollten gewisse altersabhängige Normalwerte für PSA gelten	
40–49 Jahre	0–2,5 ng/ml
50–59 Jahre	0–3,5 ng/ml
60–69 Jahre	0–4,5 ng/ml
70–79 Jahre	0–6,5 ng/ml

> ❯ Patienten, die eine Früherkennungsunter-
> suchung wünschen, sollten sorgfältig über
> Vor- und Nachteile sowie über eventuelle
> therapeutische Konsequenzen aufgeklärt
> werden.

Die Beurteilung des PSA-Wertes richtet sich auch nach individuellen Patientencharakteristika (z. B. Alter, familiäre Vorbelastung, Prostatavolumen) und zunehmend auch nach weiteren Parametern (z. B. Anteil des freien PSA, PSA-Anstiegsgeschwindigkeit etc.). So begründet beispielsweise ein Gesamt-PSA von 3,0 ng/ml bei einem 50-jährigen, familiär vorbelasteten Mann mit normal großer Drüse und einer Verdopplung dieses PSA-Wertes innerhalb der letzten 12 Monate trotz eines unauffälligen Tastbefundes die Indikation zu einer Prostatabiopsie. Demgegenüber ist ein seit Jahren nahezu konstanter Gesamt-PSA-Wert von 9 ng/ml bei einem 75-jährigen Mann mit einem Prostatavolumen von 95 ml und einem Anteil des freien PSA von über 25 % primär mit einer gutartigen Prostatahyperplasie vereinbar, sofern kein suspekter Tastbefund vorliegt. Letztlich muss das gewählte Vorgehen unter Abwägung von Nutzen und Risiko jedoch immer individuell mit dem Patienten abgesprochen werden. Inwieweit sich neue Tumormarker im Blut oder Urin als Screeningparameter eignen, bleibt abzuwarten.

Früherkennung von Hoden- und Peniskrebs

Hodenkrebs Sowohl der Hodenkrebs als auch der Peniskrebs sind Erkrankungen, die mit dem bloßen Auge und mit der körperlichen Untersuchung erkannt werden können. Umso erstaunlicher ist es, dass immer wieder Patienten mit weit fortgeschrittenen lokalen Erkrankungen zur Behandlung kommen. Hier spielen sicherlich Ängste und Verdrängungsmechanismen eine große Rolle. Die Aufklärung über die Möglichkeit des Auftretens von Hodenkrebs sollte insbesondere in Schulen und bei der Bundeswehr erfolgen, da die Erkrankung in der Regel in jüngeren Altersgruppen auf-

tritt. Es wurde vielfach vermutet, dass eine regelmäßige Selbstuntersuchung bei Jugendlichen zu einer früheren Erkennung von Hodenkrebs führen würde. Entsprechende wissenschaftliche Daten liegen allerdings bis heute nicht vor.

Peniskarzinom Das Peniskarzinom ist insgesamt so selten, dass gezielte Früherkennungsprogramme nicht sinnvoll erscheinen. Allerdings wird von den entsprechenden Einrichtungen (Krebshilfeorganisationen) immer wieder darauf hingewiesen, dass Hautveränderungen durch eine Krebserkrankung verursacht sein können. Die Patienten werden aufgefordert, bei entsprechenden Warnsignalen einen Arzt aufzusuchen.

Prävention und Früherkennung

- **Prävention:** Änderung des Lebensstils könnte zur Verringerung der Neuerkrankungsrate an bösartigen Erkrankungen auch in der Urologie führen. So ist insbesondere der Zusammenhang zwischen Rauchen und Urothelkarzinomen gut belegt.
- **Früherkennung/Screening:** Je früher Krebs diagnostiziert wird, desto größer die Heilungschancen. Sonographie ermöglicht Früherkennung beim Nierenzellkarzinom. Die digital-rektale Untersuchung und Bestimmung von PSA zur Früherkennung des Prostatkarzinoms sind sinnvoll, aber nicht unumstritten. Mit Screening-Untersuchungen sollen möglichst große asymptomatische Personengruppen auf Erkrankte überprüft werden.

9.2   Nierentumoren

J.E. Gschwend

Der klinische Fall

Ein 48-jähriger Patient fällt im Rahmen der allgemeinärztlichen Abklärung von uncharakteristischen Oberbauchbeschwerden mit dem sonographischen Verdacht auf eine renale Raumforderung rechts auf und wird zur weiteren Abklärung dem Urologen zugewiesen.

Der Urologe sichert den Befund einer knapp 4 cm messenden soliden, hypoechogenen Raumforderung am oberen Pol der linken Niere und veranlasst eine Computertomographie. In der 3-Phasen-Computertomographie des Abdomens bestätigt sich eine solide, Kontrastmittel aufnehmende Raumforderung. Der

▼

Radiologe dokumentiert den dringlichen Verdacht auf ein Malignom der rechten Niere. Es besteht kein Anhalt für Lymphknoten- oder viszerale Metastasen. Die Vena renalis und Vena cava sind ohne Hinweis für einen Tumorthrombus. Eine zusätzliche Computertomographie des Thorax ergibt keinen Anhalt für Lungenmetastasen.

Der Urologe überweist den Patienten zur operativen Therapie in eine urologische Fachabteilung. Es erfolgt dort eine organerhaltende Nierentumorresektion in warmer Ischämie. Der pathologische Befund beschreibt ein mäßig differenziertes, papilläres Nierenzellkarzinom mit einem Durchmesser von 3,8 cm und einem tumorfreien Resektionsrand im angrenzenden gesunden Parenchym. Postoperativ sind die Niere dopplersonographisch gut perfundiert und die Nierenfunktion gemessen am Serumkreatinin-Wert unverändert. Es wird eine onkologische Nachsorge in Anlehnung an die aktuelle Leitlinie der europäischen Gesellschaft für Urologie empfohlen.

Das Nierenzellkarzinom ist der häufigste solide Tumor der Niere, ein Adenokarzinom ausgehend vom proximalen Tubulus. Die Bezeichnung Hypernephrom ist veraltet und sollte nicht mehr benutzt werden. Die Bezeichnung geht auf die falsche Annahme von Grawitz (1883) zurück, dass dieser Tumor von der Nebenniere ausgeht.

Weltweit nimmt die Inzidenz von Nierenzellkarzinomen zu. Es werden Subtypen mit spezifischen histologischen und genetischen Charakteristika unterschieden. Grundsätzlich können von allen Gewebsstrukturen der Niere benigne und maligne Tumoren der Niere ausgehen. Klassifikationen, die alle Tumortypen des perirenalen, renalen und des Nierenbeckengewebes beinhalten, sind daher komplex.

9.2.1 Nierenzellkarzinom

Epidemiologie

Inzidenz Nierenzellkarzinome repräsentieren in Deutschland 4,4 % aller Krebserkrankungen beim Mann und 3,3 % bei der Frau. Die Inzidenz ist in westlichen, industrialisierten Ländern erhöht. Die Relation Männer zu Frauen beträgt derzeit etwa 1,5:1 mit einem mittleren Erkrankungsalter von 67 Jahren bei Männern und etwa 71 Jahren bei der Frau. Etwa 0,5 % der Patienten entwickeln einen Tumor der Gegenniere. Nierenzellkarzinome werden fast ausschließlich im Erwachsenenalter beobachtet und müssen von Nephroblastomen (Wilms-Tumoren) im Kindesalter unterschieden werden.

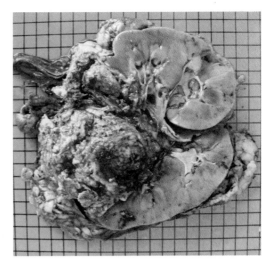

◘ Abb. 9.3 Makroskopisches Bild eines ausgedehnten klarzelligen Nierenzellkarzinoms

> **❯** Nierenzellkarzinome, inklusive des Onkozytoms, repräsentiert mehr als 85 % aller soliden Nierentumoren.

Risikofaktoren Es scheint ein Zusammenhang zwischen Übergewicht und Nierenkrebs insbesondere bei Frauen zu bestehen. Rauchen und Passivrauchen werden direkt mit einem erhöhten Risiko in Verbindung gebracht. Berufsbedingte Risiken bei Exposition gegenüber nierenschädigenden Substanzen (Anilinverbindungen, Halogenkohlenwasserstoffe, Cadmium) werden gesehen. Ein erhöhter Blutdruck korreliert mit dem Risiko einen Nierentumor zu entwickeln um den Faktor 2–3.

Ätiologie und Klassifikation

Als Ursprungsort des Nierenzellkarzinom gelten die Zellen des proximalen Tubulus (klarzelliges und chromophiles Karzinom).

Das **klarzellige, sporadische Nierenzellkarzinom** (◘ Abb. 9.3) ist der häufigste Tumortyp. Es ist meist unilokulär im Bereich des Nierenkortex lokalisiert. Typischerweise lässt sich der Verlust oder die Inaktivierung von Allelen am kurzen Arm des Chromosoms 3 (3p) nachweisen. Mutationen am Von-Hippel-Lindau-Gen (3p 25–26) finden sich in etwa einem Viertel der Patienten.

Der distale Tubulus (**chromophobes Karzinom**) und die Sammelrohre (**Duct-Bellini-Karzinom**) sind seltenere Ausgangspunkte eines Karzinoms. Das insgesamt seltene Duct-Bellini-Karzinom weist im klinischen Verlauf eher auf eine enge Beziehung zum

◻ Tab. 9.2 Einteilung der häufigsten Nierentumoren. (Adaptiert nach WHO)

Tumortyp	Häufig-keit	Onkogenetische Veränderung
Klarzellig	75 %	VHL (Von-Hippel-Lindau-Gen)
Papillärer Typ 1	5 %	Met (c-MET Proto-Onkogen)
Papillärer Typ 2	10 %	FH (Fumarat-Hydratase)
Chromophob	5 %	BHD (Birt-Hogg-Dubé-Gen)
Onkozytom	5 %	BHD (Birt-Hogg-Dubé-Gen)

Urothelkarzinom auf und hat eine sehr schlechte Prognose.

Zytogenetisch sind die verschiedenen Tumoren durch spezifische Veränderungen geprägt. Das **papilläre**, häufig multifokal und bilateral auftretende Nierenzellkarzinom wird aufgrund genetischer Veränderungen in einen Typ 1 und 2 unterschieden (◻ Tab. 9.2).

Renale Onkozytome nehmen ihren Ausgang ebenfalls von den Sammelrohren. Eine präoperative eindeutige Differenzierung von einem Nierenzellkarzinom ist bildgebend nicht sicher möglich. Onkozytome wurden zuerst von Zippel (1942) beschrieben und entsprechen ca. 5 % aller Nierentumoren. Onkozyten sind polygonale Zellen mit eosinophilem Zytoplasma und sehr guter Differenzierung. Onkozytome können eine erhebliche Größe erreichen, ohne zu entdifferenzieren oder Metastasen zu entwickeln. Sie sind stets gut abgekapselt, weisen eine zentrale Narbe und eine mahagonifarbene Oberfläche auf der Schnittebene auf. Genetisch werden Veränderungen am BHD-Gen (Birt-Hogg-Dubé-Gen), das am kurzen Arm des Chromosoms 17 lokalisiert ist, beschrieben. Veränderungen am BHD-Gen können auch mit onkozytären oder chromophoben Nierenzellkarzinom vergesellschaftet sein.

Andere seltene maligne Nierentumoren sind das medulläre Nierenzellkarzinom, das Xp11-Translokationskarzinom der Niere sowie das muzinöse und spindelzellige Karzinom der Niere. Sarkomatoide Tumoren werden als schlecht differenzierte Variante des jeweiligen Nierenzellkarzinomtyps eingestuft und sind allgemein mit einer deutlich schlechteren Prognose verbunden.

Patienten mit einem erblichen **Von-Hippel-Lindau-Syndrom** haben eine höhere Inzidenz für solide Tumoren der Niere. Beim Von-Hippel-Lindau-Syndrom liegen oft multiple uni- oder bilaterale Nierenzellkarzinome vor. Angiome der Retina, Hämangioblastome des ZNS, Phäochromozytome und Pankreaskarzinome sind häufige Tumormanifestationen. Die Erkrankung folgt einem autosomal-dominanten Erbgang mit hoher Penetranz. Sie wird häufig schon im frühen Erwachsenenalter durch neurologische Symptome manifest. Eine frühe Diagnose ist insbesondere für die Untersuchung und Identifizierung ebenfalls betroffener jüngerer Familienangehöriger wichtig. Das Nierenzellkarzinom ist die häufigste Todesursache dieser Patienten. Bei der familiären Häufung des Nierenzellkarzinoms im Rahmen eines Von-Hippel-Lindau-Syndroms konnte in einem hohen Prozentsatz eine Deletion oder Mutation an 3p25–26 (sog. Von-Hippel-Lindau-Gen) nachgewiesen werden. Jedoch auch bei 80 % der sporadischen Nierenzellkarzinome konnte eine Inaktivierung des VHL-Gens gefunden werden.

Im Rahmen der **tuberösen Sklerose**, einer erblichen Erkrankung, treten gehäuft multifokale und bilaterale Angiomyolipome der Niere, aber auch Nierenzellkarzinome in bis zu 4 % der Patienten auf. In bis zu 80 % sind Frauen, meist mit jungem Erkrankungsalter betroffen.

Morphologie

Nierenzellkarzinome sind typischerweise glatt begrenzte, weiche Tumoren, die von einer kräftigen Pseudokapsel umgeben sind. Durch zentrale Nekrosen und Hämorrhagien ist das bunte Schnittbild der Oberfläche geprägt. Der Tumor selbst hat oft eine typisch honiggelbe Farbe (◻ Abb. 9.3). Eine Besonderheit von Nierenzellkarzinomen sind Tumorthromben in venösen Gefäßen, der Vena renalis, gelegentlich der Vena cava und in seltenen Fällen bis in den rechten Herzvorhof reichend (◻ Abb. 9.4).

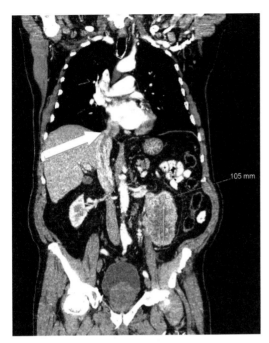

105 mm

◻ Abb. 9.4 Tumorthrombus in der Vena cava bis in den rechten Vorhof reichend

Symptomatik

Nierentumoren verursachen im frühen Erkrankungsstadium nur selten Symptome. Die klassischen Spätsymptome bestehen aus der Trias Hämaturie, palpabler Tumor und Schmerzen.

Viele Nierentumoren sind bis in Spätstadien nicht tastbar und bleiben ohne Symptome. Die klassische Trias wird bei lediglich 6–10 % aller Nierenzellkarzinome vorgefunden. Heute werden mehr als 50 % aller Nierenzellkarzinome zufällig im Rahmen der Abklärung unspezifischer abdominaler Beschwerden mittels Bildgebung entdeckt. Weitere unspezifische, paraneoplastische Symptome sind Fieber, Hypertonus, hepatische Dysfunktion (Stauffer-Syndrom mit Hepatosplenomegalie, Anstieg des α2-Globulins, verlängerte Prothrombinzeit, Hypoprothrombinämie, erhöhte alkalische Phosphatase und erhöhtes Bilirubin), Hyperkalzämie, Polyglobulie, Feminisierung oder Virilisierung, Anämie, Kachexie und Gewichtsverlust, Neuromyopathie, Amyloidose. Ein Prozentsatz von 25–30 % der Patienten mit Nierenzellkarzinom wird über eine asymptomatische oder symptomatische Metastasierung (Knochenschmerzen oder pulmonale Symptome) entdeckt.

❯ Da eine genetische Disposition für die Entstehung von Nierenzellkarzinomen bestehen kann, muss die Familienanamnese als Teil der Erstuntersuchung berücksichtigt werden.

Diagnostik

Klinische Untersuchung

Die körperliche Untersuchung hat einen begrenzten Stellenwert bei der Abklärung und Diagnose eines Nierenzellkarzinoms. Wichtige Hinweise auf einen lokal fortgeschrittenen oder metastasierten Nierentumor, die sich aus der klinischen Untersuchung ergeben sind:

- Tastbarer abdomineller Tumor
- Persistierende Varikozele (im Liegen)
- Bilaterale Beinschwellung als Folge einer venösen Stauung im Cavastromgebiet

Laboruntersuchungen Die Bestimmung des Serumkreatinins, des Hämoglobinwertes, der Blutsenkungsgeschwindigkeit, der alkalische Phosphatase und des Serumkalzium sind im Rahmen der Abklärung eines Nierentumors sinnvoll. Die Bestimmung der glomerulären Filtrationsrate dient der genaueren Bestimmung der Nierenfunktion, insbesondere bei Patienten mit bilateralen Tumoren oder Einzelniere. Spezifische Serumtumormarker sind für das Nierenzellkarzinom nicht bekannt bzw. nicht validiert.

Sonographie Als Basisuntersuchung bietet sich die Ultraschalluntersuchung an, die sehr große Bedeutung für die Detektion kleiner asymptomatischer Nierentumoren und damit eine Art Früherkennungscharakter hat. In der klinischen Routine erfolgt die Beurteilung der Niere meist im B-Bild (◻ Abb. 9.5). Zur Abklärung fokaler Veränderungen, also Nierenzysten und Nierentumoren, kann zusätzlich eine Kontrastmittel verstärkte Sonographie oder die Farbdopplersonographie (◻ Abb. 9.6) eingesetzt werden.

Mit Hilfe der Ultraschalldiagnostik kann die wichtigste Differenzialdiagnose zur Nierenzyste mit einer Sicherheit von über 95 % getroffen werden.

Nur wenige zystische Läsionen der Niere beinhalten ein Nierenzellkarzinom. Mittels der farbkodierten Duplex-Sonographie kann die Perfusion und die Gefäßarchitektur im B-Bild suspekt erscheinender Nierenareale orientierend beurteilt werden. Die Beurteilung der Mikroperfusion kann vom erfahrenen

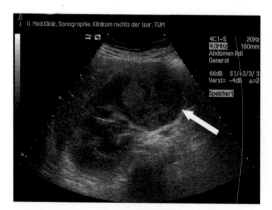

Abb. 9.5 B-Bild der Niere mit Nierentumor (*Pfeil*). (Mit freundlicher Genehmigung PD Dr. K. Stock, Abteilung Nephrologie, Klinikum rechts der Isar, München)

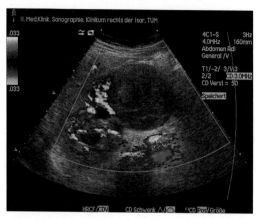

Abb. 9.6 Farbduplexsonographie einer soliden Raumforderung der Niere. (Mit freundlicher Genehmigung PD Dr. K. Stock, Abteilung Nephrologie, Klinikum rechts der Isar, München)

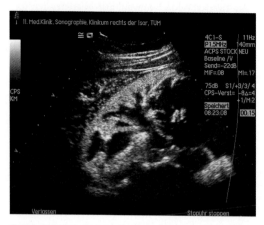

Abb. 9.7 Kontrastverstärkte Sonographie der Niere mit Nierentumor. (Mit freundlicher Genehmigung Dr. K. Stock, Abteilung Nephrologie, Klinikum rechts der Isar, München)

Untersucher mit dem kontrastverstärkten Ultraschall (■ Abb. 9.7) genauer beurteilt werden. Als intravenöses Ultraschallkontrastmittel dienen kleinste Mikrobläschen (2–6 μm) die mit einem Gas gefüllt und von einer Phospholipidhülle umgeben sind.

Ausscheidungsurogramm Das intravenöse Urogramm hat in der Abklärung einer soliden oder zystischen Raumforderung der Nieren heutzutage keinen wesentlichen Stellenwert mehr. Nur bei Verdacht auf einen Nierenbecken- oder Harnleitertumor kann das Ausscheidungsurogramm zusätzliche diagnostische Hinweise liefern.

Computertomographie Die sonographische Diagnose eines Nierentumors sollte bevorzugt durch eine qualitativ hochwertige **Mehrzeilen-3-Phasen-Computertomographie (CT)** mit Kontrastmittel gesichert werden (■ Abb. 9.8). Unter Berücksichtigung einer adäquaten Kontrastmittelgabe und der unterschiedlichen Untersuchungsphasen kann eine solide Raumforderung sicher nachgewiesen und in bis zu 100 % der Fälle ätiologisch differenziert werden.

> Onkozytome können allerdings computertomographisch meist nicht sicher von Nierenzellkarzinomen unterschieden werden.

Die CT-Untersuchung sichert die Diagnose und erlaubt neben der Beurteilung der lokalen Ausdehnung eines Tumors gleichzeitig ein abdominelles Staging (Lymphknotenstatus, venöse Beteiligung, Nebennierenbeteiligung, Leberstatus) sowie eine Beurteilung der Morphologie und Funktion der Gegenniere. Die **Multislice-Mehrzeilen-CT-Technik** erlaubt eine dynamische Aufnahme in dünnen Schichten von etwa 1 mm und damit die koronare Rekonstruktion der betroffenen Niere, des Tumors sowie der zugehörigen Gefäßarchitektur. Diese Technik grenzt heute die Notwendigkeit einer Angiographie auf sehr wenige Fälle ein.

> Ein Abdomen-CT oder MRT ist die Standarduntersuchung für Patienten mit einem Nierenzellkarzinom. Sie sind die zuverlässigsten bildgebenden Verfahren für die Einteilung nach dem TNM-System.

Angiographie Die selektive Angiographie und Kavographie haben aufgrund der modernen Spiral-CT und Magnetresonanztomographie (MRT) ihre Bedeutung in der Diagnostik fast vollständig verloren. Komplexe 3D-Gefäßrekonstruktionen mittels Angio-CT und Angio-MRT können angiographische Untersuchun-

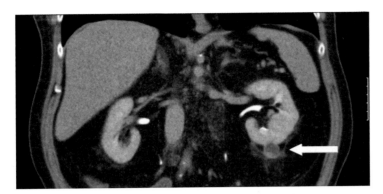

◘ Abb. 9.8 Phasen-Computertomographie einer kleinen, suspekten Raumforderung der Niere (*Pfeil*)

gen vollständig ersetzten. Lediglich im Rahmen interventioneller Eingriffe (arterielle Stent-Einlage, Coiling bei Blutungen) ergibt sich die Notwendigkeit einer selektiven Gefäßdarstellung.

Magnetresonanztomographie Die Magnetresonanztomographie (MRT) ist in ihrer diagnostischen Aussagekraft bei Raumforderungen der Niere dem CT tendenziell eher unterlegen. Durch Gadolinium-verstärkte T1- und T2-Sequenzen können jedoch kleine Tumoren oder zystische Läsionen bei Unsicherheiten im CT gelegentlich weiter eingegrenzt werden. Bei niereninsuffizienten Patienten müssen die Kontraindikationen für Gadolinium ebenso beachtet werden, wie beim konventionellen Einsatz von Jod-haltigem Kontrastmittel im Rahmen einer CT-Untersuchung.

> **Tipp**
>
> Für Patienten mit einem Tumorthrombus in der Vena cava bietet die koronare MRT-Darstellung die beste Aussagekraft.

Nuklearmedizinische Diagnostik Bei einer eingeschränkten Nierenfunktion ist präoperativ eine Nierenfunktionsuntersuchung (MAG-3 Isotopenclearence) sinnvoll, um eine Beurteilung der renalen Gesamtfunktion und der seitengetrennten Nierenfunktion zu gewährleisten. Die ^{18}F-FDG-Positronenemissionstomographie (PET) kombiniert mit einer Computertomographie (PET-CT) kann beim Nierenzellkarzinom zusätzlich zur Diagnostik von Metastasen eingesetzt werden. Der diagnostische Stellenwert und Einsatz der PET-CT beim Nierenzellkarzinom ist allerdings weiterhin ungenügend definiert und damit kein Standard. Für die Detektion von Knochenmetastasen wird nach wie vor bevorzugt die ^{99}TC-Skelettszintigraphie

oder das SPECT-Verfahren (Single-Positron-Emission-CT) eingesetzt.

> ❯❯ Zur Abklärung von Patienten mit dem Verdacht auf eine Knochenmetastasierung (erhöhte alkalische Phosphatase oder Knochenschmerzen) ist als Standard eine Skelettszintigraphie indiziert.

Die Evaluation der (seitengetrennten) Nierenfunktion mittels MAG-3-Isotopennephrographie ist präoperativ zu empfehlen, sofern Hinweise für eine eigeschränkte Nierenfunktion der Gegenseite bestehen

Differenzialdiagnose Die häufigsten raumfordernden Prozesse im Bereich der Nieren sind **Nierenzysten** und das **Nierenzellkarzinom**. Für die klinische Routine ist die Differenzialdiagnose zwischen diesen beiden Läsionen wichtig. Mittels Ultraschall und CT gemeinsam gelingt diese Differenzierung in nahezu 100 % der Fälle. Die Einteilung der Nierenzysten erfolgt gemäß der radiologischen **Bosniak-Klassifikation**.

> **Tipp**
>
> Die wichtigsten Kriterien im Hinblick auf die Diagnose Nierenzyste sind: Echofreie oder echoarme, glatt begrenzte Raumforderung, die kreisrund angelegt ist und eine dorsale Schallverstärkung aufweist.

In der Computertomographie gelten die gleichen morphologischen Kriterien. Hinzu kommt, dass die Nierenzystenkapsel typischerweise sehr zart ist und nach Kontrastmittelgabe keine Anreicherung aufweist (**Rand-Enhancement**). Ist auch nach diesen Kriterien eine Zyste nicht mit Sicherheit anzunehmen und fehlen auf der anderen Seite die klassischen Kriterien für die Annahme eines Nierenzellkarzinoms, so muss dieser Befund als **komplizierte (proteinreiche oder eingeblutete) Zyste** eingestuft werden. Gelegentlich erlaubt hier die kontrastverstärkte Ultraschalluntersuchung eine weitere Eingrenzung. Im Falle weiterer Unklarheit muss zwischen einer Beobachtung mit regelmäßiger Bildgebung im Intervall und ggf. einer operativen Resektion entschieden werden.

TNM-Klassifikation Die anatomische Ausbreitung des Nierenzellkarzinoms wird nach den Kriterien des TNM-Systems der UICC (2010) klassifiziert (◘ Tab. 9.3). Die veraltete Klassifikation nach Robson wird heute nicht mehr verwendet.

Prognose

Die Tumorgröße, eine Infiltration des perirenalen Fettgewebes und eine (mikroskopische) Veneninvasion sind neben dem Lymphknotenstatus die wesentlichen prognostischen Faktoren, die klinisch und pathohistologisch die T-Kategorie nach dem TNM-System bestimmen und gleichzeitig erheblichen Einfluss auf die Prognose nehmen. Unilaterale Tumoren <4 cm (pT1a) haben unabhängig vom operativen Verfahren eine hervorragende Prognose, größere Tumoren, eine Infiltration in das Fettgewebe oder größere Venen bis hin zur Vena cava sind mit einer schlechteren Prognose verbunden. Daneben haben das Grading nach WHO, und der histologische Subtyp des Nierenzellkarzinoms ebenfalls erheblichen Einfluss auf die Prognose. Molekulare prognostische Marker haben nach wie vor keinen Stellenwert in der klinischen Routine.

> ❯ Die wichtigsten prognostischen Kriterien für das Nierenzellkarzinom sind die Einteilung nach dem TNM-System, das WHO-Grading und der histologische Subtyp.

Therapie

Die Therapie des Nierenzellkarzinoms hat sich in den letzten Jahren durch die Einführung neuer Methoden und therapeutischer Konzepte sowohl beim lokal begrenzten als auch beim fortgeschrittenen Nierenzellkarzinom erheblich verändert und erweitert. Dieser Entwicklung muss bei der Erstellung eines Therapieplanes für den individuellen Patienten Rechnung getragen werden.

Therapie des lokal begrenzten Nierenzellkarzinoms

Radikale Tumornephrektomie

Die historische Basis für die **radikale, komplette Nierenentfernung** wurde unter anderem durch die Untersuchungen von Robson 1969 begründet, der an 88 Tu-

◘ **Tab. 9.3** TNM-Klassifikation von Nierentumoren (nach UICC)

T – Primärtumor	
Tx	Primärtumor kann nicht klassifiziert werden
T0	Kein Anhalt für Primärtumor vorhanden
T1	Tumor auf die Niere begrenzt (≤7 cm)
T1a	Tumor ≤4 cm in der größten Ausdehnung
T1b	Tumor 4–7 cm in der größten Ausdehnung
T2	Tumor >7 cm in größter Ausdehnung, auf die Niere begrenzt
T3	Tumor breitet sich in Venen aus oder infiltriert das perirenale Fettgewebe oder die Nebenniere
T3a	Tumor infiltriert das perirenale Fettgewebe und/oder die Nebenniere, aber innerhalb der Gerota-Faszie
T3b	Nierenvenenthrombus oder Vena-cava-Thrombus unterhalb des Diaphragmas
T3c	Tumorthrombus infiltriert die Wand der Vena cava oder Ausbreitung in die Vena cava oberhalb des Diaphragmas
T4	Tumorausdehnung außerhalb der Gerota-Faszie, Infiltration z. B. in den Darm, in die Leber oder das Pankreas
N – Regionale Lymphknoten	
Nx	Regionale Lymphknoten wurden nicht beurteilt
N0	Kein Anhalt für regionale Lymphknotenmetastasen
N1	Metastase in einem Lymphknoten
N2	Metastase in mehr als einem Lymphknoten
M – Fernmetastasen	
Mx	Metastasen wurden nicht beurteilt
M0	Kein Anhalt für Fernmetastasen
M1	Fernmetastasen vorhanden

mornephrektomie-Präparaten nachweisen konnte, dass in 45 % Tumorabsiedlungen im perirenalen Fettgewebe und in 6 % in der ipsilateralen Nebenniere nachweisbar waren. Die damit beschriebene radikale Tumornephrektomie war durch die vollständige Entfernung der tumortragenden Niere charakterisiert. Die Resektion erfolgt außerhalb der Gerota-Faszie, inklusive der Nebenniere und dem anhaftenden Peritoneum und mit einer frühen Ligatur der Nierengefäße. Dieses Konzept wurde über viele Jahrzehnte als Standard für alle Nierentumoreingriffe unabhängig von deren Größe als optimale und kurative Maßnahme beschrieben.

Die mittlerweile akzeptierten, sehr guten Erfahrungen mit der **organerhaltenden Nierentumorresektion**, dem bevorzugten Erhalt der ipsilateralen Nebenniere und die umstrittene Bedeutung der Lymphadenektomie grenzen die Bedeutung der klassischen Tumornephrektomie heutzutage weitgehend ein.

Weiter gibt es keine Hinweise für einen bevorzugten Zugangsweg (thorakoabdominal, transperitoneal, retroperitoneal). Dieser sollte der Lokalisation und Größe des Tumors sowie der individuellen Erfahrung des Operateurs angepasst werden.

> Die laparoskopische Tumornephrektomie hat sich als das bevorzugte Verfahren bei T1- und T2-Tumoren mit geringerer Morbidität bei äquivalentem onkologischem Ergebnis gegenüber dem offenen Zugang als Goldstandard etabliert.

Alle operativen Verfahren müssen weiterhin folgende Kriterien beachten:
- Frühe Kontrolle der Gefäße vor Tumormanipulation
- Mobilisation der Niere außerhalb und unter Mitnahme der Gerota-Faszie
- Vermeidung einer Tumorruptur
- Vollständige Bergung des Tumors in toto (Bergesack)

Eine routinemäßige Entfernung der ipsilateralen Nebenniere ist nicht erforderlich falls bildgebend kein Anhalt für eine Beteiligung der Nebenniere besteht. Ausnahmen sind Tumoren am Oberpol der Niere mit dem Risiko einer direkten Tumorinvasion in die Nebenniere oder sehr große Tumoren mit einem erhöhten Risiko für eine okkulte Nebennierenmetastasierung.

Eine radikale **Lymphadenektomie** verbessert das Überleben von Patienten mit klinisch unauffälligen Lymphknoten nicht. Eine systematische Lymphadenektomie wird daher nur bei klinisch (CT oder MRT) oder palpatorisch auffälligen Lymphknoten empfohlen.

> Die chirurgische Therapie ist nach wie vor der einzige kurative Ansatz beim Nierenzellkarzinom.

Eine routinemäßige Lymphadenektomie bei klinisch unauffälligen Lymphknoten verbessert das Überleben nicht. Auf eine ipsilaterale Adrenalektomie kann bis auf wenige Ausnahmen verzichtet werden.

> **Tipp**
>
> Die laparoskopische Tumornephrektomie ist zumindest bei organbegrenzten Tumoren gegenüber dem offenen Zugang als gleichwertig zu betrachten und gilt heute als Therapieoption der ersten Wahl, falls kein Organerhalt geplant ist.

Tumorthromben in der Vena renalis oder der Vena cava (4–10 %) müssen vollständig mit entfernt werden. Klinische Studien konnten bei Patienten mit Cava-Beteiligung ohne Nachweis von Fernmetastasen ähnliche Überlebensraten wie bei Patienten mit ausschließlicher Vena-renalis-Beteiligung nachweisen, so dass ein Tumorthrombus in der Vena cava keinen unabhängigen Prognosefaktor darstellt. Bei 10–25 % der Patienten mit Cava-Thrombus reicht dieser bis oberhalb der Einmündung der Lebervenen, selten bis in den rechten Vorhof. Entsprechend der Ausdehnung des Thrombus werden folgende 4 Typen unterschieden:
- Level I: in Höhe der Nierenvene
- Level II: unterhalb der Lebervenen
- Level III: oberhalb des Zwerchfells
- Level IV: rechter Vorhof

Die diagnostische Abklärung beinhaltet bei weit kranialen Tumorthromben eine MRT und zusätzlich eine transösophageale Endosonographie (TEE). Bei supradiaphragmalen Tumorthromben ist ein interdisziplinäres Vorgehen (Herz-Thoraxchirurgie) ggf. mit Einsatz der Herzlungenmaschine erforderlich. Diese Eingriffe sind trotz eines modernen perioperativen Managements mit einer deutlich erhöhten Morbidität und Mortalität verbunden.

Nierenerhaltende Operationen

Die organerhaltende Nierentumorresektion (◨ Abb. 9.9) hat sich in den letzten zwei Jahrzehnten bei kleinen Tumoren zunächst bis 4 cm (T1a), später bis 7 cm (T1b) auch in der elektiven Indikationsstellung bei gesunder Gegenniere zunehmend durchgesetzt. Für ein nierenerhaltendes Vorgehen sprechen 3 unabhängige Gründe. Der großzügige Einsatz bildgebender Verfahren hat zur zunehmenden Diagnose kleiner Nierentumoren geführt. Der Prozentsatz an kleinen oder zumindest organbegrenzten Nierentumoren beträgt heute bis zu 90 %. Der Verlust an funktionellem Nierengewebe erscheint in Anbetracht hervorragender Ergebnisse der organerhaltenden Operationen nicht gerechtfertigt. Patienten nach Tumornephrek-

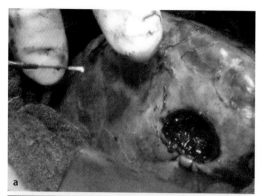

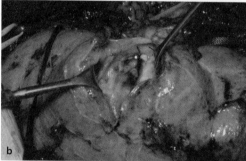

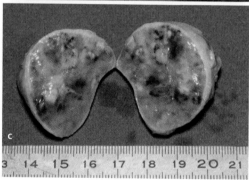

▯ Abb. 9.9a–c a Nierenerhaltende Laserresektion eines kleinen Nierenzellkarzinoms ohne Ischämie. **b** Nierenerhaltende Resektion eines zentralen Nierenzellkarzinoms in kalter Ischämie. **c** Entnommenes Nierentumor-Resektat

tomie haben ein signifikant höheres Risiko eine Niereninsuffizienz und Proteinurie zu entwickeln. Das Gesamtüberleben scheint nach Tumornephrektomie versus Organerhalt reduziert zu sein. Die Vermeidung einer terminalen Niereninsuffizienz ist aber auch bei Patienten mit größeren Tumoren im Sinne einer imperativen Indikation zur Organerhaltung indiziert.

Indikationen zur organerhaltenden Nierentumorresektion
- Imperative Indikationen
  - Anatomische oder operative Einzelniere
  - Bilaterale Tumorerkrankung
  - Präexistente Niereninsuffizienz
  - Hereditäres Nierentumorleiden (Rezidivrisiko)
- Relative Indikationen
  - Andere relevante Erkrankungen der Gegenniere (Urolithiasis)
  - Erkrankungen mit potenziell nierenschädigendem Einfluss (Diabetes mellitus, Hypertonie)
- Elektive Indikationen
  - Nierentumor bis 4 cm (T1a) bei gesunder Gegenniere, aber zunehmend alle organbegrenzten, komplett resektablen Tumoren

Bei imperativer Indikationsstellung muss mit einer erhöhten Rate von lokalen Tumorrezidiven (3–12 %) gerechnet werden. Die stadienadaptierte tumorfreie Überlebenszeit von 80–88 % nach 5 Jahren unterscheidet sich dabei jedoch nicht von Kollektiven mit Tumornephrektomie.

Bei elektiver Indikationsstellung und Tumoren bis 4 cm beträgt die tumorfreie 5-Jahres-Überlebenszeit mehr als 95 % und ist damit der radikalen Tumornephrektomie absolut vergleichbar. Diese Erfahrung hat dazu geführt, dass für alle kleinen Nierentumoren (T1a) auch bei gesunder kontralateraler Niere eine organerhaltende Tumorresektion dringlich empfohlen wird. Eine Erweiterung der Indikation auf größere Tumoren bis 7 cm (T1b/T2) wurde im Rahmen retrospektiver klinischer Untersuchungen geprüft und hat ebenfalls keine Nachteile gezeigt. Es konnte gezeigt werden, dass auch hier die tumorfreien Überlebenszeiten dem radikal chirurgischen Verfahren gleichwertig sind, bei allerdings besserer Nierenfunktion im Langzeitverlauf und damit erhöhtem Gesamtüberleben.

Nierenerhaltende Operationen sind beim Nierenzellkarzinom T1a (zunehmend auch T1b/T2) sehr gut etabliert. Die Rezidiv- und Überlebensrate ist bei Beachtung eines tumorfreien Resektionsrandes der radikalen Tumornephrektomie identisch.

❗ Im langfristigen Verlauf entwickeln Patienten mit erhaltener Niere seltener eine Niereninsuffizienz, Proteinurie und sekundäre kardiovaskuläre Erkrankungen.

Die laparoskopische oder alternativ Roboter-assistierte Nierenteilresektion (daVinci-System) ist von der individuellen Erfahrung des Operateurs abhängig und entsprechenden Zentren vorbehalten. Ergebnisse klinischer Serien legen jedoch nahe, dass die onkologischen Ergebnisse beim erfahrenen Operateur dem offenen Verfahren direkt vergleichbar sind bei etwas erhöhten Komplikationsraten, geringerem Blutverlust und schnellerer Rekonvaleszenz.

Bestrahlungstherapie

Die lokale prä- und postoperative Bestrahlung führt weder zu einer signifikanten Verbesserung der lokalen Kontrolle noch zu verbesserten Überlebensraten. Die Indikation zu einer prä- oder postoperativen Radiotherapie ist deshalb vollständig auf palliative Indikationen begrenzt.

Alternative ablative Verfahren

Das Verfahren der laparoskopisch assistierten Kryotherapie und perkutanen Radiofrequenzablation wurde beim Nierenzellkarzinom an größeren Kollektiven untersucht. Andere Verfahren wie hochfokussierter Ultraschall (HIFU) oder Mikrowellentherapie sind nach wie vor experimentell. Mögliche Vorteile all dieser Methoden sind die geringe Morbidität und damit die Möglichkeit auch Patienten mit einem hohen Grad an Komorbidität behandeln zu können. Der Nachteil dieser Verfahren liegt in einer inadäquaten histopathologischen Evaluation und der fehlenden Langzeiterfahrung bei Patienten mit einer längeren Lebenserwartung.

Patienten, die für ein operatives Vorgehen aufgrund eines erheblich reduzierten Gesundheitszustandes nicht geeignet sind, kann in Einzelfällen bei günstiger Lokalisation ein minimal-invasives Vorgehen mittels Radiofrequenzablation oder Kryotherapie angeboten werden. Eine aktive Beobachtung des Tumors ist bei solchen Patienten als rationale Alternative aber ebenso dringlich in Erwägung zu ziehen.

Therapie des fortgeschrittenen und metastasierten Nierenzellkarzinoms

Etwa 30 % aller Patienten mit Nierenzellkarzinom weisen bei der Erstdiagnose bereits Metastasen auf. 20–50 % der Patienten im scheinbar kurativen Stadien T1–T3 sterben innerhalb von 5 Jahren trotz operativer Therapie am Tumor. Der natürliche Krankheitsverlauf solcher Patienten ist außerordentlich unterschiedlich. Viele Patienten mit Metastasen sterben innerhalb eines Jahres, während andere 5 und mehr Jahre mit Metastasen überleben.

Der besondere Charakter des Nierenzellkarzinoms zeigt sich darin, dass auch nach 10 oder 15 Jahren Fern-metastasen auftreten können mit z. T. seltenen Metastasenorten. Patienten unterscheiden sich nach Allgemeinzustand, Ort und Zahl der Metastasen, Zeitintervall bis zur Metastasierung und Resektionsstatus erheblich in Bezug auf ihre Überlebenswahrscheinlichkeit. Bei günstigen Faktoren (längeres Zeitintervall ab Erstdiagnose, einzelne Metastasen, gute Resektabilität) sollte primär immer eine chirurgische Metastasenresektion angestrebt werden.

Studien mit Monochemotherapien und Kombinationstherapien der gängigen Chemotherapeutika haben nie einen Durchbruch erzielt. Vinblastin galt als eines der effektivsten Chemotherapeutika, komplette Remissionen wurden jedoch nie erzielt.

> **❯** Das fortgeschrittene, metastasierte Nierenzellkarzinom ist weitgehend chemo-, hormon- und radiotherapierefraktär.

Immuntherapie

Die vor mehr als 20 Jahren etablierte Kombinationstherapie aus Interleukin (IL-2) und Interferon (INF-α) war zum Teil mit erheblichen Nebenwirkungen und Lebensqualitätseinschränkung verbunden. Es wurde damit eine Lebensverlängerung um lediglich 2,5–5 Monate bei etwa 20 % der behandelten Patienten erreicht. Insbesondere mit der intravenösen IL-2-Hochdosistherapie konnten jedoch z. T. lange anhaltende Remissionen erzielt werden. Eine Reihe von Studien und die klinische Erfahrung zeigten aber, dass eine alleinige Immuntherapie nur bei selektierten jüngeren Patienten in gutem Allgemeinzustand und mit klarzelligem Nierenzellkarzinom als Erstlinientherapie onkologisch sinnvoll ist. Wegen der grippeähnlichen Nebenwirkungen und den schlechten Überlebensdaten wurde nach anderen Therapiestrategien für die Behandlung des fortgeschrittenen Nierenzellkarzinoms gesucht. In den letzten 10 Jahren konnten so neue therapeutische Ansätze entwickelt werden, die auf zelluläre Signalwege Einfluss nehmen und deshalb als Targettherapeutika bezeichnet werden.

> **❶** Eine Interferon-α-Monotherapie oder eine Kombination mit niedrig dosiertem Interleukin ist als Erstlinientherapie des metastasierten Nierenzellkarzinoms heute nicht mehr adäquat.

Targettherapeutika

Erfolgreiche Therapieansätze bieten neue, zugelassene Wirkstoffe wie die **Tyrosinkinase-Inhibitoren** (TKI) Sunitinib, Sorafenib, Pazopanib und Axitinib, die **mTOR-Inhibitoren** (»mammalian target of Rapamycin«) Temsirolimus und Everolimus sowie der

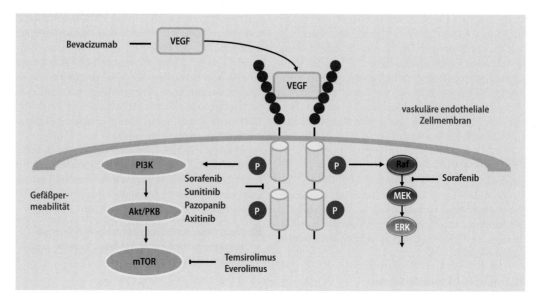

Bevacizumab — VEGF

VEGF

vaskuläre endotheliale Zellmembran

PI3K

Gefäßper-meabilität

Akt/PKB

Sorafenib
Sunitinib
Pazopanib
Axitinib

P   P   Raf — Sorafenib

MEK

P   P   ERK

mTOR — Temsirolimus
Everolimus

Abb. 9.10 Mechanismen der Targettherapie beim metastasierten Nierenzellkarzinom. (Adaptiert nach Rini u. Small 2005)

VEGF-Inhibitor Bevacizumab (kombiniert mit IFN-α). Alle Wirkstoffe sind zur Behandlung des metastasierten Nierenzellkarzinoms in unterschiedlichen Indikationen zugelassen und im klinischen Einsatz.

In Bezug auf das objektive Ansprechen und das progressionsfreie Überleben, aber auch im Hinblick auf das resultierende Gesamtüberleben belegen die Studiendaten einen größeren Nutzen der Targetherapie gegenüber einer Zytokin-basierten Immuntherapie beim Nierenzellkarzinom. Unabhängig davon, ob Patienten eine Zytokin-Therapie oder eine zielgerichtete Therapie erhalten, hat die palliative Nephrektomie wichtige Bedeutung behalten, wenngleich der Stellenwert der palliativen Nephrektomie im Zusammenhang mit einer zielgerichteten Therapie weiterhin nicht abschließend in prospektiven Studien untersucht wurde.

Mit der Targettherapie stehen mehrere Multi-Kinase-Rezeptor-Inhibitoren (EGFR, PDGFR, VEGFR, FLT3, c-Kit), ein monoklonaler Antikörper gegen VEGF und zwei mTOR-Inhibitoren zur Verfügung (**Abb. 9.10**). In Anlehnung an das individuelle Risikoprofil der Patienten konnten Therapiealgorithmen im Sinne einer möglichen Sequenztherapie entwickelt werden. Der sog. Motzer- oder auch MSKCC-Score (Memorial Sloan Kettering Cancer Center, **Tab. 9.4**, **Tab. 9.5**) ist dabei die akzeptierte Methode, das Risikoprofil der Patienten zu bestimmen. Die Anzahl an Risikofaktoren entscheidet, ob ein Patient mit einer günstigen, mittleren oder schlechten Prognose eingestuft wird.

Diese Risikoeinstufung wurde zur Grundlage aktueller internationaler Empfehlungen und Leitlinien zur Therapie des Nierenzellkarzinoms. In der Erstlinie kommen derzeit bei Patienten mit niedrigem und intermediärem Risikoprofil Sunitinib (Sutent), Pazopanib (Votrient), Bevacizumab (Avastin) in Kombination mit Interferon-α (Roferon A) und für Patienten mit hohem

Tab. 9.4 Klassifizierung der individuellen Risikofaktoren anhand der MSKCC- (Motzer-)Kriterien. (Adaptiert nach Motzer et al. 1999)

Allgemeinzustand (Karnofsky-Status	<80%
Zeit zwischen Erstdiagnose und IFN-Behandlung	≤1 Jahr
Hämoglobinwert	Niedriger als der untere Laborreferenzwert 12,0–16,0 g/dl Frauen 14,0–18,0 g/dl Männer
Laktatdehydrogenase (LDH)	<1,5× höher als der Laborreferenzwert Männlich 135–225 U/l Weiblich 135–214 UU/l
Korrigiertes Serumkalzium	Erhöht (<10 mg/dl)
Anzahl der Metastasierungsorte	≥2

Tab. 9.5 Klassifizierung des resultierenden individuellen Risikos anhand der MSKCC-(Motzer-)Kriterien. (Adaptiert nach Motzer et al. 1999)		
Risikogruppen	**Zahl der Risiko-faktoren**	**2-Jahres-Überleben (%)**
Niedriges Risiko	0	45
Mittleres Risiko	1–2	17
Hohes Risiko	3	3

Risiko Temsirolimus (Torisel) oder alternativ auch ein Tyrosinkinaseinhibitor zum Einsatz. Sorafenib (Nexavar), Sunitinib (Sutent), Pazopanib (Votrient), Axitinib (Inlyta) und Everolimus (Afinitor) stehen je nach Erstlinientherapie für die Zweit- oder Drittlinientherapie zur Verfügung.

Bevacizumab (Avastin) plus Interferon-α (Roferon-A)

Der intravenös zu applizierende Angiogeneseinhibitor Bevacizumab (Gabe alle 2 Wochen 10 mg/kgKG kombiniert mit Interferon-α 3–9 Mio. I.E. s.c. 3-mal wöchentlich), ein monoklonaler Antikörper, bindet den löslichen Wachstumsfaktor VEGF und verhindert so die Signaltransduktion. Die zulassungsrelevante Phase-III-Studie AVOREN umfasste 641 bisher unbehandelte Patienten, bei denen die Wirksamkeit des Antikörpers zusammen mit IFN-α untersucht wurde. Als Kontrolle diente die Kombination des Zytokins mit einem Placebo. Es resultierte ein progressionsfreies Überleben (PFS) von 10,2 Monaten für die Be-

vacizumab-Kombination, das gegenüber der Kontrollgruppe mit 5,4 Monaten fast verdoppelt wurde (p <0,0001). Das mediane Gesamtüberleben betrug im Bevacizumab-Kombinationsarm 23,3 Monate. Von der Therapie haben insbesondere Patienten mit gutem und intermediärem Risiko-Score profitiert.

Sunitinib (Sutent)

Sunitinib ist ein oral verfügbarer Multi-Tyrosinkinase-Inhibitor. Patienten erhalten 50 mg Sunitinib täglich für 4 Wochen, gefolgt von einer Therapiepause von 2 Wochen. In Zulassungsstudien zeigte sich diese Therapieform verträglicher als die Dauermedikation. In einer Phase-III-Studie mit 750 Patienten mit metastasiertem Nierenzellkarzinom zeigte sich unter Sunitinib im Vergleich zu INF-α ein wesentlich stärkeres objektives Ansprechen (Abb. 9.11). Eine komplette oder partielle Remission (CR + PR) wurde in 31 % der Fälle unter Sunitinib dokumentiert. In der Vergleichsgruppe zeigte sich nur bei 6 % der Patienten eine Tumorreduktion. Auch das progressionsfreie Überleben verlängerte sich signifikant unter Therapie mit oben genanntem Targettherapeutikum. Dieser Effekt wurde bei Patienten in allen 3 prognostischen Risikogruppen beschrieben und führte zur breiten Zulassung des Medikaments als Erstlinien-Therapeutikum. Das mediane Gesamtüberleben betrug im Sunitinib-Arm 26,4 Monate.

Pazopanib (Votrient)

Der Tyrosinkinase-Inhibitor Pazopanib hat als Klasseneffekt vergleichbare inhibitorische Kinasenaktivität wie Sunitinib. In der Zulassungsstudie erzielte Pazopanib gegenüber Plazebo eine signifikante Verbesserung des progressionsfreien Überlebens in der Erstlinien-

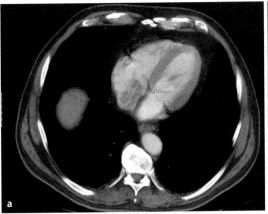
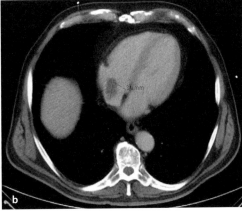

 Abb. 9.11a,b Partielle Remission eines Tumorthombus im rechten Vorhof unter Sunitinib. **a** Vor Sunitinib-Therapie. **b** Nach 8 Wochen Sunitinib-Therapie

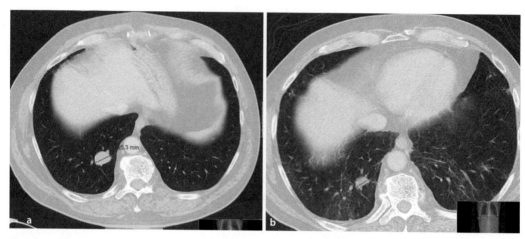

Abb. 9.12a,b Partielle Remission einer Lungenmetastase unter Therapie mit Temsirolimus. Begleitende, klinisch asymptomatische radiologische Zeichen einer Pneumonitis. **a** Vor Therapiebeginn. **b** Nach 12 Monaten Temsirolimus-Therapie

therapie oder in der Zweitlinie nach Zytokinversagen. Die orale Standarddosierung beträgt 800 mg täglich. Eine weitere Phase-III-Studie (COMPARZ) mit Pazopanib im direkten Vergleich zu Sunitinib ergab vergleichbare Effektivität bei einem etwas günstigeren Nebenwirkungsprofil und einer höheren therapieassoziierten Lebensqualität.

Temsirolimus (Torisel)

Dieser mTOR-Inhibitor wird intravenös mit einer empfohlenen Dosis von 25 mg absolut wöchentlich verabreicht. In einer 3-armigen Phase-III-Studie mit 626 Hochrisiko-Patienten (MSKCC) wurde Temsirolimus gegen IFN-α und gegen die Kombination Temsirolimus + IFN-α als Erstlinienbehandlung untersucht. Patienten im Temsirolimus-Arm erzielten ein medianes Gesamtüberleben von 10,9 Monaten, das damit signifikant länger war als unter der IFN-α-Monotherapie (7,3 Monate) und der Kombinationstherapie (8,4 Monate). Das PFS war zwar im Kombinationsarm deutlich länger als unter alleiniger IFN-α-Therapie (4,7 vs. 3,1 Monate), wurde aber mit der Temsirolimus-Monotherapie am stärksten verlängert (5,5 Monate). Von einer Temsirolimus-Therapie profitieren vor allem Patienten mit schlechtem Motzer-Risiko-Score (◻ Abb. 9.12).

Sorafenib (Nexavar)

Der Multi-Tyrosinkinase-Inhibitor Sorafenib hemmt weitgehend dieselben Strukturen wie Sunitinib, hat aber in Sequenztherapien auch nach vorausgehender Gabe von Sunitinib ein Ansprechen gezeigt. Sorafenib ist als Zweitlinien-Therapeutikum nach Versagen einer Immuntherapie oder bei Patienten, die für eine Im-

muntherapie nicht geeignet sind, auch in der Erstlinie zugelassen. Die orale Standarddosierung beträgt 2×400 mg täglich, eine Dosisreduktion auf 2×200 mg täglich ist bei stärkeren Nebenwirkungen möglich. Daten einer Phase-III-Studie mit 903 Patienten bestätigten eine Verlängerung des medianen PFS im Testarm der Studie (5,5 Monate vs. 2,8 Monate). Die gesamte Überlebenszeit betrug 17,8 Monate im Sorafenib-Arm.

Everolimus (Afinitor)

Die mTOR-Inhibition ist ebenfalls der zentrale Wirkmechanismus von Everolimus. Eine Phase-III-Studie bestätigte die Krankheitsstabilisierung von Patienten mit metastasiertem, klarzelligem Nierenzellkarzinom nach Versagen einer Erstlinien- oder Zweitlinientherapie. Everolimus ist oral verfügbar. Patienten werden mit 10 mg Everolimus pro Tag behandelt. Everolimus verlängerte das mediane progressionsfreie Überleben im untersuchten Patientenkollektiv im Vergleich zur Placebogruppe von 1,97 Monate auf 4,9 Monate.

Axitinib (Inlyta)

Die Zulassung von Axitinib, einem weiteren, hoch selektiven TKI, erweitert das Spektrum der zielgerichteten Therapie des metastasierten Nierenzellkarzinoms zusätzlich. Axitinib ist nach Tumorprogression unter Sunitinib oder nach Zytokingabe für die Therapie des Nierenzellkarzinoms indiziert. In der Phase-III-Zulassungsstudie erzielte Axitinib nach Versagen der Erstlinientherapie im Vergleich mit Sorafenib ein signifikant verbessertes progressionsfreies Überleben. Die initiale Dosierung liegt bei 2×5 mg Axitinib. Diese

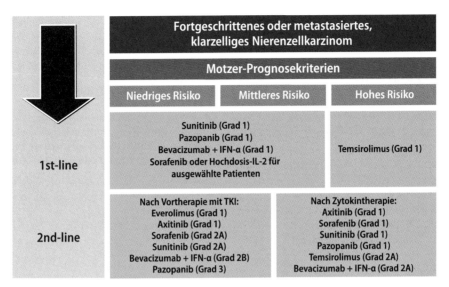

Abb. 9.13 Empfehlungen des National Comprehensive Cancer Network (NCCN) zur Therapie des metastasierten Nierenzellkarzinoms. (Adaptiert vom National Comprehensive Cancer Network. Practice Giudelines in Oncology, Kidney Cancer v. 1.2013)

kann bei guter Verträglichkeit auf bis zu 2×10 mg gesteigert werden.

Nebenwirkungsprofile

Die Entwicklung der Targettherapie beim Nierenzellkarzinom hat neue Wege der Behandlung eröffnet. Das Nebenwirkungsprofil einiger Substanzen stellt jedoch teilweise hohe Anforderungen an das Therapiemanagement. Zu den typischen unerwünschten Effekten gehören **Anämie, Thrombopenie** und **Neutropenie**. Das **Hand-Fuß-Syndrom** ist neben Erythemen im Gesicht und am Körperstamm eine typische Hautreaktion und tritt bei Sorafenib und Sunitinib gehäuft auf.

Gastrointestinale Nebenwirkungen, besonders Nausea und Diarrhö, sind bei der Behandlung mit zielgerichteten Substanzen generell verbreitet und häufig. Zu beachten sind auch **Veränderungen der Schilddrüsenfunktion** unter Tyrosinkinase-Therapie, die bei Sorafenib etwas milder ausgeprägt sind als bei Sunitinib. Letzteres erfordert wegen der Häufigkeit klinisch relevanter Schilddrüsenfunktionsveränderungen ein regelmäßiges Monitoring unter TKI-Gabe. Nebenwirkungen unter Therapie mit Axitinib sind bevorzugt Diarrhö, Hypertonie, Fatiguesyndrom und Dysphonie. Diese Nebenwirkungen sind in der Regel gut beherrschbar.

Kardiale Ereignisse und **Hypertonien** gehören zum Nebenwirkungsprofil aller Tyrosinkinase-Inhibitoren ebenso wie thromboembolische Ereignisse. Es kann bei mit Tyrosinkinase-Inhibitoren behandelten Patienten zu Veränderungen der Herzenzyme und/ oder des EKG sowie klinischen Symptomen kommen. Erhöhungen der Transaminasen treten unter Therapie mit Pazopanib häufiger auf. Deren regelmäßige Kontrolle ist daher obligat. Unter Bevacizumab müssen zusätzlich Blutungskomplikationen, spontane gastrointestinale Perforationen und eine Proteinurie beachtet werden. Eine jeweilige Dosisanpassung muss bei allen schwerwiegenden Toxizitäten bedacht werden.

Der Einsatz von mTOR-Inhibitoren kann auch bei nicht diabetischen Patienten eine **Hyperglykämie** und eine **Hypercholesterinämie** hervorrufen, die eine entsprechende Medikation erfordern. Beachtet werden müssen weiter eine mögliche Stomatitis, Infektionen, Fatigue, Hautausschlag, Leukopenie, Anämie und wenn auch selten das Auftreten einer Pneumonitis. Aufgrund der hepatischen Metabolisierung von mTOR-Inhibitoren über das Cytochrom P450 Isoenzym 3A4 (CYP3A4) muss auf die Begleitmedikation der Patienten geachtet werden. Substrate, Induktoren und Inhibitoren von CYP3A4 können zu einer erheblich klinisch relevanten Beeinflussung von Wirkung und Potenzierung der Nebenwirkungen führen.

Die Targettherapien (Abb. 9.13) haben in den letzten Jahren zu deutlichen Fortschritten in der Tumortherapie des metastasierten Nierenzellkarzinoms geführt. Bei vielen Patienten kann die Erkrankung über Monate bis Jahre in einen stabilen Zustand übergeführt werden. Ein messbares objektives Merkmal ist die Progressionsverzögerung der Krankheit, viele Patienten erreichen eine teils deutliche Lebensverlängerung und eine verbesserte Lebensqualität unter der Therapie.

9.2.2 Angiomyolipome

> ❯ Angiomyolipome sind seltene benigne Tumoren der Niere, die als renale Hamartome eingestuft werden.

Histologisch setzt sich der Tumor aus Fettgewebe, glatter Muskulatur und dickwandigen venösen Blutgefäßen zusammen. Die prozentuale Verteilung dieser 3 Komponenten kann erheblich variieren und beeinflusst das Erscheinungsbild im Ultraschall und CT.

Patienten mit dem erblichen Syndrom einer **tuberösen Sklerose** weisen oftmals eine klassische Trias mit mentaler Retardierung, Epilepsie und einem Adenoma sebaceum auf. Neben Hamartomen des Gehirns (Astrozytome) präsentieren sich 80 % dieser Patienten mit renalen Angiomyolipomen. Initial wurde angenommen, dass alle Patienten mit Angiomyolipomen der Niere eine Form der tuberösen Sklerose haben. Angiomyolipome können jedoch oftmals auch ohne Assoziation mit der tuberösen Sklerose entstehen und dementsprechend wird bei 80 % der Patienten mit einem Angiomyolipom keine tuberöse Sklerose diagnostiziert.

Symptomatik

Angiomyolipome treten oft bilateral und multifokal auf und sind häufig aufgrund ihrer Größe symptomatisch. Sie zeigen im natürlichen Verlauf meist eine Wachstumstendenz und können dann zu plötzlichen Einblutungen führen. Histologisch ist häufig ein Pleomorphismus zu sehen, selten lassen sich auch Mitosefiguren nachweisen. Obwohl keine Fernmetastasen beschrieben wurden, sind Metastasen in die regionalen Lymphknoten dokumentiert worden.

Diagnostik und Therapie

Mittels Computertomographie (CT) und Sonographie wird der Nachweis von fettäquivalenten Dichtewerten als typisches Merkmal des Angiomyolipoms gewertet. Im Ultraschall sind Angiomyolipome typischerweise hyperechogen (»weißer Tumor«). Wenn die Ultraschall- und CT-Untersuchung alle Kriterien eines Angiomyolipoms zeigt, können asymptomatische Angiomyolipome aufgrund ihres benignen Charakters konservativ geführt werden. Da das spontane Rupturrisiko mit zunehmender Größe ansteigt, wird ab einem Durchmesser von etwa 5 cm eine spezifische Therapie empfohlen. Zur Verfügung steht entweder eine organerhaltende Tumorresektion oder interventionelle radiologische Verfahren mit der Okklusion zuführender Gefäße. Bei singulären, aber auch multifokalen Befunden ist nahezu immer eine organerhaltende Operation möglich.

Juxtaglomeruläre Tumoren

> ❯ Juxtaglomeruläre Tumoren sind hormonaktiv, sezernieren Renin und verursachen dadurch einen arteriellen Hypertonus. Weitere Zeichen sind Hyperaldosteronismus und Hypokaliämie.

Diese sehr selten nachweisbaren Tumoren sind meist klein, von einer Kapsel umgeben und liegen im Nierenkortex. Bei bildgebendem Hinweisen für einen hormonaktiven Tumor des Nierenkortex kann eine operative Resektion, insbesondere bei jüngeren Patienten mit kurzer Anamnese, zur Normalisierung des Blutdruckes führen.

Nierenzellkarzinom

- **—** Häufigster solider Tumor der Niere, Adenokarzinom ausgehend vom proximalen Tubulus.
- **—** **Symptomatik:** meist sonographischer Zufallsbefund, Symptome wie Schmerzen, Hämaturie und tastbarer Tumor erst im Spätstadium.
- **—** **Diagnostik:** Differenzialdiagnose gegenüber Nierenzysten mittels Sonographie und Computertomographie oder MRT sehr sicher. TNM-Klassifizierung mittels CT. Metastasierung lymphogen und hämatogen (Lunge, Leber, Knochen, Gehirn). Als Besonderheit Bildung von Tumorthromben in der Vena renalis und cava.
- **—** **Therapie:** in frühen Stadien bis 4 cm elektive Indikation zur organerhaltenden Nierentumorresektion, in höheren Stadien Tumornephrektomie (bevorzugt laparoskopisch). Therapie des metastasierten Nierenzellkarzinoms mit Tyrosinkinase/VEGF-Inhibitoren oder mTOR-Inhibitoren.

9.3 Nierenbecken- und Harnleitertumoren

S. Tschirdewahn, F. vom Dorp, H. Rübben

Etwa 5–6 % der urothelialen Tumoren des Harntraktes sind Nierenbecken- und Harnleitertumoren (❏ Abb. 9.14). Das Nierenbecken ist hinsichtlich der Tumorlokalisation mit 58 % überrepräsentiert, gefolgt vom

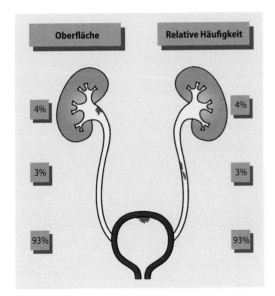

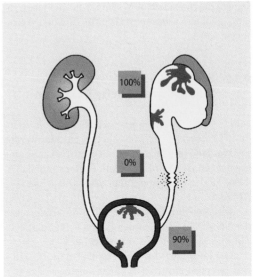

Abb. 9.14 Tumorlokalisation in Korrelation zur urothelialen Oberfläche

Abb. 9.15 Tierexperimentelle Untersuchung zur erhöhten Tumorinzidenz in dilatiertem Hohlsystem

Ureter mit einer Häufigkeit von 35 %. Nierenbecken und Harnleiter sind in ca. 7 % gemeinsam von einem Tumor betroffen; das bilaterale Urothelkarzinom des oberen Harntraktes ist mit 2,5 % selten. Die relative Häufigkeit der Tumoren in Nierenbecken, Harnleiter und Blase entspricht dem Anteil der urothelialen Oberfläche. Nierenbecken- und Harnleitertumoren sind mit ca. 1 % aller urogenitalen Tumoren selten; weniger als 10 % aller Nierentumoren sind Nierenbeckenkarzinome.

Mehr als 1/3 der Patienten weisen einen in der Harnblase lokalisierten urothelialen Zweittumor auf. Mit einem Häufigkeitsgipfel um das 65. Lebensjahr sind Männer im Verhältnis 3:1 häufiger als Frauen betroffen. Der natürliche Verlauf von Nierenbecken- und Harnleiterkarzinomen unterscheidet sich deutlich von Harnblasenkarzinomen. Im Rahmen der initialen Diagnostik wird ein invasives Karzinom bei ca. 60 % der Patienten mit Urothelkarzinom des oberen Harntraktes und 15–30 % der Patienten mit Harnblasenkarzinom detektiert.

9.3.1 Ätiologie

> Exogene Hauptrisikofaktoren für Nierenbecken- und Harnleiterkarzinome sind Tabakkonsum und berufliche Exposition.

Gefährdete Berufsgruppen sind Arbeiter der Textil-, Leder- und Farbindustrie, welche **aromatischen Ami-** nen, **Benzidin** und **2-Naphthylamin** ausgesetzt sind. Die Latenzzeit zwischen beruflich bedingter Karzinogenexposition und Erkrankung beträgt in der Regel mehr als 10 Jahre. Chemotherapeutika wie **Cyclophosphamid** führen zu einer erhöhten Inzidenz von Urothelkarzinomen. Durch langjährigen **Phenazetinabusus** (Analgetikanephropathie) resultierende Nierenbecken- und Harnleiterkarzinome sind seit dem Verbot der Substanz in den 1970er Jahren signifikant zurückgegangen.

Ein langjähriger **Tabakkonsum** von >20 Zigaretten über einen Zeitraum von 10 Jahren führt zu einem erhöhten Risiko für die Entwicklung eines Urothelkarzinoms. Eine erhöhte Exposition zu Aristolochia Säure und der Konsum von chinesischen Gewürzen scheint eine kausale Rolle in der erstmals 1956 beschriebenen endemischen familiären Nephritis, der **Balkannephropathie** zu spielen und ist mit einer erhöhten Inzidenz von sekundären Urothelkarzinomen des Nierenbeckens und Harnleiters assoziiert. Patienten mit **Lynch-Syndrom** (»hereditary non-polyposis colorectal cancer«, HNPCC) besitzen ein 14-fach höheres Risiko im Vergleich zur Normalbevölkerung einen Tumor im oberen Harntrakt zu entwickeln.

In experimentellen Studien konnten bei subtotaler Harnleiterstenosierung in über 90 % Nierenbecken- und proximale Harnleiterkarzinome nach chemischer Karzinogenexposition mit BBN (N-Butyl-N-4-hydroxybutyl-nitrosamin) bei der Ratte erzeugt werden (**Abb. 9.15**). Diese experimentellen Untersuchungen werden durch epidemiologische Studien bestätigt, die eine erhöhte Karzinominzidenz in gestauten Harnwegen zeigen.

9.3.2 Histologie, TNM-Stadien und prognostische Faktoren

Mehr als 90 % der Tumoren des Nierenhohlsystems und Harnleiters gehen vom Urothel aus und werden als **Übergangszellkarzinome** oder **Urothelkarzinome** bezeichnet. Selten finden sich Plattenepithelkarzinome und Adenokarzinome, sehr selten Sarkome (◘ Tab. 9.6).

Die Einteilung des Tumorstadiums erfolgt nach der TNM-Klassifikation der »Uninon Internationale Contre le Cancer« (UICC 2009) (◘ Tab. 9.7).

Die Einteilung des Tumordifferenzierungsgrades wird bei nicht invasiven Tumoren, analog zu den Blasentumoren, nach der **WHO-Klassifikation von 2004** vorgenommen und löst die bis dahin gültige Einteilung der Differenzierungsgrade G1–G3 (WHO-Klassifikation von 1973) auf und unterscheidet (◘ Tab. 9.8):

- Papilläre urotheliale Neoplasie mit niedrig malignem Potenzial (PUNLMP)
- Genetisch stabile nicht invasive »Low-grade«-Karzinome
- Genetisch instabile nicht invasive »High-grade«-Karzinome

❯ Mehr als 95 % der Nierenbecken- und Harnleitertumoren sind Urothelkarzinome. Die Tumorstadieneinteilung erfolgt nach der TNM-Klassifikation (UICC 2009). Die Einteilung des Tumordifferenzierungsgrades wird nach der WHO-Klassifikation von 2004 vorgenommen und unterscheidet Low-grade- und High-grade-Karzinome.

Metastasierungswege Nierenbeckentumoren metastasieren lymphogen in die paraaortalen und parakavalen Lymphknoten. Die hämatogene Metastasierung der Nierenbeckenkarzinome erfolgt in Lunge, Leber und Skelett; seltener wird eine Metastasierung in Pankreas oder Nebenniere beobachtet.

Die lymphogene Metastasierung der **Harnleitertumoren** ist abhängig von der Primärtumorlokalisation: distale Harnleitertumoren können einen paravesikalen Lymphknotenbefall verursachen; Tumoren des mittleren Harnleiterdrittels metastasieren in die iliakalen Lymphknoten und proximale Harnleitertumoren führen zu einer paraaortalen oder parakavalen Lymphknotenbeteiligung.

◘ **Tab. 9.6** Relative Häufigkeit der verschiedenen histologischen Subtypen des Nierenbecken- und Harnleitertumors

Typ	Häufigkeit
Urothelkarzinom	>95 %
Plattenepithelkarzinom	4 %
Adenokarzinom	1 %
Sarkome	<0,5 %

◘ **Tab. 9.7** TNM-Klassifikation der Nierenbecken- und Harnleiterkarzinome (UICC 2009)

T – Primärtumor	
TX	Primärtumor kann nicht beurteilt werden
T0	Kein Anhalt für Primärtumor
Ta	Papilläres nicht invasives Karzinom
Tis	Carcinoma in situ
T1	Tumor infiltriert subepitheliales Bindegewebe
T2	Tumor infiltriert Muskularis
T3	Tumor infiltriert jenseits der Muskularis in periureterales oder peripelvines Fettgewebe oder Nierenparenchym
T4	Tumor infiltriert Nachbarorgane oder das perirenale Fett
N – Regionale Lymphknoten	
NX	Regionale Lymphknoten können nicht beurteilt werden
N0	Kein Anhalt für regionale Lymphknotenmetastasen
N1	Metastase in solitären Lymphknoten ≤2 cm in größter Ausdehnung
N2	Metastase in solitären Lymphknoten ≥2 cm, aber ≤5 cm in größter Ausdehnung oder multiple Lymphknoten (keiner >5 cm in größter Ausdehnung)
N3	Metastasen in Lymphknoten >5 cm in größter Ausdehnung
M – Fernmetastasen	
MX	Fernmetastasen können nicht beurteilt werden
M0	Kein Anhalt für Fernmetastasen
M1	Fernmetastasen

■ **Tab. 9.8** Differenzierungsgrad von Nierenbecken- und Harnleiterkarzinomen	
WHO 1973	**2004**
Leichte Dysplasie	Intraurotheliale Low-grade-Neoplasie
Mittlere Dysplasie	Intraurotheliale High-grade-Neoplasie
Schwere Dysplasie	(Cis)
Papillom	Papillom
G1	PUNLMP Nicht invasives papilläres Low-grade-Karzinom
G2	Nicht invasives papilläres Low-grade-Karzinom Nicht invasives papilläres High-grade-Karzinom
G3	Nicht invasives papilläres High-grade-Karzinom

■ **Tab. 9.9** Prozentuale Angaben zur klinischen Symptomatik bei Nierenbecken- und Harnleiter-tumoren	
Symptom	**Häufigkeit [%]**
Makrohämaturie	70–80
Flankenschmerzen	<10
Appetitlosigkeit	<10
Gewichtsverlust	<10
Leistungsabfall	<10
Tastbarer Tumor	<10

❯ **Ähnlich wie bei Blasentumoren besteht in bis zu 45 % ein multifokales Tumorwachstum.**

Prognostische Faktoren Prognostische Faktoren sind erhöhtes Patientenalter, Tumorstadium und Differenzierungsgrad, multifokales Tumorwachstum, lymphovaskuläre Invasion, ausgedehnte Tumornekrose (>10% der Tumorfläche), Tumorarchitektur (papillär vs. solide), begleitendes Carcinoma in situ und präoperative Hydronephrose. Die 5-Jahres-Überlebensrate beträgt für nicht muskelinvasive Tumoren (pTa, pT1) >90 %, für pT2/3-Tumoren <50 %, für pT4-Tumoren <10 %.

9.3.3 Symptomatik

Hauptsymptom ist mit 70–80 % die schmerzlose Mikro- oder Makrohämaturie. Spätsymptome wie Flankenschmerzen, tastbarer Tumor, Appetitlosigkeit, Gewichtsverlust und Leistungsabfall (B-Symptomatik) sind mit fortgeschrittener Tumorerkrankung und schlechter Prognose verbunden (■ Tab. 9.9).

9.3.4 Diagnostik

Zytologie Die exfoliative Urinzytologie ist ein wesentlicher Bestandteil in der Diagnostik von Urothel-

karzinomen und besitzt in der Charakterisierung von Blasentumoren eine Sensitivität von 80–100 % für die onkologisch entscheidende Diagnose des High-grade-Urothelkarzinoms.

Für das Urothelkarzinom des oberen Harntraktes ist die Zytologie für die Diagnose des High-grade-und des invasiven Urothelkarzinoms nur eingeschränkt zu verwerten. In größeren Fallserien wurde über eine Sensitivität von ca. 70 % berichtet, die auch bei selektiver Uringewinnung aus dem Hohlsystem nicht zu steigern war. Eine positive Zytologie ist mit muskelinvasivem und nicht-organbegrenztem Tumorwachstum assoziiert und daher nützlich für das klinische Staging.

Für die Diagnostik hochdifferenzierter Low-grade-Karzinome gibt es für die Zytologie keine Indikation, da morphologische Unterschiede zwischen normalem Urothel und hochdifferenzierten Karzinomen nur marginal sind.

Multidetektor-Computer-Tomographie-Urographie (MDCTU) Für die Detektion des Nierenbecken- oder Harnleitertumors ist die Multidetektor-CT-Urographie als Standard anzusehen. Für papilläre Tumoren zwischen 5–10 mm beträgt die Sensitivität 96 % und die Spezifität 99 %. Die Sensitivität sinkt für papilläre Läsionen <5 mm auf 89 % und für papilläre Läsionen <3 mm auf 40 % Ein Hauptproblem stellt die Detektion flacher Läsionen (CIS) dar, welche erst im Rahmen einer massiven Infiltration in tiefere Bindegewebsschichten möglich wird.

i.v. Urogramm Das Ausscheidungsurogramm (i.v. Urogramm, IVP) gibt in 50–75 % einen entscheidenden Hinweis auf einen Nierenbecken- oder Harnleitertumor. Einerseits sind Tumoren durch Kontrastmittelfüllungsdefekte im Hohlsystem darstellbar, andererseits kann sich eine tumorbedingte Obstruktion des Harnleiters durch einen im Urogramm festgestellten Funktionsausfall darstellen.

> **❯** Aufgrund der eingeschränkten diagnostischen Genauigkeit ist das Ausscheidungsurogramm von der CT-Urographie für die Detektion von Nierenbecken- und Harnleitertumoren abgelöst worden.

Retrograde Ureteropyelographie Neben der Kontrastmitteldarstellung des Harntraktes kann im Rahmen der retrograden Urographie selektiv aus Nierenbecken und Harnleiter Spülflüssigkeit für die exfoliative Urinzytologie entnommen werden. Die Sensitivität zur Detektion von Urothelkarzinomen beträgt >90 %.

Diagnostische Ureterorenoskopie Bei Auffälligkeiten in der Bildgebung wird die histologische Sicherung des Befundes mittels diagnostischer Ureterorenoskopie angestrebt. Hierdurch gelingt eine makroskopische Tumoreinschätzung (papillär vs. solide), die Entnahme einer Tumorbiopsie und mit hoher Treffsicherheit eine Trennung zwischen High- bzw. Low-grade-Urothelkarzinom.

Zystoskopie Die Zystoskopie erfolgt zum Ausschluss eines Zweittumors in der Harnblase.

Sonographie Die Sonographie dient als orientierende Untersuchung. Eine Differenzierung zwischen Blutkoagel, benigner oder maligner Raumforderung ist allerdings schwierig. Bei nachweisbarem Füllungsdefekt im IVP oder retrograder Urographie kann die Sonographie hilfreich sein, um ein nicht schattengebendes Konkrement auszuschließen. Ebenso ist eine orientierende Beurteilung parenchymatöser Organe oder der retroperitonealen und iliakalen Lymphknoten im Hinblick auf eine potenzielle Metastasierung möglich.

9.3.5 Therapie

> **❯** Standardtherapie des infiltrativen, nicht metastasierten Urotheltumors des Nierenbeckens oder Harnleiters ist die Nephroureterektomie unter Mitnahme einer Blasenmanschette zur Entfernung des intramuralen Harnleiteranteils.

Besonders bei Hinweis auf ein infiltratives Wachstum in der CT-Urographie, bei multifokalem und/oder High-grade-Karzinom sollte eine **radikale Nephroureterektomie** vorgenommen werden.

Nicht invasive, gut differenzierte, solitäre Urotheltumoren (<1 cm) des Harnleiters oder Nierenbeckens können einer organerhaltenden Behandlung zugeführt werden. Organerhaltende, endourologische Therapieverfahren sind die **ureterorenoskopisch** durchgeführte Tumorresektion und Laserkoagulation. Die **perkutane** Tumorresektion kann bei nicht invasiven Low-grade-Karzinomen der unteren Kelchgruppe durchgeführt werden, die ureterorenoskopisch nicht zugänglich sind.

> **❯** Organerhaltende Therapiemaßnahmen können bei solitären, gut differenzierten nicht invasiven Tumoren <1 cm vor allem bei Multimorbidität, Niereninsuffizienz, Rest- oder Einzelnieren erwogen werden.

Die **Segmentresektion des Harnleiters** liefert adäquate onkologische Ergebnisse und kann bei nicht invasiven Low-grade- und High-grade-Karzinomen (pTa, pT1) des distalen Ureters mit anschließender End-zu-End-Anastomose, im Psoas-Hitch-Verfahren oder mit fixiertem Boari-Lappen angewendet werden. Segmentresektionen des lumbalen und iliakalen Ureters sollten wegen höherer Komplikationsraten vermieden werden.

Bei Patienten mit funktioneller Einzelniere oder Restniere kann eine **Autotransplantation** der Niere ins kleine Becken, nach langstreckiger Harnleiterresektion die **intestinale Interposition** (z. B. Ileum-Interponat), aber auch der Einsatz von Harnleiterprothesen diskutiert werden.

Metastasierte oder **lokal weit fortgeschrittene Tumoren** können einer systemischen, induktiven Cisplatin-basierten Chemotherapie nach dem **MVAC-Schema** (Methotrexat, Vinblastin, Adriamycin und Cisplatin) oder **GC-Schema** (Gemcitabine und Cisplatin) zugeführt werden. Aufgrund geringer Fallzahlen und fehlender prospektiv randomisierter Studien lässt sich zum jetzigen Zeitpunkt ein gesicherter Einfluss auf die Überlebensrate der so behandelten Patienten nicht nachweisen.

Nierenbecken- und Harnleitertumoren

- **Ätiologie:** 5 % aller urothelialen Neubildungen. Exogen induzierbar, z. B. durch aromatische Amine, Tabak- und Phenazetinabusus. Patienten mit Lynch-Syndrom besitzen ein 14-fach höheres Risiko im Vergleich zur Normalbevölkerung.
- **Histologie:** 95 % sind Urothelkarzinome, Tumorstadieneinteilung nach der TNM-Klassifikation (UICC 2009). Einteilung des Tumordifferenzierungsgrades nach der WHO-Klassifikation von 2004. Lymphogene Metastasierung in die paraaortalen, parakavalen, sowie beim Harnleiterkarzinom in die iliakalen, paravesikalen Lymphknoten. Hämatogene Metastasierung in Skelett, Lunge, Leber, Nebenniere, selten in Pankreas oder Milz.
- **Symptomatik:** Mikro-oder Makrohämaturie bei ca. 70–80 % der Patienten
- **Diagnostik:** CT-Urographie, Ausscheidungsurogramm, retrograde Ureteropyelographie, Ureterorenoskopie in Kombination mit Zytologie und Probebiopsie
- **Therapie:**
  - Bei nicht metastasierten Urothelkarzinomen erfolgt die Operation:
    - Bei infiltrativ wachsenden oder schlecht differenzierten (high grade), nicht invasiv wachsenden und/oder multifokalen Tumoren → Nephroureterektomie mit vollständiger Exzision des Harnleiters (Blasenmanschette)
    - Bei nicht invasiv wachsenden, gut differenzierten (low grade), solitärenUrothelkarzinomen <1 cm → organerhaltende Verfahren
  - Bei lymphogen oder hämatogen metastasierten Urothelkarzinomen → systemische, induktive Polychemotherapie nach GC- oder MVAC-Schema
- **Prognose:**
  - In Abhängigkeit vom Tumorstadium unter Berücksichtigung von Infiltrationstiefe, Tumorarchitektur (papillär vs. solide), Differenzierungsgrad, lymphovaskulärer Invasion, Ausdehnung der Metastasierung und Patientenalter
  - 5-Jahres-Überlebensrate: nicht muskelinvasive Tumoren (pTa, pT1) >90 %, pT2/3-Tumoren <50 %, pT4-Tumoren <10 %

9.4 Harnblasenkarzinom

R. Hautmann, S. Hautmann

9.4.1 Epidemiologie

Das Robert-Koch-Institut prognostiziert für das Jahr 2012 in Deutschland 11.500 neu diagnostizierte Urothelkarzinome bei Männern und 4700 Neuerkrankungen bei Frauen (http://www.rki.de). Bei den Krebsneuerkrankungen ist die Blase nach Prostata, Darm und Lunge der vierthäufigste Tumor beim Mann; bei der Frau findet sich die Blase an Position 12 der Krebsneuerkrankungen. Das mittlere Erkrankungsalter liegt bei Männern bei 73 und bei Frauen bei 77 Jahren. Die Erkrankungsrate steigt mit dem Alter stetig an und nur jeder 5. Betroffene ist <65 Jahre. Einen günstigen Einfluss auf die altersstandardisierten Erkrankungs- und Sterberaten hat der rückläufige Tabakkonsum und die Reduzierung der beruflichen Exposition gegenüber den bekannten Kanzerogenen, die mittlerweile aus den Arbeitsprozessen größtenteils entfernt wurden. Dem gegenüber steht aber die demographische Bevölkerungsentwicklung in Deutschland mit einem zunehmenden Anteil älterer Menschen an der Gesamtbevölkerung und einer sich daraus ergebenden Zunahme der Erkrankungsfälle in den nächsten Jahren bzw. Jahrzehnten.

70 % der neu diagnostizierten Urothelkarzinome sind nicht muskelinvasive Tumoren, deren biologisches Verhalten durch eine hohe Rezidiv- und Progressionsrate gekennzeichnet ist. Hieraus ergeben sich für die betroffenen Patienten intensive Therapieregime und eine teilweise lebenslange Nachsorge.

> ❯ Unter ökonomischen Gesichtspunkten ist der Blasentumor der Tumor mit den höchsten Therapiekosten.

30 % der Patienten haben ein muskelinvasives Karzinom bei initialer Diagnose. Diese Patienten erleiden trotz aggressiver Therapie in bis zu 50 % innerhalb von 5 Jahren eine Metastasierung. Die ansonsten bei anderen Tumorerkrankungen oft verwendete 10-Jahres-Überlebenswahrscheinlichkeit zur Planung weiterer Therapieentscheidungen ist beim Harnblasenkarzinom nicht anwendbar, da ohne aggressive Behandlung >80 % der Patienten innerhalb von 2 Jahren versterben.

9.4.2 Ätiologie und Pathogenese

❯ **Beim Harnblasenkarzinom handelt es sich generell um eine Erkrankung des älteren Patienten.**

Auch wenn das Harnblasenkarzinom in jeder Altersdekade auftreten kann, handelt es sich generell eher um eine Erkrankung des älteren Patienten. Parallel zur zunehmenden Lebenserwartung und dem rasch wachsenden Anteil der älteren Bevölkerung nimmt auch der Anteil am Blasenkarzinom besonders bei älteren Patienten zu. Das Alter wird mittlerweile als größter singulärer Risikofaktor für die Entwicklung eines Harnblasenkarzinoms angesehen. Aufgrund potenziell erhöhter Komplikationsraten sowie eines anspruchsvolleren Managements beim älteren Patienten herrscht leider und unberechtigterweise weiterhin allgemein eine Zurückhaltung gegenüber invasiven chirurgischen und medikamentösen Maßnahmen.

Das Blasenkarzinom ist primär ein **Karzinogengesteuerter Tumor**. Die Exposition gegenüber Karzinogenen, wie z. B. polyzyklischen aromatischen Hydrokarbonen, aromatischen Aminen und Nitrosaminen durch Zigaretten rauchen, Umweltexposition, Haarfarben neben anderen Substanzen hat ein erhöhtes Blasenkarzinomrisiko. Viele dieser Karzinogene können Mutationen- und Chromosomen-Aberrationen erzeugen. Die Kanzerogenität entsteht dadurch, dass die aromatischen Amine in der Leber hydroxyliert und glukoronidiert und über den Urin ausgeschieden werden. Durch N-Acetyltransferase können sie inaktiviert werden. Menschen, die genetisch bedingt schnell azetylieren, haben ein geringeres Krebsrisiko als sog. Langsam-Azetylierer. Der Kontakt des Urothels mit den aromatischen Aminen 4-Aminobiphenyl und o-Toludin ist die wahrscheinlichste Ursache für die Entstehung von Urothelkarzinomen.

Kanzerogene beim Urothelkarzinom
- 2-β-Naphtylamin
- 1-Naphthylamin
- Auramin
- Fuchsin
- Benzidin
- Anilin
- 4-Amino-biphenyl
- Dichlorobenzidin
- Orthotolidin
- Zigarettenkonsum (höheres Risiko von 1:2–1:6, 2-β-Naphthylamin)

▼

- Chronische Harnwegsinfekte (Nitrosamin)
- Bilharziose
- Endemische (Balkan-)Nephropathie (Aristoloch-Säure aus der Aristolochia-Pflanze)
- Medikamente: Chlornaphazin, Phenacetin, Cyclophosphamid
- Radiatio
- Kaffee?
- Süßstoffe?

Mutationen von FGFR3 und p53 sind die Schaltstellen für die unterschiedliche molekulare Pathogenese von »Low-« und »High-grade«-Blasentumoren (◻ Abb. 9.16). Mutationen des Fibroblast growth receptor (FGFR) 3 treten mit großer Häufigkeit (60–80 %) bei nicht invasiven »Low-grade«-Tumoren auf, während p53-Mutationen gewöhnlich bei invasiven »High-grade«-Tumoren und CIS zu finden sind.

Rauchen Raucher haben ein bis zu 6-fach höheres Risiko Harnblasenkarzinome zu entwickeln.

❯ **Über 30 % der Blasentumorerkrankungen sind mit Nikotinabusus verbunden.**

Je länger der Zigarettenkonsum besteht, desto höher ist das Risiko, ein Harnblasenkarzinom zu entwickeln. Dabei spielt das 2-Naphthylamin die bedeutendste Rolle.

Bilharziose In weiten Teilen Afrikas und den arabischen Ländern ist die Bilharziose endemisch (▶ Kap. 7.2). Granulomatöse Polypen bilden sich in der Akutphase der Infektion mit Schistosoma haematobium in der Blase, die zunächst noch medikamentös therapierbar sind. Bei chronischen Infektionen entstehen ebenfalls Blasenkarzinome. In diesen Ländern sind bis zu 70 % der Blasenkarzinome Plattenepithelkarzinome. Eine infektbedingte Nitrosaminbildung wird als Ursache vermutet.

9.4.3 Klassifikation und TNM-Stadium

❯ **Transitionalzellkarzinome oder Übergangsepthelkarzinome machen 92 % aller Harnblasenkarzinome aus.**

Plattenepithelkarzinome, die auch als Mischtumoren im Endstadium eines Transitionalzellkarzinoms auftreten können, machen 7 % aller Blasenkarzinome aus. Nur etwa 1 % sind Adenokarzinome der Blase, die häu-

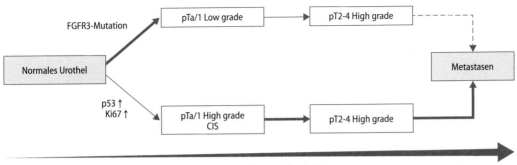

Abb. 9.16 Derzeitig gültiges Pathogenesemodell des Blasenkarzinoms mit molekularen und pathologischen Faktoren. Die Dicke der Pfeile zeigt die Häufigkeit der Ereignisse an. Weitere molekulare Veränderungen werden durch den Pfeil unter dem Modell symbolisiert. *FGFR3* »fibroblast growth factor receptor 3 gen«; *CIS* Carcinoma in situ; p53 ↑, Ki-67 ↑ erhöhte Expression von p53, Ki-67

fig am Blasendach, der Einmündungsstelle des Urachus lokalisiert sind.

Histologie Das normale Urothel der Blase bildet 6–7 Zellreihen. Zum Nierenbecken hin nimmt die Schichtdicke des Urothels ab, wo sich nur noch 2–3 Zellreihen finden. Schirmzellen, sog. »umbrella cells« oder Deckzellen sind typisch für das Uroepithel. Die Schirmzellen selbst werden lumenwärts von einer Schleimschicht bedeckt. Die Basalmembran unterliegt dem Epithel auf der Muskel zugewandten Seite.

TNM-Klassifikation ► Kap. 18. Das Grading-System (G1–3) der lange Zeit verwandten WHO-Klassifikation von 1973 wird in der aktuellen WHO-Klassifikation 2004 nicht mehr benutzt (nur noch: »high grade« und »low grade«) (■ Abb. 9.17).

Der Begriff des »oberflächlichen Urothelkarzinoms« sollte nicht mehr verwendet werden. Es wird unterschieden in papilläre (Ta), flach wachsende (Tis) und infiltrative (≥T1) Karzinome. Prinzipiell werden in der WHO-Klassifikation von 2004 die TaG1-Tumoren in PUNLMP (»papillary urothelial neoplasm of low malignant potential«) und low-grade-papilläre Karzinome, die TaG2-Tumoren in low- und high-grade-papilläre Karzinome aufgeteilt (■ Abb. 9.17), die papillären (Ta) Low-grade-Karzinome sind genetisch stabil, die Ta-High-grade-Karzinome genetisch instabil und werden schnell invasiv.

Bis die WHO-Klassifikation von 2004 ausreichend evaluiert ist, sollte die alte Klassifikation (WHO 1973) parallel angegeben werden.

Carcinoma in situ Das Carcinoma in situ stellt eine besondere Form dar, bei der eine flache intraepithe-

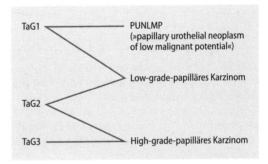

Abb. 9.17 Gegenüberstellung der WHO-Klassifikation von 1973 und 2004 beim nicht muskelinvasiven Urothelkarzinom

liale Läsion vorliegt mit einem Malignitätsgrad »high grade«.

Metastasierung Blasenkarzinome wachsen lokal durch die Wandschichten der Blase und metastasieren sowohl lymphogen, als auch hämatogen:

- **Lymphogen** metastasiert das Blasenkarzinom in das kleine Becken, in die Fossa obturatoria, nach präsakral und in die iliakale Region.
- **Hämatogen** metastasiert es in die Lunge, Knochen und Leber.

Bei T1-High-grade-Tumoren finden sich in 10 % positive Lymphknoten oder Fernmetastasen, bei T2-Tumoren in 29–30 %, T3a- und T3b-Tumoren in 40–60 %.

Stadieneinteilung Blasentumoren werden nach dem TNM-System klassifiziert, UICC (► Kap. 18) (■ Abb. 9.18).

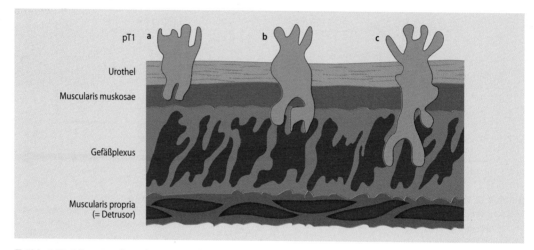

◨ Abb. 9.18 Substaging des pT1-Harnblasenkarzinoms auf Basis der Invasionstiefe des Tumors in die Lamina propria. (Adaptiert nach Hautmann 2009)

9.4.4 Symptomatik

80 % der Patienten mit einem Harnblasenkarzinom werden aufgrund einer **Mikro-** oder oft einmaligen **schmerzlosen Makrohämaturie** diagnostiziert. »...kommt und geht wie der Dieb in der Nacht!«. 10 % der Patienten mit einer schmerzlosen Makrohämaturie und 2–15 % der Patienten mit einer Mikrohämaturie haben ein Harnblasenkarzinom.

Streifentests auf eine Hämaturie haben eine Sensitivität von 91–100 % und eine Spezifität von 65–99 %.

> ⊗ Es besteht kein Zusammenhang zwischen der Ausprägung der Hämaturie und dem Ausmaß der Tumorerkrankung,

Selten treten dysurische Beschwerden und imperativer Harndrang auf.

Differenzialdiagnosen bei nachgewiesener Hämaturie (▶ Kap. 3.3.1 und ▶ Kap. 17, ◨ Abb. 17).

9.4.5 Diagnostik

> ❯ Eine Blasenspiegelung ist bei schmerzloser Makro- oder Mikrohämaturie unerlässlich, aber keinesfalls die erste Maßnahme.

Bei den Untersuchungsmethoden steht die Blasenspiegelung nicht an erster Stelle. In der Untersuchungsabfolge wird zunächst eine renale Ursache durch nicht invasive Untersuchungsverfahren, wie die Sonographie, ausgeschlossen. Eine Uringewinnung mittels Katheterurin, etwa zum Ausschluss einer gynäkologi-

schen Ursache, kann dem Spontanurin in der Analyse vorgezogen werden.

Urinzytologie und uringebundene Markersysteme

In einer Spontan-Urinprobe oder in einer Blasenspülprobe werden Transitionalepithelzellen, wie auch Karzinomzellen, die in den Urin abgeschilfert wurden untersucht. Bei der Blasenspülprobe wird die Blase mit ca. 50 ml Kochsalz mehrfach gespült. Der erste Morgenurin soll nicht zur Analyse genommen werden, da die Zellen durch die lange Einwirkung des Harns zerstört sind.

> ❯ Die Urinzytologie unterscheidet heute nur noch zwischen high grade und low grade.

Die Sensitivität, d. h. die Anzahl richtig positiver Befunde in der Urinzytologie, beträgt bei
- Grad-1-Tumoren: 10–30 %
- Grad-2-Tumoren: 40–60 %
- Grad-3-Tumoren, incl. des Carcinoma in situ: 80–90 %

> **Tipp**
>
> Falsch-positive Befunde erfolgen häufig bei chronischen Entzündungen, insbesondere bei Urolithiasis.

Markersysteme

Um die diagnostische Genauigkeit bei hochdifferenzierten Tumoren zu steigern, wurden zahlreiche uringebundene Markersysteme entwickelt und sowohl zur Primärdiagnostik als auch zur Tumornachsorge getestet.

Durch **monoklonale Antikörper** kann man tumorassoziierte Antigene auf den Zellen immunhistologisch oder immunzytologisch identifizieren. Mit monoklonalen Antikörpern kann die Sensivität der Zytologie (Immunzytologie) verbessert werden. Ein spezifisches Tumorantigen kann durch monoklonale Antikörper nicht identifiziert werden. Bei benignen und malignen Zellen werden tumorassoziierte Antigene quantitativ unterschiedlich exprimiert.

Die klinische Rolle der gegenwärtig verfügbaren Marker ist noch nicht definiert (BTA Stat, BTA Trak, NMP 22 Blader Check Test, UroVysion, ImmunoCyt).

> Kein einzelner Marker kann momentan aufgrund der Datenlage die Urethrozystoskopie ersetzen.

Bildgebung

Das Urogramm wird zur Abklärung einer Mikro- oder Makrohämaturie eingesetzt. Die Sonographie, verbunden mit einer Röntgenübersichtsaufnahme des Abdomens, kann äquivalent zum Ausscheidungsurogramm in der Abklärung einer Hämaturie sein (◘ Abb. 9.19, ◘ Abb. 9.20).

Staging

Zum Ausschluss von Metastasen wird nach Diagnose des Primärtumors bei muskelinvasiven Tumoren eine Staging-Untersuchung empfohlen:
- CT des Beckens zur Beurteilung von Lymphknoten in den Iliakalregionen, der Fossa obturatoria, der paraaortalen Region
- Ultraschall des Oberbauchs zur Beurteilung der Leber
- Röntgen-Thorax in 2 Ebenen zum Ausschluss von Lungenmetastasen
- Knochenszintigramm zum Ausschluss von Knochenmetastasen

Zystoskopie und transurethrale Resektion (TUR)

Die transurethrale Resektion des Tumors (TUR) erbringt die definitive Sicherung der Diagnose. Der Tumor sollte dabei komplett reseziert werden. Proben vom Tumorgrund und vom Tumorrand müssen getrennt entnommen werden, um eine sichere Auskunft über die Infiltrationstiefe zu erhalten (► Kap. 5).

> Für die Qualitätskontrolle der Resektionstiefe muss im Resektionsmaterial Muskelgewebe enthalten sein.

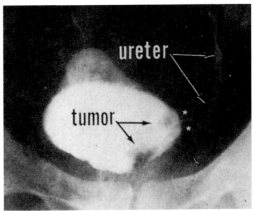
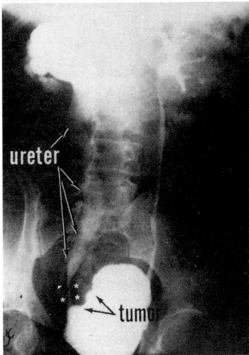

◘ **Abb. 9.19** Zystogramm und i.v. Pyelogramm bei papillären Tumoren der Harnblase

Die bimanuelle Untersuchung der Blase ist im Rahmen der TUR obligat. Die zuverlässige Beurteilung ist nur mit relaxierter Bauchdecke möglich (Narkose). Dann kann eine Infiltration des Blasentumors in die Beckenwand oder Nachbarorgane palpiert werden.

Bei T1- und High-Grade-Ta-Tumoren sollte eine Nachresektion nach 2–6 Wochen erfolgen, ebenfalls bei inkompletter initialer Resektion (multiple/große Tumoren) oder wenn keine Muskulatur in der Histologie nachgewiesen wird.

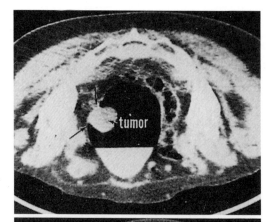

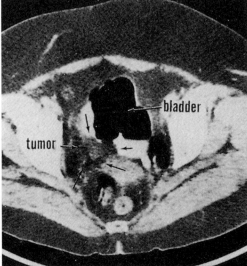

Abb. 9.20 Computertomogramm der Blase mit einem Harnblasentumor

> Bei tumorbefallenen Proben aus Tumorrand oder Tumorgrund sollte eine Nachresektion durchgeführt werden.

Flureszenzdiagnostik

Ein Photosensibilisator, der sich in höheren Konzentrationen im Tumor anreichert, wird in die Blase instilliert. Spezielle Endoskopiesysteme ermöglichen die Detektion der fluoreszierenden Tumorareale (Blaulicht). Aufgrund einer erhöhten Detektionsrate von Urothelkarzinomen gegenüber der Weißlichtzystoskopie, ist Hexyl-ALA (Hexvix) die Substanz für die Fluoreszenzdiagnostik beim Harnblasenkarzinom.

Gegenstand der Diskussion ist, ob die erhöhte Detektionsrate an Tumoren auch zu einer verbesserten Prognose der Patienten führt.

Tab. 9.10 Medikamente zur Rezidivprophylaxe nach TUR von oberflächlichen Harnblasenkarzinomen (können auch zur Therapie oberflächlicher Harnblasenkarzinome oder des Carcinoma in situ instilliert werden)

Name	Dosierung pro Instillation
Thiotepa	60 mg/50 ml 1×/Woche
Adriamycin	60 mg/30 ml 2×/Woche
Mitomycin	20 mg/20 ml 1×/Woche bis 1×/Monat
BCG	120 mg/50 ml 1×/Woche ×6

9.4.6 Therapie

Carcinoma in situ

Ein Carcinoma in situ (CIS) tritt häufig als Begleiterscheinung bei papillären Tumoren auf. CIS ist selten eine Primärerkrankung. Das Carcinoma in situ wird, soweit sichtbar, transurethral entfernt. Ein Tumorprogress tritt bei ¾ der Patienten auf. Bei CIS besteht eine 5-Jahres-Mortalität von 60 %.

Mit einer intravesikalen Chemo- oder Immunotherapie kann dieser natürliche Verlauf gebremst werden. Die Therapie mit **BCG (Bacillus-Calmette-Guerin)** erzielt dabei die besten Erfolge (**Tab. 9.10**). Der Wirkstoff BCG besteht aus virulenten Tuberkelbakterien, die nach Instillation in die Blase in der Blasenschleimhaut eine intensive lokale Immunreaktion hervorrufen. Es kommt zur Aktivierung mononukleärer Immunozyten, sowie der von ihnen produzierten Zytokinen, wie z. B. des Interleukin-2. Nach lokaler Blaseninstillation über 1–2 Zyklen gibt es langfristige Erfolge bei 2/3 der Patienten.

> Die Langzeitgabe von BCG ist 1 oder 2 Zyklen BCG signifikant überlegen und stellt heute die Standardtherapie beim CIS dar.

Bei CIS ist die Urinzytologie ein guter Marker zur Therapiekontrolle. Zystoskopische Kontrollen sollten im 3 Monatsturnus durchgeführt werden. Eine Zystektomie ist bei Rezidiv und Tumorprogress indiziert.

Nicht muskelinvasives Harnblasenkarzinom (Ta/T1,N0,M0)

Der Therapiealgorithmus des nicht muskelinvasiven low bzw. high risk Urothelkarzinoms ist in **Abb. 9.21** zusammengefasst.

> Oberflächliche Harnblasenkarzinome sollten komplett operativ per TUR entfernt werden.

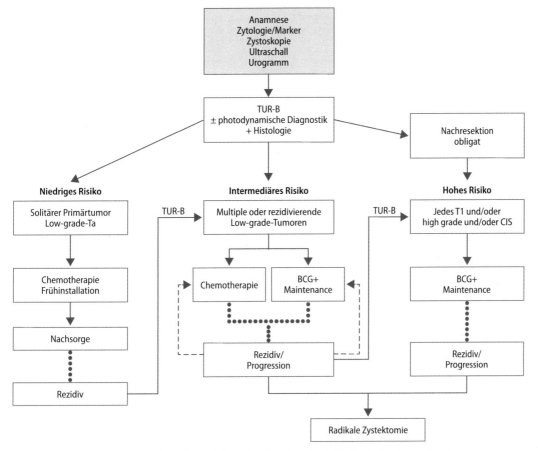

Abb. 9.21 Therapiealgorithmus des nicht muskelinvasiven Low- bzw. High-risk-Urothelkarzinoms der Blase

Mit der elektrischen Schlinge wird bei der TUR der gesamte Tumor entfernt (▶ Kap. 5) Tumorrand und Tumorgrund sollten getrennt entnommen werden. Hierdurch kann nachgewiesen werden, dass der Tumor komplett entfernt wurde. Zum Tiefennachweis sollte Muskulatur im Resektat enthalten sein. Bei fortgeschrittenen Tumoren sollte eine Biopsie aus der prostatischen Harnröhre zur Zystektomieplanung entnommen werden.

Innerhalb von 24 h postoperativ wird eine Instillation eines Chemotherapeutikum (z. B. Mitomycin C) empfohlen. Dies wird insbesondere zur Vernichtung von während der Resektion abgeschilferten Tumorzellen oder verbliebenen Tumorresekten empfohlen. Aufgrund der hohen Rezidivrate und der geringen, aber bedrohlichen Progressrate im Rezidiv, wird bei Patienten mit High-grade-/High-risk-Tumoren, T1-Tumoren und solchen, die Dysplasie und CIS in den randomisierten Biopsien haben, zusätzlich eine Rezidivprophylaxe empfohlen.

Prophylaxe Bei nicht muskelinvasien Urothelkarzinomen senkt die postoperative (innerhalb von 24 h) intravesikale Gabe von Mitomycin das Rezidivrisiko signifikant (EAU Guidelines). Die Medikamente werden in die Blase instilliert (□ Tab. 9.10). Aufgrund geringer Nebenwirkungen wird Mitomycin, das alle 2 Wochen für ein halbes Jahr instilliert werden kann, am häufigsten gegeben. Verschiedene Instillationsschemata (z. B. zunächst wöchentlich und später monatlich) können verwendet werden. Die Langzeitprophylaxe ist der Kurzzeitprophylaxe überlegen. Beim papillären Harnblasenkarzinom (pTa/pT1) kann auch das BCG zur Anwendung kommen, obwohl es aufgrund des höheren Nebenwirkungspotenzials nur Medikament zweiter Wahl ist.

Muskelinvasives Harnblasenkarzinom (T2/T3a/T3b,N0,M0)

Der Therapiealgorithmus des muskelinvasiven Urothelkarzinoms ist in □ Abb. 9.22 zusammengefasst.

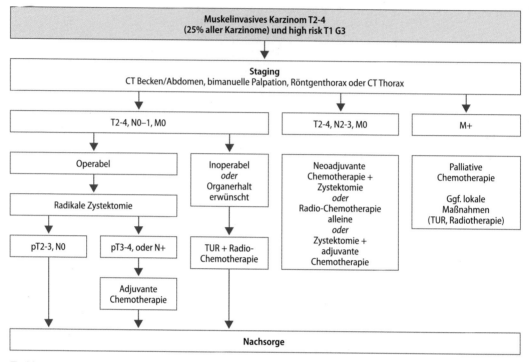

□ Abb. 9.22 Therapiealgorithmus des muskelinvasiven Urothelkarzinoms der Blase

Radikale Zystektomie

> Die radikale Zystektomie ist als Therapie der Wahl beim invasiven Harnblasenkarzinom ohne nachgewiesener Metastasierung durchzuführen.

Die radikale Zystektomie beinhaltet:
- Resektion der pelvinen Lymphknoten zum Staging und mit kurativer Intention
- Entfernung der Harnblase mit den distalen Ureteranteilen
- Beim Mann die Entfernung der Prostata, Samenblase und bei Tumorbefall ggf. der Urethra
- Bei der Frau die Entfernung der vorderen Vaginalwand, Adnexen, Gebärmutter und ggf. (falls kein orthotoper Blasenersatz durchgeführt wird) der Urethra

Bei diesem großen Eingriff ist die Mortalität in den letzten Jahren von ursprünglich 10 % auf 2–3 % zurückgegangen.

> Die 5-Jahres-Überlebensquote liegt nach radikaler Zystektomie bei T2-Tumoren bei ca. 80 %, bei T3a- und T3b-Tumoren bei 50–60 %, wenn die regionalen Lymphknoten nicht betroffen sind.

Die Überlebenschancen werden durch eine prä- und oder postoperative Bestrahlung nicht verbessert.

Aktuelle Studien geben Hinweise dafür, dass durch eine neoadjuvante, d. h. präoperative Chemotherapie oder eine adjuvante Chemotherapie, d. h. nach Entfernung der Blase, die 5-Jahres-Überlebensquote verbessert werden kann.

Harnableitung

Pelvine Lymphadenektomie, radikale Zystektomie und die zwangsweise damit verbundene Harnableitung sind maximale Chirurgie von 5–8 Stunden Dauer, die den Patienten an die Grenzen des medizinisch Möglichen bringen. Diese Operation ist nicht nur die größte, sondern die technisch schwierigste Operation der Urologie und dies ist unabhängig, ob sie als offene Schnittoperation, laparoskopisch oder mit dem Roboter ausgeführt wird. Die Re-Operationsrate, auch in den erfahrensten Händen, liegt bei 10–15 % und die Komplikationsrate – alle Komplikationen eingerechnet – beträgt rund 60 %. Die Operation besteht aus einem exstirpativen Teil, der radikalen Zystektomie und einem rekonstruktivenAnteil der Harnableitung. Beide Eingriffe sind hoch urologiespezifisch.

Man unterscheidet zwischen inkontinenten Formen der Harnableitung (Ureterhautfistel, Conduit) und kontinenten Formen der Harnableitung (Uretero-sigmoidostomie, kontinente, katheterisierbare, cutane Harnableitung, Pouch und Neoblase). Für die Darstellung der Alternativen bei der Harnableitung wird auf ► Kap. 5 verwiesen.

Organerhaltende Verfahren

In seltenen Fällen ist bei muskelinvasiven Tumoren die Blasenteilresektion indiziert, z. B., wenn ein relativ kleiner invasiver Tumor am Blasendach oder in einem Divertikel liegt. Außerdem sollten randomisierte Biopsien keine präkanzerösen Veränderungen in der übrigen Blase aufzeigen.

> ❗ Bei Patienten mit hoher Lebenserwartung und geringem Operationsrisiko erscheint es zum jetzigen Zeitpunkt nicht gerechtfertigt, eine radikale Operation auszuschließen.

Die **Radiatio** beseitigt einen Blasentumor in nur 50–60 %. Ein Rezidiv ist somit bei der Hälfte dieser Patienten zu erwarten. Die gefürchtete Nebenwirkung der bestrahlten Blase ist die deutliche Schrumpfung der Blase begleitet von einer erheblichen Pollakisurie.

Bei der **Radio-Chemotherapie** werden Zytostatika, wie etwa Cisplatin oder Adriamycin, gemeinsam mit der Bestrahlung gegeben, in der Hoffnung, dass sich beide Therapieformen potenzieren. Eine Remission des Lokalbefundes wird in 60–70 % beschrieben. Es ist zu hinterfragen, ob die Langzeit-Überlebensraten mit denen der radikalen Zystektomie zu vergleichen sind.

> **Tipp**
>
> Die Radio-Chemotherapie stellt eine gute alternative Behandlungsform für Patienten dar, deren Ko-Morbidität den Eingriff der Zystektomie hoch riskant erscheinen lässt, die das Operationsrisiko scheuen und die eine nur limitierte Lebenserwartung haben. Auch der Patientenwunsch und ein begrenztes Tumorvolumen sind gute Voraussetzungen für eine erfolgreiche Radio-Chemotherapie. Bei idealen Patienten sollte die transurethrale Resektion den Patient pT0 machen.

Metastasiertes Harnblasenkarzinom

Das metastasierte Harnblasenkarzinom gilt als inkurabel. Chemotherapien mit einzelnen Substanzen hatten bestenfalls partielle Remissionen, sehr selten (unter 5 %) komplette Remissionen, aber keine Dauerheilungen.

Cisplatin in Kombination mit Methotrexat, Adriamycin oder Vinblastin (MVAC-Schema) oder in Kombination mit Gemcitabine (GC-Schema) haben zu Remissionsraten von 50–70 % geführt. Aufgrund erheblicher Nebenwirkungen dieser Chemotherapie-schemata werden neuere Chemotherapeutika (z. B. Paclitaxel/Carboplatin oder Gemcitabine/Cisplatin) eingesetzt. Aktuelles Standardschema ist heute die Kombination aus Gemcitabine und Cisplatin.

> ❯ Die Langzeit-Überlebensraten nach Chemotherapie liegen heute bei 5–20 %.

Die gleichen Chemotherapie-Kombinationen werden zur adjuvanten oder neoadjuvanten Therapie eingesetzt.

Prognose

Tumorgrad und T-Kategorie, sowie die Multifokalität des Tumors und die Tumormasse bestimmen den natürlichen Krankheitsverlauf des Blasenkarzinoms. Bezüglich der Prognose der Harnblasentumoren unterscheidet man zwischen

- oberflächlichen Harnblasentumoren (Ta/T1, Carcinoma in situ),
- wandinfiltrierenden Harnblasentumoren, die noch nicht metastasiert sind, sowie
- metastasierten Harnblasentumoren.

> ❗ Trotz kompletter transurethraler Resektion (TUR) von oberflächlichen Harnblasentumoren entwickeln oberflächliche Blasentumoren in 60–80 % der Fälle Rezidive. 80 % dieser Rezidive treten im ersten Jahr nach TUR auf.

Ein Progress in einen muskelinvasiven Tumor tritt bei 30 % dieser Rezidive auf. Trotz intensiver Therapie beträgt dann die 5-Jahres-Überlebensquote von muskelinvasiven Tumoren nur ca. 50 %.

Patienten mit **Ta-Grad-1-Tumoren**, die klein und unifokal sind, haben nur ein geringes Risiko, ein Rezidiv oder gar einen Progress zu entwickeln.

T1-Grad-III-Tumoren, die multifokal auftreten und in der umliegenden Schleimhaut bereits Dysplasien oder gar Carcinoma in situ haben, stellen die die größte Gefahr für die Patienten dar.

Patienten mit muskelinvasiven Tumoren (**T2**) oder solche mit Infiltration ins perivesikale Fettgewebe (**T3**) überleben unbehandelt nur in 5–10 % länger als 5 Jahre.

> ❯ Bei Metastasierung versterben fast alle Patienten innerhalb eines Jahres.

Nachsorge

Das Risiko eines Rezidivs korreliert mit dem histopathologischen Stadium nach Zystektomie. Regelmäßige Nachsorge in 3-monatlichen Intervallen: Körperliche

Untersuchung, Bestimmung der Serumelektrolyte und des Serumkreatinins, Blutgasanalyse, Urinsediment, Urinzytologie, Urinmarker, Sonographie der Leber, Nieren, Retroperitoneum, Röntgen der Thoraxorgane, Urogramm jährlich, CT von Abdomen und Becken bei Lymphknoten positivem Befund.

Nachsorge nach Strahlentherapie: Zystoskopische Kontrolle alle 3–4 Monate, im 3. bzw. 4. Jahr alle 6 Monate.

Harnblasenkarzinom

- **Ätiopathogenese:** karzinogengesteuerter Tumor (Rauchen!)
- **Einteilung:** Das Harnblasenkarzinom ist heterogen und umfasst Low-grade- und High-grade-Karzinome, muskelinvasive und nicht muskelinvasive Tumoren und weist Low-risk- und High-risk-Tumoren auf.
- **Prognose:** Über alle Stadien gemittelt beträgt die 5-Jahres-Überlebensrate nur 50–60 %.
- **Diagnostik:** Die Diagnose muss durch transurethrale Resektion/Nachresektion gesichert werden.
- **Therapie:** Bei den nicht muskelinvasiven Karzinomen stehen intravesikale Chemo- oder Immuntherapie (BCG) im Vordergrund, während beim muskelinvasiven Blasenkarzinom Lymphadenektomie, radikale Zystektomie und Harnableitung der Goldstandard sind. Für nicht operable Patienten steht mit der Radio-Chemotherapie eine nicht operative Option zur Verfügung.

9.5   Peniskarzinom

C. Protzel, O.W. Hakenberg

Das Peniskarzinom ist eine seltene uro-onkologische Erkrankung in Mitteleuropa und Nordamerika. Diese Tatsache generiert mehrere Probleme für die Patienten. Es fehlt an Wahrnehmung dieser Erkrankung in der Öffentlichkeit, was nicht selten zu einer Verzögerung der Diagnose und Therapie führt. Die geringe Fallzahl führt in der Praxis zu fehlender Erfahrung wie auch zu einem Fehlen größerer Fallserien und Studien. Letzteres wiederum schlägt sich in Leitlinien mit geringer Evidenz nieder.

9.5.1   Inzidenz und Pathogenese

Die Inzidenz des Peniskarzinoms beläuft sich in Mitteleuropa und Nordamerika auf 0,9–1,6 Neuerkrankungen pro 100.000 Einwohner. Die Mehrzahl der Patienten erkrankt zwischen dem 50. und 70. Lebensjahr, jedoch gibt es auch deutlich jüngere Patienten (10–20 % <40 Jahre), dann mit häufig aggressiverem Verlauf. In Afrika, Südamerika und Südostasiens liegt die Inzidenz deutlich höher (4–20 pro 100.000 Einwohner). Ursachen dafür liegen am ehesten in sehr schlechten sozio-ökonomischen Verhältnissen und somit auch schlechteren hygienische Verhältnissen. Hierbei zeigt sich auch ein wesentlicher Hinweis auf die entscheidende Rolle chronischer Entzündungen für die Pathogenese des Peniskarzinoms.

Chronische Entzündungen (Balanoposthitis-Faktor 9,5) und **Phimosen** (Faktor 3,5) stellen die wesentlichsten Risikofaktoren dar. Bezüglich der Assoziation mit Phimosen wird die Prävention des Peniskarzinoms durch eine Zirkumzision (Beschneidung) diskutiert. In Volksgruppen mit Zirkumzision im Kindesalter ist die Inzidenz deutlich geringer (Faktor 3), jedoch sind auch Peniskarzinomfälle in diesen Bevölkerungsgruppen beschrieben (Inzidenz 0,03). Chronischer Nikotinabusus stellt ebenfalls einen Risikofaktor dar.

Nicht eindeutig geklärt ist die Rolle der **HPV-Infektionen** bei der Entstehung des Peniskarzinoms. Im Gegensatz zur Pathogenese des Zervixkarzinoms (über 90 % HPV-assoziiert) gelingt der Nachweis von HPV-DNA in nur etwa 30–60 % aller Peniskarzinome. Nur die seltenen basaloiden und warzigen Subtypen des Peniskarzinoms sind in 80–100 % mit HPV assoziiert. Aus diesem Grund erscheint eine generelle Prävention des Peniskarzinoms durch eine HPV-Vakzinierung nicht möglich.

Der klinische Fall

Die Erstvorstellung eines 63-jährigen Diabetikers erfolgt in einer ambulanten urologischen Praxis mit einer absoluten Phimose. Bei der klinischen Untersuchung wird diese absolute Phimose in Kombination mit einem Lichen sclerosus et atrophicus bestätigt. Es imponiert eine derbe Raumforderung unter dem Präputium, welche jedoch aufgrund der absoluten Phimose nicht klinisch dargestellt werden kann. Es erfolgt die Einweisung des Patienten zur Zirkumzision in Narkose unter Schnellschnittbereitschaft bei Verdacht auf ein Peniskarzinom. Nach dorsaler Inzision wird der Verdacht auf ein invasives Peniskarzinom bestätigt (◘ Abb. 9.23). Es erfolgt die Keilexzision aus dem Tumor, wobei im Schnellschnitt ein mittelgradig differenziertes Platten-

▼

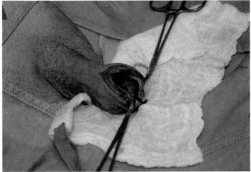

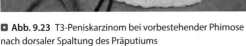

Abb. 9.23 T3-Peniskarzinom bei vorbestehender Phimose nach dorsaler Spaltung des Präputiums

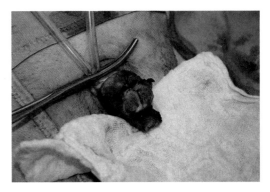

Abb. 9.24 Intraoperativer Situs bei Penisteilamputation

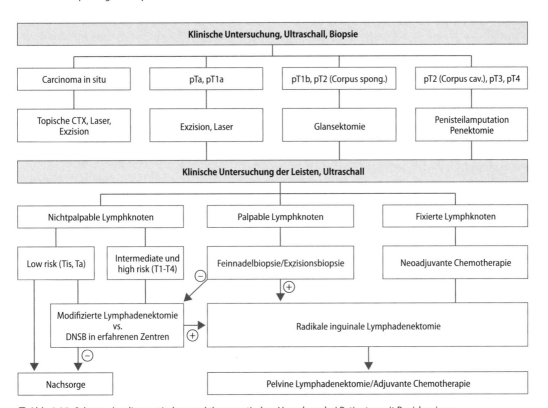

Abb. 9.25 Schema des diagnostischen und therapeutischen Vorgehens bei Patienten mit Peniskarzinom

epithelkarzinom im Bereich der Glans penis diagnostiziert wird. Aufgrund des Verdacht auf Infiltration der Urethra erfolgt in gleicher Sitzung die Penisteilamputation (**Abb. 9.24**). Der endgültige histologische Befund des Primärtumors ergibt die Formel pT3NxMxG2. In der klinischen Untersuchung finden sich beidseits keine palpablen Lymphknoten. Aufgrund der Tumorformel erfolgt leitliniengerecht die modifizierte inguinale ▼

Lymphadenektomie beidseits (**Abb. 9.25**). Dabei finden sich beidseits kleine Metastasen eines mittelgradig differenzierten Plattenepithelkarzinoms. Somit ergibt sich die endgültige Tumorformel: pT3pN2M0G2. Aufgrund des Metastasierungsstatus erfolgt eine adjuvante Chemotherapie mit der Kombination Paclitaxel/Cisplatin/5-FU. Der Patient befindet sich seit 2 Jahren in der Nachsorge. Bisher findet sich kein Anhalt für ein Lokalrezidiv oder ein Lymphknotenrezidiv.

9.5.2 Pathologie, Metastasierung und Stadieneinteilung

Das Peniskarzinom ist ein klassisches **Plattenepithelkarzinom**. Jedoch finden sich bei diesem relativ seltenen Tumor weitere histologische Subtypen (verruköse, warzige, basaloide, kondylomatöse, papilläre, sarkomatoide Karzinome), die sich erheblich in ihrer Pathogenese und ihrer Prognose unterscheiden.

> ❯ Die Erythroplasia Queyrat, der Morbus Bowen und der Morbus Paget stellen obligate Präkanzerosen des Peniskarzinoms dar.

Mit Ausnahme des verrukösen Subtyps, der fast ausschließlich exophytisch wächst (pTa), infiltrieren Peniskarzinome zunächst das subepitheliale Gewebe (pT1) und früh das Corpus spongiosum (pT2), später die Corpora cavernosa (pT2) und die Urethra (pT3). Dabei können bereits in sehr frühen Tumorstadien Metastasen entstehen (bis zu 50 % der pT1G2-Tumoren). Das Peniskarzinom **metastasiert** zunächst fast ausschließlich lymphogen in die oberflächlichen und tiefen inguinalen Lymphknoten(einseitig N1, beidseitig N2). Diese inguinalen Lymphknotenmetastasen können bei verzögerter Therapie die Leistenregion tief infiltrieren und später exulzerieren (N3). Die nachfolgende Metastasenebene stellen die iliakalen Lymphknoten dar (N3). Fernmetastasen finden sich fast ausschließlich bei lokal fortgeschrittenen Karzinomen.

Die aktuelle TNM-Klassifikation des Peniskarzinoms findet sich im ► Kap. 18. Dabei wird die T1-Kategorie neu in pT1a (gut differenziert, ohne Gefäßeinbrüche) und pT1b (schlecht differenziert, Gefäßeinbrüche) unterschieden. Aufgrund der deutlich schlechteren Prognose werden Patienten mit fixierten Leistenlymphknotenmetastasen und/oder extranodalem Tumorwachstum in die N3/pN3-Kategorie klassifiziert.

Bezüglich ihrer **Prognose** werden Peniskarzinome auf Grundlage der T-Kategorie und des Gradings der Primärtumoren in Risikogruppen unterschieden. Die Niedrigrisikogruppe beinhaltet pTcis-, pTa- und pT1G1-Tumoren, die intermediäre Risikogruppe pT1G2-Tumoren und die Hochrisikogruppe alle Tumoren ≥pT1G3. Diese Unterteilung hat wesentlichen Einfluss auf die Indikationsstellung zur Lymphadenektomie.

9.5.3 Symptomatik und Diagnose

Das Peniskarzinom zeigt sich als exophytisch wachsender Tumor oder auch als ulzeröse Läsion am häu-

figsten im Bereich der Glans penis oder am Präputium. Differenzialdiagnostisch sind dabei Condylomata acuminata und Primärläsionen einer Syphiliserkrankung auszuschließen. Die histologische Sicherung des Primärtumors erfolgt mittels Keilexzision. Die Präkanzerosen zeigen sich zumeist als scharf begrenzte rote Effloreszenzen. Die Primäruntersuchung des Patienten sollte neben der Untersuchung des Primärbefundes (Lokalisation und Schwellkörperinfiltration) die Beurteilung der Leistenlymphknoten als erste Lymphknotenmetastasenstation beinhalten.

> ❶ Nicht-palpable Lymphknoten schließen eine lymphogene Metastasierung nicht aus.

Die Beurteilung des Lymphknotenstatus mittels Bildgebung ist insbesondere bei nicht-palpablen Lymphknoten nicht verlässlich. Daher muss bei allen Peniskarzinomen der intermediären und Hochrisiko-Gruppe eine **invasive Lymphknotendiagnostik** erfolgen (modifizierte Lymphadenektomie s. unten). Die Beurteilung der Dignität von Lymphknotenvergrößerungen kann mittels PET-CT und ultraschallgestützter Biopsie erfolgen. Eine probatorische antibiotische Behandlung ist aufgrund der Therapieverzögerung obsolet.

> ❯ Bei Patienten mit ausgedehnten Primärbefunden und Lymphknotenmetastasierung sollte ein Ganzkörper-CT zum Ausschluss von Fernmetastasen erfolgen.

9.5.4 Therapie

Das Peniskarzinom bedarf aufgrund seiner histologischen Zugehörigkeit zu den Plattenepithelkarzinomen einer multimodalen Behandlung. Dabei muss das Hauptaugenmerk auf eine Komplettentfernung des Primärtumors und aller Lymphknotenmetastasen gelegt werden. Die Chemotherapie kann diesen kurativen Ansatz mit neoadjuvanter und adjuvanter Applikation unterstützen. Für ausgedehnte Tumoren hat sie als Einzeltherapie lediglich palliativen Charakter. Aufgrund der fehlenden Daten spielt die Strahlentherapie beim Peniskarzinom keine Rolle.

Therapie des Primärtumors

Die organerhaltende Therapie steht bei frühen Tumorstadien (T1–T2) im Vordergrund des therapeutischen Vorgehens. Dabei ist es wichtig, einen entsprechenden Sicherheitsabstand einzuhalten. Dieser sollte für T1-Tumoren 3–5 mm beinhalten, für T2-Tumoren mindestens 5 mm sowie für G3-Tumoren 10 mm.

Die Therapie des Carcinoma in situ (**pTcis**) kann durch oberflächliches Auftragen einer chemotherapeutischen Lösung erfolgen. Hierbei ist eine Erfolgsrate von 50 % beschrieben. Alternativ bzw. für den Fall des Rezidivs steht eine Lasertherapie des Carcinoma in situ zur Verfügung. Kleinere Tumoren wieder **pTa-Tumor** (verruköses Karzinom) und **pT1a-Tumoren** können mittels Exzision behandelt werden. Sollte sich der Tumor im Bereich des Präputiums befinden, kann eine Zirkumzision erfolgen. Für ausgedehntere Tumoren sowie für **pT1b-Tumoren** sollte eine Komplettentfernung der tumorbefallenen Glans erfolgen (**Glansektomie**). Dies ist ebenfalls möglich bei **pT2-Tumoren**, die ausschließlich auf die Glans begrenzt sind. Für T2-Tumoren im Bereich des Penisschafts sowie für **T3-** und **T4-Tumoren** steht die **partielle Penektomie** als zu empfehlende Therapie im Vordergrund. Hierbei sollte jedoch auch auf ein plastisches Vorgehen geachtet werden. Bei fortgeschrittenen T3-Tumoren bzw. T4-Tumoren muss die **komplette Penektomie**, ggf. mit kompletter Entfernung der infiltrierten Schwellkörper, erfolgen. Es erfolgt die Ausleitung der Harnröhre nach perineal. Die Sicherheitsabstände hier sollten mindestens 10 mm betragen.

Lymphknotenmanagement

Aufgrund der frühen lymphogenen Metastasierung des Peniskarzinoms ist im Rahmen der Therapie ein besonderer Stellenwert auf das suffiziente Lymphknotenmanagement zu legen.

> Laut aktueller Leitlinienempfehlung muss bei allen Patienten mit einem Tumor ≥pT1G2 ein invasives Lymphknotenstaging erfolgen.

Für das Vorgehen müssen insgesamt drei Lymphknotenkonstellationen differenziert werden:
- Vorliegen von nicht-palpablen inguinalen Lymphknoten
- Palpable inguinale Lymphknoten
- Fixierte palpable inguinale Lymphknotenmetastasen

Bei **nicht-palpablen Lymphknotenmetastasen** erfolgt das Lymphknotenstaging im Regelfall durch eine modifizierte Lymphadenektomie bds. Dabei erfolgt die Dissektion der Lymphknoten im Bereich medial der Femoralgefäße bis zu den Adduktoren sowie kranial bis oberhalb des Leistenbandes. Alternativ kann in erfahrenen Zentren eine Radionuklid-gestützte Sentinel-Lymphknotenbiopsie erfolgen. Dabei ist jedoch die Tatsache einer Falsch-Negativrate von 5–15 % für die therapeutische Entscheidung zu beachten.

Im Falle von **palpablen Lymphknoten** erfolgt keine antibiotische Vorbehandlung, sondern die direkte histologische Befunderhebung des vergrößerten Lymphknotens mittels Biopsie oder Exzisionsbiopsie. Bei positivem Befund erfolgt eine radikale inguinale Lymphadenektomie, bei der sich das Dissektionsfeld über die Femoralgefäße hinaus erstreckt. Im Falle von mehr als einem positiven Lymphknoten und extranodalem Lymphmetastasenwachstum muss eine pelvine Lymphadenektomie auf der gleichen Seite angeschlossen werden.

Für **palpable fixierte inguinale Lymphknotenmetastasen** macht sich eine neoadjuvante chemotherapeutische Behandlung mit nachfolgender Salvage-Lymphadenektomie erforderlich.

Chemotherapie

Das Peniskarzinom zeichnet sich durch eine mäßige Chemotherapiesensitivität aus. Die größten Erfolgsraten der Chemotherapie liegen im neoadjuvanten sowie adjuvanten Chemotherapieansatz. Im neoadjuvanten Therapieansatz erfolgt die Therapie von fixierten inguinalen Lymphknoten mittels der Chemotherapiekombination **Paclitaxel/Cisplatin/5 FU** oder **Paclitaxel/Cisplatin/Ifosfamid**. Bei erfolgreichem Ansprechen kann die Entfernung der Lymphknoten als Salvage-Lymphadenektomie erfolgen. Eine adjuvante Chemotherapie sollte bei allen Patienten mit Nachweis von Lymphknotenmetastasen im Rahmen der inguinalen und pelvinen Lymphadenektomie erfolgen. Auch hier können die o. g. Schemata zum Einsatz gebracht werden.

Der Ansatz der Chemotherapie bei fortgeschrittenen Tumorerkrankungen trägt zumeist einen palliativen Charakter. Dies muss in die Therapieentscheidung und in die Wahl der Intensität der Chemotherapie mit einbezogen werden. Eine komplette Remission ist mit alleiniger chemotherapeutischer Behandlung nur in Ausnahmefällen zu erwarten. Als neuer Therapieansatz ergibt sich für diese Tumorstadien eine Behandlung mit **Targettherapeutika**. Hierbei stehen monoklonale Antikörper gegen den EGFR zur Verfügung (Panitumumab). Diese konnten in ersten Fallstudien ein relevantes Ansprechen erzielen.

Penistumoren
- **Ätiologie:** Seltene Tumorerkrankung in Deutschland mit 500–800 Neuerkrankungen pro Jahr. Altersgipfel zwischen dem 60. und 80. Lebensjahr. Chronische Entzündung HPV-Viren als Hauptwege der Pathogenese.
- **Histologie:** Klassische Plattenepithelkarzinome stellen die Hauptgruppe der histologischen Subtypen des Peniskarzinoms, gefolgt von basaloiden und verrukösen Karzinomen.

▼

- **Symptomatik:** Exulzerierende exophytisch wachsende Karzinome im Bereich der Glans bzw. des Präputiums. Häufig verzögerte Diagnosestellung durch Phimose.
- **Palpable inguinale Lymphknoten:** Die Metastasierung des Peniskarzinoms erfolgt primär ausschließlich lymphogen in die inguinalen, später in die iliakalen Lymphknoten. Hämatogene Metastasen stellen Spätsymptome von fortgeschrittenen Tumorerkrankungen dar.
- **Therapie:** Die operative Entfernung des Primärtumors erfolgt, so möglich, organerhaltend (entsprechende Sicherheitsabstände!). Fortgeschrittene Tumorstadien werden durch partielle oder komplette Penektomien therapiert. Eine invasive Lymphknotendiagnostik/ Lymphadenektomie ist ab dem Tumorstadium pT1G2 erforderlich. Die Chemotherapie (Taxan- und Platin-basierte Regime) wird vorwiegend neoadjuvant und adjuvant eingesetzt.
- **Prognose:** 5-Jahres-Überlebensrate
  - bei nicht metastasierten Peniskarzinomen: nahezu 100 %
  - bei frühen Lymphknotenmetastasen (N1): 80 %
  - bei fortgeschrittenen Peniskarzinomen: unter 50 %
- **Nachsorge:** In den ersten zwei Jahren in vierteljährlichem Abstand mittels klinischer Untersuchung und Sonographie der Leistenregion, danach in 3 Jahren in halbjährlichem Abstand

9.6   Hodentumoren

K.-P. Dieckmann, P. Albers

9.6.1   Tumoren des Skrotalinhaltes

Hoden

❯ **90 % der Hodentumoren gehen von den Keimzellen aus (Keimzelltumoren, germinale Tumoren) (** ◘ Abb. 9.26).

Alle anderen histologischen Komponenten des Hodens können auch Ausgangspunkt von Tumoren sein. Diese verschiedenartigen Neoplasien werden als **nichtgerminale Tumoren (oder gonadale Stromatumoren)** subsumiert. Die meisten von ihnen sind Raritäten.

Die **Leydig-Zelltumoren** (ein Drittel der nichtgerminalen Tumoren, 3 % aller Hodentumoren) produzieren nicht selten Östrogene. Häufige Symptome sind daher Gynäkomastie und Libidoverlust. Nur 5 % aller Leydig-Zelltumoren sind maligne. Ohne histologische Hinweise auf Malignität (geringe Mitoserate) genügt daher die organerhaltende Tumorexzision.

Nebenhoden und Samenstrang

❯ **Etwa 10 % aller Tumoren des Skrotalinhaltes gehen von Nebenhoden und Samenstrang aus.**

Am häufigsten ist der gutartige **Adenomatoidtumor**, der sich vom Mesothel ableitet und der auch am weiblichen Genitale vorkommt. Er tritt zwischen dem 20. und dem 50. Lebensjahr auf und befällt zumeist den

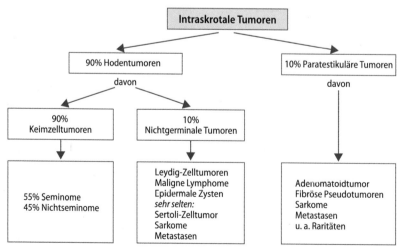

◘ **Abb. 9.26** Relative Häufigkeit der verschiedenen intraskrotalen Tumoren. Die Keimzelltumoren stellen die mit Abstand größte histologische Gruppe dar

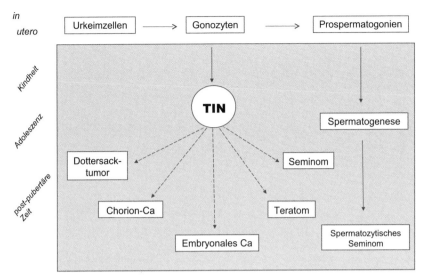

Abb. 9.27 Schema der Histogenese der germinalen Hodentumoren. Alle Formen der Keimzelltumoren entsprechend der WHO-Klassifikation leiten sich von der Präkanzerose TIN (testikuläre intraepitheliale Neoplasie) ab. Die TIN stammt ihrerseits von embryonalen Keimzellen ab

Nebenhoden. Therapeutisch genügt die Exzision der gewöhnlich kirschgroßen Geschwulst.

Neben gutartigen mesenchymalen Tumoren können auch Sarkome den Nebenhoden und Samenstrang befallen. Ca. 13 % der intraskrotalen Tumoren des Jugendalters entfallen auf das **paratestikuläre Rhabdomyosarkom**, das aus Fasern des M. cremaster hervorgeht.

Lymphome

Maligne **Non-Hodgkin-Lymphome** können primär im Hoden entstehen oder als testikuläre Manifestation einer Lymphomerkrankung auftreten. Auch bei ausschließlichem Hodenbefall handelt es sich um eine Systemerkrankung, die nicht immer der chirurgischen Entfernung des tumortragenden Hodens aber in jedem Fall einer systemischen Therapie bedarf. Überwiegend werden Männer von über 50 Jahren betroffen.

9.6.2 Histogenese und Klassifikation der Keimzelltumoren

Alle Keimzelltumoren des Hodens gehen aus einer gemeinsamen Vorstufe hervor, der **testikulären intraepithelialen Neoplasie (TIN)**. Bei dieser Präkanzerose handelt es sich um atypische Keimzellen, die sich von normalen Spermatogonien morphologisch und immunhistologisch unterscheiden.

Man nimmt an, dass die TIN aus den embryonalen Keimzellen, den Gonozyten, hervorgeht (◪ Abb. 9.27). Obligate Vorstufen eines späteren Hodentumors sind somit bereits vorgeburtlich in dem betreffenden Hoden angelegt. TIN-Zellen sind morphologisch den Gonozyten sehr ähnlich; sie breiten sich innerhalb des Keimepithels der Tubuli seminiferi aus. In diesem Stadium kann der entstehende Tumor durch Biopsie identifiziert werden. Für den immunhistologischen Nachweis stehen spezifische Marker zur Verfügung. Nach der Pubertät kommt es durch noch unbekannte Stimuli zum invasiven Wachstum. Dabei geht die TIN morphologisch in die eigentlichen Tumorzellen über, die entsprechend der WHO-Klassifikation (◪ Abb. 9.27) 5 verschiedene Differenzierungsmuster aufweisen können. Diese Vielfalt der Gewebstypen wird verständlich durch die genetische Pluripotenz der Keimzelle, die zur Entwicklung eines Embryos erforderlich ist. Eine entartete Keimzelle kann daher Tumoren ausbilden, die Ähnlichkeiten mit embryonalen Strukturen, dem Dottersack oder Plazenta haben. Diese embryonalen Gewebsmuster kommen in reiner oder in kombinierter Form vor.

Das sehr seltene **spermatozytische Seminom** leitet sich nicht von der TIN ab; es entsteht direkt aus den samenbildenden Zellen (◪ Abb. 9.27).

❯ Klinisch-therapeutisch wird nur zwischen den reinen Seminomen und den Nichtseminomen unterschieden.

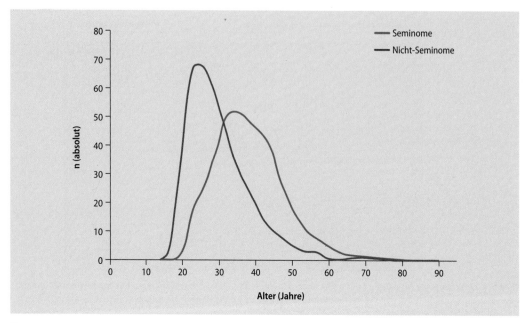

◘ Abb. 9.28 Altersverteilung der germinalen Hodentumorpatienten (retrospektive Untersuchung an 2391 Patienten in Hamburg (1990–2011)

Die Gruppe der (histologisch reinen) Seminome umfasst etwa 55 % aller Keimzelltumoren. Die übrigen Keimzelltumoren (45 %) werden als **Nichtseminome** zusammengefasst, wobei hier sowohl die histologisch reinen Tumorformen außer dem Seminom als auch alle Kombinationstumoren ohne oder mit Einschluss des Seminoms subsumiert werden.

9.6.3 Epidemiologie

Nach Angaben des Robert-Koch-Institutes erkranken jährlich etwa 4.000 Männer an Hodenkrebs in Deutschland. Die Inzidenz liegt bei 10 Neuerkrankungen pro 100.000 männliche Einwohner und Jahr. Hodenkrebs liegt damit an 14. Stelle der Häufigkeitsstatistik. Die Inzidenz ist seit Jahrzehnten angestiegen. Keimzelltumoren treten überwiegend bei hellhäutigen Eurokaukasiern auf und nur selten in anderen ethnischen Gruppen. Daher werden genetische Faktoren in der Ätiologie vermutet.

> ❯ In der Altersgruppe der 20- bis 35-jährigen Männer ist der Hodenkrebs die häufigste Krebserkrankung.

Die Nichtseminome haben einen signifikant früheren Altersgipfel als die reinen Seminome (◘ Abb. 9.28). 1–2 % aller germinalen Hodentumoren treten im Kin-

desalter auf. Dabei handelt es sich fast ausschließlich um Dottersacktumoren und Teratome.

9.6.4 Ätiologie

Eine einheitliche Ursache der Keimzelltumoren konnte bisher nicht gesichert werden. Es sind jedoch Risikofaktoren bekannt, die als Indikatoren eines erhöhten Erkrankungsrisikos gelten.

Der bedeutsamste Faktor ist der **vorangegangene Hodentumor**. Patienten, die bereits an einem Hodentumor erkrankt waren, besitzen ein ca. 25-fach erhöhtes relatives Risiko an einem (zweiten) Hodenkrebs zu erkranken. Der **Maldescensus testis** ist mit einem etwa 4- bis 8-fach erhöhten Tumorrisiko verbunden, wobei auch der eutope kontralaterale Hoden ein erhöhtes Risiko aufweist.

> ❶ Die operative Korrektur des Leistenhodens eliminiert das Entartungsrisiko nicht, reduziert es aber erheblich, wenn vor der Pubertät operiert wird!

Brüder von Hodenkrebs-Patienten haben ein ca. 5-fach erhöhtes Risiko, an einem solchen Krebs zu erkranken.

Die moderne Pathogenese-Theorie nimmt an, dass ein relativer Östrogenüberschuss während der embryonalen Gonadenentwicklung sowie eine hochkalorische frühkindliche Ernährung zu einer präneo plastischen Fehlsteuerung der Keimzellentwicklung führen.

9.6.5 Natürlicher Verlauf, Metastasierung, Stadieneinteilung

Morphogenese

Die präexistenten TIN-Zellen gewinnen bei der Transformation zum manifesten Tumor die Fähigkeit zur allseitigen Proliferation. Hieraus entstehen zunächst intratubuläre Tumorformationen, die später invasiv werden und dann die Tubulusmembran durchdringen. Der Tumor wächst nun expansiv und infiltrierend, so dass Anschluss an Blut- und Lymphgefäße gewonnen und der Weg für eine Metastasierung bereitet wird.

Lymphatische Metastasierung

Fast immer breitet sich der Keimzelltumor zunächst auf dem Lymphweg aus. Erste Metastasenlokalisation sind die **retroperitonealen Lymphknoten** in Höhe der Nierengefäße. Aufgrund des embryonalen Gonaden-Deszensus liegen hier die ersten Filterstationen des Lymphabflussgebietes. Die weitere Metastasierung erfolgt von hier aus kaskadenartig in das gesamte Retroperitoneum sowie in die supradiaphragmalen Lymphknoten.

> **Tipp**
>
> Die Lymphknotenmetastasen können so groß werden, dass sie von der Bauchdecke aus palpabel werden (■ Abb. 9.29).

Dann können Verdrängungsprobleme, z. B. eine Ureterkompression mit Harnstauungsniere und auch Rückenschmerzen entstehen.

Hämatogene Metastasierung

Fernmetastasen treten fast immer erst nach dem Befall der Lymphknoten auf. Weniger als 10% der Keimzelltumoren, vor allem das Chorionkarzinom, metastasieren primär hämatogen. Häufigster und erster Ort der Fernmetastasierung ist die **Lunge**. Andere Organe können danach befallen werden.

❶ Nichtseminome haben eine hohe Neigung zur Metastasierung. Bei Diagnosestellung sind bereits 50% lymphogen oder hämatogen metastasiert.

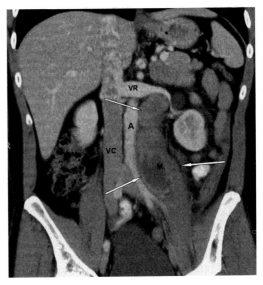

■ **Abb. 9.29** Computertomographie: große Metastase paraaortal links bei Seminom, klinisch Stadium IIc. Die Metastase erstreckt sich von der Nierenvene links bis hinunter in den iliakalen Bereich (A = Aorta, VC = Vena cava, VR = Vena renalis, M = Metastase. Die Pfeile weisen auf die große Metastase hin)

Seminome haben eine deutlich geringere Ausbreitungstendenz. Nur in ca. 20 % finden sich hier Metastasen, hämatogene Absiedlungen sind extrem selten.

Klassifikation

Die **TNM-Klassifikation** (■ Tab. 9.11) der Keimzelltumoren hat in der Praxis nur eine geringe Bedeutung erlangt.

Gebräuchlicher ist die klinische Stadieneinteilung (Staging). Verwendet wird hierbei vor allem die sog. **3-Etagen-Einteilung** (■ Abb. 9.30) sowie die Einteilung der fortgeschrittenen Fälle in 3 Prognosegruppen nach der internationalen Konsensusgruppe.

- **Stadium I** bezeichnet den ausschließlichen Befall des Hodens.
- **Stadium II** impliziert eine lymphogene Metastasierung im Retroperitoneum, wobei entsprechend der Tumormasse (transversaler Durchmesser im Computertomogramm) eine Unterteilung in **IIa–c** vorgenommen wird.
- **Stadium III** bezeichnet die supradiaphragmatische Lymphknotenmetastasierung oder hämatogene Fernmetastasen.

Die metastasierten Stadien (II–III) werden nach der internationalen Konsensusgruppe in 3 Gruppen subklassifiziert. Tumormasse, Metastasierungsmuster und

◻ Tab. 9.11 TNM-Stadien bei germinalen Hodentumoren (WHO 2004)

TNM-Stadium	Erläuterung
pTx	Primärtumor kann nicht beurteilt werden
pT0	Kein Anhalt für Primärtumor
pTis	Intratubulärer Keimzelltumor (TIN)
pT1	Tumor begrenzt auf Hoden und Nebenhoden, ohne Blut- oder Lymphgefäßinvasion
pT2	Tumor begrenzt auf Hoden und Nebenhoden aber mit Blut- oder Lymphgefäßinvasion, oder Befall der Tunica vaginalis
pT3	Tumor infiltriert Samenstrang
pT4	Tumor infiltriert Skrotum
Nx	Lymphknotenstatus kann nicht beurteilt werden
N0	Keine Lymphknotenmetastasen nachweisbar
N1	Retroperitoneale Lymphknotenmetastase nicht größer als 2 cm im Durchmesser, oder multiple kleinherdig befallene Lymphknoten keiner mehr als 2 cm im Durchmesser
N2	Retroperitoneales Lymphknotenkonglomerat oder multiple befallene Lymphknoten, mehr als 2 cm aber nicht größer als 5 cm im Durchmesser
N3	Metastasierung in Form eines Lymphknotenkonglomerates, mehr als 5 cm in größter Ausdehnung
Mx	Fernmetastasen können nicht beurteilt werden
M0	Keine Fernmetastasen nachweisbar
M1	Fernmetastasen vorhanden
M1a	Supradiaphragmale Lymphknotenmetastasen oder pulmonale Metastasen
M1b	Andere Fernmetastasen

Der vorangestellt Buchstabe p, z. B. pT oder pN bedeutet, dass das betreffende Stadium pathohistologisch gesichert wurde. Da der Primärtumor immer histologisch gesichert wird, wird für den Primärtumor ausschließlich die pT-Klassifikation verwandt. Beispiel: Das Stadium pN0 bedeutet eine durch Operation (RLA) und histologische Untersuchung der resezierten Lymphknoten gesicherte Metastasenfreiheit im Retroperitoneum. Stadium N0 dagegen bedeutet, dass nur aufgrund klinischer Untersuchungen (CT, Marker) ein Zustand der Metastasenfreiheit angenommen wird.

◻ Tab. 9.12 Prognostische Einteilung der metastasierten Keimzelltumoren (internationale Konsensusgruppe)

Prognosegruppe	Definition	Häufigkeit	5 Jahres-Heilungsrate
Gut (»good prognosis«)	AFP <1000 β-HCG <5000 Keine extrapulmonalen Metastasen	60 %	>90 %
Intermediär (»intermediate prognosis«)	AFP <10.000 β-HCG <50.000 Alle Metastasenlokalisationen	25 %	80 %
Schlecht (»poor prognosis«)	AFP >10.000 β-HCG >50.000	15 %	50 %

AFP = Alpha-Fetoprotein (ng/ml), β-HCG (U/l)

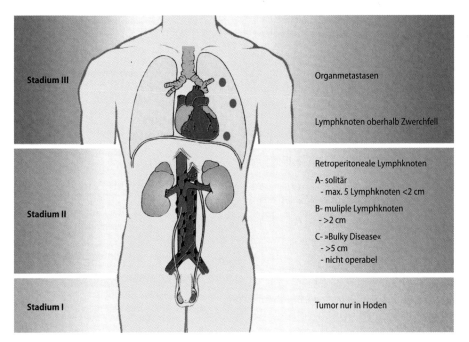

Abb. 9.30 Klinische Stadien des Hodentumors

Höhe der Tumormarker dienen hierbei als Einteilungskriterien (■ Tab. 9.12).

9.6.6 Symptomatik, Diagnostik, Differenzialdiagnose

Der klinische Fall

Ein 28-jähriger Mann sucht den Hausarzt auf wegen einer seit 3 Wochen bestehenden Verhärtung und Vergrößerung des rechten Hodens. Die Anamnese erbringt, dass in der Kindheit ein Hodenhochstand operiert worden ist, ansonsten bestehen keine Vorerkrankungen am Genitale. Schmerzen bestehen nicht, der Allgemeinzustand ist sehr gut.

Die Inspektion ergibt zunächst keine Besonderheiten, allerdings zeigt sich bei der bimanuellen Untersuchung des Skrotalinhaltes eine kirschgroße, gut abgrenzbare knotige Verhärtung im rechten Hoden, der im Seitenvergleich auch insgesamt etwas vergrößert erscheint. Entzündliche Zeichen fehlen. Da der Patient bei ▼

genauem Befragen jedoch gelegentliches Brennen beim Wasserlassen angibt, wird differenzialdiagnostisch eine venerische Infektion erwogen. Urinsediment und Entzündungsparameter im Blut sind jedoch normal.

Der Patient wird wegen Tumorverdacht zur fachärztlichen Untersuchung überwiesen. Der Urologe führt eine Ultraschalluntersuchung des Hodens mit einer 10 MHz-Schallsonde durch und findet hierbei eine herdförmige, unregelmäßig begrenzte hyporeflexive Raumforderung zentral im rechten Hoden. In der erweiterten Labordiagnostik finden sich Erhöhungen der Serumspiegel des β-HCG auf 130 U/l sowie der Laktatdehydrogenase (LDH) von 330 U/l. Das AFP ist mit 8 ng/ml normal.

Der Verdacht auf einen Hodentumor hat sich somit erhärtet. Zur definitiven Klärung wird der Patient in die urologische Klinik eingewiesen, wo die operative Freilegung erfolgt.

Leitsymptome

❯ Das klassische Leitsymptom des Hodentumors ist die schmerzlose Größenzunahme des Hodens mit tastbarer Knotenbildung.

Schmerzen schließen einen Tumor jedoch nicht aus. Ein Drittel der Patienten berichtet von einer uncharakteristischen Schmerzsymptomatik. In etwa 10 % der Fälle führen extratestikuläre, metastasenbedingte

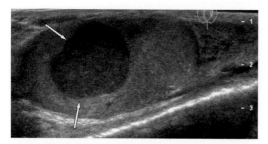

◘ Abb. 9.31 Hodensonographie mit 12-MHz-Schallsonde. Typisches hellgraues homogenes Echomuster des ovalär geformten Hodens. Im unteren Polbereich (linke Bildhälfte, *Pfeile*) typische unregelmäßig bis rundliche Tumorformation mit geringerer Echogenität (»hyporeflexiv«) als das umgebende Hodenparenchym

Symptome zur Diagnostik, wie etwa Hämoptoe durch Lungenmetastasen oder Rückenschmerzen bei ausgedehnter retroperitonealer Metastasierung. In ca. 2 % ist eine endokrin bedingte Gynäkomastie das Leitsymptom.

Diagnostik

Nach der **Anamneseerhebung** liefert die **bimanuelle Untersuchung** der Hoden die wichtigste diagnostische Weichenstellung. Die linke Hand fixiert dabei den Hoden, die andere tastet das Organ auf Unregelmäßigkeiten ab. Unerlässlich ist der Seitenvergleich.

Die **Ultraschalluntersuchung** mit einer hochauflösenden Sonde (≥8 MHz) ergänzt die Diagnostik. Typisch für den Tumor ist eine unregelmäßige hyporeflexive Echotexturstörung innerhalb des Hodens. Die farbkodierte Duplexsonographie zeigt eine starke Vaskularisation der Tumorherde. Die Sonographie kann auch kleine, nichtpalpable Tumoren aufdecken (◘ Abb. 9.31).

❶ Jede Raumforderung, die eindeutig dem Hoden zugeordnet werden kann, ist prinzipiell tumorverdächtig und muss durch eine operative Freilegung histologisch geklärt werden.

Zur operativen Klärung des Tumorverdachtes muss aufgrund der Besonderheiten der Lymphdrainage ein Leistenschnitt angelegt werden, der Skrotalschnitt ist hierbei kontraindiziert.

Differenzialdiagnose

Häufigste Fehldiagnose ist die **Epididymitis:** Fieber, Pollakisurie, positives Urinsediment und schmerzhafte Schwellung sowie Rötung sprechen für die Epididymitis, die wie die Keimzelltumoren zwischen dem 20. und 40. Lebensjahr nicht selten ist. Sonographisch

leicht abgrenzbar sind Raumforderungen wie Skrotalhernie, Hydrozele, Spermatozele sowie die seltenen Tumoren des Nebenhodens.

❶ Negative Tumormarkerspiegel schließen einen Tumor niemals aus!

Tumormarker
Alpha-Fetoprotein (AFP)

AFP ist ein Glykoprotein, das physiologisch von der Leber und während der Schwangerschaft vom Dottersack gebildet wird. Bei den Keimzelltumoren, die ein neoplastisches Abbild fetaler Strukturen sind, wird AFP in den Zellen des Dottersacktumors und des embryonalen Karzinoms gebildet. Etwa die Hälfte aller Nichtseminome weist eine AFP-Erhöhung auf. Die reinen Seminome sind immer AFP-negativ.

> **Tipp**
>
> Beim Seminom findet sich kein AFP.

Der Marker-Serumspiegel korreliert mit der Tumormasse. Die biologische Halbwertszeit beträgt 5 Tage.

Humanes Choriongonadotropin (β-HCG)

β-HCG ist ein Glykoprotein, das mit dem Schwangerschaftshormon HCG identisch ist. Beim Hodentumor wird es vom Chorionkarzinom gebildet, das ein morphologisches Analogon zur Plazenta ist. Der Marker hat eine Halbwertszeit von 24–36 Stunden. Beim Seminom gibt es in 20 % vereinzelte synzytiotrophoblastartige Zellen, die β-HCG produzieren. Dieses sog. β-HCG-positive Seminom unterscheidet sich prognostisch nicht vom sog. reinen Seminom. Etwa Dreiviertel aller Nichtseminome haben eine Erhöhung von zumindest einem der beiden Marker. Ein Viertel ist markernegativ.

Markerverlauf

Aufgrund der engen Korrelation mit der Tumormasse und aufgrund der bekannten Halbwertszeiten kann die Kinetik des Markerverlaufes den Therapieerfolg anzeigen:

- Gleichbleibend erhöhte Markerspiegel nach Ablatio testis signalisieren, dass noch vitale Tumorzellen, also Metastasen, vorhanden sein müssen.
- Ein zu langsamer Abfall der Marker während einer induktiven Chemotherapie kann frühzeitig eine Resistenz aufdecken.
- In der Nachsorge kann ein Markeranstieg das Tumorrezidiv signalisieren, bevor es mit bildgebenden Methoden erkennbar wird.

Erhöhungen des AFP finden sich auch beim Leberkarzinom und anderen hepatischen Erkrankungen. β-HCG kann selten von Karzinomen des Urothels und der Niere gebildet werden.

Laktatdehydrogenase (LDH)

Neben den onkofetalen Markern AFP und β-HCG hat die LDH als tumorsekretorischer Marker eine gewisse Bedeutung erhalten. Dieses zytoplasmatische Enzym kommt in vielen Körperzellen vor, ist daher nicht spezifisch für die Keimzelltumoren. Die Bestimmung ist hilfreich, wenn die onkofetalen Marker negativ sind.

9.6.7 Staging und Therapie

Grundsätzlich ist bei allen Hodentumoren die inguinale Ablatio testis mit Absetzen des Samenstranges am inneren Leistenring die erste therapeutische Maßnahme. Bei kleinen isolierten Befunden (<30 % des Hodenparenchyms) sollte vor Ablatio testis histologisch ein maligner Keimzelltumor nachgewiesen sein. Die histologische Untersuchung mit der Charakterisierung als Seminom oder Nichtseminom liefert eine erste Weichenstellung für die weitere Therapie. Die weitere Behandlung ist in internationalen Leitlinien gemäß den Regeln der Evidenzbasierten Medizin (EbM) festgelegt und richtet sich nach der Histologie und dem Stadium der Erkrankung.

Staging

Nach der histologischen Diagnosesicherung erfolgt die Ausbreitungsdiagnostik. Zu diesem Zweck wird eine Computertomographie von Thorax und Abdomen durchgeführt. Die Tumormarker werden postoperativ kontrolliert.

> ❗ Lymphknotenmetastasen werden im CT aber erst als malignitätsverdächtig eingestuft, wenn sie eine Größe von mindestens 1 cm (transversaler CT-Durchmesser) erreicht haben.

Mikrometastasen bleiben unerkannt. Das CT ergibt daher in ca. 20 % falsch-negative Befunde. Finden sich Lungenmetastasen, so sollten zusätzlich die Skelettszintigraphie und ein CT des Schädels erfolgen, um weitere Streuherde zu erkennen.

Die **Biopsie des kontralateralen Hodens** kann bei Patienten mit hohem Risiko (Maldescensus testis, Hodenvolumen <12 ml) oder auf Wunsch des Patienten während der Ablatio testis durchgeführt werden, um mit Hilfe der TIN einen möglichen Zweittumor auf der Stufe der Präkanzerose zu erkennen. In gut 5 % aller Patienten ist die Biopsie positiv.

Therapie
Nichtseminom

Im klinischen **Stadium I** sind keine Metastasen nachweisbar. Daher ist die Behandlung prinzipiell nach der Ablatio testis abgeschlossen (◻ Tab. 9.13, ◻ Tab. 9.14). Da das CT jedoch falsch-negative Befunde impliziert, muss nun eine engmaschige **Überwachungsstrategie** folgen (»Surveillance«). In ca. 30% aller so behandelten Patienten treten dann innerhalb von 2 Jahren Metastasen auf. Diese zumeist kleinen, retroperitoneal lokalisierten Metastasen können durch Chemotherapie und weitere Maßnahmen geheilt werden.

> ❯ Die Gesamtheilungsrate beträgt bei der Überwachungsstrategie fast 100 %.

Eine sehr häufig angewandte Alternative ist die **adjuvante (proaktive) Therapie**. Das Ziel dieser Maßnahme ist, die potenziell vorhandenen Mikrometastasen zu vernichten. Hierfür eignet sich die Chemotherapie mit dem PEB-Schema (Cisplatin, Etoposid, Bleomycin). Die Toxizität dieser Therapie muss zwar in Kauf genommen werden; sie ist aber gering, da bei adjuvanter Therapie nur 1 oder 2 Zyklen verabreicht werden müssen. Dieses Vorgehen ist sinnvoll vor allem bei Patienten mit hohem Metastasierungsrisiko (**Risiko-adaptierte Therapie**). Dies sind Patienten, bei denen histologisch ein Einbruch des Tumors in Blut- oder Lymphgefäße besteht. Sie haben ein Progressrisiko unter Überwachung von etwa 50% und dies kann auf 2 % mit zwei Zyklen bzw. 3–4 % mit einem Zyklus PEB reduziert werden. Patienten, die keine Gefäßinvasion aufweisen, haben eine geringe Metastasierungsneigung (ca. 15 %). Bei ihnen genügt die reine Überwachungsstrategie.

In seltenen Ausnahmesituationen (wie z. B. Kontraindikationen gegen Chemotherapie, Marker-negativer, teratomhaltiger Primärtumor mit unklarem CT-Befund) erfolgt im klinischen Stadium I die **retroperitoneale Lymphknotenausräumung (RLA, chirurgisches Staging)**. Dabei wird eine einseitige ipsilaterale, möglichst nerverhaltende Lymphknotendissektion im Retroperitoneum vorgenommen. Finden sich bei der intraoperativen Schnellschnittuntersuchung keine Metastasen, so wird die Operation als diagnostischer Eingriff beendet. Bestehen aber lymphogene

Tab. 9.13 Stadienspezifische Therapie der Nichtseminome (Europäische Leitlinien)

	Obligate Erstmaßnahme	Zusatztherapie	Weitere Maßnahmen
Stadium I	Inguinale Ablatio testis	Risikoadaptiert*: 2× PEB oder Überwachungsstrategie	
Stadium II a, b Marker-positiv	Inguinale Ablatio testis	3× PEB	Exzision von Residualherden (RTR)
Stadium II a, b Marker-negativ	Inguinale Ablatio testis	RLA	2× PEB (abhängig von Histologie der RLA)
Metastasierte KZT – gute Prognose	Inguinale Ablatio testis	3× PEB	Exzision von Residualherden (RTR + ggf. Thorakotomie)
Metastasierte KZT – intermediäre Prognose	Inguinale Ablatio testis	4× PEB	Exzision von Residualherden (RTR + ggf. Thorakotomie)
Metastasierte KZT – schlechte Prognose	Inguinale Ablatio testis (oder primäre Chemotherapie**)	4× PEB	Exzision von Residualherden (RTR + ggf. Thorakotomie)

KZT = Keimzelltumoren, RLA = retroperitoneale Lymphadenektomie, RTR = Residualtumorresektion, PEB = Chemotherapie nach dem PEB-Schema (Cisplatin, Etoposid, Bleomycin)
risikoadaptiert* = findet sich histologisch ein Gefäßeinbruch des Tumors (pT2), dann besteht hohes Risiko der Metastasierung. In diesem Falle wird chemotherapiert, andernfalls wird beobachtet.
** Bei extrem weit fortgeschrittenen Fällen wird gelegentlich die Ablatio testis später durchgeführt, um initial keine Zeit für die lebensrettende Chemotherapie zu verlieren.
Nach Abschluss der o. g. Therapien schließt sich stets die Tumornachsorge an.

Tab. 9.14 Standard-Chemotherapie bei Keimzelltumoren: PEB-Schema

Cisplatin	20 mg/m²	Tag 1–5
Etoposid	100 mg/m²	Tag 1–5
Bleomycin	30 mg total	Tag 1, 8, 15

Zyklusdauer 21 Tage, Tag 22 = Tag 1 des nächsten Zyklus
Induktive Chemotherapie 3–4 PEB-Zyklen
Adjuvante Chemotherapie 1–2 PEB-Zyklen

Metastasen, so liegt ein vorher nicht erkanntes **Stadium IIa** oder **IIb** vor. In diesem Fall wird die Operation in der Regel mit Ausräumung der kontralateralen Region als bilaterale (radikale) RLA fortgesetzt.

❯ Die wichtigste Nebenwirkung dieses Radikaleingriffs ist der Verlust der antegraden Ejakulation.

Dieser folgt aus der nahezu zwangsläufigen Durchtrennung der sympathischen Nervenfasern, die aus dem Grenzstrang des Sympathikus hervorgehen und sich präaortal zum Plexus hypogastricus vereinigen.

Bei einer unilateralen RLA kann der Ejakulationsverlust in der Mehrzahl der Fälle vermieden werden, weil die sympathischen Fasern einseitig (kontralateral) erhalten bleiben. Noch sicherer ist diesbezüglich die heute mögliche ipsilateral nerverhaltende Operationstechnik.

In den **Stadien IIa,b**, d. h. bei computertomographischem Nachweis von kleinherdigen retroperitonealen Metastasen (<5 cm) bzw. bei persistierenden Markerspiegeln nach der Ablatio testis wird gemäß internationaler Leitlinienübereinkunft eine induktive Chemotherapie mit dem PEB-Schema (Tab. 9.15) durchgeführt. Nach Abschluss der Chemotherapie müssen dann alle Residualherde, die im Kontroll-CT noch nachweisbar sind, operativ entfernt werden.

Eine Ausnahme ergibt sich bei der Konstellation von kleinherdiger retroperitonealer Absiedlung mit Marker-negativem Status. Da dies durch Chemotherapie-resistente Teratomanteile oder reine Embryonalkarzinommetastasen bedingt ist, wird hier eine histologische Sicherung vor Therapie durch die RLA mit intraoperativer Schnellschnittsteuerung (ggf. auch durch eine CT-gesteuerte Biopsie bei solide, nicht zystischen Läsionen) durchgeführt. Bei einer RLA in

◼ Tab. 9.15 Stadienspezifische Therapie des reinen Seminoms (Europäische Leitlinien)

	Obligate Erstmaßnahme	Notwendige Zusatzmaßnahme	Weitere Maßnahme
Stadium I	Inguinale Ablatio testis	2 Alternativen: 1. Überwachungsstrategie (unabhängig von Risikofaktoren 2. Carboplatin (1× AUC7) bei hohem Risiko: Rete-testis-Infiltration und Tumorgröße >4 cm In Ausnahmefällen (Patient >40 Jahre) Radiotherapie mit 20 Gy	
Stadium IIa	Inguinale Ablatio testis	Radiatio 30 Gy	
Stadium IIb	Inguinale Ablatio testis	Radiatio 36 Gy Alternativ: 3× PEB oder 4× PE	Nachbeobachtung von Residualtumoren, ggf. PET-CT
Stadien IIc, III	Inguinale Ablatio testis	3× PEB oder 4× PE	Nachbeobachtung von Residualtumoren, ggf. PET-CT

PEB = Chemotherapie mit dem PEB-Schema (Cisplatin, Etoposid, Bleomycin)
PE = Chemotherapie mit dem PE-Schema (Cisplatin und Etoposid)
Die Stadien IIc und III des Seminoms werden heute meist in die Gruppe der metastasierten Keimzelltumoren mit guter Prognose nach der internationalen Konsensusgruppe gerechnet.
Nach Abschluss der o. g. Therapien schließt sich stets die Tumornachsorge an.

diesen Stadiun mit R0-Resektion ist dann eine adjuvante Chemotherapie nicht (Teratom) oder nur selten (pathologisches Stadium ≥IIB mit embryonalem, markernegativem Karzinom) indiziert.

Die **Stadien IIc und III** des Nichtseminoms werden als fortgeschritten metastasierte Tumoren angesehen und entsprechend den Regeln der internationalen Konsensusgruppe in die 3 Prognosegruppen (gut, intermediär, schlecht, ◼ Tab. 9.12) eingeteilt.

Im **Stadium der guten Prognose** erfolgt die systemische Chemotherapie mit insgesamt 3 Zyklen nach dem PEB-Schema. Gewöhnlich kommt es unter der Therapie zu einer raschen Größenabnahme der Metastasen und zum Marker-Abfall. Nach Abschluss der Chemotherapie erfolgt eine computertomographische Kontrolluntersuchung (Restaging). Alle dann noch erkennbaren Residualmetastasen (>1 cm) müssen operativ entfernt werden. Dieses Gebot schließt die thoraxchirurgische Entfernung von Restherden in Lunge und Mediastinum ein. In ca. 10 % der Restherde findet sich histologisch noch vitales Karzinomgewebe, wie etwa embryonales Karzinom. In einem solchen Fall kann im Einzelfall (z. B. bei R1- oder R2-Resektion) eine zusätzliche Chemotherapie unter Einschluss weiterer Medikamente, wie z. B. Ifosamid, erwogen werden. Findet sich bei der histologischen Aufarbeitung lediglich nekrotisch-fibrotisches Gewebe oder ausschließ-

lich reifes Teratom, ist keine weitere Systemtherapie erforderlich.

❗ Das reife Teratom ist eine Form des Keimzelltumors, die nicht auf Chemotherapie anspricht und die durch expansives, verdrängendes Wachstum großen Schaden anrichten kann.

Daher ist die operative Entfernung jeglicher Residualherde zwingend indiziert.

Fortgeschrittene Fälle (**intermediäre und schlechte Prognose**) erhalten jeweils eine Chemotherapie mit 4 Zyklen nach dem PEB-Schema gefolgt von der kompletten chirurgischen Resektion der Residualherde. Bei diesen fortgeschrittenen Stadien wird derzeit in Therapiestudien geprüft, ob die ungünstige Prognose durch neue Therapiestrategien verbessert werden kann, wie z. B. durch primäre Hochdosistherapie mit autologer Stammzelltransfusion oder durch Hinzunahme neuer Zytostatika wie Paclitaxel oder Gemcitabin.

Während der Therapie sind Bestimmungen der Tumormarker vor jedem neuen Zyklus erforderlich, um rechtzeitig einer möglichen Resistenzentwicklung mit Zytostatikawechsel begegnen zu können.

❯ Therapieziel ist immer der Zustand der vollständigen Tumorrückbildung, der als komplette Remission (CR) bezeichnet wird.

Seminom

Das Seminom hat eine deutlich geringere Metastasierungstendenz als das Nichtseminom.

Im **Stadium I** wird heute lediglich eine Überwachungsstrategie durchgeführt (◘ Tab. 9.15). In ca. 20% kommt es hierbei zur späteren Metastasierung, die dann durch Chemotherapie (auch PEB-Schema) oder Strahlentherapie beherrscht werden kann. Eine Alternative zur Überwachungsstrategie ist die Chemotherapie mit 1 Zyklus Carboplatin (AUC 7). Dieses Zytostatikum kann Mikrometastasen effektiv eradizieren und ist dabei nur gering toxisch.

Bei kleinvolumigen retroperitonealen Metastasen **(Stadium IIa,b)** wird eine kurative Strahlentherapie des Rteroperitoneums unter Einschluss der Iliakalregion in der Dosis von 30–36 Gy durchgeführt. Alternativ kann im Stadium IIb auch eine Chemotherapie mit dem PEB-Schema erfolgen.

Die **Stadien IIc und III** des Seminoms werden heute zum **Stadium der guten oder intermediären Prognose** der internationalen Konsensusgruppe gerechnet und dementsprechend mit 3 bzw. 4 Zyklen PEB behandelt. Alternativ können 4 Zyklen PE (ohne Bleomycin) appliziert werden. Die Exzision von Residualmetastasen ist beim Seminom grundsätzlich nicht indiziert, weil sich bei 95% der residuellen Metastasen nur Nekrosen zeigen. Finden sich sehr große Residuen (>3 cm), so kann zur weiteren Entscheidungsfindung ein PET-CT durchgeführt werden.

Kontralaterale TIN

Wird bei der kontralateralen Hodenbiopsie eine **testikuläre intraepitheliale Neoplasie (TIN)** entdeckt, so kann durch lokale Radiatio des betroffenen Hodens mit 20 Gy die zu erwartende Tumormanifestation verhindert werden. Diese Therapie erhält die äußere Integrität des betroffenen Hodens. Da die Leydig-Zellen im Gegensatz zu den Keimzellen und den TIN-Zellen von der Strahlung kaum beeinträchtigt werden, bleibt die Androgenproduktion des Hodens in den meisten Fällen (60%) erhalten.

9.6.8   Prognose

Die Behandlungsergebnisse bei Keimzelltumoren sind außergewöhnlich gut (◘ Tab. 9.16). In den niederen Stadien (I und IIa,b) sind 5 Jahres-Heilungsraten von fast 100% möglich. Selbst hämatogen metastasierte Fälle können erfolgreich behandelt werden. Nur Patienten mit weit fortgeschrittener Metastasenlast bleiben auch heute noch prognostisch ungünstig und

◘ Tab. 9.16 Hodentumoren: 5 Jahres-Heilungsraten bei Standardtherapie

	Seminom	Nicht seminom
Stadium I	100%	100%
Stadium IIa,b	>95%	>95%
Stadium IIc + III – gute Prognoseklasse	95%	90–95%
Stadium IIc + III – intermediäre Prognoseklasse	80%	80%
Stadium IIc + III – schlechte Prognoseklasse	–	50%

Das Seminom ist in der schlechten Prognoseklasse nicht mehr vertreten.
Die hier aufgelisteten Behandlungsergebnisse wurden unter internationalen Studienbedingungen erzielt. Wegen der Seltenheit der Hodentumoren haben Größe und Erfahrung der Behandlungszentren einen großen Einfluss auf das Therapieresultat.

sollten daher in ausgewiesenen Zentren zur Hodentumortherapie behandelt werden.

9.6.9   Nachsorge

Die Nachsorge hat das Ziel, neu auftretende Metastasen (Rezidive) rechtzeitig zu erkennen, denn auch bei der Therapie des Rezidivs bestehen realistische Heilungschancen.

Die Rezidiv-Wahrscheinlichkeit hängt sehr vom initialen Stadium und von der verabreichten Therapie ab. Bei **Seminomen** beträgt die Rückfallquote nach adjuvanter Therapie
- im Stadium I etwa 5%,
- beim Stadium IIa,b nach Standardtherapie etwa 5–10% und
- bei fortgeschrittenen Fällen 10–15%.

Bei **Nichtseminomen** ist in den niederen Stadien sowie bei den metastasierten Fällen mit guter Prognose eine Rezidivrate von 2–10% zu erwarten. Bei fortgeschrittenen Fällen ist die Rückfallquote dagegen höher. Das höchste Rezidivrisiko besteht in den ersten 2 Jahren nach Erreichen der kompletten Remission. Daher werden in dieser Zeit je nach Rezidiv-Wahrscheinlichkeit in viertel- bis halbjährlichen Abständen Kontroll-untersuchungen mit CT und Marker-Bestimmungen durchgeführt. Im 3.–5. Jahr genügen Halbjahresab-stände. Spätrezidive treten in 1–2 % auf.

Der verbliebene Hoden wird bei der Nachsorge sorgfältig beobachtet. Der kontralaterale Zweittumor entwickelt sich in ca. 5 % aller Fälle und kann auch nach langem Intervall (10 Jahre) auftreten.

Hodentumoren

- **Histogenese:** 90 % sind germinale (Keimzell-) Tumoren, ausgehend von der Präkanzerose testikuläre intraepitheliale Neoplasie (TIN), die bereits Jahre vor der Tumormanifestation nachweisbar ist. Klinisch-therapeutisch werden reine Seminome von den Nichtsemi-nomen unterschieden.
- **Epidemiologie:** Keimzelltumoren sind der häufigste Krebs im frühen Mannesalter. Risikofaktoren sind der Maldescensus testis, vorangegangener Hodentumor, sowie familiäre Hodenkrebsbelastung.
- **Metastasen:** retroperitoneale Lymphknoten, Lunge
- **Tumormarker:** Alpha-Fetoprotein (AFP), β-HCG, LDH. Serumkonzentrationen korre-lieren mit Tumormasse
- **Symptomatik:** Klassisches Leitsymptom ist die schmerzlose Hodenschwellung. Cave: Schmerzen schließen den Tumor niemals aus!
- **Therapie:** inguinale Ablatio testis. Danach stadien- und histologieabhängige weitere Therapie. Bei fehlendem Metastasennachweis (Stadium I) ist beim Seminom und beim Nichtseminom eine abwartende Beobach-tungsstrategie möglich. Beim Nichtseminom und beim weit fortgeschrittenen Seminom er-folgt die Chemotherapie mit Cisplatin-haltigen Schemata. Nach der Chemotherapie müssen verbleibende Residualmetastasen operativ exstirpiert werden.
- **Prognose:** relativ gut. Bei geringer Metas-tasenlast wird eine Heilungsquote von fast 100 % erreicht. In weit fortgeschrittenen Stadien liegt die Heilungsrate bei 50–80 %. Nach Vollremission 2–15 % Rezidive, meist kurativ behandelbar

---

9.7   Prostatakarzinom

M. Graefen

Der klinische Fall

In der urologischen Sprechstunde stellt sich ein 57-jähri-ger Patient zur Vorsorgeuntersuchung vor. Der Patient hat keine Beschwerden, keine bekannten Erkrankungen. Die veranlassten Untersuchungen zeigen keine auffälligen Befunde. Der PSA-Test ergibt einen Wert von 4,3 ng/ml, und in der Kontrollmessung 1 Monat später einen Wert von 4,8 ng/ml. Aufgrund des leichtgradig erhöhten PSA-Wertes wird dem Patienten die Durchführung einer Stanzbiopsie empfohlen. Diese wird ultraschallgesteuert als systematische 12-Fach-Biopsie durchgeführt. In 2/12 Stanzzylindern wird ein mittelgradig differenziertes Prostatakarzinom (Gleason 3+4) nachgewiesen. Der be-handelnde Urologe überweist den Patienten zur beidseits nervenerhaltenden radikalen retropubischen Prostatekto-mie in ein urologisches Zentrum.

9.7.1   Epidemiologie

> Das Prostatakarzinom ist der häufigste urolo-gische Tumor des Mannes, der vornehmlich im höheren Alter diagnostiziert wird.

Inzidenz Die Inzidenz, d. h. die Neuerkrankungsrate pro Jahr pro 100.000 Einwohner, schwankt zwischen 1,3 (China), 3,4 (Japan), 30 (Bundesrepublik Deutsch-land), 60 bei weißen und 95 bei farbigen Amerikanern. Das Prostatakarzinom ist in der BRD die Ursache für ca. 12.000 Krebstodesfälle pro Jahr und ist damit die zweithäufigste Krebstodesursache des Mannes nach dem Lungen- und Bronchialkrebs und liegt etwa gleichauf mit dem durch kolorektale Tumoren ver-ursachten Krebstod. In der Bundesrepublik Deutsch-land werden etwa 65.000 neue Fälle pro Jahr entdeckt (◻ Abb. 9.32).

Prävalenz Autopsiestudien haben gezeigt, dass die Prävalenz (Anteil der Bevölkerung, der zu einer ge-gebenen Zeiteinheit erkrankt ist oder es jemals war) des Prostatakarzinoms weitaus häufiger ist.

> Zumeist mikroskopisch kleine, gut differen-zierte Adenokarzinome der Prostata findet man bei 40 % aller 60–70-jährigen, mit weiterer Zunahme in jeder Lebensdekade.

Diese klinisch nicht auffälligen, zufällig bei der Autop-sie entdeckten, meist gut differenzierten Prostata-

☐ Abb. 9.32 Inzidenz des klinisch erkannten Prostatakarzinoms in Abhängigkeit vom Alter

karzinominseln, hat man früher als **latente Prostata-karzinome** bezeichnet.

Da das Prostatakarzinom besonders in den Früh-formen langsam wächst (vermutete Tumorverdopp-lungszeit 2–4 Jahre), muss man nach neueren Erkennt-nissen das latente Prostatakarzinom nicht als qualitativ anderen Tumor, sondern als Frühform des klinisch manifesten Prostatakarzinoms ansehen. Da ca. 10 % aller Männer das Risiko haben, in ihrem Leben ein klinisch manifestes Prostatakarzinom diagnostiziert zu bekommen, bleiben ca. 9 von 10 dieser latenten Prostatakarzinome unentdeckt.

Die Häufigkeit des latenten Prostatakarzinoms ist in fast allen ethnischen Gruppen gleich groß. Dies steht in Diskrepanz zu den unterschiedlichen Inzidenz zahlen des klinisch manifesten Prostatakarzinoms (▶ oben). Eine Reihe von Thesen wurden zur Er-klärung dieser Diskrepanz entwickelt: Es wurden ein erhöhter Testosteronspiegel, eine Beeinflussung des Testosteronspiegels durch Diät, eine unterschied-liche Aktivität der 5-α-Reduktase, eine virale Genese durch aszendierende Infektionen über die Urethra diskutiert.

Für alle diese Thesen liegen aber keine hinreichend sicheren Daten vor.

9.7.2 Ätiologie

Die genaue Ätiologie des Prostatakarzinoms ist nicht bekannt. Folgende Faktoren werden diskutiert:

Genetische Faktoren Ätiologisch bedeutsam scheint eine genetische Disposition zu sein. Hat ein Verwandter ersten Grades (Bruder, Vater) oder zweiten Grades (Onkel, Großvater) ein klinisch manifestes Prostata-karzinom, so hat der Verwandte ein zwei- bis dreimal höheres Risiko auch ein Prostatakarzinom, und zwar wahrscheinlich 10–20 Jahre früher, zu entwickeln.

10–15 % aller Prostatakarzinome sind hereditär bedingt. Chromosomale Veränderungen auf dem 1. Chromosom und auch dem X-Chromosom sind bei diesen Patienten zu finden.

Hormonelle Faktoren Eunuchen (Kastration vor der Pubertät) entwickeln kein Prostatakarzinom. Das Prostatakarzinom-Wachstum ist androgenabhängig (▶ unten). Im Tierversuch kann ein Prostatakarzinom durch chronische Östrogen- und Androgengaben in-duziert werden. Auf der anderen Seite weisen Prosta-takarzinom-Patienten keine konstante Aberration im Steroidmetabolismus auf. Ob Androgene beim Men-schen eine Induktion oder Promotion des Prostatak-arzinoms auslösen, ist nicht bekannt.

Diät Lebensumstände, wie Essgewohnheiten und Umweltfaktoren (Environment), können das Prostata karzinom-Wachstum beeinflussen. Dies geht aus der Beobachtung hervor, dass Japaner einen Anstieg der niedrigen Prostatakarzinom-Inzidenz erfahren, wenn sie in die USA einwandern. Zu solchen Faktoren ge-hören Abgase, Luftverschmutzung, landesspezifische Essgewohnheiten, insbesondere tierische Eiweiße und

Fette. Das heißt aber keinesfalls, dass einer dieser Faktoren als spezifischer Auslöser für Prostatakarzinom nachgewiesen werden konnte.

Infektionskrankheiten Die direkte Verbindung der prostatischen Drüsen mit der proximalen Urethra legt nahe, dass virale und venerische Entzündungen der Harnröhre für die Entstehung des Prostatakarzinoms möglich sind. Dies war in Studien jedoch bisher nicht eindeutig nachweisbar.

9.7.3 Pathologie und Stadieneinteilung

Pathologie

Die Prostata ist ein drüsiges Organ, das in mehrere Zonen aufgeteilt ist (◘ Abb. 9.33, ◘ Abb. 9.34). Zur rektalen Seite hin liegt die **periphere Zone**, die Ursprungsort für ca. 90 % aller Prostatakarzinome ist.

Selten entstehen Prostatakarzinome aus der zentralen Zone, die um die Ducti ejaculatores liegt, die in der Mitte der Urethra am Colliculus seminalis einmünden.

Um die proximale Harnröhre herum liegt die **Übergangszone**, aus der sich die benigne Prostatahyperplasie (BPH) entwickelt. Auch hier können Prostatakarzinome entstehen (ca. 10 % aller Fälle). Bei 10 % aller Männer, bei denen die BPH entfernt wird, findet man Prostatakarzinome (**inzidente Prostatakarzinome**), die sich im Wesentlichen so verhalten, wie Karzinome der peripheren Zone.

Alle Zonen der Prostata haben kleine Drüsen und Drüsenausgänge, die mit einem kubischen Epithel ausgekleidet sind. Um die Drüsen liegt das bindegewebige

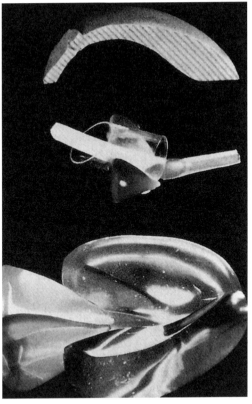

◘ **Abb. 9.33** Zonaler Aufbau der Prostata nach McNeal: Oben die fibromuskuläre Platte, *weiß* die um 35° abgewinkelte prostatische Harnröhre, *durchsichtig* der Sphinkter internus, darum die Übergangszone, aus der sich später die benigne Prostatahyperplasie entwickelt, unten rechts die periphere Zone, die der rektalen Seite zugewandt ist, unten links die zentrale Zone, in deren Mitte die Ducti ejaculatores verlaufen

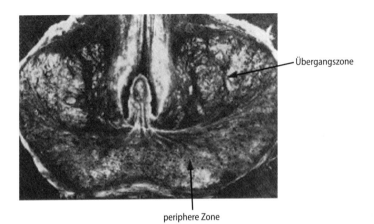

Übergangszone

periphere Zone

◘ **Abb. 9.34** Querschnitt durch eine Prostata in Höhe des Colliculus seminalis, d. h. in Urethramitte. Man sieht deutlich die periphere Zone (*Pfeil unten*) in Abgrenzung zur benignen Prostatahyperplasie im Zentrum (*Pfeil rechts*)

◻ **Tab. 9.17** Klassifikation des Prostatakarzinoms nach Zelltyp	
I. Epitheliale Tumoren	A Adenokarzinome
	B Übergangszellkarzinome
	C Neuroendokrine Tumoren
	z. B. Karzinoid-Tumoren
II. Stromale Tumoren	A Rhabdomyosarkom
	B Leiomyosarkom
III. Sekundäre Tumoren	Direktes Wachstum, z. B. von Kolon und Blase
	Metastase, z. B. eines Melanoms

Stroma. Prostatakarzinome entstehen in 98 % aus dem **Drüsenepithel**. Selten findet man Plattenepithelkarzinome oder Übergangsepithelkarzinome, die meist von der Blasenschleimhaut ausgehen und in die Prostata infiltrieren. Ebenso selten sind Sarkome, die von den nichtepithelialen Anteilen (dem Stroma) der Prostata ausgehen, wie Rhabdomyosarkome, Leiomyosarkome (◻ Tab. 9.17). Diese Formen sind außerordentlich aggressiv und schwer zu behandeln.

Adenokarzinom Beim Adenokarzinom, das meist multifokal und nur selten unifokal auftritt, werden je nach Klassifikationsschema 3 oder 4 Malignitätsgrade beschrieben. Bei der Hälfte der Tumoren eines Patienten liegen unterschiedliche Differenzierungsgrade in einzelnen Tumoranteilen vor.

Der Malignitätsgrad wird durch die Ähnlichkeit oder Abweichung von der normalen Drüsenarchitektur bestimmt. Normale Drüsen werden von einer säulenartigen Epithelschicht ausgekleidet und von einer Basalzellschicht begrenzt. Maligne Drüsen sind oft kleiner, haben bei Grad-I-Veränderungen noch deutliche Lumina, aber ein einschichtiges flacheres kubisches Epithel, da die Basalzellschicht fehlt. Von hier gibt es alle Variationen über sog. kribriforme Wachstumsmuster (kribriform = siebförmig) bis hin zum anaplastischen Tumor, bei dem die Drüsenarchitektur nicht mehr erkennbar ist.

Das Prostatakarzinom wächst bevorzugt in Richtung Apex der Prostata. Beim weiteren Fortschreiten wird die Prostatakapsel penetriert, wobei bevorzugt die Perineuralspalten der Nervendurchgangsstellen benutzt werden. Kapselpenetration und Samenblaseninfiltration sind Zeichen für lokal fortgeschrittenes Wachstum.

Metastasierung Die Lymphknoten in der **Fossa obturatoria** sowie der Iliakalgefäße sind die erste Station der lymphogenen Streuung und werden beim Lymphknoten-Staging als Indikator für positive oder negative Lymphknotenausbreitung genutzt (die Fossa obturatoria ist der Raum zwischen Symphyse, Arteria und Vena iliaca externa, Arteria iliaca interna und dem Nervus obturatorius).

Das nächste Feld sind die präsakralen und inguinalen Lymphknoten und die Lymphknoten entlang der Vasa iliaca communis und der paraaortalen Region. Erst danach werden die mediastinalen und supraklavikulären Lymphknoten betroffen.

❯ Bevorzugter Ort der hämatogenen Streuung ist das Skelettsystem (osteoblastische Metastasen). Sie werden bei 85 % der Patienten gefunden, die an ihrem Prostatakarzinom versterben.

Am häufigsten sind die Lendenwirbelkörper, der proximale Femur, das Becken, die thorakalen Wirbelkörper, die Rippen, das Sternum, der Schädel und der Humerus betroffen. Zunächst zeigen im Allgemeinen die zentralen, später die peripheren Skelettabschnitte Tumorabsiedlungen. Selten sind viszerale Organe betroffen, wie die Lunge, die Leber, die Nebenniere. Üblicherweise erfolgt zunächst die lymphogene und dann die hämatogene Aussaat.

Stadieneinteilung

◻ Tab. 9.18, ◻ Abb. 9.35, ▶ Kap. 18.

Natürlicher Krankheitsverlauf

Das Prostatakarzinom zeichnet sich durch einen regelhaften Wachstumsverlauf aus.

❯ Wie bei keinem anderen soliden Tumor korreliert das Tumorvolumen mit der Aggressivität des Tumors.

Das bedeutet, dass kleinste Tumoren mit einem Volumen von weniger als 0,1 oder 0,2 cm³ (0,2 cm³ Tumoren haben einen Durchmesser von 0,7 cm) keine Metastasierungsfähigkeit haben. Erst bei Volumina von >4 cm³ findet man in zunehmendem Maße Kapselpenetration, Samenblaseninfiltration und positive Lymphknoten. Tumoren von mehr als 12 cm³ sind fast immer metastasiert.

Mehr als 90 % aller bei der Autopsie gefundenen Prostatakarzinome (latentes Prostatakarzinom) sind <0,5 cm³ und klinisch nie in Erscheinung getreten. Wegen ihres extrem langsamen Wachstums bedürfen diese Autopsietumoren (z. B. <0,1 cm³ Tumorvolumen) keiner Therapie.

◻ Tab. 9.18 Stadieneinteilung der Prostatakarzinome (UICC 2002, 6. Auflage)

T – Primärtumor

TX	Primärtumor kann nicht beurteilt werden
T0	Kein Anhalt für Primärtumor
T1	Klinisch nicht erkennbarer Tumor, der weder tastbar noch in bildgebenden Verfahren sichtbar ist
T1a	Tumor zufälliger histologischer Befund (incidental carcinoma) in 5 % oder weniger des resezierten Gewebes
T1b	Tumor zufälliger histologischer Befund (incidental carcinoma) in mehr als 5 % des resezierten Gewebes
T1c	Tumor durch Nadelbiopsie diagnostiziert (z. B. wegen erhöhter PSA)
T2	Tumor begrenzt auf Prostata[1]
T2a	Tumor befällt maximal die Hälfte eines Prostatalappens
T2b	Tumor befällt mehr als die Hälfte eines Prostatalappens
T2c	Tumor befällt beide Prostatalappen
T3	Tumor breitet sich durch die Prostatakapsel in extrakapsuläres Gewebe aus[2]
T3a	Einseitige oder beidseitige extrakapsuläre Ausbreitung, Befall des Blasenhalses
T3b	Tumor infiltriert Samenblase
T4	Tumor ist fixiert oder infiltriert andere benachbarte Strukturen als Samenblasen: Blase, Sphincter externus, Rektum, Levatormuskel und/oder Beckenwand

N – Regionäre Lymphknoten

N1	Regionale Lymphknotenmetastasen
NX	Vorliegen von Fernmetastasen kann nicht beurteilt werden

M – Fernmetastasen

M0	Keine Fernmetastasen
M1	Fernmetastasen
M1a	Nicht regionäre Lymphknoten
M1b	Knochen
M1c	Andere Lokalisationen

[1] Ein Tumor, der durch Nadelbiopsie in einem oder beiden Lappen gefunden wird, aber weder tastbar noch in bildgebenden Verfahren sichtbar ist, wird als T1c klassifiziert.
[2] Invasion in den Apex der Prostata oder in die Prostatakapsel (aber nicht durch diese in extrakapsuläres Gewebe) wird als T2 (nicht T3) klassifiziert.
Wenn Metastasen in mehr als einer Lokalisation nachweisbar sind, soll die höchste Kategorie benutzt werden.

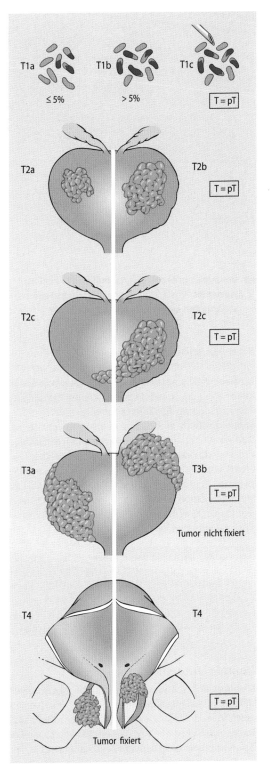

◻ Abb. 9.35 T-Stadien des Prostatakarzinoms

Tab. 9.19 Natürlicher Krankheitsverlauf unbehandelter Patienten. (Nach einer Literaturzusammenstellung von Catalona)

Stadien		Metastasen vorhanden	Mortalität 5–10 Jahre
A1	T1a	0%	2%
A2	T1b	25%	20%
B1	T2a	15%	20%
B2	T2c	35%	70%
C	T3	50%	75%
D1, D2	N1–3, M1	100%	>50% (3 Jahre)

> Behandlungsbedürftig ist lediglich das klinisch manifeste Prostatakarzinom, das mindestens ein Volumen von 0,5 cm3 hat (Tab. 9.19).

9.7.4 Diagnostik

Die **klinische Symptomatik** des Prostatakarzinoms ist davon abhängig, in welchem Stadium die Erkrankung diagnostiziert wird. Während die frühen Stadien völlig asymptomatisch sind, kann es in fortgeschrittenen Stadien zu Obstruktionssymptomen durch den lokalen Prozess (obstruktive Miktionsklage, Harnstauungsniere) wie bei einer benignen Prostatahyperplasie kommen. Hämaturie ist ein seltenes Leitsymptom. Gelegentlich fällt ein metastasiertes Prostatakarzinom erst durch Symptome der Metastasen auf (typisch: Rückenschmerzen bei ossären Metastasen).

> **Tipp**
>
> Häufiges klinisches Bild eines metastasierten Tumors sind das Auftreten von Skelettbeschwerden, die nicht selten primär als degenerativ fehlgedeutet werden.

Rektale Untersuchung

Die Prostata ist kastaniengroß und hat bei einem jungen Mann ein Gesamtvolumen von ca. 20 g. Man palpiert einen Sulcus in der Mitte der Prostata. Zur rechten und linken Seite sind die beiden Lappen gut abgrenzbar. Die Konsistenz entspricht der Handinnenfläche.

Beim Vorliegen eines Prostatakarzinoms kann man gelegentlich einen derben höckrigen Knoten oder eine derbe Veränderung tasten. Ein solcher tastbarer Knoten erfordert die bioptische Abklärung. Differenzialdiagnostisch kommen chronische Entzündungen, Prostatakonkremente, Prostatainfarkte, Prostatazysten und die granulomatöse Prostatitis infrage. Fühlt sich eine Seite der Prostata fester an als die andere, so muss auch ein solcher Befund bioptisch abgeklärt werden. Bei systematischen Untersuchungen entdeckt man durch die rektale Untersuchung in 0,8–1,7% der männlichen Bevölkerung der entsprechenden Altersgruppe ein Prostatakarzinom.

> Die Vorsorgeuntersuchung wird ab dem 45. Lebensjahr jährlich empfohlen.

Bei Risikogruppen (Vorliegen von Prostatakarzinom bei Verwandten I. und II. Grades) wird die Vorsorgeuntersuchung schon ab dem 40. Lebensjahr empfohlen.

Sonographie

Häufigste bildgebende Untersuchung ist die transrektale Ultraschalluntersuchung. Dieses Verfahren eignet sich auch hervorragend zur Durchführung der Prostatabiopsie, allerdings ist die Sensitivität und Spezifität bei der Erkennung eines Prostatakarzinoms beschränkt. Aufgrund dieser ungenügenden Genauigkeit werden zurzeit mehrere bildgebende Verfahren angeboten, deren klinische Wertigkeit allerdings noch nicht abschließend geklärt ist. Neben dem Standard der konventionellen Ultraschalluntersuchung wird die Elastographie (hier werden Unterschiede in der Gewebehärte farblich dargestellt), der Histo-Scan-Untersuchung (Ultraschall-Rohdaten werden per Computer ausgewertet und suspekte Areale aufgezeigt) sowie die Kernspintomographie durchgeführt. Zu betonen ist, dass außer der konventionellen transrektalen Sonographie keines dieser Verfahren aufgrund der noch ungenügenden klinischen Validierung als Standard angesehen werden kann (Abb. 9.36).

PSA-Wert

Das prostataspezifische Antigen (PSA) ist ein Glykoprotein mit einem Molekulargewicht von 30 000 Dalton, das ausschließlich im Prostatagewebe gebildet wird. Es dient der Verflüssigung des Samens, der ohne PSA koagulieren würde. Im Serum kann das PSA mit dem Radio- oder Enzymimmunoassay nachgewiesen werden und ist bei benigner Prostatahyperplasie wie auch bei Vorliegen eines Karzinoms erhöht. Letzteres erhöht den PSA-Wert um den Faktor 10 mehr als eine entsprechende Gewebsmenge BPH (etwa 1 g BPH erhöht den Serum-PSA-Wert um 0,3 ng/ml; 1 g PCA um 3 ng/ml).

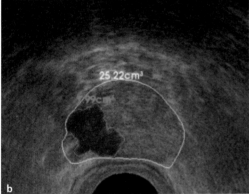

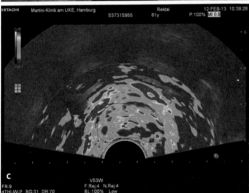

Abb. 9.36a–c Transrektale sonographische Darstellung der Prostata. **a** Konventionelles Ultraschall-Bild der Prostata: die periphere und zentrale Zone sind gut abgrenzbar. **b** Histoscan-Bild der Prostata: suspekte Areale werden farblich markiert und können gezielt biopsiert werden. **c** Elastographie-Bild der Prostata: farblich Darstellung suspekter Areale der Prostata zur gezielten Biopsie, blaue »harte« Areale sind karzinomsuspekt

Wird der Serum-PSA-Wert bei der Vorsorgeuntersuchung eingesetzt, so haben 2 % aller Männer über 50 unabhängig vom Rektalbefund eine deutliche PSA-Erhöhung über 10 ng/ml, 60 % dieser haben ein behandlungsbedürftiges Prostatakarzinom. 8 % der Männer über 50 haben eine leichte PSA-Erhöhung mit Werten zwischen 4 und 10 ng/ml. Jeder 4. von diesen hat ein behandlungsbedürftiges Prostatakarzinom.

> **Tipp**
>
> Auf der anderen Seite haben 20 % aller entdeckten Prostatakarzinome einen normalen PSA-Wert.

Die Bestimmung der molekularen Fraktionen des Gesamt-PSA erlauben eine Verbesserung der Karzinomfrüherkennung. Der Quotient des **freien (ungebundenen) PSA** (f-PSA) zum Gesamt-PSA ist bei Patienten mit einem Prostatakarzinom erniedrigt (<15 %). Patienten mit einer benignen Prostatahyperplasie hingegen weisen häufig einen erhöhten Quotienten f-PSA zu Gesamt-PSA (%f-PSA) auf.

Eine weitere Möglichkeit, die Spezifität des PSA-Wertes zu verbessern, ist die Bestimmung der **PSA-Anstiegsgeschwindigkeit**. Es konnte gezeigt werden, dass Patienten mit einem Prostatakarzinom eine deutliche Zunahme der PSA-Serumkonzentration pro Jahr aufweisen (>0,75 ng/ml/Jahr) im Vergleich zu Patienten mit einer gutartigen Prostataerkrankung. Aufgrund der Schwankungen der einzelnen PSA-Testverfahren sind diese Unterschiede oft jedoch nicht aussagefähig genug.

Eine weitere Verbesserung stellt die Bestimmung der **PSA-Dichte** dar, da mit zunehmender Größe der benignen Prostatahyperplasie der PSA-Wert ebenfalls ansteigt. Der Quotient aus PSA und Prostatavolumen bzw. PSA und Volumen der Übergangszone (▸ oben) ist bei Männern mit einem Prostatakarzinom erhöht. Eine PSA-Dichte von ≥0,15 wird als Indikation für eine Prostatabiopsie bei Männern mit einem Gesamt-PSA im Bereich zwischen 4 ng/ml und 10 ng/ml empfohlen.

Wird nur die rektale Untersuchung bei der Vorsorgeuntersuchung eingesetzt, so entdeckt man bei Männern über 50 Jahren lediglich in 1–2 % ein Prostatakarzinom, das nur in 50 % auf die Prostata beschränkt ist. Wird lediglich der PSA-Wert eingesetzt, so findet man bei 3–4 % aller untersuchten Männer ein Prostatakarzinom, das zu 70 % auf die Prostata begrenzt ist.

Werden rektale Untersuchung und PSA-Wert zusammen bei der Vorsorgeuntersuchung eingesetzt, so findet man bei bis zu 5 % der untersuchten Männer im Alter über 50 Jahren ein Prostatakarzinom, das ebenfalls zu 70 % auf die Prostata begrenzt ist, d. h. durch eine radikale Prostatektomie potenziell zu heilen ist. Jährliche Wiederholungsuntersuchungen entdecken dabei die noch wenigen übersehenen Prostatakarzinome, die dann noch zu 90 % auf die Prostata begrenzt sind.

Im Allgemeinen wird ein PSA-Wert von 4 ng/ml als Normalwert angegeben, wenn man den monoklonalen Assay benutzt. Neuerdings wird ein **altersspezifischer Grenzwert** definiert: bis 50 Jahre 2,5 ng/ml, bis 60 Jahre 3,5 ng/ml, bis 70 Jahre 4,5 ng/ml, bis 80 Jahre 6,5 ng/ml.

> ❯❯ **PSA ist zu einem außerordentlich wichtigen Suchtest zur Früherkennung des Prostatakarzinoms geworden.**

Tipp

Bei Männern unter 70 sollte eine Gewebsuntersuchung dann erfolgen, wenn bei der digitalen-rektalen Untersuchung ein verdächtiger Befund erhoben worden ist und/oder wenn der PSA-Wert über 4 ng/ml beträgt.

Bei leichter PSA-Erhöhung und unauffälligem rektalen Untersuchungsbefund hat jeder 4. ein Prostatakarzinom. Deswegen sollte auch bei jungen Männern (<70 Jahre) eine Gewebsuntersuchung (Biopsie) empfohlen werden. Hierbei kann auch das Gesamtvolumen der Prostata mit in Betracht gezogen werden. Handelt es sich um eine große Prostata, bedingt durch eine große benigne Prostatahyperplasie, so ist eine leichte PSA-Erhöhung auch durch diese große, gutartige Wucherung erklärbar.

PSA wird auch zur Stadieneinteilung des Prostatakarzinoms herangezogen. Der Blutspiegel korreliert mit dem Tumorvolumen. Die Korrelation ist jedoch nicht so eng, dass im Einzelfall genau aus dem PSA-Wert das Tumorstadium abgelesen werden kann. Seine besondere Bedeutung hat er aber zur Therapiekontrolle (► unten).

PSA ist ein wertvoller Marker sowohl beim Screening als auch zur Therapiekontrolle. Der zunehmende Einsatz des PSA-Wertes zur Früherkennung hat zu einer deutlichen Verschiebung der diagnostizierten Tumorstadien hin zu frühen Karzinomen mit einer Senkung der Mortalität am Prostatakarzinom mit sich gebracht. Da das Prostatakarzinom langsam wächst und häufig in einem höheren Alter diagnostiziert wird, bedroht nicht jedes Karzinom den betroffenen Patienten. Frühe Tumoren können auch zunächst beobachtet werden (sog. aktive Überwachung) mit regelhaften PSA-Kontrollen und wiederholten Prostatabiopsien; erst wenn der Tumor aggressiver wird muss dann therapiert werden. Eine Therapieentscheidung (Operation, Bestrahlung, aktive Überwachung) muss stets individuell mit dem Patienten unter Berücksichtigung der Tumorcharakteristika, aber auch des Alters und der Begleiterkrankungen erfolgen.

Staging-Untersuchungen

Nach Diagnose eines Prostatakarzinoms muss bei frühen Tumoren (PSA <10 ng/ml und Gleason-Grad in der Biopsie <3+3) keine Bildgebung aufgrund der vernachlässigbaren Wahrscheinlichkeit von Metastasen erfolgen. In allen Stadien stehen folgende bildgebenden Verfahren zur Verfügung:

Kernspintomographie (NMR) Die Kernspintomographie erlaubt eine gute Darstellung der zonalen Anatomie der Prostata und des umgebenden Bindegewebes. Kleinere, periprostatisch gelegene Lymphknoten können oft nachgewiesen werden. Dennoch sind die beschriebenen Veränderungen oft nicht spezifisch, sodass der Wert der Kernspintomographie für die Diagnostik und das Staging des Prostatakarzinoms eingeschränkt bleibt.

Computertomographie Die Computertomographie ist zum Nachweis von Lymphknoten-Mikro- oder auch Makrometastasen **ungeeignet**. Nur bei massivem Lymphknotenbefall mit Lymphknotenvergrößerung von mehr als 1,5 cm kann die Computertomographie diese Lymphknotenvergrößerung nachweisen. Mit Hilfe des CT kann auch die lokale Tumorausbreitung (das T-Stadium) schlecht festgelegt werden.

Knochenszintigraphie Sie ist die wichtigste Untersuchung zur Entdeckung von Fernmetastasen. Skelettmetastasen werden aufgrund des lokal gesteigerten Mineralstoffwechsels mit Hilfe von knochenaffinen Radionukliden erfasst. Die Knochenszintigraphie ist dabei zum Nachweis von Knochenmetastasen empfindlicher als die röntgenologischen Skelettuntersuchungen. Man benutzt 99-Technetium-Phosphatverbindungen. Die Sensitivität zum Nachweis von Knochenmetastasen ist annähernd 100 %, die Spezifität ist jedoch weitaus geringer. Alle Umbauprozesse im Rahmen von Heilungen nach Knochenbrüchen, Heilungen nach Entzündungen können ähnliche Veränderungen verursachen wie osteoblastische Knochenmetastasen. Durch gezielte Röntgenaufnahmen müssen verheilende Knochenbrüche, arthritische Prozesse, insbesondere aber der Morbus Paget, ausgeschlossen werden (◨ Abb. 9.37).

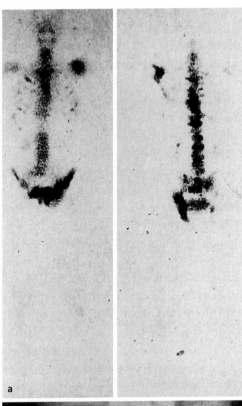

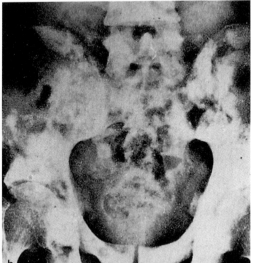

Abb. 9.37a,b Knochenszintigraphie. **a** Knochenscan eines Technetium-Phosphat-Szintigrammes. **b** Beckenübersicht mit osteoblastischen Metastasen

Weitere diagnostische Maßnahmen

Die weitere mögliche diagnostische Maßnahme ist die **lokale Lymphadenektomie**. Dies wird in der Regel im Rahmen der radikalen Prostatektomie durchgeführt, selten auch bei fortgeschrittenen Tumoren vor einer Strahlentherapie. Hier werden Lymphknoten in der Fossa obturatoria und bei ausgedehnter Dissektion im Bereich der internen und externen Iliakalgefäße entfernt. Die theoretische Grundlage hierfür ist die Erkenntnis, dass die lymphogene Aussaat zumeist in dieser Region beginnt und die Sensitivität der o. g. Bildgebung häufig nicht exakt genug ist. Kontrovers diskutiert wird, ob die Lymphadenektomie neben der Diagnostik auch eine prognostische Bedeutung hat.

9.7.5 Therapie

Stadium T1a

Hier liegt ein sog. **inzidentes Prostatakarzinom** vor, das z. B. anlässlich einer TUR bei BPH gefunden wird, wobei weniger als 5 % des resezierten Materials mit einem Karzinom durchsetzt wird.

Im Stadium T1a ist häufig **keine weitere Therapie** notwendig, insbesondere dann, wenn nur ein Grad-I-Tumor vorliegt.

Nach etwa 10 Jahren werden 15–20 % der Patienten mit einem Tumorprogress zu rechnen haben. Deshalb wird gelegentlich bei jungen Patienten, d. h. Patienten, die jünger sind als 60 Jahre, die **radikale Prostatektomie**, auch bei T1a-Tumoren, empfohlen.

Zumindest sollten diese Patienten sehr sorgfältig mit Hilfe wiederholter PSA-Serum-Untersuchungen sowie mit Hilfe der transrektalen Sonographie und Stanzung **nachbeobachtet** werden. Der PSA-Wert sollte immer <2 ng/ml sein.

Man muss sich klar machen, dass bei der transurethralen Resektion lediglich Gewebe der BPH, d. h. aus der Übergangszone, entnommen und untersucht worden ist. Die periphere Zone (Sitz der häufigsten Prostatakarzinome) verbleibt trotz radikaler Entfernung der BPH. Hier können sich auf der einen Seite erneut Tumoren bilden, oder aber noch Ausläufer des bei der transurethralen Resektion entfernten Tumors befinden.

> Eine jährliche Vorsorgeuntersuchung ist auch bei jedem Patienten nach transurethraler Entfernung einer BPH notwendig.

Lokalisiertes Prostatakarzinom (T1b/T2/T3,N0,M0)
Radikale Prostatektomie

❯❯ Die am häufigsten durchgeführte Therapie des lokalisierten Prostatakarzinoms ist die radikale Prostatektomie.

Als Alternativen stehen – je nach Tumorstadium, Lebenserwartung und Präferenz des Patienten – die aktive Überwachung, die perkutanen Strahlentherapie und die Brachytherapie zur Verfügung.

Wegen der langsamen Tumorverdopplungszeit ist es eine wichtige Voraussetzung, dass Patienten, die radikal prostatektomiert werden, eine weitere mittlere Lebenserwartung von mehr als 10 Jahren haben. Dies wird durch skandinavische Untersuchungen unterstrichen, die zeigen, dass ein 70-jähriger mit einem frühzeitig entdeckten, gut differenzierten, lokalisierten Prostatakarzinom, der nicht radikal operiert worden ist, ein ca. 10 %iges Risiko hat, innerhalb von 10 Jahren an seinem Tumor zu versterben, jedoch ein 50 %iges Risiko hat, an anderen Ursachen als dem Prostatakarzinom zu versterben. Die weitere mittlere Lebenserwartung von Männern, die 60–85 Jahre alt sind und keine Komorbidität haben, geht aus ◻ Tab. 9.20 hervor.

❯❯ Bei der radikalen Prostatektomie wird die gesamte Prostata mit den Samenblasen und – je nach Tumorstadium – die regionalen Lymphknoten entfernt (◻ Abb. 9.38).

Die radikale Prostatektomie kann auf verschiedenen Zugangswegen durchgeführt werden. Der häufigste Zugangsweg in Deutschland ist retropubisch, alternativ kann perineal sowie konventionell laparoskopisch oder roboterassistiert operiert werden. In den USA ist mittlerweile die roboterassistierte radikale Prostatektomie der am häufigsten angewandte Zugangsweg. Im Rahmen der radikalen Prostatektomie werden die regionalen Lymphknoten mit entfernt, bei geringem Risiko einer

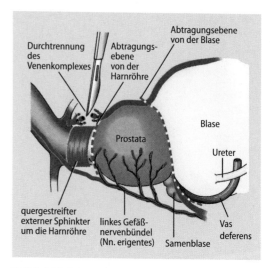

◻ **Abb. 9.38** Schema der Prostatavesikuloektomie

Metastasierung (PSA <10, klinisches T1c-Stadium, kein niedrig-differenziertes Karzinom in der Biopsie) werden die Lymphknoten in der Regel belassen.

Nebenwirkung Mögliche Hauptnebenwirkung der radikalen Prostatektomie sind **erektile Dysfunktion** (je nach Ausdehnung der Nervschonung zwischen 10 und 100 %), **Harninkontinenz** (5 %), **Urethrastriktur** (5 %). An der rektalen Seite, und zwar jeweils lateral der Prostata, verlaufen die Nervi erigentes, die für die Potenz verantwortlich sind. Grundsätzlich ist die nerv- bzw. potenzerhaltende radikale Prostatektomie möglich. Da aber das Prostatakarzinom sehr häufig die Kapsel penetriert (und zwar dort, wo die Nerven die Kapsel penetrieren; das Prostatakarzinom benutzt mit Vorliebe die Perineuralspalten), ist eine Nerverhaltung auf der Seite eines Kapseldurchbruches des Tumors kontraindiziert.

❯❯ Bei chirurgisch sicherer, beidseitiger Nerverhaltung ist mit einer Erhaltung der Potenz in 50 % der Fälle zu rechnen und zwar umso eher, je jünger die Männer sind. Die Regeneration der Potenz kann 1 Jahr und länger dauern.

Die Inkontinenz kann durch Erhalt des Sphincter externus, der zwischen Apex der Prostata und dem Diaphragma urogenitale liegt, vermieden werden. Es handelt sich um einen quergestreiften Muskel, der typische Stigmata einer Haltefunktion hat.

Nachsorge Nach radikaler Prostatektomie ist der PSA-Wert ein sicherer und spezifischer Tumormarker. Da alles Prostatagewebe entfernt ist, kann eine PSA-Erhöhung nur durch Residualtumor oder durch eine

◻ **Tab. 9.20** Mittlere Lebenserwartung: 60- bis 85-jährige Männer

Alter	Weitere Lebensjahre
65	14
70	11
75	9
80	7
85	5

übersehene Metastasierung bedingt sein. Dem postoperativen PSA-Wert kommt deswegen in der Verlaufsbeobachtung eine große Bedeutung zu. Wegen der Halbwertzeit von 5 Tagen sollte der erste postoperative PSA-Wert nicht vor 3 Wochen nach der Operation abgenommen werden. Bei Residualtumoren kann es allerdings im Einzelfall Jahre dauern, bis ein zunächst negativer PSA-Wert dann doch wieder positiv wird. Ist der PSA-Wert nach 5 Jahren noch unterhalb der Nachweisgrenze (<0,2 mg/ml) ist mit hoher Wahrscheinlichkeit von einer Heilung auszugehen.

❯ pT2-Tumoren werden durch die radikale Prostatektomie in über 90 % der Fälle geheilt (PSA-Negativität nach 5 Jahren).

In der Verlaufsbeobachtung brauchen bildgebende Verfahren, wie Knochenszintigramm, Röntgen-Thorax, nur PSA-gesteuert eingesetzt werden, d. h. nur dann, wenn der PSA-Wert ansteigt. Im Mittel dauert es 8 Jahre vom ersten PSA-Wertanstieg bis zum Auftreten von radiologisch nachweisbaren Metastasen.

Strahlentherapie

Die Strahlenbehandlung ist eine therapeutische Alternative, die entweder in Form der **Hochvolt-Radiotherapie** oder der Brachytherapie durchgeführt werden kann.

Die perkutane Strahlentherapie wird nach dreidimensionaler Planung als Mehrfelderbestrahlung mit einer Gesamtdosis zwischen 72 Gy und 81 Gy durchgeführt. Üblicherweise werden Einzeldosen von 1,8–2,0 Gy/Tag verabreicht. Zunehmend werden während der Bestrahlung weitere bildgebende Verfahren eingesetzt (sog. Bildgebungs-gesteuerte Strahlentherapie). Hierdurch können die möglichen Nebenwirkungen einer Radiatio weiter gesenkt werden. Mögliche Nebenwirkungen sind Proktitiden, Impotenz in 10–40 % und selten Schrumpfblasen und Inkontinenz.

Bei der **Brachytherapie** werden ultraschallgesteuert radioaktive Jod- bzw. radioaktive Palladium-Seeds direkt in die Prostata gebracht und verbleiben dort. Zusätzlich kann eine perkutane Aufsättigung durch eine weitere externe Bestrahlung erfolgen, um so optimale Gesamtstrahlendosis zu erhalten.

Ein vergleichbares Verfahren stellt die **Afterloading-Behandlung** dar, bei der temporär radioaktives Iridium durch perineale Nadeln ultraschallgesteuert in die Prostata gebracht wird. Auch bei dieser Methode ist eine anschließende, zusätzliche perkutane Aufsättigung notwendig. Es können so sehr hohe Strahlendosen in die Prostata gebracht werden bei nur geringer Strahlenbelastung der Nachbarorgane. Die möglichen Nebenwirkungen einer Brachytherapie sind denen der perkutanen Strahlentherapie vergleichbar.

Fortgeschrittenes Prostatakarzinom (T3/T4,N1–4,M1)

Die Therapie der Wahl im sog. lokal fortgeschrittenen operativ nicht kurablen Stadium des Prostatakarzinoms hat sich in den letzten Jahren deutlich geändert. Traditionell wurde hier häufig eine alleinige medikamentöse sog. **antiandrogene Therapie** eingesetzt. Große randomisierte Studien haben jedoch gezeigt, dass die operative Entfernung oder Bestrahlung der Prostata einen deutlichen Überlebensvorteil gegenüber der alleinigen medikamentösen Therapie mit sich bringt. Wird die Bestrahlung als lokale Therapieoption gewählt ist eine 2- bis 3-jährige Kombination mit einer Hormontherapie obligat. Wir primär ein operative Therapie durchgeführt, wird häufig im Verlauf eine Bestrahlung des Operationsgebietes und/oder eine zusätzliche Hormontherapie notwendig. Auch bei Vorliegen von Lymphknotenmetastasen wird gelegentlich noch lokal behandelt, sobald Fernmetastasen vorliegen, ist die medikamentöse Therapie der Standard.

Der Einsatz der Hormontherapie (früher durch Kastration der Patienten, heute zumeist durch Tabletten (Rezeptorblocker) oder Depot-Spritzen) geht auf die Beobachtung von Charles Huggins, 1941, der für die Entdeckung des Testosteron-abhängigen Wachstuns des Prostatakarzinoms den Nobelpreis erhielt.

Man muss davon ausgehen, dass 80 % der Tumorzellklone hormonsensitiv, jedoch 20 % hormonresistent sind. Unter antiandrogener Therapie ist damit zu rechnen, dass 80 % der Patienten mit metastasiertem Prostatakarzinom auf eine solche Hormontherapie mit einer Remission über 2–4 Jahre ansprechen und ca. 10 % bis zu 10 Jahre überleben.

5 % zeigen so gut wie kein Ansprechen auf eine Hormontherapie. Bei den übrigen ist eine Remission über mehrere Jahre zu beobachten, die dann gefolgt wird von einem erneuten Wachstum der hormonresistenten Prostatazellklone.

Insgesamt beträgt die 5-Jahres-Überlebensrate bei alleiniger antiandrogener Therapie im fortgeschrittenen oder metastasierten Stadium ca. 50–60 %.

Folgende **Formen der antiandrogenen Therapie** können praktiziert werden:

- Bilaterale subkapsuläre oder radikale Orchiektomie
- LH-RH-Agonisten (Gn-RH) oder -Antagonisten
- Östrogentherapie (wird wegen der kardiovaskulären Nebenwirkungen und der Mammahyperplasie nicht mehr durchgeführt)
- Gabe von steroidalen und nichtsteroidalen Antiandrogenen, wie Cyproteronacetat und Flutamid

90 % der zirkulierenden Androgene werden von Leydig-Zellen in den Hoden gebildet. 60 % sind an ein sexsteroidbindendes Globulin und knapp 40 % an Albumin gebunden. Nur 3 % des Gesamt-Testosterons sind frei-zirkulierend und ungebunden und somit eigentlich wirksam. Dieses freie Testosteron diffundiert passiv durch die Zellmembran in die Prostatazelle und wird im Zytoplasma durch die 5-α-Reduktase in das wirksame **Dihydrotestosteron** (DHT) metabolisiert. Das DHT ist die wirksame Substanz, die sich an einen spezifischen Proteinrezeptor im Zytoplasma bindet. Hier kann es kompetitiv durch die Antiandrogene verdrängt werden. DHT und Rezeptor bilden einen Komplex, der in den Nukleus eindringt und die DNA im Sinne einer Messenger-RNA stimulieren kann, die dann den Metabolismus der Prostatazelle aktiviert. Ohne Testosteron atrophiert die Prostata.

Antiandrogene

Flutamid und **Bicalutamid** sind Antiandrogene, die eine kompetitive Hemmung am Androgenrezeptor im Zytoplasma der Prostatakarzinomzellen, in Konkurrenz zum Dihydrotestosteron haben. Sie blockieren aber auch die hypophysären Androgenrezeptoren. Dadurch kommt es zu einem Anstieg des Testosterons, das z. T. über die Aromatase zu Östrogen umgebaut wird. Hierdurch erklären sich die Nebenwirkungen, wie Mammahyperplasie (Gynäkomastie) sowie der große Vorteil dieses Präparates, nämlich die erhaltene Potenz.

Cyproteronacetat wirkt auch über kompetitive Hemmung am Androgenrezeptor, es hat aber zusätzlich noch eine gestagene Wirkung, sodass es auch antigonadotrop wirkt (▶ unten).

LH-RH-Agonisten

Die testikuläre Androgenausschüttung wird durch den Hypophysenvorderlappen, und zwar durch das Luteinisierungshormon (LH), ein Gonadotropin, gesteuert. Die LH-Produktion wird wiederum von dem vorderen Hypothalamus durch ein LH-Releasingshormon (LH-RH) gesteuert (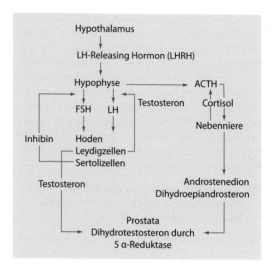 Abb. 9.39). Über einen Rückkopplungsmechanismus kann erhöhtes Testosteron die Ausschüttung im Sinne eines Regelkreises bremsen. Bei Gabe von sog. LH-RH-Agonisten kommt es deshalb auch zunächst zu einer Erhöhung des Testosteronspiegels für zwei bis drei Wochen. Da physiologischerweise jedoch LH-RH pulsatil und nicht kontinuierlich ausgeschüttet wird, bewirkt die ständige Einnahme von LH-RH-Agonisten eine Erschöpfung der LH-Ausschüttung und damit ein Sistieren der Testosteronproduktion. Der Serum-Testosteron-Spiegel sinkt auf Kastrationsniveau ab (normal 500–700 ng/dl; Kastrationslevel <50 ng/dl). LH-RH-Agonisten, die praktisch

Abb. 9.39 Hormonregulation der Androgene

eine pharmakologische Hypophysektomie bewirken, können heute als 4-Wochen-Depot-Spritzen, oder auch als 3-monatige Depotinjektion appliziert werden.

Wegen des initialen Testosteronanstiegs ist zu Beginn eine gleichzeitige Gabe von Androgenrezeptorblockern empfehlenswert, die nach 3 Wochen wieder abgesetzt werden können.

Alternativ kann auch ein LH-RH-Antagonist mit gleicher therapeutischer Aktivität eingesetzt werden, eine zusätzliche initiale Androgenrezeptorblockade ist hier nicht erforderlich.

Zusätzlich zu der testikulären Androgenausschüttung, werden androgene auch in der Nebenniere sezerniert. Insgesamt werden weniger als 3 % der zirkulierenden Androgene werden in der Nebenniere (Androstendion, Dihydroepiandrosteron) unter der Regulation des ACTH produziert. Beides sind schwache Androgene. Experimentelle Untersuchungen zeigen, dass sie alleine für das Wachstum der Prostata und Prostatakarzinomzellen nicht ausreichend sind.

> **❯** In ihrer Wirkung auf das Prostatakarzinom sind alle Formen der antiandrogenen Therapieoptionen (Orchiektomie, subkapsuläre Orchiektomie, Rezeptorblocker mit steroidalen und nichtsteroidalen Antiandrogenen, LH-RH-Agonisten und Antagonisten) effektiv wirksam.

Nebenwirkung Der Hauptunterschied der verschiedenen hier genannten Formen der antiandrogenen Therapie liegt in der Nebenwirkungsskala.

Die wenigsten Nebenwirkungen hat die radikale oder subkapsuläre Orchiektomie.

Das steroidale Androgen Cyproteronacetat hat wenig Nebenwirkungen, Flutamid bzw. Biclatamid hat zwar den Vorteil der erhaltenen Potenz, jedoch kommt es gelegentlich zu einer Durchfallsymptomatik, außerdem sind Brustvergrößerung und Brustschmerzen zu beobachten. Letztere können durch eine Vorbestrahlung der Brustdrüsen verhindert werden. Alle Formen der antiandrogenen Therapie können Hitzewallungen hervorrufen, die noch am besten über eine geringe Dosis von Cyproteronacetat verhindert werden können.

Kastrationsresistentes Prostatakarzinom

Im Bereich des sog. kastrationsresistenten Prostatakarzinoms ist es in den letzten Jahren zu einer deutlichen Verbesserung der Behandlungsmöglichkeiten gekommen. Als kastrationsresistentes Stadium bezeichnet man ein Karzinom, bei dem es trotz nachgewiesenen niedrigen Testosteronwerts im sog. Kastrationsbereich zu einem Fortschreiten der Erkrankung kommt.

Wegen des häufig fortgeschrittenen Alters der Patienten, der eingeschränkten Nierenfunktion im hohen Alter und wegen der langsamen Wachstumsrate des Prostatakarzinoms, war eine **zytostatische Chemotherapie** in den früheren Jahren wenig geeignet. Der Nachweis einer Therapieeffizienz der Zytostatika ist außerdem dadurch erschwert, dass objektive Responsekriterien bei vornehmlich knochenmetastasierten Tumoren außerordentlich schwierig zu evaluieren sind. Speziell beim Prostatakarzinom muss man streng zwischen subjektiver Beschwerdefreiheit und objektiv verifizierbaren Tumorresponsekriterien unterscheiden.

Derzeitiger Standard ist eine Chemotherapie mit Docetaxel. Hierfür konnte in einer randomisierten Studie ein Überlebensvorteil gesichert werden.

Nachfolgende Studien konnten weiterhin Überlebensvorteile für den Einsatz eines weiteren Chemotherapeutikums (Cabazitaxel) und auch sog. **sekundärer Hormontherapien** (Arbiraterone und Enzalutamid) zeigen, sodass diese Medikamente aktuell für die Therapie des Chemotherapie-refraktären Karzinoms nach erfolgter Docetaxelgabe zugelassen wurden. Aufgrund des günstigeren Nebenwirkungsspektrums sekundärer Hormonmanipulationen gegenüber Chemotherapeutika wurden Arbiraterone und Enzalutamid auch aufgrund der entsprechenden Datenlage für das kastrationsresistente Prostatakarzinom **vor** einer Chemotherapie zugelassen.

Alternativ kann man kann aber bei älteren Patienten mit symptomatischen hormonrefraktärem Prostatakarzinom durchaus erwägen, statt einer belastenden, möglicherweise wenig effektiven Chemotherapie, lediglich eine **Analgetikatherapie** durchzuführen.

Bei Nachweis ossärer Metastasen sollte eine zusätzliche Therapie mit Zoledronsäure oder Denosumab erfolgen. Eine solche sog. **osteoprotektive Therapie** kann nachweislich Komplikationen dieser Metastasen reduzieren. In einer vergleichenden Studie konnte aktuell ein Vorteil für das Denosumab gegenüber der Zoledronsäure gezeigt werden.

Lokale Knochenschmerzen können zusätzlich durch eine umschriebene **Bestrahlung** behandelt werden. Bei neurologischen Ausfällen ist rechtzeitig eine drohen de Wirbelkörperfraktur mit drohender Querschnittslähmung auszuschließen. Hier muss frühzeitig eine orthopädische Stabilisierung durchgeführt werden.

Prostatakarzinom

- **Epidemiologie:** Erkrankung des älteren Mannes. Häufigster bösartiger Tumor der Urologie, zweithäufigste Todesursache des Mannes nach Bronchialkarzinom
- **Histologie:** Langsam wachsendes Adenokarzinom, in Autopsieserien Frühformen bei fast jedem zweiten 70-Jährigen. Tumoraggressivität korreliert eng mit Tumorvolumen. Klinisch relevanter, rektal palpabler Tumor ab 0,5 cm3 bis 4 cm3 fast immer auf die Prostata beschränkt, bei größerem Volumen Penetration durch Kapsel, Metastasierung in Lymphknoten, dann in Knochen
- **Früherkennung:** Rektale Untersuchung im Rahmen von Vorsorgeuntersuchungen, verbessert durch prostataspezifisches Antigen (PSA). Diagnosesicherung durch transrektale Sonographie mit ultraschallgesteuerter Stanze
- **Therapie:**
  - Lokalbegrenztes Prostatakarzinom: Radikale Prostatektomie, aktive Überwachung oder Bestrahlungstherapie je nach Tumor- und Patientencharakteristika
  - Metastasiertes Prostatakarzinom: Verschiedene Formen der antiandrogenen Therapie, bei Knochenmetastasen zusätzlich osteoprotektive Therapie
  - Kastrationsresistentes Prostatakarzinom: Taxanbasierte Chemotherapie, sekundäre Hormonmanipulation, palliative Schmerzbehandlung
- **Prostataspezifisches Antigen (PSA):** Organspezifischer Marker: Nach radikaler Prostatektomie spezifischer Tumormarker zur Verlaufskontrolle, misst auch Effektivität der Strahlentherapie bzw. Hormontherapie

9.8   Nebennierentumoren

S. Hautmann

Der klinische Fall

Eine 35-jährige Patientin klagt seit einem Jahr über Depressionen und Stammfettsucht. Nach einer »Muskelschwäche« der Patientin kam es zu einer Unterschenkelfraktur rechts, wobei im Röntgenbild zusätzlich eine ausgeprägte Osteoporose festgestellt wurde. Abdominal fallen bei der Patientin kleine Striae auf.

▼

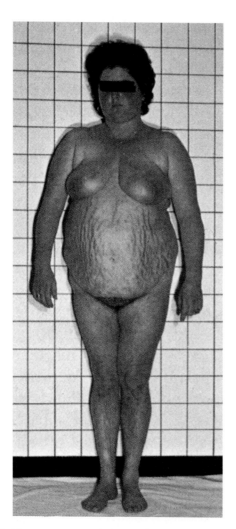

Das Gesicht zeigt rundliche Züge verbunden mit einem Fettpolster im Nacken, sowie supraklavikulär beidseits. Die Patientin hat einen Hypertonus, die Elektrolyte sind normwertig. Das Kortisol im 24-h-Urin ist erhöht. Der Dexamethason-Suppressionstest zeigt eine 50 %ige Supprimierbarkeit für Serum- und Urin-Kortisole. Das ACTH ist mit 50 pg/ml erhöht. Im CT zeigt sich ein 4 mm großes Hypophysenadenom sowie beidseitige Nebennierenvergrößerungen über 3 cm.
Es erfolgt die operative Entfernung des Hypophysenadenoms. Die weitere Therapie sieht eine prophylaktische Glukokortikoid-Substitution für 7 Monate vor, wobei sich die Kortisol- und Blutdruckwerte, sowie der Habitus normalisieren.

> **Tipp**
>
> Erkrankungen der Nebenniere werden in der Regel begleitet von charakteristischen Veränderungen des äußeren Erscheinungsbildes (❏ Abb. 9.40, ❏ Abb. 9.41).

Daneben spielen auch hormonelle Veränderungen sowie ein erhöhter Abdominaldruck und Schmerzen in der Region der erkrankten Drüsen ein Rolle. Die Diagnose umfasst die Bestimmung der Hormonsituation sowie der Lokalisation des Tumors.

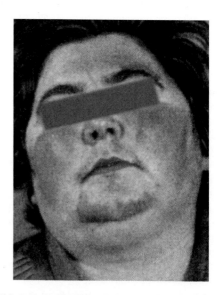

❏ **Abb. 9.40** Patientin mit schwerem Cushing-Syndrom: »Vollmondgesicht«, kurzer dicker Hals, Stammfettsucht mit lividroten Striae in den seitlichen Bauchpartien, grazile dünne Extremitäten. (Aus Kühn und Schirrmeister. Innere Medizin. 6. Aufl., Springer, Berlin 1989)

❏ **Abb. 9.41** 31-jährige Patientin mit Cushing-Syndrom bei basophilem Hypophysenadenom mit stark gerötetem typischem »Vollmondgesicht«. (Aus Labhart: Klinik der Inneren Sekretion. Springer, Heidelberg 1957)

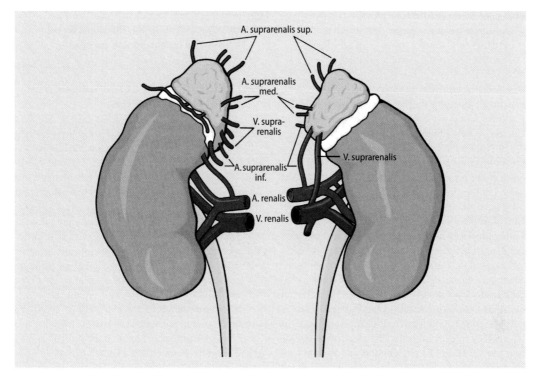

Abb. 9.42 Anatomie der Nebennieren

Zusätzlich zu den **hormonaktiven** Tumoren und Hyperplasien der Nebennierenrinde und des Nebennierenmarks und den **hormoninaktiven malignen** Tumoren gibt es andere, meist benigne Tumoren, von denen die Nebenniere mit betroffen sein kann. Diese sind bei der Differenzialdiagnose von Nebennierenerkrankungen zu berücksichtigen.

9.8.1 Anatomie und Physiologie

Die Nebenniere sitzt als endokrines Organ kappenartig dem Oberpol der Niere auf, wobei die rechte Nebenniere dreieckig erscheint, während sich die linke Nebenniere halbmondförmig über den Nierenoberpol erstreckt. Die Nebenniere projiziert sich in Höhe des Ansatzes der 11. und der 12. Rippe auf die dorsale Rumpfwand, wobei die rechte Nebenniere, entsprechend der rechten Niere, etwas tiefer liegt.

Die **Gefäßversorgung** wird aus 3 Anteilen der Nebennierenarterien gewährleistet (**Abb. 9.42**). Die Arteria phrenica inferior entspringt beiderseits aus der Aorta abdominalis und entsendet die Arteria suprarenalis superior mit 2–3 Ästen zur Nebenniere der entsprechenden Seite. Auf Höhe der Arteria mesenterica superior entspringt direkt aus der Aorta abdominalis die Arteria suprarenalis media zur jeweiligen Nebenniere. Des Weiteren entsendet die Arteria renalis mehrere zur Nebenniere aufsteigende Arteriae suprarenales inferiores. Die Arterien, sowie feine Nerven dringen an zahlreichen Stellen in der Nebennierenoberfläche radiär in das Organ ein. Aus dem dorsalen Hilus treten die Venen und Lymphgefäße aus. Die Vena suprarenalis dextra mündet direkt in die Vena cava inferior, während die Vena suprarenalis sinistra von der linken Nierenvene aufgenommen wird.

> **Nebennierenrinde und Nebennierenmark stellen entwicklungsgeschichtlich, morphologisch und funktionell streng voneinander abzugrenzende Regionen der Nebenniere dar.**

Die gelbe **Nebennierenrinde** macht 80–90 % des Organs aus. Sie ist mesodermalen Ursprungs und gliedert sich in 3 morphologisch und funktionell definierte Zonen, in denen Steroidhormone aus dem Ausgangsstoff Cholesterol gebildet werden:

— In der **Zona glomerulosa** werden Mineralkortikoide (Aldosteron) synthetisiert.
— In der **Zona fasciculata** werden Glukokortikoide, hauptsächlich Kortison produziert.

▬ In der **Zona reticularis** werden Geschlechtshormone wie Androgene, Testosteron und Östrogene, Östradiol sowie Gestagene beim Umbau der Kortikosteroide gebildet.

Die Nebennierenrinde ist einem übergeordneten Regel- und Steuerungsmechanismus unterworfen. Im Hypothalamus wird das Corticotropin-releasing-Hormon (**CRH**) gebildet, welches auf die Freisetzung des adrenokortikotropen Hormons (**ACTH**) aus dem Hypophysenvorderlappen wirkt. Das ACTH nimmt Einfluss auf die unterschiedlichen Zonen der Nebenniere und bewirkt so in der Zona glomerulosa eine Mineralkortikoidbildung, in der Zona fasciculata eine Glukokortikoidfreisetzung und eine Androgen- und Östrogenbildung in der Zona reticularis. Bei genügender Hormonbildung wird die weitere Hormonausschüttung durch einen Feed-back-Mechanismus, vor allem der Glukokortikoide mit Einflussnahme auf die Bildung des CRH und ACTH, reduziert. Die Sekretion des Aldosterons wird hauptsächlich durch die Plasmakonzentration von Kalium und Natrium sowie Angiotensin II, weniger durch ACTH beeinflusst. Für die Sekretion des CRH ist ein zirkadianer Rhythmus mit einem Maximum um 6.00 Uhr morgens und einem Minimum um Mitternacht typisch.

Das **Nebennierenmark** als Teil des sympathischen Nervensystems ist ektodermalen Ursprungs. Hier werden aus der Aminosäure Tyrosin, über die Syntheseprodukte Dopa und Dopamin, die Katecholamine **Adrenalin** (80 %) und **Noradrenalin** (20 %) in hoher Konzentration gebildet. Das in Adrenalin und Noradrenalin enthaltene Granulat des Nebennierenmarks färbt sich bei histologischer Fixierung mit oxidierenden Chromsalzen intensiv an, weshalb man ebenso vom **chromaffinen Zellsystem** spricht.

Während Adrenalin ausschließlich medullären Ursprungs ist, wird Noradrenalin überwiegend an den sympathischen postganglionären Nervenendungen und teilweise an den Synapsen des ZNS, besonders des Hypothalamus, gebildet. Die Wirkung der Katecholamine Adrenalin und Noradrenalin wird durch den Typ der membranständigen Rezeptoren an den Erfolgsorganen bestimmt. Man differenziert α- und β-adrenerge Rezeptoren, die gegensätzliche Wirkungen aufweisen. Eine Stimulation der α-Rezeptoren führt beispielsweise an der glatten Muskulatur der Gefäße zur Kontraktion, eine Stimulation an den β-Rezeptoren zur Erschlaffung derselben.

Die vermehrte Synthese oder verminderte Produktion der Hormone aufgrund von Enzymdefekten, Dysregulation, iatrogener Einflussnahme oder einer Tumorbildung führt zu spezifischen Krankheitsbildern.

❯ Im urologischen Bereich sind nur Funktionsstörungen aufgrund einer Überfunktion der Nebennieren bedeutsam und operabel.

9.8.2 Blutungen in der Nebenniere bei Neugeborenen

Nebennierenblutungen sind bei Neugeborenen nicht selten die Folge eines Geburtstraumas; sie können sowohl uni- als auch bilateral auftreten. Typische Merkmale sind eine Verdickung des oberen Bauchraums sowie Gelbsucht und Anämie. In manchen Fällen kann eine Nebenniereninsuffizienz die Folge sein. Es besteht ein Zusammenhang zwischen Nebennierenblutung und Nierenvenenthrombose. Dabei zeigt sich in der Bildgebung (Ausscheidungsurogramm, Sonographie oder CT) eine nach unten verschobene Fehlstellung der ipsilateralen Niere. Die Blutgefäße manifestieren sich als durchscheinende Struktur. Wenn die umgebenden Faszien einen Tamponadeneffekt erzeugen, ist eine konservative Therapie angezeigt; es sei denn, es droht trotz Blutinfusionen eine Exsanguination. Aufgrund des retroperitonealen Hämatoms, welches allmählich absorbiert wird, kann bei Nebenniereninsuffizienz eine Substitutionstherapie angezeigt sein. Die Nebennieren unterliegen dann später oft Verkalkungserscheinungen.

9.8.3 Nebennierenzysten

Nebennierenzysten sind im Allgemeinen asymptomatisch, wenngleich eine zystenbedingte Verdrängung der anliegenden Organe Schmerzen verursachen kann. Dementsprechend werden Nebennierenzysten häufig erst im Rahmen einer Untersuchung der anliegenden Organe entdeckt. Die Zyste wird im Ausscheidungsurogramm sichtbar, wobei die ipsilaterale Niere verschoben sein kann. Sowohl Sonographie als auch CT weisen das fragliche Gebilde klar als Zyste aus. Insbesondere wurden Fälle aus der Pädiatrie berichtet, sowie 13 Fälle bei Neugeborenen.

Aufgrund der Adhäsion des Zystengewebes an vitalen Organen erweist sich die chirurgische Entfernung u. U. als schwierig. Kleine und asymptomatische Zysten sollten daher am besten unbehandelt bleiben. Größere und symptomatische Zysten können meist durch perkutane Aspiration unter sonographischer Kontrolle beseitigt werden.

9.8.4 Metastasen durch Krebsbefall anderer Organe

Metastasen, die von malignen Tumoren anderer Organe herstammen, sind häufig. Bei der Autopsie wurden bei 20 % der Krebspatienten Metastasen in der Nebenniere festgestellt. In den meisten Fällen handelte es sich beim primären Tumor um Brust-, Lungen- oder Lymphknotenkrebs. Computertomographien (CT) gelten als die beste Methode zur Detektion von Metastasen in der Nebenniere. Stanzbiopsien können je nach Bedarf zusätzlich durchgeführt werden.

9.8.5 Myelolipome

Das Myelolipom ist ein eher seltener, gutartiger Nebennierentumor. In der sonographischen Darstellung oder im CT erscheint er als durchscheinende, auch Knochengewebe enthaltende Masse. In der adrenalen Angiographie stellt er sich als gefäßloses Gewebe dar.

9.8.6 Erkrankungen der Nebennierenrinde

Adrenokortikale Tumoren

❯ Der Dexamethason-Suppressionstest wird verwendet, um zwischen Hyperplasie (medizinisch-medikamentös behandelbar) und einem adrenokortikalen Tumor (chirurgisch behandelbar) zu unterscheiden.

Es gibt inzwischen mehrere Methoden, um die Dexamethasonsuppression der Plasmalevel von 17-Hydroprogesteron, Dehydroepiandrostendion (DHEAS) sowie Androstendion zu bestimmen. Der am häufigsten angewendete Dexamethason-Suppressionstest beruht auf der Messung des 17-Ketosteroids im Urin.

Der Tumor kann mit Hilfe der CT-Bildgebung lokalisiert werden. In diesen Fällen liegt keine Atrophie der kontralateralen Nebenniere vor, da die 17-Hydrokortikosteroid-Werte nicht signifikant erhöht sind. Aus diesem Grund kann die präoperative Gabe von Kortisolpräparaten gering ausfallen, z. B. 100 mg Hydrokortison intravenös vor Einleitung der Anästhesie. Der Tumor ist leicht über die Flanke zu entfernen. Im Gegensatz zu Patienten mit Cushing-Syndrom ist die Blutungsstillung leicht zu erzielen und die Wundheilung im Allgemeinen komplikationslos.

❯ Das Adenokarzinom ist ein hochgradig maligner Tumor, der Metastasen in Leber, Lunge und Gehirn bilden kann.

Durchführung des Dexamethason-Suppressionstests

Das Vorgehen ist wie folgt: Nach Entnahme einer 24-h-Urinprobe wird der Gehalt an 17-Ketosteroid in dieser Probe gemessen. Der erwachsene Patient erhält dann Dexamethason, 2 mg oral, 4×/Tag. Am zweiten Tag wird eine weitere 24-h-Urinprobe entnommen mit erneuter Messung des 17-Ketosteroids. Wenn die zweite Probe gegenüber der ersten weniger als halb so viel 17-Ketosteroid enthält, ist die Aktivität der Nebenniere unterdrückbar, die Symptome des Patienten gehen auf eine Nebennierenhyperplasie zurück. Dagegen manifestieren sich keine Anzeichen einer Suppression, wenn die adrenale Überaktivität auf einen Tumor zurückgeht.

Mehrere, sukzessive vorgenommene Bestimmungen des 17-Ketosteroids als Tumormarker geben Aufschluss über die Vollständigkeit der Resektion sowie das Vorhandensein bzw. die spätere Entwicklung von Metastasen. Falls Metastasen bereits aufgetreten sind, kann die Hyperandrogenizität durch orale Gabe z. B. von DDD-Othopara unterdrückt werden. Leider stoppt diese Substanz das Tumorwachstum nur temporär; Fluorouracil (5-FU) ist dabei ebenso wenig erfolgreich. Hochdosierte Strahlenbehandlung kann den unvermeidlichen Tod dieser Patienten hinauszögern; die kombinierte Gabe von DDD-Othopara und Fluorouracil kann die Behandlung in gewissem Maße unterstützen.

Cushing-Syndrom

Das Cushing-Syndrom, oder »Kleinhirnbrückenwinkelsyndrom«, entsteht durch eine Kortisolüberproduktion (Hydrokortisol, ◘ Abb. 9.43). Die meisten Fälle (85 %) gehen auf eine bilaterale Hyperplasie der Nebennierenrinde zurück, welche durch Überproduktion des adrenokortikotropen Hypophysenhormons (Corticotropin, ACTH) angeregt wird. In einzelnen Fällen liegt aber auch ein undifferenzierter, ektopischer sowie ACTH-produzierender Tumor zugrunde, welcher (mit abnehmender Häufigkeit) in der Lunge, den Bronchien, den Nieren, den Inseln des Pankreas und/oder im Thymus auftreten kann. Nebennierenadenome sind in 10 % der Fälle ursächlich, Adenokarzinome in 5 %. Bei Kindern sind Tumoren die häufigste Ursache.

Pathophysiologie

Die Überproduktion von Kortisol bzw. der nahe verwandten Glukokortikoide durch das Gewebe der Ne-

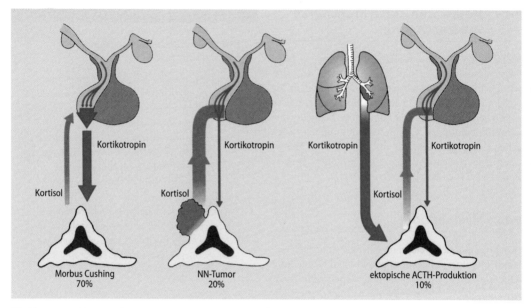

Kortikotropin   Kortikotropin   Kortikotropin   Kortikotropin

Kortisol   Kortisol   Kortisol

Morbus Cushing   NN-Tumor   ektopische ACTH-Produktion
70%   20%   10%

◘ Abb. 9.43 Cushing-Syndrom. Regelmechanismen und Ursachen

bennierenrinde führt zu einem Protein katabolismus. Dieser sorgt für eine Freisetzung von Aminosäuren im Muskelgewebe; diese Säuren wiederum werden von der Leber in Glukose und Glykogen umgesetzt (Gluko-neogenese). Die daraus resultierenden geschwächten Proteinstrukturen (in den Muskeln und im Binde-gewebe) bewirken ein Hervortreten des Abdomens und schlechte Wundheilung sowie allgemeine Muskel-schwäche und signifikante Osteoporose, die durch den über die Harnausscheidung erfolgenden exzessiven Kalziumverlust noch verschärft wird und bei Erwach-senen kaum reversibel ist.

Der Proteinkatabolismus führt zu einer Vielzahl sekundärer Veränderungen. Überschüssige Glukose wird überwiegend in Fett umgewandelt und erscheint charakteristischerweise in Form von Fettpolstern im Bereich des Abdomens, an den Schultern bzw. ober-halb des Schlüsselbeins und an den Wangen. Es be-steht dabei eine Tendenz zum Diabetes mit einem er-höhten Nüchtern-Plasmaglukose-Wert in 20% der Fälle und diabetischer Glukose in 80%, was in der Mehrheit der Fälle mit Insulinüberschuss/-mangel ein-her geht.

Die weitgehende Zerstörung des lymphoiden Ge-webes führt zu einer Schädigung des Immunapparates; die betroffenen Patienten werden anfällig für häufig wiederkehrende Infektionen. Des Weiteren bewirkt die durch überschüssiges Kortisol bedingte Hemmung der Fibroplasie Störungen der Wundheilung und bei der körpereigenen Abwehr von Infektionen.

❯ **99% der Patienten leiden zudem unter Hyper-tonie.**

Wenngleich der Aldosteron-Spiegel normalerweise nicht erhöht ist, wirkt das Kortisol in hoher Konzen-tration selbst hypertensiv auf den Blutdruck; das Gleiche gilt für 11-Deoxykortikosteron, welches beim Cushing-Syndrom in den meisten Fällen ebenfalls er-höht ist.

Aufgrund des Überschusses von Kortisol und des primären Mineralokortikoids 11-Deoxykortikosterons kommt es zu einer mäßigen Erhöhung des Serum-Natriums bei gleichzeitig deutlichem Abfall des Se-rum-Magnesiums. Infolge der niedrigen Serum-Mag-nesium-Werte kommt es wiederum häufig zu einer Erhöhung des Plasmabikarbonat-Spiegels.

❯ **Das Wachstum des Nebennierenadenoms bzw. hyperplastischer Nebennieren wird durch die Zufuhr von ACTH angeregt. Andererseits ist das Adenokarzinom der Nebenniere unabhängig vom Einfluss der Hypophyse und reagiert nicht auf die Gabe von exogenem ACTH.**

Symptomatik

> **Symptome des Cushing-Syndroms**
> Das Vorhandensein von mindestens drei der acht
> nachstehend genannten Merkmale ergibt einen
> starken Verdacht auf das Cushing-Syndrom:
> - Ausgesprochene Schwäche, vor allem im
>   Quadriceps femoris, wobei selbstständiges
>   Aufstehen aus der Sitzposition erschwert ist.
> - Fettleibigkeit mit Ausnahme der Extremitäten,
>   Fettablagerungen in den Wangen (Mondge-
>   sicht), über dem Schlüsselbein sowie über
>   dem 7. Halswirbel/im Nackenbereich. Die
>   abnormale Verteilung des Fetts ist charakteris-
>   tischer für diese Krankheit als eine Zunahme
>   des Körpergewichts, wobei die 100 kg-Marke
>   nur selten überschritten wird.
> - Gerötete Furchen (Striae) am Unterleib
>   und den Oberschenkeln bei möglichem Vor-
>   handensein von eitrigen Hautgeschwüren.
> - Reizbarkeit, Schlafstörungen und mitunter
>   psychotische Persönlichkeitsveränderungen.
> - Hypertonie (fast immer vorhanden).
> - Osteoporose (häufig) mit Rückenschmerzen
>   durch Druckfrakturen der Lendenwirbel sowie
>   Rippenfrakturen.
> - Bei 80 % existiert eine diabetische Glukose
>   toleranzkurve, bei 20 % ein erhöhter Nüchtern-
>   Plasmaglukose-Spiegel.
> - In unterschiedlichem Ausmaß gehen mit
>   dem Cushing-Syndrom auch Merkmale des
>   **adrenogenitalen Syndroms** einher, am
>   wenigsten ausgeprägt bei Adenomen, am
>   stärksten bei Karzinomen und mittelmäßig
>   stark ausgeprägt bei bilateraler adrenokorti-
>   kaler Hyperplasie. Diese Merkmale bestehen in
>   fliehen dem Haaransatz, Hirsutismus, kleinen
>   Brüsten, Überentwicklung der allgemeinen
>   Muskulatur und Senkung der Stimme. Diese
>   Symptome stehen allgemein in Zusammen-
>   hang mit einem Überschuss an Ketosteroiden.
>
> Eine Unterscheidung zwischen bilateraler adreno-
> kortikaler Hyperplasie, unilateralen Adenomen
> und einem Adenokarzinom ist aufgrund der oben
> angegebenen klinischen Symptome allein nicht
> möglich.

Das schnellste Auftreten der beschriebenen Symptome
ist dann festzustellen, wenn es sich um einen ektopischen, ACTH-produzierenden Tumor mit hoher glukokortikoiden Produktion oder um ein Adenokarzinom der Nebenniere handelt. Beim Adenom oder
Adenokarzinom lässt sich der Tumor mitunter oberhalb der Niere ertasten.

Laborbefunde

Die Zahl der Leukozyten ist üblicherweise erhöht
(12.000–20.000/µl), normalerweise bei weniger als
20 % Lymphozyten. Eosinophile sind zahlenmäßig
nur gering oder gar nicht vorhanden. Polyzythämie
liegt in über 50 % der Fälle vor, mit Hämoglobinwerten
zwischen 14 und 16 g/dl. Bei ektopischen, ACTH-produzierenden Tumoren in der Lunge, des Pankreas, der
Nieren, des Thymus oder anderer Organe findet sich
allerdings häufiger eine Anämie.

Blutanalysen zeigen typischerweise eine Erhöhung
der Serum-Na^+- und CO_2-Spiegel sowie eine Absenkung des Serum-K^+-Spiegels (metabolische Alkalose).
Meist wird zudem eine diabetische Glukosetoleranz-
Kurve nachgewiesen.

Folgende **Testverfahren** stehen zur Verfügung, um
festzustellen, ob ein Cushing-Syndrom vorliegt oder
ob eine Überängstlichkeit beim Patienten zu erhöhten
Kortisol-Plasmawerten geführt hat.

- **Freies Kortisol im 24-h-Urin:** Die Messung des
  freien Kortisols im 24-h-Urin stellt den spezi-
  fischsten und zuverlässigsten Einzeltest für das
  Cushing-Syndrom dar. Um sicherzustellen,
  dass die Urinprobe eine vollständige 24h-Probe
  ist, sollte auch der Kreatininwert bestimmt
  werden. Wenn der Kreatininwert zwischen 500
  und 800 mg liegt, ist die Probe vollständig, wenn
  nicht, sollte eine weitere Probe entnommen
  werden. Ein Wert von über 120 µg freien Kortisols im Urin einer adäquaten Probe führt nahezu
  zweifelsfrei zu einer Cushing-Syndrom-Diagnose.
  Adipositas und Schilddrüsenüberfunktion
  sind als Ursache für eine Erhöhung des freien
  Kortisols im Urin auszuschließen.
- **Unterdrückung des ACTH- und Plasma-Kortisols
  durch Dexamethason.** Bei gesunden Personen ist
  der ACTH-Spiegel in der Nacht doppelt so hoch
  wie am späten Nachmittag. Bei Patienten mit
  kortikaler Hyperplasie bestehen diese tageszeit-
  abhängigen Unterschiede nicht, da die ACTH-
  Produktion durch den kortikalen, Hydrokortison
  erzeugenden Tumor unterdrückt wird. Wenn
  Dexamethason um 23.00 Uhr verabreicht wird,
  wird bei gesunden Personen die Produktion von
  ACTH unterdrückt, nicht aber bei vorliegendem
  Cushing-Syndrom. Die Gabe von Dexamethason
  ist sinnvoll, da es gegenüber Hydrokortisol eine
  30-fach höhere Wirkung als ACTH-Suppressor
  besitzt. Es kann daher in solch kleinen Mengen

Exkurs

Durchführung des Dexamethason-Suppressionstest

Der Test sollte folgendermaßen durchgeführt werden: 1–2 mg Dexamethason oral um 23.00 in Kombination mit 0,2 g Pentobarbital, um eine mögliche, als Nebenwirkung auftretende Ängstlichkeit, die die adrenokortikale Aktivität stimulieren könnte, abzuschwächen bzw. zu unterdrücken. Am nächsten Morgen sollte eine Blutabnahme zur Messung des Plasmakortisols erfolgen. Wenn der Wert unter 5 μg/dl liegt (normal ist 5–20 μg/dl), kann das Cushing-Syndrom ausgeschlossen werden. Wenn der Wert über 10 μg/dl, liegt das Cushing-Syndrom vor. Ein Wert im Bereich von 5–10 μg/dl ist uneindeutig; der Test sollte in diesem Fall wiederholt werden.

Bei Frauen, die die **Antibabypille** verwenden, ist mit hohen Plasmakortisol-Werten zu rechnen, da das Östrogen die Produktion des kortisolbindenden Globulins stimuliert. Die Pille muss daher mindestens 3 Wochen vor Durchführung des Dexamethason-Suppressionstests ausgesetzt werden; alternativ kann auch ein Baseline-Plasmakortisolwert an einem Morgen kurz vor dem Test ermittelt werden. Normalerweise ist eine Suppression von über 50 % zu beobachten, während die Unterdrückung bei vorliegendem Cushing-Syndrom signifikant geringer ausfällt.

---

verabreicht werden, dass es keine Auswirkung auf die Bestimmung des zirkulierenden 17-Hydrokortikosteroids hat.

- **17-Hydroxykortikosteroid und 17-Ketosteroid im 24-h-Urin.** Diese Werte müssen mit den jeweils normalen Werten in einer exakten 24h-Probe verglichen werden. Wenngleich dieses Vorgehen keine so spezifisch diagnostische Aussagekraft besitzt wie der oben beschriebene Test, zeigt es doch das Ausmaß des androgenen Überschusses gegenüber den Glukokortikoiden, wenn man die Harnausscheidungsprodukte miteinander vergleicht. Beim Cushing-Syndrom sind beide Werte (17-Hydroxykortikosteroid und 17-Ketosteroid) erhöht, wenn eine Hyperplasie der Nebenniere oder ein Adenokarzinom vorliegt. Bei Adenomen dagegen bleibt der 17-Hydroxykortikosteroid-Wert normal oder niedrig. Da dieser Wert aber auch je nach Körpergewicht variiert, ist ein hoher Wert bei einem adipösen Patienten nur dann als signifikant zu werten, wenn der Wert (in mg) das Körpergewicht in Kilogramm × 0,03 übersteigt. Bei Schilddrüsenüberfunktion werden hohe Werte bei gleichzeitig normalen Plasmawerten festgestellt.

Die verschiedenen **Ursachen** des Cushing-Syndroms können heute mit großer Genauigkeit bestimmt werden (95 % der Fälle).

- **Plasma-ACTH-Wert.** Wenn die Diagnose auf Cushing-Syndrom gestellt wurde, dient der folgende Test der genaueren Unterscheidung zwischen adrenaler Hyperplasie und einem Tumor. Eine Blutprobe wird morgens und mit Hilfe einer heparinisierten Kunststoffkanüle entnommen (Glas ab sorbiert ACTH). Das Blut muss auf Eis gelagert werden. (Neuere Methoden der Pro-ACTH-Bestimmung, welches stabiler als ACTH ist, werden das Kühlverfahren überflüssig machen.) Die normale Varianz des ACTH-Wertes liegt zwischen 20–100 pg/ml. Ein höherer Wert indiziert Hyperplasie; ein niedrigerer Wert zeigt einen Tumor an. Die höchsten Werte werden beim ektopischen ACTH-Syndrom gefunden. Die Gabe eines Kortikotropin-ausschüttenden Hormons führt zu einer Erhöhung der Plasma ACTH-Werte bei Patienten mit hypophysären, ACTH-produzierenden Tumoren, aber nicht bei Patienten mit ektopen, ACTH-produzierenden Tumoren, wie z. B. in der Lunge oder dem Pankreas.

- **ACTH-Gabe.** Subkutane Gabe von 0,25–0,5 mg ACTH zur Bestimmung des Tumors, welcher das Cushing-Syndrom auslöst. Blutentnahme im Intervall von 1–2 Stunden zur Plasma-Hydroxykortikosteroid-Bestimmung. Bei Adenomen liegt normalerweise ein Anstieg vor, bei Karzinomen dagegen nicht.

Röntgenbefund und zusätzliche Untersuchungsbefunde.

- **Lokalisation des Ursprungs des ACTH-Überschusses.** Wenn die Tests einen Verdacht auf bilateral adrenokortikale Überaktivität ergeben und ein erhöhter ACTH-Plasma-Level vorliegt, muss der Ursprung des ACTHs genauer bestimmt werden. Eine mögliche Quelle kann ein Mikroadenom der Hypophyse sein. Ein Adenom entzieht sich nur selten der radiologischen

Darstellung. Wenn dennoch kein Adenom der Hypophyse gefunden wird, sollte nach einem ektopischen Ursprung des ACTHs gesucht werden.

▬ **Lokalisation des Tumors.** Nach gründlicher Säuberung, aber ohne Darmspülung, könnte ein CT des suprarenalen Bereichs eine Gewebeansammlung auf der einen Seite bei gleichzeitiger adrenaler Atrophie auf der anderen Seite zeigen. Dieser Befund ist typisch für einen Tumor der Nebenniere. Bei bilateraler Hyperplasie sind zwei vergrößerte adrenale Schatten sichtbar. Allerdings ist dieser Befund nicht sicher diagnostisch verwertbar, da auch perirenales Fett zu einer Scheinvergrößerung der Nebenniere führen könnte. Der CT-, oder besser noch MRT-Befund der Sella turcica kann einen kleinen Low-Density-Defekt gegenüber dem Kontrastmittel und dem die Sella umgebenden Blut zeigen. Dieses würde einen starken Verdacht auf ein Mikroadenom der Hypophyse ergeben. ACTH-Tumoren haben normalerweise einen Durchmesser von nur 3–5 mm; größere Tumoren sind rar.

Differenzialdiagnose

Eine **adrenale Zyste**, die sich als suprarenales Gewebe bei Verdrängung der Niere zeigt, kann mit Hilfe der Ultraschallsonographie zuverlässig differenziert werden. Häufig findet sich eine Verkalkung in der Kapsel der Zyste. Sie besitzt keine endokrinologische Funktion.

Ein **Zystentumor** am oberen Pol der Niere kann zwar als suprarenale Masse erscheinen, das Ausscheidungsurogramm zeigt jedoch eine Verformung einer raumfordernden Läsion, während die renale Angiographie die intrinsischen Eigenschaften des Tumors zeigt.

Flüssigkeit im kardialateralen Bereich des Magens kann sich auf einer Abdomenübersicht im Liegen als runde Trübung in der linken suprarenalen Region zeigen. Sie verschwindet auf einer Abdomenübersicht im Stehen.

CT-Befunde gelten als konklusiv. Selten wird ein splenogener Schatten für den scheinbaren Befund einer linksseitigen adrenale Masse verantwortlich sein. Eine Vergrößerung der Leber oder der Milz könnte die Niere nach unten verdrängen. Dieser Tatbestand wäre durch eine körperliche Untersuchung und den CT-Befund abzuklären.

Komplikationen

Hypertonie kann zu Herzversagen oder einem Schlaganfall führen. Diabetes kann ebenfalls ein Problem

darstellen, ist aber normalerweise schwach ausgeprägt. Nicht näher diagnostizierbare Hauterkrankungen oder systemische Infektionen sind häufig. Kompressionsfrakturen der osteoporotischen Wirbelkörper sowie Rippenbrüche (oft auffällig schmerzlos) können auftreten. Nierensteine sind aufgrund des aus den Knochen ausgespülten Kalziums keine Seltenheit. Psychosen sind ebenfalls nicht selten, verschwinden jedoch im Allgemeinen nach erfolgreichem operativen Eingriff.

Therapie
Bilaterale adrenokortikale Hyperplasie

1. Mikroadenome der Hypophyse, welche die häufigste Ursache der bilateralen adrenokortikalen Hyperplasie darstellen, müssen lokalisiert und operativ entfernt werden. Die **transsphenoidale Resektion** durch einen erfahrenen Neurochirurgen stellt die Methode der Wahl dar. Es werden Erfolgsraten von über 90 % berichtet; in den meisten Fällen bleiben die endokrinen Funktionen der Hypophyse erhalten. Eine **totale bilaterale Adrenalektomie** ist bei Patienten mit Verdacht auf Hypophysentumor oder einem ektopischem Karzinom dann indiziert, wenn der Ursprung des ACTH-Überschusses nicht beseitigt werden kann und/oder meist auch dann, wenn während der Operation kein Hypophysenadenom gefunden wird. Aufgrund des beständigen sowie schlecht präjudizierbaren Nachwachsens des adrenalen Gewebes wird eine vollständige Entfernung des adrenokortikalen Materials dem subtotalen Vorgehen im Allgemeinen vorgezogen. In 5 % der Fälle nach totaler Adrenalektomie führt verbliebenes ektopisches Material zu einem Rezidiv des Cushing-Syndroms. Ein unerwünschter Nebeneffekt der totalen Adrenalektomie besteht in einem rasanten Wachstum der chromophoben Hypophysenadenome in bis 25 % der Fälle, was zu einer exzessiven Ausschüttung von ACTH führt (**Nelson-Syndrom**). Diese Tumoren können durch Bestrahlung der Hypophyse oder durch operative Intervention behandelt werden, sind aber häufig bösartig und schwer auszuräumen. Eine völlige Entfernung der vorderen Hypophyse kann bei Patienten, die nicht mehr im gebärfähigen Alter sind, angezeigt sein.

Präoperative Vorbereitung Die Entfernung der Quelle des Kortisolüberschusses führt unweigerlich zu temporärer oder permanenter Nebenniereninsuffizienz. Es ist daher von höchster Bedeutung Kortisol präoperativ zuzuführen und die Substitutionstherapie postoperativ fortzusetzen, um den möglichen Ausbruch der Addison-Krankheit zu unterdrücken. Postoperativ sollte die Dosis stetig verringert werden, bis eine orale Medikation ausreichenden Schutz verspricht.

Postoperative Therapie Nach Entfernung der Quelle des Exzess-ACTH bzw. einer Adrenalektomie bzw. während der Gabe von hochdosiertem Hydrokortison zusätzlich zum täglichen Output von 20 mg, fühlt sich der Patient einigermaßen wohl. Wenn die Dosis das Maximum des normalen physiologischen Outputs erreicht, kommt es vor, dass der Patient über Schwindel, Schmerzen im Bereich des Abdomens (ähnlich wie bei Pankreatitis, die in der Tat auch auftreten kann) und extreme Schwäche mit adrenokortikalen Entzugssymptomen klagt. Daher ist es wichtig die Steroidsubstitution allmählich und über 7 Tage verteilt zu reduzieren. Am Tage der Operation wird 200 mg Kortisol verabreicht; die Dosis wird an den nachfolgenden Tagen sukzessive verringert (150, 100, 80, 60 und 40 mg) bis eine Dauerdosis von 20–30 mg Kortisol kombiniert mit 0,1 mg Fludrokortison erreicht wird.

Follow-up Der Status der adrenokortikalen Ausschüttung kann während der Substitutionstherapie nicht ermittelt werden, da ein Drittel des verabreichten Kortisols im Urin erscheint. Um eine valide Messung des 17-Hydroxykortikosteroid-Werts im 24h-Urin zu erhalten, muss die Kortisolsubstitutionsgabe für 2 Tage ausgesetzt und durch Gabe von Natriumchlorid ersetzt werden.

Das 17-Hydroxykortikosteroid und 17-Ketosteroid sollte in Abständen von 3–6 Monaten gemessen werden. Der Patient sollte die Einnahme von Kortisol vorübergehend einstellen und am Tage vor der Urinprobe sowie am selben Tag jeweils 1 mg Dexamethason bei gleichzeitiger hoher Natriumzufuhr (oral) einnehmen. Dieses Vorgehen dient der Entdeckung der Reaktivierung des Kortikalgewebes der verbliebenen Nebenniere.

Falls sich postoperativ ein Nelson-Syndrom herausbilden sollte, ist damit zu rechnen, dass die ACTH-Werte, die ohnehin durch die adrenokortikale Standard-Substitutionstherapie etwas erhöht sind, progressiv ansteigen. Der Teint des Patienten wird signifikant dunkler. Ein CT der Sella turcica zeigt ggf. einen expandierenden chromophoben Tumor an. Insbesondere wenn eine erhöhte Melaninpigmentation wegen überhöhtem ACTH-Ausschuss sichtbar wird, sollte die CT-Untersuchung alle 6 Monate durchgeführt werden, so lange bis der Patient mindestens 1 Jahr asymptomatisch ist.

Adenome der Nebenniere und Adenokarzinome

Abhängig von der Größe des Tumors und der Körperfülle des Patienten wird ein operativer Zugang im seitlichen Brustkorbbereich gewählt, mit Resektion der elften oder zwölften Rippe. Bei großen Tumoren bietet eine transthorakal-transdiaphragmale Inzision den optimalen Zugriff auf das Tumorgewebe. Adenome werden zunehmend laparoskopisch entfernt.

Präoperative Vorbereitung Genauso wie bei der bilateralen Hyperplasie (▶ oben), da die Entfernung einer Nebenniere und die damit einhergehende Atrophie der kontralateralen Nebenniere zwangsläufig eine unmittelbare Unterversorgung mit Kortisol zur Folge haben.

Postoperative Versorgung und Follow-up Mit Blick auf die Atrophie der kontralateralen Nebenniere muss die postoperative Substitutionstherapie mit dem Ziel eingesetzt werden, eine Funktionswiederaufnahme der atrophischen Nebenniere herbeizuführen. Beginnend mit der oralen Gabe von Hydrokortison 10 mg 3×/Tag sollte die Dosis im Verlauf der ersten 2–3 Wochen auf 10 mg/Tag (Einnahme zwischen 7.00 und 8.00 morgens) reduziert werden. Eine Substitutionstherapie kann 1–2 Monate lang nötig sein, abhängig von der Geschwindigkeit der Rehabilitation der verbliebenen Nebenniere. Eine zusätzliche Gabe von Natrium ist nur selten notwendig, da die atrophe Nebenniere normalerweise genügend Aldosteron produziert. Wiederholte Bestimmungen des Urinkortisols sowie des 17-Hydroxykortikosteroid- und des 17-Ketosteroid-Wertes gelten als Tumormarker.

Prognose

Die Behandlung der Kortisolunterversorgung führt normalerweise innerhalb von Tagen oder Wochen zum Verschwinden der Symptome; allerdings persistiert bei den erwachsenen Patienten die Osteoporose, während Hypertonie und Diabetes meist abklingen.

Eine durch operative Resektion des Hypophysenadenoms behandelte bilaterale Hyperplasie hat eine exzellente kurzfristige Prognose, das langfristige Follow-up zeigt eine Rezidivrate von ca. 10 % (▶ Der klinische Fall). Mit der Entfernung des adrenalen Adenoms ist ebenfalls eine hervorragende Prognose verbunden.

Die Aussichten für Patienten mit Adenokarzinomen sind dagegen eher schlecht. Orale Gabe der antineoplastischen Substanz Ketokonazol reduziert die äußeren Symptome des Cushing-Syndroms, leistet aber kaum einen Beitrag zur Verlängerung des Überlebens und führt zu störenden Schwindelanfällen. Kürzlich ist gezeigt worden, dass diese Substanz in

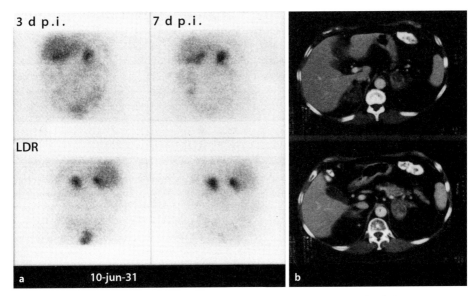

◪ **Abb. 9.44a,b** Hyperaldosteronismus (Conn-Tumoren) in beiden Nebennieren. **a** Szintigraphie. **b** CT

Kombination mit Fluorouracil die Metastasierung zum Halten bringen kann.

Hypertensives hypokaliämisches Syndrom (primärer Aldosteronismus)

Eine Überschussproduktion von Aldosteron (◪ Abb. 9.44), die meistens auf ein **Aldosteronom** oder eine spontane **bilaterale noduläre Hyperplasie der Zona glomerulosa** des adrenalen Kortex zurückgeht, führt zu kombinierten Symptomen von Bluthochdruck, Hypokaliämie, Nykturie und, seltener Diabetes insipidus. In seltenen Fällen können auch andere Ursachen für diese Symptome verantwortlich sein: ein adrenokortikaler, Aldosteron-produzierender Tumor, ein glukokortikoidal behandelbares ACTH-Überschuss-Syndrom oder aber ein undeterminierbarer Aldosteronismus, der zumindest teilweise auf eine Adenomhyperplasie zurückgeht.

Der niedrige Magnesium-Serumspiegel kann aufgrund einer Lähmung der Barorezeptoren, mit anschließender Synkope zu Muskelschwäche bis hin zum Zusammenbruch bei vollem Bewusstsein und posturaler Hypotension führen. Ein dem Diabetes insipidus ähnelndes Syndrom kann infolge eines reversiblen Schadens an den Tubuli renales auftreten. Die Alkalose kann zu einer Tetanuslähmung/Tetanie führen.

Pathophysiologie

Überschüssiges Aldosteron, welches auf die meisten Zellmembranen im Körper einwirkt, erzeugt typische Veränderungen in den distalen Tubuli renales und im kleinen Becken, welches zur Magnesiumausscheidung über den Urin sowie vermehrter renaler Natriumreabsorption und Wasserstoffionen-Sekretion führt. Auf diese Weise entstehen Magnesiummangel, metabolische Alkalose, eine erhöhte Plasma-Natriumkonzentration sowie Hypervolämie. Der Magnesiummangel beeinträchtigt die Barorezeptoren mit dem Ergebnis, dass der posturale Abfall des Blutdrucks nicht mehr zum reflexmäßigen Herzrasen führt. Durch den niedrigen Magnesiumspiegel ist die Konzentrationsfähigkeit der Niere gesenkt. Die Tubuli reagieren auf Gabe von Vasopressin nicht mehr mit einer Steigerung der Wasserreabsorption. Zusätzlich verschärft die infolge der Magnesiumarmut eingeschränkte Insulinausschüttung die Kohlenhydratintoleranz in 50 % der Fälle.

Die Plasmareninaktivität, und sekundär das Angiotensin, werden durch den Aldosteronüberschuss gesenkt, vermutlich infolge der Ausdehnung des Blutvolumens. Im frühen Stadium der Aldosteron-Überschussproduktion kann Bluthochdruck auftreten bei normalen Serum-Magnesiumwerten. Später ist der Magnesiumspiegel gesenkt, was dann die Diagnose nahe legt.

Symptomatik

> **Tipp**
>
> Während Adenome vorwiegend bei Frauen vorkommen, treten bilaterale, nodulär adrenale Hyperplasien hauptsächlich bei jungen Männern auf.

Kopfschmerzen sind eine häufige Begleiterscheinung. Nykturie ist immer vorhanden. Seltener treten bei sehr niedrigen Serum-Magnesiumwerten Lähmungserscheinungen hinzu. Taubheitsgefühle und Kribbeln in den Gliedmaßen hängen mit der Alkalose zusammen, mit einem erhöhten Risiko an Tetanus zu erkranken. Bluthochdruckssymptome variieren in ihrer Intensität. Orthostatischer Hochdruck ist häufig.

Normalerweise lässt sich auch eine unzureichende Kontrolle über den Vasomotorentonus nachweisen, indem man den Puls des Patienten im Stehen misst. Der Patient wird aufgefordert sich hinzuknien und wiederaufzustehen und der Puls wird erneut gemessen. Bei einer gesunden Person wäre der Puls beim zweiten Messen langsamer, bei einer Person mit Hyperaldosteronismus nicht.

Eine ophthalmologische Untersuchung zeigt in den meisten Fällen normale Blutgefäße, was nicht im Einklang mit dem bestehenden Bluthochdruck zu stehen scheint. Wenn nicht ein akutes Herzversagen vorliegt, gibt es keine Ödeme.

Laborbefunde

> **Tipp**
>
> Bevor die nachfolgenden Tests ausgeführt werden, muss sichergestellt werden, dass der Patient bzw. die Patientin keine oralen Kontrazeptiva oder andere Östrogenpräparate nimmt, da diese die Renin- und Angiotensionwerte und somit den Aldosteronspiegel und den Blutdruck künstlich anheben können.

Die Absetzung dieser Medikamente über mindestens eine Woche ist unerlässlich. Eine diuretische Therapie muss ebenfalls ausgesetzt werden, da sie das Blutvolumen senkt und sekundären Aldosteronismus sowie Hyperkaliämie induziert. Wenn der Patient eine salzarme Diät hält, ist das Aldosteron normalerweise erhöht.

Vor Messung der **Serum-Elektrolyte** erhält der Patient eine Einstiegsdosis Natriumchlorid über mindestens 2 Tage. Dadurch wird Natrium in den distalen Tubuli abgelagert und der Austausch zwischen dem Magnesium und Natrium ermöglicht. Der niedrige Serum-Magnesium-Spiegel und das Ungleichgewicht der Elektrolyte wird auf diese Weise offenkundig. Später muss das Serum-Magnesium wieder aufgefüllt werden, da ein niedriger Spiegel dieses Ions die Sekretmenge des Aldosterons künstlich absenken kann.

Bei signifikantem Aldosteron-Überschuss ist mit einer leichten Erhöhung des Natriums sowie des Kohlendioxids zu rechnen, wohingegen das Serum-Magnesium erheblich abgesenkt sein wird. Die **Bestimmung des Urin- und des Serum-Magnesiums** bildet einen zuverlässigen Screening-Test, solange der Patient eine gute Natriumsubstitution erhält. Eine Magnesiumauswaschung über den Urin liegt dann vor, wenn der Magnesiumspiegel im Urin höher als 5 mmol/l/24 h ist (Norm 3–5 mmol/24 h), während der Serum-Mag nesium-Spiegel niedrig ist (0,7 mmol/l oder weniger, Norm 0,7–1,1 mmol/l).

Eine konklusive Diagnose beruht auf der Demonstration eines erhöhten **Urin- oder Plasma-Aldosteronspiegels** oder einem positiven **Desoxykortikosteron-Acetat-Test**. Bevor das Aldosteron gemessen wird, sollte der Patient eine Initialdosis Natriumchlorid (6 g/Tag) erhalten, um eine Absenkung des Plasmavolumens zu vermeiden, wodurch der Aldosteronspiegel sonst automatisch erhöht werden würde. Beim Hyperaldosteronismus liegt der Wert bei über 10 µg/Tag nach Suppression mit Desoxykortikosteron-Acetat oder Fludrokortison.

Lokalisation

Tomogramme sind normalerweise nicht in der Lage kleine Adenome zwischen 1–2 cm Durchmesser zu diagnostizieren. CTs können den Tumor mitunter lokalisieren. Der I-19-Nor-Cholesterol-Scan ist die nicht invasive Methode der Wahl.

Differenzialdiagnose

Der sekundäre Hyperaldosteronismus kann eine Begleiterscheinung eines renovaskulären Überdrucks sein. Abdominale Geräusche können ein erster Hinweis auf diesen Zustand sein, der auch mit hypokaliämischer Alkalose assoziiert ist. Die Differenzierung erfordert eine Abschätzung des Blutvolumens und des Serum-Natriums. Beim primären Aldosteronismus sind meist beide Werte erhöht, bei der sekundären Form können beide auch niedrig sein.

Hypertonie an sich bewirkt keine Veränderungen im Elektrolytmuster. Tests auf Hyperaldosteronismus zeigen negative Ergebnisse.

Die Diagnose von Phäochromozytomen (▶ unten) basiert auf Katecholamin-Messungen. Bei Patienten mit paroxysmaler Hypertonie sind die Katecholaminwerte in den normotensiven Intervallen nicht erhöht. Intravenöse Gabe von 1 mg Glukagon bewirkt einen Anstieg des Blutdrucks und der Katecholaminwerte. Der Aldosteronspiegel verbleibt hingegen im Normbereich.

Das Cushing-Syndrom geht zwar mit Hypertonie einher, die Diagnose beruht aber auf der umfassenden physischen Anamnese und der Erhebung des Hormonstatus.

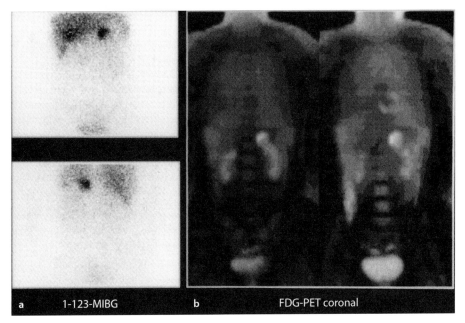

a 1-123-MIBG   **b** FDG-PET coronal

◨ **Abb. 9.45a,b** Phäochromozytom in der linken Nebenniere. **a** Jod123-MIBG-Szintigraphie. **b** Positronenemissionstomographie

Therapie

- **Aldosteronome:** Wenn der Tumor lokalisiert worden ist, braucht nur die befallene Nebenniere entfernt zu werden. Ein laparoskopisches Vorgehen sollte nach Ausschluss von Malignität angestrebt werden. Zwei Drittel der Adenome befinden sich in der linken Nebenniere. Sie treten fast nie bilateral auf.
- **Bilaterale noduläre Hyperplasie:** Die meisten Institute und Richtlinien empfehlen **nicht** die Resektion beider Nebennieren, da der Abfall des Blutdrucks nur temporär wäre und das elektrolytische Ungleichgewicht persistieren kann. Im Allgemeinen wird eine medikamentöse Therapie empfohlen.
- **Medikamentöse Therapie:** Wenn die operative Behandlung hinausgeschoben werden muss, wenn bei einem älteren Patient/einer älteren Patientin nur eine geringfügig ausgeprägt Hypertonie vorliegt, oder wenn eine bilaterale Hyperplasie zugrunde liegt, kann eine oral-medikamentöse Behandlung mit Spironolakton, 25–50 mg 4×/Tag, verschrieben werden.

Prognose

In seltenen Fällen kann die Hypertonie bis zu Jahre nach Resektion der Nebenniere andauern; diesem Umstand ist durch vermehrte Einnahme von Natrium zu begegnen.

❯ Nach Entfernung der adenomatösen Nebennieren werden 60 % der Patienten normotensiv, 40 % zeigen eine Besserung der Hypertonie.

Eine bilaterale noduläre Hyperplasie ist chirurgisch nicht therapierbar; auch die Ergebnisse einer medikamentösen Therapie sind meistens nur mäßig.

9.8.7 Erkrankungen der adrenalen Medulla

Phäochromozytom

Phäochromozytome (◨ Abb. 9.45) aus der Neuralleiste gehören zu den chirurgisch therapierbaren hypertensiven Syndromen. Ob es sich um einen Patienten oder eine Patientin handelt, spielt dabei keine Rolle. Phäochromozytome zeichnen sich für weniger als 1 % aller Fälle von Hypertonie verantwortlich, sind aber gut diagnostizierbar, wenn man sie als mögliche Diagnoseoption im Hinterkopf behält.

Das Syndrom der Phäochromozytome tritt normalerweise spontan auf, kann aber aus einer genetisch bedingten Krankheit resultieren, die als Multiple endokrine Neoplasie Typ II bekannt ist und sich autosomal-dominant vererbt. In bis zu 5 % der Patienten treten Phäochromozytome als Bestandteil eines pluriglandulären Syndroms auf, z. B. eines medullären Karzinoms der Schilddrüse, einer Nebenschilddrüsenüberfunktion (Adenome oder Hyperplasien), des Cushing-Syndroms mit ACTH-Überschuss oder eines oralmukosalen Neuroms mit neuroektodermalen Dysplasien, einschließlich Neurofibromatose.

Der Tumor kann bei 5 % der erwachsenen Patienten, bei Kindern noch häufiger, bilateral oder auch extraadrenal auftreten. In diesen Fällen liegt fast immer eine erbliche Ursache vor.

Symptomatik

Die Hypertonie ist sowohl systolisch als auch diastolisch ausgeprägt. Das Erscheinen von retinalen Blutgefäßen in der ophthalmoskopischen Untersuchung steht in Relation zur Stärke der Hypertonie und der Dauer des krankheitsbedingten Zustands.

> Die Hypertonie kann entweder ein permanentes Symptom und damit kaum von normalem erhöhten Blutdruck zu unterscheiden sein, oder aber in krampfartigen Schüben von unterschiedlicher Dauer auftreten und zwischenzeitlich wieder in den Normbereich zurückkehren.

Solche Attacken können durch unterschiedliche Trigger ausgelöst werden, z. B. durch emotionale Aufregung oder durch Pressen beim Toilettengang.

Kopfschmerzen sind eine häufig beklagte Begleiterscheinung und entsprechen in ihrer Intensität der Schwere der Hypertonie. Erhöhtes Schwitzen ohne erkennbaren Grund wie Anstrengung oder äußere Hitze ähnelt dem Syndrom der Menopause und wird häufig von roten oder weißen Flecken im Gesicht begleitet. Eine Tachykardie mit Herzrhythmusstörungen tritt eher als Resultat eines Adrenalin- als eines Noradrenalin-Überschusses auf. Posturale Hypo tonie ist ein häufiger Befund, z. T. aufgrund des verringerten Plasmavolumens und der ganglionischen Blockierung der normalen Pressorwege durch Exzess-Katecholamine. Nach einer hypertonische Attacke kann es zu einem ausgeprägten Schwächegefühl kommen.

Gewichtsverlust ist häufig, da die erhöhten Blutglukose- und Fettsäurewerte zu Anorexie führen: Die Glukosewerte steigen durch vermehrte Glykogenolyse, die Fettsäuren durch vermehrte Lipolyse, welche durch die erhöhten Katecholaminwerte induziert wird. Außerdem kommt es zu einer verringerten gastrointestinalen Tätigkeit, die (insbesondere bei Kindern) zu Schwindel und Erbrechen sowie zu Verstopfung führen kann. Dieser Effekt ist eine unmittelbare pharmakologische Konsequenz der überschüssigen, zirkulierenden Katecholamine.

Zudem treten häufig Episoden psychischer Instabilität bis hin zur Hysterie auf, die wahrscheinlich das Ergebnis der hohen Konzentration von Katechola-

minen und anderer Neurotransmitter im Gehirn sind, wenngleich zirkulierende Katecholamine, anders als einige Vorstufen, die Blut-Hirn-Schranke nur begrenzt passieren können.

Bei den 5 % der Patienten mit assoziierter neuroektodermaler Erkrankung sind Cafè-au-lait-Flecken mit glatten Umrissen zu finden, Flecken mit zerklüfteten Umrissen treten nur in Zusammenhang mit einer fibrösen Knochendysplasie auf. Telangiektasie, selten auch mit zerebellarer Beteiligung, kann mit der neuroektodermalen Erkrankung einhergehen.

Bei einigen wenigen Patienten ist der Tumor palpabel.

> Auch wenn er nicht palpabel ist, kann die Ausübung von Druck über dem Tumor zu einer Verschärfung der Hypertonie führen.

Daher steigt der Blutdruck zum Beispiel auch bei der Miktion an, wenn ein Tumor in der Blase lokalisiert ist.

Laborbefunde

Der Hämatokrit ist normalerweise erhöht; der Leukozyten-Count ist hoch, mit nur wenig Lymphozyten. Die Serum-Proteinwerte sind erhöht. Der Nüchtern-Plasmaglukose-Spiegel ist oft erhöht und von einer diabetischen Glukosetoleranz-Kurve begleitet.

Die **Katecholaminwerte** im Urin müssen gemessen werden. Der Patient muss dazu alle Medikation außer Diuretika, Digitalis und Barbituraten für mindestens 2 Tage unterbrechen. Dann wird ein exakter 24-h-Urin in einer Flasche mit 15 ml 6N-Hydrochlorid-Säure gesammelt. Der Test muss innerhalb von 48 h durchgeführt werden.

In Einzelfällen können Adrenalin oder Noradrenalin (oder beide) erhöht sein, aber eine alleinige Erhöhung des Adrenalins deutet darauf hin, dass sich der Tumor in der adrenalen Medulla befindet, entweder im ektopischen medullären Gewebe oder im Zuckerkandl-Organ (Paraganglion aorticum abdominale), da das methylierende Enzym, welches nötig ist, um Noradrenalin in Adrenalin zu verwandeln, nur im medullären Gewebe vorhanden ist. Normetanephrin, Metanephrin und Vanillinmandelsäure (VMS) im Harn sind Zerfallsprodukte von Adrenalin und Noradrenalin.

Tipp

Während weniger als 5 % der abgegebenen Katecholamine als solche im Urin erscheinen, manifestieren sich über 50 % in Form von Metaboliten wie Metanephrin oder Normetanephrin, abhängig von der Medikation, die der Patient einnimmt.

Vor Entnahme der Urinprobe zur VMS-Messung darf der Patient über mindestens 48 Stunden kein Vanilleeis, keine Schokolade, keinen Kaffee, Tee oder Zitrusfrüchte zu sich genommen haben.

> Die Bestimmung der Katecholamin-Werte und der VMS im Urin führt zu einer diagnostischen Genauigkeit von 98%.

In der Regel indiziert ein hoher Quotient von VMS zu Katecholaminen einen großen Tumor, ein niedriger Quotient deutet auf einen kleinen Tumor hin.

Glukagon-Test: Wenn Phäochromozytome als Ursache der Hypertonie bei einem Patienten vermutet werden, der sich in einer normotensiven Zwischenphase befindet, so ist es sinnvoll 1 mg Glukagon intravenös zu verabreichen. Sind Phäochromozytome vorhanden, ist ein signifikanter Anstieg des Blutdrucks und der Katecholaminwerte innerhalb von 2 min zu erwarten. In dieser Phase kann der Hormonstatus erhoben werden. Es ist außerdem ratsam auch das Plasmakalzitonin zu bestimmen, welches bei einem begleitenden medullären Karzinom der Schilddrüse erhöht wäre.

Röntgenbefunde

Man kann eine präoperative Lokalisation des Tumors im Röntgenbildgebungsverfahren versuchen, sie ist aber nur von begrenztem Nutzen, da bis zu 7% der Tumoren multilokulär sind und 13% extraadrenal liegen und somit eine direkte Exploration des Operationsgebietes erfordern. Wenn der Tumor relativ groß ist, so ist er in der Tomographie, mit oder ohne Ausscheidungsurogramm, in den meisten Fällen gut darstellbar. Das CT kann außerdem Aufschluss darüber geben, ob mehr als ein Tumor vorliegt.

Im retrograden Arteriogramm werden kleine und multiple Tumoren sichtbar. Die Bestimmung der Plasma-Katecholaminkonzentrationen auf verschiedenen Ebenen während Katheterisierung der Vena cava ist hilfreich, um ektope Tumoren zu lokalisieren.

Das radioaktiv markierte Meta-Jod-Benzyl-Guandidin (MBIG)-Scan hat sich als nützlich bei der strukturellen und funktionellen Lokalisation von Phäochromozytoms und dessen Metastasen erwiesen, insbesondere da es nicht von dem normalen medullären Gewebe der Nebenniere aufgenommen wird.

Differenzialdiagnose

Ausgeprägter Hypermetabolismus, Nervosität und Gewichtsverlust könnten einen Hinweis auf eine Schilddrüsenüberfunktion ergeben. Allerdings schließen normale Schilddrüsenwerte, eine Tendenz zu

---

Exkurs		

Durchführung des Katecholaminbestimmung

Bei Patienten mit paroxysmaler Hypertonie muss der Urin während einer hypertonischen Episode entnommen werden. Ein Urintropfen, der während einer kurzen paroxysmalen Attacke entnommen wurde, reicht zur Bestimmung der Katecholamine und der VMS, welches mit dem Wert des gleichzeitig entnommenen Kreatinins verglichen werden sollte. Da die durchschnittliche Ausscheidung von Kreatinin über 24 h bei 1,4 g liegt, bedeutet ein Befund von 0,2 g Kreatinin im Aliquot, dass die Menge von Katecholaminen und VMS mit 7 multipliziert werden muss, um eine grobe Schätzung der 24-h-Ausscheidung dieser Substanzen zu erhalten.

Verstopfung und ein niedriger Lymphozyten-Count (wie bei den Phäochromozytomen) eine Schilddrüsenüberfunktion aus.

Ein Verdacht auf Diabetes mellitus besteht immer aufgrund des erhöhten Nüchtern-Plasmaglucose-Spiegels. Bei Phäochromozytomen hemmt das Adrenalin die Insulinausschüttung aus den B-Zellen, während es das Leberglykogen in Glukose umwandelt, indem es den Prozess der Glykogenolyse anregt. Nur eine persistierende Hyperglykämie nach Entfernung des Phäochromozytoms zeigt eindeutig, ob ein dauerhafter Diabetes mellitus besteht.

Bei vielen Patienten mit Phäochromozytomen erscheinen außerdem Symptome einer organischen Herzerkrankung, wie zum Beispiel der Hypertonie-Befund, Herzgeräusche sowie ventrikuläre Hypertrophie. Diese Symptome verschwinden bei den meisten Patienten nach Korrektur des Katecholamin-Überschusses. Ein Persistieren weist dagegen sicher auf eine primäre Herzerkrankung hin.

Therapie

> Je eher die Hypertonie geheilt werden kann, desto besser für den Patienten. Vaskuläre Zwischenfälle treten häufig auf und je länger die Hypertonie besteht, umso größer ist das Risiko, dass sie irreversibel ist.

Präoperative Vorbereitung

Hypovolämie ist in 80% der Fälle beobachtet worden und kann zu einem fatalen postoperativen vaskulären Zusammenbruch führen. Blut- und Plasmavolumen müssen kontrolliert werden; ggf. muss präoperativ ein normales Volumen hergestellt werden. Orale Gabe eines α-adrenergen Blockers wie Phenoxybenzamin, 40–200 mg/Tag in 2 Dosen bringt den Blutdruck in den Normbereich. Wenn diese Therapie mindestens 3 Wochen vor der Operation begonnen wird, kann die Hypovolämie korrigiert werden. Vor und nach der Induktion der Anästhesie, wenn das Risiko einer hypertensiven Krise am höchsten ist, kann eine Feinjustierung des Blutdrucks durch kontrollierte intravenöse Gabe des α-adrenergen Blockers Phentolamin, 5 mg in 200 ml 5 %iger Dextrose in Wasserlösung erzielt werden, um den Blutdruck im Normbereich zu halten.

Anästhesie Etomidate und Propofol in Kombination werden zusammen mit Esmeron oder anderen Muskelrelaxantien verwendet, um eine Muskelrelaxation herbeizuführen, da sie die Katecholamin ausschüttung nicht anregen, wie es einige andere Stoffkombinationen tun.

Operatives Vorgehen Da 10 % der Tumoren (und noch mehr bei Kindern) von multiplem und ektopischem Charakter sind, wird ein transperitonealer Ansatz empfohlen. Eine vordere, transversive Inzision (subkostal) sorgt für die beste Darstellung. Wenn ein adrenaler Tumor gefunden wird, sollte eine frühzeitige Ligation der adrenalen Vene vorgenommen werden, um eine plötzliche Erhöhung des Blutdrucks durch Berühren des Tumors zu vermeiden. Intravenöses Phentolamin während des Eingriffs hilft den Blutdruck zu kontrollieren. Nach Entfernung des Tumors gibt es immer einen Abfall des systemischen Blutdrucks von variierender Intensität und Dauer. Dieses Risiko kann minimiert werden durch präoperative Anpassung des Blutvolumens (▶ oben). Hypotonie sollte mittels Infusion von Noradrenalin oder ähnlichen Blutdruckagenten behandelt werden. Wenn die Hypotonie persistiert, kann die Gabe von 100 mg Hydrokortison intravenös den Blutdruck wieder normalisieren helfen. Nur wenn beide Nebennieren entfernt werden, ist eine Kortisolsubstitution unbedingt angezeigt.

Die Laparoskopie der Nebenniere wird durchgeführt bei Aldosteron-sezernierenden Adenomen (20 %), Phäochromozytomen (24 %), Kortisol-sezernierenden Adenomen (11,5 %), Inzidentalomen (26,9 %), multiplen endokrinen Neoplasien (MEN), Typ II A (2,8 %), adrenalen Metastasen bei Lungenkarzinom (3,8 %), adrenalen Zysten (6,7 %), und Angiomyolipomen (3,8 %). Die laparoskopische Entfernung von Nebennierenkarzinomen wird zur Zeit noch diskutiert.

Postoperative Nachsorge Zwei bis drei Tage nach dem operativen Eingriff, sollte der VMS-Spiegel im 24h-Urin erhoben werden. Wenn dieser Wert in den Normbereich fällt, braucht der Test nur bei solchen Patienten im Abstand von jeweils 6 Monaten wiederholt zu werden, die eine Vorgeschichte von Fällen mit Phäochromozytomen in der Familie aufweisen. Falls der Wert unmittelbar postoperativ noch erhöht ist, muss man davon ausgehen, dass sich noch an anderer Stelle Phäochromozytome befinden. Bösartige/infiltrative Tumoren (und somit funktionelle Metastasen) sind aber sehr selten.

Medikamentöse Therapie Wenngleich manche Medikamente die Katecholaminproduktion wirksam eindämmen, werden sie nicht standardmäßig eingesetzt, da sie das Tumorwachstum nicht hemmen und über zahlreiche Nebenwirkungen wie Beklemmungsgefühl, Sedierung, Durchfall, Laktation und Tremor berichtet wurde. Antineoplastische Medikamente zur Hemmung des Metastasenwachstums haben sich bisher nur mäßig wirksam erwiesen.

Prognose

Im Allgemeinen sind die Therapieprognosen günstig. Bessere Kenntnisse über diese Erkrankungen haben dazu geführt, dass es nur noch sehr selten zum Todesfall während der Operation kommt. Der Blutdruck fällt bei 70 % der Patienten ab und kehrt in den Normbereich zurück. Bei den meisten anderen bleibt der Blutdruck etwas erhöht. In seltenen Fällen tritt aber auch eine Verschlechterung aufgrund von sekundären vaskulären Veränderungen ein, die verschiedene Drucksysteme irreversibel aktivieren. Wenngleich eine persistierende Hypertonie mittels einer antihypertensiven Therapie kontrolliert werden kann, ist eine frühzeitige Diagnose und operative Lösung vorzuziehen.

Neuroblastom

Das Neuroblastom stammt aus der Neuralleiste und kann sich daher aus jedem Teil der Sympathikuskette entwickeln. Die meisten treten im Retroperitoneum auf, 45 % involvieren die Nebenniere. Letztere bieten dabei die ungünstigsten Heilungsprognosen.

> **Bei Kindern stellen Neuroblastome die dritthäufigste neoplastische Erkrankung dar, nach Leukämie und Gehirntumoren.**

Die meisten werden während der ersten 2,5 Lebensjahre entdeckt, einzelne jedoch erst im Zeitraum bis zum 60. Lebensjahr. Zu diesem späten Zeitpunkt scheinen die Neuroblastome jedoch weniger aggressiv

◻ Tab. 9.21 Staging der Neuroblastome	
Stadium	**Ausdehnung und Metastasierung**
A	Lokal begrenzte Tumoren
B	Tumoren, die sich über das Organ hinaus ausdehnen, aber ohne die Mittellinie zu überschreiten. Ipsilaterale Lymphknoten können beteiligt sein
C	Tumoren, die sich in Kontinuität über das Organ hinaus ausdehnen und dabei die Mittellinie überschreiten. Regionale Lymphknoten können beteiligt sein
D	Metastasierung des Tumors mit Bildung von Metastasen im Skelett, im Bindegewebe und/oder in den weiter entfernten Lymphknoten
E	Lokale Stadium-A- oder -B-Tumoren aber mit weiter entfernten Metastasen

geworden zu sein. Die meisten dieser Patienten haben Lymphozyten, die sich in der Zellkultur zytotoxisch gegenüber den Neuroblastomzellen verhalten. Viele Familienmitglieder eines solchen Patienten zeigen dieselbe lymphozytische Reaktion. Beobachtungen haben gezeigt, dass die Prognose umso günstiger ist, je mehr Lymphozyten sich im peripheren Blut bzw. im Tumor selbst befinden. Eine familiäre Häufung wird beschrieben. Bilaterale Tumoren bei eineiigen Zwillingen werden gefunden, was den genetisch erblichen Charakter dieser Erkrankung unterstreicht. In Assoziation mit Neuroblastomen treten häufiger auch Anomalien der Muskulatur und des Herzens sowie Hemihypertrophien auf.

Metastasen werden sowohl über die Blutbahnen als auch über die Lymphwege gestreut. Typische Stellen für Metastasen bei Kindern sind der Schädel und die langen Knochen der Extremitäten, die anliegenden Lymphknoten, Leber und Lunge. Ein lokale Invasion ist häufig. Bei Säuglingen und Kleinkindern, welche die beste Prognose haben, sind Metastasen normalerweise auf die Leber und das subkutane Fett begrenzt. Das Staging für Neuroblastome ist in ◻ Tab. 9.21 gezeigt.

Symptomatik

Normalerweise wird der abdominale Gewebeknoten von den Eltern, dem Hausarzt oder dem Patienten selbst entdeckt. Der in der Flanke sitzende Knoten ist meist palpabel und unter Umständen sogar sichtbar; in manchen Fällen erstreckt er sich über die Mittellinie

hinaus. Der Tumor ist überwiegend knotig und an einer Stelle fixiert, da er in der Tendenz lokal invasiv ist.

❯ 70 % der Patienten haben bereits Metastasen, wenn sie sich das erste Mal vorstellen.

Metastasenbezogene Symptome sind Fieber, Übelkeit, Knochenschmerzen, Wachstumsstörungen und Verstopfung oder Durchfall. Hinweise auf Metastasen können sein: Exophthalmus durch Schädelmetastasen, eine vergrößerte, knotige Leber oder Gewebeverdichtungen in den Knochen.

Laborbefunde

Anämie ist ein häufiger Befund, während der Urinbefund und die Nierenfunktion im Normbereich liegen.

❯ Da 70 % der Neuroblastome erhöhte Adrenalin- und Noradrenalinwerte erzeugen, sollten die Vanillinmandelsäure (VMS) sowie die Homovanillinsäure (HVS) gemessen werden.

Eine längere Verlaufsbeobachtung dieser Werte ermöglicht es, sie als Tumormarker einzusetzen. Eine Rückkehr dieser Werte in den Normbereich ist ermutigend, während steigende Werte verbliebene Tumoranteile signalisieren. Tumorzellen können (u. a.) mittels Knochenmarksaspiration nachgewiesen werden.

❯ Patienten mit fortgeschrittenem Lokalkarzinom haben eine signifikant bessere Prognose als jene mit weit gestreuten Metastasen.

Die Inzidenz spontaner Tumorrückbildung ist hoch bei Patienten ohne Involvierung des Knochenapparates, nicht so bei jenen mit Knochenmetastasen. Die Serum-Ferritin-Werte sind bei fast allen Patienten mit Knochenmetastasen erhöht, wohingegen sie bei Patienten ohne ossäre Metastasen im Normbereich liegen. Die Abgrenzung einiger Neuroblastome vom Ewings Sarkom, lymphoider Leukämie und Lymphomen bereitet gewisse Schwierigkeiten. Es wurde ein Katecholamin-Fluoreszenz-Schnelltest entwickelt und Biopsieproben einer Gewebekultur unterzogen. Bei Neuroblastomen fällt der Test auf Katecholamine positiv aus. Kleine, runde Zelltumoren sprechen nicht auf den Test an.

Röntgenbefunde

Ausscheidungsurogramme zeigen meist einen großen grauen Bereich in einem der oberen abdominalen Quadranten. Mindestens 50 % dieser Tumoren zeigen punktförmige Kalkablagerungen. Darmgas wird durch den Tumor umgeleitet oder verdrängt. Die ipsilaterale Niere, die meist normal arbeitet, wird durch das suprarenale Gebilde ebenfalls verdrängt.

Eine Kavographie der unteren Vena cava kann eine Okklusion durch die Tumorinvasion aufdecken. Bei solch einem Befund ist eine Radiotherapie indiziert, bevor die operative Sanierung versucht wird. Andere zu fordernde Tests umfassen eine radiologische Darstellung des Brustkorbs, eine Skelettszintigraphie sowie einen Leberscan.

Computertomographische Verfahren zeigen nicht nur die Umrisse des Tumors, sondern geben ggf. auch Aufschluss über eine mögliche Invasion der anliegenden Gewebe und Organe.

Differenzialdiagnose

Nephroblastome (Wilms-Tumoren) sind Erkrankungen des Kindesalters. Intravenöse Urogramme zeigen die nierenkelchverformenden Eigenschaften dieses intrinsischen Nierentumors. Keine Verformung dieser Art ist bei Neuroblastomen festzustellen, die die Niere lediglich verdrängen. Katecholamine im Harn sind bei Nephroblastomen zwar üblich; aber nur bei Neuroblastomen sind die Werte signifikant erhöht. Die Laktatdehydrogenase im Urin kann beim Nephroblastom erhöht sein, ist beim Neuroblastom aber im Normbereich. Ein Aortogramm zeigt die Stelle der Läsion. Sonographie und CT-Befunde sind ebenfalls hilfreich.

Harnwegsinfektionen sind häufig. **Hydronephrose** tritt häufig bilateral auf, in welchem Fall die Nierenfunktion eingeschränkt ist. Im Ausscheidungsurogramm zeigt sich das dilatierte Becken und die Nierenkelche sowie der Ort der Obstruktion.

Polyzystische Nierenerkrankungen manifestieren sich im Allgemeinen mit palpablen Knoten in beiden Flanken. Die Nierenfunktion ist gestört; Urogramme, Nierenscans und Angiographien sichern die Diagnose ab.

Neonatale adrenale Blutungen können fälschlich für Neuroblastome gehalten werden. Diese Säuglinge haben palpierbare Verdickungen in beiden Flanken, eine Tendenz zur Gelbsucht, erhöhtes Serum-Bilirubin sowie niedriges Hämatokrit. Ausscheidungsurogramme zeigen einen Graubereich im fraglichen Areal mit delokalisiertem Darmgas. Die ipsilaterale Niere ist nach unten verschoben. Das fragliche Gebilde ist beim Ultraschall gut zu erkennen. Neuroblastome führen zur Ausscheidung großer Mengen von Katecholaminen im Urin.

Therapie

Der operativen Entfernung des Tumors sollte eine Radiotherapie im Bereich des Turmorbetts folgen. Wenn der Tumor sehr groß ist oder als nicht resezierbar eingestuft wird, sollte eine Radiotherapie vor der chirurgischen Resektion durchgeführt werden.

Bei einem bereits disseminierten Tumor muss eine Chemotherapie, am sinnvollsten mit Zyklophosphamid und Vincristin durchgeführt werden. Die Patienten sollten beim Wilms-Tumor in Studien eingeschlossen werden.

Prognose

Ca. 90 % der Patienten, bei denen diese Krankheit zum Tod führt, sterben innerhalb von 14 Monaten nach Einleitung der Therapie. Säuglinge haben die besten Überlebenschancen; die 2-Jahres-Überlebensrate liegt annähernd bei 60 %. Wenn der Tumor lokal begrenzt ist, mit oder ohne Ausdehnung in benachbarte Areale, liegt die Heilungsrate bei 80 %. Wenn der Tumor aber disseminiert ist, gibt es kaum erfolgreiche Heilungsmethoden.

Bei einigen Säuglingen ist eine spontane Ausreifung der Neuroblastome in Ganglioneurome beobachtet worden. Es wird vermutet, dass auch Röntgenbestrahlung oder Chemotherapie zu dieser Veränderung führen können.

Eine regelmäßige Beobachtung der Harn-Katecholaminwerte weist normalerweise auf das Vorhandensein von Resttumoranteilen hin.

Nebennierenerkrankungen

- **Adrenokortikale Tumoren**
  - Symptomatik: Cushing-Syndrom, Conn-Syndrom, adrenogenitales Syndrom
  - Therapie: Unilaterale oder bilaterale Adrenalektomie unter medikamentöser Abdeckung
- **Cushing-Syndrom**
  - Ätiologie: Kortisolüberproduktion aufgrund von Nebennierenrindenhyperplasie, ektopischem ACTH- produzierendem Tumor, Nebennierenrindenadenom, -karzinom
  - Symptomatik: Fettleibigkeit mit typischer Verteilung, Striae, schlechte Wundheilung, Muskelschwäche, Osteoporose, Diabetes, geschwächtes Immunsystem, Hypertonie, Veränderung der Persönlichkeit, Symptome des adrenogenitalen Syndroms
  - Diagnostik: Spezielle Labor-Testverfahren
  - Therapie: Operativ offen oder auch laparoskopisch
  - Prognose: Rezidivrate von 10 % bei Hypophysenadenom, Prognose sehr gut bei Nebennierenrindenadenom, eher schlecht bei -karzinom

▼

- **Hypertensives hypokaliämisches Syndrom**
  - Ätiologie: Überproduktion von Aldosteron
  - Symptomatik: Hypertonie, Hypokaliämie, Magnesiummangel, metabolische Alkalose, Nykturie
  - Therapie: Operativ bei Aldosteronom, medikamentös bei bilateraler nodulärer Hyperplasie
- **Phäochromozytom**
  - Definition: Katecholaminproduzierender Nebennierenmarktumor
  - Symptomatik: Hypertonie permanent oder anfallsartig, Kopfschmerzen, Gewichtsverlust
  - Diagnostik: Bestimmung der Katecholamine, VMS im Urin
  - Therapie: Operativ, Risiko der perioperativen hypertensiven Krise
- **Neuroblastom**
  - Definition: Tumor des sympathischen Systems, meist retroperitoneal, dritthäufigste Neoplasie bei Kindern
  - Symptomatik: Palpabler Flankentumor, 70 % der Patienten haben bereits Metastasen bei Diagnosestellung
  - Therapie: Operativ mit Radiotherapie, bei Dissemination Chemotherapie
  - Prognose: Am besten bei Säuglingen, Heilungsrate bei lokal begrenztem Tumor bei 80 %, bei diesseminiertem Tumor kaum Heilungschance

Urolithiasis – Harnsteinerkrankung

M. Straub, R. Hautmann

R. Hautmann, J. E. Gschwend (Hrsg.), *Urologie*,
DOI 10.1007/978-3-642-34319-3_10, © Springer-Verlag Berlin Heidelberg 2014

10.1   Epidemiologie

Die Harnsteinerkrankung ist im Zunehmen begriffen. In Deutschland liegt die **Prävalenz**, d. h. die Häufigkeit im Laufe des Lebens einen oder mehrere Harnsteine zu bilden, aktuell bei 4,7 %. Die jährliche Neuerkrankungsrate, also die **Inzidenz** des ersten Steines beträgt 1,47 % (◘ Tab. 10.1).

Zu Beginn des 21. Jahrhunderts gibt es demnach rund 4 Millionen Bundesbürger, die Harnsteine bilden.

> ❯ Damit ist die Harnsteinerkrankung anderen
> Volkskrankheiten, wie dem Diabetes mellitus
> oder dem Rheuma, vergleichbar. Grundsätzlich
> findet man in westlich orientierten Wohlstands-
> gesellschaften mit hohem sozioökonomischen
> Standard eine hohe Prävalenz, in den USA bei-
> spielsweise von bis zu 18 %.

Die Harnsteinbildung wird neben einer kochsalz- und eiweißreichen Ernährung durch geringe Trinkmengen im Alltag und die häufige Bewegungsarmut in den westlich orientierten Gesellschaften gefördert. Neuerdings gibt es Hinweise, dass auch kardiovaskuläre Risikofaktoren zu einem erhöhten Harnsteinbildungsrisiko beitragen. Demgegenüber treten in Entwicklungsländern bevorzugt infektassoziierte Harnsteine auf, was vor allem mit dem schlechteren medizinischen Versorgungsstandard dort und der verbreiteten Mangelernährung zusammenhängt.

Je nach Harnsteinart beträgt das **Rezidivrisiko** einer unbehandelten Harnsteinerkrankung 50–100 %, bei entsprechender Sekundärprävention lässt sich das Risiko auf 10–15 % senken.

In den vergangenen 20 Jahren hat sich das Geschlechterverhältnis nahezu angeglichen. Das Ersterkrankungsalter rückte im Durchschnitt von der 5. in die 3. Lebensdekade. Die Gründe hierfür sind vielfältig.

Die Harnsteininzidenz im **Kindes- und Jugendalter** wird für Deutschland derzeit mit 1,35 % angegeben.

◘ **Tab. 10.1** Epidemiologische Entwicklung der Harnsteinerkrankung in Deutschland. Gegenüberstellung der INFAS-Studien

Jahr	Prävalenz	Inzidenz
1979	4,0 %	0,54 %
1984	4,0 %	0,40 %
2000	4,7 %	1,47 %

Exkurs

Ursachen für das frühere Ersterkrankungsalter bei Urolithiasis

Unter anderem wird vermutet, dass der Einsatz von Antibiotika (▶ Kap. 2) zur Behandlung von Infekten bereits in jungen Jahren zu einer Veränderung der Darmflora führt. Zumindest beim Kalziumoxalatharnstein konnte ein Zusammenhang zwischen der Darmkolonisierung mit Oxalobacter formigenes und dem Harnsteinbildungsrisiko gezeigt werden. Bei der Harnsäuresteinbildung wird die »Fast-Food-Ernährung« als mögliche Ursache angesehen.

10.2   Pathogenese und Risikofaktoren

10.2.1 Formale Pathogenese

> ❯ Voraussetzung der Harnsteinbildung ist eine
> Übersättigung des Urins mit steinbildender
> Substanz.

Das Löslichkeitsdiagramm (◘ Abb. 10.1) kann hierzu einen ersten Einblick geben:

Beim Löslichkeitsdiagramm eines beliebigen Harnsteins wird die Konzentration der steinbildenden Substanz (Ordinate) gegen den pH-Wert des Urins (Abszisse) aufgetragen. Unterhalb der Sättigungskurve findet sich die steinbildende Substanz in ihrer flüssigen, nicht kristallinen Phase. Zwischen der Sättigungskurve und der Übersättigungskurve entsteht ein Feld, das dem Bereich der metastabilen Übersättigung entspricht. Im Übersättigungsbereich kommt es zur spontanen Kristallbildung.

Beim Konzept der **homogenen Nukleation** liegt die übersättigte Lösung einer steinbildenden Substanz vor. Aus mehreren Kristallen kann sich innerhalb kürzester Zeit ein Nukleus bilden, der durch weitere Anlagerung von gleichartigen Kristallen zum Kristallaggregat und schließlich zum Harnstein heranwächst. Die Bildung von Harnsäure- und Zystinsteinen erfolgt nach diesem Muster.

Die Entstehung von Infektsteinen und kalziumhaltigen Steinen hingegen beruht auf dem Prinzip der **heterogenen Nukleation**. Hierbei befindet sich die Lösung der steinbildenden Substanz im Bereich der metastabilen Übersättigung. Die Kristallisation erfolgt nicht spontan, sondern wird durch andere Kristallkeime oder Zelldetritus ausgelöst. Neben der Übersättigung des Urins mit steinbildender Substanz spielt bei dem Konzept die »crystal cell interaction« eine wesentliche Rolle (◘ Abb. 10.2).

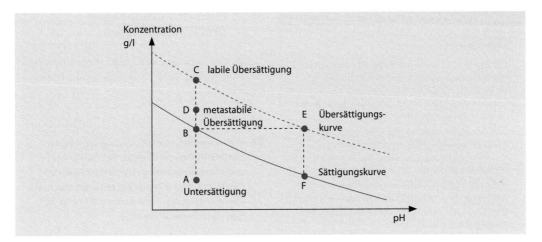

● **Abb. 10.1** Löslichkeitsdiagramm für einen beliebigen Harnstein. Die Sättigungskurve und die Übersättigungskurve grenzen ein Gebiet der metastabilen Übersättigung ab. Konzentriert man eine untersättigte Lösung, so setzt eine spontane oder eine homogene Kristallbildung nicht beim Schnittpunkt der Verdampfungslinie mit der Sättigungskurve (also in Punkt B), sondern erst bei einer erheblich höheren Konzentration (also einer größeren Übersättigung in Punkt C) auf der Übersättigungskurve ein. Die Übersättigungskurve verbindet die Punkte der spontanen Kristallbildung. Zwischen der Übersättigungskurve und der Sättigungskurve befindet sich der Harn in einem Zustand der unterschiedlichen Übersättigung; hier kann ein z. B. in Punkt D eingebrachter Kristall bis zum völligen Abbau der Übersättigung (Punkt B) zwar einerseits wachsen, andererseits kann aber keine neue Kristallbildung einsetzen. Die Sättigungskurve ist also eine Gleichgewichtskurve zwischen kristalliner und flüssiger Phase. (Adaptiert nach Hautmann 1985)

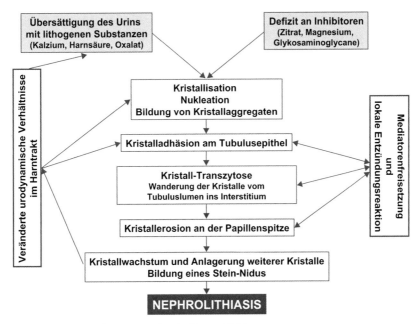

● **Abb. 10.2** Modell der »crystal cell interaction« bei der Harnsteinbildung

»Crystal cell interaction«

Der Begriff »crystal cell interaction« beschreibt die direkte Einwirkung eines spontan gebildeten Harnsteinkristalls auf die Nierentubuluszelle. Durch den Kontakt des Kristalls mit der Zellmembran wird ein Transzytoseprozess von luminal nach basolateral im Tubulusepithel ausgelöst. Da Kristalle wie Kalziumoxalat zytotoxische Wirkung haben, kann es zum Untergang der Tubuluszelle bzw. zur Auslösung einer lokalen Entzündungsreaktion kommen. Die durch diesen Prozess frei werdenden Membran- und Zellfragmente wirken ihrerseits als Nukleatoren und können nun im Interstitium die Kristallbildung vorantreiben.

Der Grad der Urinsättigung mit steinbildenden Substanzen wird bestimmt durch deren freie Ionenkonzentration. Diese ist stark abhängig vom **Urin-pH**, jedoch stoffspezifisch in unterschiedlicher Art und Weise.

So nimmt die Löslichkeit von Phosphat ab, je höher der Urin-pH steigt. Harnsäure, Xanthin und Zystin hingegen fallen im sauren Milieu aus und werden umso besser in Lösung gehalten, je alkalischer der Urin ist.

Verursacht wird die Harnsäuerung durch verminderte Ammoniakbildung, azidotische Stoffwechsellagen und Medikamente (Ammoniumchlorid, L-Methionin). Neutralisiert bzw. alkalisiert wird der Urin bei Hyperparathyreoidismus, renaltubulärer Azidose, Hypophosphaturie, Harnwegsinfekten, Immobilisation, durch Nahrungsmittel (Zitrusfrüchte, bikarbonathaltige Mineralwässer) und Medikamente (Alkalizitrate, Acetazolamid, Diuretika).

10.2.2 Kausale Pathogenese und Risikofaktoren

Neben der Sättigung des Urins mit steinbildender Substanz wirken weitere Faktoren auf die Harnsteinbildung ein.

Ernährung

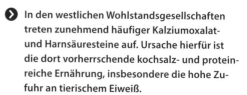 In den westlichen Wohlstandsgesellschaften treten zunehmend häufiger Kalziumoxalat- und Harnsäuresteine auf. Ursache hierfür ist die dort vorherrschende kochsalz- und proteinreiche Ernährung, insbesondere die hohe Zufuhr an tierischem Eiweiß.

Nachgewiesenermaßen korreliert die in Wohlstandsgesellschaften verbreitete **Adipositas** stark mit dem Auftreten von Harnsteinen. Ein Body-Mass-Index $>25\,kg/m^2$ ist mit einem signifikant erhöhten Steinbildungsrisiko verknüpft. Letzten Endes nehmen bestimmte Ernährungsgewohnheiten direkten Einfluss auf die Urinzusammensetzung und können kritische Konzentrationen lithogener Substanzen wie Kalzium, Oxalat, Harnsäure oder Zitrat bedingen.

Zu den bekannten Ernährungsfehlern zählt auch eine zu geringe tägliche Flüssigkeitsaufnahme. **Entspricht die Trinkmenge nicht dem Tagesbedarf**, wird der Harn stark konzentriert und mit lithogenen Substanzen übersättigt.

Medikamente

Neben den typischen Ernährungsgewohnheiten und den Bewegungsmangel in westlichen Wohlstandsgesellschaften fördern vermutlich auch regelmäßig eingenommene Medikamente die Harnsteinbildung.

Selten kristallisiert die Medikamentensubstanz selbst aus und bildet sog. »drug stones« (z. B. Indinavir, Sulfonamide, Chinolone, Allopurinol).

Physiologische Kristallurie und pathologische Konkrementbildung

Kristallurie bedeutet jedoch nicht zwangsläufig Harnsteinbildung, sie kommt im Übrigen auch beim Gesunden vor. Der entscheidende Faktor ist das Gleichgewicht zwischen **lithogenen** (Kalzium, Phosphat, Oxalat, Harnsäure, Ammonium, Zystin) und **inhibitorischen** (Zitrat, Magnesium, Glycosaminoglykane)

Harnbestandteilen. Wird dieses empfindliche Gleichgewicht gestört, entweder durch ein Überwiegen der lithogenen Substanzen oder durch einen Mangel an Inhibitoren, so mündet der Kristallisationsprozess über die Bildung von Kristallaggregaten in der Konkrementbildung. Die heute zur Verfügung stehenden

pharmakologischen Prinzipien beruhen im Wesentlichen auf dem Ausgleich eines inhibitorischen Defizits oder versuchen die Menge an lithogener Substanz zu vermindern. Direkte Kristallisationshemmer sind derzeit für den klinischen Gebrauch nicht verfügbar.

Mechanismen der Harnsteinbildung verschiedener Medikamente

Antibiotika können Veränderungen der Darmflora in der Art bedingen, dass beispielsweise vermehrt lithogenes Oxalat im Darm resorbiert wird und anschließend über die Niere wieder ausgeschieden werden muss.
Neben dieser indirekten Wirkung gibt es aber auch Medikamente mit direkter Wirkung auf die Zusammensetzung der lithogenen Substanzen. Die **Ascorbinsäure** (Vitamin C) trägt in höheren Mengen zu einer Hyperoxalurie bei, weil diese Substanz in der Leber unter anderem zu Oxalat metabolisiert wird.

Bei der **Vitamin-D-Substitution** kann es zu einem erhöhten Kalziumumsatz mit nachfolgender Hyperkalzurie kommen.
Harnalkalisierende Substanzen wie die **Alkalicitrate** und das **Bikarbonat** verbessern die Ausscheidung des inhibitorisch wirksamen Zitrats in den Harn und wirken daher in der Regel kristallisations- und steinprotektiv. Dies ist jedoch nicht bei Infektsteinbildung der Fall. Hier fördern alkalisierende Substanzen das Steinwachstum, weil Bakterien im alkalischen Milieu bevorzugt wachsen.

Bei den Diuretika muss zwischen den Schleifen- und Thiaziddiuretika unterschieden werden. Die **Schleifendiuretika** bergen die Gefahr, durch pH-Verschiebung und vermehrte Kalziumausscheidung eine Nephrokalzinose zu induzieren.
Bei den **Thiaziddiurektika** kommt es zu einer erhöhten Harnsäureausscheidung, mit entsprechendem Risiko der Harnsäuresteinbildung; dagegen senken sie die Kalziumausscheidung und wirken daher protektiv im Hinblick auf eine Kalziumoxalatkristallisation und -steinbildung.

Immobilisation

Längere Immobilisation setzt **Knochenumbauprozesse** in Gang, in deren Verlauf vermehrt Kalzium und Phosphat im Urin ausgeschieden werden.

Harnwegsinfekte

Infektionen mit so genannten **ureasepositiven Keimen** führen zur Freisetzung alkalisierenden Bicarbonats in den Urin. Im übersättigten alkalischen Urin fallen Magnesiumammoniumphosphat- und Kalziumphosphatkristalle spontan aus.

Störungen der Urodynamik

Ein behinderter Harnabfluss (Harntraktobstruktion) prädisponiert zur Harnsteinbildung. Dies wird bei der subpelvinen Stenose, bei Harnleiterengen, aber auch bei einer subvesikalen Obstruktion durch ein Prostataadenom oder eine Harnröhrenstriktur beobachtet. Auch bei neurogener Blasenentleerungsstörung besteht ein erhöhtes Harnsteinrisiko. Im Allgemeinen treten bei gestörter Urodynamik des Harntrakts bevorzugt Infektsteine auf (▶ oben).

Hyperparathyreoidismus

Der Hyperparathyreoidismus (HPT) ist bei etwa 3–5 % der Patienten für die Harnsteinbildung verantwortlich. Aufgrund eines Nebenschilddrüsenadenoms wird beim primären Hyperparathyreoidismus verstärkt Parathormon produziert. Auslöser für einen sekundären Hyperparathreoidismus ist in der Regel ein Vitamin-D-Mangel.

❯ Ein vermehrter Knochenumbau führt zu erhöhtem Kalziumumsatz. Auffällig ist die gleichzeitige Erhöhung der Serum- und Urinkalziumwerte.

Differenzialdiagnostisch ist dringend an die multiple endokrine Neoplasie (MEN) zu denken. Bei MEN I ist der Hyperparathyreoidismus kombiniert mit Tumoren der Hypophyse und des Pankreas, bei MEN II mit einem Phäochromozytom und einem C-Zellkarzinom der Schilddrüse.

Renal-tubuläre Azidose

Die renal-tubuläre Azidose (RTA) wird bei etwa 5 % aller Harnsteinpatienten gesehen, wobei die komplette Form der RTA selten ist und nur 0,5 % der Patienten betrifft.

Pathophysiologie und Symptomatik

Pathophysiologische Grundlage bildet die aktive Protonenausscheidung der Nierentubuluszelle im Rahmen der Carboanhydrasereaktion. Zur Kompensation einer metabolischen Azidose werden in der gesunden Niere im distalen Tubulus vermehrt saure Valenzen gegen Natrium ausgetauscht. Die vermehrte Protonensekretion führt zur Ansäuerung des Urins. Der saure Urin wiederum erschwert die Nukleation von Phosphaten und Carbonaten.

❯ Pathogenetisch liegt bei der renal-tubulären Azidose eine ungenügende Protonensekretion im Nephron vor, sodass trotz metabolischer Azidose im Organismus der Urin-pH nie unter 5,8 fällt.

Exkurs

Renal-tubuläre Azidose

Kindliche Verlaufsform der RTA
In der **kindlichen Verlaufsform** tritt die RTA als stark ausgeprägte Stoffwechselstörung mit einer schweren metabolischen hyperchlorämischen Azidose auf. Möglich sind Wachstumsverzögerungen, Osteomalazie und Nephrokalzinose. Kinder, bei denen diese Erkrankung nicht erkannt wird, versterben an der Urämie.

Sekundärsymptomatische RTA
Symptome der renalen tubulären Azidose können mit denen anderer Erkrankungen oder Mangelerscheinungen einhergehen. Erkrankungen, die zu einer **sekundär symptomatischen** RTA führen, sind Hyperparathyreoidismus, Dysproteinämie, Vitamin-D- und Amphotericin-B-Intoxikation, Carboanhydraseinhi-

bitoren und Ureterosigmoideostomie.
Differenzialdiagnostisch muss bei der proximalen RTA ein Fanconi- oder Loewe-Syndrom abgegrenzt werden. Bei pädiatrischen Patienten muss nach entsprechenden Syndromen gescreent werden.

Man unterscheidet bei der RTA zwei klinisch relevante Typen:

- **Typ I, distale tubuläre Azidose.** Hier kann der Urin trotz metabolischer hyperchlorämischer Azidose nicht auf einen pH unter 5,8 gesenkt werden. Die Azidose ist mit einer Hypokaliämie, Hypokalzämie, Hypophosphaturie und Hypovolämie sowie einer Hyposthenurie verbunden. Zudem findet sich häufig eine starke Hyperkalzurie, die zur Kalziumphosphatkristallisation und Ablagerung von Kalziumphosphatkristallen im Interstitium (Nephrokalzinose) führt. Dieser Prozess wird durch die begleitende Hypozitraturie noch verstärkt. Klinisch kommt es deshalb insbesondere zum Auftreten einer Nephrokalzinose oder Markschwammniere, aber auch zur Harnsteinbildung.
- **Typ II, proximale tubuläre Azidose.** Diese Form ist durch eine Störung der Bikarbonatrückresorption (Bikarbonat-Verlustazidose) gekennzeichnet. Beim Typ II tritt klassischerweise keine Osteomalazie und keine Harnsteinbildung auf.

Die **Erwachsenenform** der RTA verläuft milder und protrahierter als die kindliche. Prinzipiell treten aber die gleichen metabolischen Veränderungen auf. So liegt bei 60–80 % der Patienten mit Nephrokalzinose eine RTA vor.

> Deshalb muss beim radiologischen Nachweis einer Nephrokalzinose oder Markschwammniere eine RTA unbedingt abgeklärt werden.

Allgemein führt der Kaliummangel bei der RTA oftmals zu einer neurologischen Symptomatik. Außerdem werden Arthralgien und Myalgien, aber auch Knochenschmerzen beobachtet.

> Von einer allgemeinen Adynamie bis hin zum schweren paralytischen Ileus werden verschiedenschwere Stufen beobachtet.

Aufgrund der alkalischen Urin-pH-Werte treten häufig Harnwegsinfekte auf.

Diagnostik Die Diagnostik der renal-tubulären Azidose erfolgt nach dem in ◻ Abb. 10.3 dargestellten Algorithmus. Bei einem Urin-pH stets größer 5,8 im Tagesverlauf, muss an das Vorliegen einer renal-tubulären Azidose gedacht werden. Unter Ammoniumchlorid-Belastung (0,1 g/kg KG) sollte es zu einem Absenken des Urin-pH unter 5,4 kommen (▶ Abschn. 10.4). Bleibt diese Reaktion aus, so liegt eine renal-tubuläre Azidose vor.

Metabolisches Syndrom

In neuerer Zeit wird das metabolische Syndrom als mögliche Ursache bzw. prädisponierender Risikofaktor für eine Harnsteinerkrankung diskutiert. Zum metabolischen Syndrom zählen arterielle Hypertonie, Diabetes mellitus Typ II, Adipositas, Gicht und Harnsteinbildung. Es wird vermutet, dass diese Symptome einen gemeinsamen metabolischen Ursprung haben. Neueste Untersuchungen machen eine erhöhte Insulinresistenz dafür verantwortlich.

In westlichen Wohlstandsgesellschaften wird immer häufiger über eine Kalziumoxalatsteinbildung nach Adipositaschirurgie berichtet. Grund hierfür ist das operativ herbeigeführte Kurzdarmsyndrom (Darmbypass), welches eine enterale Hyperoxalurie bedingt.

Exkurs

Angeborene Stoffwechselstörungen

Einige, in der Regel autosomal-rezessiv vererbte Erkrankungen führen zu einer verstärkten Ausscheidung beispielsweise von Zystin, Xanthin, Oxalsäure oder 2,8-Dihydroxyadenin im Harn. In dieser Übersättigungssituation bilden sich rasch Kristalle und Konkremente.

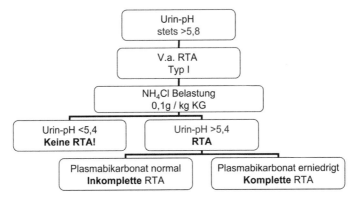

Abb. 10.3 Abklärungsschema bei Verdacht auf renal-tubuläre Azidose. (Adaptiert nach Sommerkamp). Bei der Urin-pH-Wertmessung muss ein Harnwegsinfekt als Alkalisierungsursache sowie eine medikamentös bedingte Alkalisierung ausgeschlossen sein

10.2.3 Harnsteinarten

Klassifikation von Harnsteinen
- Steinlage
- Röntgenverhalten
- Ätiologie
- Chemische Zusammensetzung

Abhängig von der **Lage** des Steines (■ Abb. 10.4) werden Nieren-, Harnleiter oder Blasensteine unterschieden. Nierensteine können als Parenchymsteine, Papillensteine, Kelchsteine, Nierenbeckensteine, als partielle oder komplette Ausgusssteine (»staghorn calculi«) vorliegen.

❯ Alle Harnsteine entstehen in der Niere und entwickeln sich gegebenenfalls im Harntrakt weiter. In Deutschland sind 97 % aller Steine in den Nieren und im Harnleiter lokalisiert. Nur 3 % der Harnsteine werden in Blase und Harnröhre gefunden.

Eine weitere Unterscheidung der Harnsteine ist nach ihrem **Röntgenverhalten** in röntgennegative (nicht

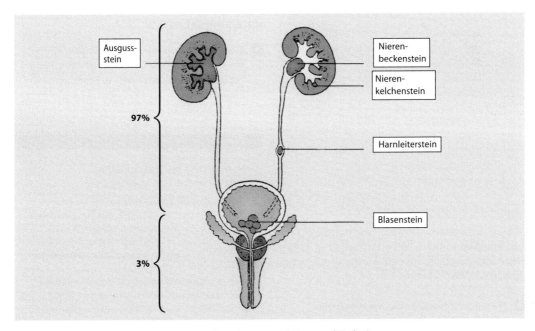

Abb. 10.4 Harnsteinlokalisationen im Harntrakt. (Adaptiert nach Hesse und Tiselius)

Tab. 10.2 Klassifikation und Häufigkeit der verschiedenen Harnsteinarten

Harnsteinart	Chemische Zusammensetzung	Mineral	Hauptkomponente in % der Fälle	Monomineralisch in % der Fälle
Oxalate	Kalziumoxalat-Monohydrat Kalziumoxalat-Dihydrat	Whewellit Weddellit	70,4	20,8
Harnsäure und Urate	Harnsäure Monoammoniumurat	Uricit	11,0 0,5	8,0 0,1
Phosphate	Magnesiumammoniumphosphat Hexahydrat Karbonatapatit Kalziumhydrogenphosphat-Dihydrat	Struvit Dahllit Brushit	6,0 4,8 1,0	2,1 1,1 1,0
Genetisch determinierte Steine	Zystin Xanthin* 2,8-Dihydroxyadenin*		0,4	0,4
Iatrogene Steine	Indinavir* Silikate* Sulfonamide*			

* Raritäten

schattengebende) und röntgenpositive (schattengebende) Konkremente möglich.

Röntgenverhalten der verschiedenen Harnsteinarten
- Schattengebend
  - Kalziumoxalat (Whewellit/Weddellit)
  - Kalziumphosphat (Karbonatapatit, Brushit)
- Schwach schattengebend
  - Magnesiumammoniumphosphat (Struvit)
  - Zystin
- Nicht schattengebend
  - Harnsäure (Uricit)
  - Urate
  - Xanthin
  - 2,8-Dihydroxyadenin
  - »Drug stones«

Weitere Klassifikationssysteme unterscheiden nach der **Ätiologie**, differenzieren beispielsweise Infektsteine von genetisch bedingten, metabolisch verursachten oder medikamenteninduzierten Steinen.

Die moderne Klassifikation der Harnsteine erfolgt nach ihrer Mineralart bzw. ihrer chemischen Zusammensetzung.

Hiernach werden Oxalate, Phosphate, Harnsäure und Urate, Zystin, 2,8-Dihydroxyadenin, Xanthin und andere Komponenten unterschieden. Einen Überblick über die Harnsteinarten und deren Häufigkeit gibt Tab. 10.2.

Kalziumoxalatstein

Etwa 70 % aller Harnsteine Erwachsener enthalten Kalziumoxalat. Dabei gelten 60–70 % dieser Patienten als idiopathische Kalziumoxalatsteinbildner.

Exkurs

Harnanalyse bei idiopathischen Kalziumoxalat-Harnsteinbildnern

Bei den idiopathischen Kalziumoxalat-Harnsteinbildnern findet man in 31–61 % eine Hyperkalziurie, in 26–67 % eine Hyperoxalurie, in 15–46 % eine Hyperurikosurie, in 7–23 % eine Hypomagnesiurie und in 5–29 % eine Hypozitraturie als metabolische Ursache der Harnsteinbildung. Eine Vielzahl idiopathischer Harnsteinbildner weisen mehrere dieser Harnveränderungen gleichzeitig auf. Grundlage für die Beurteilung ist die Laboranalyse von zwei 24-h-Sammelurinen (Abb. 10.5).

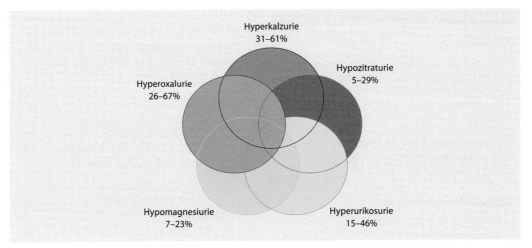

Abb. 10.5 Die chemischen Risikofaktoren der idiopathischen Kalziumoxalat-Harnsteinbildung im Urin. Diese Risikofaktoren können separat oder in Kombination auftreten

Bei den idiopathischen Steinbildnern liegen keine Stoffwechseldefekte im Sinne einer renalen tubulären Azidose, eines Hyperparathyreoidismus, eines Malabsorptionssyndroms oder ähnlichem vor.

Ein Hyperparathyreoidismus wird bei höchstens 5 % der Patienten nachgewiesen. Die renale tubuläre Azidose wird in ihrer kompletten Form bei 0,5 % aller Kalziumoxalatsteinbildnern gefunden, inkomplette Formen treten bei 3–5 % der Patienten auf.

Bei wenigen Patienten liegt der Kalziumoxalatsteinbildung eine primäre Hyperoxalurie, ein autosomal-rezessiv vererbter Enzymdefekt mit erhöhter endogener Oxalsäureproduktion zugrunde. Die enterale Hyperoxalurie wird durch Malabsorptionssyndrome bedingt oder ist Folge von Darmresektionen (Kurzdarmsyndrom).

Im Vergleich ist die Kalziumoxalatsteinbildung im **Kindesalter** mit 48 % etwas seltener. Nur 14 % dieser kindlichen Steine entstehen idiopathisch, bei 34 % sind schwerere metabolische Defekte bzw. pädiatrische Syndrome für die Harnsteinbildung verantwortlich.

Über die **prädisponierenden Risikofaktoren** der Kalziumoxalatsteinbildung gibt ◻ Abb. 10.6 Auskunft.

In den vergangenen 30 Jahren konnte weltweit eine Zunahme kalziumoxalathaltiger Harnsteine, insbesondere in den entwickelten und aufstrebenden Gesellschaften beobachtet werden. Auffällig ist, dass diese Steine in der sozialen Oberschichten signifikant häufiger auftreten als in Unterschichten. Neben kochsalz- und proteinreicher Ernährung werden Stressfaktoren und der verbreitete Einsatz von Antibiotika für die Zunahme dieser Harnsteine verantwortlich gemacht.

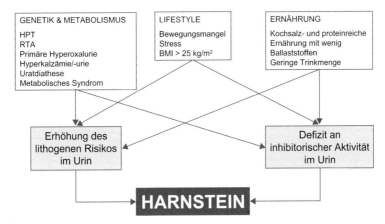

Abb. 10.6 Prädisponierende Risikofaktoren der Kalziumoxalat-Harnsteinbildung

Neuere Untersuchungen

Ob eine Veränderung der Darmflora aufgrund der gewandelten Ernährungssituation eine Rolle spielt, wird derzeit intensiv geprüft. Untersuchungen zeigten, dass der oxalat metabolisierende Keim Oxalobacter formigines, in der Lage ist Oxalat wirksam abzubauen. Dieser streng anaerobe Keim verschwindet allerdings bei westlicher, nicht vegetabiler Ernährung bzw. wiederholtem Antibiotikagebrauch.

Kalziumphosphatstein

Die Kalziumphophatsteine sind eine heterogene Gruppe. Etwa 50 % aller Harnsteine enthalten Kalziumphosphat, 4,8 % sind monomineralische Karbonatapatitsteine und 1,5 % monomineralische Brushitsteine.

Karbonatapatitsteine entstehen bevorzugt in alkalischem Urin (pH >6,8) mit hoher Kalzium- und niedriger Zitratkonzentration. Typischerweise liegt der Karbonatapatitsteinbildung eine renal-tubuläre Azidose oder ein Harnwegsinfekt zugrunde.

Brushitsteine hingegen bevorzugen einen Urin-pH zwischen 6,5 und 6,8 mit hohen Konzentrationen an Kalzium und Phosphat. Steigt der Urin-pH über 6,8 an, können Brushitsteine in Karbonatapatitsteine konvertieren. Infektionen spielen bei der Brushitsteinbildung keine Rolle. Aufgrund ihres rasanten Wachstums, ihrer schweren Lithotripsierbarkeit und der hohen Rezidivneigung gelten Brushitsteine als besonders therapieresistent.

Infektstein

Zu den Infektsteinen zählen **Struvitsteine** (Magnesiumammoniumphosphat) mit einer Häufigkeit von 4–9 %, sowie unter speziellen Umgebungsbedingungen **Ammoniumuratsteine** mit einer Häufigkeit von 0,5 %. Die Infektsteinbildung tritt bei Frauen 3–5-mal häufiger auf als bei Männern. Als prädisponierend wird die kürzere weibliche Harnröhre angesehen, die eine schlechtere Infektbarriere im Vergleich zur männlichen darstellt. Im Urin des Gesunden kristallisiert Struvit nicht aus. Im Rahmen von Harnwegsinfekten mit sogenannten **ureasepositiven Keimen** wie Proteus, wird der Urinharnstoff in Ammoniak und Bikarbonat gespalten. Der Urin reagiert nun alkalisch, es tritt eine Übersättigung mit Magnesiumammoniumphosphat und Kalziumphosphat auf. Häufig kommt es so zur Bildung von Struvit und Karbonatapatit in Kombination. Bei gleichzeitig hoher Harnsäureausscheidung kann Ammoniumurat hinzutreten.

Das Prinzip der Infektsteinbildung ist in ❏ Abb. 10.7 dargestellt.

> Entgegen der früher gängigen Meinung, dass der wichtigste Harnwegsinfektkeim Escherichia coli keine Ureaseaktivität besitzt, ist heute bekannt, dass 5 % der E.-coli-Stämme zu den Ureasebildnern gehören.

Die prädisponierenden ureasespaltenden Infektkeime sind in der ▶ Übersicht aufgeführt.

Die Infektsteinbildung ist in industrialisierten Ländern auf dem Rückzug, da Harnwegsinfekte frühzeitig diagnostiziert und behandelt werden.

Die wichtigsten Urease-bildenden Bakterien
- **Obligate Ureasebildner (>98 %)**
  - Proteus spp.
  - Providencia rettgeri
  - Morganella morganii
  - Corynebacterium urealyticum
  - Ureaplasma urealyticum
- **Fakultative Ureasebildner**
  - Enterobacter gergoviae
  - Klebsiella spp.
  - Providencia stuartii
  - Serratia marcescens
  - Staphylococcus spp.

Cave: 0–5 % der Stämme von E. coli, Enterkokken und Pseudomonas aeruginosa bilden Urease!

Harnsäure- und Uratsteine

Die Häufigkeit der Harnsäuresteine beträgt bis zu 15 % aller Harnsteine. Dabei sind gewisse geographische Regionen traditionsgemäß verstärkt betroffen (z. B. in Deutschland Franken mit 20–25 %). Ähnlich wie Kalziumoxalatsteine gelten Harnsäuresteine in den industrialisierten Ländern als Wohlstandssteine. Dies begründet sich im Wesentlichen aus dem übermäßigen Fleischkonsum und der damit verbundenen hohen Purinaufnahme.

Eine Harnsäureerhöhung im Serum oder im Urin kann prinzipiell bedingt sein durch:
- Renale Ausscheidungsstörungen
- Endogene Überproduktion
- Vermehrte exogene Zufuhr

Die Harnsäure ist bei Menschen ein Stoffwechselendprodukt, das über die Niere ausgeschieden werden muss. Eine Hyperurikämie kann durch Harnsäureeinlagerung in Körpergewebe zur Gicht führen. Als Ursache einer Hyperurikämie können eine vermehrte exogene Zufuhr durch Nahrungsmittel, die weiter zu

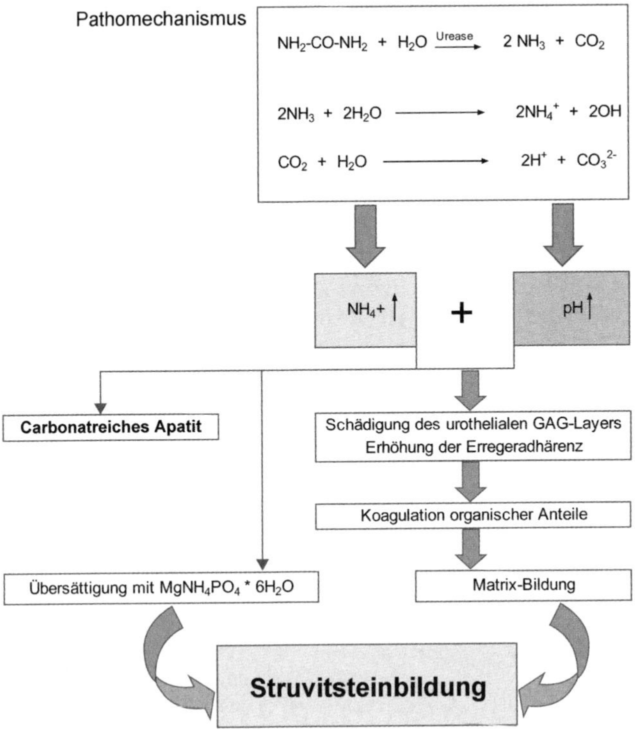
Pathomechanismus
NH2-CO-NH2 + H2O Urease 2 NH3 + CO2
2NH3 + 2H2O 2NH4+ + 2OH
CO2 + H2O 2H+ + CO3 2-
NH4+
+
pH
Carbonatreiches Apatit
Schädigung des urothelialen GAG-Layers
Erhöhung der Erregeradhärenz
Koagulation organischer Anteile
Übersättigung mit MgNH4PO4 * 6H2O
Matrix-Bildung
Struvitsteinbildung

Abb. 10.7 Modell zur Entstehung von Infektsteinen

Harnsäure metabolisiert werden oder ein vermehrtes endogenes Angebot an Purinen und Purinabbauprodukten angeführt werden.

Für die Bildung von Harnsäure- und Uratsteinen ist eine Hyperurikämie nicht zwingend erforderlich!

Zystinstein

Zystinsteine sind mit 1–2 % eine seltene Harnsteinart. Der Zystinsteinbildung liegt ei autosomal-rezessiv vererbter, enteraler und renaler Transportdefekt zugrunde. Im Bereich des Nierentubulus können die dibasischen Aminosäuren Zystin, Ornithin, Lysin und Arginin nicht adäquat rückresorbiert werden. Infolge der extrem schlechten Löslichkeit des Zystins kommt es zum raschen Auskristallisieren und zur Steinbildung. Die pH-abhängige Löslichkeit des Zystins ist in Abb. 10.8 dargestellt.

Exkurs

Unterschiede der Pathophysiologie von Harnsäure- und Ammonium-Uratsteinen

Pathophysiologisch bedeutsam ist die Unterscheidung zwischen Harnsäure- und Ammonium-Uratsteinen. Harnsäuresteine entstehen bei niedrigem Urin-pH (Säurestarre, Urin-pH stets <6) und gleichzeitig hoher Harnsäurekonzentration. Ammonium-Uratsteine hingegen benötigen für ihre Bildung ein alkalisches Milieu (Urin-pH 6,5–9) sowie eine hohe Konzentration an Urat und einem Kation. Ammoniumuratsteine können bei Fehl- und Mangelernährung auftreten.

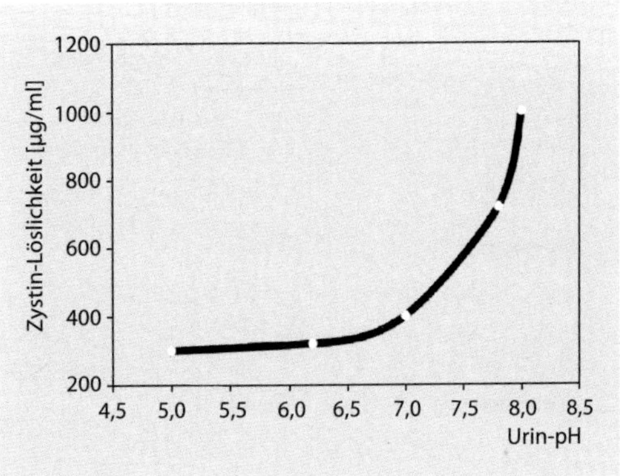
1200
1000
800
600
400
200
Zystin-Löslichkeit [µg/ml]
4,5
5,0
5,5
6,0
6,5
7,0
7,5
8,0
8,5
Urin-pH

Abb. 10.8 Abhängigkeit der Zystinlöslichkeit im Urin vom Urin-pH

Exkurs

Genetik

Durch die moderne Genetik können heute bei der Zystinurie ein Typ I (autosomal-rezessiv) von den Typen II und III (inkomplett-rezessiv) unterschieden werden.

Exkretionsrate von Zystin
Im Normalfall liegt die Tagesexkretionsrate von Zystin bei 0,17–0,33 mmol/Tag. Homozygote Zystinsteinbildner scheiden Mengen von 3–4,16 mmol/Tag und mehr aus. Die Löslichkeitsgrenze von Zystin ist bei 1,33 mmol/l bei einem pH von 6,0 erreicht. Daher wird heute eine Behandlung der Zystinurie ab 0,8 mmol/24 h dringend empfohlen.

Weitere, selten auftretende Harnsteinarten:
2,8-Dihydroxyadeninstein
Das Vorkommen dieser Harnsteinart ist ausnehmend selten. Zugrunde liegt ein autosomal-rezessiv vererbter Defekt des Enzyms Adenin-

phosphoribosyltransferase. Hierdurch kommt es zu einer vermehrten Bildung und damit renalen Ausscheidung von 2,8-Dihydroxyadenin, was bei entsprechend schlechter Löslichkeit im Urin kristallisiert. Die Adeninphosphoribosyltransferase-Aktivität kann bei den betroffenen Patienten in den Erythrozyten gemessen werden und bestätigt neben der Tagesexkretionsrate von 2,8-Dihydroxyadenin die Diagnose. Eine lebenslange medikamentöse Therapie ist erforderlich.

Xanthinstein
Pathophysiologische Grundlage ist ein autosomal-rezessiv vererbter Defekt der Xanthinoxidase, in dessen Folge es zur erhöhten Exkretion von Xanthin kommt. Pathognomonisch findet man eine stark erniedrigte Serumharnsäure bei stark erhöhter Xanthinausscheidung im Urin. Auch diese Steine gelten als Rarität.

In sehr seltenen Fällen beobachtet man die Xanthinsteinbildung unter Therapie mit dem Xanthinoxidasehemmer Allopurinol®. Dies ist ausschließlich bei Patienten mit komplettem Mangel an Hypoxanthin-Guanin-Phosphoribosyltransferase (Lesch-Nyhan-Syndrom) oder Störungen der Markproliferation (Lymphosarkom, Burkitt-Tumor) zu erwarten.

Iatrogene und andere Harnsteine
Iatrogene Harnsteine können unter Einnahme bestimmter, lithogen wirksamer Medikamente entstehen. Man unterscheidet hier die Steinbildung aufgrund des Auskristallisierens der Medikamentensubstanz (z. B. Indinavir- oder Silikatsteine) von der Steinbildung, die durch die metabolischen Effekte der Substanz ausgelöst wird (Acetazolamid oder Topamat). Insgesamt sind diese Harnsteine sehr selten. Ein Überblick zu dieser Steinart wird durch ◻ Tab. 10.3 gegeben.

◻ **Tab. 10.3** Die wichtigsten Medikamente, welche zur Bildung von »drug stones« führen oder die mit der Bildung von »drug stones« assoziiert sein können

Substanzen, aus denen sich Steine bilden können	Substanzen, die die lithogenen Faktoren im Urin erhöhen
Allopurinol/Oxypurinol	Acetazolamid
Amoxicillin/Ampicillin	Allopurinol
Ceftriaxon	Aluminium-Magnesium-Hydroxid
Ciprofloxacin	Ascorbinsäure
Ephedrin	Kalzium
Indinavir	Furosemid
Magnesiumtrisilikat	Laxantien
Sulfonamide	Methoxyflurane
Triamteren	Vitamin D

10.3   Symptomatik

10.3.1 Kolik

Der klinische Fall
Ein 50-jähriger Patient wird vom Notarzt wegen stärkster Schmerzen in der rechten Flanke, mit Ausstrahlung in die Leiste zur Klinik gebracht. Die Schmerzen hatten wenige Stunden zuvor schlagartig begonnen und waren langsam aus der Nierenregion in Richtung Leiste gewandert. Der Patient ist blass und kaltschweißig, er klagt über Übelkeit und hat auf dem Weg in die Klinik bereits erbrochen. Er läuft im Notaufnahmezimmer auf und ab und lässt sich nur schwer dazu bewegen, auf der Untersuchungsliege Platz zu nehmen. An Untersuchungsbefunden finden sich ein klopfschmerzhaftes rechtes Nierenlager, ein auskultatorisch stilles, aber schmerzfreies Abdomen, im Urinstatus eine Mikrohämaturie, im Blutlabor ein erhöhter Kreatininwert mit 140 µmol/l, sowie sonographisch ein II° gestautes Nierenhohlsystem. Anhand der klinischen Befunde wird die Verdachtsdiagnose eines Harnleitersteins gestellt und die adäquate Schmerzbehandlung mit Novalgin und Tamsulosin eingeleitet. Wenig später ist der Patient schmerzfrei.

> Eine Kolik tritt dann auf, wenn der in der Niere gebildete Stein in den Harnleiter eintritt. Gleichwohl ist das klinische Bild der Harnsteinerkrankung nicht zwangsläufig mit Koliken verbunden. Parenchymsteine, ruhende Nierenkelchsteine und große Nierenbeckenkelchausgusssteine können ohne Beschwerden entstehen!

Die typische Nierenkolik beginnt plötzlich in Form krampfartiger, anfallsweise auftretender, wehenartiger Schmerzen im Nierenlager. Die Ausstrahlung des Schmerzes entlang des Harnleiters in die Region der Blase, des Genitales oder der Oberschenkelinnenseite ist typisch. Bezeichnend ist der »**wandernde Schmerz**« (◙ Abb. 10.9). Je nach Steinlokalisation empfinden die Patienten Flankenschmerzen (Niere), Mittel- oder Unterbauchbeschwerden (Harnleiter) bis hin zu Genitalschmerzen (prävesikaler oder intramuraler Harnleiter).

> **Tipp**
>
> Patienten sind während einer Kolik unruhig, häufig wälzen sie sich auf der Untersuchungsliege umher. Damit lassen sie sich gut von Patienten mit peritonitischen Beschwerden, wie bei akutem Abdomen unterscheiden. Diese liegen still, weil sie jegliche Bewegung im Bauch schmerzt.

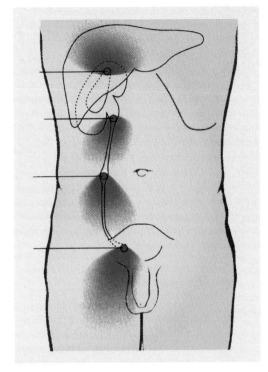

◙ **Abb. 10.9** Schmerzprojektion beim Nieren- oder Harnleiterstein und beim Gallenstein

Allerdings kann der Bauch infolge der begleitenden Darmatonie aufgetrieben sein.

> Je kleiner das Konkrement ist, desto heftiger ist die Schmerzsymptomatik.

Prävesikale Harnleitersteine führen zu imperativem Harndrang und extremer Pollakisurie.

Für den **Kolikschmerz** sind zweierlei Dinge verantwortlich:

– Dilatation des obstruierten Hohlsystems mit nachfolgender Dehnung der Schmerzrezeptoren im Nierenbecken und in den Nierenkelchen.
– Lokale Irritation der Harnleiterwand bzw. des Nierenbeckens, die zur Ödembildung und zur Ausschüttung von Schmerzmediatoren führt. Die freigesetzten Mediatoren bedingen eine Tonuserhöhung des Harnleiters ohne allerdings eine Hyperperistaltik auszulösen.

Analog den Wehen dauern Koliken Minuten bis Stunden.

Fieber, Schüttelfrost, Brennen beim Wasserlassen, sowie Oligoanurie deuten auf eine schwere begleitende Harnwegsinfektion (obstruktive Pyelonephritis) hin. Durch Verletzungen der Schleimhaut kann es zur Makrohämaturie kommen. Allerdings tritt nur bei einem Viertel der Patienten die Makrohämaturie kombiniert mit Schmerzen auf.

> Eine schmerzfreie Makrohämaturie muss als Indiz für einen Blasentumor gewertet werden!

> Kolikpatienten müssen bei jeder Steinepisode ihren Urin sieben, um den Harnstein aufzufangen. Asservierte Steine sollten unbedingt der Harnsteinanalyse zugeführt werden.

10.3.2 Obstruktive Pyelonephritis

Der klinische Fall

Eine 70-jährige Patientin wird vom Notarzt mit hohem Fieber bis 40°C, Schüttelfrost, Tachykardie und hypotonen Blutdruckwerten in die Notaufnahme gebracht. Es zeigt sich ein übelriechender Urin, im Urinstatus pH 8,0, Leukozyten 500, Eryzyten 200, Nitrit 3-fach posi-
▼

tiv. Im Blutlabor findet sich eine Leukozytose mit 20.000 G/l sowie ein CRP mit 50 mg/l, das Kreatinin ist auf 210 μmol/l erhöht. Bei der klinischen Untersuchung finden sich eine hochdruckschmerzhafte linke Flanke sowie ein suprapubischer Druckschmerz. Die Patientin gibt an, in den letzten Tagen pollakisurisch-dysurische Beschwerden mit brennender Algurie verspürt zu haben. Außerdem wäre seit vielen Jahren ein rezidivierendes Kalziumsteinleiden bekannt. Sonographisch findet sich ein III° dilatierter Harntrakt links, mit mehreren kleinen intrarenalen Konkrementen. Außerdem fallen Binnenechos auf. Die Patientin erhält notfallmäßig eine innere Harnableitung per Doppel-J-Katheter und eine flankierende intravenöse Antibiose. Zwei Tage später haben sich die Entzündungsparameter normalisiert, der Kreatininwert liegt nun bei 140 μmol/l, sonographisch ist die Harnstauung verschwunden.

> ❶ Nicht immer ist eine steinbedingte Harnstauung mit Koliken verbunden!

Die Kombination von Flankenschmerzen und Fieber, evtl. auch Schüttelfrost sind Alarmzeichen! Findet sich eine Leukozyturie und im Ultraschall eine Harnstauung, so muss unbedingt für die **sofortige perkutane oder transurethrale Entlastung** des Hohlsystems gesorgt werden.

> ❯ Bei kompletter Obstruktion und/oder bereits eingeleiteter antibiotischer Therapie kann die Leukozyturie fehlen!

> **Primärsymptome der obstruktiven Pyelonephritis**
> – Infektion
> – Sepsis
> – Oligourie bzw. Anurie (fakultativ)

Das klinische Bild wird von einem reduzierten Allgemeinzustand, bei Sepsis sogar einer reduzierten Bewusstseinslage dominiert. Angesichts der mediatoreninduzierten Urosepsis zeigt der Untersuchungsbefund einen Blutdruckabfall, einen geblähten Bauch sowie spärliche, hochgestellte Darmgeräusche. Das Nierenlager ist klopfschmerzhaft, häufig bestehen jedoch auch nur diffuse Bauchschmerzen bzw. unklare Rückenschmerzen. Als Begleitsymptome findet man Fieber, Brechreiz und Erbrechen.

> ❶ Die alleinige antibiotische Behandlung bei obstruktiver Pyelonephritis ist nicht ausreichend!

Bei Fortschreiten der Entzündung kommt es durch die septisch freigesetzten Mediatoren auch zum Versagen

der kontralateralen Niere bis hin zur dialysepflichtigen Anurie. Die zu späte Entlastung der gestauten Niere bei Urosepsis hat auch heute noch eine Letalität von ca. 50 %.

10.4   Diagnostik

Prinzipiell dient die Diagnostik bei Urolithiasis
- der Diagnose der Harnsteinerkrankung,
- der Diagnose der Harnsteinart durch Steinanalyse,
- der Diagnose einer metabolischen Grunderkrankung, die zur Steinbildung geführt hat.

10.4.1 Notfalldiagnostik

Häufig steht für den Patienten das Auftreten einer hoch schmerzhaften Kolik (▶ Abschn. 10.3) am Anfang. Als Notfallpatient erfolgt die Einlieferung in eine Klinik. Ziel der dort durchzuführenden Diagnostik (◻ Tab. 10.4) ist es zunächst das vermutete Harnsteinleiden differenzialdiagnostisch von anderen Erkrankungen abzugrenzen, um umgehend eine sinnvolle Akuttherapie einleiten zu können.

> ❯ Jede Harnleiterkolik sollte zur Harnsteindiagnostik veranlassen. Eine rasche Diagnose ermöglicht heutzutage eine umgehende Behandlung des Harnsteines.

> ❶ Bei jeder Kolik kann es zur Obstruktion des Harnleiters kommen. Eine langanhaltende unbemerkte Obstruktionssituation führt zum Funktionsverlust der Niere. Im schlimmsten Fall kann längeres Abwarten bei falscher Diagnose Lebensgefahr bedeuten.

Anamnese

Zunächst müssen Erkenntnisse über Häufigkeit und Rezidivcharakter der Kolik gewonnen werden. Daneben sollten eine familiäre Steindisposition, frühere Steinabgänge, Operationen an Niere und ableitenden Harnwegen, frühere ESWL-Behandlungen, perkutane oder endourologische Interventionen erfragt werden. Wichtig sind Informationen über Stoffwechselstörungen und genetische Erkrankungen mit der Disposition zur Steinbildung (Gicht, Zystinurie, primärer Hyperparathyreoidismus).

Ernährungsgewohnheiten müssen gründlich hinterfragt werden.

Eine ausführliche **Medikamentenanamnese** (Vitamin-C-Medikation, Vitamin-D-Medikation, Alkalisierungspräparate, Diuretika, Antibiotika) ist obligat.

◨ Tab. 10.4 Notfalldiagnostik beim Kolikpatienten

Anamnese	Steinanamnese Ernährungsanamnese Medikamentenanamnese
Klinische Untersuchung	Körperliche Untersuchung
Blut »Notfalllabor«	Kreatinin Natrium, Kalium, Chlorid Kalzium (ionisiertes Kalzium oder Gesamtkalzium + Albumin) Harnsäure ALT, AST, GGT, LDH Kleines Blutbild CRP
Bildgebung	Sonographie Natives Spiral-CT des Abdomen Alternativ: Abdomenübersicht; Ausscheidungsurogramm
Urin	Urinstatus (Leuko-, Erythrozyten, Nitrit, Eiweiß/pH, spezifisches Gewicht) Falls positiv: Urinkultur
Nach Akuttherapie	Sieben des Urins nach Konkrementen Obligate Harnsteinanalyse aufgefangener Konkremente

Körperliche Untersuchung

Bei der körperlichen Untersuchung finden sich typischerweise:

- Extreme Unruhe mit einer sich stets ändernden Körperhaltung, um die sehr starken Schmerzen besser zu ertragen
- Vernichtungsangst
- Ein blasses Hautkolorit wird von einer kalten und nassen Haut mit erniedrigtem Puls begleitet.
- Über der kranken Nierenregion und im Unterbauch bestehen Klopf- und Druckschmerzhaftigkeit.
- Die Schmerzen können in die Genitalregion bzw. Oberschenkelinnenfläche ausstrahlen.
- Auftreten kann ein Hodenhochstand der betroffenen Seite und ein Zugschmerz an diesem Hoden.
- Brechreiz und Erbrechen sind häufig.
- Reflektorisch besteht ein Meteorismus mit abgeschwächten Darmgeräuschen.
- Besteht bereits seit längerer Zeit eine obstruierte Niere, kann man im Bereich der Nieren eine Resistenz fühlen oder bei bimanueller Untersuchung tasten.

Tipp

Während im schmerzfreien Intervall größere Chancen bestehen, die Anamnese zu erheben, ist der körperliche Untersuchungsbefund im Intervall dagegen wenig ergiebig.

Differenzialdiagnose der Harnsteinkolik

Der klinische Fall

Eine 22-jährige Studentin kommt in die Notaufnahme mit stärksten Schmerzen im rechten Unterbauch. Sie gibt an, dass sich die Schmerzen im Laufe des Tages langsam entwickelt hätten. Die Patientin ist kaltschweißig, blass, hypoton und tachykard, es besteht ein erheblicher Druckschmerz im rechten Unterbauch, mit Ausstrahlung in die Flanke. Im Blutlabor finden sich leichtgradig erhöhte Entzündungswerte, der Urinstatus enthält Leukozyten und Erythrozyten, jedoch kein Nitrit. Sonographisch fällt eine I° gestaute rechte Niere sowie ein leichter Flüssigkeitssaum im Douglas-Raum auf. Der übrige sonographische Befund bleibt unauffällig. Vor Anfertigung einer Abdomenübersichtsaufnahme wird ein Schwangerschaftstest durchgeführt, der positiv ist. Die Vorstellung beim Gynäkologen ergibt schließlich die Diagnose einer Extrauteringravidität.

Die häufigste Ursache von Koliken sind zwar Harnsteine, aber auch andere Krankheiten verursachen ähnliche Beschwerden:

- Die **Gallenkolik** ist im Gegensatz zur Nierenkolik vorwiegend im rechten Oberbauch unter den Rippen lokalisiert. Schmerzausstrahlung in die rechte Schulter und Ikterus sprechen für ein Gallenleiden. Der Urin kann infolge der Gallenfarbstoffe auch rot und der Stuhl weiß gefärbt sein. Eine Hämaturie besteht in der Regel nicht.
- **Gynäkologische Erkrankungen** (stielgedrehte Ovarialzyste, Tubargravidität) zeichnen sich im Gegensatz zur Nierenkolik durch ein akutes intraabdominelles Geschehen aus. Zu den Symptomen zählen Druckschmerz im Unterbauch, Abwehrspannung, druckschmerzhafter Douglas'scher Punkt sowie Zeichen der Peritonitis.
- Für die **Appendizitis** sprechen Abwehrspannung, Loslassschmerz, Leukozytose und Temperaturerhöhung. Typischerweise liegt der Patient bei intraabdominellen Erkrankungen ruhig im Bett, weil ihm dies Linderung bringt. Im Gegensatz dazu ist der Steinkranke während der Kolik extrem unruhig. Er versucht den heftigen

Schmerzen durch permanente Änderung der Körperlage zu begegnen, d. h. er liegt, kniet, sitzt, steht, läuft. Die Haut ist blass, kalt und schweißnass. Die Nierenregion ist klopfschmerzhaft und im Verlauf des Harnleiters ist der Bauch druckschmerzhaft. Meteorismus, Erbrechen, Hodenschmerzen und imperativer Harndrang sind für eine Uretersteinkolik typisch. Die Mikrohämaturie ist bei der Urolithiasis typisch. Vereinzelte Erythrozyten können jedoch auch bei der Appendizitis im Urin erscheinen. Ein sonographisch nachgewiesener Stau des Harntraktes spricht für ein Steinleiden und gegen die Appendizitis.

- Ein blockierender Harnstein kann das Bild eines **akuten Abdomens** vortäuschen. Reflektorisch kommt es zu Meteorismus. Das Abdomen ist aufgetrieben, die Darmgeräusche sind spärlich. Beim **Ileus** hingegen finden sich klingende, metallische Darmgeräusche. Das Erbrechen setzt bei der Kolik auf der Höhe, bei der Peritonitis und dem akuten Abdomen nach dem Schmerzanfall ein.
- Dem **Herpes zoster** gehen ziehende Flankenschmerzen voraus, die zu dem Bild einer Harnsteinkolik passen würden. Der unauffällige urologische Röntgenbefund und der unauffällige Urinbefund lassen an den Zoster denken, der erst Tage später aufblühen kann.
- **Andere Nierenerkrankungen**, wie chronische Pyelonephritis, Nierentumor, Urotuberkulose, Papillennekrose bei Diabetes können durch Koagel oder Detritusabgang in den Harnleiter Koliken produzieren. Mit Hilfe von Urinbefund, Multislice-CT, Sonographie, Urinkultur und laborchemischen Befunden lassen sich diese Nierenerkrankungen jedoch abgrenzen.
- Letztlich können **thorakale und abdominelle Schmerzzustände** nahezu jeglicher Art kolikähnliche Beschwerden produzieren. Aus der Fülle dieser Erkrankungen seien der Herzinfarkt, die Endometriose, die Extrauteringravidität, der Psoas-Abszess, Intoxikationen, Phäochromozytom, M. Addison und Ulcera duodeni et ventriculi sowie die Pankreatitis genannt.

Labor

Blutuntersuchung Im Rahmen der Notfalldiagnostik werden die in ◘ Tab. 10.4 aufgezählten Parameter untersucht. Bei Urolithiasis finden sich üblicherweise keine spezifischen Veränderungen. Eine Leukozytose und CRP-Erhöhung weisen allerdings auf eine begleitende Harnwegsinfektion hin. Kreatinin und Harnstoff sind bei komplikationsloser Steinerkrankung unverändert. Sie können jedoch bei steinbedingter Obstruktion ansteigen. Als Folge einer postrenalen Niereninsuffizienz findet sich bei urämischer Stoffwechsellage eine Anämie.

Urinuntersuchung Klassischerweise zeigt das **Urinsediment** in fast 100 % der Fälle eine Mikrohämaturie, aber nur in 25 % der Fälle eine Makrohämaturie. Häufig findet sich eine Leukozyturie.

Positives Nitrit im Urin-Schnelltest bzw. Bakterien im Urinsediment verlangen eine **Urinkultur** mit bakteriologischer Differenzierung des Keimes und seiner Resistenzlage. Die Urinkultur bildet die Grundlage für die gezielte antibiotische Therapie bei Infekten. Trüber, eitriger Urin, Fieber und Schüttelfrost deuten auf eine gleichzeitige Begleitinfektion und somit auf eine steinbedingte Komplikation hin.

> ❶ Große Nierenbeckenausgusssteine verraten sich oft nur durch trüben Urin oder Fieber und können komplett schmerzfrei bleiben.

Die Prüfung des **Urin-pH** ist einfach und kann außerdem frühzeitig Hinweise auf die Harnsteinart geben.

Bildgebende Verfahren
Sonographie

> ❱ Die Sonographie ist heute das Primärdiagnostikum bei Steinverdacht.

Sie wird komplementär zur Röntgendiagnostik eingesetzt, kann diese allerdings aufgrund technischer Limitationen nicht komplett ersetzen. Die Einführung der Sonographie hat die Strahlen- und Kontrastmittelbelastung für die Patienten deutlich minimiert.

Steine bis zu einer Größe von 2–3 mm sind sonographisch zu erkennen. Nierensteine und prävesikale Harnleiterkonkremente stellen sich ideal dar, Harnleitersteine können mit großer Erfahrung allenfalls bei Kindern nachgewiesen werden.

> ❱ Ultraschall bringt auch röntgennegative Steine zur Darstellung.

Weiterhin lassen sich sonographisch wichtige Komplikationen eines Harnsteins, wie eine Harnstauungsniere, eine Pyonephrose oder eine stauungsbedingte Reduzierung des Nierenparenchyms leicht erkennen. Eine radiologisch stumme Niere kann durch Ultraschall von einer Nierenaplasie unterschieden werden. Außerdem eignet sich der Ultraschall hervorragend zur Verlaufskontrolle nach spontanem Steinabgang, interventioneller oder operativer Steinentfernung.

Wichtige Sonderindikationen für die Sonographie bestehen:
- Bei Koliken in der Gradivität
- Bei Vorliegen einer Jod- oder Kontrastmittelallergie
- In der Differenzialdiagnose röntgennegativer Stein gegen einen Uroheltumor

Natives Multislice-CT

❯❯ Das native Multislice-CT ist in der Harnsteindiagnostik eine gleichwertige, oft sogar bessere Alternative zum Ausscheidungsurogramm.

Sofern verfügbar, empfiehlt es sich heute bei Steinverdacht in der Sonographie ein natives Multislice-CT (»Low-dose-Stein-CT«) anzuschließen. Neben der Steindiagnose und -lokalisation ermöglicht es die differenzialdiagnostische Abgrenzung zu Tumoren der Niere, des Harnleiters sowie der Harnblase. Durch Bestimmung der Hounsfield-Einheit gelingt es Harnsäuresteine von kalziumhaltigen Konkrementen zu unterscheiden; neuere Systeme (Dual-energy-CT) erlauben sogar eine genaue Analyse. Im nativen Multislice-CT ist die Steinsuche auch bei adipösem und/oder meteoristischem Kolikpatienten unbeeinträchtigt. Im Einzelfall kann ein CT-Urogramm bei unklaren Befunden angebracht sein.

Abdomenübersichtsaufnahme/ Röntgenleeraufnahme

> **Tipp**
>
> Besteht nicht die Möglichkeit, das native Multislice-CT diagnostisch einzusetzen, so wird alternativ eine Abdomenübersichtsaufnahme und beim kolikschmerzfreiem Patienten anschließend eine Ausscheidungsurographie (▶ unten) durchgeführt.

In der Abdomenübersicht können röntgendichte Steine von weniger als 3 mm Durchmesser sicher nachgewiesen werden. Die Abdomenübersichtsaufnahme im Liegen sollte die Region vom Oberpol der Nieren bis zur Symphyse komplett abbilden. Eine antimeteoristische Vorbereitung des Patienten ist für die Bildqualität wichtig, gelingt bei begleitender Darmparalyse in der Notfallsituation aber nicht immer.

Schwierigkeiten treten bei sehr kleinen Steinen auf oder bei Steinen, die in Knochendeckung liegen, ebenso bei sehr adipösen Patienten.

> **Differenzialdiagnose des Kalkschattens**
> (◻ Abb. 10.10)
> - Stein
> - Tumor (bis zu 30 % der Nierenzellkarzinome zeigen klassische Verkalkungen!)
> - Phlebolithen
> - Verkalkter Mesenteriallymphknoten
> - Aneurysma (Aorta, Milzarterie etc.)
> - Gallensteine
> - Verkalkte Myome
> - Eingenommene Tabletten und Pillen (!)
> - Nebennierenverkalkungen
> - Verkalkte Zyste
> - Erkrankungen, bei denen multiple Verkalkungen gefunden werden, sind die Urotuberkulose, die Markschwammniere und die Nephrokalzinose.

Ausscheidungsurogramm

❯❯ Das Ausscheidungsurogramm darf als Notfalldiagnostikum beim Kolikpatienten wegen der Gefahr einer Fornixruptur (▶ unten) nur nach erfolgreicher Analgesie durchgeführt werden. Es wird zunehmend durch das native Multislice-CT ersetzt.

Durch intravenöse Gabe eines Kontrastmittels kann die Ausscheidungsleistung der Niere sowie der Abfluss über beide Harnleiter in die Blase beurteilt werden. Das Urogramm wird insbesondere zur Lokalisation von Harnleiterkonkrementen bzw. zur Differenzialdiagnose der Harnstauungsniere durchgeführt.

Röntgennegative Harnsteine können im Ausscheidungsurogramm als **Kontrastmittelaussparung** bzw. im Harnleiter als **Kontrastmittelstopp** diagnostiziert werden. Die akute und komplette Obstruktion einer vorher funktionstüchtigen Niere stellt sich im Urogramm durch die Anreicherung des Kontrastmittels im Nierenparenchym (**nephrographischer Effekt**) dar. Oftmals sind aufgrund des verzögerten Kontrastmittelabflusses Spätaufnahmen notwendig, um den Harnleiter bis zum blockierten Abschnitt darzustellen.

> **Kontraindikationen der Kontrastmitteldarstellung**
> - Akute Harnleiterkolik wegen der erhöhten Gefahr der Fornixruptur
> - Niereninsuffizienz
> - Bekannte Kontrastmittelallergie
> - Metformin-Einnahme, Exsikkose, Plasmozytom

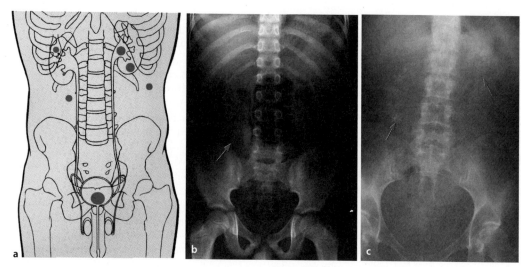

⬛ **Abb. 10.10a–c** Kalkschatten. **a** Projektionsmöglichkeiten verschiedener Kalkschatten auf den Harntrakt. **b** Großer Zystinstein (*Pfeil*) im rechten Harnleiter. **c** bilaterale Nephrokalzinose (*Pfeile*)

Bei der **Fornixruptur** kommt es durch eine kolikbedingte Druckerhöhung im Hohlsystem zum Einriss des Nierenbeckens. Dies tritt bevorzugt dann auf, wenn ein Ausscheidungsurogramm bei nicht völlig kolikschmerzfreiem Patienten durchgeführt wird. Auslöser ist der diuretische Effekt des Kontrastmittels, der zu einer kurzfristig massiven Erhöhung der Druckverhältnisse unter Kolikbedingungen führt. Das Auftreten einer Fornixruptur kann durch eine adäquate Analgesie des Kolikpatienten verhindert werden.

❯ Nur absolut schmerzfreie Kolikpatienten dürfen ein Ausscheidungsurogramm erhalten.

Beim Auftreten einer Fornixruptur muss der Patient in der Regel mit einer antibiotischen Behandlung, sowie einer Harnleiterschienung zur optimalen Harnableitung versorgt werden.

Der klinische Fall

Ein 65-jähriger Patient wird mit kolikartigen linksseitigen Flankenschmerzen in die Klinik aufgenommen. Im Urinstatus zeigt sich eine Mikrohämaturie mit 200 Erythrozyten/µl. Sonographisch fällt eine II° dilatierte linke Niere auf. Aufgrund der Adipositas wird zur weiteren Abklärung, bei Verdacht auf einen Harnleiterstein, ein Ausscheidungsurogramm veranlasst. Hier zeigt sich über eine Strecke von 1,5 cm eine unregelmäßige Kontrastmittelaussparung. Im Leerbild kann an dieser Stelle keine Verkalkung nachgewiesen werden. Außerdem scheidet die Niere mit erheblicher Verzögerung von 3 Stunden aus. Zur weiteren Abklärung erfolgt am ▼

darauf folgenden Tag eine diagnostische Ureterorenoskopie in Narkose, bei der sich ein Harnleitertumor als Ursache der Kontrastmittelaussparung sichern lässt. In der Biopsie aus dem Tumor wird ein Urothelkarzinom nachgewiesen, so dass der Patient wenige Tage später nephroureterektomiert wird.

Differenzialdiagnose der Kontrastmittelaussparung im Ausscheidungsurogramm (Kontrastmitteldefekt, Umfließungsfigur, schattennegative Raumforderung)
− Röntgennegativer Stein
− Urothelialer Tumor
− Blutkoagel
− Luftblase
− Harnleiterkompression durch ein Aortenaneurysma
− Vaskuläre Impressionen
− Lymphknotenimpressionen
− Fremdkörper

Harnsteinanalytik

Einige der in der Notfallsituation durchgeführten Untersuchungen können bereits frühzeitig Hinweise auf die Harnsteinart geben. Die Prüfung des **Urin-pH** ist beispielsweise einfach und kann wegweisend sein:
− Anhaltend saure pH-Werte <5,8 sprechen für eine Säurestarre und damit für einen Harnsäurestein.

Weitere bildgebende Verfahren

Bei speziellen Fragestellungen oder zur operativen Vorbereitung stehen weitere Untersuchungsmöglichkeiten zur Verfügung:
Magnetresonanzurographie (MR-Urographie): Als weitere Entwicklung hat sich insbesondere bei Kindern die MR-Urographie als nützlich erwiesen. Sie kann auch bei niereninsuffizienten Patienten mit Steinverdacht angewandt werden, ebenso bei Patienten mit Kontrastmittelallergie. Die moderne MR-Urographie erlaubt neben der Darstellung der Harntraktmorphologie (statisches MR-Urogramm) auch eine Aussage über die Nieren-

funktion (dynamisches MR-Urogramm).
Retrograde Ureteropyelographie: Die retrograde Ureteropyelographie wird unter spezieller Indikationsstellung bei Versagen der anderen bildgebenden Diagnostik, bei geplanter Harnleiterschienung oder bei geplanter Steinextraktion oder Biopsie durchgeführt. Bei Männern erfordert die Untersuchung aufgrund der notwendigen Urethrozystoskopie zumeist eine Narkose. Die retrograde Ureteropyelographie darf nur unter aseptischen Bedingungen bei strenger Indikationsstellung durchgeführt werden. Haupt-

gefahr der retrograden Ureteropyelographie liegt in einer möglichen Keimaszension mit nachfolgender Pyelonephritis.
Isotopennephrographie: Eine nuklearmedizinische Untersuchung ist zur Steindiagnose selbst nicht notwendig. Geht es jedoch um die Klärung der Nephrektomieindikation bei steintragender Niere, werden Erkenntnisse über die seitengetrennte Nierenfunktion als Entscheidungshilfe herangezogen. Ferner findet das Isotopennephrogramm in der Verlaufsbeobachtung der Nierenfunktion nach offener Steinoperation Anwendung.

- Bei pH-Werten stets >5,8 muss an eine renale tubuläre Azidose (RTA) gedacht werden.
- pH-Werte >7 sprechen für einen Harnwegsinfekt und können auf eine Infektsteinbildung hindeuten.

Im Anschluss an die Akuttherapie (▶ Abschn. 10.5) des Kolikpatienten muss jeder Steinpatient dazu angehalten werden seinen Urin zu sieben, um Konkremente gewinnen zu können.

❯ Ausgeschiedenes Steinmaterial sollte unbedingt zur Harnsteinanalyse.

Die moderne Harnsteinanalyse erfolgt heute mittels **Röntgendiffraktometrie** und die **Infrarotspektrometrie**. Beide Methoden erlauben eine Analysegenauigkeit der Harnsteinkomponenten bis etwa 5 %. Nasschemische Analyseverfahren sind obsolet. Die **Polarisationsmikroskopie** ist für die Steinartdiagnose hilfreich, wird jedoch nur an wenigen Zentren qualitativ verlässlich durchgeführt.

10.4.2 Metabolische Diagnostik zur Abklärung der Harnsteinbildungsursache

Im klinischen Alltag wird heute zwischen Niedrigrisiko- und Hochrisiko-Harnsteinbildnern unterschieden. Der Umfang der diagnostischen Maßnahmen, die ergriffen werden, richtet sich danach zu welcher Risikogruppe der Patient (◘ Abb. 10.11) gehört.

Für eine aussagekräftige metabolische Diagnostik sollte der Harntrakt in idealer Weise steinfrei sein. Ist dies nicht zu erreichen, so sollte die letzte interventionelle Behandlung zumindest 4 Wochen zurück liegen.

Niedrigrisikogruppe der Steinbildner

In der Niedrigrisikogruppe (Low-risk-Patienten) werden Erststeinbildner, die keine der weiter unten genannten Risikofaktoren aufweisen, sowie Rezidivsteinbildner mit geringer Erkrankungsaktivität zusammengefasst. Die Erkrankungsaktivität wird durch die Harnsteinbildung innerhalb der letzten 3 Jahre definiert. Treten ein oder zwei unabhängige Steinereignisse innerhalb von 3 Jahren auf, so gilt die Erkrankungsaktivität als gering.

Häufig wird die Diagnose Urolithiasis im Rahmen einer Notfallsituation (▶ oben) gestellt.

Gelingt es nach der Akuttherapie Steinmaterial aufzufangen und erfolgreich zu analysieren, ist die Harnsteinart bekannt.

❯ Alle Harnsteinbildner sollten unabhängig vom Risikoprofil, der Erkrankungshäufigkeit und der Steinart eine Basisdiagnostik (◘ Tab. 10.5) erhalten.

Dazu gehört die Anamnese (Stein-, Ernährungs- und Medikamentenanamnese), die körperliche Untersuchung, die Durchführung einer Sonographie, eine Blutuntersuchung mit Bestimmung von Kreatinin, ionisiertem Kalzium (alternativ Gesamtkalzium mit Albumin) und Harnsäure, ein Urinstatus mit Urin-pH,

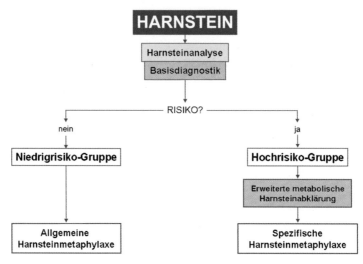

Abb. 10.11 Algorithmus zur angemessenen metabolischen Diagnostik nach einem Harnsteinereignis

Tab. 10.5 Harnsteinabklärung – Basisdiagnostik im Rahmen der metabolischen Abklärung	
Anamnese	Steinanamnese Ernährungsanamnese Medikamentenanamnese
Klinische Untersuchung	Körperliche Untersuchung Sonographie
Blut	Kreatinin Kalzium (ionisiertes Kalzium oder Gesamtkalzium + Albumin) Harnsäure
Urin	Urinstatus (Leuko-, Erythrozyten, Nitrit, Eiweiß/pH, spezifisches Gewicht) Urinkultur

Tab. 10.6 Empfohlene Diagnostik bei primär unbekannter Harnsteinart	
Anamnese	Steinanamnese Ernährungsanamnese Medikamentenanamnese
Bildgebung	Orientierende Aussage über die Harnsteinzusammensetzung durch ein natives Multislice-CT (Messung der Houndsfield-Einheiten)
Blut	Kreatinin Kalzium (ionisiertes Kalzium oder Gesamtkalzium + Albumin) Harnsäure
Urin	Urin-pH-Tagesprofil (bei jeder Miktion, mindestens 4 zirkadiane Einzelmessungen) Urinstatus (Leuko-, Erythrozyten, Nitrit, Eiweiß/pH, spezifisches Gewicht) Urinkultur Kristallines Urinsediment (im Morgenurin)

spezifischem Gewicht, Leukozyten, Erythrozyten, Nitrit und Eiweiß sowie die Urinkultur.

Ist die Harnsteinart unbekannt, wird die Basisdiagnostik erweitert (**Tab. 10.6**).

Eine orientierende Aussage über die Steinzusammensetzung kann durch das Röntgenverhalten (▶ Abschn. 10.2) des Konkrements in der Röntgenleeraufnahme bzw. dem nativen Multislice-CT gewonnen werden.

Ein **Urin-pH-Tagesprofil** (bei jeder Miktion, mindestens 4 zirkadiane Einzelmessungen) gibt Aufschluss über eine Säurestarre (Harnsäuresteinbildung), einen Ansäuerungsdefekt (renale tubuläre Azidose) oder einen stets alkalischen Urin (Infektsteinbildung).

Im **kristallinen Urinsediment** können Zystin, 2,8-Dihydroxyadenin oder Struvit als pathognomonische Kristalle diagnostiziert werden.

Ein zusätzlicher Nachweis ureasebildender Keime in der Urinkultur belegt eine Infektsteinbildung.

Hinweise auf das Vorliegen einer Zystinurie kann der **Zystin-Schnelltest** geben.

Hochrisikogruppe der Harnsteinbildner

Hochrisikopatienten
- Hoch rezidivierende Harnsteinbildung (≥3 Steine in 3 Jahren)
- Infektsteinbildung
- Harnsäure- und Uratsteinbildung (Gicht)
- Kinder und Jugendliche
- Genetisch determinierte Steinbildung
- Zystinurie (Typ A, B und C)
- Primäre Hyperoxalurie (PH)
- RTA Typ I
- 2,8-Dihydroxyadeninurie (APRT-Defizienz)
- Xanthinurie
- Zystische Fibrose
- Brushitsteinbildung
- Hyperparathyreoidismus
- Gastrointestinale Erkrankungen (Morbus Crohn, Malabsorption, Kolitis, Adipositaschirurgie)
- Einzelnierensituation
- Residuale Steinfragmente (3 Monate nach Steintherapie)
- Nephrokalzinose
- Bilaterale große Steinmasse
- Positive Familienanamnese

Bei Kindern und Patienten mit Nephrokalzinose müssen noch weitere Risikofaktoren berücksichtigt werden: M. Dent (CLCN5, X-chromosomal, Fanconi-Syndrom), M. Bartter (Hypokaliämie mit hypochlorämischer metabolischer Alkalose), familiäres Hypomagnesiämie-und-Hyperkalziurie-Syndrom (FFHNC, Paracellin-I, autosomal-rezessiv), familiäre juvenile hyperurikämische Nephropathie (FJHN; MCKD), Williams-Beuren-Syndrom und ehemalige Frühgeborene.

Bei diesen Patienten muss eine erweiterte steinartspezifische Diagnostik durchgeführt werden, um die typischen Risikoparameter der verschiedenen Harnsteinarten abzuklären. Die je nach Harnsteinart notwendigen Untersuchungen werden in ◨ Tab. 10.7 wiedergegeben.

Als allgemeiner Qualitätsstandard gilt die Auswertung von zwei 24-h-Sammelurinen (◨ Tab. 10.8). Die Konservierung erfolgt entweder mit 5 % Thymol in Isopropanol (10 ml/2 l Behälter) oder alternativ durch Kühlung des Urins auf 8°C.

Additive Spezialtests sind nur bei wenigen Patienten indiziert.

Bei radiologischem Nachweis einer Nephrokalzinose oder Markschwammniere muss eine **renal-tubu-**

◨ **Tab. 10.7** Steinspezifische metabolische Diagnostik zusätzlich zur Basisdiagnostik

Kalziumoxalatsteine

Blut	Intaktes Parathormon (bei erhöhtem Kalzium) Natrium Kalium Chlorid
Urin	Urin-pH-Tagesprofil (4 zirkadiane Einzelmessungen) 2× 24-h-Sammelurine – Volumen – Urin-pH – Dichte – Kalzium – Oxalat – Harnsäure – Zitrat – Magnesium

Kalziumphosphatsteine

Blut	Intaktes Parathormon (bei erhöhtem Kalzium) Natrium Kalium Chlorid
Urin	Urin-pH-Tagesprofil (4 zirkadiane Einzelmessungen) 2× 24-h-Sammelurine – Volumen – Urin-pH – Dichte – Kalzium – Phosphat – Zitrat

Infektsteine

Urin	Urin-pH-Tagesprofil (4 zirkadiane Einzelmessungen)

Harnsäure-, Urat-, 2,8-Dihydroxyadenin- und Xanthinsteine

Urin	Urin-pH-Tagesprofil (4 zirkadiane Einzelmessungen) 2× 24-h-Sammelurine – Volumen – Urin-pH – Dichte – Harnsäure

Zystinsteine

Urin	Urin-pH-Tagesprofil (4 zirkadiane Einzelmessungen) 2× 24-Stunden-Sammelurine – Volumen – Urin-pH – Dichte – Zystin

◘ Tab. 10.8 Norm- und Grenzwerte der Urinparameter. Zugrunde liegt der Qualitätsstandard von 2 vollständig ausgewerteten 24-h-Sammelurinen. Wegen der zirkadianen Schwankung der einzelnen Urinparameter geben Spontanurinproben das lithogene Risiko des Urins nur eingeschränkt wieder

Urinparameter	Grenzwerte	Hinweis auf
Spezifisches Gewicht	>1010 g/cm³	geringe Trinkmenge
pH - Wert	Konstant >5,8 Konstant >7,0 Konstant ≤5,8	Verdacht auf RTA Verdacht auf Harnwegsinfekt Säurestarre
Kreatinin	7–13 mmol/d Frauen 13–18 mmol/d Männer	Nierenfunktion Sammelfehler
Kalzium	>5,0 mmol/d 8,0 mmol/d	Therapiebeginn Manifeste Hyperkalzurie
Oxalsäure	>0,5 mmol/d 0,45–0,85 mmol/d ≥1,0 mmol/l	Hyperoxalurie Milde Hyperoxalurie Verdacht auf primäre Hyperxalurie
Harnsäure	>4,0 mmol/d	Hyperurikosurie
Zitronensäure	<2,5 mmol/d	Hypozitraturie
Magnesium	<3,0 mmol/d	Hypomagnesiurie
Anorganisches Phosphat	>35 mmol/d	Hyperphosphaturie
Ammonium	>50 mmol/d	Hyperammonurie
Zystin	>0,8 mmol/d	Zystinurie

läre Azidose mit Hilfe eines Ammoniumchlorid-Belastungstests unbedingt abgeklärt werden.

Bei Verdacht auf primären **Hyperparathyreoidismus** muss das intakte Parathormon im Serum (◘ Tab. 10.7) gemessen werden. Hohes ionisiertes Kalzium, geringes Serumphosphat und eine hohe alkalische Phosphatase sind weitere Hinweise auf den gestörten Stoffwechsel unter hohem Parathormon (◘ Tab. 10.9). Zum Ausschluss von Nebenschilddrüsenadenomen sollte eine Halssonographie erfolgen.

Exkurs

Ammoniumchlorid-Belastungstest

Zur Prüfung der renalen Säureausscheidung erhalten die Patienten 0,1 g/kgKG Ammoniumchlorid in Form von Geltabletten. Patienten, die unter dieser Säurebelastung ihren Urin-pH nicht unter 5,4 senken können, haben eine RTA. Bei gleichzeitigem Abfall des Plasmabikarbonats liegt eine komplette Form vor, die inkomplette Form geht mit normalen Plasmabikarbonatwerten einher (◘ Abb. 10.3).

◘ Tab. 10.9 Normbereiche der Blutparameter für Erwachsene

Blutparameter		Normbereiche
Kreatinin		25–100 µmol/l
Kalzium	Gesamtkalzium Ionisiertes Kalzium	2,0–2,5 mmol/l 1,12–1,32 mmol/l
Harnsäure		119–380 µmol/l
Phosphat		0,81–1,29 mmol/l
BGA (venös)	pH pO₂ pCO₂ HCO₃⁻ BE	7,35–7,45 80–90 mmHg 35–45 mmHg 22–26 mmol/l ±2 mmol/l

10.5 Therapie und Harnstein-metaphylaxe

Die Therapie der Urolithiasis beginnt zunächst mit einer ausreichenden Schmerzbehandlung bei **Harnsteinkolik**.

> Liegt bereits eine obstruktive Pyelonephritis vor, muss die gestaute Niere sobald als möglich entlastet werden.

Im **schmerzfreien Intervall** wird bei kleinen Harnsteinen zunächst eine konservative Steinaustreibung versucht.

Indikationsstellung
- Nierensteine bis zu einer Größe von 2 cm können nahezu gleich effektiv mit der ESWL oder einem endoskopischen Verfahren behandelt werden. Nierensteine >2 cm und Ausgusssteine sollten primär durch eine perkutane Nephrolitholapaxie entfernt werden.
- Harnleitersteine sind heute die Domäne der Ureterorenoskopie und intrakorporalen Lithotripsie. Eine ESWL ist zwar möglich, jedoch zumeist weniger effektiv mit Blick auf die postoperative Steinfreiheit.
- Steine im unteren Nierenkelch und proximalen Harnleiter werden bevorzugt mit der flexiblen Ureterorenoskopie angegangen.
▼

- Die Indikation zur offenen Steinoperation tritt weitgehend in den Hintergrund und wird nur noch in <1 % der Fälle gestellt.

In ◻ Tab. 10.10 sind die bevorzugten Indikationsgebiete der einzelnen Behandlungsverfahren mit ihren Erfolgsraten gegenüber gestellt.

10.5.1 Akuttherapie der Kolik

Der Kolikschmerz bei Urolithiasis gehört zu den schwersten Schmerzzuständen, die symptomatisch behandelt werden. Wichtigste Voraussetzung ist die Abklärung anderer Schmerzursachen.

> ❶ Ein abdomineller Prozess muss ausgeschlossen sein!

> Sofortmaßnahmen zur Schmerzbehandlung sind ein intravenöses Spasmoanalgetikum (Metamizol), gegebenenfalls unterstützt durch nichtsteroidale Antiphlogistika (Diclophenac).

Die Akutanalgesie muss durch eine kontinuierliche Analgesie fortgesetzt werden. Das derzeit gängige Therapieschema besteht in der 2- bis 3-mal täglichen Gabe von Diclophenac und in der 1-mal täglichen Gabe eines Alpha-1-Rezeptorenblockers (z. B. Tamsulosin), der zu einer Tonusminderung des sympathisch innervierten Ureters führt. Bei nicht zu kontrollierenden

◻ **Tab. 10.10** Behandlungsoptionen beim Harnstein. Zusammenfassung der Literatur

Therapieverfahren	Klassische Indikation	Erfolgsrate [%]
Konservative Maßnahmen und Spasmoanalgesie	Harnleitersteine <5 mm	29–98
ESWL (◻ Tab. 10.11)	Nephrolithiasis bis zu einer Steingröße von 20 mm – Nierenkelchsteine – Nierenbeckensteine – Harnleitersteine	 79–85 56–94 74–82
Ureterorenoskopie	Harnleitersteine – Distal – Proximal Flexible URS Nierensteine gleichrangig zur ESWL	 93 82–86
PCNL	Partielle und komplette Ausgusssteine Nierensteine ab 15 mm	74–83
Offene Steinoperation	Steine bei subpelviner Stenose oder Harnleitermissbildungen Ausnahmeindikation: Harnleitersteine nach erfolgloser URS	Hoch

Koliken muss auf zentral wirkende Analgetika, wie Pentazocin, Pethidin, Piritramid oder Buprenorphin zurückgegriffen werden.

Die früher empfohlene Gabe von Butylscopolamin ist heute weitgehend überholt.

Therapierefraktäre Koliken können aufgrund ihrer Pathophysiologie hervorragend mit einer Harnableitung (Doppel-J-Ureterkatheter oder perkutane Nephrostomie) behandelt werden. Bei Schwangeren sollte diese Indikation großzügig gestellt werden.

10.5.2 Akuttherapie der obstruktiven Pyelonephritis

Für die Entlastung der Niere bei obstruktiver Pyelonephritis steht zum einen die **perkutane Nephrostomie**, zum anderen die Einlage einer **Harnleiterschiene** zur Verfügung. Beide Harnableitungen sichern den Abfluss des obstruierten Hohlsystems, sie mindern den Druck und ermöglichen damit die Wiederaufnahme der Nierenfunktion. Unabhängig vom Entlastungsverfahren muss die Pyelonephritis durch eine **i. v. antibiotische Therapie** behandelt werden. Nach Entlastung kann die Nierenfunktion durch **forcierte Diurese** unterstützt werden.

10.5.3 Konservative und interventionelle Steintherapieverfahren

Konservative Steinaustreibung – »medical expulsive therapy« (MET)

❯ Bis zu 80 % aller Harnsteine ≤5 mm sind spontan abgangsfähig, ebenso Harnsteine mit glatter Oberfläche bis zu einem Durchmesser von maximal 8 mm.

Bei komplikationslosem Verlauf kann die MET zur Erleichterung der spontanen Steinausscheidung mit kontinuierlicher Analgesie (z. B. Diclofenac) und Tonusminderung des Harnleiters (α1-Rezeptorenblocker, z. B. Tamsulosin), einer begleitenden Diurese von 1,5–2 l/Tag sowie einer unterstützenden physikalischen Mobilisation für etwa 1 Woche versucht werden. Wird der Stein hierunter nicht ausgeschieden, ist eine interventionelle Therapie erforderlich.

Kontraindikationen der konservativen Steinaustreibung
- Eine Harnstauungssituation mit begleitendem Harnwegsinfekt
- Eine unter Harnstauung eingetretene Nierenfunktionsminderung
- Eine Arrest des Steins an gleicher Lokalisation
- Eine Steingröße über 8 mm

Extrakorporale Stoßwellenlithotripsie (ESWL)

❯ Die extrakorporale Stoßwellenlithotripsie (ESWL) zählt zu den Meilensteinen der modernen Medizin. Sie hat die bis dahin übliche offene Steinoperation zur Erzielung der Steinfreiheit durch ein schnittfreies rein maschinelles Behandlungsverfahren ersetzen werden.

Seit Einführung der ESWL in die Steintherapie Mitte der 1980er-Jahre ist die Verbreitung weltweit sprunghaft angestiegen.

Bis heute gilt die die ESWL bei einer Großzahl von Harnsteinen als Therapieoption der ersten Wahl. Mit den modernen Lithotriptoren ist zumeist eine narkosefreie Zertrümmerung von Nieren- und Harnleitersteinen möglich.

Prinzip der ESWL Die Stoßwelle zeichnet sich im Gegensatz zur Ultraschallwelle mit linearen Druck- und Zugimpulsen durch einen nicht linearen Hochdruckimpuls mit rascher Anstiegsflanke aus. Für die Ausbreitung der Stoßwelle gelten die Gesetze der Akustik. Die Stoßwelle breitet sich unbehindert durch Flüssigkeiten aus und entfaltet ihre Wirkung an Grenzflächen unterschiedlicher Impendanz, an denen es zu Druckdifferenzen kommt. Bei den moderneren Geräten (◻ Abb. 10.12) mit elektromagnetischer

Exkurs

Weiterentwicklung der ESWL-Geräte

Bei den ersten ESWL-Geräten (Dornier HM 3, »Badewanne«) wurde die Stoßwelle durch elektrische Entladung elektrohydraulisch erzeugt. Andere Geräte nutzten für Ihren Stoßwellengenerator piezoelektrische Elemente. Die heute weit verbreiteten Dritt- und Viertgenerationsgeräte sind mit weiterentwickelten und verbesserten Stoßköpfen ausgestattet, die je nach Gerätehersteller auf dem elektromagnetischen, elektrohydraulischen oder piezoelektrischen Stoßwellengenerierungsprinzip beruhen.

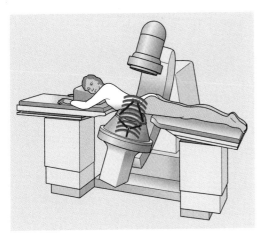

◨ **Abb. 10.12** Schematische Darstellung der Patientenlagerung auf einem modernen Lithotriptor

◨ **Tab. 10.11** Steinfreiheit nach ESWL in den einzelnen Harntraktabschnitten (aktueller Literaturstand)

Steinlokalisation im Harntrakt	Stein-freiheits-rate [%]	Wiederbe-handlungsrate (Re-ESWL) [%]
Nierenbecken	56–94	4–29
Oberer/mittlerer Kelch	79–85	31–41
Unterer Kelch	14–85,5	9–66
Oberer Harnleiter	75–89	33–40
Unterer Harnleiter	74–86	Bis 58

Stoßwellenerzeugung wird die Stoßwelle durch ein akustisches Fokussierungssystem in den Fokus projiziert. Im Stoßwellenfokus liegt die größte Kraftentwicklung der Stoßwelle, daher ist dies der Punkt, in den der zu behandelnde Stein positioniert werden muss.

Zur Steinortung steht heute bei allen Geräten sowohl eine zweidimensionale Röntgenortungseinheit (C-Bogen) als auch eine Ultraschallortung zur Verfügung. Hierdurch lässt sich der Stein genau in den 3 Raumebenen in den Fokus der Stoßwelle positionieren.

Indikationen Die Komplikationsarmut, der Komfort für die Patienten und die breite Verfügbarkeit haben das Indikationsspektrum der ESWL bis an die Grenzen dessen was sinnvoll und machbar ist, erweitert. Dort, wo früher ein konservatives Vorgehen obligat war (z. B. bei Harnleitersteinen mit einem Durchmesser von 5–8 mm) wird heute häufig mit der ESWL frühzeitig behandelt. Gleiches gilt bei Harnleitersteinen mit schwer zu behandelnden Koliken.

❷ Bis zu einer Größe von 2 cm kann die ESWL bei Nierensteinen erfolgreich eingesetzt werden.

Komplikationen Der Einsatz der ESWL hat andererseits auch zu neuen Problemen geführt, den **clinically insignificant residual fragments**. Anfangs wurden Desintegrate <5 mm als spontan abgangsfähige, und damit nicht weiter behandlungsbedürftige Fragmente angesehen. Zwischenzeitlich weiß man, dass sich auf dem Boden dieser Residualfragmente ein **Steinrezidiv** ausbilden kann.

Bei der Zertrümmerung größerer Steinmassen im Nierenbecken oder Nierenkelchsystem kann es bei der Harnleiterpassage zur blockierenden Ansammlung von Desintegratmaterial. Das Schicksal einer derartigen **Steinstraße** hängt vom distalsten Steinfragment ab: Ist dieses blockierend, so muss es für den weiteren Steintransit entweder zerkleinert oder entfernt werden. Häufig sind Konkremente mit einer Stoßwellenbehandlung nicht komplett zu zertrümmern, **Mehrfachbehandlungen** sind daher durchaus üblich.

Über die Steinfreiheitsraten der ESWL in den einzelnen Harntraktabschnitten gibt ◨ Tab. 10.11 Auskunft.

Das Ausmaß der stoßwelleninduzierten **Gewebeschädigung** hängt von der Summe der applizierten Stoßwellen und dem Energieniveau ab. Ältere Geräte hatten einen größeren Fokus, das heißt die Energiedichte pro Gewebefläche war geringer als bei den modernen Lithotriptoren.

Potenzielle klinische Nebenwirkungen der ESWL
– Schmerzen
– Petechien
– Nierentrauma mit Makrohämaturie bis hin zu intra- und perirenalen Hämatomen
– Herzrhythmusstörungen

Patienten mit Herzrhythmusstörungen bzw. Herzschrittmachern bedürfen der vorherigen kardiologischen Abklärung.

Eine chronische Nierenschädigung durch die ESWL ist bislang nicht bekannt.

Kontraindikationen Als Kontraindikationen der Stoßwellentherapie sind zu nennen:

- Korrekturbedürftige Obstruktionen distal des Konkrements, z. B. Kelchhalsstenose, Harnleiterabgangsstenose, Harnleiterstenose
- Unbehandelter Harnwegsinfekt
- Unbehandelte Gerinnungsstörungen
- Thrombozytenaggregationshemmer, Antikoagulanzien und Cumarinderivate
- Schwangerschaft

Bei ausgeprägter, gegebenenfalls infizierter Harnstauung oder stummer Niere mit postrenaler Obstruktion muss zunächst der obere Harntrakt mittels einer inneren Harnleiterschienung oder perkutanen Nephrostomie entlastet werden. Die ESWL ist dann sekundär, nach entsprechender Ableitung und adäquater antibiotischer Behandlung möglich.

Ureterorenoskopie (URS) und flexible Ureterorenoskopie (RIRS)

Definition Die Ureterorenoskopie hat sich in den vergangenen 10 Jahren durch die Miniaturisierung der semirigiden Endoskope und die technische Optimierung flexibler Endoskope grundlegend verändert.

Es stehen heute semirigide und flexible Ureterorenoskope in einer Größe von 4–9 F in intermittierender und kontinuierlicher Spültechnik zur Verfügung. Für die Behandlung von Kindern wurden spezielle Endoskope entwickelt. Die semirigide Ureterorenoskopie erlaubt die endoskopische Exploration des Harnleiters zur Diagnostik und Steintherapie auf retrogradem Weg über die Harnröhre und die Blase.

Durch die flexible Ureterorenoskopie ist praktisch jeder Ort im proximalen Harnleiter und im Nierenhohlsystem erreichbar. Steine und Tumore im Bereich des gesamten Nierenhohlsystems und oberen Harnleiters können so unter endoskopischer Sicht präzise behandelt werden (»retrograde intra renal surgery«, RIRS).

Durchführung (■ Abb. 10.13) Nach diagnostischer Urethrozystoskopie wird das Ureterorenoskop entlang eines zuvor eingelegten Drahtes in den Harnleiter eingeführt (**Monorail-Technik**). Eine normale Ostienkonfiguration ermöglicht in mehr als 50 % die primäre Passage des Instrumentes. Bei engen Ostien erfolgt die Passage unter Zuhilfenahme eines zweiten Drahtes (**Railway-Technik**) mit nachfolgender passiver Dilatation durch das Endoskop. Alternativ kann ein sog. Access Sheath den Zugang zum Harnleiter erleichtern.

Indikationen Klassische Indikationen für eine Ureterorenoskopie sind:

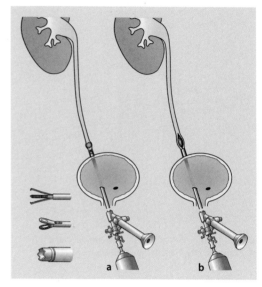

■ **Abb. 10.13a,b** Schematische Darstellung der Ureterorenoskopie sowie der Möglichkeiten zur Steinextraktion

- Harnleitersteine
- Persistierende Steinstraße nach ESWL
- Endoureterale Diagnostik bei radiologisch nicht abklärbaren Erkrankungen von Harnleiter und Nierenhohlsystem
- Flexible Ureterorenoskopie:
  - Nierenkelchstein (insbesondere untere Kelchgruppe) bis zu 2 cm Größe
  - Persistierende intrarenale Fragmente nach ESWL
  - Endoluminale Diagnostik von Nierenbecken- und Nierenkelchtumoren

Schwierigkeiten treten bei Harnleiterstrikturen und Abknickungen sowie nach Harnleiter-Neuimplantation auf. Eine große Prostata oder eine Harnröhrenstriktur können ebenfalls behindern.

Komplikationen Als **Sofortkomplikationen** während einer Ureterorenoskopie, Steinmanipulation oder Steinextraktion können auftreten:

- Abscherung der Uretermukosa, Perforation des Harnleiters (1,5–2,0 %)
- Harnleiterabriss (0,1 %)
- Instrumentenabbruch
- Urosepsis (1,1 %)
- Signifikante Komplikationen (Schleimhautavulsion, Ureterperforation, kompletter Ureterabriss, Extravasation) 3,6 %
- Langzeitkomplikationen (Harnleiterstriktur) 0,1 %

Exkurs

Instrumentarium

Access Sheath
Beim Access Sheath handelt es sich um einen zentral offenen hydrophilen Kunststoffschaft, der mittels Dilatator über den liegenden Draht durch die Harnröhre bis in den Harnleiter eingeführt werden kann. Ist der Access Sheath optimal platziert, ermöglicht er den direkten Zugang zum Harnleiter mit dem Ureterorenoskop ohne wiederholte Traumatisierung der Harnröhre und des Harnleiterostiums. Insbesondere bei der Bergung einer größeren Steinmasse haben sich die Access Sheaths bewährt, da sie eine beliebig häufige Passage mit dem Ureterorenoskop und der geborgenen Steinmasse ermöglichen, ohne Harnleiter oder Harnröhre durch die zum Teil spitzkantigen Fragmente zu verletzen.

Bergetools
Zur Bergung von Steinfragmenten oder intrarenalem Fremdmaterial stehen heute hochflexible spitzenlose Körbchen aus Nitinol zur Verfügung. Diese erlauben selbst bei stark abgewinkeltem Instrument den sicheren Zugriff auf das zu bergende Material.

Laser
Für die intraluminale Lithotripsie hat sich der Holmium-YAG-Laser etabliert. Mit dünnen Glasfasern kann die Laserenergie zur Steinzertrümmerung unter Sicht durch den Arbeitskanal des Endoskops an den Stein herangeführt werden. Weiterhin ist mit diesen Lasern eine Inzision von Strikturen sowie ein Gewebeabtrag möglich.

Durch die moderne Technologie mit entsprechend flexiblem Instrumentarium und Lasersonden ist es möglich ureterorenoskopisch nicht nur Konkremente im Harnleiter, sondern auch in der Niere, sogar im unteren Kelch, zu erreichen.

Tipp

Insbesondere die flexible Ureterorenoskopie bietet die Möglichkeit einer endoskopischen intrarenalen Steinbehandlung (RIRS). Die Indikation zur Ureterorenoskopie befindet sich im Fluss und wirde in den letzten Jahren deutlich erweitert.

Spätkomplikationen nach Ureterorenoskopie sind selten (Harnleiterstenosen 0,1 %, vesikoureteraler Reflux 0,1 %).

Kontraindikationen Absolute Kontraindikationen für die Durchführung einer URS sind der unbehandelte Harnwegsinfekt. Eine **relative** Kontraindikation besteht bei Schwangerschaft.

Perkutane Nephrolitholapaxie (PCNL)/Mini-Perc

Definition Zur Behandlung einer größeren intrarenalen Steinmasse, die durch die ESWL nicht mehr zufrieden stellend behandelbar ist, steht die perkutane Nephrolitholapaxie (PNL, ◻ Abb. 10.14) mit Punktionskanalgrößen von 20–30 Ch. zur Verfügung. Die Mini-PNL (Punktionskanal 12–18 Ch.) wie auch die Ultra-Mini-PNL (Punktionskanal 8 Ch.) wurde für die Behandlung von Kindern bzw. schlanken Patienten bei kleinerer Steinmasse als Alternative zur ESWL entwickelt. Zwischenzeitlich können mit Hilfe des Holmium-YAG-Lasers durch diese Methoden auch größere Konkremente behandelt werden.

Beschreibung der PNL Zunächst wird der steintragende Harntrakt des Patienten in Narkose mit einem Ballonureterenkatheter oder einem Doppel-J-Katheter zur retrograden Füllung geschient. Der weitere Eingriff wird in Bauchlage (prone) oder in Rückenlage (supine) durchgeführt. Das Nierenhohlsystem wird zumeist über einen Nierenkelch unter sonographischer und/oder radiologischer Kontrolle anpunktiert. Anschließend wird der Punktionszugang bougiert bis der Schaft des Nephroskops eingeführt werden kann. Unter nephroskopischer Kontrolle wird der Stein zuerst lithotripsiert, anschließend die Fragmente ausgespült oder extrahiert. Der Zugang wird während des gesamten Eingriffs über einen Sicherungsdraht gesichert. Am Ende des Eingriffs verbleibt eine perkutane Nephrostomie im Hohlsystem.

Bei den Mini-Verfahren kann der Eingriff auch »tubeless« d. h. ohne Zurücklassung einer Nephrostomie beendet werden.

Indikationen Die klassische Indikation besteht bei Nierensteinen oder auch bei proximalen Harnleitersteinen mit einem Durchmesser von mehr als 2,0 cm. Die PCNL eignet sich ebenfalls für die Entfernung von nicht weiter desintegrierbaren Fragmenten nach ESWL, in Kombination mit der ESWL bei Ausgusssteinen und im Falle einer distalen Obstruktion des ableitenden Hohlsystems bei großer proximaler Steinmasse.

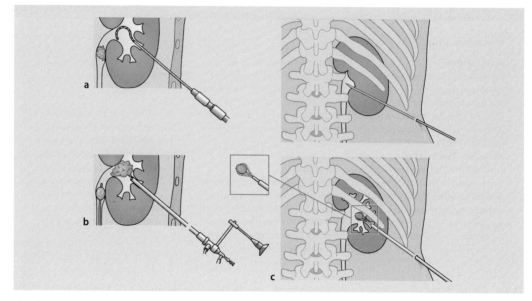

❏ **Abb. 10.14a–c** Schematische Darstellung der perkutanen Nephrolitholapaxie

Komplikationen Neben dem Vorteil der raschen Steinfreiheit auch bei großer Steinmasse muss bei der PCNL allerdings auch das Risiko der Nierentraumatisierung bis hin zum Nierenverlust als maximale Komplikation dieser Behandlungsmethode gesehen werden. Die Modernisierung des Instrumentariums und der OP-Technik haben zu einer deutlichen Senkung der Komplikationsrate beigetragen. Dennoch sollte der Patient bei der Indikation zur PCNL ausführlich über das Verfahren und mögliche Behandlungsalternativen informiert werden.

Kontraindikation Hierzu zählen: Nierenanamomalien, eine unbehandelte Gerinnungsstörung.

Schnittoperationen/Laparaskopie/Robotik

Vor 50 Jahren galt die Schnittoperation noch als Standardbehandlung beim nicht spontan abgangsfähigen Harnstein. Heute werden weniger als 1 % der Harnsteine offen operativ entfernt.

Die möglichen Eingriffe sind:
- Pyelolithotomie
- Nephrolithotomie
- Ureterolithotomie
- Partielle Nephrektomie

Die laparoskopische oder robotische Entfernung von Nieren- und Harnleitersteinen ist möglich, gilt aber bis heute nicht als Standardtherapieverfahren.

Indikationen Die Indikation für eine Nephrolithotomie besteht heute, wenn gleichzeitig ein Nierenstein und eine Obstruktion, beispielsweise bei subpelviner Stenose behandelt werden muss. Das Versagen anderer Therapieoptionen, insbesondere bei sich entwickelnder obstruktiver Pyelonephritis oder bei der Entfernung von kompletten Ausgusssteinen des Nierenhohlsystems kann eine Schnittoperation notwendig werden lassen.

❯ Aufgrund der immer seltener werdenden Indikationsstellung für die Schnittoperation sollte dieses Verfahren nur noch an speziellen Zentren durchgeführt werden. Die Schnittoperation bedarf einer speziellen Logistik, die eine intraoperative Sonographie und die Möglichkeit zur Kaltperfusion der Niere mit umfasst.

10.5.4 Metabolische Therapie und Sekundärprävention

Für die adäquate Weiterbehandlung des Steinpatienten ist seine Eingruppierung als Niedrig- oder Hochrisiko-Steinpatient notwendig (▸ Abschn. 10.4).

❯ Für alle Steinpatienten gleichermaßen gelten die Empfehlungen der allgemeinen Harnsteinmetaphylaxe. Hochrisikosteinpatienten bedürfen einer weiteren spezifischen metabolischen Therapie bzw. Sekundärprävention.

◻ Tab. 10.12 Maßnahmen zur allgemeinen Harnsteinmetaphylaxe

Diureseerhöhung »Trinkprophylaxe«	Flüssigkeitszufuhr: 2,5–3,0 l/d Zirkadianes Trinken Harnneutrale Getränke Diurese: 2,0–2,5 l/d Harndichte <1,010 kg/l
Ernährung	Ausgewogen* Ballaststoffreich Vegetabil Kalziumzufuhr: 1000–1200 mg/d** Kochsalzzufuhr: 4–5 g/d Eiweißzufuhr: 0,8–1,0 g/kg KG/d***
Normalisierung allgemeiner Risikofaktoren	BMI zwischen 18 und 25 kg/m² (Richtwert für Erwachsene, bei Kindern nicht anwendbar) Stressbegrenzung Adäquate körperliche Bewegung Ausgleich hoher Flüssigkeitsverluste

* Keine exzessive Zufuhr von Vitaminpräparaten.
** Für Patienten mit absorptiver Hyperkalziurie ab 8 mmol/d gelten andere Empfehlungen.
*** Bei Kindern ist der Eiweißbedarf altersabhängig und muss daher individuell angepasst werden.

Bei schweren Stoffwechseldefekten wie der renalen tubulären Azidose, der Zystinurie, der 2,8-Dihydroxiadeninsteinbildung sowie dem Lesch-Nyhan-Syndrom gelingt in Ausnahmefällen eine Manifestationsprophylaxe (Primärprävention).

Allgemeine Harnsteinmetaphylaxe

Die allgemeine Harnsteinmetaphylaxe (◻ Tab. 10.12) basiert auf 3 Punkten
- Erhöhung der Diurese
- Ausgewogene, ballaststoffreiche und vegetabile Ernährung
- Normalisierung allgemeiner Risikofaktoren

Trinkprophylaxe Als adäquat hat sich eine tägliche Flüssigkeitsaufnahme von **>2,5 l** erwiesen. Es sollte ein Harnvolumen >2 l/Tag angestrebt werden. Dabei ist wichtig, dass die Flüssigkeitsmenge über den gesamten Tag verteilt wird, d. h. auch eine abendliche und nächtliche Portion aufgenommen wird. In idealer Weise müssen Harnsteinpatienten einmal nachts zum Wasserlassen aufstehen.

Als besonders empfehlenswert gelten harnneutrale Getränke. Die Restriktion von Bohnenkaffee, schwarzem Tee, Bier oder Wein wird heute nicht mehr aufrechterhalten, sofern es sich um einen kleinen Bestandteil der Gesamttagestrinkmenge handelt.

Während Harnsäure-, Zystin- und Kalziumoxalatsteinbildner von Getränken mit hohem Bikarbonatgehalt (>1500 mg/l) profitieren, sollten Infekt- und Brushitsteinbildner eher harnsäuernde Getränke, z. B. Preiselbeer- oder Apfelsaft zu sich nehmen.

Arbeitsbereiche mit hohen Flüssigkeitsverlusten, beispielsweise durch Transpiration, sollten entweder sollten von Steinpatienten gemieden werden oder zu einer adäquaten Steigerung der Tagestrinkmenge veranlassen.

Eine Erfolgsbeurteilung ist durch die Messung des spezifischen Gewichts (Zielbereich <1,010) möglich.

Ernährung Die Diätempfehlungen haben sich aufgrund neuerer wissenschaftlicher Erkenntnisse grundlegend gewandelt. Anstatt Restriktionsdiäten wird heute eine ausgewogene Mischkost favorisiert. Steinpatienten sollten eine ausgewogene kochsalzarme (4–6 g/Tag), eiweißkontrollierte (0,8 g/kg KG/ Tag), vitamin- und ballaststoffreiche Kost mit normalem Kalziumgehalt (800–1.000 mg/Tag) zu sich nehmen.

> **Tipp**
>
> Prinzipiell ist es günstig, tierische durch pflanzliche Eiweiße zu ersetzen. Ein hoher Kaliumgehalt der Nahrung gilt als steinprotektiv und kann durch Gemüse und Obst erzielt werden.

Normalisierung allgemeiner Risikofaktoren Ein erhöhtes Steinbildungsrisiko liegt ab einem **Body-Mass-Index** (BMI) >25 kg/m² vor. Daher sollten Harnsteinpatienten einen BMI zwischen 18 und 25 anstreben. Gleichzeitig gilt es, **Stressfaktoren** zu normalisieren und Bewegungsmangel abzubauen.

Als weitere unspezifische Risikofaktoren im Hinblick auf eine Rezidivsteinbildung werden heute ein frühes Erstmanifestationsalter, das männliche Geschlecht, multiple Steine im Harntrakt, Komplikationen bei einer vorangegangenen Steinbehandlung, Steine der unteren Kelchgruppen, Störungen der Urodynamik, eine positive Familienanamnese sowie Malabsorptionssyndrome angesehen.

Steinspezifische metabolische Therapie und pharmakologische Metaphylaxe

Die folgenden Maßnahmen sind bei etwa 25 % aller Harnsteinpatienten erforderlich, die der **Hochrisikogruppe** zugeordnet werden.

Tab. 10.13 Steinspezifische Metaphylaxe beim Kalziumoxalatstein (Whewellit, Weddellit)

Lithogene Risikofaktoren	Indikation zur metabolischen Therapie oder Sekundärprävention	Spezifisches Therapie-oder Präventionskonzept	Rezidivrisiko ohne Sekundärprävention
Hyperkalziurie	Kalziumausscheidung 5–8 mmol/d	Alkalizitrate Alternativ Natriumbikarbonat	30–40 %
	Kalziumausscheidung >8 mmol/d	Hydrochlorothiazid	
Hypozitraturie	Zitratausscheidung <2,5 mmol/d	Alkalizitrate	
Hyperoxalurie	Oxalatausscheidung >0,5 mmol/d	Kalzium jeweils zu den Mahlzeiten (Cave: Kalziumexkretion!) Magnesium	
Hyperoxalurie	Primäre Hyperoxalurie	Pyridoxin (Vitamin B$_6$) (Cave: Regelmäßige Oxalatkontrollen im Urin) Magnesium Alkalizitrate Normale Kalziumzufuhr!	
Hyperurikosurie	Harnsäureausscheidung >4 mmol/d Hyperurikosurie und Hyperurikämie >380 µmol	Alkalizitrate Alternativ Natriumbikarbonat plus Allopurionol	
Hypomagnesiurie	Magnesiumausscheidung <3,0 mmol/d	Magnesium (Cave: Kontraindiziert bei Niereninsuffizienz)	

Tab. 10.14 Spezifische metabolische Therapie bei renal-tubulärer Azidose

Lithogene Risikofaktoren	Indikation zur Metaphylaxe	Spezifische Metaphylaxe
Urin-pH konstant 5,8 Hyperphosphaturie Hypozitraturie	Normalisierung des Säure-Basen-Äquilibriums Die Zitratindikation ist unabhängig vom Urin-pH-Wert!	Alkalizitrate Alternativ Natriumbikarbonat
Hyperkalziurie	Kalziumausscheidung >8 mmol/d	Hydrochlorothiazid

> Das Rezidivrisiko lässt sich durch die Durchführung dieser Maßnahmen von 50–100 % bei unbehandelten Patienten auf 10–15 % senken.

Kalziumoxalatsteine

Allgemeine Erläuterungen zur Metaphylaxe bei Kalziumoxalatsteinen finden sich in ■ Tab. 10.13.

Bei Patienten mit **primärem Hyperparathyreoidismus** ist eine Nebenschilddrüsenexploration, gegebenenfalls mit anschließender Parathyreoidektomie und Autotransplantation von Nebenschilddrüsengewebe in den Unterarm als definitive Therapie erforderlich.

Patienten mit **renal-tubulärer Azidose Typ I** (■ Tab. 10.14) erhalten Alkalizitrate bzw. Natriumbikarbonat zum Ausgleich der metabolischen Stoffwechselsituation.

Zum **Therapiemonitoring** empfiehlt sich die Durchführung einer venösen Blutgasanalyse. Die Base-Excess-Werte sollten zwischen +2 und –2 liegen. Anhaltende Hyperkalziurien müssen zusätzlich mit Thiaziden (z. B. Esidrix) behandelt werden.

Patienten mit **primärer Hyperoxalurie** brauchen neben einer adäquaten Alkalisubstitution mittels Alkalizitrat oder Natriumbikarbonat eine hochdosierte Vitamin-B$_6$(Pyridoxin)-Therapie. Diese ist länger-

◼ Tab. 10.15 Steinspezifische Harnsteinmetaphylaxe beim Kalziumphosphatstein (Karbonatapatit, Whitlockit, Brushit)

Lithogene Risikofaktoren	Indikation zur metabolischen Therapie oder Sekundärprävention	Spezifisches Therapie- oder Präventionskonzept	Rezidivrisiko ohne Sekundärprävention
Ausschluss einer renal-tubulären Azidose und eines Hyperparathyreoidismus!			Bis zu 100%
Alkalischer Urin-pH	Urin-pH konstant >6,2	L-Methionin Ziel-Urin-pH 5,8–6,2	
Hyperkalzurie	Kalziumausscheidung >8 mmol/d	Hydrochlorothiazid	
Hyperphosphaturie	Phosphatausscheidung >35 mmol/d	Ernährungsumstellung	

◼ Tab. 10.16 Steinspezifische Metaphylaxe beim Infektstein (Struvit)

Lithogene Risikofaktoren	Indikation zur metabolischen Therapie oder Sekundärprävention	Spezifisches Therapie- oder Präventionskonzept	Rezidivrisiko ohne Sekundärprävention
Harnwegsinfekt mit harnstoffspaltenden Bakterien	Harnwegsinfekt	Testgerechtes Antibiotikum	Bis zu 100%
	Urin-pH >7,0	L-Methionin Ziel-Urin-pH 5,8–6,2	
	Phosphatausscheidung >35 mmol/d	Ernährungsumstellung	

fristig jedoch nur bei klinischem Erfolg sinnvoll, da pyridoxinresistente Hyperoxalurieformen bekannt sind. Auf Dauer hilft diesen Patienten nur eine Simultantransplantation von Leber und Niere.

Bei der **enteralen Hypoxalurie**, bedingt durch Malabsorptionssyndrome oder durch Darmresektionen, steht eine adäquate Kalzium- und Magnesiumsupplementation im Vordergrund. Manche Patienten profitieren von einer Alkalizitratgabe.

Patienten mit einer **idiopathischen Kalziumoxalatsteinbildung** werden bei milderen Formen zunächst mit Alkalizitraten bzw. Bikarbonaten behandelt. Bei Hyperkalzurien >8 mmol/Tag ist die Hinzunahme von Thiaziden (z. B. Esidrix) erforderlich.

Kalziumphosphatsteine

Die Therapie der Karbonatapatitsteine (◼ Tab. 10.15) orientiert sich an der Grunderkrankung, dem Hyperparathyreoidismus oder der renal-tubulären Azidose. Sind diese ausgeschlossen, so können diese Patienten von einer leichten Harnsäuerung bzw. der Thiazidgabe bei Hyperkalzurie >8 mmol profitieren.

Infektsteine

Aufgrund der engen Verbindung zwischen Bakterien und Steinmaterial erfordert eine erfolgreiche Infekt-

steinbehandlung (◼ Tab. 10.16) die komplette **Entfernung der Steinmasse**, der Harntrakt muss möglichst steinfrei werden.

Dringend müssen **Störungen des Harnabflusses** beseitigt werden.

Nach einer **testgerechten Infektbehandlung** kann eine antibiotische Langzeitprophylaxe sinnvoll sein. Zur Harnansäuerung erhalten die Patienten L-Methionin. Bei der Ernährung sollte sowohl die Zufuhr von tierischem Eiweiß als auch die Phosphataufnahme sollten begrenzt werden.

Harnsäuresteine und Ammoniumurate Zur Normalisierung der **Hyperurikosurie** (◼ Tab. 10.17) steht zunächst eine Überprüfung/Anpassung der Ernährung im Vordergrund. Danach können Alkalizitrate die Löslichkeit der Harnsäure im Urin verbessern. Die Indikation für die Gabe von Allopurinol ist gegeben bei einer gleichzeitig bestehenden Hyperurikämie bzw. bei therapierefraktärer hoher Harnsäureausscheidung.

Eine **Akutlitholyse** ist bei Harnsäuresteine möglich. Hierzu muss der Urin-pH zwischen 7,0 und 7,2 gehalten werden.

Ammoniumurate dürfen keinesfalls durch eine Alkalisierungsbehandlung angegangen werden. Neben

◨ Tab. 10.17 Steinspezifische Therapie bei Harnsäure- und Uratsteinen

Harnsteinart	Lithogene Risikofaktoren	Indikation zur metabolischen Therapie oder Sekundärprävention	Spezifisches Therapie- oder Präventionskonzept	Rezidivrisiko ohne Sekundärprävention
Harnsäure	Urin-pH konstant ≤6,0	Harnalkalisierung zur Löslichkeitsverbesserung der Harnsäure Metaphylaxe: Ziel-Urin-pH 6,2– 6,8 Akutlitholyse: Ziel-Urin-pH 7,0–7,2	Alkalizitrate Alternativ Natriumbikarbonat	50–70 %
	Hyperurikosurie	Harnsäureausscheidung >4 mmol/d	Allopurionol	
		Hyperurikosurie und Hyperurikämie >380 µmol	Allopurionol	
Ammonium-urat	Harnwegsinfekt mit harnstoffspaltenden Bakterien	Harnwegsinfekt	Testgerechtes Antibiotikum L-Methionin Ziel-Urin-pH 5,8– 6,2	Bis zu 100 %
		Urin-pH stets >6,5		
	Hyperurikosurie	Harnsäureausscheidung >4 mmol/d	Allopurionol	
		Hyperurikosurie und Hyperurikämie >380 µmol	Allopurionol	

◨ Tab. 10.18 Steinspezifische Therapie beim Zystinstein

Lithogene Risikofaktoren	Indikation zur metabolischen Therapie oder Sekundärprävention	Spezifisches Therapie- oder Präventionskonzept	Rezidivrisiko ohne Sekundärprävention
pH-abhängige extrem schlechte Löslichkeit von Zystin	Harnalkalisierung zur Löslichkeitsverbesserung des Zystins Urin-pH – Optimum 7,5–8,5	Harndilution Tagestrinkmenge 3,5–4 l Alkalizitrate (Dosierung nach Urin-pH) Alternativ Natriumbikarbonat (Dosierung nach Urin-pH)	70–100 %
	Zystinausscheidung >3,0–3,5 mmol/d	Tiopronin (Cave: Tachyphylaxie!)	

einer adäquaten Infektbehandlung muss hier auf die Gabe von Allopurinol zurückgegriffen werden.

Neben einer adäquaten Infektbehandlung sowie der Beseitigung der Mangelernährungssituation muss hier auf die Gabe von Allopurinol zurückgegriffen werden.

Zystinsteine

Für Zystinsteinbildner (◨ Tab. 10.18) ist eine hohe Harndilution von besonderer Wichtigkeit. In Abwandlung der allgemeinen Metaphylaxe sollte hier die Tagestrinkmenge zwischen 3 und 3,5 l liegen und vor allem auch eine nächtliche Flüssigkeitszufuhr umfassen. »Der Zystinsteinbildner trinkt um seine Steinfreiheit.«

Als nächster Therapieschritt ist die Harnalkalisierung mittels Alkalizitraten bzw. Natriumbikarbonat zu nennen. Zystinexkretionen <3 mmol/Tag können ausschließlich mit einer Harnalkalisierung behandelt werden. Höhere Exkretionsraten erfordern die Gabe von Tiopronin. Captopril gilt als Reservemedikament, auf D-Penicillamin sollte heute nicht mehr zurückgegriffen werden.

Die Ernährung der Zystinsteinbildner sollte ausgewogen sein. Eine Proteinrestriktion, wie früher empfohlen, gilt als überholt.

Akutlitholyse

Die Akutlitholyse von Harnsäuresteinen erfordert einen Urin-pH zwischen 7,0 und 7,2. Dadurch lässt sich die Harnsäure in ihre dissoziierte Form überführen und ist so bedeutend besser löslich. Ein reiner Harnsäurestein kann unter optimalen pH-Bedingungen wieder aufgelöst werden.

Urolithiasis

— **Pathogenese:** Übersättigung des Urins mit steinbildender Substanz abhängig vom Urin-pH. Risikofaktoren sind kochsalz- und proteinreiche Ernährung, Adipositas, geringe tägliche Flüssigkeitsaufnahme, Immobilisation, Stoffwechselstörungen wie Hyperparathyreoidismus, renal-tubuläre Azidose, Uratdiathese (Gicht), Harnwegsinfekte, angeborene Enzymdefekte, z. B. Zystinurie, Medikamente, z. B. Antibiotika

— **Harnsteinarten:** Kalziumoxalatstein, Harnsäure- und Uratstein, Kalziumphosphatstein, Struvitstein (bei Infekten), Zystinstein, iatrogener Stein u. a.

— **Symptomatik:** Kolikschmerz; bei obstruktiver Pyelonephritis Fieber, Erythrozyturie, abhängig von der Steinlokalisation auch schmerzfrei

— **Komplikationen:** Bei Obstruktion Gefahr des Nierenversagens, Urosepsis (mit 50 % Letalität!)

— **Diagnostik:**
  – Als **Notfalldiagnostik** beim Kolikpatienten Anamnese, körperliche Untersuchung, Blutlabor mit Kreatinin, Natrium, Kalium, Chlorid, Kalzium, Harnsäure, ALT, AST, GGT, LDH, kleines Blutbild und CRP, Sonogramm, natives Multislice-CT (alternativ Abdomenübersicht mit Ausscheidungsurogramm) Urinstatus mit Urin-pH, spezifischem Gewicht, Leukozyten, Erythrozyten, Nitrit, Eiweiß, evtl. Urinkultur
  – Nach Akuttherapie **Harnsteinanalyse**, wenn Konkremente gesichert werden können.
  – Als **Basisdiagnostik zur metabolischen Abklärung** Anamnese, körperliche Untersuchung, Sono, Blutlabor mit Kreatinin, Kalzium, Harnsäure, Urinstatus mit Urin-pH, spezifischem Gewicht, Leukos, Erys, Nitrit, Eiweiß, evtl. Urinkultur.

  – Bei Hochrisikopatienten steinartspezifische **erweiterte metabolische Diagnostik** im Falle einer bekannten Harnsteinanalyse. Die Grundlage der metabolischen Diagnostik ist die Auswertung von 2 konsekutiven 24-h-Sammelurinen. In Einzelfällen sind Spezialtests wie der Ammoniumchlorid-Belastungstest erforderlich.
  – Im Falle eines Hochrisikopatienten mit unbekannter Harnsteinanalyse Abklärung nach ◘ Tab. 10.6.

— **Differenzialdiagnose:** Abgrenzung des Kolikschmerzes, des Kalkschattens im Röntgenbild und der Kontrastmittelaussparung im Urogramm

— **Therapie:** Symptomatische Schmerzbehandlung, ggf. bei Obstruktion Entlastung, Antibiotika, Versuch der konservativen Steinaustreibung, ESWL (extrakorporale Stoßwellenlithotripsie, URS/RIRS (semirigide und flexible Ureterorenoskopie), PCNL (perkutane Nephrolitholapaxie)/Mini-PNL/Ultra-Mini-PNL, Schnittoperationen oder Laparoskopie

— **Sekundärprophylaxe:** Steigerung der Diurese, Ernährungsumstellung, Gewichtsabbau bei Adipositas, Stressvermeidung, Infektbehandlung und ggf. Verbesserung des Harnabflusses, ggf. spezielle medikamentöse Therapie der vorliegenden Stoffwechselstörungen

▼

Urologische Verletzungen

J.P. Radtke, G. Schönberg, M. Hohenfellner

R. Hautmann, J. E. Gschwend (Hrsg.), *Urologie*,
DOI 10.1007/978-3-642-34319-3_11, © Springer-Verlag Berlin Heidelberg 2014

11.1 Polytraumamanagement, generelle Diagnostik und Symptomatik

11.1.1 Ätiologie

Generell werden Verletzungsmuster im Bereich des Urogenitaltraktes in iatrogene Verletzungen, die am häufigsten im Rahmen urogynäkologischer oder viszeralchirurgischer Operationen entstehen, und externe Traumata, so beispielsweise durch Verkehrsunfälle, gegliedert.

❯❯ Etwa ¾ aller urologischen Verletzungen entstehen im Rahmen von Polytraumata.

> **Pathomechanismen bei stumpfen und penetrierenden Traumata**
> - Stumpfe Verletzungen
>   - Dezelerationen: Gefäß-, Ureter- und Urethraeinrisse bzw. -abrisse
>   - Quetschungen: Rupturen von Niere, Harnblase
>   - Aufreittraumen der Dammregionen (Straddle-Trauma), häufig vergesellschaftet mit Pfählungsverletzungen und weiteren Organverletzungen (Rektum, Beckenring)
> - Penetrierende Traumata:
>   - Hochgeschwindigkeitsgeschosse: lokalisierte, thermische Verletzungen und Nekrosen
>   - Geschosse niedriger Geschwindigkeit: Gewebszerreißungen
>   - Messerstichverletzungen

11.1.2 Externe Traumata

Externe urologische Traumata, seien sie stumpfer oder penetrierender Natur, bedürfen auch bei klinisch stabiler Situation einer zeitnahen Evaluierung bereits bei initialer Vorstellung des Patienten. Hier sind zwei Aspekte wichtig:

Im zeitgemäßen Polytraumamanagement spielt die Bildgebung durch eine Computertomographie des Abdomens eine zentrale Rolle. Eine späte Kontrastmitteluntersuchung mit Bildern der exkretorischen Phase der Niere kann eine schnelle Beurteilung der ableitenden Harnwege ermöglichen. Ebenso können Zystogramme computertomographisch durchgeführt werden.

❶ Eine verspätete Diagnostik kann zu einer erhöhten Komplikationsrate führen.

Auch kann bei einem möglicherweise konservativ geplantem therapeutischen Konzept, nach adäquater Diagnostik, eine intraoperative Evaluation urologischer Verletzungen erfolgen, wenn eine chirurgische Versorgung durch andere Fachgebiete notwendig ist.

Auf der anderen Seite sollten bei hämodynamisch und klinisch instabilen Patienten urologische Verletzungen neben denen anderer Fachgebiete beurteilt werden. Urologische Verletzungen können oftmals erst im Verlauf und nicht initial rekonstruktiv therapiert werden. Im Fall einer Ureterverletzung und begleitenden lebensbedrohlichen Verletzungen kann beispielsweise eine Urinableitung zunächst mittels perkutaner Nephrostomie erfolgen und der Ureter im Anschluss an die Stabilisierungs- und Erholungsphase nach Polytrauma rekonstruiert werden.

11.1.3 Management von Polytraumata

Das Managem ent von polytraumatisierten Patienten bedarf einer interdisziplinären Kooperation mit arbeitsteiliger Beziehung der beteiligten Fachrichtungen, um den polytraumatisierten Patienten schnell einer adäquaten Therapie zuzuführen. Eine besondere Herausforderung stellt für den erstversorgenden Notarzt der Massenanfall von Verletzten dar. Bis zum Eintreffen des diensthabenden leitenden Notarztes muss der erst-eintreffende Notarzt diese Funktion übernehmen. Der Wechsel weg von der Individualmedizin und hin zur Triage ist hierbei insbesondere schwierig. Die Indikation der Individualtriage ist hierbei der Massenanfall an Verletzten, der in westlichen Industrieländern nur selten, so bei Verkehrsunfällen o. ä., vorkommt.

Das präklinische Management unterliegt einem festen Reglement, festgelegt durch das jeweilige Schockraumteam. Insbesondere gilt dies auch für die Selektion von Patienten und initiale Beurteilung der Schwere der Verletzungen.

Initiale Beurteilung von polytraumatisierten Patienten und Triage

Die generell akzeptierten Prinzipien der Triage von polytraumatisierten Patienten unterteilt diese, nach Frykberg, in vier Gruppen:
- **Patienten, deren Leben akut bedroht ist** und die einer Intervention bedürfen aufgrund von:
  - **A** airway compromise: Kompromittierung der Atemwege

- **B** breathing failure: Pneumothorax oder offene Thoraxwunden
- **C** circulatory compromise: Kardiozirkulatorisches Versagen durch externe Hämorrhagien
- **Patienten mit schweren, nicht-lebensbedrohlichen Verletzungen:** Die Behandlung kann mit einer akzeptablen Verzögerung erfolgen, hier sind Frakturen, Verletzungen der Gefäße, der Extremitäten und von Weichteilgewebe zu nennen.
- **Ambulante Patienten mit kleinen Verletzungen**
- **Schwerstverletzte Patienten:** Die Behandlung nimmt Ressourcen und Zeit in Anspruch, die somit zeitnahen Versorgung anderer Patienten mit weniger schweren Verletzungen fehlt. In diese Gruppe fallen Patienten mit extensiven Kopfverletzungen, Verletzungen des zentralen Nervensystems oder Kreislaufstillstand.

Nach der **ABCDE-Regel** des Advanced-Trauma-Life-Support-Konzepts (ATLS) sollte eine schnelle Beurteilung der Situation des Polytraumatisierten erfolgen:

- **A** Airway: Atemwege
- **B** Breathing: Beatmung
- **C** Circulation: Kreislauf
- **D** Disability: Neurologische Defizite
- **E** Exposure: Weitere Untersuchungen

Die urologische Konsultation im Schockraum betrifft, wie bereits zuvor erwähnt, aufgrund der in der Regel nicht akut lebensbedrohlichen Schwere von urologischen Verletzungen, hauptsächlich Patienten der Triage-Gruppen 2 und 3. Erst nach Durchführung der Erstversorgung nach dem ATLS-Konzept sollte eine Versorgung der urologischen Verletzungen erfolgen.

Verdeutlicht wird dieses Prinzip dadurch, dass selbst große Nierenparenchym- oder Nierengefäßeinrisse nur selten unmittelbar vital gefährdend sind, da sich die entstehenden Hämatome im geschlossenen Retroperitoneum selbst tamponieren.

Diagnostik und Symptomatik

Die Evaluation von Patienten mit penetrierendem oder stumpfem Abdominal- oder Beckentrauma muss bildgebende Verfahren umfassen. Schnell verfügbar, kostengünstig und aus strahlenhygienischer Sicht hocheffektiv ist die **Abdominalsonographie**. Diese ist jedoch untersucherabhängig und erlaubt unter anderen keine Beurteilung der Harnleiter.

Im Rahmen des Polytraumamanagements spielt besonders die **Computertomographie** mit Kontrastmittel eine entscheidende Rolle. Vorteile liegen in der hohen Qualität der Bildgebung sowie der verkürzten Dauer einer umfassenden Diagnostik. Ebenfalls kann in der Akutdiagnostik ein **retrogrades Zysturethrogramm** erfolgen.

Weitere diagnostische Methoden umfassen kardiozirkulatorische und hämodynamische Überwachungen mittels ZVD, arteriellem Katheter und Monitoring des Patienten sowie das Infusionsurogramm, das jedoch aufgrund seines Zeitaufwandes in der Akutdiagnostik hinter der Computertomographie zurücksteht.

> **Tipp**
>
> Vor Einlage eines transurethralen Dauerkatheters sollte eine Traumabeteiligung der Urethra ausgeschlossen ist, um erhebliche Läsionen und Spätfolgen durch Katheterismus zu vermeiden (Via falsa, Unterminierung des Blasenhalses).

Im Rahmen der Polytraumadiagnostik können über die Diagnostik der Computertomographie hinaus die in der Übersicht aufgeführten Symptome Hinweise auf urologische Verletzungen sein.

> **Hinweise auf urologische Verletzungen**
> - Prellmarken
> - Flankentumor
> - Perineale Hämatome
> - Penishämatom
> - Hämaturie
> - Blutiger Meatus urethrae
> - Anurie
> - Beckenringfrakturen

> **Generelles Management von urologischen Verletzungen**
> - Urologische Traumata lassen sich in stumpfe und penetrierende Verletzungen unterteilen.
> - Die urologische Versorgung polytraumatisierter Patienten betrifft in der Regel Patienten mit nicht akut lebensbedrohlichen Verletzungen sowie ambulante Patienten (Triage-Gruppen 2 und 3) und erfolgt zumeist nach der Akutversorgung nach dem ATLS-Schema.
> - Die Akutdiagnostik ist die Domäne der kontrastmittelunterstützten Computertomographie. Desweiteren spielt die retrograde Urethrographie sowie die Sonographie eine wichtige Rolle.
>
> ▼

- Urologische Verletzungen sind selten primär lebensbedrohlich, jedoch vereinfacht die zeitnahe Diagnostik eine inadäquate Therapie mit konsekutiver Zunahme der Morbidität.
- Viele urologische Traumata lassen sich temporär therapieren (Harnleiterschiene, perkutaner Nephrostomiekatheter, suprapubischer und transurethraler Blasenkatheter) um eine endgültige rekonstruktive Therapie zeitlich verzögert nach der Stabilisierungsphase mit optimalen funktionellen Resultaten zu ermöglichen.

11.2   Nierenverletzungen

Grundsätzlich sollte bei allen stumpfen sowie penetrierenden Abdominaltraumata auch an eine Beteiligung der Niere gedacht werden, da diese bei 1–5 % aller Traumata beteiligt ist. Sie ist damit das am häufigsten verletzte Urogenital- und Abdominalorgan.

Nierentraumata sind selten akut lebensbedrohlich, meistens ist ein konservatives Therapiemanagement möglich.

11.2.1 Ätiologie

Der Verletzungshergang gliedert sich in stumpfe sowie penetrierende Verletzungen. **Stumpfe Traumata** rühren meistens von Verkehrsunfällen her und machen bis zu 50 % der Nierenverletzungen aus. Darüber hinaus sind häufige Ursachen Kontaktsportarten und tätliche Angriffe sowie Körperverletzungen. **Penetrierende Verletzungen** sind zumeist Schuss- und Stichverletzungen geschuldet und machen in urbanen Gegenden bis zu 20 % der Nierentraumata aus.

11.2.2 Symptomatik

Neben Abdominaltraumata sollte auch bei Stürzen aus großer Höhe, Verletzungen des Rückens, der thorakalen und lumbalen Wirbelsäule oder Thoraxtraumen eine Beteiligung der Nieren ausgeschlossen werden.

Das entscheidende Kriterium in der Diagnostik und den zeitlichen Möglichkeiten der Symptomerhebung von Nierentraumen ist die **hämodynamische Stabilität** des Patienten. Bei hämodynamisch instabilen Patienten ist die Diagnostik mittels Computertomographie dementsprechend zu forcieren.

Während der körperlichen Untersuchung des Patienten sind die in der Übersicht aufgeführten Symptome hinweisend auf eine mögliche Nierenbeteiligung.

Mögliche Begleitsymptome bei Nierenverletzungen
- Hämaturie
- Flankenschmerzen
- Flankenprellmarken
- Flankenschwellungen
- Abdominelle oder retroperitoneale Resistenzen
- Rippenfrakturen
- Abdominelle Distensionen

Die **Hämaturie** ist dabei das Kernsymptom der renalen Verletzung, jedoch mit geringer Sensitivität und Spezifität. Ebensowenig korreliert das Ausmaß der Hämaturie mit dem Grad des Traumas. Ausgedehnte Nierenverletzungen wie ein Pedikelabriss der Nierengefäße, ein Abriss des Ureters am pyelo-ureteralen Übergang oder eine Thrombose einer Segmentarterie nach Quetschläsion manifestieren sich beispielsweise nicht mit einer Hämaturie.

Weiterhin kann eine mittels Teststreifen nachgewiesene Mikrohämaturie auch bereits zuvor bestehenden intrarenalen Pathologien geschuldet sein. Zudem ist eine Mikrohämaturie mit einer falsch-negativen Detektionsrate von bis zu 3–10 % belastet und oftmals erst verzögert nachweisbar.

❶ Die Hämaturie ist ein unsicheres Symptom einer möglichen Nierenverletzung. Das Ausmaß einer Hämaturie oder die Abwesenheit ebendieser lässt keine Rückschlüsse auf den Grad eines Nierentraumas zu.

Serielle **Hämoglobinbestimmungen** und die Bestimmung der Vitalparameter des Patienten geben Rückschlüsse über die Notwendigkeit von Notfallmaßnahmen. Ein Abfall des Hämoglobinwertes in Zusammenschau mit dem Hämatokritwert und dem Bedarf von Bluttransfusionen ist ein indirekter Parameter für einen immanenten Blutverlust und wertvoll für die Entscheidungsfindung der weiteren Diagnostik.

Die Bestimmung des Serumkreatininwertes spielt in der Diagnostik von Nierenverletzungen nur insofern eine Rolle, als dass sie renale Funktionsstörungen vor dem Trauma detektieren kann.

11.2.3 Diagnostik

Neben der Anamnese und der klinischen Untersuchung sowie den Laborparametern kommt den bildgebenden Verfahren die entscheidende Bedeutung in der Diagnostik des Nierentraumas zu. Die Entscheidung über die Wahl des bildgebenden Verfahrens hängt maßgeblich von der klinischen Untersuchung und dem Verletzungsmechanismus ab.

Da die meisten Nierentraumata keiner akuten Intervention bedürfen, sollte initial eine Selektion derer Patienten erfolgen, denen eine erhöhte Strahlenbelastung und mögliche allergische Kontrastmittelreaktion erspart werden kann.

❯❯ Indikationen für eine radiologische Diagnostik sind Makrohämaturie, Mikrohämaturie, Patienten im Zustand des Kreislaufschocks sowie anamnestische Penetrations- und Dezelerationstraumata.

Sonographie Die Sonographie steht oftmals an erster Stelle der diagnostischen Untersuchungen des Abdominaltraumas. Abdominelle Flüssigkeit kann schnell non-invasiv, kostengünstig und ohne Exposition gegenüber Röntgenstrahlen detektiert werden. Die Ultraschalluntersuchung kann zügig Hämatome, Urinome und gegebenenfalls Nierenlazerationen nachweisen, jedoch nicht deren Tiefe und Ausmaß. Darüber hinaus sind keine Informationen über eine renale Exkretion oder eine Urinleckage möglich. Auch ist die Rate an falsch negative Sonographien zu erwähnen. Eine Rolle kommt der Sonographie in der Verlaufskontrolle stabiler Nierenlazerationen und konsekutiver Hämatome und Urinome zu. Stumpfe Nierentraumata sind mit Hilfe der Dopplersonographie besser beurteilbar als mit konventioneller Sonographie.

❯❯ Durch die Sonographie ist eine Selektion der Patienten mit stumpfem Nierentrauma möglich, die einer weiterführenden Diagnostik mittels Computertomographie bedürfen. Definitive Aussagen hinsichtlich der Schwere und des Ausmaßes eines Nierentraumas sind hingegen mittels Sonographie nicht möglich.

Ausscheidungsurogramm Das Ausscheidungsurogramm ist aufgrund der zeitlichen Verzögerung sowie der niedrigeren Bildqualität nicht mehr Methode der Wahl in der Diagnostik von Nierentraumata. Die Validität beschränkt sich auf die Extravasation und den Nachweis einer stummen Niere, der zumeist ein Zeichen des extensiven Nierentraumas oder einer Verletzung der Nierenstielgefäße ist. Extravasationen deuten auf eine höhergradige Nierenverletzung mit Zerreißung der Kapsel sowie Parenchym- und Nierenbeckenbeteiligung hin.

Single-shot-Ausscheidungsurogramm Bei Patienten in instabilem Zustand kann bei initialer Notwendigkeit zur operativen Laparotomie intraoperativ ein sog. One-shot-Ausscheidungsurogramm mit 2 ml/kg KG Kontrastmittel und einem planaren abdominellen Röntgenbild nach 10 Minuten durchgeführt werden. Während eine signifikante Wertigkeit bei penetrierenden Abdominaltraumen nicht nachgewiesen ist, besteht eine Indikation des One-shot-Ausscheidungsurogramms bei zusätzlicher Makrohämaturie oder Wunden im Bereich der Flanke.

Computertomographie Die Computertomographie ist der Goldstandard in der Diagnostik des stabilen Nierentraumas. Sie ist spezifischer und sensiver als das Ausscheidungsurogramm, die Sonographie und die Angiographie. Sie ermöglicht eine Definition von Kontusionen, die Lokalisierung der Verletzung und Lazeration sowie devitalisierte Segmente. Hämatome sind ebenso wie das Abdomen und das Becken beurteilbar. Darüber hinaus besitzt das CT eine hohe Auflösung und ermöglicht die Beurteilung der kontralateralen Niere. Im Rahmen einer Kontrastmitteluntersuchung kann darüber hinaus eine renale Pedikelverletzung detektiert werden. Moderne, schnelle Spiral-CT minimieren Bewegungsartefakte durch inadäquat kooperierende Patienten. Dreidimensionale digitale Rekonstruktionen verbessern die Beurteilbarkeit des Nierengefäßstiels. Ebenso sind CT-Urogramme mit Spätphasen nach 10–15 Minuten möglich, die Beteiligungen des Nierenbeckens und der Ureteren nachweisen können.

Kernspintomographie Die Kernspintomographie eignet sich aufgrund des verlängerten Zeitaufwandes, der Kosteneffektivität und des limitierten Zuganges zum Patienten während der Untersuchung zur initialen Diagnostik nach Nierentraumen nur dann, wenn eine Kontrastmittelallergie vorliegt oder keine Computertomographie verfügbar ist. Die Domäne liegt in der Verlaufskontrolle nach Nierentrauma und insbesondere in der Beurteilung von Lazerationen und einzelnen Fragmenten.

Angiographie Die Angiographie ist weitestgehend durch die Computertomographie verdrängt worden, kann jedoch in der Diagnostik von Lazerationen, Extravasationen und der Beurteilung von Nierenhilus-

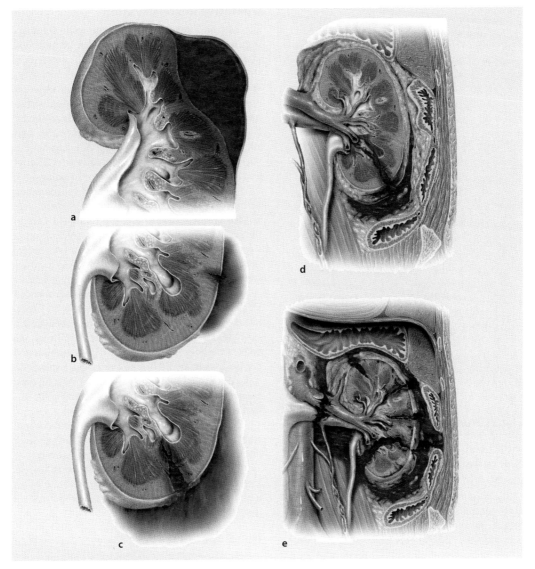

Abb. 11.1a–e Klassifikation des Nierentraumas. **a** Grad I: Nierenkontusion, **b** Grad II: Parenchymeinriss <1 cm, **c** Grad III: Parenchymeinriss >1 cm, **d** Grad IV: Parenchymverletzung mit Hohlsystembeteiligung, **e** Grad V: Nierenstielgefäßabriss, komplette Lazeration des Parenchyms

gefäßen eingesetzt werden. Indikationen bestehen darüber hinaus bei unklarem Computertomographiebefund und falls die Patienten einer radiologischen Intervention von Hämorrhagien unterzogen werden sollen. Darüber hinaus kann die Ursache von nichtvisualisierten Nieren im Ausscheidungsurogramm beurteilt werden:

- Kompletter Abriss der Nierenstielgefäße
- Nierenarterienthrombose
- Gefäßspasmus nach Kontusion

11.2.4 Klassifikation

Die formale und morphologische Klassifikation des Nierentraumas erfolgt nach Moore (American Association for the Surgery of Trauma, AAST) und den EAU-Leitlinien aus 2008 (European Urological Association) in fünf Graden (Abb. 11.1 und Tab. 11.1). Sie orientiert sich an der klinischen und bildgebenden Diagnostik (Sonographie, Ausscheidungsurogramm, Computertomographie).

◻ **Tab. 11.1** Gradeinteilungen des Nierentraumas nach Moore

Grad	Pathologisch-anatomischer, radiologischer Befund
I	Nierenkontusion oder Subkapsuläres Hämatom, das sich nicht ausdehnt Keine Parenchymläsion
II	Sich nicht ausdehnendes perirenales Hämatom Kortikaler Parenchymeinriss <1 cm tief, keine Extravasationen
III	Kortikaler Parenchymeinriss >1 cm tief, keine Extravasationen
IV	Parenchymverletzung über die kortiko-medulläre Grenze in das Hohlsystem oder Arterielle oder venöse Gefäßverletzung eines Segmentes mit Hämatom
V	Ausgedehnte Parenchymverletzung mit Zertrümmerung oder Gefäßverletzung des Nierenstils mit Massenblutung

11.2.5 Therapie

Indikationen für eine explorative Nierenfreilegung

Ziel der Therapie von Patienten mit Nierentrauma ist die Minimierung der Morbidität und die Erhaltung der renalen Funktion. Obwohl die Notwendigkeit einer operativen Nierenfreilegung durch ein Nomogramm, dass den Verletzungsmechanismus, erforderliche Transfusionen von Blutprodukten und Harnstoff im Serum, das Serumkreatinin und den Grad des Nierentraumas beinhaltet, beurteilt werden kann, ist das Management eines Nierentraumas in erster Linie davon abhängig, ob begleitende abdominelle Verletzungen operativ exploriert werden, oder nicht.

❯ Eine absolute Indikation zur operativen Evaluation ist die lebensbedrohliche hämodynamische Instabilität.

Ebenso ist ein im Rahmen der abdominellen Exploration beobachtetes, pulsatiles Hämatom, ein Nierentrauma Grad V sowie eine mit Hilfe bildgebender Verfahren nicht sichere Beurteilbarkeit der Niere eine Indikation zur Freilegung.

Operative Rekonstruktion

Die Rate an Explorationen von stumpfen Traumata liegt bei unter 10% und dürfte in den kommenden Jahren weiter abnehmen, da immer mehr Zentren ein streng konservatives Management dieser Patienten bevorzugen. Aufgrund der zuvor genannten Ziele der explorativen Nierenfreilegung sollte ein transperitonealer operativer Zugang bevorzugt werden, da so der Nierenhilus und somit die Nierengefäße sicher und zügig erreicht werden. Die temporäre Ligatur der Nierengefäße während der Exploration gewährleistet eine sichere Beurteilbarkeit und Rekonstruktion.

Eine Nephrektomie im Rahmen der Exploration ist bei 13% der Patienten notwendig, insbesondere im kardiogenen Schock oder bei multiplen Lazerationen. Alle penetrierende Traumata sollten mittels eines transabdominellen Zugangs exploriert werden, um eine Beurteilung der kontralateralen Niere und der Abdominalorgane sowie der Gefäße zu ermöglichen.

Im Falle eines Urinoms, eines sich ausdehnenden Hämatoms oder einer aktiven Blutung sollte die Exploration eine Eröffnung der Gerota-Faszie beinhalten. Im Falle eines stabilen Hämatoms ist diese Eröffnung nicht notwendig. Eine Inspektion des Nierenhilus und der Gefäße genügt. Zu Beginn einer jeden Exploration sollte die Exploration der Niere stehen. Nur im Falle einer hämodynamisch instabilen Blutung sollte zunächst die Begutachtung des Hilus erfolgen.

Eine Verletzung der renalen Gefäße ist selten und eine Rekonstruktion nur im Fall einer Einzelnierigkeit oder bei bilateralen Nierenverletzungen sinnvoll.

Eine zunehmend mit in ausgewählten Fällen viel Erfolg angewandt Alternative zur Laparotomie stellen die Arteriographie und selektive Embolisation zur Kontrolle der Hämorrhagie dar.

Nicht-operatives Vorgehen

Aufgrund der seltener werdenden Indikationen zur explorative Nierenfreilegung wird deutlich, dass das konservative Management die Therapie der Wahl bei einem Großteil der Nierenverletzungen darstellt.

❯ 80–90% der Patienten mit stumpfem Nierentrauma werden konservativ behandelt.

Bei stabilen Patienten sollte initial eine absolute Bettruhe, eine ausreichende Flüssigkeitszufuhr, eine Antikoagulation und eine antibiotische Prophylaxe erfolgen. Diese primäre Therapie gewährleistet eine niedrigere Nephrektomie-Rate bei nicht steigender Morbidität und einem Therapieversagen in lediglich 5% der Fälle.

Alle Nierentraumata **Grad I und II** können konservativ behandelt werden, unabhängig davon, ob sie stumpf oder penetrierend sind. In nahezu allen Studien ist bei Nierentraumata **Grad III** ein abwartendes, konservatives Therapiemanagement mit verbesserten Resultaten hinsichtlich der Morbidität empfohlen.

Die meisten höhergradigen Nierentraumata (**Grad IV und V**) sind oftmals mit Begleitverletzungen assoziiert, wodurch eine erhöhte Rate an explorativen Nierenfreilegungen und Nephrektomien erklärt wird, obgleich eine steigende Anzahl an Studien ein ebenfalls abwartendes Management empfiehlt.

Penetrierende Wunden werden in der Regel chirurgisch exploriert. Bei stabilen Patienten sollte dennoch zunächst ein komplettes Staging mit bildgebenden Verfahren erfolgen. Explorationen der Niere sollten bei Beteiligung des Hilus, Zeichen einer aktiven Blutung, Ureterverletzungen oder Lazerationen des Hohlsystems erfolgen.

Postoperatives Management und Verlaufskontrollen

Bei erfolgreich konservativ behandelten Patienten bestehen, assoziiert mit höheren Verletzungsgraden, einige postoperative Risiken. Wiederholte bildgebende Verfahren mittels Computertomographie oder Kernspintomographie sollten, insbesondere bei Verletzungen Grad III–V, nach 2–4 Tagen und nach drei Monaten erfolgen. Zudem sollten Verlaufskontrollen bei Patienten mit Fieber, negativer Kinetik des Hämoglobins oder signifikanten Flankenschmerzen erfolgen.

Eine Nierenfunktionsszintigraphie ist zur Verlaufskontrolle der exkretorischen Nierenfunktion vor Entlassung des Patienten sinnvoll.

Ein Benefit von Ausscheidungsurogrammen zur Verlaufskontrolle nach drei Monaten wird in der Fachliteratur nicht beschrieben, ist jedoch im dreimonatlichen posttraumatischen Intervall nach höhergradigen Traumata sinnvoll. Regelmäßige Nachsorgeuntersuchungen sollten darüber hinaus bis zur Heilung des Patienten erfolgen und körperliche Untersuchungen, Urinanalysen, radiologische Verlaufskontrollen (individuelle Entscheidung) und die Bestimmung von Nierenfunktionsparametern im Serum beinhalten.

11.2.6 Komplikationen

Frühe Komplikationen manifestieren sich im ersten Monat nach dem Nierentrauma in Form von Blutungen, arteriovenöse Fisteln mit Beteiligung der Arteria renalis, perinephritische Abszesse, Urinfisteln, Urinome und Extravasationen.

Langzeitkomplikationen, die zumeist einige Wochen nach der Nierenverletzung auftreten, sind Blu-

tungen, Hydronephrosen, Nierensteine, chronische Pyelonephritiden, arterielle Hypertonie, arteriovenöse Fisteln, Pseudoaneurysmata und retroperitoneale Blutungen, die selten lebensbedrohlich sein können. Das präferierte Therapiemanagement ist in letztgenanntem Fall die selektive arteriographische Embolisation. **Perinephritische Abszesse** werden zumeist perkutan drainiert. Eine offene Drainage ist nur selten erforderlich, wobei das Risiko einer Nephrektomie bei offenen chirurgischen Revisionen aufgrund von narbig verändertem Bindegewebe erhöht ist. Eine **renale arterielle Hypertonie** (Inzidenz bei ca. 5 %) kann akut aufgrund eines perirenalen Hämatoms (Page-Niere) oder chronisch aufgrund von ebenfalls narbig verändertem Bindegewebe bestehen.

Eine weitere Langzeitkomplikation besteht durch die **reninvermittelte Hypertonie**. Ätiologien sind hier die Nierenarterienthrombose, Segmentarterienthrombosen, die Nierenarterienstenose (Goldblatt-Niere), devitalisierte Segmente und arteriovenöse Fisteln. Eine Therapieindikation besteht bei persistierender Hypertonie und umfasst die medikamentöse Therapie, die Exzision von avitalem Parenchym, die Gefäßrekonstruktion oder die Nephrektomie.

Urinextravasationen nach Rekonstruktion des Hohlsystems müssen oftmals nicht therapiert werden, solange keine begleitenden Infekte oder Obstruktionen vorliegen. Die Einlage von Harnleiterschienen oder perkutanen Nephrostomiekathetern gewährleistet zuverlässig eine Drainage und fördert das Abheilen aufgrund von niedrigen intrapelvinen Druckverhältnissen.

Arteriovenöse Fisteln persistieren häufig zeitlich verzögert und häufiger nach penetrierenden Verletzungen. Die Symptomatik umfasst eine signifikante Hämaturie, eine arterielle Hypertonie, Herzversagen und ein progressives Nierenversagen. Effektive Therapien bestehen in perkutanen Embolisationen oder Stentimplantation in die Arteria renalis. Bei größeren Fisteln kann eine offene operative Revision in Erwägung gezogen werden. Die Ausbildung von **Pseudoaneurysmata** ist eine seltene Komplikation nach stumpfen Nierentraumata. Therapie der Wahl ist hier ein endovesikales Stenting.

Nierenverletzungen

- **Symptomatik:** Kernsymptom ist die Hämaturie, deren Stärke jedoch keinen Schluss auf das Ausmaß des Traumas zulässt.
- **Diagnostik:** Bildgebung der Wahl in der Akutsituation ist die Computertomographie. Die Kernspintomographie spielt eine wichtige Rolle in der Verlaufskontrolle nach Nierentraumata, hat jedoch aufgrund des großen Zeitfaktors keinen Stellenwert in der Akutdiagnostik.
- **Therapie:**
  - 80–90 % der Patienten mit stumpfem Nierentrauma werden konservativ behandelt.
  - Absolute operative Indikation: hämodynamische Instabilität des Patienten, relative Indikationen: penetrierende Bauchtraumata und Beteiligungen des Nierenhilus
  - Verlaufskontrollen: Durch Computer- oder Kernspintomographie und Funktionsuntersuchungen (Nierenfunktionsszintigraphie)
- **Komplikationen:**
  - Frühzeitige Komplikationen: arteriovenöse Fisteln und Urinfisteln sowie Urinome
  - Langfristig Gefahr der renalen arteriellen Hypertonie, der Extravasationen und die reninvermittelte Hypertonie

11.3 Ureterverletzungen

Uretertraumen sind rar und aufgrund der anatomischen Lokalisation des Ureters nur für ca. 1 % der Verletzungen des Urogenitaltraktes verantwortlich. Nach dorsal ist der Ureter von der lumbalen Rückenmuskulatur und der Wirbelsäule geschützt, nach ventral und lateral von der abdominellen Muskulatur. Darüber hinaus ist der Ureter beweglich und flexibel. Ureterverletzungen können partiell sein oder die komplette Zirkumferenz umfassen und sowohl stumpfer als auch penetrierenden Traumata geschuldet sein. Am häufigsten sind iatrogene Verletzungen nach endourologischen und abdominellen Operationen oder Beckeneingriffen. Entscheidend ist bei Ureterverletzungen die schnelle Diagnostik, da eine Verzögerung ebendieser mit einer steigenden Mortalität einhergeht.

Tab. 11.2 Klassifikation von Harnleiterverletzungen nach Moore

Grad	Art der Verletzung
I	Hämatom
II	Durchtrennung <50 % des Harnleiterdurchmessers
III	Durchtrennung >50 % des Harnleiterdurchmessers
IV	Kompletter Abriss mit Devaskularisation <2 cm
V	Kompletter Abriss mit Devaskularisation >2 cm

11.3.1 Klassifikation

Die Klassifikation von Harnleiterverletzungen (Tab. 11.2) erfolgt nach Moore nach der American Association for the Surgery of Trauma, AAST) und den EAU-Leitlinien aus 2008 (European Urological Association) in fünf Graden.

11.3.2 Klinische Diagnostik

Der entscheidende Schritt einer operativ suffizienten Handlungsweise ist die umgehende Diagnostik. Voraussetzung hierfür ist ein hohes Maß an Verständnis für den Unfallmechanismus und die Lokalisation des Traumas. Nur so kann zeitnah eine notwendige apparative und intraoperative Diagnostik durchgeführt werden. Problematisch sind hierbei die fehlenden Hinweise im Blutbild sowie die fehlenden Symptome des Patienten. Zudem liegen oftmals begleitende Multiorganverletzungen vor, die zunächst im Fokus des Interesses stehen. Eine Hämaturie beispielsweise fehlt in 30–45 % der Patienten.

Die Diagnostik erfolgt somit in nahezu 2/3 der Fälle verspätet (Tage bis Wochen), wenn sich Symptome wie Fieber, Flankenschmerzen, Urinom, Erhöhung des Serum-Kreatinins, Hydronephrosen, Fisteln, Ileus oder Sepsis nachweisbar sind.

❶ An eine Verletzung der Harnleiter sollte bei jedem penetrierenden Trauma und stumpfen Dezelerationstraumata gedacht werden, bei denen das Nierenbecken mit hoher Kinetik entgegen der Harnleiter bewegt wird.

11.3.3 Apparative Diagnostik

In den letzten Jahren ist die **Computertomographie** zum wichtigsten Diagnostikum ureteraler Verletzungen geworden. Eine entscheidende spezielle Untersuchungstechnik ist dabei die Verwendung von Kontrastmittel, das in einer exkretorischer Phase von der Niere ausgeschieden wird und Bilder der bilateralen Nierenbecken, der Harnleiter und der Blase ermöglicht. Im Fall von Ureterverletzungen lassen sich hier Extravasationen oder Kontrastmittelabbrüche als Zeichen ganzer Harnleitertranssektionen besonders gut beurteilen.

Das **Ausscheidungsurogramm** ist das Mittel der Wahl, sollte eine Computertomographie nicht zur Verfügung stehen. Nachteile im Vergleich zur Computertomographie sind die häufig nur subtilen Ergebnisse mit verspäteter Ausscheidung einer der Nieren oder geringgradige Dilatation.

Eine weitere apparative Diagnostik ist mittels **retrograder Pyelographie** möglich, spielt jedoch aufgrund des Aufwands keine Rolle in der akuten Traumaversorgung.

11.3.4 Intraoperativer Befund

Da penetrierende Traumata durch eine explorative Laparotomie erstversorgt werden, ist die Diagnose einer Harnleiterverletzung oftmals im Rahmen der chirurgischen Intervention möglich. Intraoperativ gelingt oft eine direkte Visualisierung beider Ureteren und falls vorhanden, der Leckage. Neben Leckagen und Extravasationen können auch Durchblutungsstörungen, Kontusionen und Veränderungen der Harnleiterperistaltik beurteilt werden und Kontrastmitteluntersuchungen (Single-shot-Ausscheidungsurogramm) durchgeführt werden.

11.3.5 Externe Traumata

Stumpfe und penetrierende Uretertraumata sind selten und treten in lediglich 14 % der Fälle nach externem Trauma auf. Stumpfe Traumata werden zumeist bei Kindern durch schnelle Dezelerationen und Hyperextensionen der Wirbelsäule beobachtet. Die Häufigkeit penetrierender Traumen korrespondiert mit dem Zugang zu Waffen, da die meisten Verletzungen Schussverletzungen sind. Externe Traumen betreffen zumeist den mittleren und distalen Ureter, während proximale Verletzungen seltener zu verzeichnen sind.

> **Tipp**
>
> In fast 98 % aller Verletzungen sind Harnleitertraumata mit Verletzungen umgebender Organe vergesellschaftet, insbesondere im kleinen Becken (39–45 %), Leber, Milz, Nieren (10–28 %) und Blase sowie Iliakalgefäße.

11.3.6 Intraoperative und iatrogene Traumata

Die häufigste Harnleiterverletzung ist die **iatrogene**, die sowohl bei offenen als auch laparoskopischen chirurgischen Eingriffen sowie im Rahmen von Ureterorenoskopien entstehen kann. Am häufigsten entstehen diese im Rahmen gynäkologischer Operationen, gefolgt von urologischen und viszeralchirurgischen Eingriffen, unabhängig ob der Eingriff laparoskopisch oder offen durchgeführt worden ist.

11.3.7 Therapie

Partielle Verletzungen können als erst- und zweitgradigen Verletzungen definiert werden. Nach der Erstdiagnose können sie mit Harnleiterschienen oder Anlage von perkutanen Nephrostomiekathetern behandelt werden. Harnleiterschienen, sowohl antegrad, als auch retrograd platziert, stabilisieren dabei die Leckagestelle und verhindern die Ausbildung von Strikturen. Die Schienen sollten für drei Wochen verbleiben. Mit Hilfe von Ausscheidungsurogrammen sollten nach drei und nach sechs Monaten Verlaufskontrollen durchgeführt werden, oder wenn Infektionszeichen oder Flankenschmerzen auftreten. Bei Grad-III- und -IV-Verletzungen sollte im Rahmen der explorativen Laparotomie eine Harnleiterschienen-Versorgung und die Einlage einer Drainage erfolgen.

Prinzipiell bestehen Unterschiede in der operativen Versorgung von höhergradigen Harnleiterverletzungen je nachdem, wo die Leckage lokalisiert ist.

Im Bereich des **oberen Harnleiterdrittels** sind

- Uretero-Ureterostomien,
- Transuretero-Ureterostomien,
- Nierenbeckenplastik,
- eine Transposition der Vena renalis nach Gil-Vernet,
- ein intestinaler Harnleiterersatz (◘ Abb. 11.2),
- Ureterokalikostomien und als
- Ultima ratio die Nephrektomie möglich.

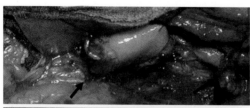

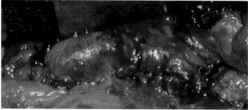

▣ Abb. 11.2 Harnleiterersatz mittels Ileum-Interponat

Defekte des **mittleren** und des **unteren Harnleiter-drittels** können wie folgt versorgt werden:
- Bildung eines Blasenlappens nach Boari und Implantation des Harnleiters (▣ Abb. 11.3)
- Direkte Reimplantation des Harnleiters
- Harnleiterneuimplantation mit Psoas-Hitch
- Harnleiterneuimplantation mit Boari-Blasen-lappen und ggf. mit Psoas-Hitch

Komplette Harnleiterabrisse bedürfen des Harnlei-terersatzes, falls eine Reimplantation des Harnleiters nach den oben genannten Verfahren nicht möglich ist, da alloplastisches Material nicht zur Verfügung steht. Hier kann die Niere mittels Gefäßtransposition der Vena renalis nach distal mobilisiert werden oder die Niere in die Fossa iliaca des Patienten autotransplan-tiert werden.

Harnleiterersatzverfahren sind sowohl mit Ileum als auch mit Kolon, der Appendix vermiformis, wenn

noch vorhanden, oder in Ausnahmefällen mit Meckel-schem Divertikel möglich.

> **Ureterverletzungen**
> - Ureterverletzungen sind aufgrund der geschützten Lage des Harnleiters selten.
> - **Diagnostik:** Eine möglichst zügige Diagnostik der Lokalisation und der Schwere (Computer-tomographie mit Kontrastmittelaufnahmen der exkretorischen Phase) ist wichtig für ein gutes postoperatives Ergebnis.
> - **Therapie:** Richtet sich nach dem Grad des Traumas, wobei geringgradige Traumen mit Harnleiterschienen und perkutanen Nephrostomiekathetern versorgt werden können. Höherggradige Harnleiterverletzun-gen werden entsprechend ihrer Lokalisation behandelt: Bei den häufigeren distalen Traumen ist die Bildung von Blasenlappen eine elegante Möglichkeit zur Defekt-überbrückung. Komplette Verletzungen von Harnleitern können mit Autotransplantationen oder Harnleiterersatzverfahren aus Darm behandelt werden.

11.4   Harnblasenverletzungen

11.4.1 Ätiologie

Traumatisch Stumpfe Verletzungen verursachen circa 67–86 %, penetrierende Verletzungen ca. 14–33 % der Harnblasenverletzungen. Die häufigste Ursache einer stumpfen Harnblasenverletzung ist der Verkehrsunfall (90 %), wobei vor allem bei gefüllter Harnblase die

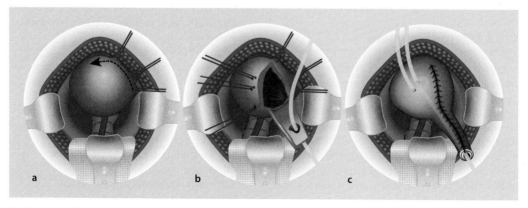

▣ Abb. 11.3 Bildung eines Blasenlappens nach Boari (Modifikation nach Übelhoer)

▣ Tab. 11.3 Klassifikation von Harnblasenverletzungen	
Grad	**Beschreibung**
I	Hämatom: Kontusion, intramurales Hämatom Lazeration: Partielle Harnblasenwandverdickung
II	Extraperitoneale Lazeration der Harnblasenwand <2 cm
III	Extraperitoneale Lazeration der Harnblasenwand >2 cm oder Intraperitoneale Lazeration der Harnblasenwand <2 cm
IV	Intraperitoneale Lazeration der Harnblasenwand >2 cm
V	Intraperitoneale oder extraperitoneale Lazeration der Harnblasenwand mit Beteiligung des Blasenhalses oder Trigonum vesicae (Ureterenostien)

chirurgischen Eingriffen (9–26 %). Während transurethraler Eingriffe ist die Verletzungsrate sehr gering (1 %), die Rate bei transvaginalen Eingriffen beträgt bis zu 8,3 % und steigt bei Inkontinenzeingriffen auf bis zu 13 % an.

11.4.2 Klassifikation

Die Verletzungen der Harnblase lassen sich in 5 Grade (▣ Tab. 11.3) nach der American Association for the Surgery of Trauma (AAST) einteilen, wobei eine Differenzierung zwischen intra- oder extraperitoneale Verletzung wesentlich ist (▣ Abb. 11.4).

11.4.3 Diagnostik und Symptomatik

❯ Die häufigsten Symptome bei Patienten mit einer schwerwiegenden Harnblasenverletzung sind die Makrohämaturie (82 %) und der abdominelle Druckschmerz (62 %).

Andere Symptome sind die akute Harnverhaltung und die abdominelle Schwellung. Bei extraperitonealen Verletzungen können Schwellungen und Hämatome im Perineum, Skrotum und Oberschenkel auftreten. Trotzdem weisen 2–10 % der Patienten mit Harnblasenverletzungen keine Makro- oder nur eine Mikrohämaturie auf. Blut am Meatus urethrae weist eher auf eine Harnröhrenverletzung hin.

Bei der Diagnostik der Harnblasenverletzung muss zwischen intraoperativer und traumatischer Verletzung, z. B. im Rahmen eines Polytraumas, bei der zunächst die Stabilisierung der Vitalfunktionen im Vordergrund steht, deutlich unterschieden werden.

Kraftübertragung des Anschnallgurtes für eine Ruptur der Harnblase verantwortlich ist. In über 70 % der Fälle sind stumpfe Harnblasenverletzungen mit Beckenfrakturen, vor allem Symphysensprengung, Iliosakral-Diasthese, Frakturen des Os sacrum, des Os ileum und des Os pubis assoziiert.

Iatrogen Die Harnblase ist das Organ im Urogenitaltrakt welches am häufigsten während Operationen im Unterbauch verletzt wird. Die meisten Verletzungen ereignen sich während gynäkologischer Operationen (52–61 %) gefolgt von urologischen (12–39 %) und

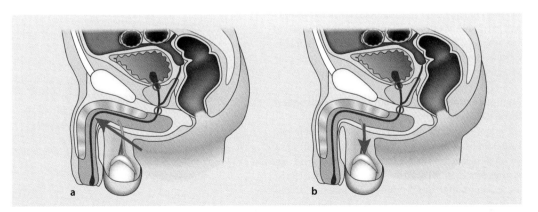

▣ Abb. 11.4a,b Verletzungsmuster bei Harnblasenverletzungen. **a** Extraperitoneales Verletzungsmuster mit Einwirkungsrichtung auf die Harnröhre. **b** Einwirkungsrichtung von intraperitoneal auf die Harnröhre

Im Rahmen des Schockraumprotokolls stellt die **Computertomographie** das Diagnostikum der Wahl dar (Sensitivität 95 %, Spezifität 100 %), bei der zusätzlich intra- und extraperitoneale, sowie Harnröhrenverletzungen und Begleitverletzungen des äußeren Genitals beurteilt werden können.

> **Tipp**
>
> Bei Verdacht auf eine Harnblasenverletzung sollte bei dem CT-Zystogramm jedoch auf eine ausreichende Füllung der Harnblase von mindestens 350 ml geachtet werden.

Bei intraoperativen Verletzungen stellt in Abhängigkeit der Operation (Inkontinenzoperationen) oder abdominelle Verletzungen (z. B. Hysterektomie) entweder die Zystoskopie oder das retrograde Zystogramm die Diagnostik der Wahl dar. Mit Hilfe der Zystoskopie können 85 % der nicht erwarteten iatrogenen Verletzungen der Harnblase diagnostiziert werden. Sie ist damit eine wichtige ergänzende Diagnostik.

Das **retrograde Zystogramm** hat, sofern auch laterale und postmiktionelle Aufnahmen mit ausreichendem Füllungsvolumen zwischen 350 und 400 ml durchgeführt werden, eine diagnostische Genauigkeit zur Detektion einer Harnblasenruptur zwischen 85–100 %.

Die Sonographie oder das Ausscheidungsurogramm spielen, ebenso wie die MRT, bei der Beurteilung einer Harnblasenverletzung, in der Akutsituation bei Schockraumpatienten, keine Rolle.

11.4.4 Therapie

Bei der Therapie unterscheidet man zwischen stumpfen extraperitonealen, stumpfen intraperitonealen, sowie penetrierenden Verletzungen. Bei polytraumatisierten Patienten steht zunächst die Stabilisierung und Erhaltung der Vitalfunktion im Vordergrund.

Stumpfe extraperitoneale Harnblasenverletzungen Bei extraperitonealen Harnblasenrupturen (Grad II–III) reicht eine Harnableitung über einen Harnblasenkatheter aus. In der Regel wird der Katheter für etwa 10 Tage belassen. Vor Katheterentfernung wird ein retrogrades Zystogramm zur Überprüfung der Harnblasenkontinuität durchgeführt. In seltenen Fällen muss der Katheter länger (bis zu 3 Wochen) in der Harnblase verbleiben. Bei extraperitonealen Harnblasenrupturen Grad V mit Beteiligung des Blasenhalses oder in die Harnblasenwand reichende Knochenfragmenten ist eine operative Sanierung erforderlich.

Stumpfe intraperitoneale Harnblasenverletzungen Intraperitoneale Harnblasenverletzungen (Grad III–V) sollten auf Grund der Schwere des Traumas mit massiver Lazeration, Begleitverletzungen und Peritonitisgefahr bei großen Urinomen operativ exploriert werden. Hierbei sollten abdominelle Organe auf mögliche Verletzungen exploriert und Urinome drainiert werden.

Penetrierende Harnblasenverletzungen Alle Harnblasenverletzungen, welche durch penetrierende Traumata verursacht werden, sollten operativ exploriert und saniert werden. Hierzu zählen insbesondere iatrogene Harnblasenverletzungen. Diese können sich während jedes abdominellen, pelvinen, vaginalen oder transurethralen Eingriffs ereignen, sind jedoch bei gynäkologischen und Inkontinenzoperationen am häufigsten, so dass bei diesen Operationen eine Zystoskopie erfolgen sollte. Wichtig ist es, noch während des Eingriffes die Verletzung zu erkennen. Der Verschluss der Harnblasenwand sollte zweischichtig mit resorbierbarem Fadenmaterial erfolgen (vaginal oder abdominell) mit anschließender Harnableitung mittels Harnblasenkatheter für etwa 10 Tage.

Harnblasenverletzungen

- Die häufigste Ursache einer stumpfen Harnblasenverletzung ist der Verkehrsunfall (90 %).
- Klassifikation: Die Verletzungen der Harnblase lassen sich nach der American Association for the Surgery of Trauma (AAST) in 5 Grade einteilen, wobei eine Differenzierung zwischen intra- oder extraperitoneale Verletzung wesentlich ist.
- Symptomatik: Häufigstes Symptom einer Harnblasenverletzung ist die Mikro- oder Makrohämaturie, in 2–10 % der Fälle fehlt dieses Symptom jedoch.
- Therapie: Bei stumpfen extraperitonealen Harnblasenrupturen (Grad II–III) reicht eine Harnableitung. Extraperitonealen Harnblasenrupturen Grad V oder stumpfe intraperitoneale Harnblasenverletzungen sollten operativ versorgt werden.

11.5 Urethraverletzungen

11.5.1 Anatomie

Die Anatomie der männlichen wie auch weiblichen Harnröhre ist in ▶ Kap. 2 ausführlich beschrieben.

11.5.2 Ätiologie

Posteriore Harnröhrenverletzungen

Stumpfe Traumata sind in über 90 % der Fälle für posteriore Harnröhrenverletzungen verantwortlich. Die häufigste Ursachen sind Verkehrsunfälle (70 %), Stürze aus großer Höhe (25 %) und Quetschverletzungen, wobei primär Beckenfrakturen wie die instabile Beckenfraktur, bilaterale Frakturen der Rami ossis pubis (**Straddle-Trauma** = stumpfes perineales Anpralltrauma) und Symphysenabsprengung, im Besonderen die Kombination aus Iliosakralgelenkssprengung (vertikale Scherkräfte) und Straddle-Trauma zu einer Verletzung der posterioren Harnröhre führen. Die männliche Harnröhre ist im Vergleich zur weiblichen Harnröhre deutlich häufiger betroffen (4–19 % im Vergleich zu 0–6 %). Massive Scherkräfte bei Quetsch- oder Dezelerationstraumata führen zu einem Abriss der prostatischen Harnröhre von der Pars membranacea.

Anteriore Harnröhrenverletzungen

Iatrogene Harnröhrenverletzungen Das iatrogene Einführen von Instrumenten, falsche Kathetereinlage oder zu lange Katheterliegezeiten gelten als die häufigsten Ursachen für anteriore Harnröhrenverletzungen und sind in 32 % für meist bulbäre Strikturen verantwortlich. Meatusstrikturen werden vor allem durch einen zu großen Instrumentendurchmesser induziert, während bulbäre Strikturen durch ungenügendes Einführen von Gleitgelen bei lang andauernden Resektionen entstehen. Auch operative Verfahren wie die Prostatektomie bei Prostatakarzinom sind in Abhängigkeit des operativen Zugangs (laparoskopisch oder offen) verantwortlich für Harnröhren- oder Blasenhalsstrikturen (1,1–8,4 % vs. 2,2 %). Eine kombinierte Strahlentherapie, Brachytherapie oder vorangegangene TUR-P erhöhen ebenfalls das Risiko der Strikturbildung.

Stumpfe anteriore Harnröhrenverletzungen Stumpfe anteriore Harnröhrenverletzungen sind sehr viel seltener mit Beckenfrakturen assoziiert als posteriore Harnröhrenverletzungen. Sie sind deutlich häufiger bei Kindern als bei Erwachsenen und gewöhnlich durch Straddle- und Stoßverletzungen gegen das Perineum wie z. B. Fahrradlenker oder Zaunspitzen verursacht. Hierbei wird die relativ immobile bulbäre Harnröhre durch die direkte Krafteinwirkung von unten gegen das Os pubis verletzt.

Sexuell bedingte Harnröhrenverletzungen Harnröhrenverletzungen durch Geschlechtsverkehr, wie die Penisfraktur, bei der das Corpus cavernosum rupturiert, sind selten; in nur 20 % der Fälle kommt es hierbei zu einer Beteiligung der Harnröhre. Auch Verletzungen der Harnröhre durch transurethrale Einführung von Gegenständen in autoerotischer Absicht sind selten. Sie sind kurzstreckig, inkomplett und treten meist in der distalen penilen Harnröhre auf.

Andere Ursachen Seltene Ursachen sind ischämischer Genese wie z. B. bei kardiologischen Bypass-Operationen oder durch Inkontinenzprothesen bei Paraplegikern. Penetrierende Verletzungen resultieren aus Schuss-, Pfählungs- oder auch Hundebissverletzungen und gehen meist mit einer Beteiligung sowohl der bulbären Harnröhre, des Penis und Skrotums einher. Zusätzlich können das Rektum, oder die Vagina betroffen sein und Abszesse und Fisteln bilden.

11.5.3 Klassifikation

Unterschieden werden subdiaphragmale (penile, anteriore oder vordere) von supradiaphragmalen (bulbäre, posteriore oder hintere) Harnröhrenverletzungen (◩ Tab. 11.4).

11.5.4 Symptomatik

Blut am Meatus urethrae ist ein häufiges Symptom, welches sich in 37–93 % der Fälle bei posterioren und in 75 % der Fälle bei anterioren Harnröhrenverletzungen zeigt. Blut am Introitus vaginae ist bei 80 % der Patientinnen mit Beckenfrakturen und assoziierter Harnröhrenverletzung zu finden.

 Blut in der ersten Urinportion ist zwar ein unspezifischer, aber erster Hinweis einer möglichen Harnröhrenbeteiligung, wobei das Ausmaß der Blutung nicht in Korrelation zum Verletzungsgrad steht.

◻ **Tab. 11.4** Klassifikation der anterioren und posterioren Harnröhrenverletzungen

Grad	Beschreibung	Retrogrades Urethrogramm	Therapiemanagement
I	Dehnungsverletzung	Verlängerung der Harnröhre Kein Extravasat sichtbar	Keine Therapie notwendig
II	Kontusion	Blut am Meatus urethrae Kein Extravasat sichtbar	Konservatives Management: Transurethraler oder suprapubischer Harnblasendauerkatheter
III	Partieller Abriss der Harnröhre	Kontrastmittelextravasat an der Verletzung **mit** Kontrastmittelnachweis in der proximalen Harnröhre und Harnblase	Konservatives Mamagement: Transurethraler oder suprapubischer Harnblasendauerkatheter
IV	Kompletter Abriss der Harnröhre	Kontrastmittelextravasat an der Verletzung aber **ohne** Kontrastmittelnachweis in der proximalen Harnröhre und Harnblase	Suprapubischee Katheteranlage und chirurgische Intervention im Verlauf oder Primäre endoskopische Anastomosierung ± operative Snierung im Verlauf.
V	Partieller oder kompletter Abriss der posterioren Harnröhre mit Beteiligung des Blasenhalses oder Vagina	Kontrastmittelextravasat an der Verletzung ± Blut am vaginalen Introitus Kontrastmittelextravasat am Blasenhals während der suprapubischer Zystographie ± Kontrastmittelextravasat im Rektum oder Vagina	Primäre offene chirurgische Intervention

11

Tipp

Bei Blut am Meatus urethrae sollte bei stabilen Pateinten keine Dauerkatheter-Einlage erfolgen, sofern nicht mittels retrogradem Urethrogramm die Integrität der Harnröhre gesichert wurde. Bei instabilen Patienten kann vorsichtig ein transurethraler Katheter eingeführt, bei Widerstand oder Schwierigkeiten sollte ein suprapubischer Katheter eingelegt werden.

Schmerzen bei der Miktion (Algurie), Harnverhalt oder die Unfähigkeit zu miktionieren können weitere Hinweise für eine Desintegrität der Harnröhre sein.

Oberflächliche **Hämatome** bei anterioren Harnröhrenverletzungen können hilfreich sein, um die Ausbreitung der Verletzung abzuschätzen. Eine zylindrische Ausbreitung des Hämatoms deutet eine Verletzung innerhalb der Buck-Faszie an. Eine Verletzung der Colles-Faszie zeigt eine Ausbreitung des Hämatoms bis hin zum Skrotum und Perineum. Ein Hämatom oder Schwellung der Labia majores kann bei Beckenfrakturen auf ein Urinextravasat durch eine Harnröhrenverletzung hinweisen.

11.5.5 Diagnostik

Das **retrograde Urethrogramm** (RUG) stellt den Goldstandard zur Beurteilung von Harnröhrenverletzungen dar. Ein korrektes RUG beinhaltet eine Leeraufnahme des Penis in 30° Schräglage, anschließend Einführung eines Nelatonkatheters mit Blockung des Ballons mit 1-2 ml im Meatus urethrae und vorsichtige Gabe von circa 20-30 ml Kontrastmittel über den Katheter mit zusätzlich circa 2-3 Röntgenaufnahmen.

Das weitere Management richtet sich dann nach der Position und dem Ausmaß der Harnröhrenverletzung: Bei posterioren HR-Verletzungen erfolgt die suprapubische Katheter-Einlage und im Anschluss nach 3 Monaten die antegraden Kontrastmitteldarstellung über den suprapubischen Katheter zur Beurteilung der Harnröhrenverletzung.

Sollte die proximale Harnröhre weiterhin nicht darstellbar sein, folgt eine MRT oder flexible Zystoskopie über die Zystofixkatheter-Einstichstelle ggf. in Kombination mit einem retrograden Urethrogramm zur Beurteilung der Länge der Läsion.

Ultraschall, CT und **MRT** spielen bei der direkten Diagnostik der Verletzung keine Rolle, liefern aber wichtige Information im Rahmen der Schockraum bzw. postoperativen Diagnostik für Begleitverletzungen.

Die **Urethrozystoskopie** spielt in der initialen Diagnostik bei traumatischen Verletzungen im Rahmen von Polytraumata oder Verkehrsunfällen keine primäre Rolle, ist jedoch bei iatrogenen intraoperativen Verletzungen v. a. nach Inkontinenzoperationen und bei Frauen, bei denen eine retrograde Urethrographie auf Grund der Kürze der weiblichen Urethra nicht aussagekräftig ist, ein wichtiges Diagnostikum.

11.5.6 Therapie

Partielle anteriore Harnröhrenverletzungen

Hier erfolgt die Einlage eines suprapubischen Katheters für 4 Wochen oder die Dauerkathetereinlage. Vorteil des suprapubischen Katheters ist die Urinableitung ohne Manipulation an der Harnröhre. Dann erfolgt ein Miktionszystourethrogramm und bei suffizienter Harnröhre die Entfernung des Katheters.

Komplikationen Verursacht durch Extravasationen von Blut oder Urin können Abszesse entstehen. Darüber hinaus sind urethrokutane Fisteln, urethrale Divertikel, eine nekrotisierende Fasziitis und Infektionen möglich. Eine sofortige Urinableitung kann diese Komplikationen deutlich minimieren.

Offene anteriore Harnröhrenverletzungen

Männliche Harnröhrenverletzungen Offene Verletzungen, die im Rahmen einer Schussverletzung, eines Hundebisses oder Stabverletzungen entstanden sind und meist mit Verletzung des äußeren Genitales (Penis und Hoden) einhergehen, sollten unverzüglich operativ exploriert werden. Bei der operativen Exploration sollte eine wasserdichte, spannungsfreie Anastomose erreicht werden.

Bei komplettem Harnröhrenabriss (<1 cm), wird das Corpus spongiosum bis zur Verletzung mobilisiert, das distale und proximale Ende der Harnröhrenverletzung wird freigelegt, anschließend die Harnröhrenenden spatuliert und mittels End-zu-End-Anastomose über einen 14-Charr.-Katheter vernäht. Ein sorgfältiges Verschließen des Corpus spongiosum und der Haut verhindert eine Fistelbildung. Nach 10–14 Tagen erfolgt ein retrogrades Urethrogramm bei liegendem Katheter. Sollte kein Extravasat nachweisbar sein, kann der Katheter entfernt werden, bei nachweisbarem Extravasat, verbleibt der Katheter für eine weitere Woche und das retrograde Urethrogramm wird wiederholt.

Bei massiver Verletzung der Harnröhre (>1–1,5 cm), wenn keine direkte End-zu-End Anastomose sinnvoll erscheint, sollte nur eine Marsupialisation der Urethralenden durchgeführt und ein suprapubischer Katheter eingelegt werden. Nach frühestens 3 Monaten kann dann eine definitive Harnröhrenplastik durchgeführt werden.

Weibliche Harnröhrenverletzungen Die meisten weiblichen Harnröhrenverletzungen werden im Rahmen der Harnblasenverletzung primär mitversorgt, proximale Verletzungen werden über einen transvesikalen, distale Verletzungen über einen transvaginalen Zugang versorgt.

Posteriore Harnröhrenverletzungen

Bei partiellem Harnröhrenabriss erfolgt die Einlage eines suprapubischen oder transurethralen Katheters für zwei Wochen. Danach wird ein retrogrades Urethrogramm angefertigt. Bei kurzen Strikturen im Verlauf wird eine Dilatation oder Schlitzung durchgeführt, bei langstreckigen Stenosen eine End-zu-End-Anastomosierung.

Komplette Harnröhrenverletzungen

Bei einer kompletten Durchtrennung der Harnröhre gibt es zwei mögliche Vorgehensweisen, den primären und den verzögerten Harnröhrenverschluss.

Der **primäre Verschluss** beinhaltet sowohl das Einführen des Katheters über den Defekt, zumeist endoskopisch (flexible oder starr), und die Hämatomausräumung und Dissektion des prostatischen Apex (mit oder ohne Anastomosennähten) über einen Katheter, sowie Katheterzug oder perineale Zugnähte, um die Prostata in ihre ursprüngliche Lage zu positionieren.

Ein **sekundäres Vorgehen** besteht aus einer Harnröhrenplastik nach 2 Wochen, oder üblicherweise in einem sekundären Vorgehen 3 Monate nach dem Trauma. Auch eine endoskopische »Cut-to-the-light«-Inzision gehört zu den sekundären Vorgehensweisen (▣ Abb. 11.5)

Ein offenes primäres Vorgehen ist nur indiziert, wenn der Blasenhals oder das Rektum betroffen sind oder eine abdominelle oder pelvine Operation aufgrund der assoziierten Verletzung notwendig ist. Dies insbesondere, da Verletzungen am Blasenhals das Inkontinenz- und Knocheninfektionsrisiko steigern und mit einem erhöhten Fistel- und Abszessrisiko einhergehen.

Anteriore und posteriore partielle oder komplette Harnröhrenverletzungen werden primär mittels transurethraler oder suprapubischer Harnableitung ver-

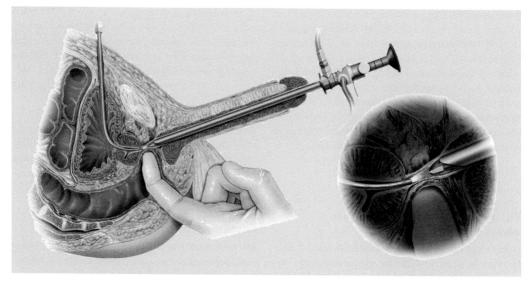

◧ Abb. 11.5 Cut-to-the-light Vorgehen bei Harnröhrenstriktur. (Aus Hohenfellner u. Santucci: Emergencyies in Urology, Springer 2007) (© Hohenfellner 2007)

sorgt. Nach 3 Monaten kann dann bei kleinen Strikturen <1 cm eine Harnröhren-Schlitzung oder Dilatation oder besser eine offene End-zu-End-Anastomose versucht werden. Bei Strikturen >1 cm ist zur Vermeidung einer Peniskrümmung eine Harnröhrenplastik indiziert.

Bei Beteiligung des Blasenhalses, des Rektums oder der Vagina sowie bei notwendiger operativer Primärversorgung bei abdominellen oder pelvinen Begleitverletzungen oder Frakturen kann primär endoskopisch eine End-zu-End-Anastomose durchgeführt werden, sofern die Verletzung der Harnröhre nicht größer als 1 cm beträgt. Bei längeren Verletzungen, ist eine Harnröhrenplastik nach 3 Monaten indiziert, bis dahin sollte mittels suprapubischem Katheter abgeleitet werden.

Eine Ausnahme bilden Harnröhrenverletzungen im Zusammenhang mit Penisfrakturen, hier wird die Harnröhre zeitgleich mit der Rekonstruktion des Corpus cavernosum durchgeführt.

Für die Harnröhrenplastik stehen mehrere operative Techniken zur Auswahl:

- Mundschleimhautplastik (Wange oder Lippe) als dorsales oder ventrales Onlay.
- Oberschenkel- oder Präputialhautplastik als Inlay- oder Onlay-Technik oder Präputialplastik als Schwenklappen. Bei kurzen Strikturen kann eine End-zu-End-Anastomosierung, bei längeren Strikturen eine »Augmented-roof-strip«-Anastomose erfolgen.

Harnröhrenverletzungen

- Unterschieden werden anteriore von posterioren Harnröhrenverletzungen.
- **Symptomatik:** Blut am Meatus urethrae ist ein unspezifisches, aber häufiges Symptom.
- **Diagnostik:** Goldstandard ist das retrograde Urethrogramm.
- **Therapie:**
  - Bei partiellen anterioren wie auch posterioren Harnröhrenverletzungen erfolgt zunächst idealerweise die Anlage eines suprapubischen Blasenkatheters.
  - Komplette anteriore Harnröhrenverletzungen können primär operativ mittels End-zu- End- Anastomose saniert werden.
  - Prinzipiell besteht bei kompletten Harnröhrenverletzungen die Möglichkeit der primären oder der zeitverzögerten sekundären Sanierung.
  - Eine primäre Sanierung ist indiziert, wenn der Blasenhals oder das Rektum betroffen sind oder eine abdominelle oder pelvine Operation aufgrund assoziierter Verletzungen notwendig ist.

11.6 Genitalverletzungen

11.6.1 Ätiologie

2–10 % der ins Krankenhaus eingelieferten Patienten haben Verletzungen des Urogenitaltrakts, davon sind 33–66 % mit Verletzungen des äußeren Genitals assoziiert. Männer (am häufigsten im Alter von 15–40 Jahren) sind aufgrund des anatomischen Unterschieds, der vermehrten Exposition von Gewalt und Teilnahme an risikoreichen Sportarten und der höheren Beteiligung an Verkehrsunfällen häufiger betroffen als Frauen. Zu den risikoreichen Sportarten, die mit einem erhöhten Hodentrauma assoziiert sind zählen Off-road-Mountainbiking, Motorradfahren, Inline-Hockey und Rugby, wobei unilaterale Verletzungen des Skrotums bzw. der Testes dabei deutlich häufiger vertreten sind als eine bilaterale (1 %).

50 % der stumpfen Skrotaltraumata gehen mit einer Ruptur der Tunica albuginea testis einher, verursacht durch starke Kompression des Hodens gegen das Os pubis.

Bei der **Hodendislokation** unterscheidet man eine internen Dislokation mit Lokalisation des Hodens im äußeren Inguinalring, im Inguinalkanal oder abdominell oder externe Dislokation mit Lokalisation im Subkutangewebe.

Stumpfe Verletzungen sind mit 80 % die häufigste Ursache urogenitaler Verletzungen, wobei assoziierte Verletzungen der Harnblase, Vagina und Rektum bei Frauen häufiger auftreten.

20 % der Verletzungen sind auf **penetrierende Traumata** wie Schuss- oder Stichverletzungen zurückzuführen. Patienten dieser Risikogruppe haben zudem ein signifikant höheres HIV- und Hepatitis-B/C-Risiko im Vergleich zur Normalbevölkerung, was bei der Wundversorgung durch medizinisches Personal beachtet werden sollte.

Bei **Kindern** sieht man penetrierende Verletzungen am häufigsten im Rahmen von Straddle-Traumata oder Lazerationen der Genitalhaut durch das Fallen auf spitze Gegenstände (Zaunspitze).

Die **Penisfraktur** zeichnet sich durch die Ruptur der Tunica albuginea im erigierten Zustand aus und stellt eine sehr seltene Penisverletzungen dar. Die häufigsten Fälle ereignen sich jedoch vor allem bei außerehelichem Geschlechtsverkehr in ungewöhnlichen Lokalisationen (Auto, Büro, Aufzüge, öffentlichen Toiletten) unter Stresssituation. Beim Geschlechtsverkehr rutscht der erigierte Penis aus der Vagina und stößt gegen das Os pubis oder Perineum. Unter der Krafteinwirkung rupturiert die Tunica albuginea, welche die Corpora cavernosae als fest Hülle umgibt. Die Ruptur wird oft von einem knackenden oder schnalzenden Geräusch begleitet und geht mit einer umgehende Detumeszenz des Penis und nachfolgender Hämatombildung am Penisschaft einher.

❗ Unabhängig vom Alter des Patienten muss sexueller Missbrauch als mögliche Ursache eines Genitaltraumas bedacht werden. 42 % der Missbrauchsfälle weisen auch Verletzungen am äußeren Genitale auf.

11.6.2 Klassifikation

Die Verletzungen des äußeren Genitale werden nach der American Association for the Surgery of Trauma (AAST) in Verletzungen der Vagina und Vulva sowie des Skrotums und der Testis unterteilt (◻ Tab. 11.5, ◻ Tab. 11.6).

11.6.3 Symptomatik und Diagnostik

Typische Symptome der stumpfen Verletzungen sind Hämatome und Schwellungen am äußeren Genitale

◻ **Tab. 11.5** Klassifikation der Verletzungen des weiblichen äußeren Genitals

Grad	Beschreibung Vagina	Beschreibung Vulva
I	Kontusion oder Hämatom	Kontusion oder Hämatom
II	Oberflächliche Lazeration (nur Schleimhaut)	Oberflächliche Lazeration (nur Haut)
III	Tiefe Lazeration (Fett- oder Muskelgewebe)	Tiefe Lazeration (Fett- oder Muskelgewebe)
IV	Komplexe Lazeration (Zervix oder Peritoneum)	Avulsion (Haut- Fett oder Muskelgewebe)
V	Verletzung benachbarter Organe (Anus, Rektum, Urethra, Harnblase)	Verletzung benachbarter Organe (Anus, Rektum, Urethra, Harnblase)

◪ **Tab. 11.6** Klassifikation der Verletzungen des männlichen äußeren Genitals

Grad	Beschreibung Testis	Beschreibung Skrotum
I	Kontusion oder Hämatom	Kontusion
II	Subklinische Lazeration der Tunica albuginea	Lazeration <25 % des Skrotaldurchmessers
III	Lazeration der Tunica albuginea mit <50 % Parenchymverlust	Lazeration >25 % des Skrotaldurchmessers
IV	Ausgeprägte Lazerationen der Tunica albuginea mit >50 % Parenchymverlust	Avulsion <50 %
V	Komplette testikuläre Destruktion oder Avulsion	Avulsion >50 %

sowie Mikro- und Makrohämaturie bei Beteiligung von Harnröhrenverletzungen, Blut am Meatus urethrae oder am Introitus vaginale, Algurie oder akute Harnverhaltung.

Penetrierende Verletzungen sind meist mit komplexen Verletzungsmuster und Verletzungen von Nachbarorganen assoziiert, wobei deren Ausmaß stark mit dem Kaliber der Schusswaffe zusammenhängt.

Die **bildgebende Diagnostik** richtet sich in erster Linie nach der Traumaursache und der Gewalteinwirkung. Bei starker Gewalteinwirkung (Schuss- oder Stichverletzungen, Autounfall, Sturz aus großer Höhe) erfolgt eine Abklärung mittels Computertomographie im Rahmen des Schockraumprotokolls.

Bei der Penisfraktur beispielsweise reicht zur Beurteilung eine Harnröhrenbeteiligung ein retrogrades Urethrogramm aus, zur Beurteilung einer Diskontinuität der Tunica albuginea kann eine Sonographie hilfreich sein, ein sicheres Diagnostikum stellt jedoch die MRT dar.

❯ Bei allen penetrierenden Verletzungen beim Mann sollte immer ein retrogrades Urethrogramm zur Beurteilung der Harnröhre durchgeführt werden, sofern der Patient stabil ist.

Hoden-/Skrotaltrauma Ein Hodentrauma ist meist sehr schmerzhaft und geht mit Übelkeit, Erbrechen und Ohnmacht einher, das Skrotum ist druckempfindlich und geschwollen, dabei ist der Hoden oft schwierig zu palpieren. Zur Beurteilung einer intra- oder extratestikulären Blutung, Integrität der Tunica vaginalis testis oder Hodenkontusion ist eine Ultraschalluntersuchung mit Linearschallkopf (mindestens 7,5 MHz, bei Kindern 10–12 MHz) durchzuführen. Farb-Doppler oder Duplex-Ultraschall können zusätzliche Informationen zur Hodenperfusion geben. Im Zweifel kann eine MRT zur Beurteilung der Hodenhüllen durchgeführt werden.

Stumpfe Genitaltraumata bei Frauen Hier sollte wegen der hohen Wahrscheinlichkeit von Begleitverletzungen eine weitere Diagnostik mittels CT oder MRT des Beckens und einer gynäkologischen Untersuchung mit Spekula erfolgen.

Sexueller Missbrauch Bei sexuellem Missbrauch muss der besonderen psychischen Belastung der Patienten Rechnung getragen werden. Bei Verdachtsfällen ist eine rechtmedizinische Untersuchung mit ausreichend vaginalen oder auch rektalen Abstrichen zur Asservierung und Detektion von Spermatozoen oder anderem Material sowie eine Fotodokumentation unverzichtbar. Gegebenenfalls muss die Untersuchung in Narkose durchgeführt werden. Eine zugrunde liegende Straftat sollte zur Anzeige gebracht werden.

11.6.4 Therapie

Stumpfes Penistrauma Bei intakter Tunica albuginea ist keine operative Intervention nötig, lediglich körperliche Schonung, Kühlen und Hochlegen der Hoden sowie die Gabe nichtsteroidaler Analgetika sind ausreichend. Bei Ruptur der Tunica albuginea ist ein zeitnaher operativer Verschluss der Tunica albuginea und ggf. zeitgleicher Sanierung der Harnröhre zur Minimierung posttraumatischer Komplikationen wie erektile Dysfunktion, Fistel- und Abszessbildung, Peniskrümmung, Fibrose, oder Hämatome indiziert.

Penetrierendes Penistrauma Bei penetrierenden Penisverletzungen wird eine operative Exploration empfohlen, es sei denn, die Buck-Faszie ist intakt, dann ist auch ein konservatives Management vertretbar.

Stumpfes Hodentrauma Hämatozelen, welche die dreifache Größe des Gegenhodens überschreiten, sollten operativ saniert werden, um das Risiko einer späteren Orchiektomie zu minimieren, kleinere Hämatozelen können konservativ therapiert werden. Eine Ruptur der Tunica albuginea muss operativ verschlossen werden, um einen Erhalt der endokrinen und fertilen Funktion des Hodens zu gewährleisten.

Penetrierendes Hodentrauma Sie erfordern ein direktes operatives Débridement mit Rekonstruktion der Hodenhüllen oder eine Orchiektomie, falls der Patient instabil oder eine Rekonstruktion nicht mehr möglich ist. Eine Vaso-Vasostomie kann ggf. sekundär nach Rehabilitation des Patienten durchgeführt werden.

Verletzungen des äußeren Genitals der Frau Miktionsbeschwerden sind bei Vulva- und perinealen Verletzungen häufig, an eine Harnableitung sollte daher gedacht werden. Hämatome, auch wenn hämodynamisch relevant, können zumeist konservativ mit Kühlung behandelt werden. Bei massiven Hämatomen ist auch hier eine operative Ausräumung nötig. Lazerationen der Vulva oder Vagina könne durch primäre Naht versorgt werden.

❯ Bei allen äußeren Verletzungen ist auf eine antibiotische Abdeckung und ausreichenden Tetanusschutz zu achten, sofern die letzte Auffrischung mehr als 5 Jahre zurück liegt, sollte aktiv (Tetanustoxin-Boost) und passiv (250 IE humanes Tetanusimmunglobulin) geimpft werden.

Genitalverletzungen
— Männer im Alter zwischen 15 und 40 Jahren erleiden am häufigsten Genitaltraumen.
— Zu beachten gilt eine mögliche Beteiligung der Harnröhre.
— In der Regel sind stumpfe Genitaltraumata eher konservativ und penetrierende Verletzungen eher operativ zu behandeln.

Andrologie, Infertilität und erektile Dysfunktion

S. Kliesch, D.K. Osmonov, C.M. Naumann, K.-P. Jünemann

R. Hautmann, J. E. Gschwend (Hrsg.), *Urologie*,
DOI 10.1007/978-3-642-34319-3_12, © Springer-Verlag Berlin Heidelberg 2014

12.1 Fertilitätsstörungen des Mannes

S. Kliesch

12.1.1 Epidemiologie und Ätiologie

> Bleibt eine Partnerschaft trotz regelmäßigen ungeschützten Geschlechtsverkehrs über einen Zeitraum von einem Jahr ohne den gewünschten Eintritt einer Schwangerschaft, so wird eine männliche Fertilitätsstörung angenommen, sofern keine offensichtliche organische Störung der Partnerin vorliegt.

In Deutschland bleibt ca. jede 6. Ehe kinderlos. Im Rahmen der Abklärung zeigen sich bei etwa 30 % der Fälle ausschließlich andrologische und in etwa 50 % **kofaktorielle andrologische Störungen**. Rund 7 % aller Männer werden mit Störungen der Zeugungsfähigkeit konfrontiert.

Die idiopathische Infertilität stellt auch heute noch die zahlenmäßig häufigste Diagnose dar, d. h. es werden keine Ursachen für die Fertilitätseinschränkung gefunden. Eine Varicocele testis, Infektionen der ableitenden Samenwege und ein Maldeszensus in der Vorgeschichte des Patienten, die präventiv oder kausal therapierbar sind, stellen ein weiteres Drittel der Diagnosen. Schwere Fertilitätsstörungen, zu denen mit jeweils 12 % die Azoospermie sowie das schwere OAT-Syndrom mit (epi-)genetischem Hintergrund sowie onkologisch erkrankte Patienten (10 %) gehören, sind keiner kausalen Therapie zugänglich mit Ausnahme der iatrogenen obstruktiven Azoospermie nach Vasektomie (nur 1–2 % der Patienten). Selten erkannt sind immunologische Fertilitätsstörungen (4 %). Zu den eher seltenen endokrinen und meist gut therapierbaren Störungen gehören die verschiedenen Formen des sekundären Hypogonadismus, der bei rund 2 % der Männer diagnostiziert wird (◻ Tab. 12.1).

Die nosologische Einteilung der Krankheitsbilder orientiert sich oftmals an der Ebene der Störung:

- Hypothalamisch-hypophysäre Erkrankungen
- Gonadale Erkrankungen
- Posttestikuläre Störungen

> Um eine sichere Zuordnung eines Krankheitsbildes zu ermöglichen, ist eine sorgfältige und systematische Diagnostik Voraussetzung.

12.1.2 Diagnostik

Ziel der Diagnostik ist es, Ursachen der Infertilität zu erkennen und zu differenzieren zwischen Patienten,

◻ **Tab. 12.1** Häufigkeit andrologischer Diagnosen bei männlicher Infertilität. (Tertiäres andrologisches Zentrum, Centrum für Reproduktionsmedizin und Andrologie, CeRA 2012)

Diagnose	Häufigkeiten
Idiopathische Infertilität	30 %
Varicocele testis	16 %
Infektion der ableitenden Samenwege	10 %
Maldescensus testis (anamnestisch oder unkorrigiert)	8 %
Obstruktive Azoospermie	2 %
Nicht-obstruktive Azoospermie	10 %
OAT-Syndrom mit (epi-)genetischem Hintergrund	12 %
Infertilität bei onkologischer Grunderkrankung	9 %
Immunologische Infertilität (Autoantikörper gegen Spermien)	4 %
Sekundärer Hypogonadismus	2 %

bei denen eine weitergehende Abklärung erforderlich ist, und jenen ohne erkennbare Störung. Erst danach ist eine Therapieentscheidung möglich. Bei Infertilitätspatienten steht grundsätzlich das Paar im Vordergrund, so dass immer auch die Einbeziehung der Partnerin und des gynäkologischen Kooperationspartners erforderlich ist.

Die systematische Diagnostik des Mannes ist einfach (◻ Tab. 12.2). Zusatztests sind nur selten indiziert.

Anamnese

Die Anamnese erfasst Vorerkrankungen und erkennt richtungsweisende Befunde, die oftmals vom Patienten selbst überhaupt nicht in Zusammenhang mit der Fertilitätsstörung gebracht werden. Aktuelle Erkrankungen, ein Nikotinabusus sowie regelmäßige Medikationen, die mit der Spermatogenese und Fertilisierungsfähigkeit der Spermatozoen interferieren können, müssen erfragt werden.

Klinische Untersuchung

Bei der **Inspektion des äußeren Genitale** des Mannes wird überprüft, ob die Harnröhrenmündung korrekt ist, eine Phimose besteht und die Testes eutop liegen. Narben im Abdominal- oder Inguinalbereich sollten

Tab. 12.2 Untersuchungsschritte zur Diagnostik des infertilen Mannes	
Untersuchungsschritt	**Parameter**
Anamnese	Vorerkrankungen, Voroperationen, bestehende Begleiterkrankungen, Medikamentenanamnese, Nikotinabusus, Sozial- und Paaranamnese
Klinische Untersuchung	Virilisierung, Körperproportionen, Pathologien des äußeren Genitale und der Mammae
Skrotalsonographie, ggf. ergänzt um die transrektale Sonographie der Prostata und Samenblasen	Intra- und extratestikuläre Pathologien: Hoden, Nebenhoden und Samenstrang; ggf. Prostata- und Samenblasenpathologien
Hormondiagnostik	LH, FSH, Testosteron, Prolaktin; erweiterte Diagnostik bei Auffälligkeiten: Sexualhormon-bindendes Hormon (SHBG), E2, freies Testosteron, PSA
Ejakulatdiagnostik	Spermiogramm nach WHO 2010, mindestens 2 Untersuchungen im Abstand von 6–12 Wochen
Genetische Diagnostik	Chromosomenanalyse und AZF-Diagnostik bei OAT oder Azoospermie; CFTR-Diagnostik bei Verdacht auf auf kongenitale obstruktive Azoospermie; experimentell: FSHB- und FSH-Rezeptor-Polymorphismen, epigenetische Analysen der Spermien

dokumentiert und hinterfragt werden. Die Palpation der Hoden erfasst die Konsistenz (prall-elastisch), ihre Größe (≥12 ml/Hoden), die Anlage der Nebenhoden und der Ductus deferentes. Weiche Testes weisen auf eine testikuläre Unterfunktion hin, Verhärtungen können den Verdacht auf einen Hodentumor lenken. Ein deutlich vermindertes Hodenvolumen zeigt eine Funktionsstörung der Hoden an. Zusammen mit anderen klinischen Befunden kann dies wegweisend in der Diagnostik sein. Hodenvolumina unter 6 ml werden z. B. beim Klinefelter-Syndrom oder auch bei einer hypothalamisch-hypophysären Unterfunktion mit fehlender Stimulation der Gonaden beobachtet.

Eine Verdickung des Nebenhodens ist oftmals nach Infektionen zu beobachten, harmlose Spermatozelen imponieren als kugelige Raumforderungen im Bereich des Nebenhodens. Große Spermatozelen können, ebenso wie Hydrozelen, eine Obstruktion mitbegründen. Ist der Ductus deferens nicht palpabel, so sollte dieser Befund in jedem Fall dokumentiert werden, da eine Fehlanlage der Samenleiter (Aplasie, Agenesie, meist beidseits, selten einseitig) die mildeste Form einer zystischen Fibrose darstellen kann. Dieser Befund gehört grundsätzlich genetisch abgeklärt.

Das Vorhandensein einer **Varikozele** wird mittels Valsalva-Versuch im Stehen überprüft, und die Einteilung der Varikozele erfolgt nach WHO in 3 Schweregraden:

- Grad I: nur im Valsalva-Versuch palpabel
- Grad II: in Ruhe und im Stehen palpabel
- Grad III: sichtbare Erweiterung des Plexus pampiniformis

Darüber hinaus sollte die Brustdrüse des Mannes palpiert werden, um eine Gynäkomastie zu erkennen; das Behaarungsmuster, Körperproportionen (Hochwuchs) und Körperbau als Maß der **Virilisierung** werden erfasst, da Auffälligkeiten auf eine endokrine Störung hinweisen.

Skrotalsonographie und TRUS

> Die Sonographie des Skrotalinhaltes ergänzt grundsätzlich die Hodenpalpation und wird mindestens mit einem 10- bis 12-MHz-Schallkopf durchgeführt. Die erhobenen Befunde geben Hinweise auf testikuläre und/oder paratestikuläre Störungen (Tab. 12.3).

Tipp

Die Skrotalsonographie ist ohne Belastung für den Patienten in liegender Position (ggf. mit übergeschlagenen Beinen) durchzuführen. Mit nur geringem Druck des Schallkopfes lässt sich mit modernen Ultraschallgeräten eine exzellente Bildqualität erreichen, die keiner Ergänzung durch ein MRT des Hodens bedarf.

Auch nicht palpable **Raumforderungen** des Hodens sind damit sicher zu identifizieren. Durch die verbesserte Bildgebung ist die Inzidenz von kleinen benignen Läsionen, aber auch die frühe Detektion von malignen Keimzelltumoren und der Mikrolithiasis testis insbe-

▣ Tab. 12.3 Normalbefunde sowie pathologische Abweichungen in der Skrotalsonographie und ihre klinische Relevanz

Skrotalinhalt	Normaler Ultra-schallbefund	Auffälliger Ultraschallbefund	Klinische Relevanz des Ultraschallbefundes
Testes	Normale Echogenität Homogenes Binnenreflexmuster skrotal (▣ Abb. 12.1)	Verminderte Echogenität Inhomogenes Binnenreflexmuster mit hyperechogenen Arealen (Sternhimmelphänomen, Mikrolithiasis testis, ▣ Abb. 12.2) und/oder hypoechogene Raumforderungen (▣ Abb. 12.3)	Endokrine oder exokrine testikuläre Unterfunktion; Spermatogenesedefekt, testikuläre intraepitheliale Neoplasie (TIN) Hodenzyste, Hodentumor
Hodenvolumen	≥12 ml (Rotationsellipsoidformel)	<12 ml (Rotationsellipsoidformel)	Hodenunterfunktion (OAT-Syndrom, hypogonadotroper Hypogonadismus, hypergonadotroper Hypogonadismus, Klinefelter-Syndrom
Nebenhoden	Caputbereich <8 mm	Caputbereich ≥8 mm (▣ Abb. 12.4) Inhomogener verdickter Nebenhoden Echoarme Zysten im Bereich des Nebenhodens	Obstruktion Entzündung Spermatozele
Plexus pampiniformis	Venen klein (2,45 mm) und ohne Reflux darstellbar	Zunahme des Venendurchmessers unter Valsalva um 0,3 mm und Nachweis eines Reflux im Valsalva-Versuch (▣ Abb. 12.5)	Varicocele testis (Grad I–III)

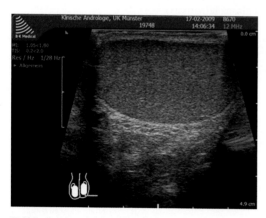

▣ Abb. 12.1 Homogenes Binnenreflexmuster eines eugonadalen, fertilen Patienten (Skrotalsonographie, CeRA, 12 MHz Linearschallkopf, B&K ProFocus)

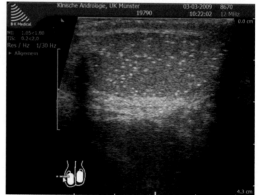

▣ Abb. 12.2 Mikrolithiasis testis (»Sternhimmelphänomen«) bei einem Infertilitätspatienten (Skrotalsonographie, CeRA, 12-MHz-Linearschallkopf, B&K ProFocus)

sondere bei Infertilitätspatienten in den letzten Jahren erheblich verbessert worden.

Nebenhodenveränderungen sind bei ca. 5 % aller andrologischen Patienten nachweisbar, wobei es sich zumeist um harmlose Spermatozelen handelt, die als echoarme Raumforderung mit dorsaler Schallverstärkung imponieren. Tumoren des Nebenhodens sind sehr selten.

Für die Diagnostik einer eventuell klinisch relevanten **Varikozele** ist die **Duplexsonographie** ein unverzichtbarer Bestandteil der Diagnostik. Die Palpation alleine ist unsicher, subklinische Varikozelen sind irrelevant. Eine klinische relevante Varikozele ist anzunehmen, wenn der Venendurchmesser in Ruhe >2,45 mm beträgt und nach Valsalva-Versuch um mindestens 0,3 mm zunimmt.

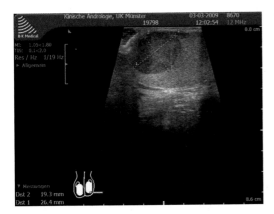

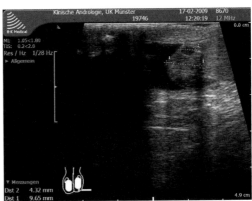

■ **Abb. 12.3** Ultraschallbild mit hypoechogener Raumforderung bei einem Infertilitätspatienten. Die Raumforderung ist nicht palpabel und ein sonographischer »Zufallsbefund« im Rahmen der Diagnostik. Die spätere inguinale Freilegung und schnellschnittgesteuerte Ablatio testis zeigt in der Histopathologie einen pT2L0V0-seminomatösen Keimzelltumor (Skrotalsonographie, CeRA, 12-MHz-Linearschallkopf, B&K ProFocus)

■ **Abb. 12.4** Sonographischer Befund eines prominenten Nebenhodencaput mit kleiner Spermatozele (Skrotalsonographie, CeRA, 12-MHz-Linearschallkopf, B&K ProFocus) (Aus: Keck (Hrsg.), Kinderwunschbehandlung in der gynäkologischen Praxis. Mit freundlicher Genehmigung Georg Thieme Verlag, Stuttgart 2013)

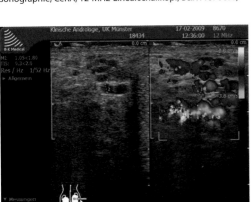

■ **Abb. 12.5** Varicocele testis eines Infertilitätspatienten (Skrotalsonographie, CeRA, 12 MHz Linearschallkopf, B&K ProFocus) (Aus: Keck (Hrsg.), Kinderwunschbehandlung in der gynäkologischen Praxis. Mit freundlicher Genehmigung Georg Thieme Verlag, Stuttgart 2013)

Hormondiagnostik

Die Hormondiagnostik klärt systematisch die hypothalamisch-hypophysäre und die gonadale Ebene ab. Zu den **hypophysären Gonadotropinen** gehören LH und FSH, die unter dem Einfluss von GnRH (Gonadotropin-Releasing-Hormon) sezerniert werden. **LH** wirkt auf die Leydig-Zellen und stimuliert die Testosteronproduktion, sein Normalbereich liegt zwischen 2 und 10 IU/l. **FSH** (Normalbereich 1–7 IU/l) ist entscheidend für die Stimulation der Spermatogenese, und seine Wirkung wird durch die Sertoli-

> **Exkurs**
>
> ### Transrektaler Ultraschall (TRUS) der Prostata und Samenblasen
>
> Der TRUS ist keine Primärdiagnostik und wird ergänzend durchgeführt, wenn z. B. der Verdacht auf einen zentralen Verschluss der ableitenden Samenwege vorliegt oder eine bilaterale Aplasie des Vas deferens weiter abgeklärt wird, da diese oftmals zusätzlich mit einer Samenblasenpathologie vergesellschaftet ist. Insbesondere zentrale Verschlüsse durch eine Utrikuluszyste können im TRUS detektiert werden.

Zellen vermittelt, die das Stützgerüst für das Keimepithel darstellen.

Sowohl FSH als auch das **endogene Testosteron** sind für eine qualitativ und quantitativ intakte Spermatogenese essenziell. Fehlt die Sekretion von LH und FSH, beispielsweise durch ein übergeordnetes Defizit im Hypothalamus oder eine primäre Störung der Hypophyse oder nur des Hypophysenvorderlappens, so erfolgt keine Stimulation der Hoden. Damit bleiben Hodenwachstum und alle sekundären Geschlechtsmerkmale in unterschiedlicher Ausprägung (in Abhängigkeit davon, ob das Problem bereits präpubertär bereits besteht oder erst postpubertär erworben wird) aus und es resultiert ein **sekundärer Hypogonadismus**. Aus diesem Grund gehört zur Basisdiagnostik auch die Bestimmung des Gesamt-Testosteronspiegels im Serum, der beim gesunden Mann altersunabhängig bei mindestens 12,1 nmol/l liegt.

▣ Tab. 12.4 Differenzialdiagnostik des primären und sekundären Hypogonadismus

Endokrine Störung	Ebene der Störung	Mögliche Ursache der Störung
LH, FSH und Testosteron vermindert	Hypothalamisch-hypophysäres Defizit (sekundärer Hypogonadismus)	Isolierter hypogonadotroper Hypogonadismus (IHH) Kallmann-Syndrom Sekundäre GnRH-Sekretionsstörung Hypopituitarismus Hyperprolaktinämie
FSH erhöht, LH und Testosteron normwertig	Primäre testikuläre Schädigung der Spermatogenese	Maldescensus testis Hodentumorerkrankungen Varicocele testis Idiopathische Störungen der Hodenfunktion Allgemeinerkrankungen
FSH und LH erhöht, Testosteron normal	Primäre testikuläre Schädigung mit kompensierter Leydigzell-unterfunktion	Maldescensus testis Hodentumorerkrankungen Idiopathische Störungen der Hodenfunktion Varicocele testis Allgemeinerkrankungen
FSH und LH erhöht, Testosteron erniedrigt	Endokrine und exokrine Hodenunterfunktion (primärer Hypogonadismus) (testikulär)	Klinefelter-Syndrom Maldescensus testis Hodentumorerkrankungen Allgemeinerkrankungen XX-Männer Anorchie

> **Die Kombination der drei Basishormone LH, FSH und Testosteron ermöglicht bereits eine wesentliche Differenzialdiagnostik zwischen primärem und sekundärem Hypogonadismus (▣ Tab. 12.4).**

Die Grenzen zwischen den verschiedenen Ausprägungsgraden des primären Hypogonadismus können fließend sein, je nach Funktionszustand der Hoden und Fortschreiten einer Erkrankung. Beim Nachweis erhöhter Gonadotropine liegt ein **primärer Hypogonadismus** vor, der durch eine primäre testikuläre Insuffizienz mit einem unzureichenden Ansprechen auf die Gonadotropinstimulation einhergeht. Bei fehlendem Ansprechen auf LH resultiert aufgrund einer Leydig-Zellinsuffizienz ein Testosteronmangel, bei fehlendem Ansprechen der Spermatogenese auf die FSH-Sekretion resultiert ein eingeschränktes Spermiogramm unterschiedlicher Ausprägung. Der FSH-Serumwert korreliert positiv mit der Zunahme der Sertoli-cell-only-Tubuli des Hodens, die den Verlust des Keimepithels anzeigen.

Letztlich unterliegt der hypothalamisch-hypophysär-gonadale Regelkreis dem Feed-back-Mechanismus: Bei ausreichendem Ansprechen z. B. der Leydig-Zellen auf die LH-Stimulation wird Testosteron produziert. Bleibt die Leydig-Zellantwort aus, erfolgt eine negative Feed-back-Antwort und LH wird kompensatorisch erhöht, um die Information auf die Leydig-Zellfunktion zu erhöhen. Gleiches gilt für die Regulation von FSH. Je höher der FSH-Serumwert, desto schlechter das testikuläre Ansprechen.

Die weiterführende Differenzialdiagnostik dient der exakten Abklärung der Störung. Bei hypophysären Defiziten wird beim Erwachsenen grundsätzlich **Prolaktin** bestimmt, um ein Mikro- oder Makroprolaktinom zu identifizieren. Es schließt sich beim Verdacht auf einen sekundären Hypogonadismus immer eine Bildgebung mittels MRT der Hypophysen-Hypothalamusregion an, um Fehlbildungen oder Raumforderungen zu erkennen.

Bei nicht messbaren oder sehr niedrigen Gonadotropinen können ergänzend ein **GnRH-Stimulationstest** mit LHRH (Relefact oder LHRH Ferring) oder auch ein **Buserelintest** (100 µg s.c.) durchgeführt werden. Insbesondere bei präpubertären Formen des sekundären Hypogonadismus dient der letztere zur Abgrenzung einer konstitutionellen Entwicklungsverzögerung, die sich klinisch zunächst identisch im Sinne einer Pubertas tarda manifestiert.

Ein Testosterondefizit wird weiter differenziert durch die Analyse von **SHBG** (sexualhormonbindendes Globulin), **Östradiol** und (kalkuliertem) **freien**

Testosteron. In Abhängigkeit von den Befunden muss die Diagnostik ggf. endokrinologisch weiter ergänzt werden (z. B. thyreotrope, kortikotrope und somatotrope Achsen). Endokrine Störungen des Hypothalamus und/oder der Hypophyse als Ursache einer Infertilität sind sehr gut durch die Substitution der fehlenden Hormone behandelbar (▶ unten, Therapie).

Ejakulatuntersuchung

❯ **Ziel der Samenuntersuchung ist es, eine Vorstellung von der exokrinen Funktion des Hoden zu erhalten und das Fertilitätspotenzial des Patienten einzuschätzen.**

Um eine Vergleichbarkeit zwischen den Laboren zu erreichen und um eine Übertherapie zu vermeiden, sollte die Ejakulatuntersuchung nach den Richtlinien der Weltgesundheitsorganisation (WHO 2010) erfolgen. Seit 2011 unterliegt die Ejakulatdiagnostik einer internen und externen Qualitätskontrolle entsprechend den Richtlinien der Bundesärztekammer (BÄK). Die Ejakulatanalyse gibt Aufschluss über die exokrine Hodenfunktion, die abhängig von der endokrinen Stimulation ist.

> **Tipp**
>
> Für die Samenuntersuchung wird eine sexuelle Karenzzeit von 48 h bis maximal 7 Tagen empfohlen, damit keine falsch-niedrigen oder qualitativ schlechten Ergebnisse erzielt werden.

Die Samenprobe wird vom Patienten durch Masturbation in ein steriles Gefäß möglichst in der Praxis oder Klinik gewonnen. Unmittelbar nach dem Auffangen in dem dafür vorgesehenen Gefäß wird die Samenprobe bei 37°C oder auch Raumtemperatur stehen gelassen, um ausreichend zu liquifizieren. Die Analyse sollte nach 30 bis spätestens 60 Minuten begonnen werden, um reproduzierbare Ergebnisse zu erzielen.

❗ Wird die Probe zu lange stehen gelassen, nimmt z. B. die Spermienbeweglichkeit ab und die Zahl der toten Spermien nimmt zu. Gleiches gilt für den Transport bei suboptimalen Umgebungsbedingungen (z. B. von zu Hause zur Praxis).

Die Ejakulatanalyse umfasst die in ◻ Tab. 12.5 genannten Parameter.

❯ **Für die Diagnostik werden mindestens 2 Ejakulatuntersuchungen im Abstand von 6 Wochen bis 3 Monaten empfohlen, da ein Spermatogenesezyklus ungefähr 10 Wochen dauert.**

Werden im Ejakulat keine Spermien gefunden (Azoospermie), dann sollten eine **zusätzliche Analyse des Sediments** nach Hochgeschwindigkeitszentrifugation (3000 g) und eine zweite Kontrolle nach einem kürzeren Intervall durchgeführt werden (Vermeiden von Zeitverlusten bis zur weiteren Therapie).

Die unteren Referenzgrenzen (5 %-Perzentile) für die Ejakulatparameter beruhen auf den Ergebnissen der Untersuchung fertiler Männer in einer weltweiten Studie von Männern, die innerhalb von 12 Monaten spontan eine Schwangerschaft bei ihren Partnerinnen induziert haben. Aus der Unterschreitung der unteren Referenzgrenzen ergibt sich dann jeweils für die Einschränkung der Parameter die Nomenklatur der Ejakulatpathologie (◻ Tab. 12.6).

Lichtmikroskopische Untersuchung Die Analyse beginnt nach der Liquifizierung mit einem Lichtmikroskop bei 400-facher Vergrößerung. Die **Zählung** erfolgt in einer Neubauer-improved-Kammer nach korrekter Verdünnung. Die **Motilität** wird als erste Untersuchung unter dem Mikroskop durchgeführt, um die Ergebnisse nicht durch Austrocknung oder zu langes Stehen negativ zu beeinflussen. Bei der **Morphologie** entscheidet die korrekte Färbetechnik, ob die verschiedenen Anteile des Spermiums nach den nun gültigen strikten Kriterien korrekt analysiert werden. Das Ziel der Morphologieanalyse ist es, das potenziell fertilisierungsfähige Spermium zu charakterisieren.

> **Tipp**
>
> Alle Analysen werden mit jeweils zwei Aliquots durchgeführt (Doppelbestimmung) und wenn möglich, sollten mindestens immer 200 Spermien ausgezählt werden.

Da das Ejakulat sehr viskös ist, ist auf eine gute Durchmischung vor der Analyse zu achten, um den Zählfehler möglichst gering zu halten. Die Ergebnisse werden in einem Befundbogen, der die WHO-Standards enthält, dokumentiert.

MAR-Test Ein Test auf Spermienautoantikörper (MAR-Test) ist insbesondere dann indiziert, wenn bei normaler Spermienzahl und -beweglichkeit eine Fertilitätsstörung vorliegt. Erster Hinweis auf Antikörper können **Spermienagglutinationen** im Nativejakulat sein. Sie werden mittels des MAR-Tests (»mixed antiglobulin reaction test«) durch IgA- und IgG-Antikörper nachgewiesen, die sich gegen die entsprechenden Spermienantigene richten. Der Test ist positiv, wenn >10 % IgG- oder IgA-Antikörper-gebundene Sper-

◻ Tab. 12.5 Untersuchungsparameter der Ejakulatanalyse

Ejakulatparameter	Normalbefund/unterer 5%-Referenzbereich nach WHO 2010	Bewertung von Abweichungen von der Norm
Konsistenz	Ohne Agglutinationen	Hinweis auf immunologische Infertilitätsfaktoren
Farbe	Hell opaleszent	Bräunliche Farbe als Hinweis auf Blutbeimengungen (Hämospermie), gelbe Farbe als Hinweis auf Infektionen
Geruch	Kastanienblütenartig	
pH-Wert	>7,2 (bis 8.0)	Verminderter pH-Wert als Hinweis auf › eine Fehlfunktion der Samenblasen; erhöhter pH-Wert als Hinweis auf Infektion.
Volumen	≥1,5 ml	Vermindertes Ejakulatvolumen bei sekretorischer Dysfunktion von Prostata und Samenblasen (Infekt, Obstruktion, Agenesie)
Spermienkonzentration	≥15 Mio. Spermien/ml	Einschränkung der exokrinen Hodenfunktion (Oligozoospermie)
Spermiendichte	≥39 Mio. Spermien/Ejakulat	
Spermienmotilität – Progressiv beweglich (PR) – Lokal beweglich (NP, nicht progressiv) – Immotil (IM)	≥32% (progressive Motilität, PR) ≥40% (Gesamtmotilität, PR und NP)	Einschränkung der Vorwärtsbeweglichkeit (Asthenozoospermie)
Spermienmorphologie	≥4% normal geformte Spermien	Zu wenig potenziell fertilisierungsfähige Spermien (Teratozoospermie)
Spermienvitalität	≥58% vitale Spermien	
Leukozytenkonzentration	≤1 Mio. Leukozyten/ml	Hinweis auf Infektion
MAR-Test (»mixed antiglobulin reaction test")	≤10% IgG- und/oder IgA-Antikörper-gebundene Spermien	Immunologische Infertilität wahrscheinlich bei >50% IgG- und/oder IgA-Antikörpergebundenen Spermien
α-Glukosidase	≥20 mU/Ejakulat	Einschränkung der Nebenhodenpassage (z.B. nach Vasektomie, bei Duktusaplasie, bei Infektion)
Fruktose	≥13 µmol/Ejakulat	Einschränkung der Nebenhodenpassage/Samenblasendysfunktion (z.B. bei kongenitaler Aplasie/Agenesie; Infektion)
Zink	≥2,4 µmol/Ejakulat	Einschränkung der Prostatasekretion (z.B. bei Prostatitis)

mien nachweisbar sind. Als klinisch relevant werden antikörpergebundene Spermien ab >50% angesehen. Wenn gleichzeitig eine Infektion mit >1 Mio. Leukozyten/ml im Ejakulat vorliegt, wird die Wiederholung des MAR-Tests nach antibiotischer Behandlung des Infektes empfohlen.

Mikrobiologische Untersuchung Die mikrobiologische Untersuchung des Ejakulates sollte veranlasst werden, wenn anamnestisch oder klinisch ein Hinweis auf ein entzündliches Geschehen besteht oder im Ejakulat eine erhöhte Leukozytenkonzentration >1Mio./ml Ejakulat besteht. Ein indirektes Indiz für eine Infek-

Tab. 12.6 Nomenklatur der Ejakulatpathologie

Ejakulatpathologie	Grenzwerte	Bezeichnung
Verminderte Spermiengesamtzahl	<39 Mio./Ejakulat	Oligozoospermie
Verminderte progressive Spermienbeweglichkeit	<32 % PR (progressiv motileSpermien)	Asthenozoospermie
Verminderte Anzahl normaler Spermien	<4 % Normalformen	Teratozoospermie
Verminderung aller drei Parameter (Zahl, Motilität und Morphologie)	<39 Mill/Ejakulat <32 % PR <4 % Normalformen	Oligoasthenoteratozoospermie
<100.000 (motile) Spermien		Kryptozoospermie
Ausschließlich avitale Spermien		Nekrozoospermie
Fehlen von Spermien im Ejakulat		Azoospermie
Keine Ejakulatgewinnung möglich		Aspermie (aufgrund einer retrograden Ejakulation oder einer Anejakulation)

tion kann auch bei einer erhöhten Konzentration von Rundzellen vorliegen (>1 Mio./ml Ejakulat), da Rundzellen zwar durch die Peroxidasereaktion von Leukozyten unterschieden werden können, Lymphozyten aber zu den Peroxidase-negative Rundzellen gehören. Der mikrobiologische Test wird bei einer Keimbelastung von ≥1000 KbE/ml (koloniebildende Einheit) als positiv angesehen.

Biochemische Marker Die Analyse der biochemischen Markersubstanzen im Ejakulat (α-Glukosidase für den Nebenhoden, Fruktose für die Samenblasen, Zink für die Prostata) ist hilfreich bei der differenzialdiagnostischen Abklärung einer (partiellen) Obstruktion.

Urinuntersuchung Liegen eine Aspermie oder ein vermindertes Ejakulatvolumen vor, sollte eine Urinuntersuchung zur Abklärung einer **retrograden Ejakulation** post masturbationem ergänzt werden. Hierbei wird die Urinprobe auf Spermien analysiert. Je nach Befundlage ist bei Nachweis von Spermien die Alkalisierung des Urins mit Backpulver oder die Vorlage von Medium mittels Katheter indiziert, da das saure Milieu die Vitalität der Spermien beeinträchtigt. Es folgt nach Gewinnung des postmasturbatorischen Urins die Aufbereitung der Spermien, deren Qualität darüber entscheidet, ob einfache oder komplexe Verfahren der assistierten Reproduktionstechniken (ART) zum Tragen kommen können, wenn eine Antegradisierung der Ejakulation medikamentös nicht gelingt.

Die Ursachen für eine retrograde Ejakulation oder einer Anejakulation können vielschichtig sein und teilweise durch die korrekte Anamnese erfragt werden:

- Retroperitoneale Lymphadenektomie/retroperitoneale Gefäßchirurgie
- Diabetes mellitus
- Transurethrale Resektion der Prostata/Blasenhalsinzision
- Multiple Sklerose
- Querschnittlähmung
- Pharmakologisch bedingt (Antihypertensiva, Antidepressiva, Methadon, α-Blocker)
- Alkohol
- Idiopathisch

Weitere Diagnostik Nach Abschluss dieser regulären Diagnostikschritte lassen sich anhand der Anamnese, des FSH-Serumwertes, des Hodenvolumens und der Ejakulatwerte die erforderlichen weiterführenden Schritte in der Diagnostik steuern. Bei **normalen Gonadotropinen** und **gut entwickelten Hoden** entscheiden insbesondere die Ejakulatwerte und die biochemischen Marker über das weitere Vorgehen (**Tab. 12.7**).

Bei **erhöhten oder verminderten Gonadotropinen** bei gleichzeitig **reduziertem Hodenvolumen** tritt die differenzialdiagnostische Unterscheidung des primären und sekundären Hypogonadismus in den Vordergrund. Die genetische Diagnostik nimmt einen hohen Stellenwert ein (**Tab. 12.8**).

◻ Tab. 12.7 Differenzialdiagnostik bei normalem FSH und normalem Hodenvolumen

FSH normal, Hoden-volumen normal	Biochemische Marker	Weiterführende Diagnostik	Mögliche Verdachtsdiagnosen
Normozoospermie	Biochemische Marker normal	Infektausschluss MAR-Test	Immunologische Infertilität
Azoospermie	Biochemische Marker normal	Infektausschluss AZF (Azoospermiefaktor)-Diagnostik	Genetisch bedingte Infertilität Spermatogenesearrest
Azoospermie	Biochemische Marker niedrig	Infektabklärung TRUS CFTR-Diagnostik zur Abklärung eine kongenitalen Aplasie des Vas deferens (s. oben)	Obstruktion (kongenital oder erworben)

◻ Tab. 12.8 Differenzialdiagnostik bei Abweichungen des FSH und vermindertem Hodenvolumen

Befundkonstellation		Weiterführende Diagnostik	Mögliche Verdachtsdiagnosen
FSH erhöht Hodenvolumen <12 ml	OAT oder Azoospermie, biochemische Marker normal	AZF-Diagnostik Chromosomenanalyse	Genetisch bedingte Infertilität: Y-chromosomale Deletion
FSH erhöht, LH erhöht, Testosteron niedrig (normal) (8–12 nmol/l) Hodenvolumen <6 ml	Azoospermie Biochemische Marker normal (oder erniedrigt bei niedrigem Testosteron)	AZF-Diagnostik Chromosomenanalyse	Genetisch bedingte Infertilität: z. B. Klinefelter-Syndrom
FSH erniedrigt, LH und Testosteron erniedrigt (<8 nmol/l) Hodenvolumen <6 ml	Azoospermie Biochemische Marker niedrig	Abklärung sekundärer Hypogonadismus Chromosomenanalyse AZF-Diagnostik	IHH, Kallmann-Syndrom, Hypophysenfunktionsstörung

Genetische Diagnostik

❯ Die andrologische genetische Diagnostik unterliegt dem Gendiagnostikgesetz und kann bei medizinischer Indikation und entsprechender Beratung des Patienten veranlasst werden. Die Aufklärung des Patienten ist zu dokumentieren.

Genetische Untersuchungen sind bei allen Formen der hypergonadotropen Azoospermie bzw. schwerer Oligoasthenoteratozoospermie (<10 Mio. Spermien/ml) indiziert, da in diesen Patientengruppen ein signifikanter Anstieg für Chromosomenstörungen und AZF-Deletionen gezeigt werden konnte. Bei fast 10 % aller Infertilitätspatienten sind genetische Veränderungen nachweisbar.

Chromosomenanalyse Die häufigste numerische Chromosomenstörung beim Mann ist das **Klinefelter-Syndrom** mit 1:600 Männern (14 % aller azoospermen Patienten). Das Klinefelter-Syndrom ist in 90 % der Fälle durch ein zusätzliches X-Chromosom gekennzeichnet, das auf eine Störung in der meiotischen Reifeteilung entweder bei Vater oder Mutter mit einer Fehlverteilung der Chromosomen zurückzuführen ist, woraus ein Karyotyp 47,XXY resultiert. Selten können auch höhergradige Störungen entstehen (48,XXXY; 49,XXXXY). Das zusätzliche X-Chromosom ist nicht vollständig inaktiviert und stört durch die aktiven Gene insbesondere die Entwicklung der Hodenfunktion.

Die Chromosomenanalyse deckt darüber hinaus auch Translokationen auf. Sie hat deshalb ihren Stel-

(Experimentelle) ergänzende genetische Analysen

Die klinische Forschung der männlichen Infertilität hat in den letzten Jahren zahlreiche Aufschlüsse über weitere genetische Dispositionen ergeben, die Einfluss auf die Fortpflanzungsfunktion nehmen. Dazu gehört die Erkenntnis, dass infertile Männer in ca. 5–10 % der Fälle **Polymorphismen im FSHB-Promotor und im FSH-Rezeptor** aufweisen, die durch eine verminderte Sekretion von FSH und gleichzeitig eine verminderte Wirksamkeit des sezernierten FSH charakterisiert sind. Dies resultiert in reduzierten Hodenvolumina und niedrigeren Ejakulatwerten im Vergleich zu Kontrollen. Möglicherweise wird es in Zukunft gelingen, diese Männer als Sonderform eines sekundären Hypogonadismus zu identifizieren. Bislang steht der Nachweis aus, dass diese Patienten auf die zusätzliche Gabe von FSH positiv reagieren. Darüber hinaus spielen fehlerhafte Imprintingmechanismen eine Rolle bei der Fertilität. Durch eine **epigentische Charakterisierung** der Spermienpopulation ist es möglich, den Einfluss des fehlerhaften maternalen Imprintings zu analysieren und hier Subgruppen von Infertilitätspatienten besser zu charakterisieren. Ob hierüber eine Therapieoption entwickelt werden kann, lässt sich derzeit noch nicht abschätzen. Imprintingfehler spielen insbesondere auch bei der erhöhten Fehlbildungsrate bei ICSI-Patienten eine Rolle und werden mit einer schlechteren Befruchtungsrate und erhöhten Abortrate assoziiert.

lenwert insbesondere auch bei Paaren mit einem habituellen Abortgeschehen unabhängig von der Qualität der Ejakulatparameter. Patienten, die eine assistierte Befruchtung mittels ICSI zur Behandlung der andrologischen Infertilität anstreben, sollte die Karyotypanalyse im Vorfeld empfohlen werden.

AZF-Deletionen Bei ca. 5 % der oligo- oder azoospermen Patienten sind Mikrodeletionen des langen Arms des Y-Chromosoms (Azoospermiefaktor, AZF) nachweisbar. Eine AFZc-Deletion ist durchaus noch mit einer Spermienbildung vereinbar. Deletionen vom Typ AZFa oder AZFb bzw. ihre Kombinationen lassen allerdings auch die Chancen für eine erfolgreiche testikuläre Spermienextraktion (TESE) drastisch sinken. Aus diesem Grund ist ihre Analyse insbesondere bei hypergonadotroper Azoospermie vor der Entscheidung für oder gegen eine operative Intervention erforderlich und sinnvoll. Werden in einer testikulären Probe Spermien gefunden und diese für eine intrazytoplasmatische Spermieninjektion (ICSI) eingesetzt, so bedeutet dies, dass jeder männliche Nachkomme des betroffenen Patienten diese Deletion ebenfalls aufweisen wird. Diese Situation sollte vor einer weitergehenden Behandlung mit dem Patienten und seiner Partnerin im Rahmen einer humangenetischen Beratung besprochen worden sein.

CFTR-Genanalyse bei CBAVD Eine Indikation zur genetischen Diagnostik besteht auch bei der **normogonadotropen Azoospermie**, wenn die klinische Diagnostik (Palpation, Ultraschall) den Verdacht auf eine kongenitale bilaterale Aplasie des Ductus deferens (CBAVD, »congenital bilateral aplasia of the vas defe-

rens«) ergeben hat. Die CBAVD (und selten einseitig auch die CUAVD [»congenital unilateral absence of the vas deferens«]) können eine Minimalform der zystischen Fibrose darstellen und sollten die Analyse des CFTR-Gens (CFTR = »cystic fibrosis transmembrane regulator«) nach sich ziehen, da die CBAVD häufig mit einer Heterozygotie für die zystische Fibrose assoziiert ist. Vor geplanter assistierter Fertilisation bzw. Kinderwunschbehandlung (einschließlich der operativen Spermiengewinnung) sollte bei Vorliegen einer CBAVD des Mannes eine genetische Untersuchung auch der Partnerin erfolgen, da etwa 4–5 % der Bevölkerung heterozygote Überträger für die zystische Fibrose sind. Eine humangenetische Beratung ist dringend indiziert vor der weiteren Therapie. Gesichert wird die klinische Diagnose letztlich intraoperativ. Eine weitergehende Bildgebung ist nicht indiziert.

Genetische Diagnostik bei hypogonadotropem Hypogonadismus Auch ein sekundärer Hypogonadismus kann genetische Ursachen haben, insbesondere die kongenitalen Formen. Die Erkrankung kann X-chromosomal-rezessiv, autosomal-dominant oder autosomal-rezessiv vererbt werden. Da die Kinderwunschbehandlung bei diesen Patienten mittels Hormontherapie sehr erfolgreich ist und eine spontane Konzeption damit möglich wird, sollte der Betroffene über diese Zusammenhänge aufgeklärt werden und entweder bereits bei Diagnosestellung oder spätestens vor Einleitung einer Kinderwunschbehandlung die genetische Diagnostik veranlasst werden. Anhand der Ergebnisse, der klinischen Befunde und des Stammbaumes des Patienten kann dann eine zielgerichtete genetische Beratung über das evtl. Risiko einer Vererbung der Erkrankung aufgeklärt werden. Es ist mittlerweile eine Vielzahl von Genen beschrieben. Zu den bislang häufigsten Mutationen zählen die folgenden: KAL1, FGFR1, PROK2/PROKR2, GnRHR, GPR54.

12.1.3 Die wichtigsten andrologischen Krankheitsbilder

Die wichtigsten Krankheitsbilder, die nach Abschluss der Diagnostik in der Andrologie differenziert werden können, sind im Folgenden kurz zusammengefasst und nach der Lokalisation der Störung aufgeteilt:

Sekundärer Hypogonadismus

- **Isolierter hypogonadotroper Hypogonadismus (IHH)** (syn. idiopathischer hypogonadotroper Hypogonadismus, kongenitaler hypogonadotroper Hypogonadismus): Es handelt sich um die wichtigste Differenzialdiagnose zur konstitutionellen Entwicklungsverzögerung, da der IHH sich primär durch das klinische Bild einer Pubertas tarda mit ausbleibender Pubertätsentwicklung, fehlenden sekundären Geschlechtsmerkmalen, eunuchoidem Hochwuchs und vollständig fehlender Genitalentwicklung auszeichnet. Die Pathologie liegt in einer ausbleibenden GnRH-Sekretion mit fehlender Stimulation der Hypophyse.
- **Kallmann-Syndrom:** Es liegt ein hypogonadotroper Hypogonadismus wie beim IHH vor, allerdings mit einer Riechstörung aufgrund der fehlenden Migration der verantwortlichen Neurone auf hypothalamischer Ebene, weswegen es zum Ausbleiben der GnRH-Sekretion und der Riechstörung in der Folge kommt. Es sind mittlerweile die genetischen Determinanten in vielen Fällen bekannt (z. B. KALIG-1-Gen, Chromosom xp22.3).
- Darüber hinaus gibt es zahlreiche **sekundäre GnRH-Sekretionsstörungen**: Hypophysenfunktionsstörung durch Medikamente, generalisierte Erkrankungen (z. B. Hämosiderose, HIV-Infektion, Unterernährung, Magersucht, Anabolikamissbrauch).
- **Hypopituitarismus:** Beschreibt den Ausfall der Hypophysenfunktion (kongenital oder erworben, Zustand nach Operation, Tumoren, Trauma, Infiltration, Strahlen, Ischämie), der unterschiedlich starke klinische Ausprägungen nach sich ziehen kann (Ausfall der gonadotropen, kortikotropen, thyreotropen und/oder somatotropen Achse[n]).

- Die **Hyperprolaktinämie** stellt die häufigste hypophysäre Störung dar, die sowohl durch die Ausbildung von Mikro- oder Makroprolaktinomen sowie Adenomen anderer Genese als auch durch Medikamente oder Drogen ausgelöst werden kann. In der überwiegenden Zahl ist eine effektive medikamentöse Behandlung möglich (Bromocriptin, Cabergolin).

Primärer Hypogonadismus

- **Maldescensus testis:** Rund 8 % aller Infertilitätspatienten weisen eine Anamnese mit einem ein- oder beidseitigen Maldescensus testis auf, selten besteht ein unkorrigierter Maldeszensus noch im Erwachsenenalter. Rund die Hälfte der Patienten weist signifikante Einschränkungen der Ejakulatqualität auf (OAT-Syndrom oder Azoospermie), knapp ein Drittel hat zusätzlich einen Testosteronmangel.
- **Hodentumorerkrankungen:** Die normale Inzidenz der Hodentumorerkrankung liegt bei 10:100.000 Männern, bei Infertilitätspatienten sind es 1:200 Männer. Unabhängig von den durchgeführten Therapien (Ablatio testis, Chemotherapie, Radiotherapie, Lymphknotenoperation) resultiert bei rund 25–30 % der Patienten langfristig ein primärer Hypogonadismus mit Androgenmangelsymptomatik; bis zu 50 % der Patienten haben prätherapeutisch eine schwere Einschränkung der Spermatogenese und sind in 10–14 % bereits vor der Therapie azoosperm.
- Die **Varicocele testis** betrifft jeden 5.–6. Mann. Die Pathomechanismen, über die eine Varikozele die Hodenfunktion beider Hoden beeinträchtigt, sind weitgehend ungeklärt. Als Varikozele wird die Erweiterung und Schlängelung der Venen des Plexus pampiniformis bezeichnet (Vv. spermaticae internae), die in die Vena testicularis abfließen. Links mündet die Vena testicularis im rechten Winkel in die V. renalis und begünstigt die Varikozelenbildung. 95 % der Varikozelen sind links lokalisiert. Wird die Varikozelenbildung durch eine externe Kompression (Nierentumor, Lymphknotenvergrößerungen) bedingt, handelt es sich um eine sekundäre Varikozele. Insbesondere bei rechts auftretenden Varikozelen sollte ein Ultraschall der Nieren die Untersuchung des Genitale ergänzen.
- **Idiopathische Störungen der Hodenfunktion:** Die idiopathische Infertilität ist in ihrer Genese unklar. Es besteht eine Einschränkung der Samenqualität. Je nach Ausprägung können diese

von einer Normozoospermie bis zur Kryptozoo-spermie und Azoospermie reichen. Die idio-pathische Infertilität kann mit einem primären Hypogonadismus unklarer Genese einhergehen. Bestehen bei einer Einschränkung der Samen-qualität gleichzeitig ein Testosteronmangel und ein Kinderwunsch, so muss die Therapie der Erkrankungen stufenweise erfolgen. Eine Substi-tution mit Testosteronpräparaten zur Behandlung des Testosteronmangels bei gleichzeitigem Kinderwunsch ist aufgrund der negativen Rück-kopplung mit nachfolgender Suppression der Gonadotropine kontraindiziert.

- **Allgemeinerkrankungen** (wie z. B. ein Diabetes mellitus) oder Noxen (z. B. Chemo- oder Strah-lentherapie) führen zu Einschränkungen der endokrinen und exokrinen Hodenfunktion in unterschiedlicher Ausprägung.
- **Klinefelter-Syndrom:** 1 von 600 Männern hat ein überzähliges X-Chromosom, das die Hoden-funktion beeinträchtigt. Es handelt sich um die häufigste numerische Chromosomenaberration des Mannes und wird klinisch durch folgende Charakteristika geprägt:
  - Kleine, feste Testes mit einem Hodenvolumen <6 ml (meistens 1–2 ml).
  - Postpubertär erhöhte Gonadotropine (meistens FSH > LH).
  - Verminderte oder niedrig-normale Test-osteronserumwerte, die jenseits des 25. Lebens-jahres bei >70 % der Patienten in einen symp-tomatischen Androgenmangel münden.
  - 97 % aller Patienten sind azoosperm.
  - 40 % der Patienten weisen eine Gynäkomastie auf.
  - 27 % der Patienten haben einen (Zustand nach) Maldescensus testis.
  - 90 % der Patienten weisen einen Karyotyp 47,XXY auf.
  - Mosaike (47,XXX / 46,XY) sind mit 7 % und höhergradige Anomalien (48,XXXY; 49,XXXXY) mit 3 % selten.
- Die Störung der Hodenentwicklung resultiert aus der fehlenden Inaktivierung der Gene des zusätzlichen X-Chromosoms. Im Kindes- und Jugendalter sind in Hodenbiopsien jedoch spermatogoniale Stammzellen nachweisbar und Jugendliche und jüngere Erwachsene können durchaus noch eine Spermatogenese aufweisen. Aufgrund eines testikulären Mosaiks in den intakten Spermatogonien resultieren in diesen Fällen normale Spermatozoen. Offen-sichtlich kommt es im Verlauf des pubertären

Reifungs- und Alterungsprozesses aus ungeklär-ten Gründen zum vollständigen Keimzellverlust. Es gibt aktuell keine prädiktiven Marker, die einen positiven Spermiennachweis vorhersagen können. Als stärkster prädiktiver Parameter hat sich in allen Untersuchungen das Alter er-wiesen: Je jünger ein Klinefelter-Patient ist, desto höher ist seine Chance auf einen positiven Spermienfund.

Ein positives Ergebnis in der TESE wird durch den Einsatz der mikrochirurgischen Technik begünstigt. Die kryokonservierten Spermien können für eine nachfolgende TESE-ICSI-Be-handlung eingesetzt werden. Es sind >140 Schwangerschaften in der Literatur ohne ein erhöhtes Fehlbildungsrisiko beschrieben. Aus diesem Grund sollten Patienten, bei denen ein Klinefelter-Syndrom diagnostiziert wird, früh-zeitig auf die Möglichkeit einer fertilitätsprotek-tiven Kryokonservierung von Spermien aus dem Ejakulat oder im Rahmen einer Mikro-TESE (mTESE) hingewiesen werden, auch wenn noch kein Kinderwunsch besteht. Eine bereits durch-geführte Testosteronsubstitution muss ausgesetzt werden und ggf. auf eine endogene Testosteron-stimulation umgestellt werden. Die Tatsache der bereits vorausgegangenen Testosteronbehand-lung scheint sich nicht grundsätzlich negativ auf die TESE-Ergebnisse auszuwirken, macht aller-dings das Procedere deutlich komplizierter. Optimal wäre die Durchführung einer mTESE während der Pubertätsentwicklung (Tanner-Stadium 4 oder 5) oder kurz nach der Pubertät bei noch eugonadalen Testosteronserumspiegeln. Bislang bleibt der überwiegende Anteil der Patienten unerkannt und erleidet alle Folgen eines nicht behandelten Hypogonadismus. Epi-demiologische Daten zeigen, dass Klinefelter-Patienten eine höhere Mortalität aufweisen, sozial benachteiligt sind und häufiger krank sind als vergleichbare männliche Kohorten.

- **XX-Männer** sind sehr selten (1:10.000–1:20.000 Männer). Es handelt sich um Patienten mit männ-lichem Phänotyp bei weiblichem Karyotyp: auf einem der beiden X-Chromosomen befinden sich Anteile der Y-chromosomenspezifischen genetischen Informationen (90 % der Patienten). Diese Translokation erfolgt in der väterlichen Meiose. Es geht zumeist die AZF-Region bei dieser Translokation verloren und lediglich das Testis-determinierende Gen SRY liegt vor, das für die Induktion der Hodenentwicklung wichtig ist. Deshalb sind diese Patienten infertil und entwickeln mit zunehmendem Lebensalter einen klinisch symptomatischen Testosteronmangel. Wenn die XX-Männer auch noch SRY-Gen-negativ sind, resultieren daraus eine verringerte Virilisierung und Fehlbildungen der Genitalorgane (Maldeszensus, Hypospadie, Scrotum bifidum). Klinisch ähneln die Patienten dem Klinefelter-Syndrom: kleine, feste Hoden (1–2 ml), erhöhte Gonadotropine und erniedrigtes Testosteron sind identisch. Allerdings ist die Körperlänge im Vergleich zu Patienten mit Klinefelter-Syndrom reduziert (170 cm im Vergleich zu 183 cm).

- **Anorchie:** Bei fehlendem palpatorischen und sonographischen Nachweis von Hoden wird durch die Gabe von hCG 5000 IE i.m. ein Stimulationstest durchgeführt, der bei Vorliegen von Hodengewebe zu einem Anstieg des Testosterons nach 48 h bzw. 72 h um das mindestens 1,5-fache führt. Es schließt sich danach eine laparoskopische Hodensuche an. Die MRT-Diagnostik ist der Laparoskopie unterlegen. Das Vorliegen einer kongenitalen Anorchie ist mit einer Prävalenz von 1:20.000 Männern beidseitig und 1:5000 Männern einseitig selten.

12.1.4 Therapie

Die Therapie der männlichen Fertilitätsstörung kann in einigen Fällen kausal erfolgen, in den meisten Fällen wird sie symptomatisch orientiert sein. In jedem Fall ist eine interdisziplinäre Abstimmung der Untersuchungsergebnisse bei Mann und Frau erforderlich, um eine für das Paar optimierte und individuell ausgerichtete Behandlung zu ermöglichen.

> Nicht die Korrektur von Hormon- oder Ejakulatwerten steht im Vordergrund, sondern die Chance auf ein Kind ist im Fokus des Interesses. Die Grundprinzipien der Therapie des infertilen Mannes orientieren sich an der Diagnose.

Die Systematik der andrologischen Krankheitsbilder orientiert sich meistens an der topographischen Zuordnung der Störung und gliedert sich in die Störungen von Hypothalamus und Hypophyse, die der Testes, der akzessorischen Geschlechtsdrüsen und der Androgenzielorgane. Aus Praktikabilitätsgründen folgt die im Folgenden dargestellte Systematik nicht der Topographie der Störung, sondern der Häufigkeit der Erkrankungen und untergliedert in medikamentöse Therapieansätze, präventive und operative Verfahren sowie die symptomatische Therapie mittels ART (◘ Tab. 12.9).

Medikamentöse Therapieoptionen
Therapie des sekundären Hypogonadismus

Die Therapie des sekundären Hypogonadismus ist zumeist kausal und hat zum Ziel, die fehlende Gonadotropinsekretion zu substituieren, um dadurch eine physiologische Stimulation der endokrinen und exokrinen Hodenfunktion zu erreichen.

> Beim sekundären hypogonadotropen Hypogonadismus und gleichzeitigem Kinderwunsch ist sowohl die Therapie mit hCG und rekombinantem FSH sowie die pulsatile GnRH-Substitutionstherapie erfolgreich, wobei letztere aus Praktikabilitätsgründen beim Mann fast nicht mehr zum Einsatz kommt.

Insbesondere bei den kongenitalen hypothalamischen Formen des sekundären Hypogonadismus ist die Therapie über mehrere Jahre durchzuführen, um eine ausreichende Spermatogenese zu erzielen und den Kinderwunsch zu erfüllen.

Beim **präpubertären Patienten** erfolgt dies meistens zur Stimulation des Hodenwachstums und zur Induktion der Spermatogenese ohne gleichzeitigen Kinderwunsch, so dass die Therapie nach dem ersten Nachweis von Spermien im Ejakulat auf eine Testosteronsubstitution umgestellt werden kann. Diese ist deutlich einfacher in der Handhabung und auch preiswerter. Bei späterem Kinderwunsch ist jederzeit die Umstellung auf die Gonadotropintherapie wieder möglich. Wenn die Spermatogenese bereits einmal induziert war, lässt sie sich bei der Wiederholungsbehandlung rascher wieder initiieren. Da der kongenitale sekundäre Hypogonadismus primär durch eine Pubertas tarda mit ausbleibender Pubertätsentwicklung, eunuchoidem Hochwuchs und Hodenvolumina um die 1–2 ml auffällt, ist die differenzialdiagnostische Abgrenzung zur konstitutionellen Entwicklungsverzögerung (KEV) manchmal schwierig. In einigen Fällen lässt sich die Diagnose tatsächlich erst im Verlauf über die Zeit klären, da erst mit dem 17.–20. Lebensjahr die Pubertätsentwicklung (auch bei der KEV) als normalerweise abgeschlossen betrachtet werden darf.

Bei **postpubertär manifestierten Formen** des sekundären Hypogonadismus ist nicht nur die Diagnose einfacher und eindeutiger, sondern auch die Therapie zur Spermatogeneseinduktion rascher erfolgreich, da die Hodenausreifung bereits einmal ungestört vorausgegangen ist. Nach Abschluss der Kinderwunschbehandlung bzw. nach Abschluss der Spermatogeneseinduktion wird die Therapie auf die kostengünstigere Testosteronsubstitution umgestellt.

Beim Patienten mit Kinderwunsch erfolgt die Therapie bis zur Induktion einer Schwangerschaft, die in

Tab. 12.9 Therapiegrundsätze der männlichen Infertilität

Grundprinzipien der Therapie	Therapie	Diagnosen/andrologische Störung
Medikamentöse Therapie	Stimulationsbehandlung mit hCG und rekombinantem FSH s.c.	Sekundärer Hypogonadismus (hypothalamisch/hypophysär)
	GnRH-Pumpentherapie s.c.	
	Cabergolin, Bromocriptin	Hyperprolaktinämie
	Resistogrammgerechte Antibiotikatherapie	Infektion der ableitenden Samenwege
	Endogene Testosteronstimulation (Tamoxifen, Clomiphen, hCG)	OAT-Syndrom mit Testosteronmangel
	Imipramin Vibratorstimulation	Retrograde Ejakulation Anejakulation
Operative Therapie	Mikrochirurgische Refertilisierung (Vasovasostomie, Vasotubulostomie)	Obstruktive Azoospermie (OA), insbesondere nach Vasektomie oder Epididymitiden
	Epididymale Spermienaspiration (MESA)/testikuläre Spermienextraktion (TESE)	Obstruktive Azoospermie, insbesondere kongenital, z. B. CBAVD
	Mikrochirurgische testikuläre Spermienextraktion (mTESE)	Nicht-obstruktive Azoospermie (NOA) (hypergonadotrope NOA)
	Operative (mikrochirurgische) Korrektur bei selektierten Patienten (FSH <15 IU/l, idiopathische Infertilität)	Varicocele testis (Grad I–III) und idiopathisches OAT-Syndrom, Frau gesund
	Elektrostimulation transrektal	Anejakulation
Präventive Therapie	Korrektur bis zum Ende des 1. Lebensjahres (nach Vorbehandlung mit Gonadorelin)	Maldescensus testis (anamnestisch oder unkorrigiert)
	Fertilitätsprotektion mittels Kryokonservierung von Spermien	Infertilität bei onkologischer Grunderkrankung und/oder gonadotoxischer Therapie; drohender progredienter Keimzellverlust bei nicht-onkologischen Erkrankungen
Assistierte Reproduktion (in Abhängigkeit von den weiblichen reproduktiven Funktionen, z. B. Anovulation, z. B. Tubenverschluss)	Intrauterine Insemination (IUI)	Normozoospermie, leichtgradiges OAT-Syndrom
	In-vitro-Fertilisation (IVF)	Normozoospermie, leichte OAT
	Intrazytoplasmatische Spermieninjektion (ICSI)	OAT-Syndrom Kryptozoospermie Kryokonservierte Spermien Epididymale Spermien oder testikuläre Spermien bei Azoospermie
	Aufbereitung des Ejakulates mit nachfolgender IUI, IVF oder ICSI	Immunologische Infertilität (Autoantikörper gegen Spermien)

◲ **Tab. 12.10** Therapie mit hCG/rekombinanten FSH bei hypogonadotropem Hypogonadismus				
Medikation	Präparatenamen	Dosis und Applikation	Applikations-intervall	Therapiekosten pro Monat (bei niedrigs-ter Dosierung!)
hCG	Brevactid	1500–3000 IE s.c. 2- bis 3-mal pro Woche	Mo – (Mi) – Fr	61,81 €
Rekombinantes FSH	Gonal-f, Puregon	150 IE s.c. 3-mal pro Woche	Mo – Mi – Fr	1052,18 €

über 80 % der Fälle spontan eintritt. Nur ein Fünftel der Patienten wird aufgrund der zumeist subnormalen Spermienzahlen eine Unterstützung durch assistierte reproduktionsmedizinische Verfahren benötigen. Patienten mit einem hypothalamischen Problem haben längere und im Ergebnis etwas reduzierte Erfolgschancen im Vergleich zu primär hypophysär erkrankten Männern.

Darüber hinaus wirkt sich ein vorbestehender **Maldescensus testis** negativ auf die Dauer der Behandlung und das Behandlungsergebnis insgesamt aus. Ein Maldescensus testis stellt jedoch keine Kontraindikation für die Behandlung dar. Auch diese Patienten können im Hinblick auf Spermatogeneseinduktion und Schwangerschaftseintritt bei der Partnerin erfolgreich behandelt werden. Die Therapie erfolgt nach einem standardisierten Schema, das anhand der Blutwerte und dem klinischen Befinden des Patienten (Testosteronmangelsymptome? Nebenwirkungen wie z. B. Entwicklung einer Gynäkomastie? Höhe der Testosteron- und Östradiolspiegel und des FSH-Serumwertes?) in seiner Dosierung angepasst wird (◲ Tab. 12.10):

Ist die **Hyperprolaktinämie** die Ursache eines sekundären Hypogonadismus, so zielt die Therapie primär auf die Normalisierung der Prolaktinspiegel ab. Bei einem Mikroprolaktinom (<10 mm) ist eine medikamentöse Therapie ausreichend; bei Makroprolaktinomen, die rasch proliferativ wachsen und auch zu Beeinträchtigungen benachbarter Strukturen führen können, ist die neurochirurgische transsphenoidale Prolaktinomexstirpation eine Therapieoption, die mit dem Patienten besprochen werden muss. Oftmals ist aber auch beim Makroprolaktinom zunächst ein medikamentöser Therapieansatz möglich.

Therapie bei Infektionen der ableitenden Samenwege

Beim Infertilitätspatienten und in der Kinderwunschbehandlung spielen akute Infektionen, wie die akute Epididymitis oder akute Prostatitis, eine untergeord-

nete Rolle. Allerdings können die postentzündlichen Veränderungen zu Fertilitätseinschränkungen führen. Häufiger sind chronisch verlaufende Formen einer Epididymitis relevant, die sich in 15 % der Fälle aus den akuten Formen entwickeln können. Die damit verbundene Narbenbildung kann zu Obstruktionen führen. Insgesamt ist bei den Infektionen der ableitenden Samenwege die Evidenzlage bezüglich ihres Einflusses auf die Samenqualität und ihre Therapie begrenzt.

Am häufigsten werden beim Infertilitätspatienten klinisch stumme Infektionen im Rahmen der Ejakulatanalyse diagnostiziert. Wichtig ist die Anamnese, um vorausgegangene sexuell übertragbare Erkrankungen zu erfassen. Ein klinisch stummer Infekt der ableitenden Samenwege kann durch die gezielte mikrobiologische Untersuchung des Ejakulates identifiziert werden. Der Nachweis aus dem Prostataexprimat ist deutlich umständlicher, die Abstrichdiagnostik aus der Harnröhre ist unzuverlässig. Der Erregernachweis aus dem Ejakulat ist als signifikant anzusehen, wenn eine Erregerkonzentration von ≥1000 KbE/ml (KbE = koloniebildende Einheiten) nachgewiesen wird. Gramnegative Erreger, Ureaplasma urealyticum oder Mykoplasmen sind die führenden Keime. Die Prävalenz von Mykoplasmeninfektionen liegt bei bis zu 25 % bei infertilen Männern. Beim Verdacht auf eine Chlamydieninfektion ist der Erregernachweis schwierig. Der Nachweis von IgA- oder IgG-Antikörper gegen Chlamydien im Seminalplasma oder der direkte Nachweis von Chlamydien-DNA mittels PCR zeigen jedoch keine klare Assoziation zum tatsächlichen Vorhandensein der Keime im Ejakulat. Je nach Population ist eine Infektionshäufigkeit von bis zu 11 % zu erwarten.

❯ Eine erhöhte Leukozytenkonzentration von ≥1 Mio./ml Ejakulat wird als indirekter Nachweis einer Infektion gewertet.

Die Leukozyten werden von den Rundzellen, die sowohl Lymphozyten als auch Spermatogenesezellen darstellen können, durch die Peroxidasefärbung differenziert. Weitere indirekte Hinweise auf eine Infektion

Exkurs

Therapie der Hyperprolaktinämie

Die Therapie führt nicht nur zu einer Normalisierung der Prolaktinspiegel, sondern auch zu einer Verkleinerung eines vorbeschriebenen Prolaktinoms. In der Folge kommt es durch den Feed-back-Mechanismus zu einer allmählichen Normalisierung der Gonadotropin- und Testosteronspiegel. Dies kann durchaus 6–12 Monate dauern. Die Therapie wird heutzutage aufgrund besserer Verträglichkeit meist mit dem langwirksamen Dopaminagonisten Cabergolin durchgeführt, aber auch Bromocriptin, Quinagolid, Lisurid und Metergolin können verordnet werden. Die Therapie ist einschleichend zu dosieren, um die Nebenwirkungen zu mildern. Sollte die Therapie im Hinblick auf die Fertilität nicht den gewünschten Effekt haben, kann in Einzelfällen die ergänzende Therapie mit hCG und rekombinantem FSH bei gleichzeitigem Kinderwunsch (oder mit Testosteron beim symptomatischen Hypogonadismus ohne Kinderwunsch) indiziert sein. Insbesondere vor dem Hintergrund, dass die Paare im Mittel bereits 34–37 Jahre alt sind, wenn sie eine reproduktionsmedizinisches Zentrum aufsuchen, kann es manchmal aufgrund der biologischen Gegebenheiten sinnvoll sein, die Therapie zu intensivieren und nicht den Spontanverlauf abzuwarten. Allerdings bedeutet dies nicht den Verzicht auf die Therapie der Hyperprolaktinämie, die im Vordergrund steht.

Die Therapie wird insbesondere bei Mikroprolaktinomen über 2–3 Jahre durchgeführt. Ein Therapieauslassversuch bei fehlendem Nachweis von Prolaktinomgewebe wird im ersten Jahr durch Kontrolluntersuchungen des Prolaktinspiegels begleitet. Bei Makroprolaktinomen können eine lebenslange Behandlung und auch die kombinierte operative und medikamentöse Therapie erforderlich sein.

---

der ableitenden Samenwege sind ein vermindertes Ejakulatvolumen, eine erhöhte Ejakulatviskosität, ein erhöhter pH-Wert und/oder verminderte Glukosidase-, Fruktose- oder Zinkwerte, die eine Einschränkung der Funktion der akzessorischen Geschlechtsdrüsen anzeigen. Die Schädigung der Spermien durch Infektionserreger kann entweder direkt durch den Einfluss der Bakterien erfolgen oder sekundär durch die vermehrte Freisetzung bzw. Aktivierung von Leukozyten, Lymphokinen und die vermehrte Bildung von reaktiven Sauerstoffspezies (ROS). Darüber sind eine Schädigung der DNA-Integrität der Spermien sowie eine Autoantikörperinduktion gegen Spermien möglich.

Im Fall eines Keimnachweises erfolgt die Therapie resistogrammgerecht. Für **Chlamydieninfektionen** können Azithromycin als Einmalgabe oder Tetrazykline eingesetzt werden. Auch **Ureaplasmeninfektionen** können mit Tetrazyklinen oder Erythromycin behandelt werden. Cefixim wird eingesetzt, wenn eine **Gonorrhö** vorliegt und aufgrund der Ko-Infektionshäufigkeit mit Chlamydien zeitgleich mit Azithromycin oder Tetrazyklinen behandelt. Ofloxacin, Levofloxacin oder Moxifloxacin werden bei unkomplizierten Epididymitiden ohne Gonokokkennachweis und/oder enteralen Keimen eingesetzt. Ciprofloxacin ist aufgrund zunehmender Resistenzen mittlerweile problematisch.

> ❯ Entscheidend sind die Aufklärung über die Notwendigkeit der Mitbehandlung der Partnerin und der geschützte Verkehr mit Kondom bis zum Nachweis der erfolgreichen Keimelimination.

Die Antibiotikatherapie schädigt zu einem gewissen Teil die bestehende Spermienpopulation. Eine Infektkontrolle ist zwar bereits nach 4 Wochen möglich, resultiert aber in verschlechterten Ejakulatbefunden. Aus diesem Grund sollte das nächste Kontrollspermiogramm frühestens 8–10 Wochen nach Abschluss der Antibiotikabehandlung erfolgen.

Therapie des Testosteronmangels

Ein Problem stellen Patienten mit unerfülltem Kinderwunsch dar, die gleichzeitig einen symptomatischen Testosteronmangel haben, da sich hier eine Testosteronsubstitution verbietet. Testosteron wirkt exogen zugeführt aufgrund des negativen Feed-back-Mechanismus auf die Hypophyse und den Hypothalamus wie ein Kontrazeptivum und wird die vielleicht noch bestehende Spermatogenese weiter supprimieren. In diesen Fällen stehen grundsätzlich drei Behandlungsoptionen zur Verfügung, die auf empirischen Erfahrungen und nicht auf randomisierten kontrollierten Studien beruhen:

- Die Substitution mit **hCG** (1500 IE s.c., 2× pro Woche); diese muss ggf. mit rekombinanten FSH kombiniert werden, wenn simultan das FSH supprimiert wird (150 IE 3× pro Woche). Die Therapie ist aufwendig und teuer (◻ Tab. 12.10).
- Die Behandlung mit **Tamoxifen** oder **Clomiphencitrat**, die als Antiöstrogenpräparate zur endogenen Stimulation sowohl von FSH als auch Testosteron führen, ist einfach und preiswert. Beide Präparate sind für diese Indikation jedoch

nicht zugelassen und es handelt sich somit um einen Off-label-Gebrauch, über den der Patient aufgeklärt werden muss. Es empfiehlt sich auch die schriftliche Aufklärung über die potenziellen Nebenwirkungen. Die Behandlungskosten muss der Patient selbst tragen.

— Die Behandlung mit **Aromatasehemmern** ist eine teurere Alternative zu den Antiöstrogenen und es gelten hier ähnliche Voraussetzungen wie für Tamoxifen (Off-label-Gebrauch, Nebenwirkungen, Selbstzahler).

In jedem Fall ist nach den ersten 3 Monaten der Therapie der Effekt zu überprüfen. Nicht alle Patienten werden je nach Vorschädigung des Hodens mit einer Verbesserung der Spermatogenese reagieren. Verbessern sich die Ejakulatwerte nach 3–6 Monaten der Therapie nicht, sollte die Therapie beendet werden.

Therapie der retrograden Ejakulation

Eine retrograde Ejakulation wird diagnostiziert über den Nachweis von Spermien im post masturbationem gewonnenen Urin. Eine medikamentöse Antegradisierung der Ejakulation kann durch die Gabe von **α-Sympathomimetika** (α-Agonisten) versucht werden. Diese führen zu einer Erhöhung des Tonus des Blasenausganges und zu einer Erhöhung der sympathischen Innervation und wirken über diesen Mechanismus emissionsfördernd.

Die meisten Daten liegen zu **Imipramin** vor. Es handelt sich um ein trizyklisches Antidepressivum. Die Erfolgswahrscheinlichkeit liegt bei rund 65 % der Patienten bei Vorliegen einer retrograden Ejakulation. Die Therapie muss über mindestens 2–3 Wochen durchgeführt werden, bevor ein Effekt zu erwarten ist. Die Dosierung muss aufgrund des Nebenwirkungsprofils einschleichend erfolgen (Tofranil 25–75 mg/d p.o.). Ist die Therapie erfolgreich, muss anhand der Samenqualität entschieden werden, ob eine spontane Konzeption möglich ist oder Verfahren der assistierten Reproduktion notwendig sind. Gelingt die Antegradisierung nicht, kann in Abhängigkeit von der Samenkonzentration im Urin durch Alkalisierung des Harns (pH 7–8) (Backpulver; Natriumbikarbonat 1,2–16 g oral, 3 Tage vor Masturbation beginnen), durch die Vorlage von Medium in die Blase oder in das Auffanggefäß eine Aufbereitung vitaler Spermien versucht werden. Eine Kryokonservierung der Spermien kann zusätzlich sinnvoll sein, da die Behandlung nicht in jedem Fall zuverlässig zu reproduzieren ist.

Falls keine Spermien im Urin gefunden werden, kann eine **Anejakulation** vorliegen oder auch eine primär testikuläre Schädigung mit unzureichender Bildung von Spermien. Die Differenzialdiagnose wird anhand der klinischen Befunde gestellt werden können, da im Fall einer Anejakulation und einer intakten Hodenfunktion meistens normale FSH-Serumwerte und normale Hodenvolumina vorliegen, während erhöhte FSH-Werte und verminderte Hodenvolumina eine testikuläre Schädigung anzeigen. Oftmals gibt auch die Anamnese (Diabetes mellitus? Voroperationen?) weiteren Aufschluss über die Pathogenese.

Im Fall einer retrograden Ejakulation oder Anejakulation können eine Elektrostimulation transrektal unter Narkose oder eine vom Patienten selbst durchzuführende Vibrostimulation versucht werden. Die **Vibrostimulation** bedarf eines intakten pelvinen Reflexbogens und ist bei einer Querschnittlähmung oder idiopathischer Anejakulation erfolgversprechend. Bei Querschnittlähmungen oberhalb Th5 besteht allerdings die Gefahr von Blutdruckspitzen, ausgelöst durch eine autonome Dysregulation. Für diese Fälle sollte z. B. Nifedipin 20 mg sublingual vorgehalten werden. Medizinische Vibratoren wie z. B. FertiCare zeigen aufgrund ihrer höheren Amplitude bessere Ergebnisse.

Die **transrektale Elektroejakulation** erfolgt über eine Rektalsonde, ist bei Querschnittpatienten erfolgreich und erfordert in den meisten Fällen eine Narkose. Als Nebenwirkungen sind über eine Reizung der Rektalschleimhaut und die (seltene) Rektalverletzung aufzuklären. Um vitale Spermien zu gewinnen, ist im Vorfeld die Instillation von Medium in die Blase erforderlich und anschließend eine erneute Katheterisierung zur Spermiengewinnung, da bei rund 30 % der Patienten durch die Elektrostimulation keine antegrade, sondern eine retrograde Ejakulation provoziert wird. Aufgrund der eingeschränkten Ejakulatqualität ist oftmals eine anschließende IVF- oder ICSI-Behandlung erforderlich. Aus diesem Grund ist dieses Verfahren eigentlich nur noch indiziert, wenn keine Narkose erforderlich ist.

Alternativ besteht grundsätzlich die Möglichkeit der **operativen testikulären Spermiengewinnung** (TESE, MESA) mit Kryokonservierung der Proben und nachfolgender ICSI-Therapie, die zu guten Schwangerschaftsraten führt, da die testikuläre Funktion bei den meisten Betroffenen intakt ist.

Therapie der immunologischen Infertilität (Autoantikörpersyndrom gegen Spermien)

Es gibt keine medikamentöse Therapie. Klinisch relevant ist ein Anteil von mehr als 50 % an IgG- und/oder IgA-gebundenen Spermien. Es kann versucht werden, durch Aufreinigungsverfahren des Ejakulates die Antikörper zu reduzieren. Lassen sich die Spermienautoantikörper eliminieren, so entscheiden die Qualität des aufgereinigten Ejakulatbefundes sowie die gynäkologischen reproduktiven Funktionen über den Einsatz der Verfahren der assistierten Reproduktion (IUI vs. IVF oder ICSI). Ist eine Eliminierung der Autoantikörper nicht möglich, ist die Therapie der Wahl die ICSI.

Therapie bei (idiopathischer) Oligoasthenoteratozoospermie

Die idiopathische Infertilität ist eine Ausschlussdiagnose und bildet die größte Gruppe im Kollektiv der Infertilitätspatienten. Es liegen nicht kausal zu klärende pathologische Befunde (z. B. des Ejakulates und des Hormonprofils) vor. Es sind verschiedene medikamentöse Therapieansätze in der Vergangenheit verfolgt worden, von denen nur wenige einen nachweisbaren Effekt auf die Samenqualität und letztlich die Fertilität hatten.

Antioxidanzien Ein Cochrane-Review aus dem Jahr 2011 zur Effektivität der Therapie mit Antioxidanzien bei männlicher Subfertilität zeigte einen signifikanten Vorteil in der Verumgruppe. Allerdings war die Therapie unspezifisch: Vitamin E, L-Carnithin, Vitamin C und andere sog. Antioxidanzien. Das Problem in dieser Analyse liegt in der geringen Fallzahl und der erheblichen Streuung der eingesetzten Präparate.

Rekombinantes FSH Der aktuellste Cochrane-Review zur Therapie mit FSH bei unselektierten azoospermen oder oligozoospermen Patienten mit einem primär testikulären Problem konnte keinen signifikanten Effekt zeigen. Frühere und auch aktuelle Studien zeigen keine signifikante Verbesserung der Spermienzahl, -motilität oder -morphologie.

Antiöstrogene und Aromatasehemmer Antiöstrogene bewirken durch eine Rezeptorblockade die Wirkung von Östrogenen. Da Östrogene ebenso wie Testosteron einen negativen Feed-back-Mechanismus auf die Gonadotropine haben, wird dieser Feed-back-Mechanismus ausgeschaltet. Die Gonadotropine können unter der Behandlung steigen, ebenso wie die Testosteronproduktion und in der Folge die Spermatogenese. Bei idiopathisch infertilen Männern (mit einem meist normalen bis mäßig erhöhten FSH-Serumwert) kann aufgrund der bisherigen Datenlage ein signifikanter Effekt der Antiöstrogene auf die Schwangerschaftsrate idiopathisch infertiler Männer eintreten.

Aromatasehemmer wirken über eine Hemmung der Aromatase, reduzieren die Konversion von Andro-

genen in Östrogene und vermindern die negative Feedbackwirkung der Östrogene auf die Gonadotropinsekretion. Es liegen keine Studien mit einem Wirksamkeitsnachweis für den infertilen Patienten vor.

> **Bei beiden Substanzgruppen handelt es sich um einen off-label Gebrauch und der Patient muss entsprechend aufgeklärt werden.Operative Therapieverfahren**

Operative Therapie bei obstruktiver Azoospermie (OA)

Grundsätzlich muss zwischen Obstruktionen, die operativ korrigiert werden können, und den irreversiblen Formen unterschieden werden. Die häufigste Form der obstruktiven Azoospermie resultiert aus der **Sterilisationsvasektomie.**

> ❯❯ Rund 5 % aller sterilisierten Männer bedauern im weiteren Verlauf ihre Entscheidung und suchen mit erneutem Kinderwunsch Hilfe.

Diesen Patienten kann mit einer hohen Erfolgschance von rund 85 % eine Refertilisierungsoperation angeboten werden. Der häufigste Grund (80 %) ist eine Trennung und die Vorstellung mit einer neuen Partnerin, aber auch der Tod der Ehefrau, eines Kindes, religiöse Motive und Post-Vasektomie-Schmerzen sind Gründe für den Wunsch nach einer Refertilisierung.

Die Refertilisierung ist in mikrochirurgischer Technik durch eine Vasovasostomie oder auch eine Vasotubulostomie möglich. Die Erfolgsraten liegen bei großen Fallzahlen bei einer Durchgängigkeitsrate mit positivem Spermiennachweis von 80–90 % und Schwangerschaftsraten um 50 %, in Abhängigkeit von den reproduktiven Funktionen der Frau.

Üblicherweise wird die mikrochirurgisch in einer zwei- bis dreischichtigen Nahttechnik mit (11×0-) 10×0- und 9×0-Nahtmaterial durchgeführt. Es handelt sich um eine ambulante Operation, die vom Patienten selbst zu bezahlen ist.

In den Fällen, wo beispielsweise aufgrund eines langen Post-Vasektomie-Intervalls die Nebenhodenpassage der Spermien nicht mehr gegeben ist, kann eine **Vasotubulostomie** erforderlich werden, die allerdings nur mit einer postoperativen Durchgängigkeit bei rund 50 % deutlich schlechter abschneidet als die Vasovasostomie. In diesen Fällen oder in dem Fall, wenn die Frau bereits um die 40 Jahre alt ist, kann die zusätzliche Durchführung einer **testikulären Spermienextraktion** (TESE) mit Kryokonservierung der Spermien empfehlenswert sein.

> **Tipp**
>
> Der Patient ist in dieser Situation explizit darauf hinzuweisen, dass er nach einer vorausgegangenen Vasektomie sämtliche Kosten der Behandlung, einschließlich einer evtl. ICSI-Behandlung selber zu tragen hat.

Aufgrund der hohen Kosten und der höheren Belastung der Frau durch die hormonelle Stimulationsbehandlung ziehen die europäischen Leitlinien bei rekonstruierbaren Obstruktionen prinzipiell die Refertilisierung aufgrund der sehr guten Ergebnisse der Refertilisierungsoperationen der testikulären Spermienextraktion vor.

❯ Bei der Refertilisierung besteht das potenzielle Risiko einer Re-Stenose (innerhalb von 3 Jahren bei bis zu einem Fünftel der Patienten), so dass der Patient den Kinderwunsch nach der Operation möglichst aktiv verfolgen sollte.

Prinzipiell kann die TESE allen Patienten mit OA als »Second-line«-Therapie bei Versagen oder fehlender Möglichkeit der Rekonstruktion angeboten werden. Die TESE erfolgt meistens als multifokale Biopsie, einheitliche Empfehlungen zur Anzahl der zu entnehmenden Proben gibt es nicht. Eine mikrochirurgische epididymale Spermienaspiration (MESA) ist nur in den Fällen sinnvoll, in denen eine Rekonstruktion nicht durchführbar ist oder im Rahmen einer Vasotubulostomie, bei der der Nebenhodengang ohnehin eröffnet wird. Die Eröffnung des Nebenhodenganges wird – auch in mikrochirurgischer Technik – meistens zu einer Obstruktion desselben führen. Nach Kryokonservierung können sowohl die durch eine MESA als auch durch eine TESE gewonnenen Spermien für eine ICSI Behandlung verwendet werden.

Handelt es sich um eine **Obstruktion im Bereich der Prostata** (zentrale Utrikuluszyste) oder im Bereich des Colliculus seminalis, kann in Einzelfällen eine transurethrale Resektion der Ductuli ejaculatorii (TURED) durchgeführt werden.

Operative Therapie bei nicht-obstruktiver Azoospermie (NOA)

Bei nicht-obstruktiver Azoospermie (NOA) ist die Therapie der Wahl die operative Spermiengewinnung aus dem Hoden. Die NOA geht typischerweise mit einer schweren Störung der Hodenfunktion einher und ist durch erhöhte FSH-Serumwerte und reduzierte Hodenvolumina charakterisiert. Obwohl im Ejakulat keine Spermien zu finden sind, kann im Hoden noch fokal eine Spermatogenese stattfinden. Die frü-

her übliche Standard-TESE (üblicherweise multifokal durchgeführt) ist der mikrochirurgisch-assistierten TESE (Mikro-TESE oder mTESE) unterlegen, da die mTESE mit einer höheren Ausbeute an Spermien einhergeht. Sie ist mittlerweile als akzeptierter Standard für die NOA anzusehen. Die Erfolgschancen für eine mTESE liegen – je nach Autor und Kollektiv – zwischen maximal 50 und 70 % positiven Spermiennachweis. Auch onkologische Patienten, die prätherapeutisch aufgrund einer Azoospermie keine Spermien einfrieren können oder die eine posttherapeutische Azoospermie (bei fehlendem Kryo-Depot) aufweisen, können gleichermaßen von einer TESE profitieren. Diese wird dann oftmals als **Onko-TESE** bezeichnet und weist eine Erfolgsrate von 40–50 % bei den postpubertären malignen Erkrankungen auf. Die Ergebnisse sind bei den präpubertär erkrankten und therapierten Patienten schlechter.

Das Prinzip der mTESE beruht auf der optischen Vergrößerung der Samenkanälchen im Hoden. Das Mikroskop erlaubt die Selektion der kräftigsten Tubuli seminiferi, in denen die Chance für einen positiven Spermiennachweis am größten ist. Aufgrund der segmentalen Gliederung des Hodens ist mit der Selektion der besseren Samenkanälchen und der Durchmusterung aller Segmente des Hodens ein Optimum für den Patienten zu erreichen. Gleichzeitig kann die Menge des entnommenen Gewebes reduziert werden, so dass das Risiko für einen postoperativen Abfall des Testosteronspiegels minimiert wird.

❯ Aufgrund des erheblichen logistischen Aufwandes und des Risikos, das keine Spermien gefunden werden, ist die operative Spermiengewinnung mit Kryokonservierung der Proben vor Einleitung der Hormonstimulation der Frau akzeptierter Standard.

Zusätzlich sollte grundsätzlich mindestens aus zwei verschiedenen Arealen eine Biopsie zur histologischen Aufarbeitung der Proben erfolgen. Diese histologische Untersuchung dient dient nicht nur der histologische Einordnung des Krankheitsbildes (z. B. normale Spermatogenese, ◘ Abb. 12.6, oder Sertoli-cell-only-Syndrom, ◘ Abb. 12.7), sondern insbesondere auch der Erkennung einer testikulären intraepithelialen Neoplasie (TIN; ◘ Abb. 12.8) oder eines bereits bestehenden Hodentumors. Die Inzidenz des Keimzelltumors ist bei Infertilitätspatienten auf 1:100 bis 1:200 Männer im Vergleich zur Normalbevölkerung (10:100.000 Männer) deutlich erhöht.

Sollten Patienten mit einer NOA vor einer mTESE einen **erniedrigten Testosteronspiegel** haben, so scheint es vorteilhaft für die Spermatogenese zu sein,

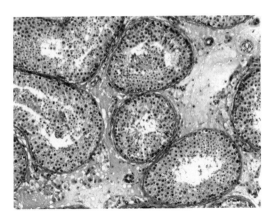

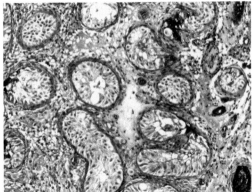

○ **Abb. 12.6** Histologisches Bild einer weitgehend qualitativ intakten Spermatogenese. (Aus: Keck (Hrsg.), Kinderwunschbehandlung in der gynäkologischen Praxis. Mit freundlicher Genehmigung Georg Thieme Verlag, Stuttgart 2013.)

○ **Abb. 12.7** Histologisches Bild eines Sertoli-cell-only-Syndroms. (Aus: Keck (Hrsg.), Kinderwunschbehandlung in der gynäkologischen Praxis. Mit freundlicher Genehmigung Georg Thieme Verlag, Stuttgart 2013.)

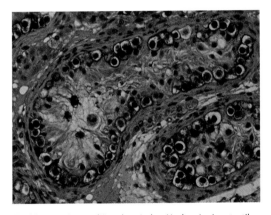

○ **Abb. 12.8** Immunhistochemischer Nachweis einer testikulären intraepitelialen Neoplasie (TIN). Immunhistochemische Färbung (rot) positiv für die plazentare alkalische Phosphatase (PIAP). (Aus: Keck (Hrsg.), Kinderwunschbehandlung in der gynäkologischen Praxis. Mit freundlicher Genehmigung Georg Thieme Verlag, Stuttgart 2013.)

lyse 2012 zeigt einen geringen Vorteil für die Varikozelenbehandlung.

> Somit kann die (operative) Therapie der Varikozele sinnvoll sein, wenn keine andere Ursache der Fertilitätsstörung und eine Oligozoospermie mit einer klinisch relevanten Varikozele vorliegen.

Bezüglich des operativen Vorgehens schneidet die **mikrochirurgische Varikozelenligatur** in Metaanalysen am besten in Hinblick auf Nebenwirkungs- und Rezidivprofil ab. Als interventionelle Verfahren stehen darüber hinaus die Varikozelenligatur nach Bernardi oder Palomo, die laparoskopischen Ligaturverfahren mit oder ohne Schonung der A. testicularis sowie die Sklerosierung und Embolisation zur Verfügung.

12.1.5 Fertilitätsprotektion: Kryokonservierung von Spermien bei (onkologischen) Erkrankungen

Die Kryokonservierung von Spermien ist das einzige etablierte Verfahren zum Fertilitätserhalt. Mit der Einführung der intrazytoplasmatischen Injektionstechnik hat die Verwendung der kryokonservierten Samenproben eine effektive Nutzungsmöglichkeit erfahren. Die überwiegende Zahl der Kryokonservierungen von Spermien werden bei Tumorpatienten durchgeführt, aber auch benigne Erkrankungen mit einer gonadotoxischen Therapienotwendigkeit, Anlage eines Sicherungsdepots während einer Kinderwunschbehandlung oder Anlage einer Zeugungsreserve vor einer Vasektomie sind Indikationen für die Kryokonservie-

wenn dieser durch Stimulation der Leydig-Zellen auf mindestens 8 nmol/l angehoben wird. Postoperativ kann bei Patienten mit einem vorbestehenden Testosteronmangel dann eine Substitution mit Testosteron eingeleitet werden.

(Operative) Therapie der Varicocele testis

Die Entscheidung für oder gegen eine Behandlung sollte sich daran orientieren, ob noch andere Ursachen für die Fertilitätsstörung vorliegen, ein hoher FSH-Wert bereits ein fixiertes testikuläres Problem anzeigt oder auf gynäkologischer Seite Einschränkungen der reproduktiven Funktion vorliegen. Die Cochrane-Ana-

12

Exkurs

Kryokonservierung, wenn Samengewinnung nicht möglich ist

Eine besondere Situation besteht beim präpubertären Jungen oder frühpubertären Jugendlichen, bei dem eine Samengewinnung (noch) nicht möglich und die Spermatogenese noch nicht ausgereift ist. Die einzige Option besteht in der Entwicklung von Methoden, die es ermöglichen, aus operativ gewonnenem immaturen Hodengewebe mit testikulären Stammzellen Spermien zu generieren. Hintergrund für diese Initiative (Androprotect, Münster) ist die Erkenntnis aus Studien mit Mäusen und nicht-humanen Primaten, dass über eine heterologe oder autologe Transplantation von immaturem Hodengewebe oder in vitro die Möglichkeit besteht, die Spermatogenese zu initiieren. Es handelt sich beim Menschen um ein rein experimentelles Vorgehen, das in den nächsten Jahren einer intensiven weitergehenden Begleitforschung bedarf, um die Ergebnisse aus den Tier- und In-vitro-Experimenten auf das humane System zu übertragen.

---

rung von Spermien. Dieses Verfahren kann adoleszenten und erwachsenen Patienten angeboten werden. Einen hohen Stellenwert besitzt die Kryokonservierung ferner im Rahmen der operativen Spermiengewinnung bei Infertilitäts- oder Tumorpatienten (mTESE, MESA).

Die Beratungssituation onkologischer Patienten zeigt seit vielen Jahren unverändert, dass nur zwischen 40 und 50 % der Betroffenen über die Möglichkeit der Kryokonservierung aufgeklärt werden. Bei den 18- bis 40-jährigen Tumorpatienten wird die Kryokonservierung nur in 35 % der Fälle tatsächlich durchgeführt. Dies ist umso erschreckender, da zwei Drittel der Patienten (63 %) eine Einschränkung der Samenqualität bis hin zur Azoospermie erleiden. Insgesamt 32 % der Betroffenen erleiden nach Abschluss der Therapie eine dauerhafte Kryptozoospermie oder Azoospermie und haben somit keine Chance auf eine spontane Konzeption. Generelle oder individuelle prädiktive Marker für die Empfindlichkeit der Spermatogenese gegenüber der gonadotoxischen Therapie oder die Erholungsfähigkeit der Spermatogenese sind nicht verfügbar.

12.1.6 Symptomatisch orientierte Therapie bei männlicher Infertilität: Verfahren der assistierten Reproduktionstechniken (ART)

Eine einfache Therapie der Infertilität ist die **intrauterine Insemination**, die auf weiblicher Seite durchgängige Tuben und das Vorhandensein einer Ovulation, auf männlicher Seite weitgehend normale Ejakulatwerte als Voraussetzung haben.

Besteht eine Oligoasthenoteratozoospermie, so entscheidet im Wesentlichen das Ausmaß der Einschränkung der Samenqualität über den Einsatz der assistierten reproduktionsmedizinischen Maßnahmen.

Bei guter Samenqualität und einer Störung der Tubenfunktion auf weiblicher Seite besteht die Therapie der Wahl in der **In-vitro-Fertilisation** (IVF). Hierbei erfolgt eine hormonelle endokrine Stimulation der Frau, die Gewinnung von mindestens 8–10 reifen Eizellen und eine natürliche Befruchtung in künstlicher Umgebung.

Die **ICSI-Behandlung** stellt immer die Therapie der andrologischen Infertilität dar und sollte aufgrund der etwas geringeren Baby-take-home-Raten im Vergleich zur IVF nur dann eingesetzt werden, wenn die Ejakulatparameter eine IVF nicht zulassen. Eine vorausgehende Beratung, insbesondere auch vor dem Hintergrund des gering erhöhten (genetischen) Fehlbildungsrisikos in dieser Patientengruppe mit ICSI-Therapieindikation ist erforderlich. Die Therapie unterscheidet sich von der IVF dadurch, dass jeweils ein Spermium in jeweils eine einzelne mature Eizelle injiziert wird (Mikromanipulator). Aus diesem Grund eignet sich dieses Verfahren auch für die Fälle, bei denen nur noch einzelne Spermien vorhanden sind.

Die Verfahren der IVF und ICSI unterliegen in Deutschland strikten Gesetzen. Maßgebend sind das Embryonenschutzgesetzt sowie für die Bearbeitung der Gameten das Gewebemedizingesetz.

> Die Kostenerstattung liegt nach Antragstellung bei den Krankenkassen bei 50 % für insgesamt jeweils 3 Behandlungsversuche (IUI/IVF oder ICSI). In Einzelfällen übernehmen einige Krankenkassen und Bundesländer auch darüber hinaus die anteiligen Kosten weiterer Behandlungszyklen.

Eine Therapieentscheidung wird nicht nur ausschließlich aufgrund der Ejakulatqualität getroffen. Eine sorgfältig standardisierte Diagnostik ermöglicht eine optimale Behandlung für das Paar und sollte das Ziel haben, Übertherapie zu vermeiden.

> **Fertilitätsstörungen des Mannes**
> - **Diagnostik:** Umfasst standardisiert die sorgfältige Anamnese, die klinische Untersuchung einschließlich Skrotalsonographie, die endokrine Basisdiagnostik mittels LH, FSH und Testosteron sowie die Spermiogrammanalyse nach den Kriterien der WHO (2010). Eine genetische Abklärung ist bei allen Männern (und ihren Frauen) indiziert, die aufgrund einer Oligo- oder Azoospermie eine ICSI-Therapie erhalten sollen (z. B. Kryotypanalyse, AZF-Diagnostik).
> - **Humangenetische Beratung:** Bei auffälligen genetischen Befunden indiziert.
> - **Therapie:**
>   - Störungen der Gonadenregulation auf hypothalamisch-hypophysärer Ebene: Behandlung z. B. mit Gonadotropinen.
>   - Primär testikuläre Erkrankungen: Hormonelle Therapie meist wenig erfolgreich, im Vordergrund stehen symptomatisch orientierten Verfahren, ggf. unter Zuhilfenahme der Verfahren der assistierten Reproduktion in enger Abstimmung mit den gynäkologisch-reproduktionsmedizinischen Kooperationspartnern.
>   - Azoospermie: Je nach Ursache ist die operative Versorgung indiziert: bei Obstruktionen steht die mikrochirurgische Refertilisierung im Vordergrund, bei nichtobstruktiver Azoospermie die mikrochirurgische TESE.
>   - Varikozele: Indikation zur Therapie nur in ausgewählten Fällen.

12.2 Erektile Dysfunktion

D.K. Osmonov, C.M. Naumann, K.-P. Jünemann

12.2.1 Ätiologie und Pathogenese

Die erektile Dysfunktion (Impotentia coeundi) ist definiert als anhaltende oder immer wiederkehrende Unfähigkeit, eine für die Kohabitation ausreichende Erektion zu erreichen oder aufrecht zu erhalten. Der exponentielle Kenntnisgewinn der letzten Jahre über die Physiologie der Erektion und die Pathomechanis-men der Erektionsstörungen machen heute eine abgestufte Diagnostik und effiziente Therapie möglich.

Anatomie

Der Penis wird aus den paarigen Schwellkörpern (Corpora cavernosa), die durch ein inkomplettes Septum miteinander verbunden sind, und dem die Harnröhre umfassenden sowie mit der Glans penis verbundenen, unpaaren Corpus spongiosum gebildet (◘ Abb. 12.9). Die Corpora cavernosa bestehen aus einem 3-dimensionalen Netzwerk aus glatter Muskulatur und Bindegewebe, die blutgefüllte Hohlräume umschließen. Über einen Muskelbandapparat (M. ischiocavernosus und M. bulbospongiosus) wird die Penisbasis (Crura penis) an der Symphyse und Bauchwand verankert.

Die Corpora cavernosa werden von der rigiden und derben Tunica albuginea umgrenzt. Diese besteht aus maschenartig angelegten kollagenen Fasern. Alle 3 Schwellkörper werden von der tiefen Penisfaszie (Fascia penis profunda), auch Buck´sche Faszie genannt, umgeben. Zwischen der Buck´schen Faszie und der Tunica albuginea verlaufen auf der Dorsalseite die V. dorsalis penis profunda mit ihren Vv. circumflexae und die paarig angelegten Aa. et Nn. dorsalis penis.

Über der Buck'schen Faszie liegt die oberflächliche Penisfaszie (Fascia penis superficialis) mit der sie verstärkenden, glattmuskulären Tunica dartos.

Die **arterielle Blutversorgung** der Schwellkörper entspringt aus der A. pudenda interna, die sich beidseitig in 3 Äste aufteilt:
- die Harnröhre, das Corpus spongiosum und die Glans penis versorgende A. bulbourethralis,
- in die A. dorsalis penis und
- in die A. profunda penis.

Die Versorgung der Corpora cavernosa erfolgt über die paarig angelegten tiefen Penisarterien, die dort streng ipsilateral verlaufen und vereinzelt Querverbindungen aufweisen, sich dann weiter in Arteriolen verzweigen und als Rankenarterien (Aa. helicinae) die kavernösen Hohlräume erreichen.

Der **venöse Abfluss** aus den kavernösen Hohlräumen erfolgt an der Penisbasis über die Vv. cavernosae und über ein dichtes, distal-subtunikal gelegenes Venengeflecht, das zwischen der Oberfläche der glatten Schwellkörpermuskulatur und der rigiden Tunica albuginea verläuft und über die Vv. emissariae in die Vv. circumflexae drainiert. Von den Zirkumflexvenen gelangt das Blut in die tiefen und oberflächlichen Penisvenen und von dort in die V. pudenda interna.

Die **Innervation** des erektilen Gewebes erfolgt über autonome parasympathische/sympathische sowie über somatische (sensorische und motorische)

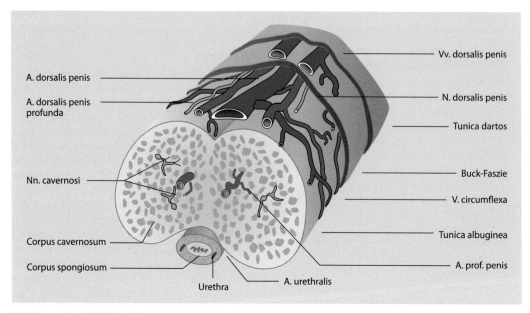

■ **Abb. 12.9** Stufenbild durch den Penis

12

Nervenfasern. Aus dem sakralen Erektionszentrum (S2–S4) entspringen die parasympathischen Nn. cavernosi et planchnici pelvici, diese verlaufen dann von dorsolateral in der Prostatakapsel zur Basis des Penis. Von dort gelangen die Nerven entlang der Harnröhre bei 3 und 9 Uhr zur Glans penis.

❱ Die topographische Nähe der Nerven zur Prostatakapsel erklärt die häufig nach Prostataeingriffen oder nach tiefen Rektumresektionen eintretende Erektionsproblematik.

Die sympathischen Fasern des Plexus hypogastricus entspringen thorakolumbal in Höhe Th11–L2. Die somatische Innervation erfolgt über Anteile des N. pudendus. Dem supraspinalen, kortikalen System kommt bei der Erektion ebenfalls eine wichtige Funktion zu.

❱ Grob kann gesagt werden, dass das zentrale Nervensystem kontrolliert, das Rückenmark koordiniert und das periphere Nervensystem reagiert.

Die Erektion wird vor allem parasympathisch und die Detumeszenz sympathisch gesteuert (eine Erektion im Rahmen einer sympathisch vermittelten Alarmreaktion würde keinen wesentlichen Evolutionsvorteil bieten). Über die Nn. penis dorsales werden afferente Impulse von der Glans penis und vom Penisschaft über Interneurone zum Erektionszentrum im Sakralmark geleitet. Das komplexe Wechselspiel zwischen lokalen und zentralen Faktoren verdeutlicht die hohe Stör-

anfälligkeit des gesamten Systems, wie sie z. B. durch Stressoren, Ängste, endokrine, neurologische vaskuläre und glattmuskuläre Erkrankungen der Schwellkörper ausgelöst werden.

Physiologie der Erektion

Die Erektion resultiert aus dem komplexen Zusammenspiel zentralnervöser, psychischer, hormoneller, vaskulärer und kavernöser Faktoren (▶ Kap. 1.2.4). Im erschlafften Zustand besteht nur eine geringe arterielle Blutzufuhr. Die kavernösen Hohlräume sind kleinvolumig und die glatte Muskulatur ist kontrahiert. Der venöse Abfluss ist ungehindert. Durch die Interaktion taktiler, visueller, olfaktorischer und psychogener Reize kommt es zu einer Relaxation der glatten Muskulatur der Schwellkörper mit Erweiterung der kavernösen Hohlräume und Abnahme des arteriellen Widerstandes. Begleitet wird dieser Prozess von einer Dilatation des arteriellen Gefäßsystems mit konsekutiver Zunahme (das 20- bis 40-fache des normalen Blutflusses) des arteriellen Einstroms. Dabei kommt es zu einem raschen Füllen der sinusoidalen Hohlräume, das Volumen der Corpora cavernosa nimmt um das 3- bis 4-fache zu (Tumeszenzphase). Die Ausdehnung der Sinusoide führt zu einer Kompression des venösen Abflusssystems (subtunikales Venengeflecht, ■ Abb. 12.10) gegen die Tunica albuginea (veno-okklusiver Mechanismus) mit Zunahme der Rigidität. Dabei können intrakavernöse Drücke über 120 mmHg gemessen werden. Erst die kurz vor dem Orgasmus ein-

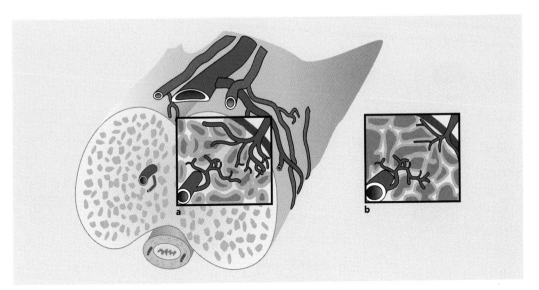

Abb. 12.10a,b Schematische Darstellung des Erektionsmechanismus. **a** Im nicht erigierten Zustand sind die intrakavernösen Arterien und Arteriolen englumig, die glatte Schwellkörpermuskulatur ist kontrahiert, so kann ein Blutabstrom in die Zirkumflexvenen des Penis über das subtunikal gelegene Venengeflecht erfolgen. **b** Bei der Erektionsauslösung kommt es zu einer parasympathisch vermittelten maximalen arteriellen Dilatation bei gleichzeitiger Relaxation der glatten Schwellkörpermuskulatur. Die intrakavernöse Volumenzunahme durch den erhöhten Bluteinstrom führt zu einer Kompression des subtunikalen Venengeflechtes und damit zu einem verminderten Blutabstrom mit konsekutiver Zunahme der penilen Rigidität

---

Exkurs

Molekulare Grundlagen der Erektion, Neurotransmitter

Ausschlaggebend für die Erektion ist der Tonus der glatten Muskulatur der Gefäßwände der Aa. helicinae und der trabekulären Hohlräume (**Abb. 12.11**). Dieser wird über den intrazellulären Kalziumspiegel der glatten Muskelzellen gesteuert. Verschiedene Neurotransmitter des Endotheliums und deren Abkömmlinge sind in der Lage den intrazellulären Kalziumspiegel zu steuern und damit die Erektion bzw. die Detumeszenz zu steuern. Das über Acetylcholin freigesetzte **Stickstoffoxid** (NO) ist hierbei der wichtigste Transmitter. Nach Diffusion des NO in die glatten Muskelzellen, wird dort die Guanylatzyklase aktiviert, die wiederum GPT in cGMP umwandelt. **cGMP** reguliert als second messenger den Kalziumgehalt der Zelle durch Öffnen der Kalziumkanäle. Eine Verminderung des Kalziumspiegels führt zur Relaxation der glatten Gefäß- und Schwellkörpermuskulatur mit konsekutiver Erektion. Die Wirkung von cGMP und somit die Beendigung der Erektion wird von Phosphodiesterasen 2–5 in den Schwellkörpern reguliert. Parallel existieren noch andere vasodilatatorische Mechanismen. Das vasoaktive intestinale Polypeptid (VIP), das »calcitonin gene-related peptide« (CGRP) und Prostaglandin E1 (PGE1) stimulieren die Produktion von cAMP aus ATP. Genau wie cCMP reduziert cAMP das intrazelluläre Kalzium mit nachfolgender Relaxation der glatten Muskelzelle. Der nicht adrenerge, nicht cholinerge (NANC) Neurotransmitter führt ebenfalls über eine Relaxation der glatten Schwellkörpermuskulatur zur Erektion.

Die Detumeszenz wird über den Vasokonstriktor **Noradrenalin** (NA) vermittelt. NA wird von den sympathischen Nervenendungen in die Schwellkörper ausgeschüttet. Dort aktiviert es die α-Adrenorezeptoren an den Zellmembranen der glatten Muskelzellen, die einen vermehrten intrazellulären Kalziumeinstrom mit nachfolgender peniler Detumeszenz vermitteln. Ähnlich wirksam sind Endothelin-1 und Prostaglandin F2.

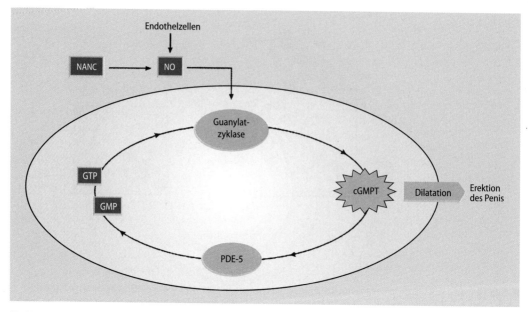

☑ **Abb. 12.11** Molekulare Grundlagen der Erektion

tretende Kompression der erigierten Schwellkörper durch die Mm. ischiocavernosi führt zur vollständigen Rigidität mit Druckwerten, die über 400 mmHg liegen. Sympathische Einflüsse und das Versiegen parasymphatischer Impulse führen zur Detumeszenz.

12.2.2 Pathogenese und Diagnostik

Pathogenese

Erektionsstörungen können sich in jedem Alter manifestieren. Bei Untersuchungen geben 52 % der 40- bis 70-jährigen Männer eine Erektionsproblematik an. Der vollständige Erektionsverlust nimmt mit steigendem Alter zu: Bereits 4 % der 40-Jährigen, 9 % der 50-Jährigen, 12 % der 60-Jährigen und 15 % der 70-Jährigen sind davon betroffen. Jedoch leiden nach neueren Untersuchungsergebnissen nur ca. 8–10 % der Betroffenen unter ihrer Potenzstörung und nur jeder Zweite will eine ärztliche Untersuchung und Therapie. Insgesamt handelt es sich mit bis zu 6 Mio. betroffenen Männern allein in Deutschland um ein häufiges Problem des alternden Mannes. Ging man noch in den 80er-Jahren in ca. 80 % der Fälle von einer psychopathogenen Ätiologie der Potenzstörungen aus, hat man heute, nach Einführung moderner diagnostischer Methoden, ein sehr viel dezidierteres Bild der Ätiopathologie: So sind 50–80 % organischen Ursprungs, in bis zu 30 % ist eine rein psychogene Ursache anzunehmen und in ca. 20 % liegt eine Mischform vor. In-

nerhalb der Gruppe organischer Störungen unterteilt man in vaskuläre und nichtvaskuläre Ursachen.

Psychogene Ursachen

Insbesondere jüngere Patienten sind von psychogen bedingten Potenzstörungen betroffen. Die Diagnose ergibt sich aus einer psychosexuellen Exploration und dem Ausschluss organischer Ursachen. Typischerweise sind die nächtlichen unwillkürlichen Tumeszenzen und die morgendliche Erektion unverändert erhalten.

Organische Ursachen

Hier unterscheidet man Ursachen vaskulärer, neurogener, iatrogener und traumatischer Genese. Bei vaskulär bedingten Erektionsstörungen unterscheidet man zwischen solchen, die arteriogenen Ursprungs sind, und denen, die auf einer sog. kavernös-venösen Insuffizienz beruhen.

— **Arteriell bedingte Potenzstörungen:** Fettstoffwechselstörungen, Diabetes mellitus, Hypertonie und Nikotinabusus mit den daraus resultierenden ateriosklerotischen Gefäßveränderungen und Durchblutungsstörungen sind Ursache von arteriell bedingten Erektionsstörungen, die bis zu 20 % der Potenzstörungen organischen Ursprungs ausgemacht haben. Typischerweise zeigt sich eine über Jahre langsam abnehmende Erektionsfähigkeit. Oft geht eine erektile Dysfunktion einer klinisch manifesten KHK voraus, der in seiner erektilen Funktion eingeschränkte Penis kann demnach mitunter als sog. Wünschelrute der KHK angesehen werden.

- **Kavernös-venöse Dysfunktionen:** Sie gelten in mehr als 70 % als Ursache der vaskulären Erektionsstörungen. Anamnestisch lässt sich eine langsam voranschreitende Zunahme der Erektionsschwäche mit vorzeitigem oder komplettem Erektionsverlust erfragen. Durch eine fibrotische Umwandlung bzw. Degeneration der Schwellkörpermuskulatur mit daraus folgender unzureichender glattmuskulöser kavernöser Relaxation kommt es zur vorzeitigen Tumeszenzabnahme. Die früher häufig festgestellte Diagnose eines sog. venösen Lecks ist heute überholt und sollte nur in Ausnahmefällen und bei kavernosographischem Nachweis gestellt werden. Vielmehr wird heute von einer kavernös-venösen Okklusionsstörung bzw. kavernös-venösen Insuffizienz gesprochen. Hierbei liegt eine Fehlfunktion der kavernösen Myozyten vor, die zu einer ungenügenden kavernösen Relaxation mit konsekutiv mangelnder Aktivierung des venösen subtunikalen Verschlusssystems führt. Somit kann trotz des guten arteriellen Einstroms aufgrund des mangelnden venösen Verschlusses keine ausreichende Rigidität erreicht werden. Ein echtes venöses Leck wird bei ektopen Venen vorgefunden. Typischerweise findet sich diese Ursache bei jungen Patienten mit primärer erektiler Dysfunktion.
- **Neurogene Ursachen:** Neurologische Erkrankungen (Bandscheibenvorfälle, Enzephalomyelitis disseminata) operationsbedingte iatrogene Nervenläsionen (operative Eingriffe im kleinen Becken), Traumen mit Nervenläsionen, durch Alkoholabusus und Diabetes mellitus verursachte Polyneuropathien können Auslöser einer neurogenbedingten Erektionsstörung sein. Insbesondere der Diabetes mellitus als Ursache der diabetischen Polyneuropathie und Mikroangiopathie führt häufig zur Manifestation einer Erektionsstörung.

❗ Mehr als die Hälfte aller Patienten mit einem insulinpflichtigen Diabetes mellitus erleiden im Laufe der Zeit eine Störung ihrer Erektionsfähigkeit.

Endokrinologische Ursachen

Diese sollten insbesondere beim älteren Mann immer abgeklärt werden. Zu einer Beeinträchtigung der Erektion können ein Hypogonadismus, ein Hypo- oder Hyperthyreodismus und ein Prolaktinom führen. Vor allem der physiologisch abnehmende Testosteronwert in der Andropause, also ab dem 50. Lebensjahr, kann eine Ursache der Erektionsstörung sein. Sie sind oft mit Libidoverlust, depressiver Verstimmung, Antriebslosigkeit, schneller Ermüdbarkeit, abnehmender Leistungsfähigkeit sowie Hitzewallungen vergesellschaftet (sog. aging male). Bei einem Testosteronmangel sollte, nach Ausschluss eines möglichen okkulten Prostatakarzinoms, eine Testosteronsubstitution mit regelmäßigen Kontrollen erfolgen.

Andere Ursachen

Andere mögliche Ursachen wie endogene und exogene Depressionen und andere psychiatrische Erkrankungen, Alkohol- und Drogenabusus, Übergewicht, Herzerkrankungen wie KHK können ebenfalls Ursache einer Erektionsstörung sein und müssen daher abgeklärt werden.

❯ Risikofaktoren für eine erektile Dysfunktion sind Nikotinabusus, arterielle Hypertonie, Diabetes mellitus und Fettstoffwechselstörungen mit den daraus resultierenden arteriosklerotischen Gefäßveränderungen. Beim Vorliegen von 3 dieser 4 Faktoren ist in mehr als 70 % die Erektionsproblematik organisch bedingt.

Diagnostik

Algorithmisches Schema zur Abklärung einer erektilen Dysfunktion
- Anamnese mit psychosexueller Befragung + Körper- und Laborstatus →
- Auf Wunsch oraler Therapieversuch oder neurologischer Status und NPT-Messung →
- Dynamische Pharmakodopplersonographie bzw. farbkodierte Pharmakoduplexsonographie →
- Intrakavernöse Pharmakotestung →
- Elektive Penisangiographie bzw. Pharmakokavernosometrie und -graphie

Zur Abklärung der erektilen Dysfunktion hat sich die Unterteilung in ein abgestuftes Vorgehen bewährt:
- Initial erfolgen die **Basisuntersuchungen** oder **nichtinvasiven** Untersuchungen (Allgemein- und Sexualanamnese, körperliche Untersuchung, endokrinologische Diagnostik, psychosexuelle Abklärung),
- gefolgt von **gering invasiven** diagnostischen Maßnahmen (Messungen der nächtlichen penilen Tumeszenz (NPT), Schwellkörperinjektionstestung, Duplex- und Dopplersonographie).

Tab. 12.11 Anamnese und Sexualanamnese der Erektionsstörungen. (Adaptiert nach Hauck et al. 1998)	
Anamnese	Umfassende Allgemeinanamnese Diabetes mellitus Fettstoffwechselstörungen (Hypercholesterinämie, Hypertriglyzeridämie) Hypertonie Nikotin- und Alkoholabusus Medikamente Durchblutungsstörungen (AVK) Operationen und Traumen im kleinen Becken Degenerative Wirbelsäulenerkrankungen Neurologische Erkrankungen Psychiatrische Erkrankungen
Sexualanamnese	Zeitliche Dimension der Erkrankung Maximaler Erektionsgrad (E0–E5) Vorzeitige Detumeszenz Morgendliche und nächtliche Erektionen Frequenz des Geschlechtsverkehrs (früher/jetzt) Geschlechtsverkehr noch möglich/unmöglich Libido Ursachen aus Sicht des Patienten Ejaculatio praecox Erektion bei Masturbation Situationsbedingte Störung (Urlaub, Partnerabhängigkeit)

Tab. 12.12 Erektionsstörungen verursachende Medikamente	
Antihypertensiva	Clonidin Guanethidin Dihydralazin Methyldopa Reserpin Beta-Blocker
Antiepileptika	Phenytoin
Diuretika	Chlortalidon Hydrochlorothiazide Spironolacton
Kardiaka	Digitalispräparate Disopyramid
Lipidsenker	Clofibrinsäure und Derivate
Magen-Darmmittel	H_2-Blocker (Cimetidin, Ranitidin)
Psychopharmaka	Neuroleptika (Butyrophenone, Phenothiazine, Thioantene) Antidepressiva (trizyklische Antidepressiva, Lithiumsalze) Tranquilizer (Benzodiazepine) Hypnotika (Barbiturate)
Migränemittel	Dihydroergotamin
Diverse	Allopurinol Opiate Glukokortikoide Östrogene Gestagene

In Anschluss können die meisten Patienten bereits konservativen Therapiemaßnahmen oder einer psychosexuellen Abklärung zugeführt werden.

Die **invasive Diagnostik** (Kavernosometrie und -graphie, Penisangiographie) bleibt speziellen Fragestellungen vorbehalten oder dient zur Vorbereitung operativ-rekonstruktiver Maßnahmen.

Kontrovers wird die direkte orale Medikamententherapie ohne vorhergehende Abklärung der Ursache der erektilen Dysfunktion diskutiert.

❗ Auch im Zeitalter ausgezeichneter therapeutischer Behandlungsmöglichkeiten der Erektionsstörungen gilt immer noch der Grundsatz, dass vor der Therapie die Diagnose stehen sollte.

Es sollte nicht außer Acht gelassen werden, dass die Erektionsstörung eine Erstmanifestation einer Er-krankung wie z. B. Diabetes mellitus oder multiple Sklerose sein könnte, mit weitreichenden Folgen für den Patienten.

Nichtinvasive Diagnostik (Stufe I)

Anamnese Hier sollte das Hauptaugenmerk auf Vor- und Begleiterkrankungen (❑ Tab. 12.11), Medikamenteneinnahme (❑ Tab. 12.12), Nikotin- und Alkoholabusus, Gefäßerkrankungen und -operationen, Stoffwechselstörungen – insbesondere Diabetes mellitus und Hyperlipidämie sowie auf Operationen im kleinen Becken oder der Genitale gelegt werden.

Weiterhin sollte eine **Sexualanamnese** mit Selbstbeschreibung der Funktionsstörung erfolgen (z. B. vollständiger Erektionsverlust, ungenügende Rigidität, unzureichende Erektionsdauer, situations-, zeit- und/oder partnerabhängige Erektionsstörung). Mögliche nächtliche und morgendliche Tumeszenzen, Art, Beginn (plötzlich oder allmählich) und Dauer der Erektionsstörung, eine Ejaculatio praecox und sonstige sexuelle Störungen wie Orgasmus- und Libidostörungen sollten ebenfalls eruiert werden. Schlussendlich müssen mögliche Partnerschaftskonflikte, Stressfaktoren und auffällige Persönlichkeitsstörungen exploriert und notfalls weiter psychologisch bzw. sexualmedizinisch abgeklärt werden.

Klassifikation der Erektionsstörungen nach Bähren (1988)
- E0 = keine Erektion
- E1 = geringe Tumeszenz, keine Rigidität
- E2 = mittlere Tumeszenz, keine Rigidität
- E3 = volle Tumeszenz, keine Rigidität
- E4 = volle Tumeszenz, mittlere Rigidität
- E5 = volle Tumeszenz, volle Rigidität

Bei entsprechendem Verdacht bzw. im Idealfall sollte jeder Patient einer **psychosexuellen Exploration** durch einen Psychologen oder Psychotherapeuten unterzogen und eine psychogene Ursache der Potenzstörung ausgeschlossen werden.

Eine antiandrogene Therapie zur Behandlung eines Prostatakarzinoms sollte anamnestisch eruiert werden.

Körperliche Untersuchung Die körperliche Untersuchung beinhaltet vor allem die Evaluierung des neurologischen Status mit Untersuchung des allgemeinen Reflexstatus und Eruierung möglicher Miktionsprobleme (neurogene Blasenentleerungsstörung) zum Ausschluss einer neurogen bedingten Erektionsstörung. Die regelrechte Auslösung des Bulbokavernosus-Reflexes (S3–S4) durch Kompression der Glans und des Kremasterreflexes (L1–L2) durch Bestreichen der medialen Oberschenkelinnenseite schließt eine Störung der somato-motorischen neurogenen Versorgung aus. Weiterhin sollte die Sensibilität des Penisschaftes und der Glans penis überprüft sowie ein Reithosenphänomen ausgeschlossen werden. Obligat ist auch die eingehende Untersuchung des äußeren Genitale zum Ausschluss kongenitaler Fehlbildungen, Phimosen, einer Induratio penis plastica mit dadurch bedingter Penisverkrümmung oder Penisneoplasien, welche Ursache einer Erektionsstörung sein könnten.

Labor Die hormonelle Abklärung, insbesondere bei herabgesetzter Libido, beinhaltet die Bestimmung von Testosteron, LH, FSH und Prolaktin. Bei Verdacht auf eine durch die Schilddrüse bedingte Stoffwechselstörung müssen T3, T4 und TSH mit überprüft werden. Ebenfalls sollten die Blutfettwerte (Triglyzeride, Cholesterin) mit untersucht und ein Tagesblutzuckerspiegel durchgeführt werden

Orale Medikation Sollte der Patient nach umfassender Aufklärung über mögliche weitere diagnostische Schritte keine zusätzliche invasive Abklärung wünschen, kann nach Berücksichtigung möglicher Grund- und Begleiterkrankungen, des Alters des Patienten und der Art der Erektionsstörung, ein medikamentöser Selbstversuch nach Ausschluss möglicher Kontraindikationen erfolgen.

Gering invasive Diagnostik (Stufe II)

Nächtliche penile Tumeszenzmessung (NPT-Messung) Bei der NPT-Messung werden die in den REM-Schlafphasen auftretenden unwillkürlichen Erektionen aufgezeichnet und die Erektionsdauer und -rigidität gemessen. Als normale NPT-Messungswerte gelten 3- bis 6-malige Erektionen von mindestens 10-minütiger Dauer in einer Nacht (8 h), wobei eine mindestens 70 %ige Rigidität (ausreichend für eine vaginale Penetration) erreicht werden sollte. Zur Erhöhung der Validität sollten die Messungen an 3 aufeinanderfolgenden Nächten durchgeführt werden.

> ❯ Die so ermittelten Werte erlauben die Unterscheidung zwischen einer organisch und einer psychisch bedingten Erektionsstörung.

Elektromyographie der Schwellkörpermuskulatur (CC-EMG) Die CC-EMG misst die extrazellulär ableitbaren glattmuskulären-kavernösen elektrischen Impulse, die z. B. bei Kontraktionen auftreten.

> ❯ Das CC-EMG ermöglicht somit die Diagnostik von neurogenen und myopathisch bedingten Erektionsstörungen.

Jedoch hat bisher aufgrund der zeitaufwändigen Interpretation und der komplizierten Vergleichbarkeit der Ergebnisse eine größere Verbreitung dieser Methode nicht stattgefunden. Die Durchführung weiterer neurophysiologischer Untersuchungen sollten aufgrund des nicht unerheblichen Aufwandes und der limitierten Aussagekraft nur bei speziellen gutachterlichen oder therapeutischen Fragestellungen durchgeführt werden.

Schwellkörperinjektionstest (SKIT) Mit dem SKIT steht eine einfache Methode zur globalen Diagnostik der Schwellkörperfunktion zur Verfügung. Nach intrakavernöser Applikation einer vasoaktiven Substanz

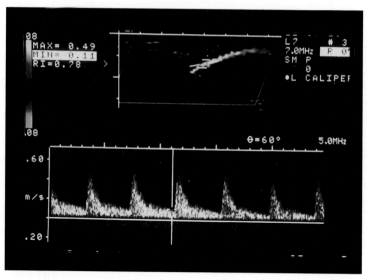

Abb. 12.12 Farbduplexsonographie mit Blutflussmessung der A. profunda penis (Messbereich durch zwei weiße Horizontallinien ausgewählt). Der Blutfluss wird in m/sec angegeben. Im oberen linken Bildanteil werden der maximale systolische (*MAX*) und enddiastolische Blutfluss (*MIN*) und Widerstandsindex (*RI*) angegeben

unter aufsteigender Dosierung wird das Erektionsvermögen überprüft und so die optimale Dosis bzw. das Medikament zum Erzielen einer zum Geschlechtsakt ausreichenden Erektion ermittelt (Pharmakotestung). Die Injektion von Prostaglandin (PGE1) in der Dosierung 5–40 µg führt zur kavernösen Relaxation und arteriellen Dilatation verbunden mit einer Zunahme des arteriellen Einstroms. In der klinischen Praxis ebenfalls bewährte Kombinationspräparate wie Phentolamin (0,5–15 mg/ml) oder Papaverin (0,25–3 ml), u. U. auch zusammen mit PGE1, bis hin zur Kombination aller 3 Pharmaka (sog. Triple-Mix) sind in Deutschland nicht zugelassen. Wenn der Patient unter der Testung eine volle Erektion über 15 min erreicht, kann mit großer Wahrscheinlichkeit eine signifikante arterielle oder venöse Insuffizienz bzw. eine Störung der kavernösen Muskelzellen oder der autonom-motorischen Versorgung der Schwellkörper ausgeschlossen werden. Ein falsch-negatives Ergebnis kann durch Stress, Ängstlichkeit und vorherigen Nikotingenuss hervorgerufen werden und sollte möglichst vermieden werden.

> **Tipp**
>
> Die gesetzlichen Krankenkassen übernehmen derzeit die Kosten einer diagnostischen Schwellkörperinjektionstestung, nicht jedoch die Therapiekosten einer Schwellkörperinjektionstherapie.

Pharmakodynamische Doppler- oder Farbduplexsonographie Zusätzlich zur Pharmakotestung kann in derselben Untersuchung eine pharmakodynamische Doppler- oder Farbduplexsonographie durchgeführt werden.

Insbesondere mit der **farbkodierten Duplexsonographie** kann die Zunahme der arteriellen Blutflussgeschwindigkeit audiovisuell dargestellt und die Funktion der penilen arteriellen Versorgung beurteilt werden (**Abb. 12.12**). Initial werden die Ruheflusswerte der penilen Gefäße, insbesondere die proximalen Anteile der Aa. dorsalis penis und Aa. profundae penis, im nicht erigierten Zustand ermittelt. Nach intrakavernöser Applikation einer vasoaktiven Substanz (vorzugsweise 5–10 µg PGE1) schließt sich eine erneute Messung der arteriellen Blutflussgeschwindigkeit im tumeszierten Zustand an. Bestimmt werden der arterielle Spitzenfluss (PSV) und der enddiastolische Fluss. Der kavernöse Widerstand (RI) wird aus beiden Parametern errechnet.

Mittels dieser Untersuchung kann eine arterielle Genese bzw. Durchblutungsstörung nach Gefäßstenosen oder eine arteriovenöse Shuntbildung als Ursache einer erektilen Dysfunktion erkannt werden.

> Vor der Anwendung vasoaktiver Medikation ist eine strikte Überprüfung der Kontraindikationen (Herzkreislauferkrankungen) und eine umfassende schriftliche Patientenaufklärung über die möglichen Nebenwirkungen notwendig.

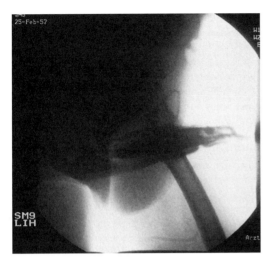

● **Abb. 12.13** Kavernosographie mit Darstellung eines traumatisch bedingten kavernoglandulären Shunts

Invasive Diagnostik (Stufe III)

Kavernosometrie und -graphie, penile Angiographie
Die Indikation zu diesen invasivsten diagnostischen Maßnahmen wird im klinischen Alltag nur selten gestellt und sollte nur durchgeführt werden, wenn daraus eine operative Konsequenz gezogen wird.

Die **Infusionskavernosometrie** erlaubt eine quantitative Beurteilung der kavernösen Funktion (Erhaltungsfluss zur Aufrechterhaltung einer Erektion normal <15 ml/s und Druckabfallzeit von 150 mmHg auf 50 mmHg normal >60 s).

Kann bei einem maximalen Fluss keine ausreichende Erektion erreicht werden oder liegt ein sehr hoher Erhaltungsflow vor, so kann von einer pathologischen Abflussstörung ausgegangen werden.

Die im Anschluss durchgeführte **Kavernosographie** (● Abb. 12.13) ermöglicht die radiologische Beurteilung des drainierenden venösen Schenkels, beispielsweise bei korporospongiosen oder korporoglandulären Shunts.

Die **selektive penile Angiographie** dient der Darstellung des arteriellen Gefäßstatus. Damit können z. B. Stenosen, abnorme Gefäßverläufe, kongenitale Gefäßaplasien, Minderperfusionen oder erworbene Gefäßabbrüche dargestellt werden. Sie dient zur Operationsplanung bei einer Revaskularisierungsoperation, beispielsweise nach Trauma oder Shunt-Operationen bzw. infolge von Priapismus oder kongenitalen Malformationen.

12.2.3 Therapie

Zum Erreichen eines optimalen Behandlungserfolges sollte die Therapieplanung immer individuell erfolgen. Dazu kann die Therapie auch unabhängig von der Ätiologie den Bedürfnissen und Wünschen des betroffenen Paares angepasst werden. Sie sollte aber einem nach Invasivität und Effektivität abgestuften Behandlungsschema folgen und die Kosten, die oftmals vom Patienten getragen werden müssen, berücksichtigen.

Konservative Therapie
Phosphodiesterasehemmer

Zur oralen Therapie der erektilen Dysfunktion stehen mittlerweile im Wesentlichen 3 überaus potente Wirksubstanzen aus der Klasse der PDE-5-Hemmer (Sildenafil, Tadalafil, Vardenafil) zur Verfügung.

Diese unterscheiden sich hinsichtlich der Wirkdauer (Sildenafil und Vardenafil etwa 8–12 h, Tadalafil etwa 36 h). Mit einem breiten Wirkzeitfenster nimmt Tadalafil eine Sonderstellung unter den 3 verfügbaren PDE-5-Hemmern ein. Die verlängerte Halbwertzeit von Tadalafil (17,5 h) muss auch unter dem Aspekt gesehen werden, dass hierdurch mögliche Nebenwirkungen länger andauern können.

Unterschiede zeigen auch die Nebenwirkungen: Während Sehstörungen aufgrund der größeren Affinität zu Zapfen und Stäbchen (beides PDE 6) bei Sildenafil beschrieben werden, führt die Einnahme von Tadalafil gelegentlich zu Myalgien und Rückenschmerzen. Vardenafil scheint vom Nebenwirkungsprofil etwas günstiger zu sein: Hier treten Nebenwirkungen nur bei ca. 10 % der Patienten auf, sie verlaufen meist mild und bilden sich nach mehrmaligen Anwendungen meist zurück. Darüber hinaus kann für diese Substanzen jedoch eine hohe Therapiezufriedenheit der Männer und ihrer Partnerinnen von bis über 80 % belegt werden.

❶ Vor einer leichtfertigen Einnahme durch gestresste, erfolgsorientierte und organisch gesunde junge Männer (wie Studenten) ohne medizinische Indikation sei aber gewarnt.

Die bekannten Kontraindikationen gelten für alle 3 Substanzen. Unbedingt vermieden werden sollte die gleichzeitige Einnahme von Phosphodiesterasehemmern mit Nitraten und Stickstoffmonoxid-Donatoren. Ebenfalls vermieden werden sollte die Gabe von Sildenafil bei bekannter Retinitis pigmentosa. Natürlich sind die klassischen Kontraindikationen wie Herzinfarkt oder Schlaganfall innerhalb der letzten 6 Wochen, instabile Angina pectoris, Herzrhythmusstörungen als Ausschlusskriterien für PDE-5-Hemmer zu beachten.

Die klinische Erfahrung zeigt, dass die meist gut informierten Patienten selbst bestimmen wollen, welchen PDE-5-Hemmer sie einnehmen möchten. Als Gründe für die Entscheidung werden von den Patienten beispielsweise eine längere Wirkdauer von Tadalafil, für die Bevorzugung von Sildenafil die gute Wirksamkeit (Rigidität) oder der schnellere Wirkeintritt von Vardenafil genannt.

In der Praxis hat sich die Verordnung von 4 Tabletten einer der 3 zurzeit erhältlichen Phosphodiesterase-inhibitoren bewährt. Bei der initialen Einnahme sollte zunächst eine mittlere Dosis verschrieben werden. Nach Bedarf kann dann diese Dosis erhöht oder gesenkt werden.

Zusätzlich empfehlen wir bei Patienten ohne Erfahrung in der Einnahme von Phosphodiesterasehemmern die Gabe eines Präparates mit kürzerer Wirkdauer, um ggf. Nebenwirkungen kurzfristiger antagonisieren zu können. Insbesondere bei älteren Patienten mit Nierenfunktionsstörungen oder bei gleichzeitiger Einnahme von Medikamenten, die mit dem Cytochrom-P450-Metabolismus in der Leber interagieren, ist dieses Vorgehen zu empfehlen. Anschließend kann, wenn keine Nebenwirkungen bestehen, natürlich auch ein länger wirkendes Präparat verschrieben werden. War die Wirkung des PDE-5-Inhibitors zufriedenstellend, werden sich die Patienten für eine weitere orale Therapie entscheiden, wobei den Patienten die Wahl des bevorzugten Präparates überlassen bleiben sollte.

> **Tipp**
>
> Etwa 50 % aller betroffenen Patienten sprechen nicht auf PDE-5-Hemmer an.

Bevor jedoch ein Patient als **Non-Responder** klassifiziert werden kann, sollten mindestens 8 Anwendungsversuche durchgeführt werden. Die Patienten und ihre Partnerinnen sollten nochmals genau über die Einnahmemodalitäten wie Dauer bis Wirkungseintritt, sexuelle Stimulation oder Notwendigkeit des Vorspiels aufgeklärt werden, um von dieser Therapieform profitieren zu können.

Yohimbim

Bereits 1896 wurde das Alkaloid Yohimbin aus der Rinde des afrikanischen Yohimbebe-Baum isoliert und aufgrund seiner zentralen α_2-Adrenozeptor-Antagonist-Effektivität nachfolgend zur Behandlung von Erektionsstörungen in Europa eingesetzt. Allgemein anerkannt ist eine Dauermedikation über einen längeren Zeitraum (mindesten 4–6 Wochen) in einer Dosierung von 3× 10 mg/die bzw. 3× 5–15 mg/die.

In verschiedenen Studien wird eine Wirksamkeit von Yohimbin nur bei einfachen psychogenen Störungen der ED wie beispielsweise Versagensängsten nachgewiesen. Daher wird von der DGU ein Therapieversuch bei dieser Indikation derzeit noch befürwortet. Unter Yohimbin-Einnahme wurden vereinzelt Unruhe, Schlafstörungen, Tachykardien und Blutdruckschwankungen beschrieben.

Androgensubstitution

Eine enge Zusammenarbeit mit einem Endokrinologen ist sowohl im Rahmen der Diagnostik als auch der Therapie eines Androgendefizits essenziell. Differenzialdiagnostisch kommen neben einer primären testikulären endokrinen Insuffizienz Störungen auf hypothalamischer und hypophysärer Ebene in Frage. Eine Substitutionstherapie sollte nur dann durchgeführt werden, nachdem andere endokrinologische Erkrankungen als Ursache für die testikuläre Insuffizienz ausgeschlossen worden sind.

> ❗ Kontraindikationen bestehen bei Patienten mit bekanntem Prostatakarzinom oder mit Blasenentleerungsstörungen auf dem Boden einer benignen Prostatavergrößerung.

Vor Initiierung einer Therapie sollte daher ein Prostatakarzinom ausgeschlossen werden. Patienten unter Therapie müssen hinsichtlich des Therapieerfolges sowie der Entwicklung von unerwünschten Wirkungen überwacht werden.

Ein weiterer Fortschritt in der medikamentösen Therapie war die Einführung der intraurethralen Applikation von PGE1 (MUSE, ◘ Abb. 12.14). Insbesondere Patienten, die eine Selbstinjektionstherapie ablehnen, können auf die intraurethrale Applikationsform zurückgreifen. Ein Vorteil dieser Applikationsform (Pellets) ist die einfachere Handhabung bei nahezu fehlenden lokalen Nebenwirkungen wie Hämatome, Infektionen, Fibrosen, Schmerzen usw., die immer wieder bei der Injektionstherapie genannt werden. Beschriebene Nebenwirkungen sind Brennung in der Harnröhre, Makrohämaturien und lokale allergische Reaktionen, wobei als häufigste Nebenwirkung Übelkeit angegeben wird.

Intrakavernöse Pharmakotherapie

Ein wichtiger Fortschritt und langjähriger Goldstandard in Therapie und Diagnostik vor Einführung der PDE-5-Hemmer war die erstmals 1982 von Virag eingeführte **Schwellkörperinjektionstherapie (SKIT)** mit Papaverin. Analog zum Sildenafil wurde der Effekt des Medikamentes auf die erektile Funktion zufällig entdeckt. Nachfolgend wurde auch die vasodilatatori-

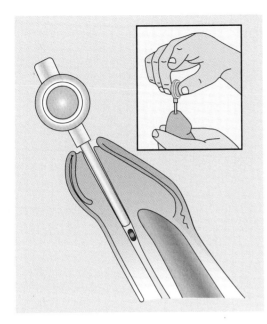

Abb. 12.14 Intraurethrale Applikation von Prostaglandin E1

sche Wirkung von Phentolamin und Prostaglandin E1 beschrieben und an großen Patientenkollektiven angewendet.

Verschiedene Untersuchungen zeigen eine hohe Ansprechrate (>90 %) der intrakavernösen Injektionstherapie, abhängig von der verwendeten Substanz und der Ursache der erektilen Dysfunktion. Substanz der 1. Wahl zur intrakavernösen Pharmakotherapie ist heute Prostaglandin E1. Die Kombination von Papaverin/Phentolamin hat einen superadditiven Effekt im Vergleich zu den Wirkungen der Einzelsubstanzen bei Verringerung der Nebenwirkungen.

Wird mittels klinischer Pharmakotestung die individuelle, dem Patienten angepasste Dosis ermittelt, kann der Patient, nach ärztlicher Unterweisung und Aufklärung, selbst zu Haus die **Schwellkörperautoinjektionstherapie (SKAT)** durchführen (◘ Abb. 12.15).

Lokale Nebenwirkungen sind subkutane Hämatome am Injektionsort, Blutungen aus dem Schwellkörper, brennende Schmerzen und anhaltender peniler Schmerz nach Injektion, Makrohämaturie nach versehentlicher Punktion der Urethra, Kavernitiden, Schwellkörperfibrosen mit Ausbildung einer Penisde-

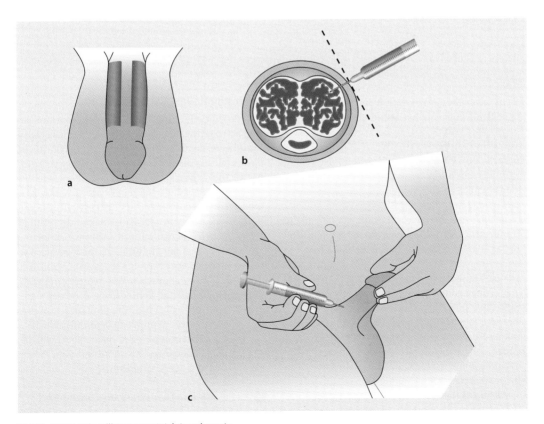

◘ **Abb. 12.15** Schwellkörperautoinjektionstherapie

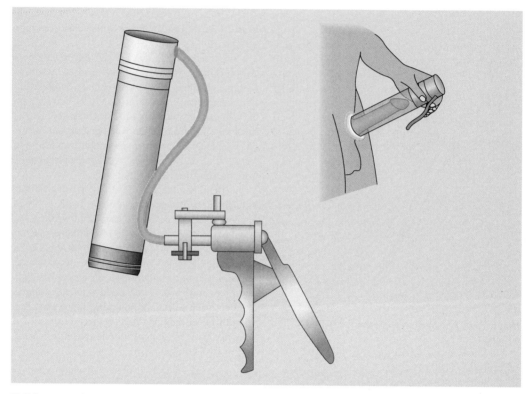

◘ **Abb. 12.16** Vakuumerektionshilfesystem

12

viation und die prolongierte Erektion. Zu den systemischen Nebenwirkungen gehören die Hypotonie, allergische Reaktionen und Kreislaufdysregulationen.

Vakuumerektionssysteme

Ebenfalls zur konservativen Therapie gehören die Vakuumerektionshilfesysteme (◘ Abb. 12.16). Durch einen über den Penis gestülpten Zylinder wird mittels einer Pumpe ein sog. Vakuum (besser: ein Unterdruck) erzeugt, der zu einem vermehrten Bluteinstrom in die Schwellkörper mit Ausbildung einer Erektion führt. Ein an der Penisbasis angelegter Konstriktions-(Penis-)ring verhindert den Blutabfluss nach Entfernen des Vakuumzylinders. Vakuumerektionshilfesysteme können additiv zu einer PDE-5 Hemmer Langzeittherapie oder als Vorbereitung zur Implantation einer hydraulischen Penisprothese empfohlen werden, mit Einsatz der Pumpe 3-mal die Woche mit je 90 Sekunden.

> ❯ Die Akzeptanz dieser Methode ist gering. Wichtigste Nebenwirkung ist die retrograde Ejakulation, die durch die Kompression der Harnröhre durch den Gummiring bedingt ist.

Operative Verfahren
Arterielle Revaskularisierung

Arterioarterielle und arteriovenöse Anastomosen sind bei arterieller Minderversorgung oder kavernöser Insuffizienz der Schwellkörper indiziert. Jedoch wird die operative Indikation im klinischen Alltag aufgrund des hochselektiven Patientenguts nur selten gestellt.

Ziel der Revaskularisierung ist es, die Schwellkörper wieder mit ausreichend arteriellem Blut zu versorgen. Hierzu wird eine Gefäßanastomose der Penisgefäße (A. dorsalis penis) mit der A. epigastrica inferior mikrochirurgisch durchgeführt. Zuvor wird zur Verringerung der postoperativen Stenosierung, zur Minderung eines thrombotischen Verschlusses im Anastomosenbereich und zur Verringerung der Priapismusgefahr eine arteriovenöse Shuntbildung zwischen A. dorsalis penis und V. profunda penis vorgeschaltet.

Die Langzeiterfolge dieser Operationstechnik liegen nach 2–3 Jahren bei 55 %, abhängig vom Patientenalter und von den Risikofaktoren.

> ❯ Bei strenger und korrekter Patientenauswahl stellt die Revaskularisationschirurgie eine valide Option mit guten Langzeitergebnissen dar.

Penisvenenchirurgie

Die Penisvenenchirurgie wird heute aufgrund der schlechten Langzeitresultate durch wiederauftretende venöse Abflüsse nur noch bei strenger Indikation, z. B. kavernosographisch nachgewiesenen ektopen Venen mit pathologisch vermehrtem Blutabstrom durchgeführt. Operationstechnisch erfolgt dabei eine Ligatur der tiefen Penisvenen, der Zirkumflexvenen, der Vv cavernosae sowie möglicher ektoper Venen. Mögliche Komplikationen sind Wundinfektion und Sensibilitätsstörungen des Penis.

Schwellkörperimplantationsprothesen

Hier unterscheidet man rigide, semirigide und hydraulische Schwellkörperimplantate. Allen gemeinsam ist eine im Unterschied zu den vorhergehend beschriebenen Operationen nahezu vollständige Destruktion des Schwellkörpergewebes. Sie ist heute als Ultima Ratio nach Versagen anderer Therapieoptionen anzusehen. Rigide und semirigide Implantate haben Vorteile in der Anwendung, in der wenig komplikationsträchtigen Implantationstechnik sowie in den geringeren Kosten.

Kosmetisch ansprechender und näher an der physiologischen Realität ist die hydraulische Prothese mit daraus resultierender höherer Patientenakzeptanz (◻ Abb. 12.17). Diese bestehen aus 2 Zylindern, die in die Schwellkörper implantiert werden, einem Flüssigkeitsreservoir sowie einer hydraulischen Pumpe. Diese wird skrotal eingelegt und kann dort leicht betätigt werden. Infektionsrate verursacht durch den Einsatz der modernen hydrulischen Penisimplantaten könnte in den letzten Jahren drastisch gesenkt werden. Infektionsrate liegt laut jüngsten Studien weit unter 1 %. Grunde dafür sind Optimierungen in Patientenaufklärung und Patientenvorbereitung zur operativen Therapie, Routinisierung der einzelnen Operationsschritte und nicht zuletzt Durchführung der Operation in Exzellenzzentren.

Bei vorliegender **Infektion** empfiehlt sich folgendes strategisches Vorgehen:
- Systemische Antibiotikabehandlung
- Sofortige Explantation der Prothese
- Langzeitantibiose
- Re-Implantation des Implantats nach Abheilung der Wunde, nicht jedoch vor 3 Monaten

Mikrobiologische Untersuchungen nach Explantation einer infizierten Prothese zeigen eine breitflächige Kolonisation auf der Oberfläche des Implantats. Vermutlich kommt es bei der Implantation zu einer minimalen Kontamination, da eine absolute Sterilität im Operationssaal real nicht möglich ist. Schon in vivo

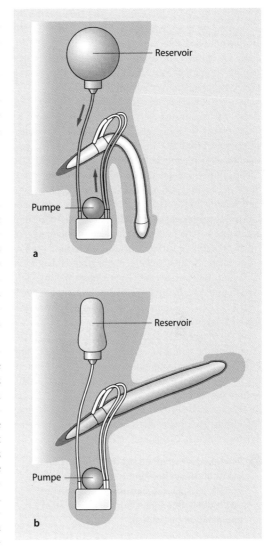

◻ **Abb. 12.17a,b** Hydraulische Penisprothese. Durch Betätigung einer im Skrotalfach untergebrachten Pumpe wird die Flüssigkeit aus dem Reservoir in die beiden implantierten Prothesenzylinder gepumpt. Dadurch entsteht eine Zunahme des Penisumfangs und der Penissteife. Durch manuelle Aktivierung eines Ventilmechanismus an der Pumpe wird die Flüssigkeit zurück in das Reservoir geleitet und somit die Penisprothese inaktiviert

kann es zur weiteren biologischen Entwicklung der Mikrobenpopulation und schließlich zum klinischen Ausbruch der Infektion kommen.

Eine spezielle **antibakterielle Beschichtung** der hydraulischen Implantate kann die Komplikationsrate drastisch senken. Am Markt erhältlich sind 2 vergleichbare antibakterielle Systeme. Die Firma American

Medical Systems (AMS) stellte im Mai 2001 das Inhibi-Zone-Implantat vor, welches mit Minocycline und Rifampin antibiotisch beschichtet ist. Die Firma Mentor (jetzt Coloplast) präsentierte im September 2002 ein peniles Implantat mit hydrophiler Ummantelung (PVP) zur präoperativen Absorption und späteren Diffusion verschiedener wasserlöslicher Antibiotika. Das dabei am häufigsten verwendete Antibiotikum ist Vancomycin, welches gegen die meisten an Infektkomplikationen beteiligten Keime wirksam ist. In der Regel handelt es sich um Staphylococcus aureus (inklusive Methicillin-resistenten und sensitiven Stämmen) sowie Staphylococcus epidermalis und Enterococcus.

Neueste Ergebnisse von In-vitro- und In-vivo-Untersuchungen zeigen, dass die mit Minocycline und Rifampin beschichteten InhibiZone-Implantate ein noch breiteres Spektrum an antimikrobiologischen Aktivitäten als die Vancomycin absorbierenden, hydrophylen Implantate mit PVP-Ummantelung aufweisen und dass die InhibiZone-Implantate eine signifikant breitere Inhibitionszone gegen Staph. aureus nach 14 Tagen haben.

Fazit: Insgesamt betrachtet zeigen beide beschichteten Systeme deutliche Vorteile gegenüber den herkömmlichen Penisimplantaten. Die Infektionsrate unter Verwendung der beschichteten Implantate konnte bei unterschiedlichen Arbeitsgruppen um bis zu 60 % gesenkt werden. Bei Patienten mit erhöhtem Infektionsrisiko bietet der Einsatz der beschichteten Systeme einen zusätzlichen Infektschutz.

> ❯❯ Patientenzufriedenheit mit den Penisimplantaten ist hoch und beträgt bis zu 93 %. Die Erfolgs- und Akzeptanzraten sind ausgesprochen gut, >85 % der Partnerinnen würden erneut einer Implantation zustimmen.

Im Verlauf berichtet ein beträchtlicher Teil der so behandelten Männer über ein Wiederauftreten von Spontanerektionen. Dieses erklärt sich über die neue anatomische Konfiguration der Schwellkörpermuskulatur.

12.2.4 Induratio penis plastica (IPP, Peyronie-Erkrankung)

Von der IPP abzugrenzen ist die **kongenitale Penisdeviation**. Bei dieser angeborenen Penisverkrümmung, die durch das unterschiedliche Längenwachstum der Schwellkörper bedingt wird, zeigt sich nur bei Erektion eine zumeist nach ventral und lateral weisende Krümmung des Penis. Die Erektionsfähigkeit ist ungestört und das äußere Genitale im nicht erigierten Zustand

völlig normal. Das eigentliche Problem der kongenitalen Deviation ist, neben der psychischen und kosmetischen Komponente, die Beeinträchtigung der Kohabitationsfähigkeit. Insbesondere kann es bei einer starken Verkrümmung zu erheblichen Kohabitationsschmerzen bei der Partnerin kommen oder eine Immissio penis unmöglich sein.

Die Induratio penis plastica ist eine ätiologisch unklare, erworbene Krankheit, die sich vor allem ab dem 40. Lebensjahr manifestiert. Häufig kommt es neben der Schmerzsymptomatik zu einer Beeinträchtigung der Erektions- und Beischlaffähigkeit bis hin zum kompletten Erektionsverlust. Die Inzidenzrate liegt bei 22/100.000 männlicher Einwohner. Die Assoziation mit anderen lokalfibrotischen Vorgängen, wie der Dupuytren-Kontraktur, den fibrotischen Umbau der Plantarfaszie (Morbus Ledderhose) oder der Tympanosklerose ist statistisch signifikant.

Diagnostik

Markantestes Symptom der IPP ist die **Penisdeviation**, die in ca. 35 % vorliegt und fast immer nach dorsal und in unterschiedlichem Maße nach lateral ausgebildet ist. Diese entsteht aufgrund eines lokalisierten Narbenprozesses der Tunica albuginea mit Ausbildung eines schrumpfenden, kalzifizierenden Plaques. Über Schmerzen bei der Erektion berichten 13 % der Patienten, bei weiteren 10 % kommt es zu einer Beeinträchtigung der Erektionsfähigkeit. Im Laufe der Erkrankung nimmt die Anzahl der Patienten mit einer erektilen Dysfunktion deutlich zu. Die Ursache des Erektionsverlustes ist die ungenügende Elastizität der Tunica albuginea, so dass die subtunikal gelegenen Venen nicht mehr komprimiert werden können. Daraus resultiert eine kavernös-venöse Insuffizienz. Bei der Palpation (meist des Dorsum penis) findet man die typischen Narbenbildungen und Plaques, die sich auch sonographisch darstellen.

Therapie

Die Ergebnisse in der Behandlung der IPP sind enttäuschend. Bis heute ist keine kausale Therapieoption etabliert. In den letzten Jahren hat vermehrt die sog. **elektromotive drug administration (EMDA)** in der klinischen Anwendung zu einer Abnahme der Plaquegröße, Schmerzzustände als auch der Deviation geführt.

Die orale Einnahme von **Potassium Paraaminobenzoat (POTABA)** zeigt im Vergleich zu Placebos eine signifikante Stabilisierung der Erkrankung.

Bei fortbestehender IPP kann dann im progressionsfreien Intervall in den Fällen mit leichterer Deviation eine Raffung der Tunica albuginea auf der Ge-

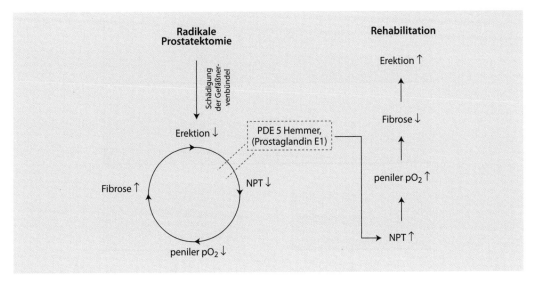

◘ Abb. 12.18 operative Schädigung der Erektionsnerven führt zu einer Einschränkung der nächtlichen Erektionen (NPT), was über eine gedrosselte Oxygenierung zu einer nutritiven Minderversorgung des funktionellen Schwellkörpergewebes führt. Dies wiederum resultiert in einer strukturellen Umbildung mit einem weitergehenden funktionellen Verlust, was zu einem Circulus vitiosus mit nachfolgendem langfristigem Funktionsverlust der Schwellkörper führt. Durch medikamentöse Unterstützung der NPT-Phasen soll nun die Oxygenierung der Schwellkörpermuskulatur sichergestellt und einer fibrotischen Umbildung entgegengewirkt werden. Auf diese Weise kann eine Rehabilitation der funktionellen Einheit von Nervensystem und Schwellkörper erreicht werden. (Aus van der Horst et al. Urologie A, 2005)

genseite erfolgen. Bei ausgeprägteren Verkrümmungen müssen die Plaques aus der Tunica albuginea entfernt werden. Der dabei entstehende Defekt wird mit einem Patch gedeckt. Diese Operationstechniken können zu einer **iatrogenen Erektionsstörung** und **signifikanten Penisverkürzung** führen, so dass hier eine ausführliche präoperative Aufklärung notwendig ist.

Besteht bereits präoperativ eine ausgeprägte erektile Dysfunktion, kann der Plaque mit Hilfe eines **Schwellkörperimplantates** aufgebrochen werden. So erhält der Penis ausreichende Streckung bei gleichzeitiger Therapie der erektilen Dysfunktion.

12.2.5 Erektionsstörung nach radikaler Prostatektomie

Die radikale Prostatektomie stellt derzeit als Standardverfahren des lokal begrenzten Prostatakarzinoms den größten Anteil der invasiven Therapieformen dar. Ihr eilt der Ruf voraus, eine therapiebedingte erektile Dysfunktion hervorzurufen. Diese Nebenwirkung stellt einen wesentlichen Faktor der aufkommenden Ängste und Überlegungen der betroffenen Männer sowie deren Partnerinnen dar und ist mitentscheidend für die Therapieauswahl.

Bis heute sind die pathophysiologischen Erklärungsmodelle der postoperativen erektilen Dysfunktion nach einer nerverhaltenden radikalen Prostatektomie nicht abschließend geklärt. Auch bei beidseitigem Erhalt der Gefäßnervenbündel ist im Mittel in 50 % der Fälle mit einer postoperativen Erektionsstörung zu rechnen. Erst nach Ablauf der ersten 2 Jahre nach dem operativen Eingriff, der Rehabilitationsphase, kann mit einer Erholung der Erektionsfähigkeit gerechnet werden.

Wesentlich erscheint es, frühzeitig mit einer Rehabilitationstherapie des erektilen Gewebes zu beginnen, um so einen unwiederbringlichen hypoxisch bedingten, fibrösen Umbau des Schwellkörpers (die Blutfüllung im Rahmen einer Erektion führt nämlich nicht nur zur Gliedsteife, sondern auch zur Oxygenierung) und damit verbundenen Verlust der erektilen Funktion zu vermeiden. Bei einer postoperativen Einschränkung der neuronalen Funktion (Neuropraxie) und der damit einhergehenden Reduktion der spontanen nächtlichen Erektionen kann im frühen postoperativen Zeitraum medikamentös unterstützend therapiert werden (◘ Abb. 12.18). Ziel muss es sein, die postoperative Erektionsfähigkeit nach bilateraler nerverhaltender Prostatektomie nahezu auf dem präoperativen Ausgangsniveau zu halten.

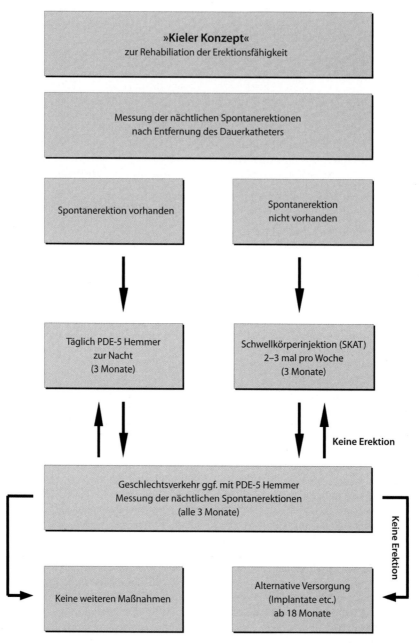

12

Abb. 12.19 Kieler Konzept zur Erektionsrehabilitation. Ausgehend von der ersten orientierenden nächtlichen Erektionsmessung wird entschieden, ob mit einem PDE-5-Hemmer oder mit der Spritzentherapie (SKAT) begonnen wird. Nach 12 Wochen wird die Erektionsfähigkeit bei Geschlechtsverkehr mit Einnahme eines PDE-5-Hemmers beurteilt. Stellen sich Spontanerektionen ein, wird auf den Bedarfsarm geschwenkt. Bleiben sie aus, Fortführen der Injektionstherapie. Die Spontanerektionen werden alle 3 Monate evaluiert. Bleiben sie auch nach 1,5–2 Jahren aus, sollten alternative Behandlungsverfahren angesprochen bzw. ausgewählt werden

Intrakavernöse Injektion Durch regelmäßige intrakavernöse Injektionen von Alprostadil (PGE1) über einen Zeitraum von 12 Wochen konnte an bilateral nerverhaltend prostatektomierten Männern die postoperative Erholungszeit erstmals signifikant verkürzt und eine Verbesserung der erektilen Funktion erreicht werden. Die behandelten Männer führten nach entsprechender Dosisfindung (Beginn mit 5 µg Alprostadil) 3× wöchentlich, unabhängig von sexueller Aktivität, intrakavernöse Selbstinjektionen durch. Ähnliche Verbesserungen der Erektionsfähigkeit zeigen die Daten aus Langzeitbehandlungen mit Alprostadil an Patienten mit arteriogen bedingten Erektionsstörungen.

Orale Phosphodiesterase-5-Hemmer Ein weiterer Ansatzpunkt für die Schwellkörperrehabilitation nach radikaler Prostatektomie, der sich durch seine geringere Invasivität auszeichnet, ist der Einsatz von Phosphodiesterase-5-Hemmern. Für den Wirkmechanismus ist jedoch die neuronale und endotheliale Freisetzung von Stickstoffmonoxid notwendig, was den Erhalt von Nervenbahnen, also eine nerverhaltende radikale Prostatektomie voraussetzt.

Grundsätzlich geht man davon aus, dass eine regelmäßige Einnahme einen positiven Effekt auf die Schwellkörperrehabilitation ausübt. Es gibt sowohl Hinweise darauf, dass sowohl eine frühzeitige, 1× tägliche, Einnahme eines PDE-5-Hemmers in prophylaktischer, subtherapeutischer Dosis (nach dem sog. Kieler Konzept, ◘ Abb. 12.19) als auch eine Einnahme in therapeutischer Dosis bei Bedarf (REINVENT-Studie) die erektile Funktion günstig beeinflusst. Zukünftige Studien werden die optimale Dosierung und die Frequenz der oralen PDE-5-Hemmer-Einnahme eindeutig definieren müssen.

12.2.6 Erektionsstörung nach Bestrahlungstherapie der Prostata

Die Ursachen der Erektionsstörung nach Strahlentherapie der Prostata sind vielfältig. Vom Grundsatz her ist der Mechanismus der Schädigung unabhängig von der gewählten Bestrahlungstechnik, jedoch abhängig von der applizierten Strahlendosis. Am weitesten akzeptiert ist die Hypothese einer Schädigung der penilen Gefäßversorgung der Gefäß-Nervenbündel und der Schwellkörpermuskulatur selbst. Sowohl ein direkter, durch die Bestrahlung bedingter Schaden, als auch langfristige Veränderungen führen zu einem Funktionsverlust der männlichen Potenz. Bleibt die Erektion nach der Seedbehandlung (LDR-Brachytherapie) zunächst erhalten, nimmt diese im Verlauf von 1–3 Jahren kontinuierlich ab und liegt bei ca. 35–40 % nach 2,5 Jahren. Kommt eine perkutane Bestrahlung hinzu, fallen die Potenzraten um weitere 25–30 %. Zusammenfassend ist die Erektionsstörung nach Strahlentherapie als ein multifaktorielles Geschehen zu werten. Die genaue Ursache ist unklar.

Im Gegensatz zur radikalen Prostataoperation, wo es im Verlauf bei entsprechender Behandlung zu einer Wiederherstellung der Erektionsqualität kommt, nimmt die erektile Funktion im Laufe der Zeit als Folgeerscheinung der Bestrahlung kontinuierlich ab.

Erektile Dysfunktion

- **Diagnostik:** Bewährt hat sich eine abgestufte diagnostische Abklärung von nichtinvasiven über gering invasiven zu invasiven Maßnahmen, wobei die letzte Stufe nur noch selten benötigt wird.
- **Therapie:** Bereits nach einer Basisabklärung und auf Wunsch des Patienten kann ein oraler Therapieversuch gemacht werden. Darüber hinaus steht die gesamte Bandbreite therapeutischer Möglichkeiten von der oralen Tabletteneinnahme über direkt in das Zielorgan zu applizierender Medikation bis hin zu technisch ausgereifter Prothetik zur Verfügung. Zukünftig wird die Auswahl an oral wirksamen Substanzen zunehmen und damit andere Therapieverfahren wie die lokalen Applikationsformen weiter in den Hintergrund treten lassen.
- **Induratio penis plastica:** Keine kausale Therapie etabliert, Optionen sind orale und lokal applizierbare Therapeutika sowie eine chirurgische Korrektur.

Urologie der Frau

R. Hofmann, A. Hegele

R. Hautmann, J. E. Gschwend (Hrsg.), *Urologie*,
DOI 10.1007/978-3-642-34319-3_13, © Springer-Verlag Berlin Heidelberg 2014

13.1   Inkontinenz

> Gemäß der International Continence Society wird Harninkontinenz als unwillkürlicher Urinverlust bezeichnet, der objektivierbar ist und ein soziales oder hygienisches Problem darstellt.

Die Häufigkeit der Inkontinenz nimmt mit zunehmendem Alter deutlich zu und ist bei Frauen mit einer Prävalenz von ca. 30 % zwischen dem 30. und 60. Lebensjahr deutlich häufiger als bei Männern. Die Inzidenz steigt ab dem 35–40 Lebensjahr deutlich an.

> **Tipp**
>
> Wegen Schamgefühl und aus Angst vor gesellschaftlicher Isolation wird das Thema Inkontinenz von den meisten Patientinnen tabuisiert. Durchschnittlich vergehen 1–2 Jahre, bis ein Arzt aufgesucht wird.

13.1.1   Urethrale Inkontinenz

Man unterscheidet die **urethrale** und die **extraurethrale** Inkontinenz.

> **Formen der urethralen Inkontinenz**
> - Belastungsinkontinenz
> - Dranginkontinenz
> - Reflexinkontinenz
> - Überlaufinkontinenz

In diesem Kapitel werden unter dem Aspekt urologischer Erkrankungen der Frau lediglich die Belastungs- und Drang- sowie die extraurethrale Inkontinenz abgehandelt (▶ Kap. 6.2.1).

Belastungsinkontinenz

> Unter Belastungsinkontinenz versteht man den unwillkürlichen Urinverlust infolge einer abdominellen Druck-(Belastungs)-steigerung aufgrund eines insuffizienten Sphinktermechanismus.

Es werden konstitutionelle und urogynäkologische Risikofaktoren der Belastungsinkontinenz unterschieden. Zu den **konstitutionellen** Faktoren zählen Bindegewebsschwäche, Adipositas, weiße Rasse und das Alter. An **urogynäkologischen** Faktoren sind Schwangerschaft, insbesondere mit vaginaler Entbindung und Geburtstraumata, Zystozele, Genitalprolaps, Hysterektomie und Östrogenmangel zu nennen.

Nach Ingelmann-Sundberg und Stamey werden **anamnestisch drei Schweregrade** unterschieden:
- Grad 1: Harnverlust beim Husten, Niesen, Heben
- Grad 2: Harnverlust beim Gehen, Treppensteigen, Aufstehen
- Grad 3: Harnverlust im Liegen

Pathophysiologie Zur Aufrechterhaltung der Kontinenz tragen die anatomische Lage von Blasenhals und Urethra, der intrinsische Sphinktermechanismus sowie hormonelle Faktoren bei (▶ Kap. 6.2.1).

Zu einem suffizienten Kontinenzmechanismus tragen auch die funktionelle Länge und der Ruhetonus der Urethra bei. Die glatte Muskulatur im Bereich der proximalen Harnröhre wird über α-adrenerge Rezeptoren tonisiert. Wenn im Rahmen einer urodynamischen Untersuchung der Ruhetonus der Harnröhre weniger als 20 cm H_2O beträgt, spricht man von einer **hypotonen Urethra**.

Der Kontinenzapparat ist auch von **hormonellen Faktoren** abhängig. Ein postmenopausaler Hormonmangel kann zu einer Schleimhautatrophie und einer verminderten Kongestion des submukösen Venenplexus führen, wodurch ein Verlust des Urethraltonus und der Abdichtfunktion bedingt sein kann.

> **Exkurs**
>
> **Kosten der Inkontinenzbehandlung**
>
> Angesichts der zunehmenden Lebenserwartung stellt die Inkontinenz auch volkswirtschaftlich ein großes Problem dar. 1995 wurden in den Vereinigten Staaten 16,3 Milliarden US $ zur Inkontinenzbehandlung ausgegeben. Hiervon entfallen ca. 76 % der Kosten auf Frauen, 24 % auf Männer. Die Ausgaben übersteigen damit die Kosten zur Behandlung des Diabetes mellitus. In Deutschland sind ca. 8 Mio. Menschen betroffen – es ist allerdings von einer hohen Dunkelziffer auszugehen. Angaben über die durch Inkontinenz verursachten Kosten in Deutschland sind schwer zu erfassen, da auch ein großer Teil der Kosten von den Betroffenen und ihren Angehörigen selbst getragen wird. Der größte Teil wird für Windeln/Hilfsmittel ausgegeben, gefolgt von Medikamenten. Die geschätzten Gesamtkosten belaufen sich auf knapp 4 Milliarden € pro Jahr.

Drucktransmission

Passive Drucktransmission
Durch eine intraabdominelle Druckerhöhung (Heben, Niesen) steigt normalerweise der Druck in der Blase und auch in der Urethra an. Der über die Bauchmuskulatur verursachte Druck wird dabei passiv über das perivesikale und periurethrale Gewebe auf die Urethra übertragen. Man spricht daher auch von passiver Drucktransmission. Diese ist notwendig, damit der Harnröhrendruck den Vesikaldruck übersteigt und die Kontinenz gewährleistet ist. Die passive Drucktransmission kann reduziert sein, wenn aufgrund einer Beckenbodenschwäche der Blasenhals unter Belastung oder in Ruhe absinkt und somit aus dem Druckübertragungsbereich verlagert wird. Insofern ist die korrekte anatomische Lage von Blasenhals und Urethra eine wichtige Voraussetzung für die Kontinenzerhaltung. Eine Beckenbodenschwäche führt häufig auch zu einem Descensus vesicae.

Aktive Drucktransmission
Der Sphinkterapparat der Frau besteht aus dem inneren glattmuskulären und dem quergestreiften äußeren Sphinkter. Der äußere Sphinkter wiederum lässt sich in einen quergestreiften intramuralen und periurethralen Anteil untergliedern. Im intramuralen Anteil sind vornehmlich sog. Slow-twitch-Fasern enthalten, die für die Kontinenz in Ruhe von Bedeutung sind. Die sog. Fast-twitch-Fasern im periurethralen Anteil sorgen für die Kontinenz unter Belastungsbedingungen. Diese Reflexkontraktion des externen Sphinkters wird auch als aktive Drucktransmission bezeichnet.

Dranginkontinenz

❯ Bei der Dranginkontinenz kommt es unter imperativem Harndrang zu unwillkürlichem Urinverlust.

Die Ätiologie der Drangsymptomatik ist nicht vollständig geklärt (▶ Kap. 6.2.1). Durch eine erniedrigte Reizschwelle des Detrusors oder aber durch vermehrte afferente Impulse wird der Harndrang verfrüht, d. h. bei geringen Füllungsvolumina, wahrgenommen. Durch eine urodynamische Untersuchung kann ein **sensorischer** Drang mit lediglich hypersensitivem Detrusor von einem **motorischen** Drang mit gleichzeitig auftretender Detrusorkontraktion getrennt werden (▶ Kap. 6.3).

❯ Typischerweise tritt der Drang schon bei geringer Harnblasenfüllung auf. Die miktionierten Portionen und die funktionelle Blasenkapazität sind klein.

Differenzialdiagnose Differenzialdiagnostisch müssen bei der **sensorischen** Dranginkontinenz ein Östrogenmangel, Harnwegsinfekte und das Carcinoma in situ voneinander abgegrenzt werden. Bei der **motorischen** Dranginkontinenz kommen als Ursache Harnwegsinfekte, funktionelle oder anatomisch bedingte Obstruktionen oder auch vesikale Fremdkörper in Betracht.

Häufig lässt sich keine der genannten Gründe eruieren, sodass das Krankheitsbild dem psychosomatischen Formenkreis zuzuschreiben ist oder als idiopathisch (Reizblase) eingestuft werden muss.

Inkontinenzdiagnostik

Anamnese Die Diagnostik der Inkontinenz stützt sich primär auf eine ausführliche Anamnese. In einer entspannten, vertrauensvollen Atmosphäre und ausreichend Zeit sollten die Probleme detailliert erfragt werden. Dies erfordert vom Behandelnden neben Erfahrung auch das nötige Einfühlungsvermögen für die Patientin bzw. den Patienten.

Häufig haben die Patienten einen langen Leidensweg hinter sich und unter Umständen bereits viele Ärzte konsultiert. Es sollten erfragt werden:
- Miktionsanamnese (Frequenz, Dysurie, Makrohämaturie, Pollakisurie, Nykturie), Miktionsgewohnheiten (sitzende, stehende Miktion)
- Rezidivierende Harnwegsinfekte und Pyelonephritiden
- Umstände im täglichen Leben, die zu einer Inkontinenz führen (Belastung, Drang)
- Verbrauch von Vorlagen oder Windeln
- Dauer der Harninkontinenz
- Stuhlgewohnheiten (Obstipation, Diarrhö, Stuhlinkontinenz)
- Persönlicher Leidensdruck
- Medikamente (Psychopharmaka)
- Schwangerschaften und Entbindungen (vaginal, Sectio caesarea, Geburtstraumata)
- Voroperationen (Darmoperationen, Hysterektomie)
- Neurologische Begleiterkrankungen (multiple Sklerose, Morbus Parkinson, Diskusprolaps, Meningomyelozele)
- Internistische Erkrankungen (Diabetes mellitus)
- Genaue Sozial- und Sexualanamnese (Dyspareunie, Kontrazeption)

Es empfiehlt sich, ein **Miktionsprotokoll** von den Patienten durchführen zu lassen, in dem jede Miktion, jeder unwillkürliche Urinverlust, die Begleitumstände, bei denen die Inkontinenz aufgetreten ist (z. B. beim Heben oder beim Händewaschen) erfasst werden.

Labor und bildgebende Verfahren Vor jeder urodynamischen Untersuchung muss ein Harnwegsinfekt ausgeschlossen werden, da die Blasensensitivität durch eine Entzündung gestört sein kann und daher Fehlinterpretationen möglich sind.

Durch einen **Abstrich aus der Urethra** sollte bei Frauen in der Postmenopause der **karyopyknotische Index** (KPI) bestimmt werden. Er gibt Auskunft über das prozentuale Verhältnis von Oberflächen-, Intermediär- und Basalzellen. Eine Verminderung des Anteils der Oberflächenzellen ist hinweisend für eine Atrophie der Urethralschleimhaut und kann Ursache für die Inkontinenz sein (lokaler Östrogenmangel).

Die **körperliche Untersuchung** umfasst den Allgemeinstatus, die Inspektion und Palpation des äußeren Genitale (Altersatrophie, Kraurosis, Meatusstenose) und eine Überprüfung des Anal- und Bulbokavernosusreflexes sowie Sensibilitätsausfälle (Reithosenanästhesie).

Der **Vorlagen-(Pad-)Test** ist eine einfache Methode, um das Ausmaß der Inkontinenz zu bestimmen. Hierzu wird das Trocken- und Nassgewicht einer Vorlage vor und nach Absolvieren eines definierten Programms gemessen. Dieses umfasst Bewegungen, die eine Belastungsinkontinenz bewirken (Springen, Treppen steigen) oder aber eine Dranginkontinenz auslösen können (Hände unter fließendem Wasser waschen).

Gelegentlich wird eine Drangsymptomatik durch ein Harnröhrendivertikel verursacht, das entweder mit einem **Doppelballon** oder aber mit der **transvaginalen Sonographie** nachgewiesen werden kann.

In der **vaginalen Einstellung** kann ein Descensus vesicae oder eine zusätzlich bestehende Rektozele festgestellt werden.

Durch den **Stresstest** lässt sich eine Belastungsinkontinenz simulieren. Dabei wird die Patientin in Steinschnittlage gelagert. Der Test ist positiv, wenn es durch Husten zu Urinabgang kommt. Der **paraurethrale Elevationstest** (oder **Bonney-Test**) ist positiv, wenn der Urinabgang beim Hustenstoß nach beidseitiger paraurethraler Elevation des Blasenhalses durch die Vagina ausbleibt.

13

Doppelballonkatheter

Der Doppelballonkatheter ist ein spezieller Katheter mit einem Ballon am Meatus urethrae und einem am Blasenhals. Im Katheter zwischen den beiden Ballonen befinden sich Öffnungen. Durch Aufpumpen beider Ballone wird die Harnröhre am Meatus und am Blasenhals abgedichtet. Das Kontrastmittel tritt durch die Öffnungen in die Harnröhre und bringt das Divertikel zur Darstellung.

Da eine Drangsymptomatik auch durch eine Obstruktion (z. B. durch eine Meatusstenose) verursacht sein kann, sollte eine **Harnröhrenkalibrierung** mit Bougie à Boule durchgeführt werden (▶ Abschn. 13.5).

Zum Ausschluss eines Carcinoma in situ, das ebenfalls eine Drangsymptomatik hervorrufen kann, muss eine Spiegelung der Harnblase (**Zystoskopie**) mit Entnahme einer Spülzytologie erfolgen.

Urodynamische Untersuchungen In der urodynamischen Abklärung der Inkontinenz wird durch die **Manometrie** u. a. die Harnblasensensivität, das Blasenvolumen und die Stabilität des Detrusors bestimmt. Die **Profilometrie** ermöglicht Aussagen über die Kompetenz des Sphinkterapparates (▶ Kap. 6.3).

Durch **perineale** oder **transvaginale Sonographie** der Harnröhre, des Blasenhalses und der Harnblase in Ruhe, beim Pressen und bei der Miktion lässt sich ein Deszensus und eine hypermobile Harnröhre nachweisen.

Auch durch das **laterale Kettchenzystogramm** kann ein Descensus vesicae nachgewiesen werden. Zur genaueren Beurteilung der Beckenanatomie, insbesondere dem Vorhandensein einer Rektozele oder Enterozele empfiehlt sich die Durchführung eines sog. **Kettchenkolpozystorektogrammes** (**KKCRG**) (◩ Abb. 13.1, ◩ Abb. 13.2). Hierbei wird die Blase, die Vagina und das

Vertikaler und rotatorischer Deszensus

Es werden ein vertikaler und ein rotatorischer Deszensus unterschieden. Beim rotatorischen Deszensus kommt es durch Insuffizienz der pubourethralen Bänder zum rotatorischen Abkippen der Blase (◩ Abb. 13.3, ◩ Abb. 13.4). Hingegen verlagert sich der Blasenhals beim vertikalen Deszensus aufgrund der Beckenbodenschwäche nach kaudal. Häufig liegen Mischformen vor.

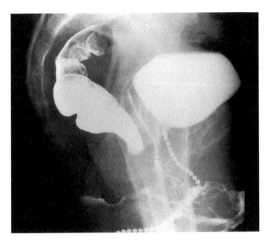

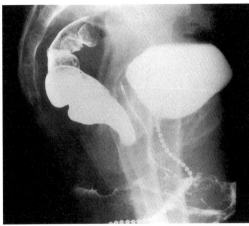

◨ **Abb. 13.1** Normales Kettchenkolpozystorektogramm in Ruhe

◨ **Abb. 13.2** Normales Kettchenkolpozystorektogramm beim Pressen

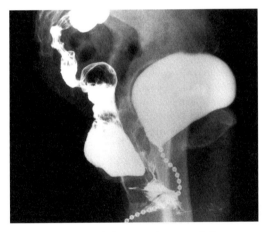

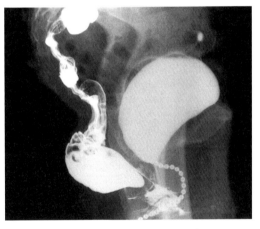

◨ **Abb. 13.3** Kettchenkolpozystorektogramm bei rotatorischem Descensus vesicae in Ruhe

◨ **Abb. 13.4** Kettchenkolpozystorektogramm bei rotatorischem Descensus vesicae beim Pressen

Rektum mit Kontrastmittel gefüllt. Ein in die Blase eingeführtes Kettchen markiert die Harnröhre. Das erste Röntgenbild wird unter Ruhebedingungen und ein weiteres beim Pressen angefertigt.

Therapie der Inkontinenz
Belastungsinkontinenz

Durch eine gezielte **Beckenbodengymnastik** können in der Behandlung der geringgradigen Belastungsinkontinenz Erfolgsraten zwischen 50 und 60 % erreicht werden.

Ergänzt werden kann die Beckenbodengymnastik durch eine medikamentöse Therapie mit dem Serotonin-Re-Uptakehemmer Duloxetin, der zentral auf den Nucleus Onuf einwirkt. Als Nebenwirkung dieses zen-

tral wirksamen Antidepressivums kann allerdings Übelkeit auftreten, die zum Therapieabbruch zwingen kann.

Als ergänzende physiotherapeutische Maßnahme steht die vaginale oder rektale **Reizstromtherapie** mit oder ohne Biofeedback zu Verfügung. Das Prinzip des **Biofeedback** besteht darin, dass die Patientin eine visuelle oder akustische Rückmeldung während der Kontraktion oder Relaxation des Schließmuskels bzw. des Beckenbodens erhält und somit den Effekt der krankengymnastischen Übungen überprüfen kann. Weitere **Hilfsmittel** sind Pessare und Urethralstöpsel.

Bei nachgewiesenem Östrogenmangel mit seniler Urethralatrophie sollte zur besseren Tonisierung einer hypotonen Urethra probatorisch eine **lokale Hormon-**

Suspensionsplastiken

Gängige abdominelle Verfahren sind die Operation nach Marchall-Marchetti-Kranz und die Kolposuspension nach Burch, bei denen das paravaginale Gewebe am Periost der Symphyse bzw. am Ligamentum iliopectineum (Cooper-Band) fixiert wird. Retropubische Urethrasuspensionsplastiken werden meist nur noch bei Rezidivoperationen oder in Kombination mit vaginalen Suspensionsplastiken (z. B. Kolposakropexie) durchgeführt.

substitution erfolgen, um den Ruheverschlussdruck der Harnröhre zu erhöhen.

Die Indikation zur **operativen Therapie** ist bei Versagen oder Unverträglichkeit der genannten Methoden, insbesondere bei Vorliegen eines Descensus vesicae gegeben. Hierfür existiert eine Vielzahl verschiedener Techniken. Generell kann man abdominelle Suspensionsplastiken von **vaginalen Eingriffen** unterscheiden.

Das Prinzip der **Suspensionsplastiken** besteht darin, die abgesenkte Blase einschließlich der proximalen Urethra möglichst in die anatomische Ausgangsposition zu bringen, um die Drucktransmission zu verbessern.

> ❯ Methode der Wahl bei Inkontinenz und geringer Zystozele sind sog. spannungsfreie Vaginalschlingen, die um die mittlere Harnröhre gelegt werden.

Eine im Kettchenkolpozystorektogramm nachgewiesene Rektozele sollte in gleicher Sitzung mit einer Kolporrhaphia posterior versorgt werden, da auch eine primär nicht symptomatische Rektozele nach Korrektur des Deszensus zunehmen und dann symptomatisch werden kann. Die früher oft durchgeführte Kolporrhaphia anterior ist als Inkontinenzoperation ungeeignet.

Vaginalschlingen

Ein Polypropylenband, das selbst im Gewebe haften bleibt, wird beidseits nach suprapubisch oder durch das Foramen obturatorium platziert. Die Schlinge wirkt wie eine Art Hängematte unter der Harnröhre (❑ Abb. 13.55). Bei einer Faszienzügelplastik wird autologe Rektusfaszie verwendet, um die Harnröhre geschlungen und an der Rektusfaszie auf beiden Seiten fixiert.

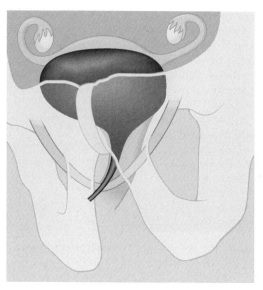

❑ **Abb. 13.5** Prinzip der spannungsfreien Vaginalschlinge (transobturatorisches Band, Monarc)

> ❯ Die Langzeitergebnisse der retropubischen (abdominellen) Suspensionsplastiken und der weniger invasiven Schlingenverfahren (spannungsfreie Vaginalschlinge) sind der Kolporrhaphia anterior deutlich überlegen.

Durch die transurethrale periurethrale **Injektion von Kollagen, Teflon, Fett oder Silikon** kann der Verschlussdruck verbessert werden. Allerdings sind die Langzeitergebnisse nicht sehr überzeugend.

Schließlich bleibt als Ultima ratio die **Implantation eines artifiziellen Sphinkters**. Dabei wird operativ eine Manschette um die Harnröhre geschlungen. Für die Miktion kann die Manschette per Knopfdruck leergepumpt werden. Nach kurzer Zeit füllt sich die Manschette mit dem Kontrastmittel und die Kontinenz ist wieder hergestellt.

Dranginkontinenz

Die Therapie der Dranginkontinenz ist vielseitig und erfordert zuvor eine sorgfältige diagnostische Abklärung.

Nicht selten wird die eigentliche Ätiologie der Drangsymptomatik verkannt und ein Carcinoma in situ oder eine Meatusenge für längere Zeit mit Antibiotika behandelt.

Die **kausale Therapie** ist bei Nachweis eines unspezifischen Harnwegsinfektes (▶ Abschn. 13.4) oder einer spezifischen Blasenentzündung (Bilharziose, Tbc, ▶ Kap. 7.2, 7.5) möglich.

Intravesikale Fremdkörper werden im Allgemeinen **zystoskopisch** entfernt. Nur selten ist eine Operation notwendig.

Das Carcinoma in situ muss transurethral reseziert (**TUR-B**, ▶ Kap. 4.5.7) werden.

Die interstitielle Zystitis als Ursache der Dranginkontinenz wird als eigenständiges Krankheitsbild erläutert (▶ Abschn. 13.3).

Wenn im karyopyknotischen Index weniger als 70 % Oberflächenzellen vorhanden sind, ist die Indikation zur **lokalen Hormonsubstitution** gegeben.

Die Meatusstenose als Ursache einer mechanischen Obstruktion muss einer **Meatoplastik** zugeführt werden.

Neben der Beseitigung der die Dranginkontinenz auslösenden Ursache ist häufig meistens zusätzlich eine **medikamentöse Therapie** notwendig. Sie umfasst cholinerge und adrenerge Rezeptorinhibitoren sowie Kalzium und Kaliumkanalblocker. Die medikamentöse Therapie kann mit Blasentraining, Reizstrom, Beckenbodentraining und Biofeedback kombiniert werden (▶ Abschn. 13.2).

13.1.2 Extraurethrale Inkontinenz

Die extraurethrale Inkontinenz ist selten und kann ätiologisch in angeborene und erworbene Formen unterteilt werden. Beispielhaft für die **kongenitale** Ätiologie ist der ektop mündende Harnleiter. Die **erworbene** extraurethrale Inkontinenz kann durch vesikovaginale, ureterovaginale, vaginorektale oder urethrovaginale Fisteln entstehen (▶ Abschn. 13.9).

❯ Das klinische Erscheinungsbild der extraurethralen Inkontinenz ist durch ständigen Urinabgang sowohl tags als auch nachts gekennzeichnet.

> **Tipp**
>
> Der ununterbrochene Harnverlust, der durch einen ektopen Harnleiter verursacht ist, wird im Kindesalter häufig als Enuresis (▶ Kap. 14.7) fehlinterpretiert.

Bei den erworbenen Formen steht das Auftreten der extraurethralen Inkontinenz häufig in zeitlichem Zusammenhang mit Bestrahlungen, Entbindung oder gynäkologischen Operationen. Zur Therapie ▶ Abschn. 13.9.

13.2   Reizblase

Klinik Zu dem Symptomenkomplex der Reizblase zählen **Pollakisurie** (Frequency), **Drangsymptomatik** (Urgency) und **Dranginkontinenz**.

Häufig verwendete Synonyma sind Blasenschwäche, Urgency-frequency-Syndrom, Urethralsyndrom oder Syndrom der überaktiven Blase (»overactive bladder«). Da auch psychische oder sexuelle Traumata zu diesen Symptomen führen können, sollte im Einzelfall eine psychosomatische Abklärung erfolgen.

❯ Die Diagnose wird gestellt, wenn sämtliche organische Ursachen ausgeschlossen werden konnten.

Diagnostik Eine wichtige Differenzialdiagnose ist die **interstitielle Zystitis** (▶ Abschn. 13.3). Durch eine **urodynamische Untersuchung** kann eine gesteigerte Blasensensitivität mit (motorischer Drang) und ohne (sensorischen Drang) autonomer Detrusorkontraktion unterschieden werden.

Therapie Ein einheitliches Therapieschema existiert nicht. Es sollte immer individuell auf die Patientin abgestimmt werden. Empfehlenswert ist folgendes Vorgehen:

- Initial ist eine sechswöchige **medikamentöse Therapie** mit Anticholinergika sinnvoll. Diese kann mit dem sogenannten **Blasentraining** kombiniert werden, bei dem die Patientinnen üben sollen, die Miktion hinauszuzögern. Zusätzlich können die Beschwerden auch durch **Beckenbodengymnastik** und/oder **Biofeedback** gelindert werden, da die gestörte Sensitivität der Blase häufig mit einer Überaktivität des Beckenbodens vergesellschaftet ist. Wenn diese Therapie nach 6 Wochen erfolgreich war, sollte durchaus deren Fortführung erwogen werden, nachdem zuvor geprüft wurde, ob nach einer Therapiepause die Symptome wieder in Erscheinung treten.
- Alternativ sollte für weitere 3–6 Monate die vaginale oder rektale **Reizstromtherapie** versucht werden, wenn die anticholinerge Therapie aufgrund von Mundtrockenheit oder Sehstörungen abgesetzt werden musste oder eben zu keiner Verbesserung geführt hat.
- Sollte die medikamentöse anticholinerge Therapie nicht zum gewünschten Erfolg führen, stellt die transurethrale Injektion von **Botulinumtoxin-A** in den Musculus detrusor vesicae eine innovative Behandlungsmethode dar (◻ Abb. 13.6). Botulinumtoxin-A unterdrückt die

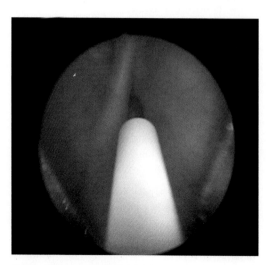

◘ Abb. 13.6 Transurethrale Injektion von Botulinumtoxin-A in den M. detrusor vesicae

Freisetzung von Acetylcholin aus den präsynapischen Nervenendigungen und unterbindet die Reizüberleitung von der Endigung des präsynaptischen Axons auf eine Muskel- oder Drüsenzelle. Durch die Botulinumtoxin-A-Injektion in den Musculus detrusor vesicae wird die Miktionsfrequenz und Drangsymptomatik signifikant verbessert und führt somit zu einer deutlichen Verbesserung der Lebensqualität bei einer medianen Wirkdauer von 8 Monaten. Auch eine Wiederholung der Botulinumtoxin-A-Injektion ist bei nachlassender Wirkung jederzeit möglich. Nebenwirkungen sind selten. Die häufigste Nebenwirkung (5–10 %) dieser minimal-invasiven Therapie stellt eine passagere Harnretention dar.

— Persistieren weiterhin die Beschwerden, kann die Indikation zur **Neuromodulation** gestellt werden. Das Prinzip der Neuromodulation besteht darin, dass elektrische Stimulation des sakralen Nervenplexus eine inhibitorische Wirkung auf die Blase hat. Dabei wird der sakrale Nervenplexus perkutan meistens über das 3. Foramen sacrale punktiert und zunächst über einen externen Impulsgeber moduliert. Wenn die Beschwerden in dieser Testphase signifikant abnehmen, sollte die Indikation zur **Implantation eines Blasenschrittmachers** gestellt werden. Dabei kann eine anhaltende Besserung oder Beschwerdefreiheit der Drangsymptomatik bzw. Dranginkontinenz bei 50–70 % der Patientinnen erreicht werden.

— Als **Ultima Ratio** nach Versagen aller genannten Methoden ist die **Blasenaugmentation** oder die **Zystektomie** mit Harnableitung anzusehen.

13.3   Interstitielle Zystitis

Ätiologie Die interstitielle Zystitis ist eine komplexe entzündliche Erkrankung der Blase, die nicht nur bei Frauen sondern auch bei Männern und Kindern auftritt.

In einer Untersuchung an 60 Männern, bei denen eine abakterielle Prostatitis oder eine Prostatodynie diagnostiziert wurde, fanden sich bei 35 (58 %) Petechien in der Blasenschleimhaut wie sie für die interstitielle Zystitis typisch sind. Die Prävalenz bei Frauen beträgt zwischen 0,52–0,67 %. Häufig ist sie mit Allergien, Autoimmunerkrankungen, Fibromyalgien oder anderen rheumatischen Erkrankungen sowie mit einem Colon irritabile assoziiert.

Klinik und Diagnostik Das klinische Erscheinungsbild ist, ähnlich der idiopathischen Reizblase, durch Pollakisurie, Nykturie, Drang und Dranginkontinenz geprägt.

Die Diagnose kann **zystoskopisch** gestellt werden. Typisch für die Frühform sind petechiale Blutungen aus der blassen, etwas glasigen Schleimhaut, die sich nach Hydrodistension der Blase in Narkose nachweisen lassen. Nur selten sind ausgeprägte Ulzera, das sogenannte Hunnersche Ulkus, sichtbar. Im Endstadium kommt es zu einer Schrumpfblase.

Therapie Die **medikamentöse Behandlung** der interstitiellen Zystitis ist ausgesprochen schwierig. Die orale oder intravesikale Applikation von Anticholinergika ist meist nur von geringem Erfolg. Basierend auf neuen Erkenntnissen über die Pathomechanismen der inter-

> **Exkurs**
>
> **Pathophysiologie der interstitiellen Zystitis**
>
> Die Pathophysiologie ist nur unvollständig verstanden. Veränderungen der epithelialen Permeabilität, der Mastzellaktivierung, des Beckenbodens und der Beckenorgane sowie der sensorischen Afferenzen der Blase scheinen von Bedeutung zu sein.
>
> Durch eine veränderte Permeabilität der Blasenmukosa können Allergene, chemische Noxen, Medikamente, Toxine, Kalium oder Bakterien penetrieren und eine Aktivierung der Mastzellen hervorrufen. Diese setzen vasoaktive und inflammatorische Substanzen frei, wodurch Zytokine und Tachykine wie zum Beispiel die Substanz P ausgeschüttet werden. Substanz P wie auch Östradiol und psychischer Stress führen wiederum zu einer Aktivierung der Mastzellen.

13

stitiellen Zystitis sind eine Reihe von Substanzen erprobt worden.

Hierzu zählen u. a. das Antihistaminikum Hydroxyzin, das Immunsuppressivum Ciclosporin, BCG, das Prostaglandinanalogon Misoprostol, der Nitritdonator L-Arginin, Heparin oder Natriumpentosanpolysulfat, Orgotein (Peroxinorm), Lidocain, Dexamethason sowie der Extrakt des roten Pfeffers Capsaicin. Aber auch die endoskopische Injektion von Botulinumtoxin-A scheint erfolgsversprechend und muss durch weitere Untersuchungen abgeklärt werden.

Führt keine der Maßnahmen zum Erfolg, bleibt am Ende der Therapieoptionen nur noch die **Blasenaugmentation** oder die **Zystektomie** mit Harnableitung.

13.4 Harnwegsinfekte

> Die Zystitis ist die häufigste urologische Erkrankung der Frau. Die Klinik ist typischerweise durch Pollakisurie, Dysurie, Drangsymptomatik und Makrohämaturie geprägt (▶ Kap. 7.1).

Man unterscheidet die akute (unkomplizierte), die **hämorrhagische** und die **eitrige Zystitis**. Aufgrund der kürzeren Harnröhre und der Mündung im Bereich des Introitus vaginae sind in erster Linie Frauen betroffen. Das Auftreten nach Geschlechtsverkehr ist häufig (**Flitterwochenzystitis**). Die Infektion verläuft aszendierend. Das Keimspektrum umfasst im Wesentlichen die Kolibakterien der Darmflora. Prä- oder postmenopausaler Östrogenmangel ist infektionsfördernd.

Wenn es durch Infektion der Harnwege zu einer akuten Pyelonephritis kommt, klagen die Patientinnen über dumpfe teilweise heftige Flankenschmerzen mit Fieber und Schüttelfrost. Klinisch findet sich neben klopf- und druckdolenten Nierenlagern ein oft sehr reduzierter Allgemeinzustand.

Die Diagnose wird anhand der Anamnese, der klinischen Untersuchung und des Urinbefundes gestellt. Die Therapie besteht in schmerzlindernden, fiebersenkenden Maßnahmen sowie in der Verabreichung eines Antibiotikums.

13.5 Erkrankungen der Harnröhre

Akute Urethritis

Schmerzen im Bereich der Harnröhre, häufig verknüpft mit Symptomen der Zystitis wie Pollakisurie und Dysurie weisen auf eine Urethritis (▶ Kap. 7.4) hin. Durch Harnröhrenabstrich und Urinkulturen lässt sich die Diagnose erhärten. Die Therapie erfolgt durch Gabe eines Antibiotikums.

Chronische Urethritis

> Die chronische Urethritis ist eines der häufigsten urologischen Probleme bei der Frau.

Pathogene Keime, die sich normalerweise nur in der vorderen Harnröhre befinden, führen zu einer Infektion der gesamten Harnröhre. Häufig treten diese Infekte nach Geschlechtsverkehr auf. Bakterien (E. coli, Streptococcus faecalis) und Ureaplasma urealyticum sind die wichtigsten Erreger. Nach Ausschluss anatomischer Veränderungen (Meatusstenose, Divertikel) wird die antibiotische Therapie sowie eine Änderung der Vaginalflora mit Milchsäuresuppositorien durchgeführt.

Bei der **senilen Urethritis** kommt es ähnlich wie in der Vagina durch einen Östrogenmangel zum Austrocknen der Harnröhre, der zu Juckreiz, Brennen, Pollakisurie und Harndrang führt.

Urin und Harnröhrenabstrich sind meist keimfrei. Durch eine **lokale Östrogentherapie** (Creme oder Vaginalsuppositorien) für einige Wochen kommt es zu einer Verbesserung der Vaginal- und Urethralschleimhaut.

Harnröhrenkarunkel

> Das Harnröhrenkarunkel (◘ Abb. 13.7) ist ein gutartiger, rötlich gefärbter, leicht blutender Tumor, der meist von der dorsalen Lippe des Urethralmeatus aus der Harnröhre herausprolabiert.

Er tritt postmenopausal auf und führt häufig zu Schmierblutungen und Blutungen bei Geschlechtsverkehr.

Differenzialdiagnostisch ist ein Urethralkarzinom der distalen Harnröhre auszuschließen (im Zweifelsfalle immer Biopsie!).

Eine Exzision des Karunkels ist bei Beschwerden indiziert.

Prolaps der Harnröhre

> Bei Kindern und gelegentlich bei Paraplegikern kommt es zu einem Vorfall der Urethralschleimhaut, die gangränös werden kann, wenn sie nicht baldmöglichst reponiert wird.

Differenzialdiagnostisch kommt bei kleinen Mädchen auch der Prolaps einer Ureterozele in Betracht. Durch Zystoskopie und Kathetereinlage lässt sich der Prolaps gut reponieren.

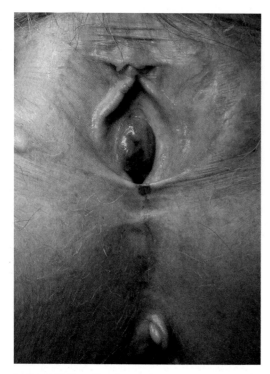

◘ Abb. 13.7 Harnröhrenkarunkel

⟩⟩ Ist die Urethralschleimhaut bereits nekrotisch geworden, muss dieses Gewebe reseziert werden.

Harnröhrendivertikel

Entleert sich eitriger Ausfluss aus der Harnröhre, treten Schmerzen und Ausfluss während des Geschlechtsverkehrs auf oder bestehen rezidivierende Zystitiden, ist an ein Harnröhrendivertikel zu denken.

Größere Divertikel können als rundlicher zystischer Tumor an der vorderen Scheidenwand getastet werden. Auf Druck entleert sich eitriges Sekret aus dem Meatus urethrae. Mehrere Divertikel können auch gleichzeitig auftreten. Die Bildung eines Steines in einem großen Divertikel ist möglich.

> **Tipp**
>
> Der urethro-zystoskopische Nachweis der Öffnung des Divertikels (Divertikelhals) zur Harnröhre gelingt sehr selten, da dieser meist sehr klein und schmal ist.

Bildgebende Untersuchungen wie vaginaler Ultraschall, Miktionszysturethrogramm, Doppelballonkatheter (▶ Abschn. 13.1) und ein Kernspintomogramm führen zur Diagnose.

> **Exkurs**
>
> **Harnröhrenkalibrierung mit Bougie à Boule**
>
> Die Harnröhre wird dabei mit anfangs dünnen und später dickeren Kathetern bougiert, bis kein weiterer Katheter in die Harnröhre eingeführt werden kann. Auf diese Weise wird der maximale Umfang der Harnröhre bestimmt und eine Meatusstenose nachgewiesen.

⊖ Bei der von vaginal durchgeführten Abtragung des Divertikels muss sorgfältig die Harnröhre geschont und vernäht werden, um eine Harnröhrenscheidenfistel oder Harninkontinenz postoperativ zu vermeiden.

Harnröhrenstriktur und Meatusstenose

Die normale Harnröhrenweite der Frau beträgt mehr als 20 Charr. Bei Kindern entspricht sie etwa dem Alter plus 10 Charr.

Die organisch bedingte Striktur der erwachsenen Frau ist eher selten. Häufiger kommt es durch Beckenbodenspasmus zu einer funktionalen urethralen Obstruktion. Ursachen für die relative Meatusstenose können rezidivierende Entzündungen, Radiatio oder Traumata sein. Ältere Frauen entwickeln auf Grund einer senilen Urethritis eine Meatusstenose.

⟩⟩ Schwacher Harnstrahl, verzögerter Miktionsbeginn, Brennen, Pollakisurie und Nykturie deuten auf eine Stenose hin.

Eine sekundäre Zystitis als Folge der relativen Stenose ist häufig. Mit Hilfe eines Bougie à Boule (◘ Abb. 13.8, ◘ Abb. 13.9) lässt sich der distale Schleimhautring darstellen.

Therapie Die Therapie besteht in einer Inzision der Meatusenge über dem Bougie und Vernähen der Schleimhautränder, sodass die Harnröhre eine Weite von mindestens 20–24 Charr erreicht.

Urethralkarzinom

Das Harnröhrenkarzinom kann in allen Teilen der Harnröhre entstehen. Das Karzinom ist urothelialen Ursprunges und meist mittel- bis entdifferenziert.

> **Tipp**
>
> Wenn es im Frühstadium nicht zu obstruktiven Symptomen, zu Hämaturie oder Schmierblutungen kommt, wird der Tumor häufig spät diagnostiziert.

13

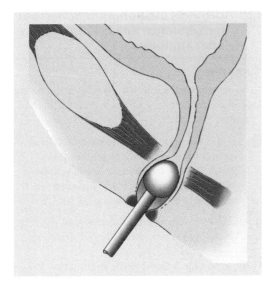

□ **Abb. 13.8** Bougie à Boule zum Nachweis einer Meatus-stenose

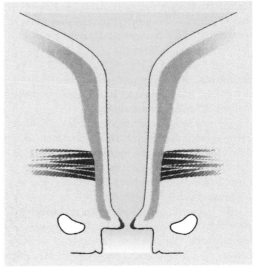

□ **Abb. 13.9** Meatusstenose

Im Meatusbereich kann der Tumor einem Karunkel oder einer Venenthrombose ähneln. Eine Probeexzision aus dem suspekten Bereich zur histologischen Beurteilung sichert die Diagnose.

Lymphogene Metastasierung in Leisten- und Beckenlymphknoten sowie hämatogene Metastasierung treten beim Urethralkarzinom frühzeitig auf.

Therapie Die Therapie besteht in der **Urethrektomie** und **Zystektomie** mit Harnableitung. Kleinere, distale und hochdifferenzierte Tumoren können in seltenen Fällen lediglich exzidiert oder lokal bestrahlt werden.

13.6 Endometriose

❯ Unter Endometriose versteht man das Auftreten von endometrialen Drüsen und Stroma an unphysiologischen, d. h. extrauterinen Lokalisationen.

Sie ist ein typisches gynäkologisches Krankheitsbild. Im folgenden Abschnitt werden die Manifestationen an urologischen Organen und Strukturen, die Klinik sowie die Therapie erläutert.

Die terminologische Einteilung unterscheidet die **Endometriosis genitalis externa** mit Manifestationen im Bereich der Ovarien, der Sakrouterinligamenta, der Serosa des Douglas-Raumes und des Blasendaches und des Uterus von der **Endometriosis extragenitalis** mit Herden außerhalb des Beckens auf dem Darm, in den Nieren, Harnleitern, der Harnblase, in der Lunge,

der Leber, der Milz und anderen seltenen Lokalisationen.

Ätiologie Die Pathophysiologie der Endometriose ist komplex und in vielen Bereichen nicht geklärt. Zu den zahlreichen Entstehungstheorien zählen die Implantationstheorie, die Metastasierungstheorie und die Metaplasietheorie.

Die Prävalenz der Endometriose beträgt ca. 2 % und steigt auf 10–20 % an, wenn nur die prämenopausalen Frauen betrachtet werden. Typischerweise ist die Patientin zwischen 20 und 40 Jahre alt. Das Auftreten der Endometriose vor der Pubertät ist bislang nicht beobachtet worden. Hingegen kann sich die Endometriose auch in der Postmenopause manifestieren.

Harnblase und Ureter sind bei 1–5 % der Frauen, welche an einer Endometriose leiden, mit betroffen. In ca. 80–90 % handelt es sich um eine Blasenendometriose, der Harnleiter ist seltener involviert. Hier kann eine intrinsische von einer extrinsischen Endometriose unterschieden werden: Der Ursprungsort der intrinsischen Form ist die Harnleiterwand, von der der Endometrioseherd in das Harnleiterlumen wachsen kann. Die extrinsische Form entsteht durch Kompression von außen auf den Harnleiter durch Narbenbildung, Fibrosierungen und Adhäsionen der Endometrioseherde.

Klinik Das klinische Erscheinungsbild bei intravesikaler Endometriose ist durch zyklusabhängige Hämaturie und Dysurie geprägt. Endometrioseherde an

Harnleitern können ebenso zu Hämaturie oder durch Koagelbildung zu Harnabflussstörungen mit Flankenschmerzen, Nierenbeckenkelchektasie und Anstieg der Retentionswerte führen.

Diagnostik Die Diagnose der Endometriose stützt sich auf die **Anamnese** und die bimanuelle **Untersuchung mit Spekulumeinstellung.**

Der Verdacht einer Endometriose sollte durch **Zystoskopie**, insbesondere bei ureteraler Manifestation durch **Sonographie**, ggf. **retrograde Pyelographie, Computertomogramm** oder **Kernspintomogramm** erhärtet werden. Zum Nachweis der pelvinen Endometriose eignet sich die **Pelviskopie.**

Bei leichten Formen finden sich stecknadelgroße rote, braune oder blauschwarze Herde. Im fortgeschrittenen Stadium werden zystische Formationen beobachtet, die eine zähflüssige, dunkelbraune Masse enthalten und daher als **Schokoladenzyste** bezeichnet werden.

Therapie Die Symptome der Endometriose können **medikamentös** durch Östrogen-Gestagen-Kombinationspräparate (orale Kontrazeptiva, Danazol, Vinobanin), Gestagendauertherapie (Medroxiprogesteronacetat) sowie GnRH-Agonisten gelindert werden. Die Beseitigung der Flankenschmerzen infolge ureteraler Obstruktion gelingt dadurch allerdings nur selten.

Die **chirurgische Therapie** ist immer individuell auf die Patientin abzustimmen und vom Ausprägungsgrad, den Beschwerden und vom Kinderwunsch abhängig.

> Die maligne Entartung wird nur bei 5 % aller Endometriosefälle beobachtet und stellt somit kein primäres Indikationskriterium dar.

Mittel der Wahl bei Frauen ohne Kinderwunsch ist die beidseitige Ovarektomie mit totaler abdomineller Hysterektomie und Ureterolyse. Ziel der konservativ-chirurgischen Behandlung bei Frauen mit Kinderwunsch ist die Entfernung oder Zerstörung von Endometriumimplantaten, die atraumatische Lösung von Verwachsungen und die Ureterolyse. Wenn nach Exploration des Harnleiters der Verdacht auf eine sekundäre Striktur besteht, muss ggf. eine partielle Ureterektomie mit Harnleiterrekonstruktion durch End-zu-Endanastomose durchgeführt werden. Die Indikation zur Nephrektomie ist bei hochgradiger Hydronephrose mit konsekutiv funktionsloser Niere zu stellen, insbesondere dann, wenn sie zur Urosepsis geführt hat.

13.7 Urologische Komplikationen bei gynäkologischen Erkrankungen oder Tumoren

Tumoren

Tumoren des Uterus und der Adnexe führen häufig aufgrund der räumlichen Nähe zu einer Mitbeteiligung des Harntraktes.

> Benigne Tumoren (Uterus myomatosus, Ovarialzyste) führen ebenso wie maligne Tumoren (Uterus-, Zervix-, Ovarialkarzinom) zu Verdrängungserscheinungen der Harnorgane und Aufstau des oberen Harntraktes.

Klinik Flankenschmerzen, Koliken und Rückenschmerzen sind Leitsymptome einer Obstruktion.

Diagnostik Durch Sonographie lässt sich ein erweitertes Nierenbeckenkelchsystem darstellen. Durch **Sonographie, CT** oder **MR** wird die Diagnose eines extraluminalen Tumorgeschehens erhärtet. Lymphknotenmetastasen, teilweise von Magen- oder Mammakarzinom, finden sich oft diffus im Retroperitonealraum und engen die Harnleiter von außen ein.

Therapie Harnstauungsnieren bedürfen der Entlastung durch eine von der Blase aus eingeführten **Harnleiterschiene** (DJ-Katheter, ▶ Kap. 4.5.9) oder eine **perkutane Nephrostomie.** Lassen sich der gynäkologische Primärtumor oder die Lymphknotenmetastasen nicht chirurgisch entfernen oder durch Strahlen- oder Chemotherapie beseitigen, so ist eine dauerhafte Harnableitung durch innere Schienung (Tumorstent) indiziert (**palliative Harnableitung**).

> Ist eine Zystektomie mit Harnableitung erforderlich, so ist Ziel dieser Maßnahmen, die Lebensqualität der Patienten zu verbessern sowie die Nierenfunktion ausreichend zu erhalten.

Als Harnableitungen (▶ Kap. 9.4.6, 14.6) bieten sich **Pouches** mit kontinentem katheterisierbaren Auslass, **Ileum-** oder **Kolon-Conduits** an.

Eine kontinente Harnableitung mit Ersatzblasen-Harnröhrenanastomose (**Ileumneoblase**) ist im Allgemeinen nur bei chirurgischer Tumorfreiheit im kleinen Becken indiziert, da sonst mit einem erneuten Tumorwachstum in der Ersatzblase zu rechnen ist oder eine baldmöglichst indizierte Radiatio im kleinen Becken nicht möglich ist.

Verletzungen bei operativen Eingriffen

Verletzungen des Harnleiters und der Blase, die bei gynäkologischen Eingriffen (Hysterektomie, Sectio caesarea) oder chirurgischer Therapie (Rektum- oder Sigmaresektion) auftreten, sind meist durch direkte Läsion, Denudierung und Devaskularisierung sowie Koagulation des Harnleiters bedingt.

Blasenverletzungen werden meist intraoperativ erkannt und können während des gynäkologischen Eingriffes durch den hinzugezogenen Urologen verschlossen werden. Tiefe Harnleiterverletzungen werden durch **Harnleiterneueinpflanzung** in die Blase (Psoas-hitch-Technik oder Boariblasenlappen) versorgt. Verletzungen in Harnleitermitte oder kranial sind seltener, jedoch schwieriger zu versorgen (**End-zu-End-Anastomose des Harnleiters, Darminterponat**).

Wird die Harnleiterläsion intraoperativ nicht erkannt, so kommt es zur **Urinombildung**, meist mit Infektion, was eine Entlastung des Urinoms durch eine Drainage sowie eine perkutane Nephrostomie erforderlich macht. Sekundär wird die Harnleiterverletzung mit der oben beschriebenen Blasenplastik versorgt.

Radiozystitis

Eine typische Komplikation nach Bestrahlung von Genitalkarzinomen stellt die radiogene Zystitis dar.

❯ Strahlenbedingte Veränderungen in der Blase treten häufig erst 15–20 Jahre nach der Radiatio auf.

Klinik Anfänglich kommt es nach Strahlentherapie zu Ödembildung, petechialen Blutungen und Teleangiektasien. Rezidivierende Makrohämaturien, bakteriell bedingte Zystitis und Pollakisurie sind Symptome der radiogenen Zystitis.

Therapie Unter symptomatischer Therapie klingen die Beschwerden meist nach wenigen Wochen ab. Therapeutisch kommen bei akuter Blutung eine **Harnblasendauerspülung**, Koagulation oder Resektion der strahlenveränderten Bereiche in Frage.

Als radiogene Spätfolge können Fisteln, Schrumpfblase, Stenosen (Urethra, Harnleiter) sowie eine Tumorneubildung auftreten. Bei beginnender Schrumpfblase kann eventuell noch eine **Blasenaugmentation** mit subtotaler Blasenteilresektion, bei ausgeprägter Schrumpfblase meist nur noch die **Zystektomie** erfolgen.

13.8 Urologische Probleme während der Schwangerschaft

Physiologie Während der Schwangerschaft kommt es zu erheblichen Veränderungen der kardiovaskulären,

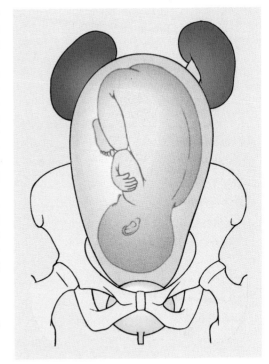

☐ **Abb. 13.10** Schema der intrauterinen Lage des Feten in Beziehung zum unteren Harntrakt

hämatologischen, gastrointestinalen und renalen Physiologie. Bereits im ersten Trimenon erweitern sich das Nierenbeckenkelchsystem und der Harnleiter. Diese Veränderungen sind sowohl humoral als auch mechanisch durch den vergrößerten Uterus (☐ Abb. 13.10) bedingt. Vor allem das rechte harnableitende System ist vermehrt ektatisch.

❯ Die relative Urinstase kann die erhöhte Inzidenz der Pyelonephritis bei Schwangeren erklären.

Während der Schwangerschaft tritt eine 30–50 % Steigerung der glomerulären Filtrationsrate und des renalen Plasmaflows auf.

> **Tipp**
>
> Deshalb sind während der Schwangerschaft die Normalwerte für Harnstoff und Kreatinin um etwa 25 % erniedrigt.

Durch das Höhertreten der Appendix während der Schwangerschaft kann es gelegentlich differenzialdiagnostisch schwierig sein, Cholezystitis, rechtsseitige Pyelonephritis und Appendizitis zu differenzieren.

◘ Tab. 13.1 Medikamentöse Therapie der Bakteriurie in der Schwangerschaft

Medikament	Toxizität	
	Fetal	Maternal
Penicillin	–	Allergie
Cephalosporin	–	Allergie
Erythromycin	–	Allergie
Sulfonamide	Kernikterus, Hämolyse	Allergie
Nitrofurantoin	Hämolyse	Neuropathie, interstitielle Pneumonie
Aminoglykoside	ZNS-, Ototoxizität	
Isoniazid	Neuropathie, Krämpfe	Hepatotoxizität
Tetrazykline	Zahndysplasie	Hepatotoxizität
	Knochenwachstumshemmung	Nierenversagen
Chloramphenicol	Gray-Syndrom	Knochenmarkstoxizität
Trimethoprim		
Sulfamethoxacol	Folantagonist	Vaskulitis
Quinolone	Knochenwachstumshemmung	Allergie

Harnwegsinfektionen während der Schwangerschaft

> ❯ Bei allen schwangeren Frauen sollte eine regelmäßige Harnuntersuchung durchgeführt werden, um Komplikationen, die mit einer Bakteriurie einhergehen, zu vermeiden.

Die Prävalenz einer Bakteriurie während der Schwangerschaft beträgt 4–7 %, wobei 20–40 % der unbehandelten Frauen eine Pyelonephritis entwickeln.

> ❶ Frauen mit Pyelonephritis haben ein erhöhtes Abortrisiko.

Die antibiotische Therapie sollte für 7–10 Tage, bevorzugt mit Penicillinen, Cephalosporinen oder Erythromycin erfolgen (◘ Tab. 13.1).

Nierensteine

Harnsteine (▶ Kap. 10) treten etwa in 1:1500 Schwangerschaften auf.

Tipp

50–70 % der Steine gehen dabei spontan ab, sodass lediglich eine konservative, spasmolytische Therapie erforderlich ist.

Kommt es zu rezidivierenden unbeherrschbaren Koliken, starker Harnstauungsniere oder Fieber, so sollte eine Harnableitung mit einer **inneren Schiene** (DJ-Katheter, ▶ Kap. 4.5.9), die unter Ultraschallkontrolle in das Nierenbecken eingelegt wird, erfolgen. Ist dies nicht möglich, so kann eine **Nephrostomie** ebenfalls unter Ultraschallkontrolle angelegt werden.

Eine Röntgendarstellung des Harntraktes sollte vermieden werden. ESWL ist während der Schwangerschaft kontraindiziert, Ureteroskopie mit Steinentfernung oder Lithotripsie grundsätzlich möglich, jedoch schwierig und selten indiziert.

Exkurs

Hydronephrose und Nierenruptur

Während der Schwangerschaft kommt es zu einer »physiologischen« Erweiterung des Nierenbeckenkelchsystems und des Harnleiters. Eine Ruptur des Nierenbeckenkelchsystems ist selten, kann jedoch spontan auf Grund der Stauung, durch einen Stein oder durch Tumorwachstum (Angiomyolipom) bedingt sein.

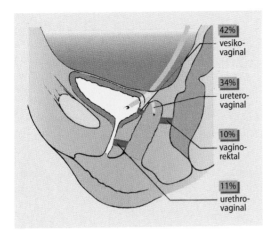

▷ Typisch für radiogene Fisteln ist, dass sie Jahre
oder Jahrzehnte nach Radiotherapie auftreten
können. In diesen Fällen muss eine durch
Tumorrezidiv bedingte Fistel ausgeschlossen
werden.

Diagnostik Die Diagnose lässt sich durch ein **Ausscheidungsurogramm**, eventuell **retrograde Harnleiterdarstellung** bei Harnleitervaginalfisteln, durch **Zystogramm** und **Miktionszysturethrogramm** (MCUG) bei Blasen- oder Urethralfisteln stellen.

Therapie Unkomplizierte Fisteln werden entweder vaginal oder, wenn sie weit in der hinteren Scheide gelegen sind, transvesikal verschlossen. Dabei ist es wichtig, dass ein Interponat aus gut vaskularisiertem gesunden Gewebe (Fett-, Peritoneallappen) zwischen die Nahtreihen der Blase und des Scheidenverschlusses gebracht wird. Radiogen bedingte Fisteln können operativ im Intervall (nach 6–12 Monaten) versorgt werden, wenn zu erwarten ist, dass die entzündliche Reaktion abklingt. Liegt allerdings eine erhebliche Strahlenblase vor, muss die Zystektomie und Urethrektomie durchgeführt werden.

◘ Abb. 13.11 Fisteln des unteren Harntraktes und deren Häufigkeit

13.9 Fisteln

▷ Fisteln können zwischen Harnleiter, Blase
oder Harnröhre und der Scheide auftreten
(◘ Abb. 13.11).

Ätiologie In Entwicklungsländern ist das Geburtstrauma die häufigste Ursache für eine urethrovaginale Fistel, während in den hochentwickelten Ländern vorausgegangene chirurgische Eingriffe wie Hysterektomie oder transvaginale Operationen oder auch eine Vorbestrahlung des kleinen Beckens zu Fisteln führen. Nichtiatrogene Ursachen können Infektionen, Fremdkörper oder fortgeschrittene Karzinome im kleinen Becken sein.

> **Möglichkeiten der Fistelbildung**
> — Ureterscheidenfistel (nach Hysterektomie)
> — Blasenzervixfistel (nach Sectio)
> — Blasenscheidenfistel (radiogen, nach Hysterektomie)
> — Harnröhrenscheidenfistel (nach vaginaler Chirurgie)
> — Blasenscheidenrektumfistel (»Kloake«, radiogen)

Klinik Klassisches Symptom für eine Fistel ist eine konstante **Urinleckage** aus der Scheide, vor allem nach Entfernung eines Harnblasenkatheters. Hämaturie, irritative Miktionsbeschwerden oder vaginaler Ausfluss können ebenfalls auf eine Fistel hinweisen.

13.10 Vena-ovarica-Syndrom

Die rechte Vena ovarica überkreuzt normalerweise in Höhe von LWK 3–5 den Harnleiter ventral und mündet kranial in die Vena cava.

▷ Klappeninsuffizienz in der Schwangerschaft
oder Thrombosen der Vene können zu einer
Erweiterung des venösen Plexus führen und den
Harnleiter relativ einengen.

Druckschmerzen in der Flanke im Sinne einer Harnstauung oder auch kolikartige Schmerzen werden von der Patientin angegeben.

Im **Ausscheidungsurogramm** zeigt sich eine Nierenbecken- und Harnleitererweiterung des rechten oberen Harntraktes bis in den Lumbalbereich. Durch gleichzeitige **phlebographische Darstellung** der Vena ovarica (retrograde Kanülierung von der V. cava aus) lässt sich die Stenose am Harnleiter darstellen. Bei erheblichen Beschwerden während der Schwangerschaft sollte lediglich eine sonographisch gesteuerte Nephrostomie eingelegt werden und die Diagnostik post partum durchgeführt werden. Bei gesicherter Diagnose erfolgt eine Ligatur der Vena ovarica.

Urologie der Frau

- **Inkontinenz:** Wichtigste Formen sind Belastungsinkontinenz, Dranginkontinenz. Behandlungsmöglichkeiten beider Formen Beckenbodengymnastik, Reizstrom, Biofeedback und Medikamente (Serotonin-Re-Uptakehemmer bei Belastung, Anticholinergika bei Drang, Hormonsubstitution bei beiden). Korrektur des Descensus vesicae als Ursache der Belastungsinkontinenz mittels zahlreicher (abdominaler und vaginaler) Operationstechniken. Drangsymptomatik, wenn nicht medikamentös einzustellen, behandelbar mit Neuromodulation.
- **Entzündliche Erkrankungen** von Harnröhre, Blase und Niere: Antibiotische Behandlung.
- **Interstitielle Zystitis:** Relativ selten, komplexe, multifaktorielle Blasenentzündung, trotz Vielzahl verschiedener Substanzen oft nur unzureichend therapierbar.
- **Nichtentzündliche Harnröhrenerkrankungen:** Harnröhrendivertikel, -striktur, -stenose sowie das Harnröhrenkarzinom, chirurgische Therapie.
- **Endometriose:** Auftreten prinzipiell an allen Stellen des Harntraktes, kann zu zyklusabhängigen Beschwerden mit Makrohämaturie, Flankenschmerzen und Harnaufstau führen, Therapie mit Östrogen-Gestagen-Kombinationspräparaten, Gestagendauertherapie, GnRH-Analoga oder chirurgisch.
- **Radiozystitis:** Nach Bestrahlung von Genitalkarzinomen auftretend, Symptome: rezidivierende Makrohämaturien, Zystitiden und Pollakisurie, Therapie: symptomatisch, Harnblasendauerspülung oder transurethrale Resektion.
- **Schwangerschaft:** Erhebliche physiologische Veränderungen, Bakteriurie und Pyelonephritis sollten konsequent antibiotisch behandelt werden.
- **Fisteln:** In hochentwickelten Ländern häufig verursacht durch vaginale oder abdominale Operationen sowie Bestrahlungen. Je nach Lokalisation und Ausdehnung Versorgung von vaginal oder abdominal, bei ausgeprägten, radiogen bedingten Fisteln muss gelegentlich eine Zystektomie bzw. Urethrektomie erfolgen.

13

Fehlbildungen des Urogenitaltraktes und Kinderurologie

S. Conrad, R. Stein, J. W. Thüroff

R. Hautmann, J. E. Gschwend (Hrsg.), *Urologie*,
DOI 10.1007/978-3-642-34319-3_14, © Springer-Verlag Berlin Heidelberg 2014

14.1 Diagnostik und Prognose kongenitaler Fehlbildungen

S. Conrad

Der klinische Fall

Eine 32-jährige Schwangere stellt sich in der 22. Schwangerschaftswoche zur Beratung in der kinderurologischen Sprechstunde vor, nachdem in der Screening-Ultraschalluntersuchung beim Gynäkologen einige Tage zuvor bei ihrem Kind eine Dilatation des linken Nierenbeckenkelchsystems aufgefallen ist. Die rechte Niere erschien dabei unauffällig, die Blase war nicht gefüllt, weitere Fehlbildungen hatten sich nicht gezeigt, die Fruchtwassermenge war normal. Kinderurologe und Pädiater raten zur Kontrolle des Verlaufes in einer weiteren pränatalen Sonographie. Für eine intrauterine Intervention oder gar einen Schwangerschaftsabbruch ergibt sich keine Indikation, da eine wesentliche Beeinträchtigung der Gesamtnierenfunktion und damit der fetalen Entwicklung nicht zu erwarten ist. Die Verlaufskontrolle ergibt dann einen unveränderten Befund.
Nach Entbindung in der 39. Schwangerschaftswoche wird am 4. Lebenstag die Nierensonographie wiederholt, die eine erhebliche Dilatation des Nierenbeckenkelchsystems bei noch gutem Parenchym links und normaler Niere rechts zeigt. Im Miktionszystourethrogramm zwei Tage später kann ein vesikoureteraler Reflux ausgeschlossen werden. Im 2. Lebensmonat erfolgt dann ein Furosemid-Isotopennephrogramm. Diese zeigt eine Partialfunktion der betroffenen Niere von 46 % der Gesamtfunktion und einen verzögerten Abfluss des Radionuklids nach Furosemid.
Die Diagnose lautet daher: Ureterabgangsstenose links. Bei normaler Funktion wird auf eine sofortige operative Therapie verzichtet und eine Verlaufskontrolle durch Sonographie und Isotopennephrographie vereinbart.

14.1.1 Diagnostik kongenitaler Fehlbildungen

❯ Die Anwendung der fetalen Ultraschalluntersuchung als Routinediagnostikum in der Schwangerschaft hat zu revolutionären Veränderungen in der Frühdiagnostik kongenitaler urologischer Fehlbildungen geführt.

Nierenparenchymfehlbildungen wie multizystische Dysplasie und polyzystische Nierendegeneration lassen sich heute ebenso wie Harntransportstörungen bei Ureterabgangsstenose, Uretermündungsstenose oder subvesikaler Stenose (z. B. bei Harnröhrenklappen) so-

nographisch erkennen. Die Diagnose gelingt darüber hinaus oft auch beim Prune-belly-Syndrom oder bei der Blasenekstrophie. Genitale Fehlbildungen dagegen werden bislang eher selten sonographisch pränatal erfasst.

Welche Änderung die fetale Sonographie mit gleichzeitiger stetiger Verbesserung der Bildqualität bewirkt hat, wird an folgenden Zahlen deutlich: Noch in den späten 1970er-Jahren wurde die Häufigkeit von Dilatationen der oberen Harnwege mit etwa 0,02 % aller Neugeborenen angegeben. Heute, nur 35 Jahre später schätzt man diese Zahl auf etwa 0,2–0,5 %. Dies erlaubt auf der einen Seite eine frühzeitige postnatale Diagnostik und Intervention bei betroffenen Kindern. Andererseits müssen in Anbetracht der bis vor kurzem hohen Dunkelziffer asymptomatischer Fehlbildungen, die offensichtlich zeitlebens zu keinerlei Problemen geführt haben, die Behandlungskonzepte für entdeckte Fehlbildungen neu überdacht werden (▶ Abschn. 14.3.3). In einzelnen Fällen zwingt auch die frühzeitige Diagnostik schwerer beidseitiger Nierenveränderungen zur Diskussion der Frage, ob in solchen Fällen eine Beendigung der Schwangerschaft sinnvoll ist. Hierfür werden prognostische Parameter für die Nierenfunktion im späteren Leben des ungeborenen Kindes benötigt.

❯ Als prognostisch ungünstiges Zeichen wird allgemein eine zu geringe Fruchtwassermenge, ein so genanntes Oligohydramnion, angesehen.

Das Fruchtwasser besteht normalerweise zu über 90 % aus fetalem Urin. Ist die fetale Nierenfunktion so eingeschränkt, dass die Fruchtwassermenge unzureichend ist, muss von einer erheblichen Nierenfunktionsstörung ausgegangen werden.

Der **Kreatininwert** direkt nach der Geburt lässt keine Rückschlüsse auf die Nierenfunktion des Neugeborenen zu. Über die Plazenta findet ein freier Austausch der harnpflichtigen Substanzen in den mütterlichen Kreislauf statt, sodass selbst Kinder mit beidseitiger Nierenagenesie intrauterin überleben. Bei Geburt entspricht das kindliche Kreatinin somit dem mütterlichen. Erst nach einigen Tagen ist dann das kindliche Serumkreatinin ein geeigneter Parameter für die Nierenfunktion.

Chromosomale Aberrationen des Feten lassen sich heute durch **Amniozentese** feststellen. Die wichtigsten chromosomalen Aberrationen, die zu urogenitalen Missbildungen führen, nämlich das Klinefelter-(47, XXY) und Turner-Syndrom (45, XO), können auf diese Weise diagnostiziert werden. Im Gegensatz zum Down-Syndrom ist jedoch die Definition einer Risikogruppe schwierig und die routinemäßige Amniozentese aller Schwangeren aufgrund der geringen Inzidenz nicht angezeigt. Somit ist eine Amniozentese nur in den seltenen Fällen einer bekannten familiären Mosaikbildung, z. B. bei gemischter Gonadendysgenesie, indiziert.

14.1.2 Spätfolgen und Komplikationen im Erwachsenenalter

Nur schwerste urogenitale Missbildungen sind bereits bei Geburt mit dem Leben nicht vereinbar. Andere angeborene Fehlbildungen werden regelhaft erst in der Adoleszenz (z. B. komplette Androgenrezeptordefekte) oder im Erwachsenenalter (autosomal dominante polyzystische Nierendegeneration) erkannt. Nur ein kleinerer Teil der möglichen Fehlbildungen ist bereits durch Inspektion in der nachgeburtlichen Untersuchung erkennbar (Blasenekstrophie, Epispadie, Hypospadie, Prune-belly-Syndrom, Intersex-Fehlbildungen). Sofern sie nicht als prä- oder postnatale sonographische Zufallsbefunde auffallen, werden urologische Fehlbildungen durch Komplikationen wie progrediente Niereninsuffizienz, Infekte, renaler Hypertonus u. a. entdeckt.

Progrediente Niereninsuffizienz Kinder mit Niereninsuffizienz fallen durch verlangsamtes Wachstum und Appetitlosigkeit (Gedeihstörungen), Knochenfehlbildungen, Anämie, Hypertonus, Pubertas tarda und präterminal durch Dyspnoe und Ödeme auf. Nur ein sehr geringer Teil aller Kinder mit urologischen Fehlbildungen wird niereninsuffizient. Am größten ist die Wahrscheinlichkeit eines solchen unglücklichen Verlaufes, wenn bereits intrauterin ein Oligohydramnion vorgelegen hat, beide Nieren bei Geburt bereits strukturell erheblich geschädigt sind und weitere schädigende Faktoren, z. B. Harnwegsinfekte den Verlauf postnatal komplizieren.

Harnwegsinfekte In den meisten Fällen sind Harnwegsinfekte nicht durch die bestehende urologische Fehlbildung bedingt. Jedoch komplizieren Anomalien wie Harnstauung und Reflux den Verlauf von Harnwegsinfekten, begünstigen das Entstehen einer Urosepsis und machen Narbenbildung mit nachfolgender Einschränkung der Nierenfunktion wesentlich wahrscheinlicher. Aus diesem Grunde muss bei rezidivierenden Harnwegsinfekten eine Abklärung möglicher Fehlbildungen erfolgen. Liegen Fehlbildungen vor, so ist eine konsequente Infektprophylaxe essenziell.

Renaler Hypertonus Erkrankungen, die zu einer renalen Minderperfusion führen, können den Renin-Angiotensin-Mechanismus aktivieren und damit zum Hypertonus führen. Verglichen mit der Häufigkeit kongenitaler Fehlbildungen von Nieren und oberen Harnwegen ist der renale Hypertonus im Kindesalter selten. Man findet ihn bis auf wenige Ausnahmen nur bei doppelseitig schwerer Nierenerkrankung im Rahmen einer bereits manifesten Niereninsuffizienz.

Steinbildung Die Stase des Urins bei dilatierten oberen Harnwegen, insbesondere bei Ureterabgangsstenosen führt dazu, dass sich größere Steinaggregate formen können, die dann durch den stenotischen Ureterabschnitt nicht spontan abgehen und weiter wachsen können. Trotz dieser theoretischen Möglichkeit der Steinbildung finden sich maximal in 3 %, wahrscheinlich in weniger als 1 % aller Patienten mit Obstruktion der oberen Harnwege tatsächlich im Laufe des Lebens Steine.

Schmerzen Verglichen mit den oft grotesken Veränderungen der Harnwege bei Harnabflussstörungen werden Schmerzen im Kindesalter extrem selten beobachtet oder beklagt. Erst im späteren Schulkindesalter und in der Adoleszenz wird der Flankenschmerz unter Diurese ein häufigeres Leitsymptom auch bei kongenitalen Obstruktionen der oberen Harnwege.

> ❯ Insgesamt muss hier noch einmal darauf hingewiesen werden, dass der weitaus größte Teil der nicht durch die Inspektion sofort erkennbaren urogenitalen Fehlbildungen zeitlebens wahrscheinlich asymptomatisch und oft unerkannt bleibt.

Diagnostik
- **Fetale Sonographie:** Effektivste Screening-Methode zur pränatalen Diagnostik urogenitaler Fehlbildungen.
- **Oligohydramnion:** Weist mit sehr großer Wahrscheinlichkeit auf eine schwere Nierenfunktionsstörung hin.
- **Serumkreatinin:** Entspricht direkt nach der Geburt dem der Mutter, deshalb kein Parameter für die kindliche Nierenfunktion.
- **Spätfolgen** kongenitaler Fehlbildungen können progrediente Niereninsuffizienz, Komplikationen rezidivierender Harnwegsinfekte, renaler Hypertonus und Schmerzen sein. Wahrscheinlich bleibt der größte Teil aller Fehlbildungen jedoch zeitlebens asymptomatisch.

14.2 Nierenfehlbildungen

S. Conrad

Nach heutigen Vorstellungen ist das zentrale Ereignis in der Entwicklung der Nieren das Zusammentreffen der **Ureterknospe** mit dem **nephrogenen Strang** (▶ Kap. 1.2).

❯❯ Viele Anomalien beruhen darauf, dass die Ureterknospe keinen regelrechten Kontakt mit dem nephrogenen Strang aufnimmt und damit die weitere Differenzierung des Nierengewebes nicht regelrecht abläuft. Störungen der Verschluss- und Wiedereröffnungsprozesse des Harnleiters erklären später manifeste Stenosen der Harnwege.

14.2.1 Nierenagenesie

❯❯ Erreicht die Ureterknospe nicht den nephrogenen Strang, so wird auf der betroffenen Seite keine Nierenentwicklung induziert. Hieraus resultiert die Nierenagenesie, d h. das komplette Fehlen einer Nierenanlage.

Als Ursache für eine Nierenagenesie kommt sowohl das primäre Fehlen des kaudalen nephrogenen Stranges, ein Wachstumsstillstand der Ureterknospe als auch eine Fehlanlage des gleichseitigen Wolffschen Ganges, aus dem die Ureterknospe aussprießt, infrage (▶ Kap. 1.2).

In den beiden erstgenannten Fällen wird ein Ureter ipsilateral nachweisbar sein. Ein solcher Nachweis gelingt bei etwa der Hälfte aller Nierenagenesien. Fehlt der Ureter vollständig, so ist auch das **Trigonum**, die dreiecksförmige Struktur des Blasenbodens, nur halb ausgebildet, man spricht dann von einem **Hemitrigonum.**

Die ipsilaterale **Nebenniere** fehlt nur in 8 % der Fälle, aber bei 25–40 % der betroffenen Kinder sind Fehlbildungen in anderen Organsystemen zu erwarten:

- **Jungen:** Genitale Anomalien aufgrund von Störungen des Wolffschen Ganges bestehen bei 10–15 % aller männlichen Patienten mit Nierenagenesie. Während beide Gonaden in der Regel normal sind, ist der Ductus deferens und die Samenblase auf der betroffenen Seite in diesen Fällen oft nicht ausgebildet.
- **Mädchen:** Analog kommt es bei Mädchen in 25–50 % durch gleichzeitige Störungen der Differenzierung des Müllerschen Ganges (▶ Kap. 1.5) zu genitalen Anomalien. Es findet sich häufig ein Uterus unicornus und eine Agenesie der ipsilateralen Tube.

Von einer **Aplasie** spricht man, wenn histologisch etwas rudimentäres Nierengewebe nachweisbar ist. Praktisch spielt dies in der Unterscheidung zur Nierenagenesie keine Rolle.

Bilaterale Nierenagenesie

Diese schwere Fehlbildung ist mit einer Häufigkeit von ca. 1:10.000 selten und betrifft dreimal mehr männliche als weibliche Neugeborene.

❗ Bilaterale Nierenagenesie und resultierende Niereninsuffizienz führen dazu, dass 40 % der betroffenen Kinder tot geboren werden und bislang kein Kind länger als 6 Wochen überlebt hat.

Pränatal findet sich immer ein **Oligohydramnion**. Die betroffenen Kinder zeigen das Vollbild des Potter-Syndroms.

Potter-Syndrom Das Oligohydramnion führt durch Kompression des Feten zu charakteristischen Veränderungen des Schädels mit Ohrmuschelfehlbildungen, die als Potter-Syndrom bezeichnet werden. Diese Kinder zeigen bei Geburt eine Lungenunreife.

Unilaterale Nierenagenesie

Im Gegensatz zu der bilateralen Form ist diese Missbildung mit einer Inzidenz von 1:1000–1500 häufig. Jungen sind knapp doppelt so oft betroffen wie Mädchen. Die unilaterale Nierenagenesie wird in der Regel zufällig sonographisch oder im i. v. Urogramm diagnostiziert.

❯❯ Die kontralaterale Niere zeigt dabei bereits bei Geburt eine ausgeprägte kompensatorische Hypertrophie.

Durch Untersuchungen von Brenner wissen wir, dass erst nach Verlust von mindestens 75 % des Nierengewebes das zurückbleibende Gewebe eine progrediente Schädigung erfährt.

Die stark verminderte Gesamtzahl der Nephrone führt in diesem Fall zu einer vermehrten Perfusion und Filtration jedes einzelnen Glomerulums. Es kommt zum »Abpressen« von Proteinen, die sich in der Basalmembran des Glomerulums einlagern und ihr Gefüge verändern. Dies führt einerseits zur Proteinurie und andererseits zur zunehmenden Sklerosierung der Glomerula (**fokale Glomeruloskle-**

Exkurs

Ursache der Lungenunreife beim Potter-Syndrom

Initial hat man vermutet, dass die Thoraxkompression durch fehlendes Fruchtwasser eine Lungenentwicklung verhindert. Ultrastrukturelle Untersuchungen haben jedoch gezeigt, dass die Lungenhypoplasie durch Störungen der Verästelungen der Bronchioli hervorgerufen wird. Dieser Prozess findet zu einem Zeitpunkt statt, zu dem die fetale Urin-produktion noch minimal ist und demnach noch kein Oligohydramnion vorliegt. Andererseits zeigen Kinder mit Oligohydramnion aufgrund einer chronischen Leckage von Fruchtwasser ohne Nierenerkrankungen keine Lungenhypoplasie. Eine heute vielfach gebrauchte Hypothese zur Erklärung der Verbindung von Lungenhypoplasie und hochgradiger Nierenfunktionsstörung ist die Annahme, dass die Aminosäure Prolin, die für den Kollagenstoffwechsel notwendig ist, in der Embryonalzeit überwiegend in den Nieren synthetisiert wird. Fehlt funktionsfähiges Nierenparenchym, so sinkt der Prolinspiegel und die Kollagenbildung bei der Verzweigung der Bronchiolusanlagen verläuft gestört.

---

rose) mit kontinuierlicher Abnahme der Restnierenfunktion.

Derartige Veränderungen hat man an Nierenbiopsien und indirekt durch Proteinurie auch bei Nierenagenesie nachgewiesen. Ein zunehmender Funktionsverlust oder ein renaler Hypertonus treten hierbei jedoch nicht auf, sodass die fokale Glomerulosklerose bei Nierenagenesie klinisch ohne Bedeutung ist.

In der Regel ist eine weitere Abklärung der durch die genannten Untersuchungsverfahren vermuteten Nierenagenesie nicht notwendig. Muss aufgrund einer klinischen Symptomatik **ektopes Nierengewebe** ausgeschlossen werden, so stellt die DMSA-Szintigraphie die sensibelste Methodik zum Beweis einer Nierenagenesie dar.

14.2.2 Nierenhypoplasie

❯ Eine Niere, die zu klein, aber strukturell normal aufgebaut ist und eine normale Nephronendichte aufweist, wird als hypoplastische Niere bezeichnet.

Man nimmt an, dass sich die Ureterknospe weniger stark verzweigt und dadurch die Bildung von weniger Nierengewebe veranlasst wird.

Pathognomonisch in der Abgrenzung zu erworbenen Schrumpfnieren ist deshalb der Nachweis einer **reduzierten Zahl von Nierenkelchen** (in der Regel <5, normal sind etwa 10–12) bei kräftigem Parenchym und guter Ausscheidung im Infusionsurogramm.

Klinisch ist diese echte Hypoplasie nur bei bilateralem Auftreten oder Störung der kontralateralen Funktion bedeutsam.

14.2.3 Multizystische Nierendysplasie

Ätiologie Die multizystische Nierendysplasie muss als eigenständiges Krankheitsbild aufgrund der ähnlich klingenden Bezeichnung insbesondere von der **polyzystischen Nierendegeneration** (◻ Tab. 14.1) abgegrenzt werden. Ätiologisch nimmt man an, dass die Ureterknospe nach Kontaktaufnahme mit dem nephrogenem Strang ihre Teilung frühzeitig einstellt und damit die weitere Differenzierung des Nierengewebes verhindert wird.

❯ Diese nicht erbliche Erkrankung ist die häufigste zystische Fehlbildung der Niere.

Die Niere ist gekennzeichnet durch das Auftreten multipler Zysten von unterschiedlicher Größe, die durch Anteile soliden dysplastischen Gewebes miteinander verbunden sind und dem Organ das typische traubenförmige Aussehen verleihen (◻ Abb. 14.1a). Die Größe der dysplastischen Niere ist dabei sehr variabel. Ein Nierenbeckenkelchsystem fehlt oft völlig. Der dazugehörige Ureter ist meist atretisch (ohne Lumen ausgebildet) oder nicht nachweisbar. Histologisch sind die Zysten mit einem primitiven kuboidalen Epithel ausgekleidet. Das Stroma ist durchsetzt mit primitiven Glomeruli und Tubuli sowie typischerweise hyalinem Knorpel. Funktionsfähige Nephrone finden sich nicht.

Die **beidseitige Nierendysplasie**, die in Einzelfällen beschrieben ist, hat für den betroffenen Feten dieselbe Konsequenz wie eine beidseitige Nierenagenesie und führt zu der gleichen Symptomatik wie diese.

Diagnostik Klinisch können multizystische Nieren als palpable Oberbauchtumoren auffallen. In solchen Fällen muss differenzialdiagnostisch eine Hydronephrose und ein Wilms-Tumor ausgeschlossen werden. In der Mehrzahl der Fälle wird die Diagnose heute

◻ Tab. 14.1 Differenzialdiagnostik zystischer Nierenerkrankungen

Diagnose	Multizystische Nierendysplasie	Polyzystische Nierendegeneration autosomal-rezessiv	Polyzystische Nierendegeneration autosomal-dominant	Einfache Nierenzysten
Genetik	Nicht erblich, kongenital	Autosomal-rezessiv vererbt	Autosomal-dominant vererbt	Nicht erblich, kongenital oder erworben
Alter bei Präsentation	Oft asymptomatisch, sonst Geburt oder frühe Kindheit	Geburt oder frühe Kindheit	Erwachsenenalter 4.–6. Dekade	Meist asymptomatisch, sonst Erwachsenenalter
Auftreten	Meist einseitig	Doppelseitig	Doppelseitig	Einseitig oder doppelseitig
Leitsymptome	Asymptomatisch oder palpabler Tumor, Verdrängungssymptome	Palpabler Tumor und progrediente Niereninsuffizienz im Säuglings- oder Kleinkindalter, oft: portale Hypertension	Verdrängungssymptome, palpabler Tumor, Hämaturie, Hypertonus, progred. Niereninsuffizienz im Erwachsenenalter	Asymptomatisch, selten: Verdrängungssymptome, Hämaturie
Funktion der betroffenen Seite	Keine	Reduziert, rasch rückläufig	Lange normal, langsam rückläufig	Normal
Hohlsystem	Oft atretisch	Normal	Normal	Normal
Verlauf	Meist Involution, sehr selten maligne Entartung	Frühzeitige Dialysepflicht, evtl. zusätzlich Leberinsuffizienz	Oft Dialysepflicht im Erwachsenenalter	Meist stabil, gelegentlich Größenzunahme, selten Ruptur oder Einblutung

jedoch bereits in der **pränatalen Sonographie** gestellt und postnatal bestätigt (◻ Abb. 14.1b). Die Abgrenzung zur Hydronephrose einerseits und zum multilokulären zystischen Nephrom (► unten) andererseits kann jedoch in der Sonographie gelegentlich schwierig sein. Beweisend ist dann eine **DMSA-Szintigraphie**. Hierbei findet sich keinerlei Anreicherung des Radionuklids auf der betroffenen Seite, während selbst bei schwerster hydronephrotischer Atrophie in der Regel noch eine geringe Restaktivität nachweisbar ist.

Therapie Seitdem Ultraschall-Verlaufskontrollen möglich sind wissen wir, dass die Mehrzahl der zystisch-dysplastischen Nieren unbehandelt an Volumen abnehmen. Früher wurde die operative Entfernung multizystisch dysplastischer Nieren diskutiert. Der Grund hierfür liegt in der **Möglichkeit einer malignen Entartung** (sowohl Wilms-Tumoren als auch Nierenzellkarzinome). Die geringe Inzidenz maligner Tumoren (nur 8 sind in der Weltliteratur beschrieben) rechtfertigt allerdings die mit der Operation verbundene Morbidität wahrscheinlich nicht.

❯ In den meisten kinderurologischen Zentren werden zystisch-dysplastische Nieren nur noch im Falle erheblicher Verdrängungssymptomatiken entfernt und ansonsten sonographisch im Verlauf kontrolliert.

Multilokuläres zystisches Nephrom

Eine wichtige Differenzialdiagnose zur multizystischen Nierendysplasie ist das viel seltenere multilokuläre zystische Nephrom. Unklar ist, ob es sich hierbei um eine segmentale Form der Dysplasie oder um ein angeborenes Neoplasma handelt.

Man findet einen fokalen Befall eines mit einer Kapsel umgebenen primitiven stromalen Gewebes mit Ausformung unterschiedlich großer Zysten. Das übrige Nierengewebe ist normal entwickelt, sodass eine **erhaltene Nierenfunktion** im CT und in der DMSA-Szintigraphie ein wichtiges differenzialdiagnostisches Kriterium ist. Wichtig ist, dass sich innerhalb des Stromas häufig Inseln von unreifem Blastem oder Wilms-Tumorknoten befinden, sodass die Gefahr einer **malignen Entartung** beim multilokulären zystischen Nephrom gegeben ist.

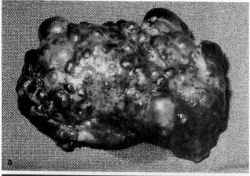

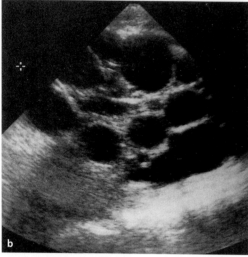

☐ **Abb. 14.1a,b** Multizystische Nierendysplasie. **a** Nephrektomiepräparat mit multiplen Zysten und dazwischenliegendem Stroma. **b** Sonographisch zeigen sich ebenfalls multiple Zysten unterschiedlicher Größe verbunden durch solides Gewebe. (Mit freundlicher Genehmigung von Prof. Dr. E. Richter, Kinderradiologie, Universitätskinderklinik Hamburg-Eppendorf)

> ❯ Bei unauffälliger Gegenniere ist beim multilokulären zystischen Nephrom im Gegensatz zur multizystischen Dysplasie eine operative Entfernung, je nach Ausdehnung durch Teilresektion oder Nephrektomie, indiziert.

14.2.4 Polyzystische Nierendegeneration

Die polyzystische Nierendegeneration, auch als »Zystennieren« bezeichnet, ist ein genetisch bedingtes Krankheitsbild. Trotz der Ähnlichkeit des Namens muss die multizystische Nierendysplasie einerseits und das Vorliegen multipler einfacher Nierenzysten ande-

rerseits klar abgegrenzt werden. Die wichtigsten Unterschiede zwischen den genannten Erkrankungen sind in ☐ Tab. 14.1 aufgezeigt. Abhängig vom Erbgang lässt sich eine autosomal-rezessive Form von der autosomaldominanten Nierendegeneration unterscheiden.

Autosomal-rezessive polyzystische Nierendegeneration

Die Erkrankung wird auch als **polyzystische Nierendegeneration vom infantilen Typ** bezeichnet, da sie sich stets in der Kindheit und oft bereits bei Geburt manifestiert. Diese Bezeichnung ist jedoch nicht ganz exakt, da sich auch die autosomal dominante Form bereits im Kindesalter nachweisen lässt, allerdings selten zu diesem Zeitpunkt symptomatisch wird. Die Inzidenz dieses seltenen Krankheitsbildes beträgt etwa 1:40.000.

Genetik Ursächlich für die rezessive Form der polyzystischen Nierendegeneration ist eine Mutation im PKHD1-Gen auf dem Chromosom 6p21.

Pathogenese Die Ursache der Erkrankung, so nimmt man an, ist sowohl für die rezessive als auch für die dominante Form gleich.

Im Rahmen der Tubulogenese hyperplasieren Tubulusepithelien und formen intraluminäre Pseudopolypen, die den Abfluss der betroffenen Nephrone stören und zu einer zystischen Dilatation der Tubuli führen. Diese Dilatation führt dann zur Kompression und Stenosierung initial nicht betroffener Tubuli, sodass der Krankheitsverlauf stets progredient ist. Bei der autosomal-rezessiven Form findet sich regelhaft auch eine Missbildung der Periportalfelder in der Leber mit einer periportalen Fibrose sowie einer Proliferation, Dilatation und frustranen Verzweigung von Gallenkanälchen.

Beide Missbildungen bestimmen in unterschiedlich ausgeprägter Weise das klinische Bild der Erkrankung: Kinder mit einem hohen Prozentsatz befallener Nephrone zeigen die früheste Manifestation bei gleichzeitig nur geringer Leberbeteiligung, während am anderen Ende des Spektrums eine Beteiligung von weniger als 10% der Nephrone zumeist zu einer ausgeprägten Lebersymptomatik mit portalem Hypertonus führt.

Symptomatik Bei der Mehrzahl der Kinder fällt bereits bei Geburt die massive bilaterale abdominelle Raumforderung auf, die den zystisch vergrößerten Nieren entspricht. Oft besteht bereits intrauterin ein Oligohydramnion, verbunden mit den typischen Potter-Stigmata und einer Lungenhypoplasie (▶ Abschn. 14.2.1). Die Mehrzahl der Kinder entwickelt direkt nach der Geburt oder in den ersten Lebensmonaten eine progressive Niereninsuffizienz.

Diagnostik In der Sonographie lassen sich **beidseits riesige Nieren** nachweisen, die diffus hyperechogen erscheinen (◘ Abb. 14.2a). Da bei der autosomal-rezessiven Form die Zysten sehr klein sind, sind diese oft nicht als echofreie Strukturen zu erkennen. Die diffuse Hyperreflexität kommt durch die enorme Zahl von Grenzflächen zwischen Zysten und Nierenparenchym mit entsprechender Reflexion zustande. Damit lässt sich das Bild gut von der autosomal-dominanten Form abgrenzen. Wird, sofern es die Nierenfunktion zulässt, ein i.v. Urogramm durchgeführt, so zeigt bereits die Leeraufnahme eine massive Verdrängung des Intestinums durch die vergrößerten Nieren. Die Kontrastmittelanfärbung ist flau und fleckförmig und zeigt ein diffus verzogenes Hohlsystem (◘ Abb. 14.2b).

❗ Die Prognose der polyzystischen Nierendegeneration vom infantilen Typ ist sehr schlecht. Die Kombination aus Lungenhypoplasie, chronischer, meist dialysepflichtiger Niereninsuffizienz und portalem Hypertonus führt manchmal bereits in den ersten Lebensmonaten zum Tode.

Über nur wenige Patienten wird berichtet, die das Erwachsenenalter erreicht haben. Eine kausale Therapie gibt es nicht. Die Möglichkeit beschränkt sich auf die an anderer Stelle erörterten Behandlungsmöglichkeiten der chronischen Niereninsuffizienz, des Pfortaderhochdruckes und der Lungenhypoplasie.

Autosomal-dominante polyzystische Nierendegeneration

Dieses Krankheitsbild, das sich oft erst im Erwachsenenalter manifestiert, aber bereits in der Kindheit asymptomatisch nachweisbar ist, wird oft vereinfachend **polyzystische Nierendegeneration vom Erwachsenentyp** genannt.

Genetik Für die autosomal-dominante Form der polyzystischen Nierendegeneration sind verschiedene Mutationen an zwei unterschiedlichen Genen beschrieben, nämlich PKD-1 auf Chromosom 16p13.3 und PKD-2 auf Chromosom 4q21-23. Da die Penetranz 100 % beträgt, ist klar, dass jeder Träger einer der beschriebenen Mutationen dieser Gene auch erkranken wird. Die Pathogenese dieser Fehlbildung entspricht jener bei autosomal-rezessiver zystischer Nierendegeneration. Die Inzidenz ist jedoch mit 1:400 bis 1:1000 wesentlich höher.

Symptomatik Obwohl die Erkrankung bereits im Kindesalter nachweisbar ist, treten Symptome in der Regel nicht vor dem 30. Lebensjahr auf. Zu dieser

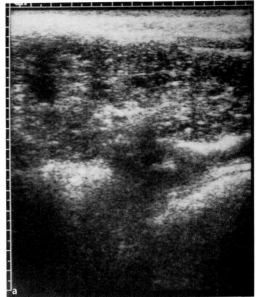

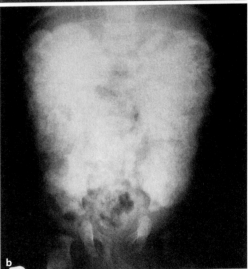

◘ **Abb. 14.2a,b** Autosomal-rezessive polyzystische Nierendegeneration. **a** Sonographisch riesige Niere mit diffus vermehrten Binnenreflexen, typische zystische Strukturen nicht nachweisbar. **b** Im Urogramm füllen die Nieren das gesamte Retroperitoneum aus. Die Kontrastmittelanreicherung ist flau und fleckförmig. (Mit freundlicher Genehmigung von Prof. Dr. E. Richter, Kinderradiologie, Universitätskinderklinik Hamburg-Eppendorf)

Zeit haben sich dann in beiden Nieren, oft aber auch in Leber, Pankreas, Milz und Lungen multiple Zysten gebildet, die zu einer tastbaren Vergrößerung der genannten Organe führen. Bis zu 1/3 der Patienten hat durch die Verdrängung intraabdominelle oder Flan-

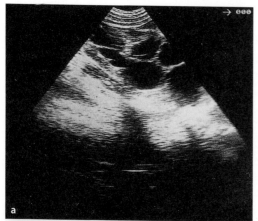

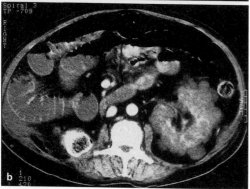

⊡ Abb. 14.3a,b Autosomal-dominante polyzystische Nierendegeneration. **a** Sonographisch typische Zysten unterschiedlicher Größe, die das gesamte Organ durchsetzen. **b** In der Computertomographie erkennt man die multiplen Zysten in der linken Niere besonders gut. Zustand nach Nephrektomie rechts

kenbeschwerden. Nicht selten führt auch die Abklärung eines renalen Hypertonus, der in 20–80 % bei autosomal-dominanter zystischer Nierendegeneration beobachtet wird, zur Diagnose des Krankheitsbildes. Weitere Leitsymptome sind Makrohämaturie, Nephrolithiasis und symptomatische Harnwegsinfektionen bei jeweils etwa 20 % der Betroffenen. Aneurysmen der Hirnbasisarterien sind bei diesen Patienten häufig und führen immerhin in 9 % durch Subarachnoidalblutungen zum Tode. Zum Zeitpunkt der Erstdiagnostik aufgrund der genannten Symptome ist die Nierenfunktion oft nur mäßig eingeschränkt. Mit 50 Jahren ist ca. 1/4, mit 70 Jahren die Hälfte der Patienten dialysepflichtig.

❯ Patienten mit polyzystischer Nierendegeneration stellen etwa 10 % aller Patienten mit terminaler Niereninsuffizienz und Dialysepflicht dar.

Diagnostik Die Sonographie zeigt im Gegensatz zur autosomal-rezessiven Form eine Durchsetzung der Nieren mit multiplen echofreien Zysten unterschiedlicher Größe bei starker Vergrößerung des gesamten Organs (⊡ Abb. 14.3a). Ebenso wie in der Sonographie lässt sich auch im CT die Mitbeteiligung anderer Organe wie Leber und Pankreas nachweisen (⊡ Abb. 14.3b). Der Verdacht wird durch den Nachweis der entsprechenden Mutation bestätigt.

Therapie Eine kausale Therapie ist hier nicht möglich. Die Eröffnung multipler Zysten unter der Vorstellung einer Dekompression mit Verbesserung der Nierenfunktion hat sich als erfolglos herausgestellt.

> **Tipp**
>
> Eine operative Therapie, in der Regel dann durch Nephrektomie der Zystenniere, ist nur bei Schmerzen durch die gelegentlich massive Raumforderung, bei rezidivierenden Blutungen oder persistierenden Infektionen von Zysten sowie gelegentlich zur Transplantationsvorbereitung indiziert.

Offensichtlich lassen sich **Harnsteine** in Zystennieren ohne erhöhte Risiken mit der ESWL behandeln. Essentiell ist die nephrologische Therapie des Hypertonus, um sekundäre Hochdruckschäden an den Nieren und damit eine schnellere Progredienz der Niereninsuffizienz zu vermeiden.

Genetische Beratung Aufgrund der autosomalen Dominanz mit 100 %iger Penetranz beträgt das Risiko, dass ein Kind eines erkrankten Elternteils ebenfalls erkranken wird, 50 %.

❯ Eine genetische Beratung ist dringlich indiziert und wird dadurch erleichtert, dass der oben beschriebene zytogenetische Nachweis der Erbanlage bereits im Fruchtwasser nach Amniozentese gelingt.

14.2.5 Einfache Nierenzysten

❯ Einfache Nierenzysten sind mit Abstand die häufigsten Nierenfehlbildungen.

Eine angeborene oder erworbene Abflussstörung eines Nephrons führt bei fortgesetzter Urinproduktion zur langsamen Dilatation und zur Ausbildung einer Zyste. Ihre Inzidenz nimmt mit dem Alter zu und be-

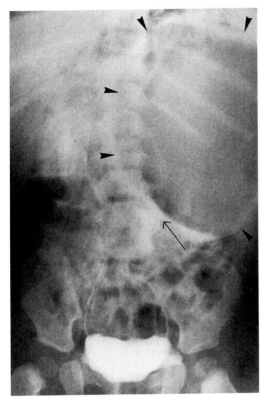

trägt in Autopsieserien im Alter von 50 Jahren etwa 50 %. Mit bildgebenden Verfahren sind bei etwa 20 % der 40-Jährigen und 33 % der 60-Jährigen Zysten nachweisbar, während im Kindesalter einfache Zysten eine Rarität darstellen. Die weitaus größte Zahl aller Zysten sind geringer als 2 cm im Durchmesser, jedoch können einfache Zysten Durchmesser von über 20 cm erreichen. Histologisch sind sie mit einem einreihigen Epithel ausgekleidet und haben eine fibröse Zystenwand.

Symptomatik Beschwerden können bei sehr großen Zysten durch intestinale Verdrängung hervorgerufen werden. Spontane oder traumatische Zystenrupturen nach extrarenal oder mit Anschluss ans Hohlsystem sind beschrieben, im Vergleich zur Häufigkeit dieser Fehlbildung jedoch rar. Ebenfalls selten sind eine Abflussbehinderung durch Kompression von Ureterabgang oder Infundibula, eine Hämaturie oder ein renaler Hypertonus.

Die überwältigende Zahl aller einfachen Nierenzysten, auch wenn sie bilateral oder multipel vorkommen, ist asymptomatisch.

Differenzialdiagnose Klinisch liegt die größte Bedeutung einfacher Nierenzysten jedoch nicht in ihrer Symptomatik, sondern in der Differenzialdiagnose zu anderen, ebenfalls oft initial asymptomatischen Raumforderungen der Niere, insbesondere dem Nierenzellkarzinom.

Im **Urogramm** findet sich bei beiden Erkrankungen eine Veränderung der Nierenkontur oder eine Verdrängung des Hohlsystems, ohne dass hier eine sichere Differenzialdiagnostik möglich wäre (⦿ Abb. 14.4).

Die **Sonographie** zeigt jedoch bei einer Zyste eine typische echofreie Struktur mit dorsaler Schallverstärkung, während ein Nierenkarzinom in der Regel solide imponiert. Da jedoch auch Nierenkarzinome zystisch zerfallen und andererseits in Einzelfällen sich Karzinome in der Zystenwand entwickeln können, ist es nur erlaubt, die Diagnose einer einfachen (»unkomplizierten«) Nierenzyste sonographisch zu stellen, wenn folgende Kriterien erfüllt sind:

Diagnose einer einfachen (»unkomplizierten«) Nierenzyste
– Fehlen von Binnenechos
– Scharf abgrenzbare, dünne und glatte Zystenwand
– Gute Schalldurchlässigkeit mit dorsaler Schallverstärkung
– Runde oder gering ovale Form

Zysten, die nicht diesen Kriterien entsprechen, werden als komplizierte Nierenzysten bezeichnet und müssen von **zystisch veränderte Nierentumoren** differenzialdiagnostisch abgegrenzt werden.

Im Zweifelsfall können eine kontrastmittelverstärkte Sonographie oder eine **Computertomographie** zur weiteren Differenzialdiagnostik beitragen. Bei letzterer sollte die Dichte der Zystenflüssigkeit zwischen –10 und +20 Hounsfield-Einheiten liegen. Eiweißreiche Zysten können sich im CT auch dichter darstellen, dann ist jedoch die Abgrenzung zum Nierentumor nicht mehr sicher. Eine Kontrastmittelanreicherung schließt eine einfache Zyste im CT aus. Durch die hohe Qualität der heutigen Sonographie- und Computertomographie-Geräte ist die Differenzialdiagnostik zwischen Zyste und Tumor deutlich erleichtert.

> Kann jedoch ein Tumorverdacht nicht vollständig ausgeräumt werden, so ist die operative Freilegung und ggf. eine intraoperative Schnellschnittuntersuchung angezeigt.

Eine diagnostische **Zystenpunktion**, die beim Vorliegen eines zystischen Tumors maligne Zellen in der Zytologie, einen erhöhten Eiweiß- und Lipidgehalt sowie eine erhöhte LDH-Aktivität aufweisen kann, ist diagnostisch insgesamt unsicher und deshalb allenfalls bei Hochrisikopatienten zur Klärung der Differenzialdiagnose indiziert.

Von den kongenitalen Nierenzysten ebenso wie von der polyzystischen Nierendegeneration abzugrenzen sind die **sekundären Zystenformationen** bei chronischer Niereninsuffizienz. Etwa ein Drittel aller Patienten unter Langzeithämodialyse weisen multiple Zystenbildungen in ihren Nieren auf. Diese entstehen offensichtlich unter der chronischen Wirkung urämischer Toxine. Etwa ein Drittel aller Patienten unter Langzeit-Hämodialyse haben multiple sekundäre Zysten in ihren Nieren.

> Diese Zysten sind mit einem hyperplastischen Epithel ausgekleidet, das papilläre Veränderungen aufweisen kann, die in ein Nierenzellkarzinom übergehen können.

Therapie Eine Therapieindikation für einfache Zysten ergibt sich nur beim Auftreten einer der oben genannten Komplikationen. Das Verfahren der Wahl ist die **laparoskopische Zystenresektion**, bei der der exophytische Anteil der Nierenzyste entfernt wird und die nierenseitige Basis der Zyste erhalten bleibt. Die alleinige Punktion, auch mit Injektion von sklerosierenden Substanzen, führt oft zu Rezidiven.

14.2.6 Markschwammniere

Die Markschwammniere ist eine nicht erbliche Form angeborener zystischer Fehlbildungen, die mit einer Inzidenz von ca. 1:10.000 auftritt.

> Die Markschwammniere ist gekennzeichnet durch das Auftreten dilatierter Sammelrohre und kleiner Zysten, die oft mit den Sammelrohren in Verbindung stehen.

Der Prozess spielt sich nur im Nierenmark ab und gibt diesem makroskopisch ein schwammartiges Aussehen. In 75 % der Fälle sind beide Nieren betroffen, jedoch gibt es auch ein einseitiges Auftreten oder den Befall sogar nur einer Markpyramide. Mindestens die Hälfte der betroffenen Patienten bleibt zeitlebens asymptomatisch, sodass die Diagnose in diesen Fällen nur zufällig im Rahmen einer Röntgenuntersuchung gestellt wird.

30–50 % der Patienten weisen bei Markschwammnieren eine Hyperkalzurie auf. In diesen Fällen besteht eine Kalziumrückresorptionsstörung, also eine sog. **renale Hyperkalzurie.** Verbunden ist diese meist mit einer renalen tubulären Azidose, Typ I (distaler Typ). Hierbei handelt es sich um eine Funktionsstörung des distalen Tubulus, bei der die Exkretionsfähigkeit von Wasserstoffionen gestört ist. Dies hat eine mangelnde Ansäuerung des Urins einerseits und, im Vollbild eine metabolische Azidose im Plasma andererseits zufolge. Die unzureichende H^+-Ionenexkretion geht mit einer verminderten Rückresorption von Kalziumionen einher, was eine Hyperkalzurie zufolge hat. Diese Störung prägt die häufigste Symptomatik der Markschwammniere, nämlich die der **Urolithiasis.**

Etwa 50 % der betroffenen Patienten geben anamnestisch Nierenkoliken an, und in etwa 22 % können Steinabgänge nachgewiesen werden (▶ Kap. 10.2.2).

Aufgrund der Hyperkalzurie bei renal-tubulärer Azidose bilden sich bereits in den dilatierten Sammelrohren sowie in den Zysten Konkremente, die aus Kalziumoxalat und/oder Kalziumphosphat bestehen. Es entsteht somit eine **Nephrokalzinose.** Die Konkremente können aus den erheblich erweiterten Sammelrohren in das Hohlsystem der Niere übertreten und zu typischen Steinsymptomen führen. Persistierende **Harnwegsinfekte** sowie **Makrohämaturie** werden ebenfalls gelegentlich als Erstmanifestation des Krankheitsbildes gefunden.

Diagnostik Während Ultraschalluntersuchung und CT zur Diagnose der Markschwammniere **ohne Nephrokalzinose** oft wenig beitragen können, ist das **Infusionsurogramm** in der Regel eindeutig. Nach Kontrastmittelgabe sind die dilatierten Sammelrohre als einzelne Strukturen in den Papillen zu erkennen. Besteht gleichzeitig eine Nephrokalzinose, so sind winzige Konkremente strahlenförmig aufgereiht in allen Papillen auf der Leeraufnahme zu sehen (◘ Abb. 14.5a). Sonographisch zeigen sich dann echoreiche Veränderungen der Papillen mit Schallschatten (◘ Abb. 14.5b).

Therapie Das klinisch manifeste Steinleiden bei der Markschwammniere wird entsprechend anderen Steinerkrankungen mittels ESWL, perkutaner Nephrolitholapaxie, Ureterorenoskopie und ggf. Operation behandelt. Interessanterweise lässt sich auch die Nephrokal-

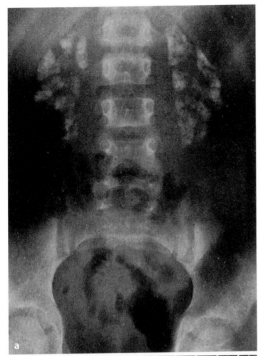

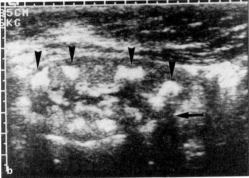

◻ Abb. 14.5a,b Nephrokalzinose bei Markschwammniere. **a** In der Abdomenübersicht multiple winzige Verkalkungen in Projektion auf alle Papillen. **b** Sonographisch echoreiche Papillen *(Pfeilspitze)* mit Schallschatten *(Pfeil)* (Mit freundlicher Genehmigung von Prof. Dr. E. Richter, Kinderradiologie, Universitätskinderklinik Hamburg-Eppendorf)

zinose, da die Konkremente in weiten Sammelrohren liegen, oft erfolgreich durch mehrere ESWL-Sitzungen reduzieren. Zur Prophylaxe der Steinbildung bei nachgewiesener Hyperkalzurie empfiehlt sich die Gabe von Thiazid-Diuretika (▶ Kap. 10.5).

14.2.7 Malrotation, Nierendystopie und Nephroptose

Im Laufe der Nierenentstehung und des Wachstums des ungeborenen Kindes gelangen die Nieren aus einer Position im Becken in eine lumbale Lage und rotieren dabei um 90° nach innen um ihre Längsachse. Störungen des Aszensus und der Rotation führen zur Nierendystopie und zur Malrotation.

Malrotation

Im Rahmen des Aszensus kommt es normalerweise zu einer Drehung der Niere um ihre Längs- und Querachse, sodass das initial nach ventrokranial gerichtete Nierenbecken schließlich nach medial und leicht nach kaudal weist (◻ Abb. 14.6).

> ❯ Von einer Malrotation spricht man, wenn diese Drehungsvorgänge bei normalem Aszensus unvollständig ablaufen.

Dieses hat klinisch für den Patienten keine Bedeutung. Der ungewöhnliche Aufblick auf das Hohlsystem im Röntgenbild kann jedoch zu Fehldiagnosen, z. B. zur Annahme einer Verziehung des Hohlsystems durch einen Tumor, führen (◻ Abb. 14.7).

Nierenektopie

Kommt der Nierenaszensus vorzeitig zum Stillstand, so bezeichnet man die hieraus resultierende Nierenektopie je nach Lage als Beckenniere oder lumbale Niere (◻ Abb. 14.8). Fast immer geht eine Ektopie auch mit einer Malrotation einher (▶ oben). Der Ureter besitzt stets die adäquate Länge. Die Gefäßversorgung erfolgt je nach Position aus einem tieferen Anteil der Aorta oder aus der Arteria iliaca. Die beiden letztgenannten Punkte unterscheiden die ektope Niere von der **Nephroptose** (**Senkniere**, ▶ unten).

In aller Regel ist die Nierenektopie asymptomatisch und ohne Konsequenzen für den betroffenen Patienten. Allerdings wird eine etwas erhöhte Inzidenz von Harnabflussstörungen und Steinbildungen in diesen Nieren beschrieben.

Von besonderer Wichtigkeit ist die Beobachtung, dass in 20–60 % bei Mädchen und in 10–20 % bei Jungen **genitale Anomalien** in Verbindung mit einer Ektopie der Nieren vorliegen, sodass man einen teratogenen Faktor annimmt, der auf die Genese beider Organsysteme etwa zwischen der 6. und 9. Woche einwirkt.

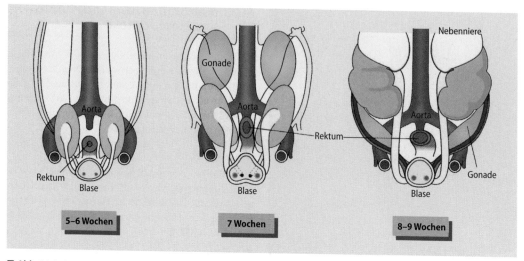

Abb. 14.6 Aszensus der Nieren in der Embryonalentwicklung

14

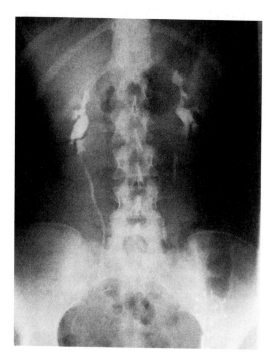

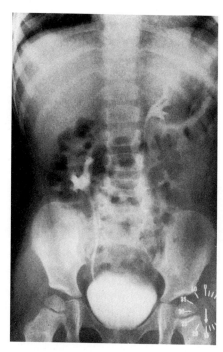

Abb. 14.7 Malrotierte Nieren beidseits (Infusions-Urogramm). Der Ureter entspringt ventral aus dem Nierenbecken anstatt medial. (Mit freundlicher Genehmigung von Prof. Dr. E. Richter, Kinderradiologie, Universitätskinderklinik Hamburg-Eppendorf)

Abb. 14.8 Lumbale Niere *rechts* (Infusions-Urogramm). *Links* normale Nierenposition. (Mit freundlicher Genehmigung von Prof. Dr. E. Richter, Kinderradiologie, Universitätskinderklinik Hamburg-Eppendorf)

Nephroptose

> Unter Nephroptose oder Senkniere versteht man die abnorme Beweglichkeit der Nieren bei Änderungen der Körperlage.

Es ist physiologisch, dass die Nieren beim Wechsel aus der liegenden in die stehende Position etwas tiefer treten. Bei der Nephroptose beträgt diese Lageänderung **mehr als 2 Wirbelkörperhöhen**.

Über Jahrzehnte hindurch hat man die Nephroptose als Ursache unspezifischer Flankenschmerzen durch Zug am Gefäßstiel oder passagerer Abknickung des Harnleiters angesehen. Beim Vorliegen eines solchen unspezifischen Flankenschmerzes und einer Nephroptose wurde dann sogar die operative Befestigung der Niere an der 12. Rippe, die **Nephropexie**, durchgeführt. Exakte Studien konnten aber zeigen, dass die Fixierung der Niere keine Besserung des Beschwerdebildes bei den betroffenen Patienten ergab und dass darüber hinaus keine physiologische Grundlage für die genannten Beschwerden existiert.

> **Tipp**
>
> Es ist heute eindeutig bewiesen, dass eine Nephroptose nicht zu einer Abflussbehinderung führt, daher nicht für unspezifische Flankenschmerzen verantwortlich und nicht behandlungsbedürftig ist.

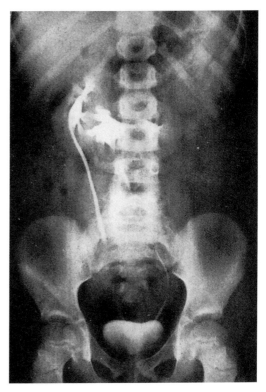

☐ **Abb. 14.9** Gekreuzte Dystopie der linken Niere (Infusions-Urogramm). Der obere Pol der quer liegenden linken Niere ist mit dem unteren Pol der orthotopen rechten Niere verschmolzen. (Mit freundlicher Genehmigung von Prof. Dr. E. Richter, Kinderradiologie, Universitätskinderklinik Hamburg-Eppendorf)

Gekreuzte Dystopie

> Von einer gekreuzten Dystopie spricht man, wenn der betroffene Ureter von der Seite einer korrekten Blaseneinmündung auf die kontralaterale Seite zieht und eine dort befindliche Niere drainiert.

Diese gekreuzt dystope Niere befindet sich in der Regel kaudal der orthotop angelegten Niere. Beide Anlagen können getrennt oder als Verschmelzungsniere vorliegen. Die Inzidenz beträgt etwa 1:2000. Ob diese Fehlbildung durch eine Richtungsänderung der sprießenden Ureterknospe bedingt ist, die dann auf den gegenseitigen nephrogenen Strang trifft oder ob beim Aszensus die zunächst korrekt liegende Niere ihre Seite wechselt, ist unklar.

Auch diese Fehlbildung wird oft nur als Zufallsbefund asymptomatisch diagnostiziert (☐ Abb. 14.9).

Bezüglich der Komplikationen und Fehlbildungen gilt prinzipiell das zu ektopen Nieren Gesagte.

Verschmelzungsanomalien

Mit einer Inzidenz von 1:400 ist die **Hufeisenniere** die häufigste Verschmelzungsfehlbildung der Nieren. Hiervon sind doppelt so häufig Mädchen wie Jungen betroffen. Nach initial normaler Kontaktaufnahme der Ureterknospe mit dem nephrogenen Strang kommt es bei dieser Fehlbildung um die 6. Woche zum Kontakt der kaudalen Enden der Nierenanlage mit nachfolgender Verschmelzung. Der dann folgende Aszensus wird in der Mittellinie durch die Arteria mesenterica inferior gestoppt, sodass Hufeisennieren in der Regel etwas tiefer als orthotope Nieren liegen. Da bei der Verschmelzung meist noch keine Rotation stattgefunden hat, weisen die Hohlsysteme typischerweise nach ventral.

Nur ein Drittel aller Patienten mit Hufeisennieren bleibt zeitlebens asymptomatisch. Durch die ventrale Position des Ureterabganges, der sich nicht am tiefsten Punkt des Hohlsystems befindet und die ventrale Parenchymbrücke überwinden muss, werden **Ureter-**

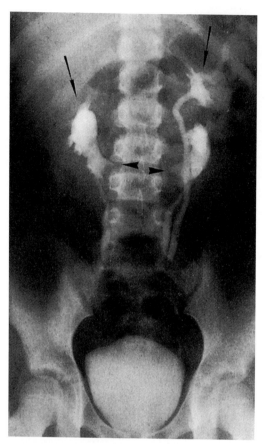

Abb. 14.10 Hufeisenniere mit Ureter fissus links (Infusions-Urogramm). Die Längsachsen der Nieren *(Pfeil)* konvergieren nach kaudal und die unteren Kelchgruppen sind nach medial gerichtet *(Pfeilspitzen)*

abgangsengen in einem weiteren Drittel der Patienten gefunden. In Verbindung damit kommt es oft zu symptomatischen **Harnwegsinfektionen** und zur **Steinbildung**.

Diagnostik Die Diagnose kann sonographisch vermutet werden und wird durch eine **i. v. Pyelographie** (■ Abb. 14.10), ggf. auch durch ein CT bestätigt. Da die Kontrastmittelanreicherung in der Parenchymbrücke oft durch Überprojektion mit der Wirbelsäule nicht zu erkennen ist, bedient man sich zur Diagnose der Hufeisenniere der in der Übersicht aufgeführten urographischen Zeichen.

> **Diagnose der Hufeisenniere im Ausscheidungsurogramm**
> − Nierenposition etwas tiefer als normal
> − Längsachsen konvergieren kaudal der Nieren (normalerweise kranial)
> − Kaudale oder sogar mediale Ausrichtung des untersten Nierenkelches
> − Malrotation des Hohlsystems
> − Hohe Ureterinsertion

Therapie Die Therapie der Hufeisenniere wird durch ihre Komplikationen bestimmt. Eine ESWL von Steinen in Hufeisennieren kann erfolgreich durchgeführt werden. Der Steinabgang ist jedoch durch den hohen Ureterabgang und die damit schlechte Drainage erschwert.

> ❯ Eine Trennung der Parenchymbrücke zwischen den beiden Nierenanteilen einer Hufeisenniere wird heute nicht mehr als indiziert angesehen.

Exkurs

Kuchenniere

Eine sehr seltene Verschmelzungsfehlbildung stellt die Kuchen- oder Scheibenniere dar, bei der die Konvexität beider Nieren miteinander verschmolzen ist (■ Abb. 14.11).

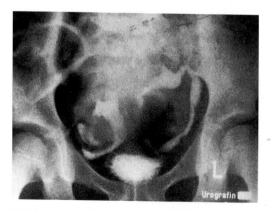

Abb. 14.11 Verschmelzungniere im kleinen Becken, sog. Kuchenniere (Infusions-Urogramm). Beide Nieren sind an ihrer Konvexität miteinander verschmolzen. (Mit freundlicher Genehmigung von Prof. Dr. E. Richter, Kinderradiologie, Universitätskinderklinik Hamburg-Eppendorf)

14

Nierenfehlbildungen

- Entstehen durch gestörte Interaktion der Nachnierenanlage und der darin einsprießenden Ureterknospe.
- Schwere anlagebedingte Nierenfunktionsstörungen bedingen Oligohydramnion sowie typische Veränderungen des Äußeren beim Neugeborenen (Potter-Syndrom) mit Verhinderung der Lungenreifung.
- **Nierenagenesie:** Nichtanlage einer Niere.
- **Multizystische Nierendysplasie:** Häufigste Form der angeborenen zystischen Fehlbildung, nicht erblich, einseitig, in der Regel nicht behandlungsbedürftig.
- **Polyzystische Nierendegenerationen:** Immer beidseitig, zwei Formen: autosomal-dominant oder -rezessiv vererbt, führen oft zur terminalen Niereninsuffizienz.
- **Einfache Nierenzysten:** Extrem häufig und meistens asymptomatisch, bedürfen dann keiner Therapie.
- Störung des Nierenaszensus führt zu klinisch oft bedeutungslosen **Beckennieren, lumbalen Nieren** und **Malrotationen**.
- **Nephroptose:** Abnorme Beweglichkeit der Nieren ohne Krankheitswert.
- **Hufeisenniere:** Häufigste Verschmelzungsanomalie, prädisponiert besonders zur Steinbildung.

14.3 Fehlbildungen von Nierenbecken und Harnleitern

S. Conrad

14.3.1 Fehlbildungen des Nierenbeckens

Kelchdivertikel und Hydrokalikose

❯❯ Kelchdivertikel, fälschlich auch Kelchzysten genannt, sind ganz mit Übergangsepithel ausgekleidete Formationen im Nierenparenchym, die über eine Öffnung mit einem Kelch in Verbindung stehen.

Embryologisch handelt es sich möglicherweise um eine frustrane Aufzweigung der Ureterknospe mit sackartiger Degeneration. Während der überwiegende Teil asymptomatisch ist und keiner Therapie bedarf, entstehen in bis zu einem Drittel dieser Divertikelformationen Steine. Eine offene Korrektur ist oft schwierig, sodass heute eine **perkutane Steinaus-**räumung im Divertikel mit nachfolgender Schlitzung des Divertikelmundes als Therapie der Wahl gilt.

Megakalikose

❯❯ Bei der Megakalikose handelt es sich um eine Erweiterung aller Kelche der betroffenen Niere ohne nachweisbare Obstruktion.

Ursächlich liegt diesem Krankheitsbild eine Hypoplasie der zugehörigen Papille zugrunde. Dadurch erscheinen im i. v. Urogramm die Kelchenden verplumpt und abgerundet wie bei einer Harnstauungsniere. Das Nierenbecken und der Ureter sind jedoch normal. Ein weiteres typisches radiologisches Zeichen ist die oft vorhandene Vermehrung der Zahl der Kelche auf über 18 (normal 6–18, im Mittel 12).

Trotz der nachweislich verkürzten Sammelrohre und einer damit verbundenen geringen Minderung der Konzentrationsfähigkeit sind keine daraus resultierenden Probleme bei betroffenen Patienten beschrieben worden.

14.3.2 Doppelbildungen

Embryologie Spaltet sich die Ureterknospe nach Aussprießen aus dem Wolffschen Gang (▶ Kap. 1), so erreichen zwei Ureterknospen den nephrogenen Strang und verzweigen sich in zwei getrennte Hohlsysteme. Die sich hieraus entwickelnde **Doppelniere** zeigt in der Regel trotzdem ein zusammenhängendes Parenchym.

Eine Doppelniere entsteht auch, wenn sich zwei getrennte Ureterknospen am Wolffschen Gang bilden. Die distalere, näher am Sinus urogenitalis gelegene Anlage erreicht dabei den kaudaleren Teil des nephrogenen Stranges (▶ U_1 in ◻ Abb. 14.12). Dieser Ureter, genauso wie ein nicht gedoppelter Harnleiter, verlagert seinen Ursprung vom Wolffschen Gang hin zum Sinus urogenitalis. Nach Trennung vom Wolffschen Gang erfolgt dann eine Verlagerung der Uretermündung nach kranial und lateral am Sinus urogenitalis. Der Ureter der oberen Anlage (▶ U_2 in ◻ Abb. 14.12) ist weiter kranial am Wolffschen Gang angelegt. Dadurch erreicht er erst später den Sinus urogenitalis und führt die folgende kraniale und laterale Wanderungsbewegung nur in geringerem Maße aus.

❯❯ Die Mündung des Harnleiters der oberen Anlage liegt kaudaler und medialer im Sinus urogenitalis (und später in der Blase) als die des Harnleiters der unteren Anlage. Diese Gesetzmäßigkeit wird als Meyer-Weigertsche Regel bezeichnet (◻ Abb. 14.12).

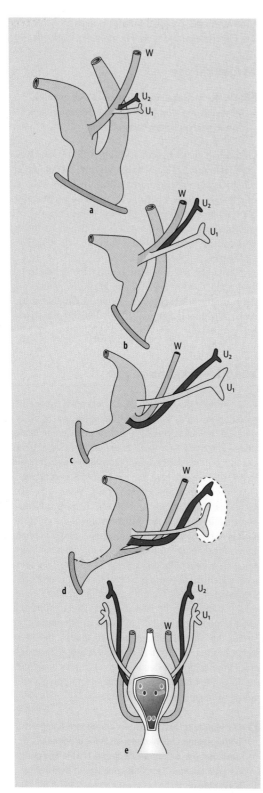

Entsprechend dieser Regel hat der obere Ureter die Tendenz, zu tief einzumünden, was als **Ureterektopie** im engeren Sinne bezeichnet wird, während der Ureter der unteren Anlage oft zu hoch einmündet und dadurch einen **vesikoureteralen Reflux** aufweisen kann.

Doppelbildungen des Hohlsystems

Aufgrund der beschriebenen Embryologie werden unvollständige (**Ureter fissus**) und vollständige (**Ureter duplex**) Doppelbildungen des Harnleiters unterschieden. Ist das Parenchym beider Nierenanlagen miteinander verbunden, spricht man von einer **Doppelniere**. Bei einer kompletten Trennung, die extrem selten ist, liegt eine echte **überzählige Niere** vor. Die Inzidenz aller Doppelbildungen beträgt 1:125 mit leichter Bevorzugung des weiblichen Geschlechtes und einer familiären Häufung.

Ureter fissus Der Ureter fissus hat keinen Krankheitswert (◘ Abb. 14.13). Da jedoch beide Hohlsysteme einen getrennten glattmuskulären Schrittmacher zur Erzeugung von peristaltischen Wellen besitzen, kann es hierdurch zu einem Yoyo-Phänomen kommen: Dabei wandert die peristaltische Welle zunächst vom Nierenbecken der einen Anlage den Ureter entlang nach distal bis zur Einmündung des zweiten Ureters und von hier aus retrograd zum Nierenbecken der anderen Anlage. Diese pendelnde Peristaltik führt jedoch in der Regel zu keiner Harnabflussstörung. Ganz gelegentlich sollen hierdurch jedoch Flankenschmerzen erklärbar sein.

Ureter duplex Auch der Ureter duplex ist oft völlig asymptomatisch (◘ Abb. 14.14). Wenn jedoch Symptome auftreten, so ergeben sie sich aus der veränderten Lage der Uretermündungen. Der Harnleiter der unteren Anlage mündet kranialer und lateraler als gewöhnlich in die Harnblase. Dadurch ist der Verlauf des letzten Harnleiterabschnittes zwischen der Blasenschleimhaut und der Muscularis verkürzt. Dies kann zu einem

◄ ◘ **Abb. 14.12a–e** Embryologie der Ureterdoppelung: U_1 Ureter der unteren Nierenanlage, U_2 Ureter der oberen Nierenanlage, *W* Wolffscher Gang. **a** Die Ureterknospe zur unteren Nierenanlage (U_1) entspringt distaler am Wolffschen Gang als die Ureterknospe der oberen Anlage (U_2). **b** Deshalb erreicht U_1 früher den Sinus urogenitalis als U_2. **c** Nach Erreichen des Sinus urogenitalis wandert die Mündung von U_1 durch Vergrößerung des Trigonums nach kranial und lateral. **d** U_2 erreicht den Sinus urogenitalis später und wandert deshalb weniger weit nach kranial und lateral. **e** Daher mündet U_1 stets kranialer und lateraler als U_2 (Meyer-Weigertsche Regel). (Adaptiert nach Hohenfellner et al. 1986)

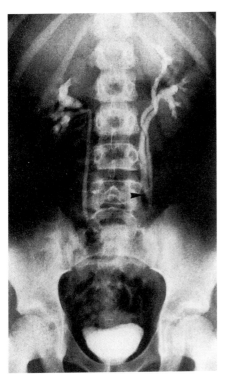

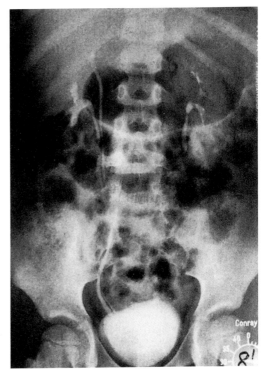

Abb. 14.13 Doppelniere *links* mit Ureter fissus (Infusions-Urogramm). Die Vereinigung beider Ureten ist mit einer *Pfeilspitze* markiert

Abb. 14.14 Doppelniere *rechts* mit Ureter duplex (Infusions-Urogramm). Beide Ureter lassen sich getrennt bis zur Blase verfolgen. (Mit freundlicher Genehmigung von Prof. Dr. E. Richter, Kinderradiologie, Universitätskinderklinik Hamburg-Eppendorf)

vesikoureteralen Reflux führen, d. h. zu einem Rückfluss von Urin aus der Blase in Harnleiter und Nierenbecken, besonders bei der Miktion. Bis zu 40 % aller unteren Anlagen bei Ureter duplex zeigen einen Reflux (▶ Abschn. 14.3.4).

Der Harnleiter der oberen Anlage mündet dagegen kaudaler und medialer als üblich in die Blase. Die Harnleitermündung kann dabei noch im Trigonum, im Blasenhals oder sogar in der Harnröhre liegen. Dieser zu tief mündende Harnleiter hat, wie auch der ektope ungeteilte Harnleiter, die Tendenz zu einer Abflussbehinderung durch eine Mündungsstenose und damit zu einer Hydronephrose zu führen (▶ Abschn. 14.3.3). Dies kann bis zur Funktionslosigkeit der oberen Anlage der Doppelniere führen.

14.3.3 Harntransportstörungen

Aufweitungen des Hohlsystems gehören zu den häufigsten Zeichen von Fehlbildungen des Harntraktes. Dabei ist die Aufweitung oder Dilatation, die auch als Hydronephrose bezeichnet wird, nicht Fehlbildung per se, sondern kann Ausdruck einer Harntransportstörung oder eines Refluxes sein, kann aber auch als strukturelle Veränderung ohne jegliche Abflussbehinderung und ohne Reflux vorliegen.

❯ Von Obstruktion sollte man heute nur dann sprechen, wenn eine Harntransportstörung vorliegt, die unbehandelt zu einem Verlust von Nierenfunktion oder der potentiellen Nierenentwicklungsfähigkeit führt.

Der Nachweis einer Behinderung des Harnabflusses im **Lasix-Isotopennephrogramm** (▶ Kap. 4.5.3) wird heute als Beweis für das Vorliegen einer Harntransportstörung gefordert. Eine alleinige Dilatation in der Sonographie oder die Darstellung einer Stenose in der i. v. Urographie beweist dagegen nicht das Vorliegen einer Harntransportstörung. Allerdings bedeutet auch der isotopennephrographische Nachweis einer Abflussbehinderung nicht automatisch eine zu erwartende Funktionsverschlechterung, also eine Obstruktion im eigentlichen Sinne.

Exkurs

Harntransportstörungen

Pathophysiologie der hydrone-phrotischen Atrophie

Im Tierversuch bewirkt eine komplette Unterbindung eines Ureters eine wenige Stunden dauernde Vasodilatation und danach eine zunehmende Vasokonstriktion der afferenten Gefäße der Glomerula. Gleichzeitig kommt es zu einem ausgeprägten Einstrom von Makrophagen in das Interstitium zwischen den Nierentubuli. Wird das Abflusshindernis nicht beseitigt, führt die Vasokonstriktion sowie eine parallele Aktivierung von Zytokinen durch Tubuluszellen und Makrophagen zu einer progredienten Apoptose von Tubuluszellen und einer interstitiellen Fibrose und damit schließlich zu einer Atrophie der Niere, deren Grad dann den irreversiblen Funktionsverlust der Niere kennzeichnet.

Natürlicher Verlauf kongenitaler Harnstauungsnieren

Seit langem ist von im Erwachsenenalter zufällig entdeckten, angeborenen Hydronephrosen bekannt, dass trotz der lange bestehenden Harn-transportstörung die Funktion dieser Nieren oft völlig normal ist. Mit der Etablierung der fetalen Sonographie als Routinediagnostikum in der Schwangerschaft verzwanzigfachte sich innerhalb von 15 Jahren die Zahl der pränatal diagnostizierten einseitigen asymptomatischen Hydronephrosen.

Auch diese Tatsache spricht dafür, dass die große Mehrheit der früher unentdeckten Hydronephrosen nicht nur ohne Symptome, sondern auch ohne Funktionsminderung für die Betroffenen zeitlebens unproblematisch verblieben sind. Unvoreingenommene Studien über den natürlichen Krankheitsverlauf bei kongenitaler Harntransportstörung haben inzwischen mehr Klarheit über den natürlichen Krankheitsverlauf dieser Fehlbildung geschaffen: Die erste wichtige Erkenntnis war, dass eine Dilatation der oberen Harnwege nur in 50 % mit einer messbaren Abflussbehinderung (also Harnstauungsniere im engeren Sinne) einhergeht. Möglicherweise liegt also in der anderen Hälfte der Fälle eine Dilatation aufgrund eines kurzfristigen embryonalen Abflusshindernisses vor, das längst nicht mehr existent ist und auch keiner Therapie bedarf. Darüber hinaus konnte gezeigt werden, dass sich in bis zu einem Drittel der Fälle eine anfänglich tatsächlich nachgewiesene Abflussbehinderung sich spontan, also ohne operative Behandlung bessert und zu einer nicht obstruierten Dilatation wird. Auch solche Patienten würden von einer operativen Therapie der Abflussbehinderung letztlich nicht profitieren.

Noch überraschender war es dann, dass selbst Patienten mit nachgewiesener Harnabflussstörung, die keine spontane Besserung zeigten, in den allermeisten Fällen auch ohne operative Behandlung keine Verschlechterung der Funktion der betroffenen Niere zeigten. Nur eine kleine Untergruppe solcher Patienten, je nach Krankheitsbild und Untersucher zwischen 0 und 25 %, wiesen eine Funktionsverschlechterung auf und mussten schließlich operativ korrigiert werden.

Bei Patienten mit **einseitiger asymptomatischer supravesikaler Harntransportstörung,** also in der Regel Patienten mit Ureterabgangs- und -mündungsstenose, ist trotz nachgewiesener Harnabflussstörung bei erhaltener Funktion eine operative Korrektur somit nicht immer erforderlich. Stattdessen werden solche Kinder heute meistens mit regelmäßigen Kontrollen der Nierenfunktion im Verlauf nur beobachtet.

Bei **progredientem Funktionsverlust, symptomatischer Obstruktion** sowie bei **infravesikaler Obstruktion,** die im Übrigen eine deutlich stärkere negative Beeinflussung der Nierenfunktion zu bewirken scheint und zumeist beidseitige Harnabflussstörungen bewirkt, ist die operative Desobstruktion weiterhin Therapie der Wahl.

Inkomplette Rekanalisation scheint die embryologische Grundlage dafür zu sein, dass Stenosen des Ureters zu den häufigen angeborenen Fehlbildungen zählen. Prädilektionsstellen sind der Ureterabgang am Nierenbecken sowie die Uretermündung in die Blase, während Stenosen im mittleren Harnleiter selten sind. Uretermündungsstenosen können darüber hinaus auch durch Fehlmündungen des Harnleiters (Ureterektopie) und Ureterozelen bedingt sein. Schließlich kann auch die retrokavale Lage des Harnleiters diesen stenosieren.

Exkurs

Ureterentwicklung

Bei der Ureterentwicklung zwischen dem 37. und 41. Tag kommt es, von der Mitte aus nach kranial und kaudal fortschreitend, zur kurzfristigen kompletten Okklusion des Ureterlumens im Rahmen des zu diesem Zeitpunkt ausgeprägten Längenwachstums. Ab dem 38. bis 39. Tag wird der Ureter, ebenfalls von der Mitte nach kranial und kaudal fortschreitend, wieder rekanalisiert. Für eine kurze Zeit ist der Ureter dann noch durch eine zweischichtige Membran, die sogenannte Chwallasche Membran, von der Blase getrennt. Bei Beginn der Urinproduktion der Nachnieren rupturiert diese Membran.

Ureterabgangsstenose

Die zunehmende Qualitätsverbesserung der fetalen Sonographie im Rahmen der Schwangerschaftsvorsorge ermöglicht es heute erstmalig sichere Zahlen über die Inzidenz **kongenitaler Harntraktdilatationen** anzugeben. Eins von 200 bis eins von 500 Neugeborenen (0,2–0,5 %) weist eine solche Fehlbildung auf. 80 % dieser Patienten zeigen eine Ureterabgangsstenose als Ursache.

> ❯❯ Mit Ureterabgangsstenose (subpelviner Stenose) wird eine in der Regel sehr kurzstreckige Verengung direkt zwischen Nierenbecken und Harnleiter bezeichnet.

Ca. 10 % der Ureterabgangsstenosen treten beidseitig auf. Jungen sind doppelt so häufig betroffen wie Mädchen.

Eine dynamisch relevante Abgangsstenose führt zu einer Harntransportstörung mit konsekutiver Dilatation des proximal der Stenose gelegenen Nierenbeckens und der Nierenkelche. Dieses typische Bild imponiert sowohl in der Sonographie (◘ Abb. 14.15a) als auch in der i. v. Urographie (◘ Abb. 14.15b). Der Ureter ist sonographisch nicht nachweisbar und im i. v. Urogramm nicht oder nur sehr fein mit Kontrastmittel gefüllt.

Tipp

Der weitaus größte Teil der Ureterabgangsstenosen bleibt zeitlebens asymptomatisch. Dies erkennt man schon daran, dass die Inzidenz entdeckter Abgangsstenosen seit Einführung der fetalen Sonographie um mehr als das 10fache angestiegen ist.

Wird eine Ureterabgangsstenose klinisch erkannt, so kann sie durch einen palpablen Tumor oder durch Komplikationen einer Harnwegsinfektion im Säuglingsalter auffallen. Bei älteren Kindern und Erwachsenen führen gelegentlich Kolikschmerzen zur Diagnose. Ein renaler Hypertonus bei subpelviner Stenose ist berichtet worden, aber sehr selten.

Therapie Nach Untersuchungen von Ransley führt eine unkorrigierte Ureterabgangsstenose nur in etwa einem Fünftel der Fälle zu einer progredienten Funktionsverschlechterung der Niere. Daher wird heute in vielen Fällen der Verlauf der Nierenfunktion im Isotopennephrogramm kontrolliert und eine operative Behandlungsindikation nur im Falle einer Funktionsverschlechterung gestellt. Einige Kinderurologen operieren diese Fehlbildung bei Abflussstörung im Isotopennephrogramm allerdings noch regelhaft, um

Exkurs

Formen der Ureterabgangsstenose

Am häufigsten findet sich als Ursache eine echte, **intrinsische** Stenose des Harnleiterabganges, bei der histologisch eine Wandfehlbildung mit reichlich Kollageneinlagerung und atrophischen Muskelzellen gefunden wird. Dieses Segment ist nicht nur eng, sondern auch peristaltisch inaktiv. In Einzelfällen konnten auch Schleimhautfaltenbildungen im Ureter als Ursache der Stenose nachgewiesen werden.
Die häufigste **extrinsische**, also außerhalb des Ureters liegende Ursache für eine Ureterabgangsenge ist ein den Ureter überkreuzendes unteres Polgefäß.
Daneben gibt es **sekundäre** Abgangsstenosen, die durch Dilatation und Elongation des Ureters aufgrund einer Mündungsanomalie mit Harntransportstörung oder Reflux durch Abknickung entstehen.

einer eventuellen Funktionsverschlechterung vorzubeugen.

Eine Vielzahl operativer Verfahren, so genannter **Nierenbeckenplastiken** zur Behandlung der Ureterabgangsstenose ist beschrieben.

Die weiteste Verbreitung findet die Operation nach Anderson-Hynes (◘ Abb. 14.16). Das enge Ureterabgangssegment wird mit einer Manschette des dilatierten Nierenbeckens reseziert und mit dem längs inzidierten Harnleiter anastomosiert. Die Ergebnisse dieses Verfahrens sind gut und sichern glatte Abflussverhältnisse in etwa 96–97 % der Fälle. Zunehmend wird dieser Eingriff auch bei Kindern laparoskopisch durchgeführt. Die alleinige ureterorenoskopisch retrograde Inzision der Abgangsenge führt dagegen nicht zuverlässig genug zu einer Verbesserung der Abflussverhältnisse.

Megaureteren

> ❯❯ Eine Dilatation des Harnleiters wird als Megaureter bezeichnet.

Pathogenetisch können verschiedene Prozesse Ursache für diesen Megaureter sein:

- Beim seltenen **idiopathischen**, nicht obstruktiven, nicht refluxiven Megaureter besteht eine Dysplasie der Wandmuskulatur. Er bedarf keiner Therapie.
- Beim **primär refluxiven** Megaureter ist die Dilatation Folge eines höhergradigen Refluxes. Die Behandlung folgt deshalb den Regeln der Refluxtherapie entsprechend (▶ Abschn. 14.3.4).

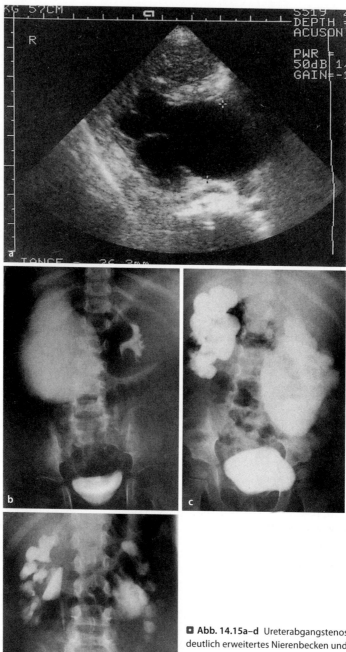

14

◻ **Abb. 14.15a–d** Ureterabgangstenose. **a** Sonographisch
deutlich erweitertes Nierenbecken und plumpe Nierenkelche. **b** Im Infusionsurogramm massiv erweitertes Nierenbecken mit typischer rundlicher Konfiguration und ausge-
sackten Nierenkelchen. **c** Infusions-Urogramm präoperativ.
Beidseitig, links noch ausgeprägter als rechts, massive
Hydronephrose. **d** Ergebnis 2 Jahre nach beidseitiger Nierenbeckenplastik. Deutlich rückläufige Hydronephrose mit
mäßiger postobstruktiver Restdilatation. Beide Ureteren
füllen sich mit Kontrastmittel. (Mit freundlicher Genehmigung von Prof. Dr. E. Richter, Kinderradiologie, Universitätskinderklinik Hamburg-Eppendorf)

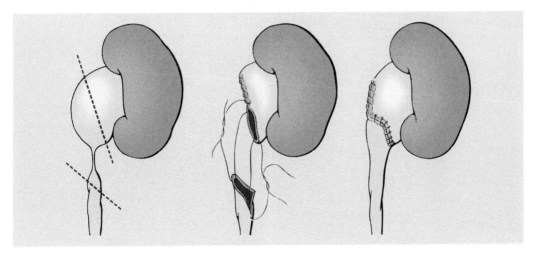

Abb. 14.16 Nierenbeckenplastik nach Anderson-Hynes

— Der **primär obstruktive** Megaureter stellt die häufigste Ursache für eine Megaureterbildung dar. Die Harnabflussstörung am ureterovesikalen Übergang ist beim primär obstruktiven Megaureter entweder durch eine anatomisch nachweisbare Stenose bedingt (möglicherweise ein Rest der Chwalleschen Membran) oder, wahrscheinlich häufiger, Folge eines funktionell enggestellten terminalen Uretersegmentes, in dem eine Relaxation der Ringmuskulatur nicht möglich ist (◘ Abb. 14.17). Der sich oft erheblich erweiternde Megaureter wirkt wie ein Puffer für das Hohlsystem der Niere, sodass dieses oft erstaunlich wenig oder sogar nicht dilatiert ist.

— Dilatiert ein Ureter aufgrund einer Abflussbehinderung distal der Harnblase, so spricht man von einem **sekundär obstruktiven** Megaureten.

❯ Primär obstruktive Megaureteren machen etwa 10–20 % aller angeborenen Harntransportstörungen aus und sind damit deren zweithäufigste Ursache. Jungen sind 3- bis 5-mal häufiger betroffen als Mädchen.

Noch häufiger als die subpelvine Stenose ist die Uretermündungsstenose asymptomatisch. Treten Symptome auf, so oft als komplizierte Verläufe von Harnwegsinfektionen und nur sehr selten durch Koliken oder Steinbildung. Noch seltener als bei der Ureterabgangsstenose führt die Obstruktion bei einer Uretermündungsstenose zu einer progredienten Schädigung der Niere. Die Wahrscheinlichkeit hierfür scheint unter 10 % zu liegen. Stattdessen ist eine zum Teil vollständige Rückbildung auch erheblich dilatierter Megaureteren immer wieder dokumentiert worden.

Diagnostik Die **Sonographie** zeigt eine mehr oder minder dilatierte Niere und einen über die ganze Länge erweiterten Harnleiter, der sich insbesondere hinter der Blase gut als erweiterte Struktur nachweisen lässt. Die genauen anatomischen Verhältnisse klärt das **Infusionsurogramm** (◘ Abb. 14.18), das Uro-CT oder das MRT. Ein Reflux muss über ein **Miktionszysturethrogramm** ausgeschlossen werden, da Obstruktion und Reflux bei Megaureteren gemeinsam auftreten können.

Therapie Entschließt man sich aufgrund einer abnehmenden Funktion oder anderer Komplikationen zur **operativen Korrektur**, so können nach Exzision des engen Segmentes (◘ Abb. 14.19) die gleichen transvesikalen Verfahren wie zur Antirefluxplastik durchgeführt werden, z. B. nach Politano-Leadbetter oder Cohen (▶ Abschn. 14.3.4). Ein extravesihaler Zugang ist ebenfalls möglich. Die besten Ergebnisse bei ausgeprägten Formen werden nach Neuimplantation des Ureters in die Blase mit gleichzeitiger Fixierung der anastomosennahen Blasenwand auf dem Psoasmuskel (sogenanntes Psoas hitch) erzielt.

Ist der Ureter sehr weit, so muss er vor der neuen Verbindung mit der Blase verjüngt (modelliert) werden. Neben einer keilförmigen Exzision der Ureterwand haben sich verschiedene Einfalttechniken durchgesetzt, die eine bessere Gefäßversorgung des distalen Ureters erlauben sollen (◘ Abb. 14.20).

Ureterozele

❯ Unter einer Ureterozele versteht man eine zystische Dilatation des intravesikalen Ureters.

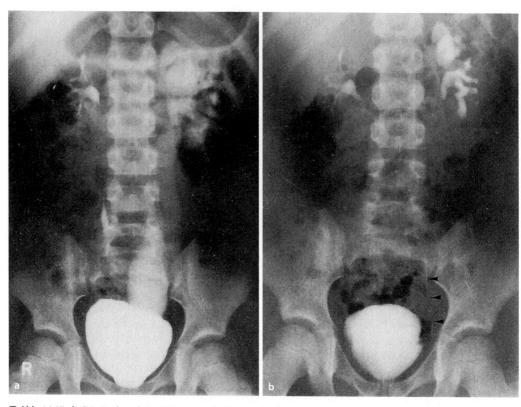

◘ **Abb. 14.17a,b** Primär obstruktiver Megaureter bei Uretermündungstenose links. **a** Infusion-Urogramm präoperativ. Ausgeprägter Megaureter und Hydronephrose. **b** Ergebnis 1 Jahr nach Ureterozystoneostomie und Uretermodellage. Abnahme der Hydronephrose, der Ureter ist prävesikal nur noch filiform erkennbar (*Pfeilspitzen*). (Mit freundlicher Genehmigung von Prof. Dr. E. Richter, Kinderradiologie, Universitätskinderklinik Hamburg-Eppendorf)

Ursächlich liegt wahrscheinlich eine verspätete Eröffnung der Chwallaschen Membran zugrunde. Dadurch kommt es zu einer Dilatation des letzten submukösen Ureterabschnittes. Je nachdem, ob das Ureterostium an normaler Stelle oder ektop liegt, unterscheidet man intravesikale (einfache) und ektope Ureterozelen (◘ Abb. 14.21).

Die **intravesikalen** Ureterozelen sind kleiner, seltener, häufiger bei Jungen und in der Regel Ausdruck einer Mündungsstenose eines ungeteilten Harnleiters.

Die häufigeren **ektopen** Ureterozelen findet man dagegen überwiegend bei Mädchen. Meistens sind sie Ausdruck einer Mündungsstenose der oberen Anlage bei Ureter duplex und nur selten bei einem einzelnen Ureter. Die ektope Ureterozele mündet zwar am Blasenhals oder außerhalb der Blase, die Dilatation findet sich jedoch überwiegend im intravesikalen submukösen Abschnitt des Ureters. Während kleine intravesikale Ureterozelen keine Obstruktion bedingen müssen, führen ektope Ureterozelen meist zu einer Abflussstörung mit massiver Dilatation des intravesi-

kalen Abschnittes und oft stark reduzierter Funktion der dazugehörigen oberen Anlage (◘ Abb. 14.21b).

Diagnostik In der **Sonographie** zeigt sich die Ureterozele als echofreie Raumforderung am Blasenhoden mit dünner Wand zum Blasenlumen.

Im **i. v. Urogramm** füllt sich die Ureterozele nur bei guter Funktion mit Kontrastmittel (◘ Abb. 14.21a). Große ektope Ureterozelen sind oft nur als nicht schattengebende Raumforderungen am Blasenboden zu erkennen, da in der Ureterozele keine ausreichende Kontrastmittelanreicherung stattfindet (◘ Abb. 14.21b).

Eine **Zystoskopie** mit Aufsuchen des ektopen Ostiums und eine **retrograde Ureteropyelographie** klären dann im Zweifelsfall die Diagnose.

Therapie Bevor man eine operative Therapie einer Ureterozele plant, sollte eine Harntransportstörung definitiv nachgewiesen sein. Besonders kleine intravesikale Ureterozelen sind oft nicht obstruierend. Eine Behandlung ist bei ihnen nicht notwendig.

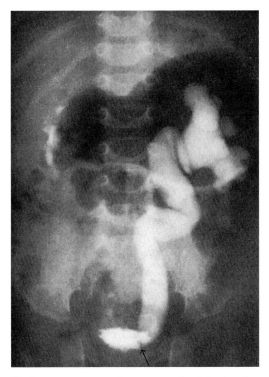

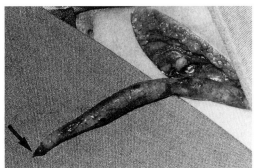

◻ **Abb. 14.19** Uretermündungstenose. Mobilisierter Megaureter mit kurzem engem prävesikalem Segment (*Pfeil*)

◻ **Abb. 14.18** Uretermündungstenose mit primär obstruktiven Megaureter links (Infusions-Urogramm). Der Ureter ist über die ganze Länge dilatiert und endet in einem kurzen engen Segment direkt vor der Blase (*Pfeil*). (Mit freundlicher Genehmigung von Prof. Dr. E. Richter, Kinderradiologie, Universitätskinderklinik Hamburg-Eppendorf)

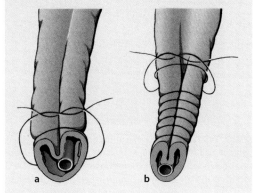

◻ **Abb. 14.20** Uretermodellage nach Starr zur Taillierung von Megaureteren

Große intravesikale Ureterozelen mit Harnabflussbehinderung sowie ektope Ureterozelen, die fast immer obstruiert sind, bedürfen einer operativen Therapie. Ein sehr wenig belastendes Verfahren ist die **Fensterung der Ureterozele** über eine kleine Hakensonde, die durch ein Zystoskop geführt wird und an Hochfrequenzstrom angeschlossen ist. Dieses Verfahren ist meist effektiv, führt aber in etwa der Hälfte der Fälle zum Entstehen eines vesikoureteralen Refluxes, da sich der Antirefluxtunnel nicht mehr komplett schließen kann. Dieses Verfahren wird deshalb von Kinderurologen unterschiedlich beurteilt.

Alternativ kommt zur Therapie der Ureterozele eine **Ureterneuimplantation** entsprechend den Kriterien beim Megaureter infrage. Bei Doppelniere muss dabei eine Neuimplantation beider Harnleitermündungen erfolgen, da beide Ureteren im Bereich der Mündung eine gemeinsame Blutversorgung besitzen und die Trennung des betroffenen Ureters vom gesunden zu einer Durchblutungsstörung beider Ureteren führen könnte. Ist die zur Ureterozele gehörige Nieren-

anlage funktionslos, ist eine Heminephrektomie von destruierter Nierenanlage und zugehörigem Harnleiter die beste operative Behandlungsoption.

Ektoper Ureter

❯ Mündet der Harnleiter nicht an typischer Stelle, sondern weiter kaudal und medial in die Harnblase, in den Blasenhals oder außerhalb der Blase, so spricht man von einem ektopen Ureter.

Im weiteren embryologischen Sinne ist auch die Fehlmündung des Harnleiters zu weit kranial und lateral in der Blase eine Ektopie. Im allgemeinen Sprachgebrauch wird diese Art von Fehlmündung jedoch nicht unter die echten Ureterektopien gezählt.

Unter dieser Einschränkung sind ektope Ureteren solche, die sich zu spät (oder gar nicht) vom Wolffschen Gang trennen und damit eine zu tiefe Position im Sinus urogenitalis erreichen. Typische Lokalisationen sind somit beim **Jungen** neben dem Blasenhals die prostatische Harnröhre, aber auch die Folgestrukturen

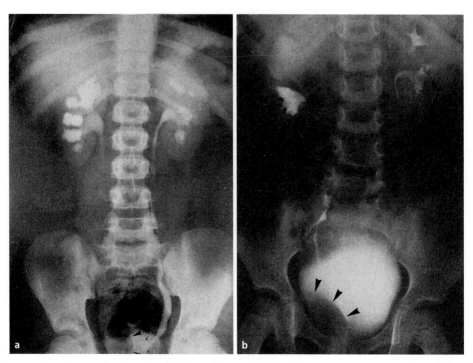

◻ **Abb. 14.21a,b** Ureterozelen (Infusions-Urogramme). **a** Beidseitige intravesikale Ureterozelen. Links nur geringe Abfluss-behinderung mit deutlicher Kontrastmittelfüllung der Ureterozele *(Pfeile)*. Rechts stärkere Abflussbehinderung. Die Uretero-zele ist hier noch nicht mit Kontrastmittel gefüllt und stellt sich als Aussparung in der Blase dar *(Pfeilspitzen)*. **b** Ektope Urete-rozele der oberen Anlage bei Doppelniere rechts. Die Ureterozele lässt sich nur als Aussparung am Blasenboden erkennen *(Pfeilspitzen)*. Die obere Anlage ist deutlich gestaut und scheidet weniger Kontrastmittel aus. Die Uretermündung befand sich hier in der Harnröhre. (Mit freundlicher Genehmigung von Prof. Dr. E. Richter, Kinderradiologie, Universitätskinderklinik Hamburg-Eppendorf)

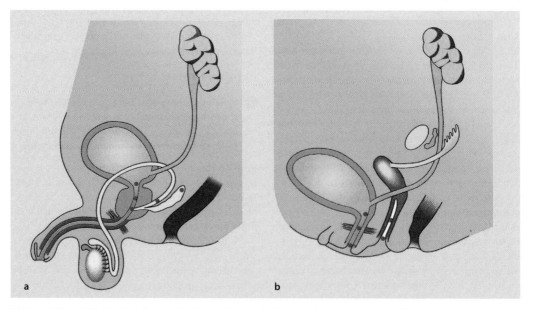

◻ **Abb. 14.22a,b** Mögliche Lokalisation der ektopen Uretermündung. **a** Beim Jungen. **b** Beim Mädchen

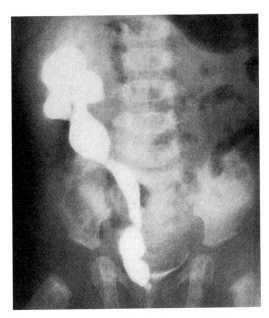

des Wolffschen Ganges, nämlich die Samenblase und der Ductus deferens. Beim **Mädchen** kann der ektope Ureter außer in Harnblase und Harnröhre auch in den Introitus und in die Vagina münden (◻ Abb. 14.22).

Mädchen 50 % der betroffenen weiblichen Patienten zeigen eine dauernde, meist mäßiggradige Harninkontinenz trotz normaler Miktion. In diesen Fällen mündet der ektope Ureter distal des Sphinkters in die Urethra, in die Vagina oder in den Introitus (◻ Abb. 14.22b).

Jungen Bei Jungen dagegen zählt Inkontinenz nicht zu den Symptomen der Ektopie, da ektope Uretermündungen distal der Mündung des Wolffschen Ganges in den Sinus urogenitalis, also distal der Mündung der Ductus ejaculatorii in die prostatische Urethra, nicht beschrieben sind. Bei Mündung des ektopen Ureters in die Samenblase oder den Ductus ejaculatorius sind rezidivierende Prostatitiden oder Epididymitiden, Hämospermie und Defäkationsschmerzen nicht ungewöhnlich (◻ Abb. 14.22a). Diese Formen sind oft vor der Pubertät asymptomatisch. Im Gegensatz hierzu sind ektope Mündungen im Bereich des unteren Trigonums und des Blasenhalses oft zeitlebens symptomlos.

80 % aller Ektopien betreffen die obere Anlage einer Doppelniere, 20 % eine Niere mit ungeteiltem Hohlsys-tem. Die Symptomatik wird von der Lokalisation und von den Abflussverhältnissen geprägt. Nicht selten ist die ektope Uretermündung stenotisch und bedingt eine Hydronephrose, die zufällig oder bei Abklärung einer Harnwegsinfektion entdeckt wird. Diese oft ausgeprägte Hydronephrose führt nicht selten zur Funktionslosigkeit der betroffenen Anlage. Bei ausgeprägten Ektopien findet man oft nicht nur hydronephrotische, sondern auch primär hypodysplastische Veränderungen der betroffenen Anlage (◻ Abb. 14.23).

Therapie Zum einen gehen die ektopen Ureteren in der Mehrzahl der Fälle mit einer Harnabflussstörung einher, zum anderen führen sie bei Mündung in die distale Urethra oder in den Introitus bei Mädchen zu einer Inkontinenz.

> ❯ Liegt keine Harnstauung und keine Inkontinenz vor, so bedarf der ektope Ureter auch keiner Behandlung. Dies trifft jedoch nur auf geringgradige Ektopien im Bereich des Trigonums und des Blasenhalses zu. In allen anderen Fällen besteht die Indikation zur operativen Therapie.

Beträgt die Restfunktion der betroffenen Niere bzw. der betroffenen Anlage bei Doppelnieren mehr als etwa 10–15 % der Gesamtfunktion, so wird man sich in der Regel für ein **nierenerhaltendes Verfahren** entscheiden. Der Harnleiter wird dann extravesikal im kleinen Becken mobilisiert, im Bereich der ektopen Mündung abgesetzt und in die Blase neu eingepflanzt.

Beträgt die Restfunktion weniger als 10–15 % der Gesamtfunktion, so ist ein nierenerhaltendes Verfahren oft nicht sinnvoll. Die übliche Behandlung ist dann eine **Nephroureterektomie**, also eine Entfernung der betroffenen Niere und des gesamten Harnleiters. Bei ektoper Mündung des Harnleiters der oberen Anlage einer Doppelniere, erfolgt dann entsprechend die **Heminephroureterektomie**.

Besteht keine Inkontinenz oder eine andere klinische Symptomatik, so ist alternativ in Fällen mit schlechter Funktion und hochgradiger Obstruktion auch eine abwartende Haltung möglich. Die Eltern müssen hierbei jedoch über das Risiko, dass Harnwegsinfekte in solchen Fällen durch das Auftreten einer Pyonephrose kompliziert sein können, aufgeklärt werden.

Retrokavaler Ureter

> ❯ Von einem retrokavalen Ureter spricht man, wenn der rechte Harnleiter die Vena cava von hinten lateral nach vorne medial spiralig umschlingt.

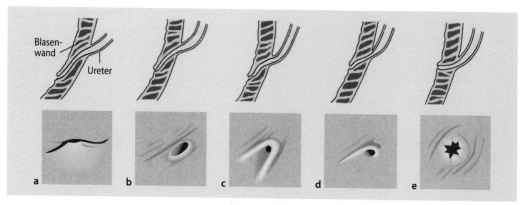

Abb. 14.24a–e Vesikoureteraler Reflux. **a–e:** Mit abnehmender Länge des submukösen Ureterverlaufs nimmt der Grad des Refluxes zu. Parallel dazu ändert sich die Form des Ostiums von schlitzförmig nach golflochartig

Hieraus resultiert ein unverwechselbarer Harnleiterverlauf im i. v. Urogramm und eventuell auch eine Harnabflussstörung.

Im Falle einer Hydronephrose ist die Durchtrennung des Ureters retrokaval und eine End-zu-End-Anastomosierung präkaval erforderlich.

Sehr seltene Ursachen für angeborene Abflussstörungen des Ureters stellen **Ureterfalten**, **Ureterklappen** sowie **Ureterdivertikel** dar.

14.3.4 Vesikoureteraler Reflux

Eine weitere Fehlbildung der Uretermündung führt zum vesikoureteralen Reflux.

Als Reflux bezeichnet man den Rückfluss von Urin, der sich bereits in der Blase befunden hat, in den Harnleiter, das Nierenbecken oder sogar die Sammelrohre. Dieser Rückfluss kann auf die Phasen hohen Druckes, besonders bei Kontraktion der Blase während der Miktion beschränkt sein (high pressure reflux) oder schon bei geringem Druckanstieg bei zunehmender Blasenfüllung (low pressure reflux) erfolgen. Normalerweise verhindert der langstreckige Verlauf des terminalen

Ureters zwischen der Mukosa und der Muskularis der Harnblase einen Reflux. Jede Druckerhöhung in der Blase wird bei intaktem Antireflux-Mechanismus zu gleichen Teilen auf das Ostium wie auch auf die Ureterwand fortgeleitet, sodass es zu keinen effektiven Druckunterschieden kommt, die eine Rückwärtsbewegung von Urin veranlassen könnten.

> **❯** Ist der submuköse Verlauf des terminalen Ureters verkürzt oder fehlt er völlig, so wird der Ureter bei intravesikalen Druckerhöhungen nicht verschlossen und ein Reflux ist möglich.

Mit abnehmender Länge des submukösen Verlaufs ändert sich auch die Form des Ureterostiums von schlitzförmig nach kreisrund und lässt damit bereits bei der Inspektion Rückschlüsse auf die Länge des submukösen Tunnels und die Möglichkeit eines Refluxes zu (❏ Abb. 14.24).

Ursache für ein zu kurzes submuköses Segment und ein fehlgebildetes Ostium ist in der Regel eine zu weit laterale und kraniale Lage des Ureterostiums. Sie bildet somit das Gegenstück zur klassischen Ureterektopie und lässt sich embryologisch mit einer zu frühen Einmündung des Ureters in den Sinus urogenitalis aufgrund einer zu tiefen primären Anlage der Ureterknospe auf dem Wolffschen Gang erklären. Entsprechend ist bei Doppelnieren häufig das Ostium der unteren Anlage, welches früher Kontakt mit dem Sinus urogenitalis erhält und daher in der Blase später lateraler und kranialer liegt, von einem Reflux betroffen.

Exkurs

Embryologie

Beim Embryo erfolgt der venöse Abfluss im Rumpfbereich zunächst durch mehrere Kardinalvenen. Normalerweise entwickelt sich die Vena cava aus einer dorsal des Ureters gelegenen Kardinalvene. Wird stattdessen eine ventral des Ureters gelegene Kardinalvene zur definitiven Vena cava, resultiert hieraus der retrokavale Ureter.

Einteilung des vesikoureteralen Refluxes
nach Heikel und Parkkulainen (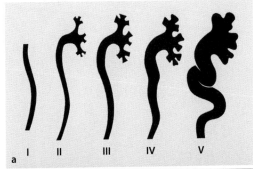 Abb. 14.25)
- Grad 1: Reflux bis in den Ureter
- Grad 2: Reflux bis zum Nierenbecken ohne
  Dilatation
- Grad 3: Reflux mit geringer Dilatation von
  Ureter und Nierenbecken
- Grad 4: Reflux mit deutlicher Dilatation
  von Ureter, Nierenbecken und Nierenkelchen
  ohne Elongation des Ureters
- Grad 5: Massiver Reflux mit ausgeprägt
  dilatiertem und geschlängeltem Ureter sowie
  dilatierten Nierenbecken und Nierenkelchen
  (Abb. 14.25b)

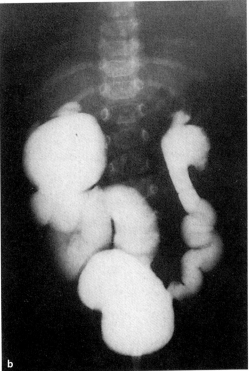

Abb. 14.25a,b Klassifikation des vesikoureteralen Refluxes nach Heikel und Parkkulainen. **a** Schemazeichnung des Miktionszysturethrogrammes. **b** Vesikoureteraler Reflux, rechts Grad V, links Grad IV (Miktionszysturethrogramm). (Mit freundlicher Genehmigung von Prof. Dr. E. Richter, Kinderradiologie, Universitätskinderklinik Hamburg-Eppendorf)

Bei asymptomatischen Neugeborenen findet man in bis zu 60 % einen vesikoureteralen Reflux, bei Kindern über 5 Jahre ohne urologische Symptome jedoch in unter 5 %. Die vollständige Aktivierung des Antirefluxmechanismus erfolgt somit oft erst im Säuglings- und Kleinkindesalter und wird als Maturation (Reifung) des Ostiums bezeichnet.

> Dabei ist die Wahrscheinlichkeit der spontanen Rückbildung eines im Säuglingsalter diagnostizierten Refluxes Grad 1–3 innerhalb von 5 Jahren größer als 90 %.

Symptomatik Der vesikoureterale Reflux per se ist in der Regel asymptomatisch. Nur bei hochgradigem Reflux mit massiver Dilatation des Hohlsystems kann der während der Miktion in das Hohlsystem zurückgeflossene Urin kurz nach Ende des Wasserlassens die Blase wieder füllen und eine zweizeitige Miktion auslösen. Ein vesikoureteraler Reflux ohne Harnwegsinfekte führt, auch wenn er hochgradig ist, nicht zu einer Beeinflussung der Nierenfunktion.

Von Bedeutung ist der vesikoureterale Reflux, da er den **Verlauf von Harnwegsinfektionen** wesentlich **mitbestimmt**. Besteht bei Säuglingen und Kleinkindern bei rezidivierenden Harnwegsinfekten gleichzeitig ein vesikoureteraler Reflux, so ist die Wahrscheinlichkeit, pyelonephritische Narben auszubilden, höher als ohne Reflux. Bei Kindern in den ersten 2-3 Lebensjahren kommt es bei höhergradigem Reflux fast immer auch zum intrarenalen Reflux. Hierbei fließt der (infizierte) Urin nicht nur ins Nierenbecken, sondern weiter in die Sammelrohre der Niere hinein, wodurch die Wahrscheinlichkeit einer schweren interstitiellen Entzündung mit Narbenbildung deutlich höher wird als bei Kindern ohne Reflux, deren Harnwegsinfekte häufiger auf die Blase beschränkt bleiben.

Diagnostik Die Diagnose des vesikoureteralen Refluxes lässt sich am besten mit einer **Miktionszysturethrographie (MCU)** stellen. Dabei wird die Blase über einen Katheter mit Kontrastmittel gefüllt und während der Füllungsphase als auch während der Miktion unter

14

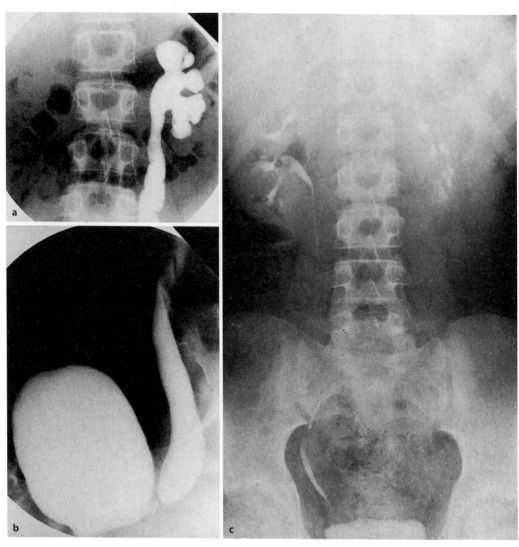

◨ **Abb. 14.26a–c** Narbenbildung bei Reflux und Harnwegsinfekten. **a, b** Nachweis eines viertgradigen vesikoureteralen Refluxes links im Miktionszysturethrogramm. **c** Pyelonephritische Schrumpfniere links im Infusions-Urogramm. (Mit freundlicher Genehmigung von Prof. Dr. E. Richter, Kinderradiologie, Universitätskinderklinik Hamburg-Eppendorf)

Durchleuchtung überprüft, ob eine retrograde Kontrastmittelanfärbung der oberen Harnwege stattfindet (◨ Abb. 14.25b).

Statt eines solchen Kontrastmittels kann auch ein Radioisotop in die Blase instilliert werden. Dieses **Isotopen-Miktionszysturethrogramm** reduziert die Strahlenbelastung des Kindes gegenüber der Belastung beim konventionellen radiologischen MCU, stellt jedoch andererseits die anatomischen Verhältnisse am ureterovesikalen Übergang sowie die Graduierung des Refluxes nicht exakt dar. Es eignet sich daher am besten zur Verlaufskontrolle und weniger zur Erstdiagnostik des Refluxes.

Durch Instillation eines sonographisch erkennbaren Kontrastmittels in die Harnblase lässt sich in der **Reflux-Sonographie** heute ein vesikoureterorenaler Reflux auch in der Ultraschalluntersuchung nachweisen.

Therapie Die Beobachtung, dass ein Reflux ohne Harnwegsinfekte genauso wenig schädlich für die Nieren ist wie rezidivierende Harnwegsinfekte ohne Reflux, legt nahe, dass zur Verhinderung der Narbenbildung (◨ Abb. 14.26) die Ausschaltung eines Parameters, Reflux oder Infekt ausreichend wäre.

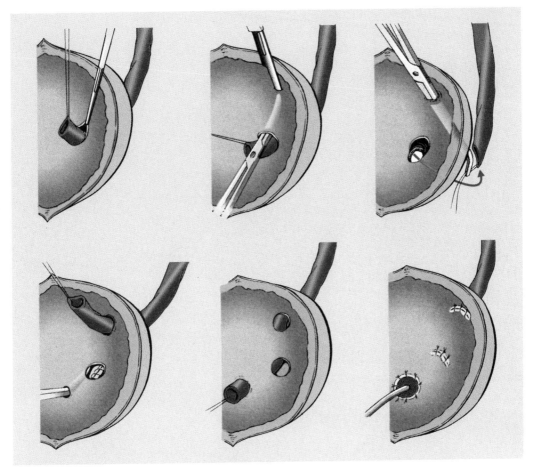

◘ Abb. 14.27 Transvesikale Antirefluxplastik nach Politano-Leadbetter (▶ Text)

Somit bieten sich zwei unterschiedliche Therapieregime an: Verhinderung der rezidivierenden Harnwegsinfekte durch Antibiotika-Dauerprophylaxe sowie operative Korrektur des vesikoureteralen Refluxes.

 ▬ **Antibiotikaprophylaxe.** Eine Dauerprophylaxe besteht in der täglichen Gabe von 1/4 bis 1/6 der üblichen therapeutischen Dosis eines Antibiotikums. Durch diese niedrige Dosierung wird eine Bildung resistenter Stämme im Darm verhindert. Gleichzeitig kommt es jedoch nicht mehr zur Adhäsion von Bakterien in der Urethra und der Blase und damit nicht zur Harnwegsinfektion. Durch ein solches medikamentöses Behandlungsschema können ca. 90 % aller Infektpatienten komplett frei von rezidivierenden Harnwegsinfekten gehalten werden. Allerdings wird eine Dauerprophylaxe von weniger als der Hälfte der so behandelten Kinder tatsächlich regelmäßig und ohne Unterbrechungen eingenommen.

 ▬ **Operation.** Das Korrekturprinzip bei operativen Eingriffen besteht in der Schaffung eines längeren Uretersegmentes, welches durch einen Tunnel zwischen Mukosa und Muscularis in der Blasenwand verläuft und das durch Kompression bei Druckerhöhung intravesikal verschlossen wird. Hierdurch wird versucht, den physiologischen Antirefluxmechanismus nachzuahmen.

 ▬ **Transvesikale Antirefluxplastik nach Politano-Leadbetter:** Hierbei wird das Ureterostium umschnitten und der Ureter aus seinem Verlauf durch die Blasenwand mobilisiert. Es wird dann weiter kranial und lateral ein neuer Durchtritt für den Ureter durch die Blasenwandmuskulatur und ein langer Tunnel zwischen Schleimhaut und Muscularis geschaffen, bevor das Ureterostium nahe der alten Position wieder in die Blasenschleimhaut eingenäht wird (◘ Abb. 14.27).

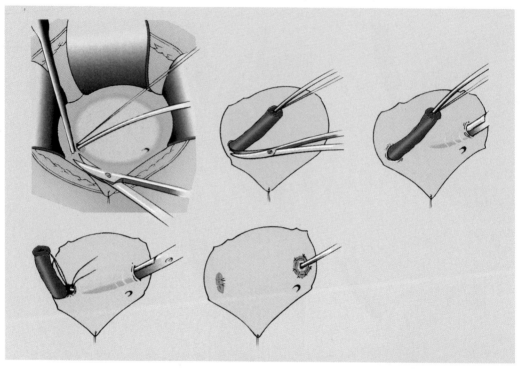

☐ **Abb. 14.28** Transvesikale Antirefluxplastik nach Cohen (▶ Text)

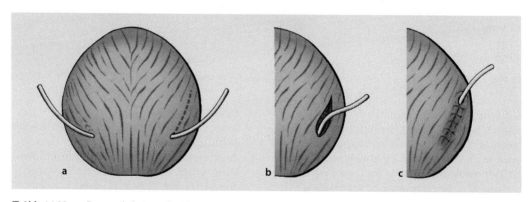

☐ **Abb. 14.29a–c** Extravesikale Antirefluxplastik nach Lich-Grégoir (▶ Text)

— **Transvesikale Antirefluxplastik nach Cohen:** Auch hier wird der Ureter nach Umschneiden des Ostiums an seinem Durchtritt durch die Blasenwand mobilisiert. Im Gegensatz zur Politano-Leadbetter-Operation jedoch wird kein neuer Durchtritt durch die Blasenwandmuskulatur geschaffen, sondern der vorhandene submuköse Tunnel bis auf die gegenseitige Blasenwand ausgedehnt, sodass das Ureterostium auf der kontralateralen Seite mit der Blasenmukosa anastomosiert wird (☐ Abb. 14.28).

— **Extravesikale Antirefluxplastik nach Lich-Grégoir:** Ausgehend vom muskulären Durchtritt des Ureters durch die Blasenwand wird der Detrusormuskel unter Schonung der Mukosa nach lateral und kranial gespalten und dann über dem Ureter wieder verschlossen (☐ Abb. 14.29). Diese Operation ist prinzipiell auch laparoskopisch durchführbar.

Die genannten Verfahren und einige andere Variationen der Operationstechnik führen bei etwa 95 % der Patienten zum gewünschten Ergebnis eines Verschwinden des Refluxes bei gleichzeitiger stauungsfreier Drainage der Niere.

Injektionsbehandlungen: Eine Alternative zu den genannten Operationsverfahren ist die zystoskopische submuköse Injektion von »bulking agents«, zum Beispiel Mikrosphären aus Dextranpolymeren in einem Hyaluronsäuregel, entweder unter das Ureterostium oder in die Wand des intramuralen Ureters, um dadurch die Länge und Weite des intramuralen Ureters zu beeinflussen. Diese Behandlung ist zwar wenig invasiv und kann wiederholt werden, ihre Erfolgsrate ist aber insbesondere bei höhergradigen Refluxen deutlich geringer als bei den offenen Operationen und Rezidive sind auch nach initial erfolgreicher Therapie möglich.

> Die konservativ medikamentöse Infektprophylaxe und die operative Therapie des Refluxes sind bezüglich der Verhinderung einer weiteren Narbenbildung an den betroffenen Nieren bei Refluxgrad I–III weitgehend gleichwertig.

Zwei Gründe sprechen nach Ansicht der meisten kinderurologischen Zentren heute für eine Antibiotika-Dauerprophylaxe als erste Therapieoption bei rezidivierenden Harnwegsinfekten und niedrig- bis mittelgradigem Reflux. Zum einen macht die hohe spontane Heilungsrate des Refluxes den Behandlungszeitraum für die Dauerprophylaxe in den meisten Fällen überschaubar, und zum anderen benötigen viele Kinder auch nach erfolgreicher Antirefluxplastik eine antibiotische Vorbeugung ihrer Harnwegsinfekte, da sie zwar keine Narben mehr, jedoch weiterhin Fieber und Schmerzen entwickeln können.

Eine operative Refluxtherapie bleibt heute meistens auf Patienten mit wiederholten Durchbruchsinfektionen, mit unzuverlässiger Medikamenteneinnahme, mit Persistenz des Refluxes in der Langzeitbeobachtung und mit primär hochgradigem (viert- bis fünftgradigem) Reflux aufgrund der geringen Rückbildungswahrscheinlichkeit beschränkt.

Fehlbildungen der oberen Harnwege

- Gehören zu den häufigsten urologischen Anomalien
- **Hydronephrose:** Niere mit Dilatation des Nierenbeckenkelchsystems
- **Obstruktion:** Harntransportstörung mit progredientem Funktionsverlust der betroffenen Niere
- ▼

- **Ureterabgangsstenosen (subpelvine Stenosen):** häufigste Ursache angeborener Harntransportstörungen, führen zu deutlichen, aber oft asymptomatischen Hydronephrosen
- **Uretermündungstenosen:** Ursache des primär obstruktiven Megaureters
- **Ureterozele:** zystische Dilatation des intravesikalen Ureterabschnittes aufgrund einer Mündungsstenose
- **Ureterektopie:** zu tiefe Mündung des Ureters in den Sinus urogenitalis vor, Folge ist meist eine Harntransportstörung, bei Mädchen mit Mündung distal des Sphinkters Harninkontinenz
- **Therapie angeborener Harntransportstörungen:** Verlaufsbeobachtung oft ausreichend. Wenn operiert wird, erfolgt bei der Ureterabgangsstenose eine Nierenbeckenplastik, bei der Uretermündungstenose eine Ureterozystoneostomie (Harnleiterneueinpflanzung in die Blase), bei obstruierten Ureterozelen auch eine transurethrale zystoskopische Fensterung.
- **Vesikoureteraler Reflux:** Zurückfließen von Urin aus der Blase in Ureter, Nierenhohlsystem oder Sammelrohre. Bei Neugeborenen sehr häufig, bildet sich meist spontan zurück. Bei rezidivierenden Harnwegsinfekten Antibiotika-Dauerprophylaxe oder operative Korrektur des Refluxes.

14.4 Blasen- und Harnröhrenfehlbildungen

S. Conrad, J.W. Thüroff

14.4.1 Blasenekstrophie und Epispadie

Embryologie Spaltbildungen des unteren Harntraktes und äußeren Genitale sind seltene Hemmungsmissbildungen, die embryologisch durch eine mesodermale Entwicklungsstörung der muskulären Bauchwand in der 3. Schwangerschaftswoche erklärt werden.

Teil der beschriebenen Entwicklungsstörung der vorderen Bauchwand ist auch eine Störung der Ringbildung des knöchernen Beckens mit **klaffender Symphyse**, die sich in der Röntgenübersicht des Beckens typisch darstellt (◻ Abb. 14.34).

Die Harnröhre ist bei der Blasenekstrophie nur als Platte auf der Dorsalseite des Penis angelegt und trennt eine zweigespaltene Glans. Diese Fehlbildung wird als

Exkurs

Kloakenmembran

In der 3. Woche der Embryonalentwicklung nimmt die Kloakenmembran (▶ Kap. 1.1) die gesamte vordere Bauchwand des Embryos zwischen dem Nabel und dem kaudalen Ende des Körperstamms ein. Die Bildung der zunächst paarigen, dann verschmelzenden Genitalhöcker am kranialen Ende der Kloakenmembran führt nicht nur zur Entwicklung von Penis und Klitoris, sondern durch Breitenwachstum auch zur Verkleinerung der Kloakenmembran

und zum Einwachsen von Mesenchym in die entstehende Bauchwand unterhalb des Nabels. Kommt es nicht zum Einwachsen von Mesenchym in die kranialen Anteile der Kloakenmembran, so können sich die Genitalhöcker nicht vereinigen, und die Kloakenmembran persistiert auf ganzer Länge. Die daraus resultierende Instabilität des unteren Abdomens führt in den folgenden Wochen zur Ruptur der kranialen Kloakenmembran. Dies

verhindert einerseits das Entstehen der vorderen Blasenwand und andererseits die Entwicklung der vorderen Bauchwand (◘ Abb. 14.30). Bei unvereinigten Genitalhöckern ist auch die Ausbildung einer penilen Harnröhre unmöglich. Das Resultat ist beim Neugeborenen ein offener Unterbauch, in dem man direkt auf die Blasenhinterwand schaut. Diese Fehlbildung nennt man Blasenekstrophie (◘ Abb. 14.31, ◘ Abb. 14.32).

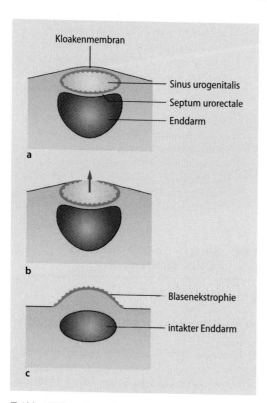

◘ **Abb. 14.30a–c** Entwicklung der Blasenekstrophie

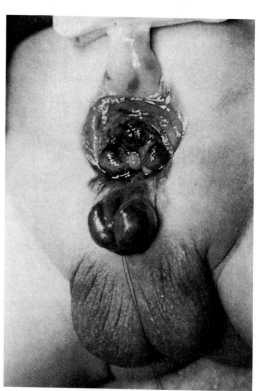

◘ **Abb. 14.31** Blasenekstrophie. Aufsicht auf die Blasenplatte und den epispaden Penis bei einem neugeborenen Jungen mit der Nabelschnur als kranialer Begrenzung der Blasenplatte

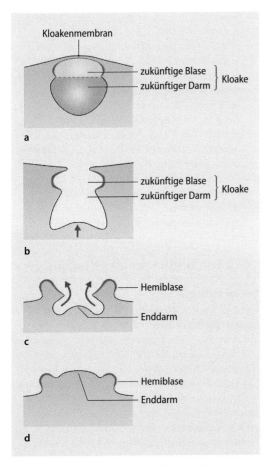

Abb. 14.32 Blasenekstrophie

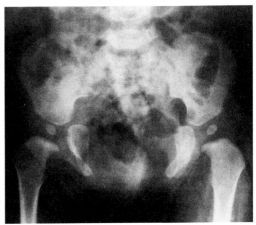

Abb. 14.33 Röntgen-Beckenübersicht bei Blasenekstrophie mit weit klaffender Symphyse. (Mit freundlicher Genehmigung von Prof. Dr. E. Richter, Kinderradiologie, Universitätskinderklinik Hamburg-Eppendorf.

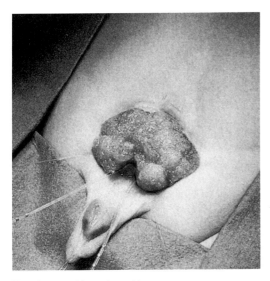

Abb. 14.34a–d Entwicklung der kloakalen Ekstrophie

Epispadie bezeichnet. Die Missbildung tritt regelhaft bei der Ekstrophie auf, kann jedoch auch als abortive Form der Fehlbildung der Kloakenmembran isoliert in Erscheinung treten.

Kloakale Blasenekstrophie

> Rupturiert die Kloakenmembran, bevor sich die Kloake durch das Septum urorectale in einen Sinus urogenitalis und das Rektum gegliedert hat, so resultiert die noch schwerere Missbildung der kloakalen Blasenekstrophie.

Die kloakale Ekstrophie ist die schwerste Form der Spaltbildung mit zusätzlicher Spaltbildung des Zökum in der Mitte zwischen zwei gespaltenen Blasenhälften und Atresie des übrigen Kolon und Anus.

Die Häufigkeit dieser extrem seltenen Missbildung liegt bei 1:200.000–400.000 Geburten. Dabei fehlt nicht nur die vordere, sondern auch die hintere Blasenwand, sodass sich ein kontinuierlicher Übergang zwischen der vorderen Bauchwand, einer nach medial anschließenden zweigeteilten Blasenwand und einem sich ganz mittig befindenden rudimentären Kolon ergibt (◻ Abb. 14.34). Die Blasenplatte bei der einfachen Ekstrophie sowie die Kloakenplatte bei der kloakalen Ekstrophie prolabieren aufgrund der Instabilität über das Niveau der vorderen Bauchdecken und führen zu dem typischen Ekstrophiebild beim Neugeborenen.

Blasenekstrophie

Mit einer Inzidenz von 1:10.000–1:50.000 ist die Blasenekstrophie eine sehr seltene Fehlbildung, die doppelt so oft Knaben wie Mädchen betrifft. Welcher schädigende Faktor in der 3. Embryonalwoche die Hemmungsmissbildung letztlich hervorruft, ist unklar. In den meisten Fällen wird die Blasenekstrophie anhand des typischen Aspektes in der postnatalen Untersuchung diagnostiziert. Zunehmend kann jedoch eine Blasenekstrophie bereits in der fetalen Sonographie nachgewiesen werden.

> **Tipp**
>
> Beim Nachweis einer Blasenekstrophie sollten assoziierte Rektumfehlbildungen, insbesondere eine kloakale Ekstrophie, ausgeschlossen werden. Bis zu 40 % der Patienten zeigen einen Kryptorchismus oder Leistenhernien.

Die Behandlung dieser Fehlbildungen darf im komplexen Gesamtkonzept der Behandlung nicht vergessen werden. Eine Sonographie der Nieren und der oberen Harnwege sollte direkt nach der Geburt durchgeführt werden, um assoziierte Fehlbildungen auszuschließen.

Epispadie

Die isolierte Epispadie ist als inkomplette Manifestation des Blasenekstrophie-Epispadie-Komplexes aufzufassen. Hierbei sind Blase und vordere Bauchwand geschlossen, die Urethra ist jedoch durch eine vordere Spaltbildung ganz oder teilweise offen. Die Harnröhrenschleimhaut liegt in Form einer offenen Rinne auf der Dorsalseite des Penis zutage, der Penis selbst ist kurz, breit und nach kranial gekrümmt. Bei ausgedehnter Form der Epispadie reicht die Spaltbildung bis in den Blasenhals und verursacht dadurch eine komplette Inkontinenz. Bei solchen hochgradigen Ausprägungen finden sich auch die gleichen Beckenanomalien wie bei der Blasenekstrophie. Bei distalen Epispadieformen besteht Kontinenz. Die Inzidenz beträgt 1:100.000 bei Knaben und 1:400.000 bei Mädchen.

> Die isolierte Epispadie ist ebenso wie die Epispadie bei Blasenekstrophie keine alleinige Harnröhrenmissbildung, sondern eine komplexe Penismissbildung.

Begleitend zur teilweise oder ganz offenen Harnröhre ist der Penis in der Regel verkürzt, da die Schwellkörper aufgrund des klaffenden Beckens über eine weite Strecke getrennt von lateral nach medial anstelle von dorsal nach ventral verlaufen. Darüber hinaus besteht stets eine Penisverkrümmung nach dorsal. In extremen Fällen liegt der Penis bereits ohne Erektion der vorderen Bauchwand an; auf jeden Fall ist die Verkrümmung jedoch bei Erektion zu erkennen und meist so hochgradig, dass ohne Korrektur kein Geschlechtsverkehr möglich ist.

Therapie Die Behandlung der **Epispadie** besteht im operativen Verschluss der Urethralrinne zu einer Röhre mit äußerer Mündung an der Penisspitze und gleichzeitiger Korrektur der Penisdeformität. Bei der inkontinenten Epispadie sind zur Erzielung der Kontinenz zusätzliche operative Maßnahmen im Blasenhalsbereich vonnöten.

Zur operativen Behandlung der **Ekstrophie** existieren mehrere Therapiekonzepte:

- Primäre Harnableitung über den Enddarm (Rektosigmoidalpouch, Mainz-Pouch II). Zur Erzielung der Kontinenz ist die Erlangung einer suffizienten Willkürkontrolle des Analsphinkters erforderlich. Wegen des erhöhten Risikos der Entwicklung von Dickdarmtumoren sind lebenslange endoskopische Nachuntersuchungen erforderlich.
- Supravesikale Harnableitung (Ileum-Conduit, Kolon-Conduit).
- Primärer Blasenverschluss und supravesikale Harnableitung (Kolon-Conduit), sekundäre Undiversion im Sinne einer Blasenaugmentation mittels Kolon-Conduit oder Pouch. Zur Erlangung der Kontinenz sind in der Regel zusätzliche Eingriffe im Blasenhalsbereich notwendig.
- Primärer Verschluss der Blasenplatte (inkontinent) und sekundäre Herstellung der Kontinenz durch Eingriffe im Blasenhalsbereich.
- Primäre Komplettrekonstruktion mit Ureterreimplantation, Blasenverschluss, Blasenhalsrekonstruktion, Urethraverschluss und Penisrekonstruktion (total disassemly).

14.4.2 Fehlbildungen des Urachus

Der klinische Fall

Ein einjähriger Knabe wird von seiner Mutter wegen seines »nässenden Nabels« vorgestellt. Die Mutter berichtet über kleinfingernagelgroße Verfärbungen des Hemdchens über dem Nabel, auch habe sie schon einmal einen Tropfen übelriechenden Sekrets bemerkt. Es werden keine Miktionsauffälligkeiten, keine Veränderungen des Harnes berichtet.
Bei der Untersuchung zeigt sich ein regelrecht entwickelter, unauffälliger Knabe ohne abdominelle Resistenzen, aus dem Nabelbereich lässt sich wenig trübes Sekret exprimieren. Im Übrigen unauffällige

▼

Untersuchungsbefunde, insbesondere des äußeren männlichen Genitale. Die rektale Körpertemperatur beträgt 37,5°C, der Urinbefund (Stix) ist unauffällig. Die Sonographie zeigt eine glatt bewandete Blase mit ca. 50 ml gefüllt. Während der Untersuchung entleert der Knabe die Blase mit gutem Strahl und ohne sonographisch nachweisbaren Restharn. Zwischen Blase und Nabel zeigt sich ca. 1,5 cm kaudal des Nabels eine etwa haselnussgroße zystische Raumforderung unter der Bauchdecke in der Mittellinie. Im Übrigen unauffälliger sonographischer Befund, insbesondere der beiden Nieren.

Die Verdachtsdiagnose lautet Urachuszyste mit Anschluss an den Nabel. Als Therapie wird der Mutter eine operativen Freilegung mit Exzision der Urachuszyste und des Nabelsinus empfohlen.

Der Urachus stellt in der Fetalentwicklung die Verbindung zwischen der Allantois im Haftstiel (dem Nabelschnurvorläufer) und der Blase dar. Normalerweise verjüngt er sich im 4.–5. Monat und obliteriert dann vollständig.

Störungen der Urachusobliteration können zu folgenden Fehlbildungen führen (◘ Abb. 14.35)

- **Persistierender Urachus:** Hierbei ist der Urachus komplett von der Blase bis zum Nabel durchgängig. Dies führt zu einem tröpfelnden Urinabgang über den Nabel. Der Nachweis erhöhter Kreatininwerte im Sekret unterscheidet den persistierenden Urachus vom persistierenden Ductus omphaloentericus. Ein Miktionszysturethrogramm oder eine Füllung des Fistelkanals vom Nabel aus zeigt die anatomischen Verhältnisse. Die operative Exzision des Urachus ist die Therapie der Wahl.
- **Urachuszyste:** Obliteriert der Urachus sowohl am Übergang zur Blase als auch am Nabel, während er im mittleren Abschnitt persistiert, so kommt es durch Epithelabschilferungen und Flüssigkeitsexsudation zur Ausbildung einer Urachuszyste.

Diese kann durch eine zunehmende Raumforderung oder durch Infektion mit Abszedierung auffallen. Auch maligne Entartungen mit Ausbildung eines Urachuskarzinoms sind beschrieben worden. Eine infizierte Urachuszyste führt zu Unterbauchschmerzen, oft mit Abwehrspannung, Pollakisurie und Nachweis eines Harnwegsinfektes. Bei Auftreten der genannten Komplikationen ist die Exzision der Urachuszyste, bei Tumoren unter Mitnahme des Nabels indiziert.

- **Urachussinus:** Dies ist eine Persistenz der umbilikalen Öffnung des Urachus. Geringe Sekretion sowie eine mögliche Infektion sind typische Symptome. Die Therapie besteht auch hier in einer Exzision.
- **Urachusdivertikel:** Persistiert nur die Verbindung des Urachus zur Blase, so zeigt sie sich als divertikelartige Verformung des Blasendaches. Wie bei anderen Divertikeln (► Abschn. 14.4.3) ergibt sich eine Therapieindikation beim Urachusdivertikel nur aufgrund von Divertikelgröße, Divertikelrestharn und persistierenden Infektionen oder Steinbildung.

14.4.3 Kongenitale Blasendivertikel

Diese entstehen durch eine angeborene Fehlbildung der Wandung der Harnblase. Im Gegensatz zu den viel häufigeren erworbenen **Pseudodivertikeln**, die sich infolge einer infravesikalen Obstruktion, z. B. bei benigner Prostatahyperplasie bilden und durch das Fehlen einer Muskularis in der Divertikelwand gekennzeichnet sind, besitzen kongenitale Blasendivertikel alle Wandschichten.

Viele kongenitale Blasendivertikel sind völlig unauffällig und werden nur zufällig im Miktionszysturethrogramm oder in der Sonographie gefunden. Eine Symptomatik und damit auch eine Indikation zur operativen Therapie durch Abtragung des Divertikels

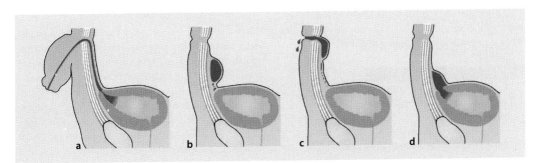

◘ Abb. 14.35a–d Urachusfehlbildungen. **a** Persistierender Urachus. **b** Urachuszyste. **c** Urachussinus. **d** Urachusdivertikel

kann in einer Abflussbehinderung eines Harnleiters oder in einer Entleerungsstörung der Blase aufgrund der Größe des Divertikels bestehen. Weitere Symptome sind zweizeitige Miktion (der Urin fließt bei der Miktion aus der sich kontrahierenden Blase in das schlaffe Divertikel und füllt kurz nach Ende der Miktion die Harnblase wieder) sowie Steinbildung und persistierender Infekt bei Divertikel-Restharnbildung.

14.4.4 Prune-belly-Syndrom

❯ Die Kombination aus einer Hypo- oder Aplasie der quergestreiften Bauchdeckenmuskulatur, der glatten Muskulatur der ableitenden Harnwege mit erheblich vergrößerter, schlaffer Blase (Megazystis), Megaureteren, Hypo- oder Aplasie der Prostata und einem beidseitigen Kryptorchismus bezeichnet man als Prune-belly-Syndrom.

Die Bezeichnung Prune-Belly (»Pflaumenbauch«) beschreibt eindrucksvoll das Aussehen der Bauchdecken, die schlaff und runzlig wie die Haut einer Trockenpflaume erscheinen (◻ Abb. 14.36). Die embryologische Grundlage dieser mit 1:40 000 recht seltenen Fehlbildung ist völlig unklar. Definitionsgemäß können nur männliche Patienten betroffen sein, aber vergleichbare Bauchwand- und Blasenfehlbildungen sind auch bei Mädchen beschrieben worden. Tritt nur eine Bauchwandfehlbildung ohne urologische Auffälligkeiten auf, so spricht man vom **Pseudo-Prune-belly-Syndrom.**

Neben den charakteristischen Bauchwandveränderungen ist eine erheblich vergrößerte schlaffe Blase (**Megazystis**) mit dünner Wand typisch. Die Ureteren sind im Sinne von primären Megaureteren erheblich erweitert und geschlängelt, ohne dass eine Uretermündungsenge vorliegt. Es besteht in der Regel ein vesikoureteraler Reflux. Das Hohlsystem der Nieren ist unterschiedlich stark dilatiert. Im Parenchym finden sich häufig dysplastische Abschnitte. Die Prostata ist in der Regel hypoplastisch und umschließt eine sehr weite prostatische Harnröhre. Es findet sich üblicherweise ein beidseitiger Bauchhoden. Bis 10 % der Patienten weisen kardiale Anomalien auf.

> Tipp
>
> Die Megazystis und die dilatierten oberen Harnwege fallen oft schon in der fetalen Sonographie auf und müssen differenzialdiagnostisch von Veränderungen bei Harnröhrenklappen abgegrenzt werden (s. u.).

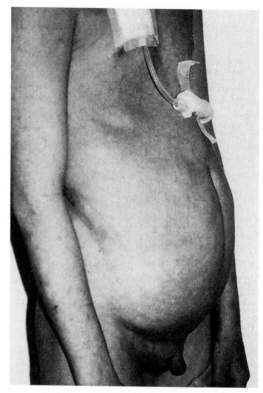

◻ **Abb. 14.36** Prune-belly-Syndrom. Charakteristische Bauchwandveränderungen bei einem 10-jährigen Knaben. Das Skrotum ist leer bei Zustand nach Entfernung beidseitiger Bauchhoden

Nach der Geburt ist die Diagnose anhand des unverwechselbaren Aspektes der Bauchdecken sofort zu stellen. Die sonographische und urographische Darstellung der Harnwege erfasst die assoziierten Fehlbildungen. Von einer Miktionszysturethrographie raten viele Autoren ab, da in den ersten Lebensmonaten eine erhebliche Infektgefahr der oberen Harnwege besteht.

❯ Diese Infektgefahr scheint auch die Prognose wesentlich zu beeinflussen.

Einige Patienten zeigen urodynamisch fast normale Blasenfunktionsparameter und verbleiben trotz der erheblichen morphologischen Veränderungen zeitlebens unauffällig. Andere entwickeln insbesondere bei unvollständiger Blasenentleerung rezidivierende Harnwegsinfekte mit pyelonephritischen Schädigungen bei bestehendem Reflux. Liegen gleichzeitig noch dysplastische Nierenveränderungen vor, können solche Verläufe in der Niereninsuffizienz enden.

Zur Therapie sind eine Vielzahl plastischer Operationen vorgeschlagen worden, um die Morphologie an

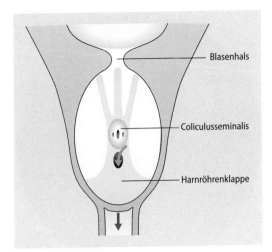

Blasenhals

Coliculusseminalis

Harnröhrenklappe

Abb. 14.37 Hintere Harnröhrenklappen. (Adaptiert nach Robertson und Hayes 1969, ▶ Text)

das Normale anzugliedern. Die Prognose scheint sich jedoch dadurch nicht wesentlich geändert zu haben, so dass heute allgemein ein konservatives Vorgehen mit Harnwegsinfektprophylaxe durch Antibiotikaprophylaxe und ein Training zur restharnfreien Blasenentleerung (Zweifach- und Dreifachmiktion, Benutzung der Bauchpresse) empfohlen wird. Der Kryptorchismus bedarf allerdings regelhaft der operativen Behandlung, wobei die Fertilität trotzdem oft nur gering ist.

14.4.5 Harnröhrenklappen

Hintere Harnröhrenklappen

Entwicklung Als hintere Harnröhrenklappen bezeichnet man eine Membran zwischen der prostatischen und membranösen Harnröhre, die wegen einer nur kleinen Öffnung zu einer Behinderung der Blasenentleerung (infravesikale Obstruktion) führt. Diese Fehlbildung gibt es nur bei Knaben, bei denen sie mit einer Häufigkeit von 1:5000 bis 1:8000 auftritt. Embryologisch handelt es sich möglicherweise um einen Rest der Urogenitalmembran oder um Reste eines zu weit vorn in den Sinus urogenitalis einmündenden Wolffschen Ganges (■ Abb. 14.37).

Pathogenese Die Harnröhrenklappen wirken bei der Miktion als Ventil wie zwei in die Harnröhre prolabierende Spinnakersegel und stellen dem aus der Blase strömenden Urin einen wesentlichen Widerstand entgegen, während bei der retrograden Passage von Kontrastmittel oder mit einem Zystoskop die Klappen leicht passierbar sind. Die bereits intrauterin wirksame Stö-

rung der Blasenentleerung führt zu einer oft massiven Hypertrophie der Blasenwand. Trotzdem ist eine restharnfreie Entleerung oft nicht möglich. Die Abflussbehinderung wird auf den oberen Harntrakt fortgeleitet und führt zu einer Dilatation der Ureteren und des Nierenhohlsystems, so dass sekundär obstruktive Megaureteren entstehen können. Durch die Blasenwandhypertrophie verändert sich oft die Anatomie der Uretermündung, so dass es gleichzeitig auch zum sekundären Reflux kommt. Die bereits in den frühen Embryonalwochen auftretende beidseitige Harnstauung kann zu einer Störung der Differenzierung der Nachnieren führen. Die Nieren weisen dann typische Zeichen der Hypoplasie und Dysplasie (▶ Abschn. 14.2.2) auf.

Klinik Harnröhrenklappen können in Einzelfällen nur zu geringgradigen Miktionssymptomen ohne Beeinträchtigung der oberen Harnwege führen. Dies ist jedoch die Ausnahme. Fast immer finden sich bereits bei der Geburt ausgeprägte beidseitige Hydronephrosen mit oder ohne vesikoureteralem Reflux. Oft liegt bereits eine Niereninsuffizienz im Stadium der kompensierten Retention vor.

> **❯** Das primäre Therapieziel ist daher der schnellstmögliche Erhalt der Nierenfunktion.

Im Gegensatz zu den primären Megaureteren, die oft keine Veränderungen der Nierenfunktion bewirken und keine Progredienz zeigen, verschlechtert sich die Nierenfunktion bei unbehandelten Urethralklappen wie auch bei anderen infravesikalen Stenosen (zum Beispiel bei Sphinkter-Detrusor-Dyssynergie bei kongenitaler neurogener Blase) nahezu immer.

Diagnostik Da die Diagnose heutzutage meist bereits intrauterin gestellt wird, sollte am ersten Lebenstag eine **Harnblasensonographie** vor und nach Miktion erfolgen. Wird die Harnblase dabei typischerweise unvollständig entleert, erfolgt am ersten Lebenstag die **Drainage** durch einen suprapubischen Katheter. Dies ist auch bei frühgeborenen Kindern heute problemlos möglich, da es entsprechende Katheter mit 5 Charr. Durchmesser (1,7 mm) gibt. Unter einer solchen Harnableitung sollte dann die Nierenfunktion kontrolliert werden. Wie oben erwähnt, entspricht der Kreatininwert bei Geburt stets dem mütterlichen Kreatininwert. Je nach Nierenfunktion kommt es dann zum Anstieg oder zum Abfallen des Serum-Kreatinins des Neugeborenen. Über den liegenden suprapubischen Katheter kann in den nächsten Tagen unter antibiotischer Abdeckung die Blase mit Kontrastmittel gefüllt werden. Beim folgenden **Miktionszysturethrogramm** lässt sich die Diagnose bestätigen (■ Abb. 14.38a).

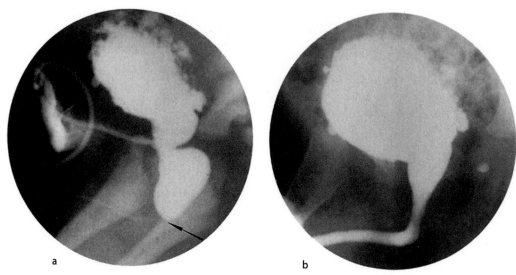

a   **b**

◘ **Abb. 14.38a,b** Hintere Harnröhrenklappen. **a** Miktionszysturethrogramm präoperativ. Die Blase wird über einen suprapubischen Katheter gefüllt. Erheblicher Kalibersprung zwischen prostatischer und membranöser Harnröhre als Ausdruck der Klappe (*Pfeil*). Pseudodivertikel der Harnblase. **b** Miktionszysturethrogramm postoperativ: an der Stelle der Klappe jetzt breiter Kontrastmittelübertritt. Rückbildung der Blasenwandveränderungen. (Mit freundlicher Genehmigung von Prof. Dr. E. Richter, Kinderradiologie, Universitätskinderklinik Hamburg-Eppendorf)

Therapie Vor einer definitiven Therapie wird zunächst die Stabilisierung der Nierenfunktion abgewartet. Die **Katheterableitung** der Harnblase führt oft rasch zu einer Abnahme der Blasenwandhypertrophie und zu einem Rückgang der Dilatation der oberen Harnwege. Im Laufe der ersten Lebenswochen kann sich die Nierenfunktion darunter dramatisch bessern.

Hat sie sich schließlich stabilisiert, erfolgt die definitive Therapie durch **transurethrale Resektion der Klappen**. Hierbei wird die klappenartige Membran mit einem kleinen elektrischen Häkchen über ein Zystoskop entweder bei 12 h nach ventral oder beidseits lateral bei 9 h und 3 h inzidiert. Der Erfolg wird durch ein erneuertes **Miktionszysturethrogramm** überprüft, was jetzt einen breiten Kontrastmittelübertritt aus der bulbären in die membranöse Harnröhre zeigt (◘ Abb. 14.38b).

> **Tipp**
>
> Die heute zur Verfügung stehenden Instrumente zur transurethralen Resektion von Klappen haben einen Außendurchmesser von etwa 10 Charr., also 3,3 mm. Ein Einführen so eines Instruments ist beim reifen Neugeborenen kein Problem.

Die Harnröhre von Frühgeborenen kann jedoch zu klein für eine endoskopische Therapie sein. Bei solchen

Kindern belässt man den suprapubischen Katheter so lange, bis die Harnröhre für eine endoskopische Behandlung ausreichend weit ist. Wird eine Katheterversorgung über mehrere Monate notwendig, kann man alternativ eine **suprapubische Vesikostomie** anlegen. Dabei wird der Blasendom eröffnet und als kleines Stoma in die Unterbauchhaut eingenäht. Der Urin drainiert sich dadurch spontan in die Windel. Nach erfolgreicher Schlitzung der Klappe wird das Stoma verschlossen.

In manchen Fällen kommt es trotz suprapubischer Harnableitung nicht zur Besserung von Harnstauungsnieren und Nierenfunktion. In solchen Fällen liegt eine **sekundäre Uretermündungsstenose** auf dem Boden der Blasenwandhypertrophie vor. Bessert sich die Nierenfunktion also nach Katheterdrainage nicht, ist eine Drainage der Nierenhohlsysteme gelegentlich notwendig. Bei der perkutanen Nephrostomie wird unter Ultraschallsicht die untere Kelchgruppe der Niere von dorsolateral punktiert. Nach Einlage eines Führungsdrahtes in das Hohlsystem wird dann ein ebenfalls 5 Charr. durchmessender Katheter ins Nierenbecken platziert. Bei der operativen Anlage einer Pyelokutaneostomie (Hautstomabildung mit dem Nierenbecken = Pyelon) entfallen regelmäßige Wechsel der Nephrostomiekatheter und assoziierte Katheterprobleme. Die Versorgung des inkontinenten Stomas mit Windeln ist unproblematisch.

Utriculus-Zysten

Der Utriculus ist ein auf dem Colliculus seminalis mündender Sinus, der als Rest des Müllerschen Ganges beim männlichen Individuum verbleibt.

> Bildet sich der Müllersche Gang nur unvollständig zurück und erweitert sich stattdessen zystisch, so entsteht eine Utriculus-Zyste oder Müllergang-Zyste.

Wenn sie klein ist, führt sie oft zu keiner Symptomatik und bedarf keiner Therapie. Große Zysten können jedoch die prostatische Harnröhre obstruieren und zu Rückfluss von Urin in die Ductuli ejaculatorii führen. Neben der Symptomatik der infravesikalen Obstruktion sind dann rezidivierende Nebenhodenentzündungen bereits im frühen Kindesalter typische Symptome, die zur Diagnose führen.

Meist ist die endoskopische elektrochirurgische Zysteneröffnung (»unroofing«) ausreichend, die offenchirurgische Exzision ist selten indiziert.

14.4.6 Harnröhrenstenosen

Urethrastenosen

> Nur etwa 10 % der Urethrastenosen, die im Kindesalter diagnostiziert werden, sind kongenital, mehr als 60 % dagegen iatrogen, also Folge unsachgemäßer transurethraler Instrumentation.

Angeborene Strikturen kommen in allen Abschnitten der Harnröhre vor. **Harnstrahlabschwächung**, selten bis zum Harnverhalt, und Pollakisurie sind typische Symptome.

Bei den sehr seltenen Stenosen der bulbären Harnröhre empfiehlt sich zunächst ein Versuch der endoskopischen Behandlung, der sogenannten **Urethrotomia interna**. Über ein etwa 10 Charr. (3,3 mm) durchmessendes Urethrotom wird die Stenose vom Lumen aus bei 12 h mit dem endoskopischen Messer inzidiert. Nur wenn sich Rezidivstenosen bilden, muss eine **offene Operation** vom Damm aus mit Exzision der Stenose und End-zu-End-Anastomose der Harnröhre erfolgen.

Meatusstenose bei Knaben

Echte angeborene Meatusstenosen bei Knaben sind selten. Die wesentlich größere Zahl ist Folge einer narbigen Stenosierung, die nach Balanitiden (Entzündungen der Eichel), aber auch nach Zirkumzisionen auftreten kann.

So ist die Meatusstenose in Ländern mit regelhafter Zirkumzision Neugeborener, z. B. in den USA,

Tab. 14.2 Normale Kaliber der Urethra in Abhängigkeit von Alter und Geschlecht

Alter	Mädchen	Jungen
1–4 Jahre	14 Charr.	10 Charr.
5–0 Jahre	16 Charr.	12 Charr.
11–12 Jahre	20 Charr.	14 Charr.

ein häufiges kinderurologisches Krankheitsbild. Die Symptomatik besteht in einem dünnen Harnstrahl, der nach oben gerichtet, geteilt sein oder streuen kann. Die alleinige Inspektion des Meatus legt die Diagnose zwar nahe, ist aber nicht ausreichend zur Stellung der Operationsindikation. Dies gelingt nur über eine Kalibrierung des Meatus; dabei sollten die altersabhängigen Normwerte bekannt sein (Tab. 14.2). Die adäquate Therapie für eine Meatusstenose ist eine **Meatusplastik**: Hierbei wird die stenosierende Membran durch einen Scherenschlag nach ventral und proximal gespalten und die Urethraschleimhaut mit der Glansschleimhaut vernäht.

Distale Urethrastenose bei Mädchen

Führt man bei Mädchen Miktionszysturethrographien durch, so findet man nicht selten auffällig erweiterte Harnröhren, die durch eine distale Stenose bedingt zu sein scheinen. Da diese Untersuchung meistens bei Mädchen mit rezidivierenden Harnwegsinfekten durchgeführt wird, setzte sich in den 1960er und 1970er Jahren des letzten Jahrhunderts die Vorstellung durch, dass ein Großteil der rezidivierenden Harnwegsinfekte bei Mädchen durch eine distale Harnröhrenstenose bedingt sei. Die Harnröhren wurden in Narkose kalibriert und in Unkenntnis der tatsächlichen Normwerte (Tab. 14.2) meist für stenotisch befundet, woraufhin eine Urethrotomia interna durchgeführt wurde. Erst kontrollierte Studien bewiesen dann, dass keine Änderung der Harnwegsinfekthäufigkeit nach dem Eingriff eintrat. Die Erhebung definitiver Normwerte an gesunden Mädchen bewies im Weiteren, dass die Annahme distaler Harnröhrenstenosen in den allermeisten Fällen unzutreffend war.

Die auffälligen Harnröhrenveränderungen sind oft Folge der Kontraktion des Beckenbodens zur Vermeidung einer schmerzhaften Miktion durch die nach dem Katheterismus gereizte Harnröhre.

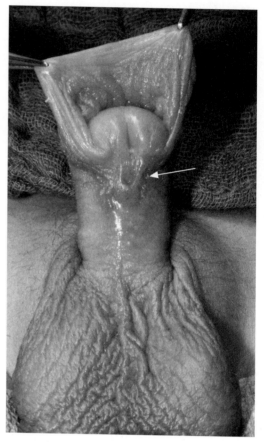

Abb. 14.39 Distal-penile Hypospadie mit typischer dorsaler Präputialschürze. Der Meatus ist mit einer *Pfeilspitze* markiert

---

14.4.7 Hypospadie

> Vereinigen sich die Urethralleisten nicht auf der vollen Länge des Penis oder findet die Fossa navicularis keinen Anschluss an die Urethra, so entsteht eine Harnröhrenmündung proximal der Spitze der Glans penis auf der Ventralseite des Penis. Diese Fehlbildung wird Hypospadie genannt.

Ausgeprägte Hypospadien können als gradueller Übergang zur weiblichen Ausbildung des äußeren Genitales angesehen werden.

Anstelle der distalen Urethra und des dazugehörigen Corpus spongiosum entsteht aus dem Mesenchym der Urethralrinne ein fibröses Bindegewebe, die Chorda. Diese fehlt nur bei ganz distal gelegenen Hypospadieformen. Gleichzeitig kommt es oft zu einem disproportionalen Wachstum der Corpora cavernosa. Dies führt dazu, dass der Penis bei Erektion, bei ausgeprägteren Formen auch ohne Erektion, eine Verkrümmung nach ventral erfährt, die bei ausgeprägteren Formen so hochgradig ist, dass ein Geschlechtsverkehr nicht möglich ist. Bei distalen Hypospadieformen kann diese Verkrümmung aber auch ganz fehlen. Da durch die fehlende Verschmelzung der Urethralfalten auch die Bildung einer Vorhaut auf der Ventralseite des Penis nicht erfolgt, entsteht eine typische **dorsale Vorhautschürze** (◻ Abb. 14.39).

Der hypospade Meatus kann je nach Zeitpunkt der embryonalen Hemmungsmissbildung im gesamten Verlauf der Harnröhre mit Ausnahme der prostatischen Harnröhre liegen: Dabei unterscheidet man perineale, skrotale, penoskrotale, penile, koronare und glanduläre Formen der Hypospadie (◻ Abb. 14.40, ◻ Abb. 14.41).

Therapie Ziele der operativen Therapie der Hypospadie sind die Ermöglichung einer normalen Miktion im Stehen, einer normalen Geschlechtsfunktion (Penetratio, Immissio) sowie die kosmetische Korrektur des Genitalaspektes. Entsprechend zielen die einzelnen Operationsschritte auf eine **Korrektur** der

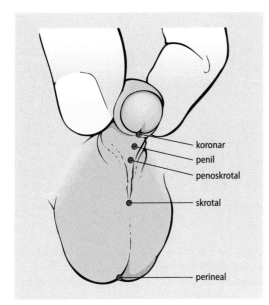

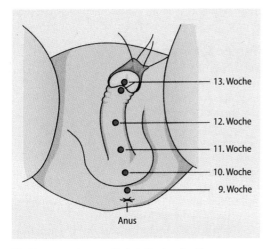

○ **Abb. 14.40** Mögliche Lokalisationen des Meatus bei Hypospadie

○ **Abb. 14.41** Hypospadie. Lokalisation des Meatus externus urethrae in Abhängigkeit vom Zeitpunkt des Eintretens der embryonalen Hemmungsmissbildung

Penisverkrümmung (Aufrichtung durch Chordaexzision) sowie auf eine **Verlagerung der äußeren Harnröhrenmündung** an die Spitze der Glans penis (Harnröhrenrekonstruktion). Hierzu wurden mehr als 200 verschiedene Operationstechniken entwickelt, die diese Ziele in ein-, zwei- und dreizeitigen Operationsschritten anstreben.

Die Wahl unterschiedlicher Operationen richtet sich nach Ausmaß der Penisverkrümmung, Schwere-

grad des Harnröhrendefektes (Lokalisation der hypospaden Harnröhrenmündung) sowie der Komplikationsrate der unterschiedlichen Operationstechniken (Fisteln, Harnröhrenstenosen).

Blasen- und Harnröhrenfehlbildungen

- Harnröhrenfehlbildungen erstrecken sich auf der Dorsalseite des äußeren Genitale nur auf die Harnröhre (**Epispadie**), als komplette Spaltbildung auch auf die Blase (**Blasenekstrophie**), im schwersten Fall zusätzlich auf das Zökum (**kloakale Ekstrophie**)
- Unvollständige Rückbildung von Urachusstrukturen führt zur **Urachuspersistenz** mit Urinverlust über den Nabel, zu **Urachussinus, -zysten und -divertikeln.**
- **Prune-belly-Syndrom**: Kombination aus Hypoplasie der vorderen Bauchwandmuskulatur, Megazystis, Megaureteren, Prostatahypoplasie und Kryptorchismus.
- **Hintere Harnröhrenklappen**: Bedingen infravesikale Obstruktion, bewirken meistens massive beidseitige Hydronephrose und sekundär obstruktive und refluxive Megaureteren, Risiko der progredienten Niereninsuffizienz.
- **Hypospadien**: Häufige ventrale Fehlmündungen der Urethra, die besonders bei ausgeprägteren Formen mit ventraler Penisverkrümmung einhergehen.

14.5 Intersexuelle und genitale Fehlbildungen

S. Conrad

14.5.1 Geschlechtszuweisung

Störungen der Geschlechtsdifferenzierung gehen oft mit intersexuellen Fehlbildungen des äußeren Genitales einher. Das äußere Genitale von Mädchen und Jungen entwickelt sich aus denselben Ursprüngen durch unterschiedlich starkes Wachstum von Genitalhöckern, Genitalwülsten und Urethralfalten.

❯ Zwischen dem männlichen und dem weiblichen Phänotyp sind alle Übergangsstufen, die als Intersex bezeichnet werden, denkbar (○ Abb. 14.42).

Bei Neugeborenen mit solchen Intersexfehlbildungen stellt sich somit die Frage der Geschlechtszuordnung. Das chromosomale Geschlecht kann dabei nur eine

◻ **Abb. 14.42** Intersex-Fehlbildung. Gradueller Übergang vom phänotypisch weiblichen zum phänotypisch männlichen Geschlecht

untergeordnete Rolle spielen. Wichtiger ist der Grad der Maskulinisierung des äußeren Genitales und die technischen Möglichkeiten des Urologen, die unvollständige Entwicklung in die weibliche oder männliche Richtung abzuschließen. In Grenzfällen ist oft eine Entwicklung in Richtung eines weiblichen äußeren Genitales erfolgreicher durchführbar.

Früher galt, dass die Geschlechtszuordnung in Absprache von Pädiatern, Kinderurologen, Humangenetikern und Kinderpsychologen möglichst frühzeitig erfolgen und dann konsequent fortgeführt werden sollte. Inzwischen wird, gerade auch auf Anregung von Betroffenen, ein breiter gesellschaftlicher Diskurs geführt über den Zeitpunkt, den Grad und die grundsätzliche Notwendigkeit einer Geschlechtszuweisung und die damit gegebenenfalls verbunden operativen Interventionen, der neben medizinischen auch soziale und ethische Aspekte berücksichtigt.

14.5.2 Störungen des chromosomalen Geschlechtes

❯ Jede Abweichung von der normalen Zahl der Geschlechtschromosomen führt zu einer Fehlbildung der Gonaden, jedoch meist nur zu einer geringen Störung des phänotypischen Geschlechtes.

Klinefelter-Syndrom

Diese mit 1:500 sehr häufige Chromosomenaberration entspricht dem Karyotyp 47 XXY. Sie führt zu einer **Hodenatrophie**, die jedoch oft erst durch mangelnde Volumenzunahme in der Pubertät auffällt. Die Entwicklung des äußeren Genitales ist bis zur Pubertät ansonsten normal. In der Pubertät entwickeln die Patienten dann etwa in 50 % eine **Gynäkomastie** und einen **weiblichen Behaarungstyp**. Oft führt erst die übliche Infertilität zur Diagnose der Erkrankung.

Die Therapie beschränkt sich auf eine Testosteronsubstitution. Durch reproduktionsmedizinische Techniken gelingt es heute gelegentlich, bei Betroffenen befruchtungsfähige Spermien zu gewinnen, sodass die Testosteronsubstitution, die die Spermiogenese supprimiert, nicht zu früh erfolgen sollte.

Turner-Syndrom

Dieser Störung liegt der Karyotyp 45 XO zugrunde. Sie tritt bei einem von 2700 Mädchen auf. Die Chromosomenabaration führt zu einer Ausbildung beidseitiger sog. **Streak-Gonaden** (vom engl. streak = Streifen, da die Ovarien Streifen fibrösen Gewebes ähnlich einem normalen ovariellen Stroma aufweisen, Keimzellen jedoch fehlen). Das äußere Genital ist dagegen normal entwickelt, ebenso wie Uterus und Eileiter. Auffällig ist der **Minderwuchs** der Patientinnen. Da eine hormonelle Produktion in den Ovarien nicht stattfindet, bleibt die Pubertätsentwicklung aus.

Deshalb ist eine Substitutionsbehandlung mit Östrogenen ab der frühen Pubertät angezeigt. Zusätzlich sind in der letzten Zeit gute Erfolge in der Behandlung des Minderwuchses mit gentechnologisch erzeugtem Wachstumshormon berichtet worden.

Gemischte Gonadendysgenesie

Bei dieser relativ häufigen Störung der Geschlechtsdifferenzierung liegt auf der einen Seite ein **Hoden** und auf der anderen Seite eine **Streak-Gonade** vor. Als Ursache findet man in der überwiegenden Zahl der Fälle eine Mosaikbildung aus 45 XO und 46 XY.

Trotz des Vorliegens eines Hodens kommt es nur zur **inkompletten Maskulinisierung**, sodass das gesamte Spektrum der Intersexfehlbildungen des äußeren Genitales gefunden werden kann (◘ Abb. 14.42). Der Hoden ist in den meisten Fällen nicht deszendiert, sondern findet sich interabdominell. Eine Vagina, ein Uterus sowie wenigstens ein Eileiter sind fast immer vorhanden. Während das rudimentäre Ovar alle Zeichen der Streak-Gonade aufweist, ist der Hoden histologisch recht normal aufgebaut, Keimzellen fehlen jedoch. In der Pubertät kommt es zur androgenen Sekretion der Leydig-Zellen, sodass auch bei phänotypisch weiblichem äußeren Genitale zu diesem Zeitpunkt eine Maskulinisierung festzustellen ist.

Aus diesem Grunde, und da in den dysgenetischen Gonaden in bis zu 25 % Tumoren entstehen, ist die **Entfernung beider Gonaden bei Mädchen** mit gemischter gonadaler Dysgenesie stets indiziert. Bei Jungen sollte ein **deszendierter Hoden**, aber kein Bauchhoden **erhalten werden**, da er eine normale Testosteronsekretion, allerdings keine Fertilität, garantiert und in solchen Hoden bislang keine Tumoren gefunden wurden.

14.5.3 Störungen des gonadalen Geschlechtes

Bei diesen Erkrankungen ist das Geschlecht chromosomal normal festgelegt. Trotzdem kommt es zur Fehlentwicklung der Gonaden und in der Folge auch des Genitales.

Echter Hermaphroditismus

❯❯ Als echter Hermaphroditismus wird eine Fehlbildung bezeichnet, bei der bei einem Patienten sowohl ein Ovar als auch ein Hoden vorhanden ist oder ein- oder beidseitig eine aus Ovar und Hoden kombinierte Gonade, ein sogenannter Ovotestis vorliegt.

Im Gegensatz zur gemischten gonadalen Dysgenesie finden sich sowohl im Ovar als auch im Testis Keimzellen. Im Bereich des äußeren Genitales sind alle Übergangsformen der Intersex-Fehlbildung beschrieben (◘ Abb. 14.42). Ein Uterus liegt meist vor, der Hoden ist oft nicht deszendiert. In der Pubertät kann es sowohl zur Feminisierung mit Brustwachstum und Menstruation als auch zur Maskulinisierung mit Spermatogenese kommen.

Die Therapie hängt von der Geschlechtszuordnung ab und besteht aus einer Entfernung der kontrasexuellen Gonade und entsprechender plastischer Korrektur des äußeren Genitales.

Tipp

Tumoren sind beim echten Hermaphroditismus wesentlich seltener als bei der gemischten Gonadendysgenesie.

Reine Gonadendysgenesie

❯❯ Bei der reinen Gonadendysgenesie weisen die betroffenen Patienten beidseitige Streak-Gonaden auf.

Sie können karyotypisch sowohl weiblich (46 XX) als auch männlich (46 XY) sein. Das äußere Genital ist komplett weiblich; eine Feminisierung findet jedoch während der Pubertät nicht oder kaum statt. Im Gegensatz zum Turner-Syndrom mit gleichartigen gonadalen Fehlbildungen zeigen die betroffenen Patientinnen jedoch keine assoziierten Fehlbildungen. Auch hier sollte eine Entfernung der Streak-Gonaden wegen der Gefahr der malignen Entartung erfolgen.

Darüber hinaus ist eine Östrogen-Substitution notwendig.

Testikuläre Dysgenesie

❯❯ Bei diesen karyotypischen männlichen Individuen (46 XY) liegen zwei Hoden vor, die jedoch keine Keimzellen aufweisen und eine inadäquate Testosteron- und MIF-Sekretion aufweisen.

Dies führt zu einer unterschiedlich ausgeprägten Feminisierung des Genitales und zur Persistenz von Müller-Gang-Strukturen, insbesondere Uterus und Tube.

Auch hier wird eine Entfernung der Hoden aufgrund maligner Entartungsgefahr empfohlen. Nach entsprechender Geschlechtszuweisung sollte die adäquate hormonelle Behandlung erfolgen.

14.5.4 Störungen des phänotypischen Geschlechtes

Bei den betroffenen Patienten besteht ein normaler männlicher oder weiblicher Karyotyp und dazu passende, normal angelegte Gonaden. Aufgrund einer **gestörten hormonellen Wirkung** kommt es jedoch trotzdem zu einer Intersex-Fehlbildung.

Da also das gonadale Geschlecht festgelegt ist, spricht man auch vom **Pseudohermaphroditismus**.

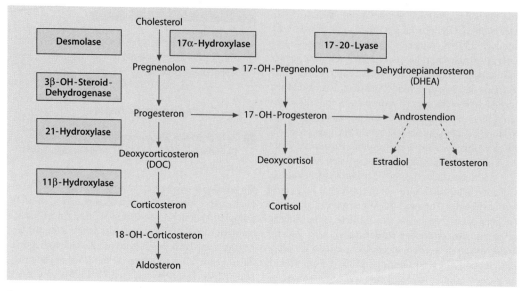

Abb. 14.43 Stoffwechselweg der Steroidhormone

Pseudohermaphroditismus femininus

Beim weiblichen Pseudohermaphroditismus existieren beidseitig **normale Ovarien**. Die Derivate des Müllerschen Ganges, also Tuben und Uterus, sind angelegt. Die Intersex-Fehlbildung betrifft somit allein das äußere Genitale.

Adrenogenitales Syndrom Erbliche Enzymdefekte führen zu Störungen der Kortikoid-, aber auch der Sexualhormonproduktion (■ Abb. 14.43).

Erhöhte Testosteronspiegel bewirken beim betroffenen Mädchen eine ausgeprägte Virilisierung (Vermännlichung) des äußeren Genitales während der Embryonal- und Fetalentwicklung. Es kommt zur **Klitorishyperplasie** und zur **skrotumartigen** Veränderung der **Labien**, die oft in der Mittellinie verwachsen sind. Äußerlich lässt sich das Genitale oft von dem

eines Jungen mit Maldescensus testis und schwerer Hypospadie nicht unterscheiden.

Zeichen der Nebenniereninsuffizienz bei gleichzeitiger **Nebennierenhyperplasie** sind seltener. Etwa die Hälfte aller Kinder zeigt ein **Salzverlustsyndrom** durch ausgeprägte Natriurie bei fehlenden Gluko- und Mineralokortikoiden.

> ❯ Bei Jungen zeigen sich keine Fehlbildungen des Genitals, sodass die Erkrankung in der Regel bei Geburt nicht erkannt wird.

Durch die fortgesetzte Testosteronproduktion entwickeln die betroffenen Jungen bereits in der Kindheit pubertäre Zeichen, wie fehlendes Wachstum durch frühzeitigen Epiphysenschluss, Größenzunahme des Genitales, Schambehaarung, etc. Dies wird als **Pubertas praecox** bezeichnet.

Exkurs

Enzymdefekte beim adrenogenitalen Syndrom

Der mit Abstand häufigste Enzymdefekt ist der **21-Hydroxylasemangel**. Bei diesem autosomal-rezessiv vererbten Leiden (Häufigkeit ca. 1:10 000) ist die Bildung der aktiven Metaboliten Deoxycortisol und Cortisol erschwert oder unmöglich. Reaktiv kommt es zu einer vermehrten ACTH-Ausschüttung der Hypophyse,

wodurch Metabolite vor dem Block, insbesondere 17-Hydroxipregnenolon und 17-Hydroxiprogesteron akkumulieren (■ Abb. 14.43). Diese können dann in Dehydroepiandrosteron und Androstendion umgewandelt werden, die dann wiederum peripher zu Testosteron verstoffwechselt werden.

Eine seltene Variante ist der **11-β-Hydroxylasemangel**, der mit gleicher Symptomatik, jedoch auch mit Bluthochdruck, einhergeht, da das akkumulierende Desoxycorticosteron (DOC) ein potentes Mineralkortikoid ist (■ Abb. 14.43).

Nach Diagnosestellung erfolgt eine Substitution mit Glukokortikoiden. Dies führt zur Normalisierung der ACTH-Spiegel und damit auch zum Rückgang der Androgenspiegel auf physiologische Werte. Eine Pubertas praecox bei Jungen kann damit durchbrochen werden. Bei Mädchen wird eine normale weibliche Entwicklung hierdurch sichergestellt, sodass eine plastische Korrektur stets in Richtung auf das normale weibliche Genital erfolgen sollte.

Exogene Virilisierung Werden in der Schwangerschaft androgene Hormone genommen, so können weibliche Embryos auch exogen virilisiert werden. In den 1960er- und 1970er-Jahren waren einige Gestagene mit deutlichen androgenen Nebenwirkungen in der Therapie habitueller Aborte gebräuchlich. Mädchen, die unter einer solchen Therapie geboren wurden, zeigen dem adrenogenitalen Syndrom vergleichbare Veränderungen des äußeren Genitales.

Persistierender Sinus urogenitalis Münden Harnröhre und Vagina in einen gemeinsamen Ausführungsgang, so spricht man von einem persistierenden Sinus urogenitalis. Diese Veränderungen gehören zum Spektrum der Intersex-Fehlbildungen (◻ Abb. 14.42), wobei die Vagina in ausgeprägteren Fällen in die Urethra, und nicht umgekehrt mündet (der Müllersche Gang mündet ja ebenfalls in den Sinus urogenitalis). Solche Fehlbildungen kommen jedoch auch ohne weitere Zeichen eines Pseudohermaphroditismus femininus vor. Korrekturbedürftig sind sie oft deshalb, weil sie mit einer Stenose des Introitus vaginae einhergehen. Besteht diese nicht, ist oft keine Therapie notwendig.

Mayer-Rokitansky-Küster-Syndrom Es handelt sich embryologisch um eine Vereinigungsstörung der Müllerschen Gänge mit nachfolgender fehlender Induktion der Vaginalplatte.

❯ **Als Mayer-Rokitansky-Küster-Syndrom bezeichnet man die kongenitale Agenesie der Vagina und fakultativ des distalen Uterus.**

Die Ovarien und Tuben bei betroffenen Mädchen sind normal angelegt. **Nierenfehlbildungen** durch assoziierte Störungen des Wolffschen Ganges (Agenesie, Dysplasie etc.) sind häufig.

Die Diagnose wird oft erst in der Pubertät durch eine primäre Amenorrhö gestellt. Liegt ein Uterus vor, so besteht prinzipiell die Chance einer Fertilität. Dann sollte eine Vagina plastisch rekonstruiert werden, wofür heute sowohl perineale Hautlappen als auch Darmsegmente verwandt werden. Bei fehlendem Uterus kann zuvor ein konservativer Therapieversuch

mit stetiger Bougierung der Vaginalgrube durchgeführt werden.

Hymen imperforatum, Vaginalsepten und Vaginalatresie Die unzureichende Drainage der Vagina und des Uterus kann bei allen drei Erkrankungen zur Sekretverhaltung mit Dilatation von Vagina (Hydrokolpos) oder Vagina und Uterus (Hydrometrokolpos) führen. Eine mögliche Folge ist dann eine **Blasenentleerungsstörung** durch infravesikale Obstruktion. Fällt der Verschluss der Vagina erst in der Pubertät auf, so entsteht bei der Menarche eine **Hämatometrokolpos**.

Ein nicht perforiertes Hymen kann durch einfache Inzision leicht eröffnet werden. Bei einem queren Vaginalseptum ider einer partiellen Atresie sind ausgedehntere plastische Korrekturen notwendig.

Pseudohermaphroditismus masculinus

❯ **Patienten mit einem männlichen Pseudohermaphroditismus sind karyotypisch männlich und besitzen beidseitige Hoden, die meist jedoch nicht deszendiert sind.**

Die Ursache der Störung liegt entweder in einer gestörten Androgen-Biosynthese oder einer fehlenden Interaktion zwischen Androgenen und Androgen-Rezeptoren.

Eine Reihe von häufigen Fehlbildungen im Bereich des männlichen Genitales wird begleitend bei Intersex Fehlbildungen angetroffen, so z. B. die Hypospadie, kongenitale Penisdeviation, Mikropenis oder eine Phimose (▶ Abschn. 14.8).

Die Größe des Penis ist im Kindes- wie im Erwachsenenalter sehr variabel. Ist die gestreckte Penislänge außerhalb des 95%-Bereiches (bei Geburt kürzer als 2 cm, mit 10 Jahren kürzer als 4 cm), so spricht man von einem **Mikropenis**. Ätiologisch nimmt man einen Androgenmangel im zweiten und dritten Trimester der Schwangerschaft an, wenn die sexuelle Differenzierung bereits abgeschlossen ist, der Penis aber seine endgültige Größe durch Wachstum erhält. Eine Behandlung mit Testosteron-Injektionen über 3 Monate ist gerade bei kleineren Kindern oft erfolgreich.

Komplette Androgenresistenz (testikuläre Feminisierung) Bei diesem Krankheitsbild kommt es zur normalen Testosteronsekretion des embryonalen und fetalen Hodens. Da ein Defekt im Rezeptor vorliegt, wird jedoch keine androgene Wirkung auf die Erfolgsorgane vermittelt. Dadurch zeigen die betroffenen Kinder trotz eines Karyotyps von 46 XY und des Vorliegens zweier Hoden einen komplett weiblichen Phänotyp.

Die Erkrankung wird gelegentlich im Rahmen des Verschlusses kindlicher Leistenhernien diagnostiziert, wenn zufällig inguinales Hodengewebe bei dem vermeintlichen Mädchen angetroffen wird. Meist jedoch wird die Diagnose erst bei primärer Amenorrhoe in der Pubertät gestellt. Die Untersuchung zeigt dann, dass Uterus oder Eileiter nicht angelegt sind, da sich die Müllerschen Gänge folgerichtig komplett zurückgebildet haben. Auch die Brustentwicklung ist normal, da der Androgenrezeptor auch im Hypothalamus und in der Hypophyse funktionslos ist und somit trotz hoher Testosteronspiegel reichlich Gonadotropine gebildet werden, wodurch es wiederum zu physiologischen Östrogenspiegeln kommt. Die sekundäre Körperbehaarung wird bei der Frau normalerweise unter der Wirkung adrenaler Androgene ausgebildet. Der Rezeptordefekt bei testikulärer Feminisierung führt damit zur weitgehenden Haarlosigkeit des Körpers, sodass die betroffenen Patientinnen auch als »**hairless women**« bezeichnet werden.

Neben diesen seltenen Fällen des kompletten Rezeptordefektes werden heute mehr und mehr **partielle Rezeptordefekte** erkannt, die nur mit milden Intersex-Fehlbildungen (z. B. Maldescensus testis, mäßige Hypospadie) einhergehen und oft erst durch Infertilität auffallen. Das **Reifenstein-Syndrom**, eine Kombination aus Hypospadie, Gynäkomastie, Azoospermie und Hyperplasie der Leydig-Zellen wird heute als ein Beispiel eines inkompletten Rezeptordefektes gesehen.

Syndrom des persistierenden Müllerschen Ganges Bei diesem Syndrom nimmt man einen Mangel des Müllerian Inhibiting Factors (MIF) an. Dies führt bei normaler männlicher Entwicklung des Genitales zur Persistenz von Müllerschen-Gang-Strukturen, wie Uterus und Eileiter. Oft findet sich auch eine am Colliculus seminalis in die prostatische Harnröhre mündende Vagina.

Somit entspricht das Syndrom der testikulären Dysgenesie, nur ist der Hoden selbst funktionsfähig und eine Fertilität besteht. Zur differenzialdiagnostischen Klärung, da bei der testikulären Dysgenesie eine beidseitige Orchiektomie aufgrund der Tumorinzidenz erforderlich ist, sollte eine Hodenbiopsie durchgeführt werden.

Als Minimalform dieses Syndroms ist eine zystische Erweiterung des Utriculus prostaticus, des physiologischen Restes des Müllerschen Ganges auf dem Colliculus seminalis der prostatischen Harnröhre anzusehen, die als Utriculuszyste bezeichnet wird. Diese ist oft asymptomatisch, kann sich allerdings infizieren und dann Quelle persistierender Harnwegsinfekte sein.

Exkurs

Störungen der Androgensynthese

Wie bereits oben beschrieben, gehen die häufigen Formen des adrenogenitalen Syndromes beim Knaben nicht mit einer Störung des phänotypischen Geschlechtes, sondern mit einer Pubertas praecox einher. Seltene Störungen der Steroidhormonbiosynthese, z. B. Mangel der Enzyme 3-β-Hydroxisteroiddehydrogenase, 17-Hydroxylase, 17-20-Lyase und Desmolase (◘ Abb. 14.43) führen dagegen zu einer reduzierten androgenen Biosynthese und damit zu verschiedenen Formen des männlichen Pseudohermaphroditismus.

Störungen der Geschlechtsdifferenzierung

- Können auf chromosomaler, gonadaler oder phänotypischer Ebene liegen, das phänotypische Geschlecht zeigt alle Übergänge zwischen dem normalen weiblichen und männlichen Erscheinungsbild = **Intersex-Fehlbildung.**
- Häufigste chromosomale Störungen: **Klinefelter-** (47 XXY) und **Turner-Syndrom** (45 XO). Beide Erkrankungen führen zur Infertilität, zeigen aber phänotypisch ein normales männliches bzw. weibliches Genitale.
- **Gemischte Gonadendysgenesie:** Entsteht bei Mosaikbildung 45 XO/46 XY, besitzt einen Hoden und eine Streak-Gonade und zeigt einen Intersex-Phänotyp.
- Fehlanlagen der Gonaden liegen trotz unauffälligem Karyotyp beim **echten Hermaphroditismus**, der **reinen Gonadendysgenesie** und der **testikulären Dysgenesie** vor.
- **Pseudohermaphroditismus:** Phänotypische Intersexbildung bei normalen Gonaden und unauffälligem Chromosomensatz. Häufigste Ursache bei Mädchen ist das **adrenogenitale Syndrom**, bei Jungen eine Androgenresistenz bei einer Rezeptorstörung.
- Isolierte Genitalfehlentwicklungen ohne Intersex-Bildung bei Mädchen: **Vaginalagenesie (Mayer-Rokitansky-Küster-Syndrom)**, vaginale Septen und ein **Hymen imperforatum.** Letztere fallen oft durch infravesikale Obstruktionen bei einer Hydrokolpos auf.
- Isolierte Genitalfehlbildungen bei Jungen: **Hypospadie, kongenitale Penisdeviationen**, die auch ohne Hypospadie auftreten können, die sehr häufige **Phimose** und der **Maldescensus testis**, bei dem ein Leisten- oder ein Bauchhoden vorliegt.

14.6 Funktionelle Blasenentleerungsstörungen

J.W. Thüroff, R. Stein

Ätiologie Funktionelle Störungen von Blase und Sphinkter, die mit sekundären pathologischen Veränderungen des unteren und oberen Harntraktes einhergehen können, sind zumeist Ausdruck einer gestörten Innervation mit Beeinträchtigung der Modulation, Integration und Koordination der verschiedenen, an der Innervation des unteren Harntraktes beteiligten Innervationssysteme. Eine primär mesenchymale Dysplasie der Muskulatur des unteren Harntraktes, wie z. B. beim Prune-belly-Syndrom (▶ Abschn. 14.4.4) ist als Ursache einer Blasenentleerungsstörung eine absolute Rarität.

Bei der **neurogenen Blase** liegt die Ursache in angeborenen (z. B. Myelomeningozele, ◻ Abb. 14.44) oder erworbenen (z. B. Rückenmarkstumoren) Defekten des Nervensystems. Bei der **okkult-neurogenen Blase** liegen vergleichbare Muster der Funktionsstörung vor, ohne dass sich eine neurologische Grunderkrankung nachweisen lässt.

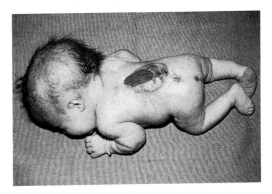

◻ **Abb. 14.44** Thorakolumbale Myelomeningozele

> **Ätiologie neurogener Blasen- und Sphinkterfunktionsstörungen (neuropathische Blase)**
> - **Angeboren**
>   - **Geschlossene Läsionen**
>   - Spina bifida occulta
>   - Sakrallipom
>   - Diastomyelie
>   - Filum-terminale-Syndrom (tethered cord)
>   - Sakralagenesie
>   - Hydrozephalus
>   - Offene Läsionen
>   - Spina bifida cystica (Meningozele, Meningomyelozele)
> - **Erworben**
>   - Frühkindlicher Hirnschaden
>   - Tumoren des Spinalkanals (z. B. Astrozytom, Rhabdomyosarkom)
>   - Spinale Tumormetastasen (z. B. Neuroblastom)
>   - Wirbelsäulenosteomyelitis
>   - Rückenmarkstrauma
>   - Myelitis transversalis
>   - Masernenzephalitis
>   - Poliomyelitis

Symptomatik Symptomatisch steht häufig eine **Harninkontinenz** im Vordergrund, die bei der neuro-

genen Blase fast immer mit einer **Blasenentleerungsstörung** (Restharnbildung, Harntransportstörung des oberen Harntraktes) kombiniert ist.

Diagnostik Die urodynamische Diagnostik zielt auf die Identifikation und Klassifikation der Blasen- und/oder Sphinkterfunktionsstörung, um eine rationale symptomatische Therapie zu ermöglichen.

> ❯ Die Diagnostik muss bei einer möglichen Beeinträchtigung des oberen Harntraktes zunächst die Funktion (Isotopennephrogramm) und Morphologie (Sonographie, Ausscheidungsurogramm) des oberen Harntraktes abklären.

Pathophysiologische Klassifikation der Blasen- und Sphinkterfunktionsstörungen Bei Durchführung der urodynamischen Untersuchung wird die Blase mit Kontrastmittel gefüllt (Videourodynamik), sodass ein evtl. vorliegender vesikoureteraler Reflux nachgewiesen werden kann. Die **urodynamische Kombinationsuntersuchung** misst die intravesikalen und intraabdominellen (rektalen) Drücke gleichzeitig mit dem Beckenboden-EMG während der Speicherphase der Blase (Zystomanometrie, kontrollierte Füllung der Blase mit 10–60 ml pro Minute) und zusammen mit der Harnflussrate in der Entleerungsphase (Miktiometrie), die in der Videourodynamik zusätzlich radiographisch aufgezeichnet werden kann.

> ❯ Störungen der Speicherfunktion werden aufgrund der urodynamischen Befunde der Füllungsphase klassifiziert, Störungen der Entleerungsfunktion aufgrund der Befunde der Entleerungsphase.

- **Harnspeicherstörungen** haben ihre pathophysiologische Ursache in gesteigerten sensorischen Im-

◘ **Tab. 14.3** Pathophysiologische Klassifikation von Blasen- und Sphinkterfunktionsstörungen. (Adaptiert nach Thüroff 1983)

Harnspeicherstörung	Blasenentleerungsstörung
Blasenhypersensitivität (sensorische Urge)	Blasenhyposensitivität
Hyperbare Blase (low compliance)	
Detrusorüberaktivität – Detrusorhyperreflexie (neurogen) – Detrusorinstabilität (motorische Urge)	Detrusorunteraktivität – Detrusorareflexie (neurogen) – Detrusorhypokontraktilität
Sphinkterinsuffizienz – Hyporeaktiv – Hypoton	Subvesikale Obstruktion – Mechanisch – Funktionell (Dyssynergie/Dyskoordination), quergestreifter Sphinkter/glatter Sphinkter

pulsen (Blasenhypersensitivität), in einer verminderten Blasendehnbarkeit (= low compliance, hyperbare Blase), in unwillkürlichen Detrusorkontraktionen (Detrusorüberaktivität) oder in einer Sphinkterinsuffizienz (◘ Tab. 14.3).

▬ **Blasenentleerungsstörungen** haben ihre Ursache in einer verminderten Perzeption sensorischer Reize (Blasenhyposensitivität), in einer herabgesetzten Kontraktilität des Detrusor (Detrusorhypokontraktilität) oder in einer subvesikalen Obstruktion (◘ Tab. 14.3).

❯ Prinzipiell können unterschiedliche Störungen der Detrusor- und Sphinkterfunktion miteinander kombiniert sein, wie dies für die neurogene Blase typisch ist, woraus komplexe Störungen der Speicher- und Entleerungsfunktionen resultieren.

Detrusorunteraktivität Dic Detrusorhypokontraktilität/-akontraktilität und Detrusorareflexie entsprechen funktionell einer schlaffen Lähmung bei Läsion des unteren Reflexbogens (LMNL = »lower motor neuron lesion«), die im Conus medullaris lokalisiert sein kann (nukleäre, sakrale Läsion), in der Cauda equina (infranukleäre, infrasakrale Läsion der Spinalnerven) oder im Bereich der peripheren Nerven (periphere Läsion).

Klinisch steht eine Blasenentleerungsstörung ohne Erhöhung der intravesikalen Ruhedrücke im Vordergrund, wobei das Ausmaß einer Restharnbildung von der Sphinkterfunktion und der davon abhängigen Möglichkeit einer passiven Blasenexprimierung durch Valsalva- oder Credé-Manöver abhängt. Eine Harninkontinenz erklärt sich als passive Überlaufinkontinenz bei großen Restharnmengen (◘ Abb. 14.45) oder als

Folge einer gleichzeitig bestehenden neurogenen Sphinkterinsuffizienz (schlaffe Sphinkterlähmung).

Detrusorüberaktivität Mit oder ohne funktionelle subvesikale Obstruktion (Detrusor-Sphinkter-Dyssynergie). Die Detrusorüberaktivität/-hyperreflexie mit Detrusor-Sphinkter-Dyssynergie entspricht funktionell einer spastischen Lähmung bei Läsion des oberen Reflexbogens (UMNL = »upper motor neuron lesion«), die im Rückenmark oberhalb des sakralen Miktionszentrums lokalisiert ist (supranukleäre, suprasakrale Läsion) und zur Abkoppelung des peripheren Reflexbogens von der zentralnervösen Kontrolle (Hirnstamm, Kortex) führt.

Häufig finden sich Kombinationen einer Detrusorhyperreflexie und daraus resultierender Reflexinkontinenz oder einer hyperbaren Low-compliance-Blase mit einer Detrusor-Sphinkter-Dyssynergie.

Klinisch imponiert eine Blasenentleerungsstörung mit hohen intravesikalen Drücken, Ausbildung von Blasendivertikeln, Stauung des oberen Harntraktes und/oder sekundärem vesikorenalem Reflux (◘ Abb. 14.46). Die Gefährdung des oberen Harntraktes korreliert mit der Höhe der gemessenen intravesikalen Drücke, wobei das Auftreten eines Harnverlustes bei Drücken $>40 \, cmH_2O$ (detrusor leak point pressure) prognostisch ungünstig ist und der therapeutischen Intervention bedarf.

Therapie Die Therapie ist abhängig von der Detrusoraktivität:

▬ **Detrusorunteraktivität.** Hier spielt der **intermittierende Katheterismus** eine zentrale Rolle: Zum einen im Rahmen einer Rehabilitation von Blasenentleerungsstörungen zur regelmäßigen Restharnkontrolle und -entleerung, zum anderen bei

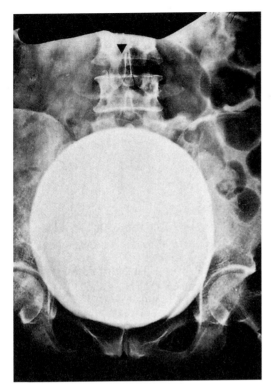

Abb. 14.45 Überlaufinkontinenz bei Detrusorareflexie (schlaffe Blasenlähmung bei Konus-/Kaudaläsion)

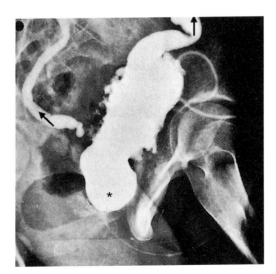

Abb. 14.46 Reflexblase (Detrusorhyperreflexie mit Pseudodivertikeln, Detrusor-Sphinkter-Dyssynergie mit vorblasenartiger Erweiterung der prostatischen Harnröhre (*) und bilateraler vesikorenaler Reflux (↑↑) bei Myelomeningozele)

Tab. 14.4 Stufentherapie von Blasenentleerungsstörungen bei Detrusorhypokontraktilität bzw. Detrusorareflexie

1	Restharnentleerung: intermittierender Katheterismus, Zystostomie
2	Miktionstraining: Mehrfachmiktion, Miktion nach der Uhr
3	Blasenentleerungsmanöver: Valsalva, Credé
4	Pharmakotherapie: α-Blocker, Cholinergika
5	Elektrostimulation: transurethral (Katona), Sakralforamen (Tanagho, Schmidt)
6	Blasenhalsinzision

gänzlich fehlenden Spontanmiktionen als therapeutisches Prinzip im Sinne einer Umgehung des Entleerungsproblems. Darüber hinaus empfiehlt sich das Prinzip einer Stufentherapie, die mit wenig invasiven Behandlungsmaßnahmen beginnt und aggressivere Therapiemaßnahmen therapieresistenten Fällen vorbehält (■ Tab. 14.4).

— **Detrusorüberaktivität mit oder ohne funktionelle subvesikale Obstruktion.** Je nach Aggressivität der intravesikalen Drücke bei Detrusorüberaktivität sowie Ausmaß und Lokalisation der subvesikalen Obstruktion (quergestreifter Sphinkter, glatter Sphinkter) kommen verschiedene therapeutische Maßnahmen in Betracht, die auf eine Reduzierung der Detrusordrücke und Detrusorkontraktionen und Senkung des Blasenauslasswiderstandes abzielen. Hier spielen die systemische oder topische intravesikale Gabe von **Antimuskarinika** (z. B. Oxybutynin, Propiverin) zur Senkung der intravesikalen Drücke eine zentrale Rolle. Die Einbeziehung konservativer, pharmakologischer, instrumenteller und operativer Maßnahmen empfiehlt sich auch hier nach dem Prinzip einer Stufentherapie, die mit wenig invasiven Behandlungsmaßnahmen beginnt und aggressivere Therapiemaßnahmen therapieresistenten Fällen vorbehält (■ Tab. 14.5). Dabei wird prinzipiell die Umwandlung einer kleinkapazitären Hochdruckblase in ein großkapazitäres Niederdruckreservoir angestrebt, vergleichbar mit dem Zustand bei Detrusorareflexie. Dadurch muss in der Regel die Möglich-

◻ Tab. 14.5 Stufentherapie von Blasenentleerungsstörungen bei Detrusorüberaktivität und funktioneller subvesikaler Obstruktion

1	Verhaltenstherapie, Biofeedback
2	Restharnentleerung: intermittierender Katheterismus, Zystostomie
3	Blasenentleerungsmanöver: Triggern, Blasenexprimierung
4	Pharmakotherapie: – Detrusorhyperaktivität: Antimuskarinika, myotrope Spasmolytika – Subvesikale Obstruktion: α-Blocker, Antispastika
5	Elektrostimulation: Sakralforamenstimulation (Tanagho, Schmidt)
6	Sphinkterresektion: – Blasenhalsinzision – Externe Sphinkterotomie
7	Blasenaugmentation (Enterozystoplastik)
8	Supravesikale Harnableitung (inkontinent, kontinent)

keit einer Spontanentleerung zugunsten des intermittierenden Katheterismus geopfert werden.

❯❯ Primäres Therapieziel muss der Erhalt der Nierenfunktion durch Senkung der intravesikalen Drücke und Beseitigung von Harntransportstörungen wie Stauung oder Reflux sein. Die Therapie des Symptoms Harninkontinenz steht an letzter Stelle.

Die **Blasenaugmentation oder -substitution** durch ausgeschaltete Darmsegmente (◻ Abb. 5.11) vermag in der Regel die Reflexinkontinenz durch Senkung der intravesikalen Drücke und Bereitstellung einer ausreichenden Reservoirkapazität zu beherrschen, macht aber insbesondere bei Myelomeningozele in der Mehrzahl der Fälle eine Blasenentleerung durch intermittierenden transurethralen Katheterismus erforderlich.

Bei Mädchen mit konservativ nicht beherrschbarer Reflexinkontinenz und Unfähigkeit zum transurethralen Selbstkatheterismus (Rollstuhlfahrer) ist eine **supravesikale Harnableitung mit kontinentem Stoma** (z. B. Mainz-Pouch) einer Blasenaugmentation vorzuziehen (◻ Abb. 5.12).

Die **inkontinente supravesikale Harnableitung** in ein Nulldrucksystem (z. B. Kolon-Conduit) ist heutzutage nur noch bei Unmöglichkeit des Selbst-

katheterismus (Tetraplegie) oder bei schon bestehender irreversibler Nierenfunktionseinschränkung (Serumkreatinin >2,5 mg/dl) indiziert.

Funktionelle Blasenentleerungsstörungen

— **Ätiologie:** Neurologisch, wie z. B. bei Myelomeningozele (neurogene Blase) oder durch vergleichbare idiopathische Funktionsstörung (okkult-neurogene Blase)

— **Diagnostik:** Urodynamische Funktionsuntersuchungen mit Abklärung der zugrunde liegenden Pathophysiologie. Ursache der funktionellen Blasenentleerungsstörung sind prinzipiell Detrusordysfunktion (Detrusorhypokontraktilität bzw. Detrusorareflexie) oder Sphinkterdysfunktion (Detrusor-Sphinkter-Dyssynergie, in der Regel mit Detrusorhyperreflexie und daraus resultierender Reflexinkontinenz vergesellschaftet).

— **Therapie:**
   – Erste Priorität: Erhalt der Nierenfunktion durch Senkung der intravesikalen Drücke bei Detrusor-Sphinkter-Dyssynergie und Detrusorüberaktivität
   – Management der Blasenentleerung, z. B. durch intermittierenden Katheterismus
   – Kontinenzverbessernde Maßnahmen am Sphinktermechanismus

14.7 Enuresis

J.W. Thüroff, R. Stein

Tipp

85 % aller Kinder sind im Alter von 5 Jahren tags und nachts trocken. Bis zum 15. Lebensjahr beträgt dieser Prozentsatz, bei einer Spontanremissionsrate von etwa 1 % pro Jahr, mehr als 99 %.

Definition Nach dem 5. Lebensjahr wird eine intermittierende nächtliche Harninkontinenz als **Enuresis** bezeichnet, wovon die monosymptomatische Enuresis einen Anteil von etwa 80 % ausmacht. Sämtliche Formen des Einnässens am Tage mit und ohne andere Symptome wie imperativem Harndrang und Pollakisurie werden als **kindliche Harninkontinenz** bezeichnet.

Definitionen für Enuresis (= intermittierende nächtliche Harninkontinenz) nach ICCS* 2006
- Monosymptomatisch
- Nicht-monosymptomatisch
- Primär
- Sekundär (trockenes Intervall ≥6 Monate)
* International Children's Continence Society

Definitionen für kindliche Harninkontinenz inklusive Enuresis nach ICCS*
- Kontinuierlich (meist organisch)
- Intermittierend (funktionell)
- Nachts : Enuresis
- Tagsüber : Harninkontinenz
  - OAB und Urgeinkontinenz
  - Herauszögern der Miktion
  - Unteraktive Blase
  - Dysfunktionelle Miktion
  - Obstruktion
  - Stressinkontinenz
  - Vaginaler Reflux
  - Giggle-Inkontinenz
  - Außerordentlich erhöhte Miktionsfrequenz tagsüber
* International Children's Continence Society

Bei der **primären Enuresis** bestand niemals eine trockene Phase. Als **sekundäre Enuresis** bezeichnet man ein erneutes Einnässen nach einer zumindest sechsmonatigen trockenen Phase.

Diagnostik In der Abklärung werden zunächst Ursachen für eine mögliche **Harninkontinenz** ausgeschlossen. Eine Harninkontinenz kann durch lokale Blasenirritation ausgelöst sein (Harnwegsinfekte, Oxyuriasis, intravesikale/vaginale Fremdkörper), durch neurogene oder psychogene Blasen- und Sphinkterdysfunktionen (▶ Abschn. 14.6) oder durch eine anatomisch bedingte extraurethrale Harninkontinenz (Sinus urogenitalis, ektoper Ureter).

Zur Ätiologie der Enuresis werden Maturationsverzögerungen hemmender zentralnervöser Bahnen, genetische Disposition, psychosomatische Faktoren, abnorme Schlaftiefe mit Verminderung der Perzeption von Blasenreizen sowie eine pathologische Rhythmik der zirkadianen ADH-Sekretion im Sinne einer multifaktoriellen Genese diskutiert.

Die **urodynamische Untersuchung** (Zystomanometrie) ist entscheidend zur Aufdeckung der Patho-

physiologie der kindlichen Harninkontinenz. Bei 2/3 bis 3/4 der Kinder lassen sich unwillkürliche Detrusorkontraktionen (Detrusorüberaktivität) nachweisen. Bei Enuresis lässt sich bisweilen eine nächtliche Polyurie infolge eines Trinkfehlverhaltens oder infolge einer pathologischen Rhythmik der zirkadianen ADH-Sekretion nachweisen.

Therapie Die Prinzipien beruhen auf Verhaltenstherapie und Pharmakotherapie, häufig in kombierten Protokollen:
- Die **Verhaltenstherapie** korrigiert im einfachsten Falle ein Trinkfehlverhalten durch abendliche Flüssigkeitsrestriktion. Techniken des Biofeedback nutzen geeignete Kontrollparameter für physiologisch unbewusst ablaufende Funktionen zum (Wieder-)Erlernen einer bewussten Kontrolle über die vegetativen Funktionen des unteren Harntraktes. Ein Blasentraining mit sukzessiver Vergrößerung der Miktionsintervalle und Miktionsvolumina nutzt ein Miktionsprotokoll als Feedback-Mechanismus. Weckapparate streben die Herabsetzung der Perzeptionsschwelle im Moment des Einnässens im Sinne einer Konditionierung an.
- Die **Pharmakotherapie** stützt sich im Wesentlichen auf Antimuskarinika (z. B. Oxybutynin, Propiverin) bei Nachweis einer Detrusorüberaktivität und auf Antidiuretika (z. B. Desmopressin) bei Nachweis einer verminderten nächtlichen ADH-Sekretion.

❗ Das trizyklische Antidepressivum Imipramin hat neben der zentralnervösen Wirkung auch einen anticholinergen und α-adrenergen Effekt (Erhöhung des Blasenauslasswiderstandes), sollte aber wegen möglicher erheblicher Nebenwirkungen bis hin zu Todesfällen im Kindesalter nicht mehr verabreicht werden.

Enuresis
Nächtliches Einnässen durch unwillkürliche Miktion, bei Persistenz des infantilen Miktionsreflexes (primäre Enuresis) oder als erneutes Einnässen nach mehrmonatiger Trockenperiode (sekundäre Enuresis). In 80 % wird nur nachts eingenässt, kindliche Harninkontinenz bezeichnet das Einnässen am Tage.
Multifaktorielle Genese: Maturationsverzögerungen zentralnervöser Hemmkreise, genetische Dis-

▼

position, psychosomatische Faktoren, verminderte Blasensensitivität bei abnormer Schlaftiefe und pathologische Rhythmik der zirkadianen ADH-Sekretion. Abzugrenzen ist kindliche Harninkontinenz aufgrund urologischer (z. B. Harnwegsinfekt), neurologischer und psychiatrischer Erkrankungen, die einer primären Therapie der Grunderkrankung bedürfen. **Therapie der Enuresis nocturna:** Prinzipien der Verhaltenstherapie, z. B. Korrektur des Trinkfehlverhaltens, Prinzipien des Biofeedback zur Konditionierung durch Weckapparate und Klingelhosen. Adjuvante Pharmakotherapie mit Anticholinergika bei Detrusorüberaktivität und Antidiuretika bei verminderter nächtlicher ADH-Sekretion.

14.8   Phimose

R. Stein, J.W. Thüroff

Glans und Präputium sind beim Neugeborenen nur durch ein Septum aus Plattenepithel getrennt, wobei der präputiale Raum durch Abschilferung von epithelialen Zellen geformt wird. Dieser Prozess der Epithelabschilferung ist im Alter von 6 Monaten erst soweit fortgeschritten, dass lediglich bei 20 % der Knaben die Vorhaut zurückstreifbar ist, im Alter von 1 Jahr ist dies bei 50 % der Fall, mit 2 Jahren bei 80 %, mit 3 Jahren bei 90 % und zum Zeitpunkt der Pubertät bei 97–99 %.

Als **Phimose** wird eine rüsselartige Verlängerung und Verengung der Vorhaut bezeichnet, die das normale Zurückstreifen unmöglich macht oder behindert.

Bei der **Paraphimose** (▶ Kap. 17.6) führt die Zirkulationsstörung im Bereich des Schnürringes zu einer zunehmenden ödematösen Schwellung von Glans und Vorhaut, wodurch sich der Zustand und die Beschwerden aggravieren. Therapie der Wahl ist die sofortige manuelle Reposition der Vorhaut nach Ausdrücken des Ödems oder aber, wenn dies unmöglich ist, die dorsale Inzision mit späterer Zirkumzision.

Folgen der Vorhautverengung

- Balanitis
- Balanoposthitis
- Lichen sclerosus (◧ Abb. 14.47)
- Harnwegsobstruktion mit Ballonierung der Vorhaut unter der Miktion bei extrem enger Präputialöffnung

▼

- Bei Retraktionsversuchen einer verengten Vorhaut kann es zu Rhagaden und Fissuren kommen (narbige Phimose) und schließlich zur Paraphimose, der Einklemmung der retrahierten Phimose im Sulcus coronarius.

14.8.1 Konservative Therapie

Die lokale Applikation einer kortisonhaltigen Salbe (vorzugsweise Betamethason 0,1 %) ist bei 70–80 % der Patienten mit einer nicht-narbigen Phimose erfolgreich. Die Salbe wird 2-mal täglich über 4–8 Wochen lokal auf die soweit wie möglich zurückgestreifte Vorhaut aufgetragen. Rezidive treten in bis zu 40 % auf, sprechen aber u. U. auf eine neue Salbentherapie an.

14.8.2 Chirurgische Therapie

❯ Die Zirkumzision oder Beschneidung ist die Umschneidung beider Vorhautblätter in Höhe des Sulcus coronarius nach Lösung eventuell bestehender Verklebungen zwischen Präputium und Glans.

Vorhauterhaltende Methoden bergen das Risiko einer narbigen Rezidivphimose. Statt dorsaler Inzision kann eine »tripple incision« bei einem Schürring ein kosmetisch zufriedenstellendes Ergebnis erzielen.

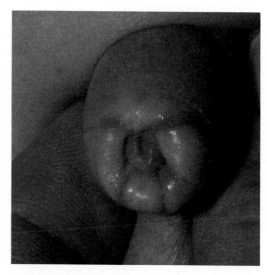

◧ **Abb. 14.47** Lichen sclerosus

Absolute Indikationen zur (chirurgischen) Behandlung einer Phimose sind: rezidivierende Balanitiden bzw. Balanoposthitiden sowie ein Lichen sclerosus.

Relative Indikationen sind die einmalige Balanitis bzw. Balanoposthitis, schmerzhafte Erektionen durch einen Schürring, ausgeprägte Smegaretentionen, rezidivierende Harnwegsinfektionen (insbesondere bei weiteren kongenitalen Anomalien des Harntraktes), Vereinfachung des intermittierenden Einmalkatheterismus, Präventionen sexuell übertragbarer Erkrankungen (HIV und ggf. auch HPV-Infektionen) sowie die Prävention des Peniskarzinoms.

Kontraindikationen: Neonatale Beschneidung bei Frühgeborenen (wegen erhöhter Septikämierate), kongenitale Anomalien wie Hypospadie oder Epispadie (Verwendung der Vorhaut bzw. von Teilen davon zur Rekonstruktion), ausgeprägte Blutungsdiathese (nur absolute Indikation).

Am häufigsten wird weltweit die Zirkumzision aus religiösen, kulturellen und traditionellen Gesichtspunkten (»**rituelle Zirkumzision**«) durchgeführt, die bei Juden vor dem 8. Lebenstag, bei Moslems im Alter zwischen 8 und 12 Jahren durchgeführt wird. Die neonatale Zirkumzision im anglo-amerikanischen Raum wird vorwiegend mittels Plastibell, Mogan bzw. Gomco-Clamp oder Accu-Cric durchgeführt.

Obwohl die Zirkumzision ein weitgehend standardisierter und sicherer Eingriff ist, treten doch in ca. 1,5 % **Komplikationen** auf, die jedoch meist leichtgradig sind, wie z. B. leichte Nachblutungen, ausgeprägte Schwellungen, Verklebungen, leichte Wundinfektionen oder eine Meatusstenose, die allerdings einer Re-Operation bedarf. Schwerwiegende Komplikationen wie eine revisionspflichtige Nachblutung, urethrale Fisteln, ausgeprägte Entzündungen bis hin zu Erysipel oder Glansnekrose und chirurgische Glansamputationen sind sehr selten.

❯ Vor einem jeden Eingriff müssen die Eltern über die verschiedenen Behandlungsoptionen und deren Komplikationsmöglichkeiten ausführlich aufgeklärt werden.

Phimose

- **Definition**: Rüsselförmige Verlängerung und Verengung Vorhaut, die das Zurückstreifen erschwert oder unmöglich macht.
- **Therapie**:
  - Konservative Therapie: 4- bis 8 wöchigen lokalen Salbentherapie z. B. mit 0,1 % Beta-

▼

methason-haltigen Salbe (Erfolgsrate von 70–80 %)
- Zirkumzision (Beschneidung): definitive Lösung
  - Absolute Indikationen: rezidivierende Balanitiden bzw. Balanoposthitiden, Lichen sclerosus
  - Relative Indikationen: einmalige Balanitis bzw. Balanoposthitis, schmerzhafte Erektionen, ausgeprägte Smegmaretention, rezidivierende Harnwegsinfektionen, Präventionen sexuell übertragbarer Erkrankungen oder des Peniskarzinoms

---

14.9 Lageanomalien des Hodens

R. Stein, J. W. Thüroff

Eine Temperatur von ca. 33°C ist für die normale Spermatogenese erforderlich. Diese Voraussetzung ist im Skrotum gegeben. Der Deszensus des Hodens ist ein sehr komplexer, in mehreren Schritten verlaufender Prozess. Er bedarf einer Reihe anatomischen Voraussetzungen und ein entsprechendes hormonelles Milieu (intakte Hypothalamus-Hypophysen-Gonaden-Achse). Die erste Phase des Deszensus findet in der 10.–23. SSW statt und steht unter dem Einfluss von Testosteron und dem Insulin-like-3-Hormon (INSL-3) welche von den ist Leydig-Zellen produziert werden. Das Gubernaculum fixiert den Hoden im Bereich des inneren Leistenringes, während die Niere nach kranial aszendiert und sich das kraniale Ligament – wahrscheinlich unter dem Einfluss von Testosteron – zurückbildet. In der zweiten, androgenabhängigen Phase deszendiert der Hoden vom Eingang des inneren Leistenringes in das Skrotum. Die zweite Phase beginnt in der 26. SSW und ist meist zur Geburt beendet.

Die Differenzierung fötaler Gonozyten zu Spermatogonien beginnt in der 10.–15. SSW und die ersten dunklen (adulten) Spermatogonien (im englischen »dark spermatogonia«) sind bereits in den ersten Lebensmonaten nachweisbar. Die Umwandlung geht mit einem Anstieg von LH, Testosteron und dem Anti-Müller-Hormon (AMH/»Müllarian inhibitoring substance«) sowie einer zunehmenden Proliferation der Leydig-Zellen einher. Beim Hodenhochstand sind die Gonozyten noch am Ende des ersten Lebensjahres nachweisbar, die Anzahl der dunklen (adulten) Spermatogonien ist in den ersten 12–24 Monaten deutlich reduziert. Ob dies ein primärer Effekt (primärer Schaden) ist oder erst durch die erhöhte Temperatur beim Leisten- oder Abdominalhoden verursacht wird, kann derzeit nicht beantwortet werden. Die Transformation in primäre Spermatozyten beginnt zwischen dem 3. und 5. Lebensjahr; die Spermiogenese setzt zur Pubertät ein.

Bei Frühgeburten wird eine Hodenretention in bis zu 30 % der Fälle beobachtet. Bei zum Termin geborenen Säuglingen sind zwischen 2 % und 8 %, durchschnittlich 3 % betroffen, wobei in etwa 70 % der Deszensus noch während der ersten 3 Monate nach der Geburt stattfindet, so dass zwischen 1 und 2 % der Knaben am Ende des ersten Lebensjahres eine Hodendystopie haben. Nach dem 6. Lebensmonat ist ein spontaner Deszensus unwahrscheinlich.

> **Dystope Hoden**
> — In dystopen Hoden findet sich ab dem **1. Lebensjahr** eine Verminderung der Samenkanälchen und der Zahl von Spermatogonien pro Tubulusdurchmesser als Zeichen der **Schädigung der exokrinen Hodenfunktion** (Fertilität).
> — Als Zeichen der **Schädigung der endokrinen Funktion** (Testosteronproduktion) des dystopen Hodens findet sich eine zunehmende Atrophie der Leydig-Zellen.
> — Das Risiko der Entwicklung eines **malignen Hodentumors** ist bei einem dystopen Hoden 2- bis 8-fach höher als bei einem orthotopen Hoden, wobei die abdominalen Hoden das höchste Risiko haben.

14.9.1 Verschiedene Formen der Lageanomalien

Die Synonyma **Hodendystopie** und **Maldescensus testis** sind Überbegriffe für sämtliche Formen nicht intraskrotal liegender Hoden infolge eines gestörten Deszensus des Hodens.

Bei der **Hodenretention** handelt es sich um einen Arrest auf dem Weg des physiologischen Deszensus, bei der **Hodenektopie** um eine Lage außerhalb dieser Route (◘ Abb. 14.48).

Kryptorchismus (findet sich in ca. 20 %) bezeichnet den Befund eines nicht palpablen Hodens entweder aufgrund einer Hodendystopie oder einer Hodenagenesie/Hodenatrophie (»vanishing testis«). Dabei wird als **Bauchhoden** (»retentio testis abdomi-

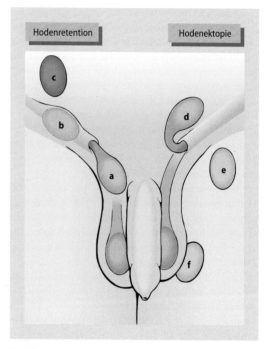

◘ **Abb. 14.48** Hodendystopie. Hodenretentionen: **a** präskrotal, **b** inguinal, **c** abdominell. Hodenektopien: **d** superfaszial-inguinal, **e** und **f** femoral. (Adaptiert nach Thüroff 1992)

nalis«) ein intraabdominell liegender Hoden bezeichnet, der nicht tastbar ist (Kryptorchismus).

Ein **Leistenhoden** (»retentio testis inguinalis«) liegt in der Leiste und kann manuell nicht in das Skrotum luxiert werden.

Der **Gleithoden** (»retentio testis praescrotalis«) liegt im Bereich der Leiste oder etwas tiefer. Er lässt sich zwar manuell in das Skrotum herabziehen, gleitet jedoch anschließend wegen eines zu kurzen Funiculus spermaticus wieder in seine Ausgangslage zurück.

Von diesen behandlungsbedürftigen Formen der Hodendystopie ist der **Pendelhoden** abzugrenzen. Der Funiculus spermaticus ist ausreichend lang, der Hoden liegt entweder spontan im Skrotum oder auf dem Wege dahin, z. B. im Leistenkanal. Der Hoden lässt sich an den tiefsten Punkt im Skrotum verlagern und bleibt zunächst im Skrotum liegen. Ein überschießender Kremasterreflex, ausgelöst z. B. durch Kälte, Stress oder Angst, verlagert den Hoden wieder nach kranial, d. h. er pendelt zwischen Leistenkanal und Skrotum. In warmer Umgebung, z. B. in der Badewanne, sollte der Hoden spontan deszendieren. Der Kremasterreflex ist insbesondere zwischen dem 3. und 9. Lebensjahr ausgeprägt. Er scheint vom Hodengewicht und Testosteronspiegel abhängig zu sein – beides wird durch die Gabe von Gonadotropin Releasing Hormon (GnRH)-Analoga bzw. humanes Choriongonadotropin (hCG) positiv beeinflusst. Dies mag das gute Ansprechen von Pendelhoden auf eine Hormontherapie erklären.

Das Gubernaculum inseriert bei der **Hodenektopie** außerhalb des Skrotums. Die inguinal-epifasziale Ektopie (ca. 70 %) ist am häufigsten und kann leicht mit einem Leistenhoden verwechselt werden. Weiterhin kommen penile (an der Peniswurzel), femorale, umbilikale und perineale Ektopien vor.

Vom primären Hodenhochstand ist der **sekundäre Aszensus** des Hodens abzugrenzen. Nach primär skrotaler Lage des Hodens kommt es bei zunehmendem Längenwachstum zu einer Retraktion des Hodens. Inadäquates Längenwachstum des Funiculus spermaticus bzw. fibröse Anteile im Funiculus (Rudimente des verschlossenen Processus vaginalis?) mögen hier ursächlich sein. Die Inzidenz beträgt bis zu 1,5 %.

Der **iatrogen sekundäre Hodenhochstand** tritt als Komplikation nach Leisteneingriffen im Säuglingsalter in ca. 0,5–2 % der Fälle auf.

14.9.2 Diagnostik

> Die Untersuchung sollte in warmer und stressfreier Umgebung erfolgen, da Kälte bzw. Angst insbesondere bei Säuglingen bzw. Kleinkindern zu einem Kremasterreflex führen und der Hoden sich retrahiert.

Tipp

Bei der Untersuchung ist es hilfreich, die Säuglinge oder Kleinkinder in den Schneidersitz zu setzen und die Untersuchung zu wiederholen. Verbleibt dann der Hoden spannungsfrei im Skrotum liegen, handelt es sich um einen primär nicht behandlungsbedürftigen Pendelhoden.

Bei einem beidseits nicht tastbaren Hoden sollte vor einer Therapie der Nachweis von Testosteron produzierenden Hodengewebes erbracht werden. Zum einen kann durch den **hCG-Stimulationstest** (i.m. Gabe von 100 IE/kg KG oder 5000 IE/1,7m^2 KÖ mit konsekutivem Anstieg des Serum-Testosterons 72–96 h um das 10- bis 20-fache des Ausgangswertes) und zum anderen Inhibin B im Serum (ein sensitiver Marker für die Funktion der Sertoli-Zellen) zum

Nachweis von Hodengewebe verwendet werden. Falsch-negative Befunde schließen vorhandenen Hodengewebe leider nicht zu 100 % aus, sodass eine laparoskopische Abklärung erfolgen muss.

Beim Kryptorchismus kann durch die hochauflösende **Sonographie** (≥7,5 MHz) die Hodenlage in bis zu 80 % von einem erfahrenen Untersucher erfasst werden. Eine in Narkose oder Sedierung durchgeführte MRT-Untersuchung erfasst ebenfalls in bis zu 85 % die Hodenlage.

Bei (auch unter optimalen Untersuchungsbedingungen) nicht-tastbaren und sonographisch nicht eindeutig darstellbaren Hoden ist die **Laparoskopie** die Methode der Wahl. Sie dient zur Diagnosefindung bzw. zum Ausschluss eines intraabdominal gelegenen Hodens. Bei intraabdominaler Lage des Hodens erfolgt dann gleichzeitig die Therapie (siehe unten). Weiterhin kann die Morphologie der Gonaden beurteilt werden. Bei Störungen der sexuellen Differenzierung können persistierende Müller-Strukturen identifiziert und entfernt bzw. biopsiert werden (▶ Abschn. 14.5).

14.9.3 Therapie

Das Behandlungsziel beinhaltet die frühzeitige Verlagerung des Hodens in das Skrotalfach, um einen Sekundärschaden am Hoden zu vermeiden und einen vorher nicht tastbaren Hoden der klinischen Untersuchung zugänglich zu machen. Die frühe Orchidopexie führt zu einem gesteigerten Größenwachstum des Hodens, einer geringeren Abnahme der Keimzellen und einem niedrigerem Entartungsrisiko. Die Fertilität wird wahrscheinlich durch die frühzeitige Orchidopexie sowie durch eine präoperative oder postoperative Hormontherapie positiv beeinflusst. Mit der Vollendung des 12. Lebensmonats sollte die Behandlung abgeschlossen sein, bei Frühgeborenen gilt das korrigierte Alter.

> Das Abwarten eines Spontandeszensus hat lediglich während des 1. Lebensjahres Berechtigung, ein später spontan deszendierender Hoden weist bereits irreversible Schädigungen auf. Konservative Therapieversuche beim Maldescensus testis sind im Alter zwischen 3 Monaten und 1 Jahr berechtigt.

Hormontherapie

Eine Hormontherapie kann zum einen mit dem Ziel durchgeführt werden, einen Deszensus zu erreichen (GnRH-Analoga (z. B. Kryptokur) oder hCG (z. B. Primogonyl oder Pregnyl, derzeit in deutschen Apothe-

Operatives Vorgehen

Ausschlaggebend für den Erfolg der Operation ist dabei das Ausmaß der Mobilisation der Samenstranggebilde, so dass eine spannungsfreie Verlagerung in das Skrotalfach erfolgen kann. Dazu müssen die Samenstranggebilde vom Peritonealsack befreit werden, bei Vorliegen eines offenen Processus vaginalis wird dieser verschlossen und versenkt. Die Samenstranggefäße sind bis in das Retroperitoneum zu mobilisieren, ggf. müssen die epigastrischen Gefäße durchtrennt werden oder die Samenstranggebilde unter den epigastrischen Gefäßen durchgezogen werden (Prentiss-Manöver). Bei ausreichender Funikulolyse und spannungsfreier Lage des Hodens im Skrotum ist die angewandte Technik der Orchidopexie von untergeordneter Bedeutung. Bei zu kurzem Gefäßstiel kann entweder eine mikrochirurgische Autotransplantation durchgeführt werden oder die Operation nach Fowler-Stephens (◱ Abb. 14.51) mit Durchtrennung der Vasa testicularia zur spannungsfreien Orchidopexie, wobei anschließend die Durchblutung des Hodens von Kollateralen mit der A. ductus deferentis und A. cremasterica abhängt.

ken nicht erhältlich), zum anderen die Fertilität durch die Stimulation von Proliferation bzw. Reifung der Keimzellen zu verbessern (GnRH-Analoga). Die Gabe von **GnRH** (3×400 µg/d als Nasenspray) erfolgt über 4 Wochen, die intramuskuläre Injektion von **hCG** (1×500 I.E. wöchentlich) über 3 Wochen. Die Erfolgsraten für einen Deszensus liegen bei ca. 20 %, wobei die Erfolgsrate desto höher ist, je näher der Hoden bereits am Skrotum liegt. Ein Rezidiv des Hodenhochstandes tritt in ca. 25 % auf.

Durch eine präoperative Gabe von **LH-RH-Analoga** wird die Umwandlung von den Gonozyten zu den dunklen (adulten) Spermatogonien begünstigt. Auch bei postoperativer Gabe zeigte sich ein günstiger Effekt auf die Anzahl der Spermatogonien. Mit Eltern eines Kindes mit einem Risiko einer späteren Fertilitätseinschränkung (z. B. bei bilateralem Hodenhochstand oder bei dem Befund einer – nach adäquat durchgeführten Hodenbiopsie – von reduzierten oder fehlenden dunklen (adulten) Spermatogonien) sollte eine Hormontherapie (vorzugsweise GnRH-Analoga) besprochen werden. Nach dem ersten Lebensjahr wird derzeit keine präoperative Hormontherapie empfohlen, vielmehr sollte die primäre Operation angestrebt werden. Peniswachstum, Schmerzen im Genitale und an der Injektionsstelle (nur bei hCG), Auftreten von Schambehaarung und vermehrte Reizbarkeit, welche unter hCG ausgeprägter ist als unter GnRH-Analoga, sind unerwünschte Wirkungen einer Hormontherapie. Histologische Befunde zeigten bei Kindern, die nach dem ersten Lebensjahr mit hCG behandelt wurden eine vermehrte Apoptose der Zellen und Zeichen von entzündlichen Veränderungen.

Operative Therapie

Die operative Therapie ist abhängig von der Hodenlage und einem ein- oder beidseitigen Befund (◱ Abb. 14.49). Die **primär operative Therapie** sollte bei einem sekundären Hodenhochstand nach Herniotomie, bei einer Hodenektopie sowie nach dem ersten Lebensjahr angestrebt werden.

Prinzip sämtlicher Formen der operativen Therapie ist die **Funikololyse** mit anschließender skrotaler **Orchidopexie** (◱ Abb. 14.50).

Lageanomalien des Hodens

- **Definition:** Hodendystopie oder Maldescensus testis bezeichnen einen gestörten Deszensus des Hodens mit Arrest auf dem physiologischen Weg (Hodenretention) oder außerhalb dieser Route (Hodenektopie).
- **Folgen:** Eingeschränkte Fertilität, wenn nicht im 1. Lebensjahr eine skrotale Position erreicht wird, eine gestörte endokrine Funktion (Testosteronproduktion) und ein 22-fach erhöhtes Entartungsrisiko
- **Therapie:** Eine Hormontherapie mit GNRH-Analoga ist im Alter zwischen 3 Monaten und 1 Jahr berechtigt, bei ausbleibendem Erfolg ist die Funikolyse und Orchidopexie indiziert. Ein primär operatives Vorgehen ist grundsätzlich nach vorangegangener Herniotomie, bei offenem Processus vaginalis und bei Hodenektopie angezeigt.

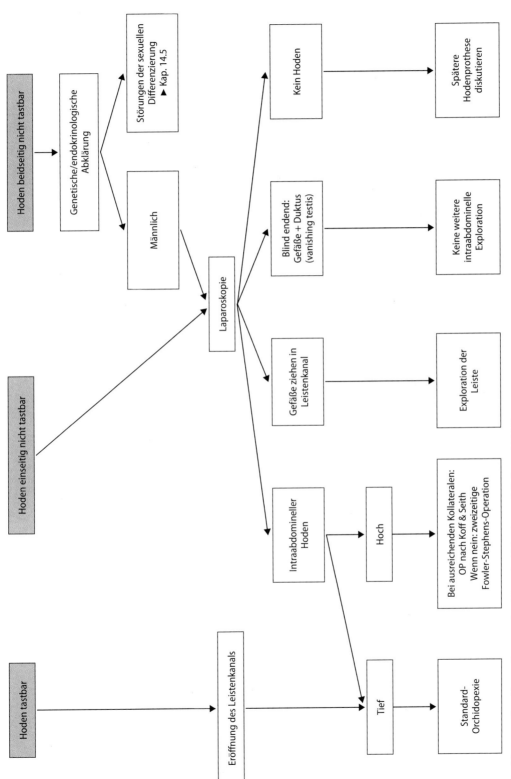

□ **Abb. 14.49** Algorithmus der operativen Therapie. (Adaptiert nach Stein et al. 2010)

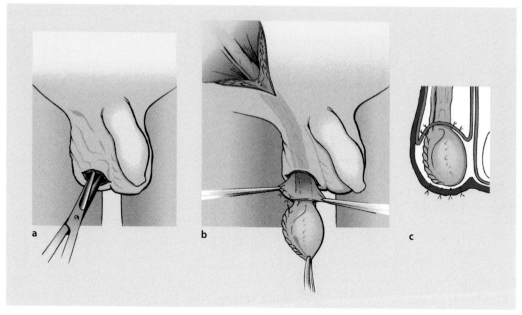

◻ Abb. 14.50a–c Orchidopexie nach Shoemaker. **a** Bildung einer Tasche zwischen Skrotalhaut und Tunica dartos. **b** Durchzug des Funiculus spermaticus durch die ausgestülpte Tunica dartos und Einengung der Öffnung. **c** Endgültige Lage des Hodens. (Adaptiert nach Hohenfellner et al. 1994)

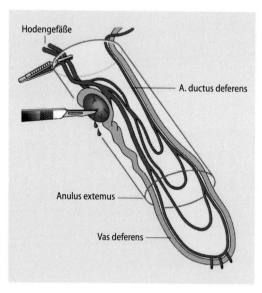

◻ Abb. 14.51 Fowler-Stephens-Technik bei kurzer A. testicularis und bogenförmigem Samenstrangverlauf: Die hohe Durchtrennung der A. testicularis erlaubt eine spannungsfreie skrotale Orchidopexie. (Adaptiert nach Hadziselimovic u. Herzog 1990)

14.10 Hodenschwellung

R. Stein, J.W. Thüroff

Der klinische Fall

Ein 14-jähriger Knabe klagt über seit 3 Stunden bestehende heftigste Schmerzen im rechten Skrotalfach, die nach dem Fußballspiel, bei dem er einen Tritt in den Unterleib erlitten habe, aufgetreten seien.

Bei der klinischen Untersuchung zeigt sich ein deutlich angeschwollenes rechtes Skrotalfach, Hodenhochstand in Höhe des oberen Skrotalfaches, Hoden und Nebenhoden sind stark druckschmerzhaft und konsistenzvermehrt, insbesondere der Nebenhoden ist deutlich vergrößert. Die Körpertemperatur beträgt rektal 37,4°C, der Urinbefund (Stix) ist unauffällig, die Diaphanoskopie negativ. Im Doppler-Ultraschall erweist sich die arterielle Perfusion im Bereich des rechten Samenstrangs als erhalten, aber gegenüber der Gegenseite abgeschwächt. Die B-Mode-Sonographie (7,5 MHz) zeigt eine kleine Hydrozele sowie unauffällige Hoden. Der farbcodierte Duplex-Ultraschall weist die arterielle Perfusion im Bereich von Hoden und Nebenhoden nach, allerdings abgeschwächt im Vergleich zur Gegenseite.

Es wird die Verdachtsdiagnose inkomplette Hodentorsion mit Fußballtrauma als Kausalitätsbedürfnis gestellt.

▼

Therapeutisch erfolgt die operative Freilegung mit Nachweis einer intravaginalen Hodentorsion (270°C) mit stark angeschwollenem und bläulich verfärbtem Nebenhoden (venöse Abflussbehinderung) und nur gering livide verfärbtem Hoden. Nach intraoperativer Detorquierung tritt sofortige Besserung ein. Abschließend wird die ipsilaterale und kontralaterale Orchidopexie durchgeführt.

Schwellungen des Skrotalfaches werden aufgrund der klinischen Symptomatik sinnvollerweise in akut-schmerzhafte und chronisch-schmerzarme Prozesse unterschieden. Analog zum akuten Abdomen wird unter dem Begriff »Akutes Skrotum« die Differenzial-diagnose verschiedener akuter Erkrankungen verstanden, die mit rasch einsetzenden Schmerzen im Bereich des Skrotalfaches und der Inguinalregion einhergehen und einer dringlichen Abklärung und Therapie bedürfen, insbesondere bei Verdacht einer Hodentorsion oder inkarzerierten Leistenhernie (◘ Tab. 14.6).

Nach der Häufigkeit stehen im Mittelpunkt differenzialdiagnostischer Überlegungen:

- Hodentorsion,
- Hydatidentorsion,
- Inkarzerierte Skrotalhernie
- Hodentrauma

> ❯ Entzündliche Erkrankungen (Epididymitis, Orchitis) sind im Kindesalter selten und sollten erst nach sicherem Ausschluss sämtlicher akut operationsbedürftiger Erkrankungen diagnostiziert werden.

> ❶ Jede schmerzhafte Schwellung des Hodens muss im Kindesalter primär unter dem Verdacht einer Hodentorsion abgeklärt werden und sollte im Zweifelsfalle zur sofortigen operativen Exploration Anlass geben.

14.10.1 Symptomatik

Hauptsymptom des akuten Skrotum sind **Schmerzen**, wobei der plötzlich einsetzende Schmerz ohne vorherige Schwellung des Skrotalfaches hochgradig verdächtig auf das Vorliegen einer Hodentorsion ist. Die Symptome des **Peritonismus** (Übelkeit, Erbrechen, Abwehrspannung und Unterbauchdruckschmerz) können nicht nur bei inkarzerierten Leistenhernien auftreten, sondern wegen der anatomischen Beziehung der Tunica vaginalis des Hodens zum Peritoneum auch bei Hoden- und Hydatidentorsionen und akuter Distension der Hodenhüllen (Trauma, Hydrozele, Hämatozele).

◘ **Tab. 14.6** Differenzialdiagnose des akuten Skrotum und der schmerzlosen Skrotalschwellung (* meist schmerzlos)

Torsion	Hodentorsion Hydatidentorsion
Entzündungen	Orchitis Epididymitis Funikulitis Abszess Immunvaskulitis Malakoplakie des Hodens
Trauma	Hodenruptur Hodenhämatom Hämatozele
Vaskuläre Erkrankungen	Varikozele* Phlebitis bei Varikozele Plexus-pampiniformis-Thrombose Hodeninfarkt Aseptische Hodennekrose kavernöses Hodenhämangiom* Purpura Schönlein-Henoch
Erkrankungen der Hodenhüllen	Hydrozele* Offener Processus vaginalis* Inkarzerierte Skrotalhernie
Raumforderungen	Spermatozele* Samenstranglipom* Nebenhodentumor* Hodentumor* Nebenhodenzyste* Hodenzyste*
Erkrankungen der Skrotalhaut	Erysipel Phlegmone Furunkel, Karbunkel Infizierte Dermoidzyste Fourniersche Gangrän Skrotalhämatom Idiopathisches Ödem Skrotalemphysem Insektenstich Skrotalhautirritation
In den Hoden projizierte Schmerzen	Tiefer Harnleiterstein Appendizitis Akute Prostatitis Vesikulitis Funikulitis Neuralgie des N. ilioinguinalis und genitofemoralis Projektion spinaler Erkrankungen
Hodenmitbeteiligung	Abdominelle Prozesse Retroperitoneale Prozesse Leukämisches Infiltrat* Malignes Lymphom*

◻ Tab. 14.7 Ausgangspunkt und Pathophysiologie skrotaler Symptome

Symptom	Lokalisation	Pathophysiologie des Symptoms
Schmerz	Inguinale Nerven	Nerval fortgeleitet
	Ureter	Ureterkolik (projiziert)
Ödem	Skrotalhaut	Allergisch, entzündlich
Überwärmung/Rötung	Testis	Entzündlich
	Epididymis	
Konsistenzveränderung	Samenstrang	Torsion/entzündlich/Thrombose/Tumor
Volumenveränderung	Hodenhüllen	Tunica albuginea-Dehnung (Kapselschmerz)
		Hodenhüllendehnung
Peritonismus	Darm	Darminkarzeration
		Ileus

Fast immer findet sich eine **Schwellung** des betroffenen Skrotalfaches. Überwärmung, Rötung und Schwellung können Hinweis auf eine entzündliche Genese sein, finden sich aber auch bei einer länger zurückliegenden Hodentorsion sowie bei sämtlichen Formen allergisch bedingter Skrotalhautschwellungen. Die Pathophysiologie und die Qualität der skrotalen Symptome hängen von der Ursache ab. Die Symptomatik kann von der Skrotalhaut ausgehen (allergisch/entzündlich), von Hoden nebst Hodenhüllen und abführenden Samenwegen, von fremden Skrotalinhalten (Darminkarzeration) oder von entfernten Pathologien infolge nervaler Projektion (Ureterkolik, inguinale Nervenirritationen) (◻ Tab. 14.7).

14.10.2 Diagnostik

Skrotalschmerzen können durch **skrotale** und **extraskrotale** Befunde (z. B. Ureterkolik, Neuralgie) ausgelöst werden.

Hinweise zur Ätiologie gibt vor allem die **Anamnese**. Zu beachten sind dabei nicht nur das Alter des Patienten, Angaben über frühere Episoden ähnlicher Schmerzen, Schmerzbeginn (plötzlich, schleichend), Schmerzcharakter (Dauerschmerz, Kolik, Ziehen, Druck, Schweregefühl), Ausstrahlung (inguinal, abdominell, lumbal), sondern auch Hinweise auf eventuelle Vorerkrankungen, Voroperationen, Traumen oder auslösende Faktoren (Radfahren, Drehbewegungen, ruckartige Anstrengungen).

> **Tipp**
>
> Die Berücksichtigung des Prädilektionsalters kann gelegentlich bei den differenzialdiagnostischen Überlegungen hilfreich sein.

So liegen die **Altersgipfel**
- für die Hodentorsion in der Neugeborenenperiode und zwischen dem 12. und 16. Lebensjahr,
- für die Hydatidentorsion zwischen dem 8. und 12. Lebensjahr,
- für das idiopathische Lymphödem zwischen dem 2. und 10. Lebensjahr und
- für die Epididymitis jenseits des 16. Lebensjahres.

Von differenzialdiagnostischer Bedeutung ist ebenso die Frage nach einer vorbekannten Skrotalschwellung (Leistenhernie, Hydrozele) schon vor Einsetzen der Akutsymptomatik. Bei Vorliegen von Fieber muss ebenso versucht werden, die zeitliche Beziehung des Beginnes der Temperaturerhöhung und der Schmerzsymptomatik zu eruieren.

Bei der **Inspektion** müssen Rötung, Schwellung, Hodenhochstand, Cremasteraktivität und eventuelle peristaltische Darmkontraktionen im Skrotalfach beachtet werden. Manchmal kann das »blue dot sign« (kleiner blau oder schwarz durchschimmernder harten Knoten am Nebenhodenkopf) als Zeichen einer Hydatidentorsion sichtbar sein.

Die **Palpation** ist bei ausgeprägter Schmerzhaftigkeit oft wenig aufschlussreich. Manchmal kann die

Exkurs

Dopplersonographische Befunde

Fehlende arterielle Geräusche bei Durchblutungs-
stopp infolge einer Torsion von mehr als 360° oder
länger zurückliegender Torsion, normale arterielle
Perfusion und gesteigerte Perfusion bei entzündlichen
Erkrankungen. Ambivalente Befunde der Dopplersonographie mit Möglichkeit der Fehldiagnose ergeben sich bei Hodentorsionen von weniger als 360° mit
erhaltener arterieller Perfusion und venöser Abflussbehinderung, die letztlich zur hämorrhagischen Infarzierung führt. Die Untersuchung ist Untersucherabhängig.

stielgedrehte Hydatide an Oberpol des Hodens getastet
werden.

Die **Diaphanoskopie** stellt eine Hydrozele dar, die
Auskultation kann bei der inkarzerierten Leistenhernie eventuell noch Darmgeräusche nachweisen.

Mittels **Dopplersonographie** können u. U. die
Durchblutungsverhältnisse im Vergleich mit der Gegenseite beurteilt werden.

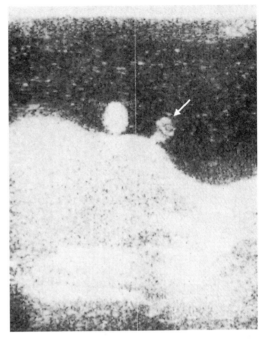

Abb. 14.52 Skrotale Sonographie: Hydatidentorsion (→),
in Hydrozele gut sichtbar

Die **B-Bild-Sonographie** ist ein rasches und wenig belastendes bildgebendes Verfahren, mit dem sich Hoden und Nebenhoden auch bei Vorliegen einer Hydrozele beurteilen lassen. Limitationen der Sonographie
bestehen in gerätetypischen Spezifikationen und der
Erfahrung des Untersuchers. Für aussagekräftige Untersuchungen im Säuglings- und Kleinkindesalter
müssen hochauflösende Schallköpfe (≥7,5 MHz) zur
Verfügung stehen.

Hydatidentorsionen lassen sich meist gut darstellen, wenn gleichzeitig eine Hydrozele vorliegt (**Abb.
14.52**), die Darstellung von Gas und Darmperistaltik
diagnostiziert die Leistenhernie. Die farbcodierte **Duplexsonographie** kombiniert Dopplerultraschall als
Farbcodierung mit B-Bild, womit sich die Perfusion
leichter darstellen und exakt messen lässt.

Die **Magnetresonanztomographie** (MRT) kann
sämtliche pathologischen Veränderungen des Skrotalinhaltes mit hoher Treffsicherheit darstellen, was insbesondere bei der Abgrenzung der verschleppten Hodentorsion von anderen Erkrankungen hilfreich sein
kann (**Abb. 14.53**). Wegen des Zeitaufwandes der
Untersuchungstechnik kommt sie bei Verdacht auf
akute Hodentorsion nicht in Betracht.

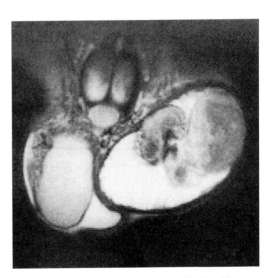

Abb. 14.53 Magnetresonanztomographie: Verschleppte
Hodentorsion links

14.10.3 Hodentorsion

> **❯** Leitsymptom der Hodentorsion ist der plötzlich einsetzende Schmerz, teilweise in Kombination mit Übelkeit, Erbrechen und Zeichen des Peritonismus.

Pathogenese Anatomisch lassen sich 3 Varianten der Hodentorsion unterscheiden: die intravaginale, die extravaginale und die mesorchiale Form der Hodentorsion (❏ Abb. 14.54), wobei diese Klassifikation für die weitere Therapie unerheblich ist. Ursache für die **intravaginale** Hodentorsion ist eine ausgeprägte Beweglichkeit von Hoden und Nebenhoden innerhalb der Tunica vaginalis infolge einer Ausdehnung der Umschlagsfalte beider Peritonealblätter der Tunica vaginalis über den Nebenhoden hinaus auf den Samenstrang.

Für den Entstehungsmechanismus der **extravaginalen** Hodentorsion wird vorwiegend eine mangelhafte Fixation durch das Gubernaculum testis angeschuldigt.

Diagnostik Bei der klinischen Untersuchung imponiert der **schmerzhafte Hodenhochstand** und Fortbestehen oder Verstärkung der Symptomatik bei Hodenhochlagerung (**Prehnsches Zeichen**). Häufig sind jedoch diese Zeichen beim Säugling und Kleinkind nicht zuverlässig verwertbar. Die **Dopplersonographie** gibt lediglich Auskunft über das Vorhandensein oder Fehlen der arteriellen Perfusion, die in der Frühphase der Torsion oder bei Torsionen von weniger als 360° durchaus erhalten ist, bevor es zur hämorrhagischen Infarzierung mit sekundärem arteriellen Perfusionsstopp kommt.

Sämtliche übrigen Perfusionsstudien und bildgebenden Untersuchungen sind mit einer Unsicherheitsrate belastet, die den erheblichen Zeitaufwand zur Durchführung der Untersuchung und damit die Verzögerung der Therapie nicht rechtfertigen kann.

> **❶** In zusätzlicher Abhängigkeit vom Torsionsgrad beträgt die Erhaltungsrate torquierter Hoden nach einer Anamnesedauer von bis zu 5 h 80–100 %, nach 6–12 h 70 % und nach über 12 h lediglich noch 20 %.

Therapie Auch wenn bei der klinischen Untersuchung die manuelle Detorquierung durch Drehung des Hodens nach lateral gelingt, ist wegen der Unsicherheit einer kompletten Detorquierung bzw. der Möglichkeit der Retorquierung die anschließende Operation und

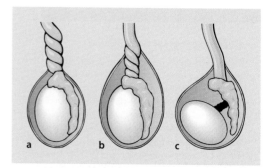

❏ **Abb. 14.54a–c** Formen der Hodentorsion: **a** extravaginal, **b** intravaginal, **c** mesorchial

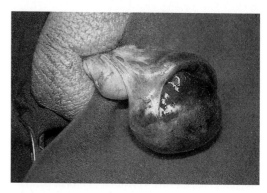

❏ **Abb. 14.55** Akute Hodentorsion

Orchidopexie dringend indiziert. Bei der Hodenfreilegung – und im Falle einer Torsion auch bei der prophylaktischen Orchidopexie der Gegenseite – sollte nach einer Hydatide geschaut und diese dann abgetragen werden, um eine spätere Hydatidentorsion auszuschließen.

> **❶** Die Therapieverzögerung aus diagnostischer Unsicherheit oder zur Durchführung weiterer diagnostischer Maßnahmen bedeutet ein zunehmendes Risiko des Hodenverlustes.

Aus dem Gesagten ergibt sich die Indikation zu einer sofortigen diagnostischen Freilegung (❏ Abb. 14.55) mit Detorquierung und Orchidopexie bzw. Orchiektomie eines hämorrhagisch infarzierten Hodens. Wegen der Prädisposition des kontralateralen Hodens zu einer Hodentorsion bei Symmetrie der pathologischen Hodenmotilität empfiehlt sich die Durchführung einer **Orchidopexie auch des kontralateralen Hodens**, die bei einem ausgeprägten Schwellungszustand bzw. sekundär-entzündlichen Veränderungen erst im Intervall durchgeführt werden sollte (nach 4–6 Wochen).

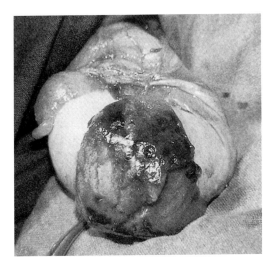

◻ Abb. 14.56 Traumatische Hodenruptur

14.10.4 Hydatidentorsion

Die Torsion einer Morgagnischen Hydatide am oberen Pol des Hodens (**Appendix testis**) oder im Bereich des Nebenhodenkopfes (**Appendix epididymidis**), einer Paradidymis (**Giraldessches Organ**) im Bereich des benachbarten Samenstranges oder eines Vas aberrans (**Hallersches Organ**) in der Furche zwischen Nebenhodenschwanz und Hoden findet sich bei etwa einem Drittel der Hodenfreilegungen wegen vermuteter Hodentorsion.

> **Tipp**
>
> Die klinische Symptomatik bietet häufig keine Unterscheidungsmöglichkeit, ebenso bleibt die erwähnte diagnostische Unsicherheit der Durchblutungsuntersuchungen und bildgebenden Verfahren.

Therapie Die Behandlung besteht in der Abtragung der torquierten Hydatide. Ist die Diagnose einer Hydatidentorsion gesichert (Palpation, Sonographie, ggf. »blue dot sign«) und sind die Beschwerden gering, kann eine konservative Therapie z. B. mit Antiphlogistika erfolgen (**Cave:** übersehene Hodentorsion).

14.10.5 Hodentrauma

Stumpfe Hodentraumen lassen sich in Kontusion, Ruptur (◻ Abb. 14.56) und Fragmentation klassifizie-

ren. Mit dem Einriss der Tunica albuginea entwickelt sich eine unterschiedlich ausgeprägte **Hämatozele**, die sonographisch gut darstellbar ist. Die Kontinuitätsunterbrechung der Tunica albuginea und das Ausmaß der Ruptur lassen sich durch Sonographie oder MRT darstellen, was für die Operationsindikation entscheidend sein kann.

Therapie Die Operation ist bei ausgeprägter Hämatozele und sämtlichen Formen des Einrisses der Tunica albuginea indiziert und bezweckt die Hämatomausräumung, Resektion von Sequestern und Wiedervereinigung der Tunica albuginea, ggf. unter Verwendung eines Patches von der Tunica albuginea parietalis

14.10.6 Epididymitis

> ❯ Nebenhodenentzündungen sind im Kindesalter eine Rarität und sollten nur nach sicherem Ausschluss einer Hodentorsion diagnostiziert werden. Bei einer Hydatidentorsion findet sich häufiger eine abakterielle Begleitepididymitis.

Eine infravesikale Obstruktion (Harnröhrenklappen, Detrusor-Sphinkter-Dyssynergie, Urethrastriktur, Zustand nach Analatresie) mit Restharnbildung und aszendierendem Infekt oder die ektope Uretermündung in die ableitenden Samenwege sind als mögliche Ursachen der Epididymitis im Kindesalter auszuschließen. Klinisch stehen Fieber, Schwellung und Schmerzhaftigkeit des Nebenhodens sowie Rötung und Überwärmung der Skrotalhaut im Vordergrund, dopplersonographisch lässt sich die entzündlich gesteigerte Perfusion nachweisen, im B-Bild-Sonogramm ist der Nebenhoden aufgetrieben, häufig liegt eine Begleithydrozele vor.

Therapie Die Therapie ist antibiotisch bei gleichzeitiger Harnableitung über eine suprapubische Punktionszystostomie, bis im Intervall eine definitive Diagnostik und Therapie der infravesikalen Obstruktion bzw. anderer Harnwegsanomalien möglich wird.

> ❗ Bei verspäteter Diagnose kann ein Übergreifen der Entzündung auf den Hoden (Epididymorchitis) oder eine Abszedierung zur Ablatio testis zwingen.

Die im Kindesalter sehr selten auftretenden spezifischen Entzündungen (Tuberkulose) verlaufen nur in Ausnahmefällen akut.

14.10.7 Orchitis

Die Orchitis entsteht hämatogen im Rahmen einer Sepsis oder fortgeleitet bei einer Epididymitis. Die häufigste Form ist die **Mumpsorchitis**, die in 5–10 % beidseitig auftritt. Aber auch bei Windpocken, Mononukleose, Influenza und Scharlach sind Orchitiden beschrieben. Eine Sonderform der Orchitis ist die Malakoplakie (▶ Kap. 7.1.4) des Hodens, die häufig in einen chronisch-entzündlichen destruktiven Prozess übergeht.

Therapie Die Therapie ist symptomatisch mit Hochlagerung, Kühlung und Gabe von Kortison oder nichtsteroidalen Antiphlogistika. Bei Verdacht auf eine übergreifende Epididymitis sollte eine hochdosierte Antibiotikatherapie erfolgen. Bei ausgeprägter Schwellung (nur bei der abakteriellen Orchitis) besteht die Gefahr der Ausbildung eines Kompartment-Syndroms mit späterer Entwicklung einer Hodenatrophie. Die operative Therapie bezweckt eine Dekompression durch Inzision der Tunica albuginea, ggf. kombiniert mit einem Patch von der Tunica albuginea parietalis.

14.10.8 Skrotalhauterkrankungen

Allergische Reaktionen der Skrotalhaut (idiopathisches angioneurotisches Ödem, Insektenstich) können ebenso das Bild des akuten Skrotum bieten wie **bakterielle Entzündungen**. Mit dem Ausgangspunkt einer Follikulitis, eines Furunkels oder eines infizierten Atheroms kann sich die **Skrotalphlegmone** als Streptokokkeninfekt der Haut entwickeln. Als Folge einer akuten Thrombophlebitis kann sich eine **Thrombose des Plexus pampiniformis** entwickeln. Bei der **Fournierschen Skrotalgangrän** handelt es sich um ein foudroyantes Krankheitsbild mit einer Mortalität von bis zu 10 %.

Ausgehend von einer anaerob-aeroben Mischinfektion entwickelt sich eine obliterierende Endarteriitis mit Nekrose der Skrotalhaut, die mit dem Krankheitsbild einer schweren allgemeinen Intoxikation einhergeht.

Therapie Die Therapie besteht im sofortigen operativen Débridement mit kompletter Abtragung sämtlich betroffener Areale und der hochdosierten parenteralen Antibiotikatherapie unter Einschluss von Metronidazol.

14.10.9 Hydrozele/Funikulozele

Beim Deszensus des Hodens wandern das viszerale Peritonealblatt (Bedeckung von Hoden und Nebenhoden) und das parietale Peritonealblatt mit in das Skrotum(Tunica vaginalis), wobei zwischen beiden Blättern eine spaltförmige Fortsetzung der Peritonealhöhle bestehenbleibt. Die durch den Leistenkanal entlang des Funiculus spermaticus verlaufende Verbindung der Tunica vaginalis des Hodens mit der Peritonealhöhle (Processus vaginalis) ist normalerweise bei der Geburt obliteriert, kann aber noch bis zum 1. Lebensjahr persistieren.

> ❯ Der persistierende, offene Processus vaginalis bildet den Bruchsack für die angeborene, indirekte Leistenhernie und bedarf der operativen Versorgung.

Bei nur partieller Obliteration des Processus vaginalis mit Persistenz im Bereich des Samenstranges kann zu einer Flüssigkeitsansammlung zwischen beiden Peritonealblättern zur **Funikulozele** (Hydrocele funiculi spermatici) führen.

Bei Ausbildung einer Flüssigkeitsansammlung im Bereich des normalerweise lebenslang persistierenden peritonealen Spaltraumes der Tunica vaginalis des Hodens resultiert die **Hydrozele**.

Von den primären, idiopathischen Formen sind sekundäre oder symptomatische Hydrozelen abzugrenzen. **Sekundäre Hydrozelen** (Begleithydrozelen) können bei Leistenhernien, Epididymitis, Orchitis, Hodentorsion und Hodentumoren auftreten.

Symptomatik Die Hydrozele führt in der Regel lediglich zu einer **schmerzlosen Schwellung** des Skrotums und nicht zu einem akuten Skrotum.

Die »akute Hydrozele« erklärt sich durch eine zusätzliche Pathologie wie einem Trauma mit Einblutung (Hämatozele) oder eine Infektion (Pyozele, Mekoniumperiorchitis) oder die plötzliche idiopathische Flüssigkeitstranssudation in die Tunica vaginalis mit schmerzhafter Überdehnung der Hodenhüllen.

Diagnostik Die Hydrozele wird bei **Diaphanoskopie** (Lichtdurchstrahlung mittels Taschenlampe oder Kaltlicht im abgedunkelten Raum) als homogen-transparent aufleuchtende Flüssigkeitsblase durch die Skrotalhaut sichtbar. Da bei prallelastischen Hydrozelen Hoden und Nebenhoden palpatorisch häufig nicht beurteilbar sind, sollte bei Verdacht auf eine symptomatische Hydrozele zusätzlich ein bildgebendes Verfahren (hochauflösender Ultraschall) zur Beurteilung von Hoden und Nebenhoden angewandt werden (Ausschluss Hodentumor). Bei Verdacht auf Vorliegen eines offenen Processus vaginalis mit Skrotalhernie lassen sich Darmgeräusche im Bereich des Skrotalfaches auskultatorisch nachweisen.

Therapie Die Therapie der primären Hydrozele ist **operativ**, indem das parietale Blatt der Tunica vaginalis entweder fenestriert, umgeschlagen (Operation nach Winkelmann) oder reseziert (Operation nach von Bergmann) wird. Wenn Flüssigkeit durch die verbliebene Peritonealoberfläche persistierend sezerniert wird, kann diese somit nach allen Verfahren über das skrotale Subkutangewebe resorbiert werden. Bei Verdacht auf gleichzeitiges Vorliegen einer Funikulozele oder eines offenen Processus vaginalis erfolgt der Zugang von inguinal. Um die regelrechte Lage des Hodens im Skrotalfach sicherzustellen, ist eine gleichzeitige **Orchidopexie** erforderlich. Kleine, asymptomatische Hydrozelen können beobachtet werden.

14.10.10 Varikozele

> Bei der Varikozele handelt es sich um eine varizenartige Erweiterung der Venen des Plexus pampiniformis bei Insuffizienz der Venenklappen der Vena spermatica und/oder venöser Abflussbehinderung/Reflux.

Die **primäre Varikozele** tritt gewöhnlich **linksseitig** auf und beruht auf einer Klappeninsuffizienz der in die linke Vena renalis mündenden Vena spermatica. Die meist idiopathische Klappeninsuffizienz kann auch als Folge oder in Kombination mit einem »**Nussknackerphänomen**« auftreten (Druckerhöhung in der linken Vena renalis infolge einer Kompression zwischen Aorta und Arteria mesenterica superior).

Abzugrenzen ist die sekundäre oder **symptomatische Varikozele**, die auf einer venösen Einflussstauung infolge retroperitonealer Raumforderungen, Nierentumor, Ruptur oder Thrombosierung des Plexus pampiniformis beruht und somit auf beiden Seiten auftreten kann.

Diagnostik Als klinische Symptome imponieren **Schweregefühl** im Skrotalfach und **zunehmende Schwellung**, besonders **im Stehen**. Dementsprechend erfolgt die Inspektion und Palpation zuerst im Stehen und unter abdomineller Druckerhöhung (Valsalva) und anschließend im Liegen, wobei sich die primäre, linksseitige Varikozele spontan entleert.

Tipp

Bei Persistenz der Varikozelenfüllung im Liegen muss an eine sekundäre, symptomatische Varikozele gedacht werden.

Exkurs

Seltene Varianten der Varikozele

Seltenere Varianten sind die Ausbildung einer Varikozele über eine Druckerhöhung/Klappeninsuffizienz im Bereich der Vena ductus deferentis oder Vena cremasterica oder bei abnormen venösen Kollateralen zwischen Plexus pampiniformis und Vena saphena magna, Vena iliaca communis oder interna.

Die Klassifikation der klinischen Schweregrade der Varikozele folgt der Einteilung der WHO von 1993 (Untersuchung im Stehen):

- Subklinisch (nur dopplersonographisch nachweisbarer Reflux)
- Grad I (palpatorisch im Stehen unter Valsalva tast-, aber nicht sichtbar)
- Grad II (unter Ruhebedingungen tast-, aber nicht sichtbar)
- Grad III (unter Ruhebedingungen sichtbar und palpierbar)

Bei Verdacht auf Venenanomalien, z. B. bei Rezidivvarikozele, kann die **Phlebographie** indiziert sein.

Therapie Die Indikation zur Therapie sollte streng gestellt werden. Die klinische Symptomatik und/oder eine beeinträchtigte Fertilität (infolge von Überwärmung des Hodens, Durchblutungsstörungen bei venöser Abflussstörung und retrogradem Einstrom von Nebennierenhormonen und renalen Prostaglandinen) sowie bei Jugendlichen ein persistierender deutlicher Größenunterschied der Hoden können eine Indikation zur Therapie sein. Die Therapie kann im Anschluss an die Phlebographie als **retrograde Transkathetersklerosierung** erfolgen oder aber als **operative antegrade Sklerosierung** sowie als **operative Ligatur** der insuffizienten Venen oberhalb des Leistenkanals (Operation nach Bernardi) oder im Bereich des Leistenkanals (Operation nach Ivanissevich). Vor einer Therapie müssen die Patienten über die Erfolglosigkeit der Intervention sowie einen Rezidivrisiko von bis zu 20 % aufgeklärt werden.

Hodenschwellung

- »**Akutes Skrotum**«: Umfasst schmerzhafte Erkrankungen, die einer dringlichen Abklärung und meist auch Therapie bedürfen. Im Kindes-

▼

alter am häufigsten Hodentorsion, Hydatidentorsion, inkarzerierte Skrotalhernie und Hodentrauma.
- Jeder akute Hodenschmerz muss bis zum Beweis des Gegenteils als Hodentorsion angesehen werden. Die sofortige operative Exploration ist im Zweifelsfall zur Vermeidung eines Zeitverzuges der Therapie einer Hodentorsion einer zeitaufwändigen Diagnostik vorzuziehen.
- **Schmerzlose Skrotalschwellung:** Als Ursachen stehen Hydrozele, Funikulozele, offener Processus vaginalis und Varikozele im Vordergrund.

14.11 Tumoren

R. Stein, J.W. Thüroff

Die **Inzidenz** maligner Tumoren im Kindesalter wird mit ca. 13:100.000 pro Jahr angegeben, d.h., ca. 0,2 % aller Kinder unter 16 Jahren erkranken an einer bösartigen Neubildung. Davon sind die häufigsten kinderurologischen Malignome die **Nephroblastome (Wilms-Tumoren)** (ca. 6 %), retroperitoneale **Neuroblastome** (ca. 4–5 %), **Rhabdomyosarkome des Urogenitaltraktes** (ca. 25 %) und **Hodentumoren** (ca. 1 %).

Besonderheiten der kindlichen Malignome sind darin begründet, dass Karzinome kaum vorkommen und Sarkome überwiegen. Genetische Faktoren lassen sich aus familiären Häufungen und ethnischen Unterschieden der Inzidenz ableiten (Hodentumoren, Wilms-Tumoren) sowie aus Assoziationen mit Syndromen (z.B. WAGR-Syndrom, Beckwith-Wiedemann-Syndrom, Denys-Drash-Syndrom), Anomalien (z.B. isolierte Hemihypertrophie), mit Chromosomenaberrationen (z.B. WT1-Gen [11p13] beim Wilms-Tumor) und mit einer Häufung von Rhabdomyosarkomen bei Patienten mit Phakomatosen.

In den letzten 40 Jahren hat sich die Prognose der kindlichen Tumoren deutlich verbessert, vergleichbar mit der von Hodentumoren im Erwachsenenalter. Diese Erfolge sind im Wesentlichen durch eine verbesserte Chemotherapie erzielt worden, aber auch durch Fortschritte in der Chirurgie und der Radiotherapie sowie die Entwicklung von multimodalen Therapiestrategien. Beim Nephroblastom haben prospektive, randomisierte Studien (SIOP und NWTS/COG) erheblich zu diesem Erfolg beigetragen. In Deutschland werden heutzutage kaum noch Kinder außerhalb von Studien therapiert, was zur Qualitätssicherung beiträgt. Die Prognose ist von dem Alter des Kindes (Neuroblastom, Wilms-Tumor), dem Tumorvolumen (Wilms-Tumor, Rhabdomyosarkom), der Lokalisation (Rhabdomyosarkom), dem Ansprechen auf Chemotherapie (Wilms-Tumor, Rhabdomyosarkom), dem histologischen Typ (Wilms-Tumor, Rhabdomyosarkom, Hodentumor), und nicht zuletzt auch von der Erfahrung der jeweiligen Institution und des Operateurs abhängig.

14.11.1 Nephroblastom (Wilms-Tumor)

Inzidenz Wilms-Tumoren sind die häufigsten kinderurologischen Malignome, die Inzidenz in Deutschland beträgt etwa 0,7 - 0,8 : 100 000 Kinder unter 16 Jahren pro Jahr. Bei den unilateralen Tumoren liegt der Altersmedian bei 3 Jahren; bei Kindern mit bilateralen Tumoren bei 1,5 Jahren. Bilaterale Tumoren kommen in 5 % der Fälle vor, wobei das Auftreten synchron oder metachron sein kann. 2 % der Wilms-Tumoren werden bei Neugeborenen gefunden und weitere 2 % der Wilms-Tumoren betreffen das Erwachsenenalter.

Klassifizierung Histologisch handelt es sich um **maligne embryonale Mischgeschwülste**, wobei 3/4 der Fälle die Standardhistologie mittleren Malignitätsgrades aufweisen (◘ Tab. 14.8).

Die Stadieneinteilung erfolgt nach der Société Internationale d'Oncologie Pédiatrique (SIOP) Study in 5 Gruppen (◘ Tab. 14.9), wobei die Stadien I und II jeweils etwa 35 % ausmachen. Es besteht eine Korrelation zwischen Lebensalter und Tumorstadium insofern, als 80 % der Kinder in der Altersgruppe bis 3 Jahre die prognostisch günstigen Stadien I und II aufweisen, während 79 % der Tumoren der Stadien III und IV in der Altersgruppe über 3 Jahren vorkommen.

Symptomatik und Diagnostik Der in ca. 60 % **palpable Abdominaltumor** ist das Hauptsymptom der Erkrankung, gefolgt von Schmerzen (ca. 20 %), Hämaturie (ca. 15 %) und ca. 10 % asymptomatischer Tumoren werden im Rahmen der Vorsorgeuntersuchungen U3–U7 entdeckt. Allgemeinsymptome wie Fieber, Schwäche und Müdigkeit als Hinweise auf fortgeschrittene Stadien sind eher selten.

Die Verdachtsdiagnose wird meist mittels Sonographie gestellt und anschließend mit CT, besser MRT erhärtet. Die Diagnose wird durch die bildgebenden Verfahren bei ca. 93 % der Kinder korrekt gestellt, in etwa 3,5 % liegt ein anderer maligner Tumor vor und

> ◘ **Tab. 14.8** SIOP-Klassifikation kindlicher Nierentumoren bei Patienten, die eine präoperative Chemotherapie erhalten haben. Sie gibt auch gleichzeitig die Differenzialdiagnosen der kindlichen Nierentumoren wieder. (Adaptiert nach Graf 2004)

Niedriger Malignitätsgrad (günstige Histologie)	Zystisches, partiell differenziertes Nephroblastom (CPDN) Komplett nekrotisches Nephroblastom (nach Chemotherapie)
Intermediärer Malignitätsgrad (Standardhistologie)	Epithelreiches Nephroblastom Stromareiches Nephroblastom Mischtyp des Nephroblastoms Nephroblastom mit postchemotherapeutischen Veränderungen Nephroblastom mit fokaler Anaplasie
Hoher Malignitätsgrad (ungünstige Histologie)	Nephroblastom mit diffuser Anaplasie Blastemreiches Nephroblastom
Andere Tumoren oder Läsionen	
Benigne Tumoren	Mesoblastisches Nephrom Zystisches Nephrom Adenome
Maligne Tumoren	Klarzellsarkom der Niere (CCSK) Rhabdoidtumor der Niere Nierenzellkarzinom (alle Varianten) Transitionalzellkarzinom Neuroepitheliale Tumoren (renales Neuroblastom, renaler PNET, renales Karzinoid) Sarkome Renales Lymphom Angiomyolipom Andere Tumoren/Läsionen Metastasen von anderen Lokalisationen

> ◘ **Tab. 14.9** Stadieneinteilung nach SIOP (bei der NWTS wird eine Tumorbiopsie dem Stadium III zugerechnet)

Stadium	
I	Tumor auf die Niere beschränkt und komplett entfernt
II	Ausdehnung über die Nierenkapsel hinaus, jedoch vollständig entfernt (incl. Venen- oder Cavathrombus, wenn dieser vollständig entfernt wurde)
III	Unvollständige Resektion des Tumors, lokale Lymphknotenmetastasen, jede Tumorruptur, Tumorbiopsie
IV	Fernmetastasen insbesondere Lunge, Leber, Knochen und Gehirn
V	Bilaterales Nephroblastom (synchron/metachron)

in etwa 4 % eine andere Ursache (benigner Tumor, Entzündung).

Therapie Die Behandlung erfolgt im Rahmen von Studienprotokollen individuell im Sinne einer multimodalen **Kombinationstherapie** (Chemotherapie, Operation, Radiatio), die dem Tumorstadium, dem histologischen Malignitätsgrad, dem Ansprechverhalten auf Chemotherapie sowie dem Alter und Allgemeinzustand des Patienten angepasst wird. Im Rahmen der SIOP-Studien erhielten 1,5 % der Kinder eine präoperative Chemotherapie bei benignen Tumoren, wobei das Risiko dieser ungerechtfertigten präoperativen Therapie durch Implementierung einer zentralen Referenzradiologie in der letzten Studie auf 0,8 % gesenkt werden konnte.

Therapieempfehlung bei Wilms-Tumor (SIOP-2001-Protokoll)

In den Stadien I–V erfolgt grundsätzlich eine Vorbehandlung, im Stadium I–III für 4 Wochen mit Actinomycin D und Vincristin, im Stadium IV mit Actinomycin D, Vincristin und Doxyrubicin für 6 Wochen, im Stadium V individuell. Das durch die Chemotherapie induzierte präoperative »downsizing«

wird sonographisch überwacht und bezweckt die Erleichterung einer kompletten operativen Tumorentfernung bzw. organerhaltenden Tumorchirurgie. Wenn technisch möglich, sollte eine organerhaltende Tumorresektion mit einem 1–2 mm breiten Sicherheitssaum erfolgen. Beim bila-

teralen Wilmst-Tumor besteht hier eine imperative, bei den syndromalen Nephroblastomen eine relative und bei den unilateralen Tumoren eine elektive Indikation. Eine postoperative Therapie erfolgt in Abhängigkeit von der Histologie und dem Tumorstadium.

Der Wilms-Tumor ist zu einem Paradigma eines heilbaren malignen Tumors im Kindesalter geworden. Mit der standardisierten Therapie liegt die Heilungsrate bei über 85 %, im Stadium I bei weit über 95 % und im metastasierten Stadium bei immerhin noch 65 %.

14.11.2 Neuroblastome

Sie gehören zusammen mit den benignen Ganglioneuromen und den Ganglioneuroblastomen zu der Gruppe der neuroblastischen Tumoren und entstehen aus unreifen Zellen des sympathischen Nervensystems. Dementsprechend können Neuroblastome ubiquitär im Bereich des Sympathikus auftreten, die häufigsten Lokalisationen sind jedoch das **Nebennierenmark** (ca. 1/3), die

retroperitonealen sympathischen Ganglien (ca. 20 %) und das **Zuckerkandlsche Organ** (sympathisches Paraganglion am Abgang der A. mesenterica inferior).

Die Stadieneinteilung ist operativ-pathologisch ausgerichtet (◻ Tab. 14.10). Die Inzidenz beträgt ca. 0,9–1:100.000 pro Jahr, wobei 90 % in den ersten 5 Lebensjahren diagnostiziert werden. In den ersten 12 Lebensmonaten ist die Inzidenz mit 0,6:100.000 deutlich höher als in den übrigen Altersgruppen.

> ❯ **Die Prognose ist im Säuglingsalter wesentlich besser als bei älteren Kindern.**

Symptomatik und Diagnostik Etwa 1/3 der Neuroblastome wird im Rahmen der Vorsorgeuntersuchungen (U2–U6) entdeckt. Hauptsymptome sind der tast-

◻ **Tab. 14.10** Stadieneinteilung der Neuroblastome nach Brodeur et al. (1993)

Stadium	
I	Makroskopisch komplett entfernter Tumor, mit oder ohne mikroskopischen Residualtumor, ipsilaterale Lymphknoten sind negativ. Lymphknoten, die mit dem Tumor verwachsen sind und en bloc entfernt wurden, können positiv sein
IIa	Lokalisierter, makroskopisch inkomplett entfernter Tumor; repräsentative ipsilaterale, nicht mit dem Tumor verwachsene Lymphknoten sind mikroskopisch negativ
IIb	Lokalisierter, makroskopisch komplett oder inkomplett entfernter Tumor; repräsentative ipsilaterale, nicht mit dem Tumor verwachsene Lymphknoten sind positiv. Kontralaterale Lymphknoten müssen negativ sein
III	Nicht resektabler, einseitiger Tumor, die Mittellinie überschreitend, mit oder ohne regionalen Lymphknotenbefall Lokalisierter einseitiger Tumor mit kontralateralem Lymphknotenbefall Tumor in der Mittellinie mit bilateraler Infiltration (nicht resektabel) oder bilateraler Lymphknotenbefall
IV	Disseminierter Tumor (entfernte Lymphknoten, Haut, Leber, Knochenmark, Knochen usw.) (außer Definition IVs)
IVs	Lokalisierter Primärtumor (Stadium I, IIa, IIb) mit Disseminierung beschränkt auf Haut, Leber und/oder Knochenmark (<10 %), beschränkt auf Säuglinge (bis 12. Lebensmonat)

bare oder sichtbare Tumor sowie neurologische Symptome bis hin zur Querschnittlähmung durch Kompression des Rückenmarks. Allgemeinsymptome wie Schmerzen (bis zu 33 %), Fieber unklarer Genese, Inappetenz und Gewichtsverlust (bis zu 12 %) sollten zur weiteren Diagnostik Anlass geben. Eine Katecholaminerhöhung kann zur Hypertonie führen und die Ausschüttung von vasoaktivem intestinalen Peptid (VIP) zu wässrigen Diarrhöen. Diagnostisch erfolgt die Bestimmung der Katecholamine bzw. deren Metaboliten (Vanillinmandelsäure) im Urin, im Blut werden neuronenspezifische Enolase (NSE), Laktatdehydrogenase (LDH) und das Ferritin bestimmt, denen alle eine prognostische Relevanz zukommt.

Die Knochenmarkspunktion ist obligat. Neben der untersucherabhängigen Sonographie eignet sich insbesondere die MRT als bildgebendes Verfahren. Der Metaiodbenzylguanidin-(MIBG) Scan ist bei Katecholamin-produzierenden Tumoren eine sensitive und spezifische Methode zur Lokalisation von Tumor und Metastasen. ^{131}I-MIBG kann bei ungünstiger Prognose auch systemisch zur Radionuklidtherapie eingesetzt werden. Als weiterer prognostischer Faktor hat sich der MYCN-Status (N-myc-Amplifikation) aus der gewonnen Histologie etabliert. Die Amplifikation des MYCN-Onkogens ist prognostisch ungünstig.

Therapie Sie orientiert sich an Lokalisation und Stadium des Tumors und dem Alter des Kindes und sollte interdisziplinär erfolgen. Der **Operation** kommt eine entscheidende Rolle zu. Sie dient der Sicherung der Diagnose und ist bei lokalisierten Tumoren kurativ. Bei nicht-resektablen Tumoren erfolgt die induktive **Chemotherapie**, um eine Verkleinerung des Tumors und ggf. eine Operabilität zu erreichen. Tumoren im Bereich des Ganglion coeliacum sind aufgrund der Nähe zu den großen Gefäßen und der Ummauerung des Truncus coeliacus eine chirurgische Herausforderung. Zeigen die Tumoren ein intraspinales Wachstum, ist eine sofortige Therapie indiziert, um die Dekompression zu erreichen. In den Stadien II–IV wird eine risikoadaptierte Chemotherapie durchgeführt. Kombinationen verschiedener Substanzen (Adriamycin, Carboplatin, Cisplatin, Cyclophospaphmid, Dacarbacin, Doxorubicin, Etoposid, Ifosfamid, Irinotecan, Tenoposid, Topotecan und Vincristin) mit unterschiedlichen Wirkungsmechanismen haben sich etabliert. Die Hochdosis-Chemotherapien mit anschließender **Knochenmarks- und Stammzelltransplantation** stellen Optionen insbesondere für das Stadium IV und das MYCN-positive Stadium III dar.

Die **Radiotherapie** tritt heute gegenüber der effektiveren Chemotherapie aufgrund ihrer Nebenwirkungen deutlich in den Hintergrund. Sie sollte nur bei strenger Indikation (z. B. notfallmäßig bei akuter Kompression des Rückenmarks, bei Hepatomegalie mit respiratorischer Insuffizienz, vor Knochenmarkstransplantation) zum Einsatz kommen. Die Radionuklidtherapie mit ^{131}I-MIBG stellt eine Option für Hochrisikopatienten dar.

Prognose Im Säuglingsalter beobachtete Spontanregressionen sind Anlass für individuelle Entscheidungen bezüglich der Aggressivität der Therapie in diesem Altersabschnitt. Die Prognose ergibt in den Stadium I und II 95–98 % Heilung, im Stadium III: 75 % und im Stadium IVs: 76–100 %, wobei Patienten in höheren Stadien einer deutlich intensiveren und komplikationsträchtigeren Therapie bedürfen. Ca. 1/3 der Kinder mit einem Stadium IV überleben 5 Jahre. Rezidive sind bei Kindern über 1 Jahr prognostisch ungünstig. Durch die Intensivierung der Therapie (Hochdosis-Chemotherapie und Knochenmarktransplantation) ist die Rezidivneigung und -inzidenz verzögert bzw. reduziert.

14.11.3 Rhabdomyosarkome

❯❯ Die Rhabdomyosarkome (RMS) stammen von undifferenzierten mesenchymalen Zellen ab. Die Zellen behalten jedoch teilweise die Fähigkeit zur Differenzierung in Muskelgewebe.

Die zu den Weichteilsarkomen zählenden RMS kommen ubiquitär vor, ca. 20–25 % sind im Urogenitaltrakt lokalisiert; vor allem in **Blase**, **Blasenhals** und **Prostata**, in **Vagina und Vulva** sowie **paratestikulär**. Die »Intergroup Rhabdomyosarcoma Study Group« (IRSG) unterscheidet drei histologische Typen. Etwa 2/3 der Tumoren sind embryonale RMS, wobei die botryoiden und spindelzellig-embryonalen RMS eine günstige Prognose haben. Die klassischen embryonalen RMS sind von intermediärer Prognose. Die zweithäufigste Form, die alveolären RMS, kommen häufiger am Körperstamm und Extremitäten als im Urogenitaltrakt vor. Sie haben eine schlechtere Prognose und neigen eher zu Rezidiven oder Metastasen. Die dritte Kategorie beinhaltet die undifferenzierten RMS, welche ebenfalls eine schlechte Prognose haben. Der IRSG unterscheidet 4 Stadien (◘ Tab. 14.11, ◘ Tab. 14.12).

Diagnostik Die Diagnose erfolgt durch die histologische Untersuchung einer Tumorbiopsie.

Therapie Die primäre **Operation** ist dann indiziert, wenn eine sichere R0-Resektion (vor allem beim para-

◘ Tab. 14.11 Stadieneinteilung der Rhabdomyosarkome nach IRSG

Stadium	Lokalisation des Primärtumors	T	Tumorgröße	N	M
I	Orbita Kopf-Hals-Bereich (nicht parameningeal) Urogenitaltrakt (außer Blase/Prostata) Gallenwege	T1/T2	a/b	N0, N1, Nx	M0
II	Blase/Prostata Extremitäten Kopf-Hals-Bereich (parameningeal), Kleines Becken, Abdomen, Stamm, Retroperitoneum, (außer Gallenwege)	T1/T2	a	N0, Nx	M0
III	Blase/Prostata Extremitäten Kopf-Hals-Bereich (parameningeal), Kleines Becken, Abdomen, Stamm, Retroperitoneum (außer Gallenwege)	T1/T2	a b	N1 N0, N1, Nx	M0
IV	Alle	T1/T2	a/b	N0, N1	M1

◘ Tab. 14.12 Die Stadieneinteilung nach Lawrence 1997 berücksichtigt die vor der definitiven Therapie gewonnenen klinischen, radiologischen und Biopsiebefunde. Sie orientiert sich an der TNM-Klassifikation und an der Prognose

Tumor	T1	Tumor auf Ausgangsorgan oder -gewebe beschränkt
	T2	Tumor nicht auf Ausgangsorgan oder -gewebe beschränkt
Tumorgröße	a	≤5 cm
	b	>5 cm
Histologie	G1	Günstige Histologie (embryonal, botryoid, spindelzellförmig)
	G2	Ungünstige Histologie (alveolär, undifferenziert)
Regionale Lymphknoten	N0	Klinisch keine vergrößerten Lymphknoten
	N1	Klinisch befallene Lymphknoten
	Nx	Klinischer Lymphknotenstatus unbekannt bzw. nicht zu beurteilen
Metastasen	M0	Keine Metastasen
	M1	Metastasen

testikulären RMS) erreicht werden kann, ohne dass eine Chemotherapie ggf. in Kombination mit einer Radiotherapie die Operabilität verbessern kann. Ansonsten erfolgt nur die Biopsie des Tumors zur Diagnosesicherung (RMS der Blase, Prostata, Vagina und Vulva). Die Therapie ist stadien- und risikoadaptiert. Die RMS besitzen eine hohe **Chemosensibilität** und **Radiosensitivität**. Beim RMS haben sich Actinomycin D, Cyclophosphamid, Doxorubicin, Etoposid, Ifosfamid und Vincristin in einer Vielzahl von Kombinationen etabliert. Derzeit wird in Deutschland das EVAIA-Schema angewandt (CWS-2002P).

Beim RMS der Blase und Prostata haben Rezidive eine ungünstige Prognose, weswegen die radikale Entfernung des Tumors anzustreben ist. Bei den etwas günstigeren Tumoren im Bereich der Blase kann eine orthotope Blasensubstitution angestrebt werden (◘ Abb. 14.57). Paratestikuläre RMS haben eine sehr gute Prognose. Sie nehmen vom distalen Anteil des Samenstranges ihren Ursprung und können den Hoden bzw. das umgebende Gewebe infiltrieren. Paratestikuläre RMS werden meist frühzeitig entdeckt (>60 % befinden sich im Stadium I und 90 % sind embryonale RMS).

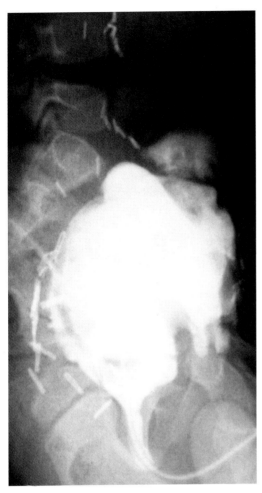

Die **radikale inguinale Orchiektomie** ist die Therapie der Wahl. Bei jüngeren Kindern erfolgt postoperativ eine Chemotherapie, im Alter >10 Jahre empfiehlt die IRSG eine **ipsilaterale modifizierte retroperitoneale Lymphadenektomie** (RPLA), da in dieser Altersgruppe bis zu 50 % der Patienten positive Lymphknoten haben und zur Verbesserung der Prognose eine intensivere Chemotherapie und Radiotherapie benötigen. RMS im Bereich von Vagina oder Vulva kommen meist in den ersten Lebensjahren vor und werden durch eine vaginale Biopsie diagnostiziert. RMS der Vagina haben häufig ihren Ursprung an der vorderen Vaginalwand und sind embryonale RMS mit guter Prognose. RMS der Vulva sind häufiger alveoläre RMS, haben aber dank ihrer Lokalisation und früh-

zeitigen Entdeckung eine gute Prognose. Nach primärer Chemotherapie erfolgt nur bei Resttumor (13–30 % der Patientinnen) die partielle oder komplette Kolpektomie, eine vordere Exenteration ist primär nicht notwendig.

> ⟩ Patienten mit diesen seltenen Tumoren sollten an hochspezialisierten Zentren mit entsprechender Erfahrung behandelt werden, da die Therapie häufig individuell modifiziert werden muss. Das Ziel der Operation muss eine R0-Resektion sein, da lokale Rezidive eine extrem schlechte Prognose besitzen.

14.11.4 Hodentumoren

Epidemiologie Kindliche Hodentumoren sind eher selten, 1–2 % der soliden Tumoren im Kindesalter betreffen den Hoden. Gutartige Tumoren kommen deutlich häufiger vor als im Erwachsenenalter. Etwa 3/4 der Tumoren vor der Pubertät sind Keimzelltumoren. Bei einem fehlenden Tumorregister für kindliche Hodentumoren (insbesondere die gutartigen werden nicht der Studienzentrale gemeldet), gibt es für Deutschland keine verlässlichen Zahlen. Patienten mit Störungen der sexuellen Differenzierung (DSD = Disorders of Sexual Development) sind gehäuft betroffen z. B. bei Androgenrezeptordefekten oder der Gonadendysgenesie. Ein Maldescensus testis bedeutet ein 2- bis 8-fach erhöhtes Risiko für eine Hodentumorentwicklung.

Klassifizierung (⬛ Tab. 14.13) Etwa 3/4 der Tumoren des Hodens sind Keimzelltumoren und entstehen aus primitiven Keimzellen. Der Dottersacktumor ist der häufigste Tumor im Kindesalter und hat seinen Ursprung im Hoden oder am Steißbein. Die Teratome enthalten mindestens zwei der drei Keimblätter. Sie werden in die reifen, unreifen und malignen Teratome unterteilt. Die Stadieneinteilung orientiert sich an der TNM-Klassifikation.

Symptomatik und Diagnostik Hauptsymptom ist die **schmerzlose Schwellung**, die immer verdächtig auf einen Tumor ist. Teilweise ist die Schwellung jedoch auch schmerzhaft und legt den Verdacht auf eine Hodentorsion oder eine Orchitis nahe. Der Ultraschall des Hodens mit Farbdoppler ist hier Diagnostikum der Wahl.

Die Tumormarker α-**Fetoprotein** (AFP, Halbwertzeit 4–5 Tage) und β-**HCG** (Halbwertszeit 24–36 Stunden) haben nicht nur in der präoperativen

◘ Tab. 14.13 Histologische Klassifizierung der Hodentumoren im Kindesalter und deren Häufigkeit in den USA. (Adaptiert nach Kay 1993)

Keimzell-tumoren		ca. 77 %
	Dottersacktumoren	63 %
	Teratome	14 %
	Gemischte Keimzelltumoren	
	Seminom	<1 %
Stroma-tumoren		ca. 8 %
	Leydig-Zelltumoren	1 %
	Sertoli-Zelltumoren	1 %
	Juvenile Granulosatumoren	1 %
	Gemischte Stromatumoren	5 %
Gonado-blastome		ca. 1 %
Lymphome/ Leukämie		<1 %
Andere benigne Tumoren/ Läsionen		ca. 3 %
	Fibrome	<1 %
	Leiomyome	
	Hämangiome	
	Epidermoidzyste	ca. 2 %
Andere maligne Tumoren		ca. 6 %
	Rhabdomyosarkome	ca. 6 %
	Fibrosarkome	<1 %

Diagnostik ihren Stellenwert, sie dienen auch der Verlaufskontrolle. Das Ausbleiben einer postoperativen Normalisierung der Tumormarker ist beweisend für die Persistenz von Tumorgewebe (auch wenn in der Bildgebung noch nicht nachweisbar), wobei das AFP bei Kleinkindern allerdings erhöht sein kann, da es ebenfalls in der Leber und im Gastrointestinaltrakt synthetisiert wird. Es ist in der Regel bis zum 8. Lebensmonat erhöht. β-HCG ist nur sehr selten bei kindlichen Hodentumoren erhöht. MRT oder CT des Retroperitoneums und der Lunge sind Bestandteil des Stagings.

Therapie Bei jedem Verdacht auf einen Hodentumor ist die inguinale Exploration zwingend. Der Samenstrang wird abgeklemmt, der Tumor freigelegt und zum Schnellschnitt geschickt. Im Falle eines malignen Tumors erfolgt dann die Ablatio testis. Bei gutartigen Tumoren sollte ein organerhaltendes Vorgehen angestrebt werden.

Im Unterschied zu Erwachsenen kommen bei den **Dottersacktumoren** (häufigster maligner Tumoren bei Kindern – meist unter 2 Jahren) retroperitoneale Lymphknotenmetastasen in nur 4–6 % der Fälle vor, während Lungenmetastasen häufiger zu finden sind. >90 % der Patienten befinden sich im Stadium I, und eine retroperitoneale Lymphadenektomie oder Chemotherapie wird bei unauffälligem CT und zeitgerecht abgefallenem Tumormarker nicht empfohlen. Eine engmaschige Nachsorge dieser Patienten ist unabdingbar (zunächst alle 3 Monate). Bei Patienten mit suspekten Lymphknoten erfolgt die Exploration, bei »Bulky Disease« die induktive Chemotherapie. Bei Residualtumor bzw. persistierendem erhöhten Tumormarker erfolgt die retroperitoneale Lymphadenektomie und bei Nachweis vitaler Tumorzellen eine Hochdosis-Chemotherapie.

Das **Teratom** ist der zweithäufigste Hodentumor im Kindesalter. Beim präpubertären Knaben ist es im Gegensatz zum Erwachsenenalter in der Regel ein gutartiger Tumor (reifes Teratom). Hier kann ein organerhaltendes Vorgehen erwogen werden, wenn der Pathologe im Schnellschnitt ein reifes Teratom diagnostizieren kann. Bisher wurde bei keinem der organerhaltend operierten Patienten ein Rezidiv gefunden. Das unreife Teratom kommt vorwiegend im Ovar vor, nur 10 % finden sich im Hoden. Bei Knaben werden sie als benigne angesehen, es sei denn es finden sich Dottersacktumoranteile oder die Tumormarker bleiben postoperativ erhöht. In der Regel finden sich dann auch Dottersacktumoranteile in den Metastasen, welche chemotherapiesensibel sind.

Die Testosteron-produzierenden **Leydig-Zelltumoren** können zur Pubertas praecox führen. Nach Tumorenukleation wurde bisher nur bei einem Patienten ein Rezidiv beschrieben. Im Gegensatz zum Erwachsenenalter (bis zu 10 % maligne) wurden bisher bei Kindern nur bei einem 9 Jahre alten Knaben mit bilateralen Leydig-Zelltumoren Lungenmetastasen beschrieben.

Juvenile Granulosazelltumoren und die **Sertoli-Zelltumoren** zeigen teilweise histologisch ein infiltratives Wachstum, bisher wurden nach inguinaler Orchiektomie allerdings keine Metastasen oder Rezidive beschrieben. Eine RPLA oder Chemotherapie ist hier nicht erforderlich.

Bei Patienten mit Störungen der sexuellen Differenzierung und bei Patienten mit Gonadendysgenesie werden gehäuft **Gonadoblastome** (bis zu 25 %) gefunden. Aus Keimzellen können beim Gonadoblastom Seminome und nichtseminomatöse Keimzelltumoren entstehen. Aus diesem Grund sollten bei Patienten mit gemischter Gonadendysgenesie alle Anteile der Streak-Gonaden entfernt werden. Bei Mädchen sollten die Streak-Gonaden sobald wie möglich entfernt werden, da Tumoren bei Kindern unter 5 Jahren beschrieben wurden. Bei Knaben sollten ebenfalls alle Streak-Gonaden entfernt werden, skrotal liegende Hoden sollten biopsiert werden, scheinen aber bei unauffälliger Histologie kein erhöhtes Risiko zu haben.

Prognose Bei den Teratomen, juvenilen Granulosazelltumoren, den Sertoli- und Leydig-Zelltumoren ist die Prognose exzellent, und es werden lediglich engmaschige Kontrollen über 3 Jahre empfohlen. Bei den Dottersacktumoren ist die Gesamtüberlebensratebei etwa 98 %, in den seltenen metastasierten Stadien jedoch nur ca. 67 %.

Tumoren

Wichtigste kinderurologische Malignome in der Reihenfolge ihrer Häufigkeit: Nephroblastome (Wilms-Tumoren), Neuroblastome, Rhabdomyosarkome, Hodentumoren.

Therapie: Im Gegensatz zu den Erwachsenentumoren werden >90 % der kindlichen Tumoren im Rahmen von Studien behandelt. Die Therapie ist stadien- und risikoadaptiert und erfolgt in der Regel als Kombinationstherapie (Chemotherapie, Operation, Radiotherapie), individuell dem Tumorstadium, dem Malignitätsgrad des Tumors, dem Ansprechverhalten auf Chemotherapie sowie dem Alter und Allgemeinzustand des Patienten angepasst. Patienten sollten in dafür spezialisierten Zentren behandelt werden, um ihnen eine optimale Therapie zukommen zu lassen.

Pathomechanismen, Symptome und Prinzipien der Therapie bei nephrologischen Erkrankungen

S. Stracke, D. Czock, J. Steffens

R. Hautmann, J. E. Gschwend (Hrsg.), *Urologie*,
DOI 10.1007/978-3-642-34319-3_15, © Springer-Verlag Berlin Heidelberg 2014

15.1 Systematik des Nierenversagens

S. Stracke, D. Czock

Die Nieren erfüllen vielfältige Funktionen im menschlichen Organismus. Dabei spielen exkretorische, metabolische und endokrine Mechanismen eine Rolle. Mit den meisten dieser Mechanismen helfen die Nieren, ein Gleichgewicht (Homöostase) im Körper aufrechtzuerhalten. Dabei sind sie teilweise in komplexe Regelkreise eingebunden.

Funktionen der Nieren

- Entgiftung des Körpers (Stoffwechselendprodukte, Toxine, Arzneimittel)
- Regulation des Wasserhaushalts
- Regulation des Elektrolythaushalts (z. B. Natrium, Kalium)
- Regulation des Säure-Basen-Haushalts (z. B. Bikarbonatregeneration)
- Regulation des Blutdrucks (insbesondere via Natriumhaushalt und Renin)
- Rolle bei der Hormonbildung
  - Erythropoetin (Blutbildung)
  - Aktivierung von Vitamin D via 1-α-Hydroxylase (Knochenstoffwechsel)
  - Bildung von Prostaglandin E2 (Durchblutung der Nieren)
  - Bildung von Renin (führt zur Bildung von Angiotensin II und Freisetzung von Aldosteron)

Wenn diese Funktionen bei Patienten mit Nierenversagen ausfallen, wird erkennbar, unter welchen Problemen und Folgeerkrankungen viele Nierenkranke leiden (◘ Tab. 15.1, ◘ Tab. 15.2):

- **Wasser- und Elektrolythaushalt:** Retention von Natrium und Wasser, Bluthochdruck, Herzinsuffizienz, Lungenödem, Hyperkaliämie.
- **Entgiftung:** Urämie mit Inappetenz, Übelkeit, Erbrechen, Diarrhö, Foetor uraemicus, urämisches Hautkolorit (graugelbe Hautverfärbung), generalisierter Pruritus, urämische Perikarditis, neurologische Symptome wie Sensibilitätsstörungen, Konzentrationsschwäche, zerebrale Krampfanfälle und Verwirrtheit sowie Thrombozytenfunktionsstörung (Blutungsneigung) und Abwehrschwäche (Infektneigung).
- **Säure-Basen-Haushalt:** metabolische Azidose, schlechtes Ansprechen von Katecholaminen bei Kreislaufschock und schwerster Azidose.

- Endokrine Funktionen:
  - **Erythropoetinsynthese:** Erythropoetinmangel führt zu renaler Anämie (normochrome, normozytäre Anämie).
  - **Synthese von aktivem Vitamin D3:** Die Hemmung der 1-α-Hydroxylase (Mangel an aktiviertem Vitamin-D) und der sekundäre Hyperparathyreoidismus führen zu renaler Osteopathie und extraossären Verkalkungen, v. a. im Blutgefäßsystem.
  - **Aktiviertes Renin-Angiotensin-Aldosteron-System:** Fast alle Nierenkrankheiten gehen mit einer Erhöhung des Blutdrucks einher, und bereits eine geringe Blutdruckerhöhung lässt eine Nierenerkrankung (über eine intraglomeruläre Druckerhöhung in den noch funktionstüchtigen Nephronen) rascher fortschreiten.
  - **Prostaglandinsynthese:** Eine ausreichende Durchblutung der Nieren ist bei verschiedenen Grunderkrankungen (Leberzirrhose, Herzinsuffizienz, Niereninsuffizienz) abhängig von einer ausreichenden Produktion der Prostaglandine PGE_2 und Prostazyklin. Daher besteht eine verstärkte Empfindlichkeit gegenüber Prostaglandinsynthesehemmern, mit einem erhöhten Risiko eines akuten Nierenversagens durch nichtsteroidale Antiphlogistika wie Diclofenac, Ibuprofen, Piroxicam, COX2-Hemmer etc.

Diagnostik bei neu festgestelltem Nierenversagen

- **Akuter Handlungsbedarf?** Hyperkaliämie, Lungenödem, urämische Perikarditis, ausgeprägte Azidose
- **Akutes oder chronisches Nierenversagen?** Anamnese (Kreatininvorwerte, Medikamente, Kontrastmittel), Nierensonographie (Nierengröße, Stau), Blut (Hämoglobin, Kalzium, Phosphat)
- **Wenn ANV: prärenal, intrarenal oder postrenal?** Anamnese, körperliche Untersuchung (Volumenstatus), Nierensonographie (Stau), Urin (Natrium, Kreatinin, Osmolalität, Sediment)
- **Hinweise auf RPGN oder TTP-HUS?** Blut (LDH, Thrombozytopenie), Urin (Sediment, Proteinurie), Arthralgie, Exanthem
- **Plötzliche Anurie?** Nierensonographie (Stau), Duplexsonographie (Durchblutung, evtl. Nierenperfusionsszintigraphie)

15

◻ **Tab. 15.1** Typische Ursachen des Nierenversagens in der Inneren Medizin sowie in der Urologie/Chirurgie

Urologie/Chirurgie	Innere Medizin
Akute Ursachen	
Obstruktion (beidseits oder bei funktioneller Einzelniere)	Prärenale Ursachen (Blutdruckabfall, schwerer Blutverlust, z. B. massive Magenblutungen)
Verlust einer Einzelniere (Trauma, Operation)	Intrarenale Ursachen (z. B. Kontrastmittel)
Urosepsis	Rhabdomyolyse (z. B. Statine)
Blutungen (hämorrhagischer Schock)	Neuer ACE-Hemmer bei beidseitig reduziertem Perfusionsdruck in den Nieren
Rhabdomyolyse (z. B. Muskelquetschung)	Exsikkose (Diuretika)
Perioperativ	Jodhaltige Kontrastmittel (Herzkatheter, CT)
NSAID (z. B. Diclofenac)	Cholesterinembolien (Herzkatheter)
Jodhaltige Kontrastmittel	Akute Pankreatitis
	Hepatorenales Syndrom (bei Leberzirrhose)
Chronische Ursachen	
Fortbestehende Obstruktion	Arterielle Hypertonie, Diabetes mellitus
Refluxnephropathie	Ischämische Nephropathie (Nierenarterienstenosen)
Arterielle Hypertonie, Diabetes mellitus	

◻ **Tab. 15.2** Systematik des Nierenversagens

	Ursachen		Beispiele	Diagnostische Hinweise
Akutes Nierenversagen im engeren Sinne (Stunden bis Tage)	Prärenal (70 %, zirkulatorisch)	Hypovolämie, absolut	Blutung, Dehydratation durch renale oder gastrointestinale Flüssigkeitsverluste, Flüssigkeitsverlust in den 3. Raum	$Urin_{Na}<10(-20)$ mmol/l $Urin_{Osm}>500$ mOsm/l $FE_{Na}<1\%$ $FE_{Hst}<35\%$
		Hypovolämie, relativ	Low cardiac output bei schwerer Herzinsuffizienz oder Aortenstenose, systemische Vasodilatation (Sepsis, anaphylaktischer Schock, neurogener Schock)	
		Gestörte Autoregulation der Nierengefäße*	NSAID, ACE-Hemmer, AT_1-Blocker, Adrenalin, Noradrenalin, hepatorenales Syndrom, Sepsis	
	Intrarenal (25 %, akute Tubulusnekrose)	Ischämisch (hypoxisch)	Länger bestehendes schweres prärenales ANV mit vaskulärer und tubulärer Schädigung	$Urin_{Na}>(20-)40$ mmol/l $Urin_{Osm}$ ca 280 mOsm/l $FE_{Na}>2\%$ $FE_{Hst}>50\%$ Urin: Epithelzellen, Leukozyten
		Toxisch, endogen	Rhabdomyolyse (Myoglobin), Hämolyse (Hämoglobin), Tumor-Lyse-Syndrom (Harnsäure Kristalle), multiples Myelom (Leichtketten), Hyperkalzämie	
		Toxisch, exogen	Jodhaltige Kontrastmittel, Antibiotika (z. B. Aminoglykoside), Antimykotika (z. B. Amphotericin B), Virostatika (z. B. Aciclovir), Chemotherapeutika (z. B. Cisplatin, Hochdosis-Methotrexat), Schwermetalle, Lithium, organische Lösungsmittel (z. B. Ethylenglykol)	

◻ Tab. 15.2 (Fortsetzung)

	Ursachen		Beispiele	Diagnostische Hinweise
Akutes Nierenversagen im engeren Sinne (Stunden bis Tage)	Postrenal (5 %)	Obstruktion	Ureterstenose beidseits, Urethrastenose, Steine, Prostatahyperplasie, Prostatakarzinom, neurogene Blasenentleerungsstörung	Sonographie (Nierenstau)
Akutes Nierenversagen im weiteren Sinne (intrarenal, Tage bis Wochen)	Glomerulär	Akute GN	Poststreptokokken-Glomerulonephritis	Anti-Streptolysin-Titer, Proteinurie, Ery-Zylinder
	Glomerulär/vaskulär	RPGN	Morbus Wegener	Arthralgien, Exanthem, Fieber, Hämoptysen, Proteinurie, Ery-Zylinder
			Mikroskopische Vaskulitis	
			Goodpasture-Syndrom	
	Vaskulär	TTP-HUS	Idiopathisch, Infekte, Medikamente, postpartal	Schistozyten, LDH, Thrombozyten ↓, Neurologie
		Sonstige	Cholesterinembolien, Sklerodermie, Nierenvenenthrombose	
	Akute interstitielle Nephritis	Medikamente	Allergisch (z. B. Penicilline, Cephalosporine, Rifampicin)	Fieber, Eosinophilie, Exanthem
		Bakterien	Schwere Pyelonephritis	Fieber, Nierenschmerzen
		Viren	Hantavirus	Fieber, Nierenschmerzen, Kopfschmerzen
Chronisches Nierenversagen (Monate bis Jahre)	Angeboren		Zystennieren, Alport-Syndrom, juvenile Nephronophthise, Reflux-Nephropathie bei Fehlbildungen	Familienanamnese, Sonographie
	Erworben	Glomerulopathien, primär	Z. B. fokalsegmentale Glomerulosklerose, membranöse GN, membranoproliferative GN, mesangioproliferative GN (z. B. IgA-Nephritis)	
		Glomerulopathien, sekundär	Bei Systemerkrankungen, z. B. systemischer Lupus erythematodes (SLE), HIV-assoziiert, Amyloidose	
		Diabetes mellitus		
		Arterielle Hypertonie		
		Chronisch-interstitiell	Analgetika	
		Vaskulär	Ischämische Nephropathie (Nierenarterienstenose)	
		Obstruktiv	Ursachen wie bei akutem Nierenversagen	

RPGN: rapid progressive Glomerulonephritis, TTP-HUS: thrombotisch thrombozytopenische Purpura, hämolytisch urämisches Syndrom, FE (Hst): fraktionelle Harnstoffexkretion

FE_{Na} = fraktionelle Natriumexkretion

* Diese Kategorie wird von manchen Autoren den intrarenalen Ursachen zugeordnet

15

15.1.1 Akutes Nierenversagen (ANV)

Prärenales akutes Nierenversagen

Der klinische Fall
Eine 50-jährige Frau wird mit Verdacht auf Salmonellen-Enteritis in die Notaufnahme gebracht. Sie leidet seit mehreren Tagen unter ausgeprägten Durchfällen (8× seit gestern Abend), Fieber und Exsikkose. Die Retentionswerte sind stark erhöht (Serumkreatinin 700 µmol/l = 7,9 mg/dl, Harnstoff 35 mmol/l = 210 mg/dl). Die Elektrolyte sind ausgeglichen und es besteht eine Oligurie von 200 ml/Tag. In der Sonographie stellen sich die Nieren mit 10 cm normal groß und sonomorphologisch unauffällig dar.
Verdachtsdiagnose: Akutes, oligurisches, prärenales Nierenversagen bei Flüssigkeitsmangel.

Definition

Beim akuten Nierenversagen kommt es zu einer **raschen** Verschlechterung der Nierenfunktion (mit Akkumulation harnpflichtiger Stoffwechselprodukte, u. a. Anstieg von Kreatinin und Harnstoff). Die produzierte Urinmenge kann normal sein (normurisches akutes Nierenversagen, z. B. im Zusammenhang mit nephrotoxischen Arzneimitteln). Zwei Drittel der Fälle von akutem Nierenversagen verlaufen allerdings oligoanurisch: Von Oligurie spricht man bei 100–400 ml Urin pro Tag bzw. <20 ml/h, von Anurie bei <100 ml Urin pro Tag.

> ❯ Das akute Nierenversagen tritt rasch auf, innerhalb von Stunden bis Tagen. Es ist in der Regel reversibel, wenn die Ursache beseitigt wird. Die Ursachen sind in der Regel klinisch oder anamnestisch erfassbar.

Die Inzidenz des akuten Nierenversagens im Krankenhaus beträgt auf Allgemeinstationen 5–8 % und auf Intensivstationen 10–30 %. Etwa 20–60 % dieser Patienten benötigen eine Akutdialyse, aber nur ca. 1 % dieser Patienten benötigt dauerhaft eine Nierenersatztherapie. Die Mortalität eines Patienten auf der Intensivstation ohne akutes Nierenversagen beträgt 10–20 %, mit akutem Nierenversagen jedoch bis zu 60 %. Das akute Nierenversagen reflektiert einerseits die Schwere der Grunderkrankung, ist aber auch ein unabhängiger Risikofaktor für die Mortalität von Patienten auf der Intensivstation. Todesursachen sind die Grunderkrankung (z. B. Sepsis), sekundäre Infektionen (z. B. Pneumonie), gastrointestinale Blutungen (z. B. Magenulkus), ein Lungenödem oder eine Hyperkaliämie.

◻ Tab. 15.3 AKIN-Stadieneinteilung

AKIN-Stadium	Serumkreatinin	Urinausscheidung
1	1,5- bis 2-facher Kreatininanstieg oder Kreatininanstieg ≥0,3 mg/dl	<0,5 ml/kg KG/h für mehr als 6 h
2	2- bis 3-facher Kreatininanstieg	<0,5 ml/kg KG/h für mehr als 12 h
3	>3-facher Kreatininanstieg oder Kreatinin >4 mg/dl oder Notwendigkeit der Dialyse	<0,3 ml/kg KG/h für mehr als 24 h oder Anurie für mehr als 12 h

> **Tipp**
>
> Bei entsprechender Aufmerksamkeit sind Lungenödem und Hyperkaliämie durch eine rechtzeitige Nierenersatztherapie leicht behandelbar.

Anhand der 2007 entwickelten **AKIN-Kriterien** (»Acute Kidney Injury Network«) kann das akute Nierenversagen in Stadien eingeteilt werden (◻ Tab. 15.3). Vor Anwendung der AKIN-Kriterien muss eine Obstruktion ausgeschlossen werden und eine adäquate Flüssigkeitsgabe erfolgt sein.

In der Frühphase des akuten Nierenversagens hat man die Chance, durch rechtzeitige Identifikation und Beseitigung der Ursache (z. B. Flüssigkeitsgabe bei Exsikkose) den ansonsten gesetzmäßig eintretenden Verlauf abzuwenden. Danach ist der Verlauf eines etablierten akuten Nierenversagens kaum beeinflussbar.

> ❯ Die Ursachen des akuten Nierenversagens sind vielfältig, der Verlauf ist jedoch gleichmäßig.

Bei etabliertem akuten Nierenversagen steht die Vermeidung und Behandlung urämischer Komplikationen im Vordergrund. Das akute Nierenversagen ist zumeist reversibel. Die Zeit bis zur spontanen Erholung der Nierenfunktion ist aber individuell unterschiedlich und kann zwischen 1 Woche und 2 Monaten liegen, im Mittel erholt sich die Nierenfunktion nach 2–4 Wochen. Diese Zeit muss mit Hilfe supportiver Allgemeinmaßnahmen und in der Regel einem Nierenersatzverfahren überbrückt werden.

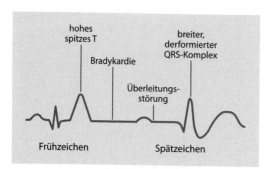

Abb. 15.1 EKG-Veränderungen Hyperkaliämie

Schwerwiegende Symptome bei akutem Nierenversagen

Folgende klinische Symptome und Laborwerte veranlassen zum sofortigen Handeln, d. h. oftmals zur Einleitung einer Nierenersatztherapie:

- Hyperkaliämie >6 mmol/l (insbesondere bei Herzrhythmusstörungen wie Bradykardie, ◘ Abb. 15.1, ◘ Abb. 15.2)
- Überwässerung mit Lungenödem und/oder großen Pleuraergüssen mit Dyspnoe oder Hypoxie
- Zeichen der schweren Urämie mit Perikarderguss oder zerebralem Krampfanfall
- Ein urämischer Perikarderguss mit Perikardreiben und im Verlauf dann potenzieller Perikardtampo-

nade ist eine gefährliche Komplikation der Urämie. Ein Nierenersatzverfahren darf in dieser Situation **nicht** mit Heparin durchgeführt werden, da ein hämorrhagischer Perikarderguss dadurch verschlimmert werden könnte.

- Schwere metabolische Azidose (pH <7,2 und Bikarbonat ↓) und Symptome wie die Kussmaul'sche Atmung, die nicht durch andere Therapiemaßnahmen behandelt werden können.

> ❗ Die wichtigste Differenzialdiagnose des akuten Nierenversagens ist das chronische Nierenversagen.

Verlauf und Systematik der Ursachen des akuten Nierenversagens

Das akute Nierenversagen kann vielfältige Ursachen haben (◘ Tab. 15.1), läuft aber immer gleichmäßig in mehreren Phasen ab:

- Schädigungsphase
- Stabilisationsphase
- Restitutionsphase

Als Erstes führen Hypoxie, Ischämie und Reperfusion sowie andere Noxen zu einem akuten Schaden an den Tubuli (◘ Abb. 15.3d). Diese haben, im Gegensatz zu den Glomeruli, das Potenzial sich zu regenerieren. In der Anfangsphase geht der apikale Bürstensaum zu-

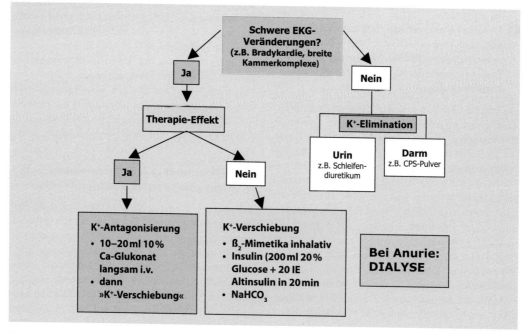

Abb. 15.2 Risikostratifiziertes Vorgehen bei Hyperkaliämie

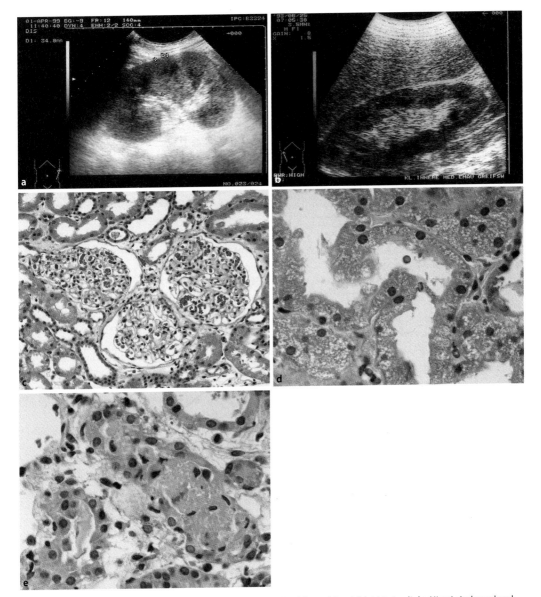

□ Abb. 15.3a–e Sonomorphologie bei akutem Nierenversagen: Die Nieren (abgebildet ist eine linke Niere) sind geschwollen auf 14 cm, die Parenchymbreite ist vergrößert auf maximal 34 mm. **b** Zum Vergleich eine sonomorphologisch unauffällige rechte Niere eines anderen Patienten: normal große rechte Niere (10,5×5 cm), echoarmes Parenchym (Vergleich mit Leber), gut erkennbare Markpyramiden, Parenchymbreite normal mit 15–20 mm. Parenchym-Pyelongrenze klar abgrenzbar (Sonographiebilder Abb. 3a,b mit freundlicher Genehmigung von Dr. Werner Maybauer, Nephrologie, Universitätsmedizin Greifswald). **c** Normale Histologie der Niere: unauffällige, blutgefüllte Kapillarschlingen der Glomeruli sowie unauffällige proximale (eosinophile) und distale (mehr basophile) Tubuli; HE-Färbung. **d** Akutes Nierenversagen: Vakuolisierung der proximalen Tubulusepithelien bei akuter Schädigung. Die Vakuolen entsprechen dem dilatierten endoplasmatischen Retikulum und einer beginnenden Verfettung; HE-Färbung. **e** Akutes Nierenversagen mit akuter Tubulusnekrose: Nekrosen des distalen Tubulusepithels. Die Zellkerne sind kondensiert, das Zytoplasma eosinophil, die abgestoßenen Epithelien verlegen das Tubuluslumen; HE-Färbung (Histopathologische Bilder Abb. 3c–e mit freundlicher Genehmigung von Prof. Dr. F. Dombrowski, Institut für Pathologie, Universitätsmedizin Greifswald)

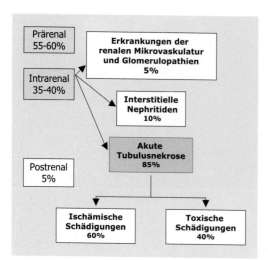

◨ **Abb. 15.4** Ursachen des akuten Nierenversagens und ihre Häufigkeiten. Die akute Tubulusnekrose ist zwar ein intrarenales Ereignis, wird aber in etwa der Hälfte der Fälle durch eine lang andauernde prärenale Schädigung verursacht. Daher ist das prärenale akute Nierenversagen insgesamt mit einer Häufigkeit von ca. 75 % vertreten

grunde und die Tubuluszellen verlieren ihre Polarität. Es findet nur noch eine verminderte Natriumrückresorption statt. Über das tubuloglomeruläre Feedback kommt es zu einer Verminderung der glomerulären Filtrationsrate (GFR). Bei anhaltender Schädigung folgen Apoptose, Nekrose und Tod der Tubuluszellen. Es kommt zur akuten Tubulusnekrose (◨ Abb. 15.3e). Zelldetritus verstopft die Tubuluslumina und begünstigt ein Zurückfließen von möglicherweise noch filtriertem Urin (Backleak) in das Interstitium der Nieren. Nach einer bestimmten Zeit proliferieren und differenzieren neue Tubuluszellen und bilden erneut eine normale Zellpolarität mit apikaler und basolateraler Orientierung (◨ Abb. 15.3).

❯ Ursachen des akuten Nierenversagens können sein:
  ▬ Zirkulatorisch-hypoxisch,
    z. B. Kreislaufschock
  ▬ Septisch-toxisch

Das akute Nierenversagen kann in prä-, intra- und postrenale Ursachen eingeteilt werden (◨ Abb. 15.4, ◨ Abb. 15.5, ◨ Tab. 15.1). Diese Bezeichnungen beziehen sich auf die Lokalisation der Ursache aus Sicht der Niere.

Die häufigste Ursache eines akuten Nierenversagens ist **prärenal**, d. h. initial ein zirkulatorisches Problem mit akutem Blutdruckabfall. Dabei kann es sich um eine absolute Hypovolämie mit Blutverlusten (z. B. Unfall, gas-

trointestinale Blutung) oder Dehydratation (z. B. Diarrhö) handeln. Eine relative Hypovolämie durch Vasodilatation im septischen Schock oder durch eine schwere Herzinsuffizienz mit »low cardiac output« oder gar ein Herzkreislaufstillstand können ebenfalls zu einem akuten prärenalen Nierenversagen führen. Im weiteren Sinne kann man zu den prärenalen Ursachen auch die Hemmung der Autoregulation der Nierendurchblutung z. B. mit nichtsteroidalen Antiphlogistika (Prostaglandinhemmung) oder durch ACE-Hemmer bei bekannter vermindeter arterieller Zufuhr der Niere wie z. B. beidseitiger Nierenarterienstenose zählen.

❯ Ca. 70 % der Ursachen eines akuten Nierenversagens sind prärenal.

Intrarenales akutes Nierenversagen

Der klinische Fall
Der 68-jährige Herr K. wird wegen Angina pectoris stationär aufgenommen. Zusätzlich leidet er an einem Diabetes mellitus Typ 2 sowie an arterieller Hypertonie. Das Serumkreatinin betrug bei Aufnahme 140 μmol/l. Nach Durchführung einer Koronarangiographie kommt es zu einem Kreatininanstieg bis maximal 250 μmol/l. Nach 10 Tagen ist der Ausgangswert wieder erreicht. Die Diurese ist die ganze Zeit über erhalten.
Diagnose: Nicht oligurisches, tubulotoxisches, intrarenales akutes Nierenversagen durch jodhaltiges Kontrastmittel.

Die **Kontrastmittelnephropathie** ist definiert als Anstieg des Serumkreatinins um mehr als 25 % des Ausgangswerts nach Applikation von jodhaltigem Röntgenkontrastmittel. Das Nierenversagen ist hier in den meisten Fällen normurisch und spontan reversibel. Entsprechende Kontrollen müssen aber durchgeführt werden. Bei Risikopatienten mit bereits vorgeschädigter Niere oder zusätzlichen Erkrankungen, insbesondere Diabetes mellitus, arterielle Hypertonie und multiples Myelom, sollte unbedingt eine Prophylaxe mit Wässerung und evtl. auch mit Antioxidantien (Acetylcystein) durchgeführt werden. Eigene Erfahrungen zeigen, dass mit Mesna ein ähnlich schützender Effekt erzielt werden kann.

Das **Hantavirus** wird über virushaltige Ausscheidun-

Der klinische Fall
Ein 38-jähriger Forstarbeiter wird mit hohem Fieber (bis 40°C), Kopfschmerzen, Gliederschmerzen und allgemeinem Krankheitsgefühl sowie zunehmenden Rückenschmerzen stationär eingewiesen. Die Diurese ist rück-
▼

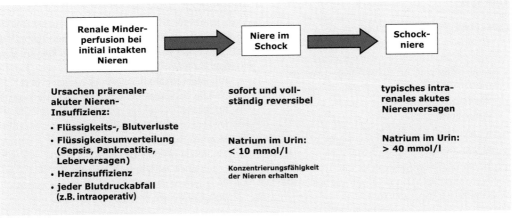

◨ **Abb. 15.5** Typischer Verlauf eines akuten Nierenversagens und Unterscheidung zwischen (noch) prärenalem, sofort und vollständig reversiblem sowie fortgeschrittenem, bereits intrarenalem akuten Nierenversagen. Beim prärenalen akuten Nierenversagen ist die Konzentrierungsfähigkeit der Nieren noch erhalten, die Urin-Osmolalität ist >500, das Urin-Natrium <10 mmol/l und die fraktionelle Natriumausscheidung ist <1 %. Wichtig ist, vor Diuretikagabe zu messen! Wenn bereits eine intrarenale Schädigung mit akuter Tubulusnekrose vorliegt, verliert die Niere ihre Konzentrierungsfähigkeit. Das Urin-Natrium ist >40 mmol/l, die Urin-Osmolalität ca. 280 und die fraktionelle Natriumausscheidung >2 %. Wenn bereits mit Diuretika behandelt wurde, kann die fraktionelle Harnstoffausscheidung herangezogen werden

läufig und beträgt nur 500 ml/d. Bei der klinischen Untersuchung fallen zusätzlich konjunktivale Blutungen auf. Im Labor zeigt sich ein Anstieg des Serumkreatinins auf 780 µmol/l = 8,8 mg/dl, eine mäßige Erhöhung des CRP auf 20 mg/l und eine Thrombopenie mit 15 G/l. Am nächsten Tag wird vom virologischen Labor der klinische Verdacht auf eine akute Infektion mit dem Hantavirus-Subtyp Puumala bestätigt.

Diagnose: Akute interstitielle Nephritis bei Hantavirus-infektion.

gen verschiedener Nagetiere (z. B. Rötelmaus) übertragen. Besonders gefährdet sind Forst- und Waldarbeiter. Aber auch Tätigkeiten wie den Keller aufräumen oder den Garten umgraben können Nagetierkot aufwirbeln. Die Hantavirusinfektion ist der typische Vertreter einer akuten interstitiellen Nephritis. Wegweisend ist oft die Kombination aus Virusinfektsymptomatik mit Fieber, Kopf und Gliederschmerzen, Rückenschmerzen (andere Nierenerkrankungen tun in aller Regel nicht weh!), Thrombopenie und akutem Nierenversagen. Es gibt keine etablierte antivirale Therapie. Allerdings kommt es in praktisch allen Fällen mit dem Subtyp Puumala zu einer vollständigen Erholung der Nierenfunktion. Bei schweren Verläufen muss vorübergehend eine Nierenersatztherapie erfolgen.

Postrenales akutes Nierenversagen

Das postrenale akute Nierenversagen hat nur einen Anteil von ca. 5 % an der Gesamtheit der Patienten mit akutem Nierenversagen. Es ist eine wichtige Differenzialdiagnose, die in aller Regel mittels Sonographie sofort und verlässlich gestellt oder ausgeschlossen werden kann. Schwierigkeiten kann gelegentlich eine Kombination von Abflusshindernis mit Exsikkose bereiten. Wird so ein Fall vermutet, kann eine wiederholte Sonographie nach Volumengabe eine Klärung bringen.

Eine rasche Therapie führt meist zunächst zur Polyurie und im Verlauf zu einer vollständigen Erholung der Nierenfunktion. Bei einer verzögerten Therapie (>4–6 Wochen) können die Schäden jedoch irreversibel sein.

Ursachen eines postrenalen akuten Nierenversagens sind Steine (sofern beide Nieren betroffen sind oder eine Einzelniere vorliegt), eine Prostatahyperplasie, Tumoren des Urogenitaltrakts sowie eine Obstruktion durch Kompression der harnableitenden Wege von außen (z. B. Morbus Ormond).

Tipp

Differenzialdiagnose des akuten Nierenversagens/Erstdiagnose eines chronischen Nierenversagens:
- Vorwerte bereits erhöht?
- Anamnese: Diabetes? Bluthochdruck? Zystennieren?
- Sonographisch eher kleine Nieren
- Im Labor häufiger Anämie, Hyperphosphatämie, Hypokalzämie

Therapie

❗ Es gibt keine spezifische Therapie des akuten Nierenversagens! Es gibt genau einen (!) Versuch mit intravenöser Flüssigkeitsgabe, sofern keine offensichtliche Überwässerung besteht. Danach wird der spontane Verlauf des akuten Nierenversagens unter Hinzunahme supportiver Maßnahmen abgewartet.

Der Verlauf des akuten Nierenversagens ist nicht wesentlich beeinflussbar. Allgemeinmaßnahmen umfassen die Korrektur der Elektrolyte (v. a. Hyperkaliämie), der metabolischen Azidose sowie die Kontrolle des Volumenhaushalts (Exsikkose/Hypervolämie). Eine Dosisanpassung von Arzneimitteln, insbesondere von Antibiotika, muss durchgeführt werden.

Als nicht gesicherte Maßnahmen, die in Studien keinen Überlebensvorteil und keine schnellere Erholung des akuten Nierenversagens bewirken konnten, gelten die Gabe von Dopamin, Theophyllin (Adenosinantagonist), Prostaglandin E1, Endothelinrezeptorantagonisten, atriales natriuretisches Peptid, Wachstumsfaktoren sowie die prophylaktische Hämodialyse.

Mögliche Maßnahmen sind:
- Volumengabe: nur in der Initialphase des akuten Nierenversagens, sofern keine offensichtliche Überwässerung besteht
- Schleifendiuretika: nur bei Überwässerung, sonst keine Wirkung im ANV, aber Nebenwirkungen
- Dopamingabe: nur bei Kreislaufinsuffizienz (eine »Nierendosis« ist nicht sinnvoll)

Nierenersatzverfahren bei akutem Nierenversagen
Eine Indikation zur **Akutdialyse** über Shaldon-Katheter besteht bei Lungenödem, schwerer Hyperkaliämie, schwerer Azidose und urämischer Perikarditis. Es gibt keine klaren Belege für den Nutzen von frühzeitiger oder gar prophylaktischer Dialysebehandlung. Der Zeitpunkt wird folglich im Einzelfall und in Absprache mit dem Nephrologen festgelegt.

Zur Auswahl stehen kontinuierliche oder intermittierende (täglich oder alle 2 Tage) Nierenersatzverfahren:
- Die kontinuierlichen Verfahren, wie z. B. die **Hämofiltration** sind »kreislaufschonender« und werden deshalb bei arterieller Hypotonie eingesetzt.
- Die intermittierende **Hämodialyse** ist bezüglich der Entgiftung das effektivere Verfahren. Bei Hyperkaliämie ist Hämodialyse das Verfahren der Wahl.

Prophylaxe

Da es keine spezifische Therapie des akuten Nierenversagens gibt, kommt der Prophylaxe eine besonders wichtige Rolle zu. Risikopatienten müssen erkannt werden. Zu ihnen gehören solche mit:
- Erhöhtem Kreatinin bei vorgeschädigter Niere (Gefahr des »Acute-on-chronic«-Nierenversagens)
- Exsikkose
- Diabetes mellitus
- Herzinsuffizienz
- Multiplem Myelom (Plasmozytom)
- Lebensalter >60 Jahre
- Potenziell nephrotoxischen Substanzen in der Medikation (z. B. NSAID)

Nephrotoxische Arzneimittel sollten bei Risikopatienten möglichst vermieden werden.

Vor **Kontrastmittelgabe**, z. B. bei dringlichen computertomographischen Untersuchungen oder einer Koronarangiographie sollte eine adäquate Wässerung erfolgen. **Nach** Kontrastmittelgabe und Wässerung kann ein Schleifendiuretikum appliziert werden. Vor Kontrastmittelgabe sollte die prophylaktische Gabe von Antioxidanzien wie N-Acetylcystein erwogen werden.

Das Risiko eines akuten Nierenversagens durch gadoliniumhaltige Kontrastmittel bei Kernspinuntersuchungen ist im Vergleich dazu geringer. Bei vorbestehender hochgradiger Niereninsuffizienz und Verwendung gadoliniumhaltiger Kontrastmittel besteht jedoch die Möglichkeit, eine sog. nephrogene systemische Fibrose auszulösen.

15.1.2 Chronisches Nierenversagen (CNV)

Der klinische Fall

Ein 58-jähriger Patient wird wegen seit 2 Wochen zunehmender Übelkeit und Erbrechen stationär in die Klinik eingewiesen. Laborchemisch auffällig ist ein Kreatinin von 1225 µmol/l=13,9 mg/dl, ein Harnstoff von 50 mmol/l=300 mg/dl und eine normochrome, normozytäre Anämie mit einem Hämoglobinwert von 10 mg/dl. Die Elektrolyte und der Säure-Basen-Haushalt sind verändert: Natrium 130 mmol/l, Kalium 6,0 mmol/l, Kalzium 1,8 mmol/l, Phosphat 2,3 mmol/l, pH 7,23, Bikarbonat 14 mmol/l, Basenexzess −11.

Die Diurese ist derzeit 800 ml/d, das Gewicht konstant mit 73 kg bei 170 cm Körpergröße. Der Patient war zuletzt vor 5 Jahren beim Hausarzt und wurde wegen Bluthochdruck behandelt. Die antihypertensive Medikation hat er nicht regelmäßig eingenommen und hat die Namen der

▼

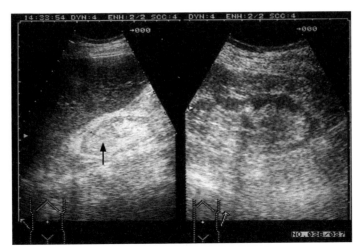

Abb. 15.6 Chronischer Nierenparenchymschaden: Echoreiches, verschmälertes Parenchym, schwankende Parenchymdicke von 2–9 mm, Parenchym-Pyelongrenze verwaschen. Verkleinerte Nieren, hier beidseits ca. 7×3,5 cm. (Mit freundlicher Genehmigung von Dr. Werner Maybauer, Nephrologie, Universitätsmedizin Greifswald)

Arzneimittel nicht im Kopf. Sonographisch stellen sich die Nieren mit 8,5 cm beidseits verkleinert und mit deutlich verschmälertem, echoreichen Parenchym dar (■ Abb. 15.6). Es liegt kein Stau vor, Steine sind nicht sichtbar.

Diagnose: Chronisches Nierenversagen bei Verdacht auf hypertensive Nephropathie mit gastrointestinalen Urämiesymptomen.

Die verkleinerten Nieren sprechen für eine chronische Nierenerkrankung, da der Schrumpfungsprozess, der für chronische Nierenerkrankungen typisch ist, nur sehr langsam verläuft. Die geschilderte Symptomatik mit Übelkeit und Erbrechen kann im Rahmen der Urämie erklärt sein. Es sollten aber trotzdem andere Ursachen (z. B. gastrointestinale Infekte) geprüft werden, da es auch den Fall einer vorbestehenden chronischen (aber nur leicht- bis mittelgradigen) Niereninsuffizienz gibt, die im Rahmen eines Infektes zu einer akuten und zusätzlichen Verschlechterung der Nierenfunktion führt (»acute-on-chronic«). In diesem Fall ist eine Verbesserung auf das vorbestehende Niveau zu erhoffen.

Epidemiologie

Die **Inzidenz** des dialysepflichtigen Nierenversagens (meist Endstadium einer chronischen Niereninsuffizienz) liegt in Deutschland bei etwa 210 pro Mio. Einwohner und Jahr (Quasi-Niere-Daten aus 2006). Im gleichen Zeitraum betrug die **Prävalenz** der Dialysepatienten ca. 800 pro Mio. Einwohner, die Prävalenz der Nierentransplantierten, welche formal auch zu den terminal niereninsuffizienten Patienten zählen, ca. 300 pro Mio. Einwohner.

In den westlichen Industrienationen wächst der Anteil der Patienten mit einer chronischen Nierenerkrankung kontinuierlich. Populationsbasierte Studien zeigen, dass 5–10 % der Bevölkerung in Europa und Nordamerika an einer chronischen Nierenerkrankung (Stadium 1 bis Stadium 5 zusammengenommen, ■ Abb. 15.7) leiden. Ein Großteil dieser Patienten leidet unter Bluthochdruck und/oder Diabetes mellitus, welche sich mit ihren Folgeschäden zumeist im höheren Lebensalter manifestieren. So waren in Deutschland im Jahr 2006 zwei Drittel der neu dialysepflichtig gewordenen Patienten 65 Jahre und älter. Die gesundheitsökonomischen Auswirkungen einer chronischen Niereninsuffizienz sind sehr groß. Die Kosten, die für die Behandlung der dialysepflichtigen Patienten aufgebracht werden müssen, betragen fast 2 % der direkten Gesamtkosten im Gesundheitssystem, obwohl Dialysepatienten nur ca. 0,1 % der deutschen Bevölkerung darstellen. Zusätzliche gesundheitsökonomische Bedeutung bekommt die chronische Niereninsuffizienz als unabhängiger kardiovaskulärer Risikofaktor.

> **Tipp**
>
> Das chronische Nierenversagen ist ein klinisches Syndrom, es tritt im Rahmen verschiedener Grunderkrankungen auf und ist gekennzeichnet durch eine langsam progrediente, über Monate bis Jahre verlaufende Verschlechterung der Nierenfunktion.

			Stadieneinteilung nach Albuminurie (mg/g)				
			A1		A2	A3	
			Optimal/hochnormal		hoch	Sehr hoch und nephrotisch	
			<10	10–29	30–299	300–1999	>2000
Stadieneinteilung nach eGFR (ml/min/1,73 m²)	G1	Hoch/optimal	>105				
			90–104				
	G2	Mild	75–89				
			60–74				
	G3a	Mild-mäßig	45–59				
	G3b	Mäßig-schwer	30–44				
	G4	Schwer	15–29				
	G5	Nierenversagen	<15				

◘ **Abb. 15.7** Stadieneinteilung der chronischen Nierenerkrankung nach KDIGO 2012 bei mindestens 3 Monate bestehender Störung der Nierenfunktion. Anzugeben sind (vermutete) Ursache der chronischen Nierenerkrankung (Diabetes, Bluthochdruck, glomeruläre Erkrankung, viele komorbide Erkrankungen, Transplantat, unbekannt), GFR-Stadium G1/G2/G3a/G3b/G4 oder G5 sowie Albuminurie A1/A2 oder A3. grün = niedriges Risiko, gelb = moderat erhöhtes Risiko, orange = hohes Risiko, rot = sehr hohes Risiko, dunkelrot = Nierenversagen

Ursachen

Ursachen der chronischen Niereninsuffizienz (◘ Tab. 15.1) können **angeboren** sein, wie die autosomal-dominant vererbten familiären Zystennieren, das X-chromosomal vererbte Alport-Syndrom oder die juvenile Nephronophthise, die durch Mutationen oder Deletion der Gene NPHP 1–7 ausgelöst wird.

Viel häufiger sind jedoch **erworbene** Ursachen. Dazu zählen Systemerkrankungen, wie der Diabetes mellitus und der Bluthochdruck, chronisch interstitielle Nephritiden (z. B. durch Analgetika oder Diuretika) sowie die primären und sekundären Glomerulonephritiden. Zum prozentualen Anteil der jeweiligen Erkrankung am Gesamtklientel der dialysepflichtigen Patienten, ◘ Tab. 15.4.

Stadieneinteilung der chronischen Nierenerkrankung

Insbesondere bei Patienten mit geringer Muskelmasse und bei alten Patienten kann die Nierenfunktion bei scheinbar normalen Serumkreatinin-Werten durchaus schon eingeschränkt sein.

Tipp

Normale Serumkreatinin-Werte beweisen keine normale Nierenfunktion, denn Serumkreatininwerte können keine frühe Funktionseinschränkung aufzeigen. Das Kreatinin ist allerdings in den Stadien 3–5 einer chronischen Nierenerkrankung ein guter Verlaufsparameter.

Als Maß für die Nierenfunktion gilt die **glomeruläre Filtrationsrate (GFR)**. Die GFR entspricht der Summe der Filtration in den einzelnen funktionsfähigen Nephronen (Single-nephron GFR ~60 nl/min). Aus der GFR kann also auf die ungefähre Anzahl der funktionsfähigen Nephrone geschlossen werden. Diese liegt bei Nierengesunden im Schnitt bei 1 Mio. Nephrone pro Niere.

Eine Abnahme der GFR kann Folge einer Progression der zugrundeliegenden Erkrankung sein oder zeigt das Entstehen eines zusätzlichen, oft reversiblen Problems an, wie z. B. ein herabgesetzter glomerulärer Perfusionsdruck bei Volumendepletion oder auch die Verwendung nephrotoxischer Arzneimittel. Ein Anstieg der GFR bedeutet eine Verbesserung der Nierenfunktion.

Im Alter kommt es zu einem physiologischen Verlust der GFR von 0,4–1 ml/min/Jahr. Die Stadieneinteilung der chronischen Niereninsuffizienz wurde

□ **Tab. 15.4** Ursachen für einen langsamen Funktionsverlust der Nieren (und schließlich für die Dialysepflichtigkeit verantwortliche Erkrankungen) nach Häufigkeit (Quasi-Niere Berichte von 2006/2007)

Erkrankung	Ursache bei terminaler Niereninsuffizienz
Diabetische Nephropathie	28% – 4% Diabetes Typ 1 – 24% Diabetes Typ 2
Chronische Glomerulonephritis	19%
Vaskuläre Nephropathie (Nierenschädigung durch Bluthochdruck)	17%
Interstitielle Nephritis (inklusive Analgetikanephropathie)	12%
Polyzystische Nierendegeneration	7%
Rheumatische Systemerkrankungen (Vaskulitiden, systemischer Lupus erythematodes)	3%
Kongenital	1%
Nicht klassifizierte Ursachen	8%
Andere als die genannten Ursachen	4%

kürzlich (KDIGO, »Kidney Diseases Improving Global Outcome«) neu vorgenommen (□ Abb. 15.7).

Pathogenese und Verlauf

Im Gegensatz zum akuten Nierenversagen entwickelt sich das chronische Nierenversagen langsam über Monate bis Jahre. Die Nieren schrumpfen in aller Regel und degenerieren kleinzystisch. Man spricht dann von Schrumpfnieren.

Ausnahmen bezüglich der Nierengröße bei chronischer Niereninsuffizienz bilden die autosomal-dominante, polyzystische Nierenerkrankung (ADPKD, sog.

Exkurs

Geschätzte GFR

Die geschätzte (estimated) eGFR kann mittels verschiedener Formeln berechnet werden:
- **Nur Serumkreatinin**
  eGFR = 100/Kreatinin in mg/dl
  Kommentar: Diese Formel ist höchstens als Daumenregel geeignet, da sie das Alter des Patienten nicht berücksichtigt und deshalb bei älteren Patienten die Nierenfunktion überschätzt!
- **Cockcroft-Gault-Formel**
  eGFR ≈ Kreatinin-Clearance = (140 – Alter) × Gewicht/ (72× Kreatinin in mg/dl) [× (0.85 bei Frauen)]
- **MDRD-Formel**
  eGFR = 175* × [Kreatinin in mg/dl]$^{-1.154}$ × [Alter]$^{-0.203}$ × [0,742 bei Frauen] × [1,212 bei Afroamerikanern]

- **CKD-EPI-Formel**
  eGFR = 141 x min(Scr/k,1)^a × max(Scr/k,1)$^{-1.209}$ × 0,993^{Alter} × [1,018 bei Frauen] × [1,159 bei Afroamerikanern]

Scr = Serum-Kreatinin. Frauen: k = 0,7, a = -0,329. Männer: k = 0,9, a = -0,411. »min« bedeutet Minimum von Scr/k und 1.
Die Cockcroft-Gault-Formel, die MDRD-Formel und die CKD-EPI-Formel enthalten neben dem Serumkreatinin auch Alter und Geschlecht des Patienten, die Cockcroft-Gault Formel zusätzlich das Gewicht. Gewicht und Geschlecht reflektieren die durchschnittliche Muskelmasse eines Patienten. Bei Patienten mit überdurchschnittlich großer oder geringer Muskelmasse ist dies zusätzlich bei der Interpretation des berechneten Wertes zu berücksichtigen. Bei Kachexie (geringe Muskelmasse) überschätzen und bei Sportlern (hohe Muskelmasse) unterschätzen diese Formeln deshalb die tatsächliche GFR. Die MDRD-Formel hat in den letzten Jahren breite Anwendung zur Einschätzung des Schweregrades einer chronischen Nierenerkrankung gefunden. Sie ist für viele Patientenkollektive validiert für eine GFR <60 ml/min/1,73 m^2 und aus den üblicherweise erhobenen Daten leicht berechenbar. Bei GFR-Werten über 60 ml/min/1,73 m^2 sind die berechneten Werte jedoch nicht sehr akkurat, so dass als Ergebnis nur >60 ml/min/1,73 m^2 angegeben werden sollte. Die CKD-EPI Formel scheint auch bei eGFR 60–90 ml/min/ 1,73 m^2 eine gewisse Aussagekraft zu haben.

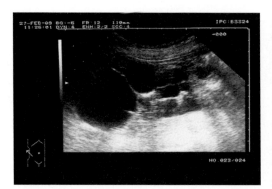

□ Abb. 15.8 Familiäre Zystennieren: Das Nierenparenchym ist von Zysten durchsetzt und selbst kaum abgrenzbar (mit freundlicher Genehmigung von Dr. Werner Maybauer, Nephrologie, Universitätsklinik Greifswald)

Zystennieren), bei welcher die Nieren 30 cm und größer werden können (□ Abb. 15.8) sowie die hyperfiltrierenden und hyperplastischen Nieren beim Diabetes mellitus, welche bei hochgradiger Niereninsuffizienz oftmals noch normal groß sind und erst sehr spät schrumpfen.

❯ Im Gegensatz zum (typischen) akuten Nierenversagen ist das chronische Nierenversagen irreversibel.

Im Routinelabor finden sich regelhaft
- eine normochrome normozytäre Anämie aufgrund des Erythropoietinmangels,
- eine Hyperphosphatämie aufgrund der verringerten renalen Ausscheidung von Phosphat sowie
- zumeist eine Hypokalzämie aufgrund des Mangels an aktivem Vitamin D.

Unabhängig von der auslösenden Grunderkrankung unterliegen Patienten mit einer chronischen Nierenerkrankung einem progredienten Verlust von funktionstüchtigen Nephronen, sobald ein gewisser Schädigungsgrad überschritten ist. Histologisch sind die Kennzeichen Glomerulosklerose (□ Abb. 15.9a), die Vermehrung der extrazellulären Matrix und die Obliteration der kapillären Lumina. Eine ebenso große Rolle spielt die fortschreitende tubulointerstitielle Fibrose (□ Abb. 15.9b)

Die gängige Hypothese zur Erklärung der chronischen Progredienz von Nephropathien auch ohne Fortbestehen des initial schädigenden Mechanismus ist die Hyperfiltrationstheorie. Nach Ausfall einer bestimmten Anzahl von Nephronen hypertrophieren und hyperfiltrieren die verbleibenden Nephrone kompensatorisch und halten so zunächst die glomeru-

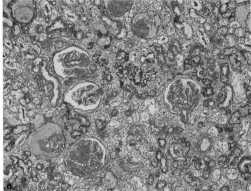

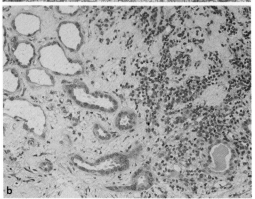

□ Abb. 15.9a,b Langjähriger Diabetes mellitus. **a** Chronische Veränderungen: mesangiale und glomeruläre Sklerose (Kimmelstiel-Wilson). Erkennbar sind eine Arteriolosklerose, eine starke Tubulusatrophie und ein mäßiges interstitielles Infiltrat. Ausbildung einer Schrumpfniere: die Glomeruli sind nah aneinander gerückt. Mehrere Glomeruli sind vollständig sklerosiert; PAS-Reaktion. **b** Chronische, interstitielle Nephritis. Auf der rechten Bildseite ist ein entzündliches, vorwiegend lymphozytäres Infiltrat zu sehen. Auf der linken Bildhälfte sind beginnend atrophische Tubuli sowie die tubulointerstitielleFibrose deutlich zu sehen; HE-Färbung. (Mit freundlicher Genehmigung von Prof. Dr. F. Dombrowski, Institut für Pathologie, Universitätsmedizin Greifswald)

läre Filtrationsrate aufrecht. Langfristig jedoch führen glomeruläre Hypertension und Hypertrophie zur chronischen Überlastung und Zerstörung der Restnephrone.

Auch eine Proteinurie beschleunigt die Progression der Nierenerkrankung. Bei gesteigertem tubulären Eiweißangebot setzt eine verstärkte endozytotische Reabsorption von Proteinen in den proximalen Tubuluszellen ein, die zur Schwellung und Ruptur der Endolysosomen und damit zur intrazellulären Freisetzung zytotoxischer lysosomaler Enzyme führt. Zudem beantworten Tubuluszellen eine erhöhte tubuläre

Proteinkonzentration mit einer gesteigerten Zytokintranskription, die in progredienten tubulointerstitiellen Veränderungen mündet.

Klinik

Häufige Symptome des chronischen Nierenversagens sind:

- Haut: generalisierter Pruritus, Ödeme
- Gastrointestinaltrakt: Appetitlosigkeit, Übelkeit, Erbrechen
- Herz/Lunge: Überwässerung, Atemnot (Belastungsdyspnoe, Lungenödem)
- Niere: Nykturie (da kein konzentrierter Urin mehr produziert werden kann)
- Beine: Restless-legs-Syndrom, Wadenkrämpfe, Ödeme
- Neurologie: Konzentrationsstörungen, Schläfrigkeit (Enzephalopathie), neuropathische Muskelschwäche
- Sonstiges: Blässe, Müdigkeit (Anämie)
- Blutungsneigung (urämische Thrombozytenfunktionsstörung)
- Bluthochdruck mit Kopfschmerzen und Sehstörungen
- Urämischer Fötor

> **Tipp**
>
> Das chronische Nierenversagen ist ein »panmetabolisches« und »pan-endokrines« Syndrom mit u. a. metabolischer Azidose, sekundärem Hyperparathyreoidismus, renaler Osteopathie, Störung der Vitamin-D3-Aktivierung, peripherer Insulinresistenz, eingeschränkter Kaliumtoleranz sowie Mikroinflammation.

Urämie-assoziierte Erkrankungen
Sekundärer Hyperparathyreoidismus

Bei Patienten mit chronischer Niereninsuffizienz findet sich ein gestörter Kalzium-Phosphat-Haushalt. Ursächlich ist zunächst eine verringerte Ausscheidung von Phosphat über die Niere. Hyperphosphatämien manifestieren sich in der Regel erst ab Stadium G4 der chronischen Nierenerkrankung. Grund für die lange Zeit normalen Phosphatspiegel ist eine anfängliche Zunahme der Phosphatexkretion. Dieser Vorgang wird über eine Erhöhung von Fibroblast Growth Factor 23 (FGF-23) und Erhöhung der Parathormonsekretion vermittelt. Parathormon (PTH) wirkt phosphaturisch. Gleichzeitig wird über die Hochregulation von FGF-23 auch die 1-α-Hydroxylase in der Niere gehemmt, so dass weniger aktives Vitamin D entsteht. Es kommt zu einem Mangel

an Calcitriol (dem aktiven Vitamin D) und als Folge zu einer verminderten Kalzium- und Phosphataufnahme über den Darm. Die resultierende Hypokalzämie verstärkt den sekundären Hyperparathyreoidismus noch, da niedrige Kalziumwerte zu einer Ausschüttung von Parathormon führen. Der Hyperparathyreoidismus führt im weiteren dann zu renaler Osteodystrophie (CKD-MBD, Chronic Kidney Disease – Mineral and Bone Disorder) mit Knochenschmerzen bis hin zu pathologischen Frakturen, zu Gefäß- und Weichteilverkalkungen, selten auch zur gefährlichen Kalziphylaxie, die vermutlich durch einen relativen oder absoluten Mangel an Verkalkungsinhibitoren bedingt ist, sowie zu einem therapierefraktären generalisierten Pruritus. Radiologische und histologische Knochenveränderungen lassen sich in Abhängigkeit vom Stadium der Niereninsuffizienz bei 40–100 % der Patienten nachweisen.

Die **Therapie** des sekundären Hyperparathyreoidismus besteht in:

- Phosphatarmer Diät (800–1000 mg Phosphat pro Tag, d. h. reduzierte Zufuhr von z. B. Milchprodukten, Wurst, Eigelb, Nüssen, Haferflocken)
- Gabe von Phosphatbindern (kalzium- oder lanthanhaltige Phosphatbinder oder Sevelamer, ausnahmsweise kurzfristig auch aluminiumhaltige Phosphatbinder)
- Gabe eines aktiven Vitamin D oder aktiven Vitamin D-Analogons (Calcitriol, Alfacalcidol, oder Paricalcitol) unter regelmäßigen Kontrollen von Kalzium, Phosphat und Parathormon
- Blutspiegeladaptierten Gabe von inaktivem Vitamin D_3 (= 25(OH)Vitamin D_3 bzw. Colecalciferol, Referenzwert für 25(OH)Vitamin D_3: 30–60 ng/ml)
- sowie ggf. einem Kalzimimetikum (Cinacalcet).

Der Behandlung des gestörten Kalzium-Phosphathaushalts muss größte Aufmerksamkeit gewidmet werden, da die Hyperphosphatämie ein wichtiger Faktor für die hohe kardiovaskuläre Mortalität bei Dialysepatienten ist.

Bei Versagen der medikamentösen Therapie, sonographisch vergrößerten Nebenschilddrüsenkörperchen, pathologischen Frakturen, therapierefraktärem Pruritus, progredienten extraossären Verkalkungen und/oder Kalziphylaxie muss die Indikation zur Parathyreoidektomie geprüft werden.

Anämie

Patienten mit höhergradiger chronischer Niereninsuffizienz sind häufig anämisch. Bei Männern ist die Anämie mit einem Hämoglobinwert <13 g/dl definiert, bei Frauen mit einem Hämoglobinwert <12 g/dl. Bei einer GFR von <60 ml/min (Stadium 3) sind bereits mehr als 20 % der Patienten anämisch, bei einer GFR von <15 ml/min (Stadium 5) sind es 85 %.

Ursächlich für die Anämie chronisch niereninsuffizienter Patienten sind:

- ein Mangel an Erythropoetin,
- welches in peritubulären Fibroblasten in der Niere produziert wird,
- aber auch ein funktioneller oder absoluter Eisenmangel,
- chronische Blutverluste,
- die Akkumulation von Erythropoese-Inhibitoren (z. B. Parathormon),
- eine verkürzte Erythrozytenüberlebenszeit,
- eine Myelofibrose durch sekundären Hyperparathyreoidismus,
- ein Mangel an Folsäure und B-Vitaminen,
- mögliche hämatologische Begleiterkrankungen sowie
- mögliche chronisch entzündliche Prozesse.

Bei Erythropoetinmangel liegt typischerweise initial eine normochrome normozytäre Anämie in enger Korrelation zum Grad der Nierenfunktionseinschränkung vor. Auch bei chronischer Nierenerkrankung sollte jedoch in jedem Fall einmal ein Screening auf andere/zusätzliche Ursachen vorgenommen werden. Bei hypochrom-mikrozytärer Anämie muss unbedingt nach chronischen Blutungsquellen gesucht werden. Konnten andere Ursachen ausgeschlossen werden, spricht man von einer renalen Anämie. Die Messung des Erythropoetins im Blut ist nicht sinnvoll.

> ❗ Die renale Anämie ist ein wichtiger kardiovaskulärer Risikofaktor. Sie ist direkt mit der Entwicklung einer linksventrikulären Hypertrophie assoziiert.

Im Stadium G3b der chronischen Nierenerkrankung lässt sich bei jedem 3. Patienten eine linksventrikuläre Hypertrophie nachweisen, bei Einleitung der Dialysebehandlung sind davon bereits 70 % der Patienten betroffen. Die linksventrikuläre Hypertrophie ist ihrerseits mit einer erhöhten kardiovaskulären Mortalität und Morbidität assoziiert.

Vor einer **Therapie** mit einem Erythropoese stimulierenden Protein (ESP) müssen ein zusätzlicher Eisenmangel und andere Anämieursachen ausgeschlossen werden. Viele Patienten sprechen gut auf eine ESP-Therapie an, manche jedoch nicht. Wichtigster Faktor für ein vermindertes Ansprechen auf eine ESP-Therapie ist ein funktioneller oder absoluter Eisenmangel. Die Therapie mit Erythropoetinen erfolgt daher so gut wie immer zusammen mit parenteraler (gelegentlich auch oraler) Eisensubstitution. Die

Transferrinsättigung sollte >20 % sein, bevor man die intravenöse Eisengabe reduziert. Die Therapie beginnt man üblicherweise, wenn der Hämoglobinwert unter 10 g/dl fällt. Die Zielwerte für das Hämoglobin unter Therapie liegen dann zwischen 10 und 11 g/dl.

Zur Verfügung stehen derzeit folgende Erythropoese stimulierende Proteine: Epoetin alfa, beta oder zeta, Darbepoetin alfa und als kontinuierlicher Aktivator des Erythropoetin-Rezeptors das Methoxy-Polyethylenglycol-Epoetin beta.

Metabolische Azidose und Hyperkaliämie

Die Folgen der metabolischen (urämischen) Azidose sind eine Aktivierung des Proteinkatabolismus, eine Hemmung der Lipolyse, eine Verstärkung der Glukoseintoleranz, des Hyperparathyreoidismus und der urämischen Osteodystrophie, sowie eine Verminderung der Hormonwirkung z. B. von Erythropoetin und Wachstumshormon. Die metabolische Azidose kann zudem mit einer Hyperkaliämieneigung einhergehen.

Der beeinträchtigten Kaliumtoleranz des chronisch niereninsuffizienten Patienten liegen renale und extrarenale Mechanismen zugrunde. Eine Verminderung der renalen Kaliumelimination wird oft noch durch Medikamente, wie z. B. ACE-Hemmer, Angiotensinrezeptorblocker oder NSAIDs verstärkt. Die extrarenale Kaliumtoleranz wird beeinflusst durch urämische Hemmung der Na-K-ATPase, die metabolische Azidose, Verschiebungen in der Osmolalität, eine Malnutrition und Verwendung von Medikamenten wie Digitalis-Glykoside, β-Blocker und Heparin.

Therapieziele bei der Behandlung der chronischen Niereninsuffizienz
Veränderung von Lebensgewohnheiten

Bluthochdruck und Diabetes mellitus als Bestandteile des metabolischen Syndroms sind die häufigsten Ursachen des chronischen Nierenversagens. Auch bei chronischem Nierenversagen aufgrund anderer Ursachen (z. B. chronische Glomerulonephritis) stellen Bluthochdruck und Diabetes mellitus wichtige Faktoren dar, die zu einer rascheren Nierenfunktionsabnahme und früherem Eintritt der Dialysepflichtigkeit führen.

> ❯ Frühzeitige Erkennung und konsequente medikamentöse Behandlung von Diabetes mellitus und Bluthochdruck kann die Entstehung und Progression einer chronischen Nierenkrankheit verhindern oder zumindest verlangsamen.

Eine multimodale Behandlungsstrategie ist dabei am vielversprechendsten. Zu allererst kann eine Veränderung der Lebensgewohnheiten die Progression des chronischen Nierenversagens positiv beeinflussen. Hierzu gehören

- Reduktion von Übergewicht
- Regelmäßige körperliche Betätigung
- Reduktion des Kochsalzkonsums (insbesondere nicht Nachsalzen!)
- Obst- und gemüsereiche Ernährung (soweit vom Kalium her tolerabel!)
- Reduktion der gesättigten Fettsäuren in der Nahrung
- Nikotinverzicht und Reduktion des Alkoholkonsums

Bei noch normaler Diurese reicht eine Trinkmenge von 1,5–2,0 l/d aus (auf Gewicht und Ödeme achten, ggf. diuretisch behandeln).

❶ Es gibt keine Hinweise, dass reichliches Trinken die Nierenfunktion verbessern kann. Es gibt sogar Hinweise, dass das Trinken von großen Flüssigkeitsmengen die Progression chronischer Nierenkrankheiten möglicherweise beschleunigen kann.

Die Pathomechanismen sind noch unklar. Es wird diskutiert, dass ein hohes Urinvolumen zu einem erhöhten intratubulären Druck führt und hierüber eine tubulointerstitielle Fibrose induziert. Alternativ könnte die erhöhte Flüssigkeitsmenge einen vorbestehenden arteriellen Hypertonus verschlechtern und somit die Progression der Niereninsuffizienz beschleunigen. Bei Nierensteinleiden kann allerdings auch eine Trinkmenge >2,5 l/d durchaus sinnvoll sein. Bei Patienten mit abnehmender Diurese sollte die Trinkmenge der Urinmenge + 500 ml entsprechen.

Eine rechtzeitige Überweisung der Patienten mit chronischer Niereninsuffizienz zum Nephrologen ist zur Ursachenklärung und für die Einleitung und Überwachung einer Progressionsverzögerung der Erkrankung sehr wichtig. Der Nephrologe setzt in der Regel frühzeitig ACE-Hemmer, Sartane oder ggf. Renininhibitoren zur Reduktion der Proteinurie und zur besseren Blutdruckeinstellung ein. Er versucht eine besonders konsequente Behandlung der arteriellen Hypertonie (Ziel-RR <130/80) und eine besonders gute Einstellung des Blutzuckers bei Diabetes mellitus zu erreichen.

Diätetisch wird eine eiweißarme Diät als progressionshemmend diskutiert. Hierzu gibt es allerdings kaum evidenzbasierte Empfehlungen. Vermutlich ist der Effekt einer eiweißarmen Diät auf die Progression nur sehr gering. Eine Phosphatrestriktion ist aber in jedem Fall sinnvoll.

Auch die Behandlung der Urämie assoziierten Begleiterkrankungen sollte durch den Nephrologen

erfolgen. Sehr wichtig ist die »doctor's dose per patient«, d. h. die Zeit und Intensität, mit der der Arzt sich dem Patienten widmet: Die multimodale Therapie muss in all ihren Facetten ernst genommen und die Therapieziele akribisch verfolgt werden, um dem Patienten den größtmöglichen Nutzen zu bringen.

Arzneimittelwahl und Dosisanpassung bei Niereninsuffizienz

Nichtsteroidale Antiphlogistika und andere COX-Inhibitoren sind bei Patienten mit eingeschränkter Nierenfunktion und/oder Herzinsuffizienz kontraindiziert. Sie können akut und chronisch eine zusätzliche irreversible Verschlechterung der Nierenfunktion hervorrufen, wofür mehrere Mechanismen diskutiert werden: Induktion einer tubulointerstitiellen Fibrose, einer interstitiellen Nephritis, und eine akute Verschlechterung der Nierendurchblutung durch Eingriff in den Prostaglandinstoffwechsel mit Folge einer gestörten Autoregulation der kleinen Nierengefäße.

Metformin ist wegen der Gefahr einer Laktatazidose bei Niereninsuffizienz ab Stadium 3 (eGFR <60 ml/min/1,73 m²) kontraindiziert.

Sulfonylharnstoffe sind bis auf Gliquidon wegen der Gefahr schwerer und lang andauernder Hypoglykämien kontraindiziert.

Die Halbwertszeiten von Atenolol und Sotalol versechsfachen sich bei Anurie. Atenolol sollte deshalb nicht gegeben werden. Sotalol muss bei gegebener kardiologischer Indikation entsprechend dosisreduziert gegeben werden. Andere Betablocker wie Metoprolol müssen in der Regel nicht dosisangepasst werden.

Bisphosphonate sollten wegen möglicher Nephrotoxizität bei eingeschränkter Nierenfunktion ab einer eGFR <30 ml/min/1,73 m² nicht eingesetzt werden. Ibandronat scheint weniger nephrotoxisch zu sein und kann auch bei hochgradiger Niereninsuffizienz gegeben werden.

Jodhaltige Kontrastmittel sollten wegen der Gefahr einer Kontrastmittelnephropathie nur mit guter »Vorwässerung« und unter Schutz mit Antioxidantien (z. B. ACC oder Uromitexan) eingesetzt werden.

Gadolinium kann bei eingeschränkter Nierenfunktion ab einer eGFR <30 ml/min/1,73 m² eine nephrogene systemische Fibrose induzieren und darf deshalb nur bei dringender klinischer Indikation gegeben werden.

ACE-Hemmer und Angiotensinrezeptorblocker sollten in höheren Stadien der Niereninsuffizienz nur unter besonders engmaschiger Kontrolle von Kreatinin und Kalium eingenommen werden.

Thiazid-Diuretika wirken bei einer eGFR <30 ml/min/1,73 m² alleine nicht mehr ausreichend. In Kombination mit Schleifendiuretika können sie aber gute Dienste leisten (sog. sequenzielle Nephronblockade).

Bestimmte Phosphatpräparationen (Phospho-Soda) zur Vorbereitung für eine Koloskopie können eine akute Phosphatnephropathie bei Patienten mit chronischer Niereninsuffizienz auslösen und sollten deshalb unbedingt vermieden werden.

Antimikrobielle Substanzen müssen häufig dosisangepasst werden. Dies betrifft unter anderem Penicilline, Cefalosporine, Aminoglykoside und Aciclovir. Hilfen zur Dosisanpassung bei Niereninsuffizienz sind im Internet zu finden (z. B. www.dosing.de).

15.1.3 Apparative Nierenersatztherapie

Der typische Weg eines Patienten mit chronischer Nierenerkrankung geht über eine oft kontinuierliche Verschlechterung der Nierenfunktion (Progression) zur Einleitung eines **Nierenersatzverfahrens**:

- Peritonealdialyse,
- Hämodialyse,
- später (oder selten auch präemptiv) die Nierentransplantation.

Die Entscheidung, welches Verfahren zur Anwendung kommt, sollte möglichst frühzeitig besprochen werden, wenn Maßnahmen zur Behandlung der Nierenerkrankung bzw. zur Progressionsverlangsamung nicht zu einem Stopp der Nierenfunktionsabnahme führen.

> ❗ Bei Patienten mit chronischer Nierenerkrankung dürfen Blutabnahmen nur an den Handrückenvenen erfolgen, da die Venen an Unterarm und Ellenbeuge für einen Dialyseshunt gebraucht werden und deshalb geschont werden müssen.

Peritonealdialyse

Das Verfahren der 1. Wahl stellt für viele Patienten zunächst die Peritonealdialyse (Bauchfelldialyse) dar. Bei Einsatz dieses Verfahrens bleibt die noch vorhandene Eigendiurese länger erhalten, der Patient ist ortsunabhängig, eigenverantwortlich und kann häufig den Beruf weiter ausüben. Das Verfahren ist kreislaufschonend und eignet sich auch für ältere Patienten. Es ist zudem kosteneffizienter als die Hämodialyse. In Deutschland liegt der Anteil dieser Patienten (im Vergleich zur Hämodialyse) allerdings unter 10 %.

Über einen permanent implantierten, intraperitonealen Katheter, den sog. Tenckhoff-Katheter, und ein Überleitungsschlauchsystem werden 1,5–2,5 l vorgewärmte Dialysatflüssigkeit in die Bauchhöhle geleitet. Der Spitze des Tenckhoff-Katheters reicht in den Douglas-Raum und wird seitlich im Unterbauch durch die Bauchwand ausgeleitet. Das Dialysat verbleibt 4–8 h intraperitoneal und wird anschließend ausgetauscht. Der Patient führt 3–5 Beutelwechsel pro Tag durch. Oft geschieht dies manuell unter Ausnutzung der Schwerkraft, wobei der Beutel entweder tief (Ausfluss) oder hoch (Einfluss) deponiert wird. Sauberes Arbeiten ist hierbei absolute Voraussetzung.

Das gut durchblutete Peritoneum fungiert bei der Peritonealdialyse als natürliche, semipermeable Membran über die die Elimination von Giftstoffen und Wasser erfolgt. Als Barrieren dieser semipermeablen Membran fungieren hauptsächlich das Kapillarendothel, in geringerem Umfang auch das Interstitium und das Darmmesothel. Die Diffusionsrate hängt daher vor allem von der viszeralen Durchblutung und der Konzentrationsdifferenz zwischen Blut und Dialysatflüssigkeit ab. Das Peritoneum hat eine Oberfläche von 1,5–2 m², wobei ca. 0,5–1 m² für den Stoff- und Flüssigkeitsaustausch zur Verfügung stehen. Harnpflichtige Substanzen gelangen via Diffusion von den Peritonealgefäßen in das Dialysat. Die erforderliche Ultrafiltration, Entfernung von Wasser, erfolgt über einen osmotischen Sog der Dialysierflüssigkeit, der mit Hilfe unterschiedlich hoher Glukosekonzentrationen in der Dialysierflüssigkeit erreicht wird. Alternative osmotisch wirksame Substanzen sind z. B. Aminosäuren oder Glukosepolymere wie Icodextrin.

Die Peritonealdialyse wird meistens als **kontinuierliche ambulante Peritonealdialyse (CAPD)** durchgeführt. Hierbei führt der Patient selbst alle 4–6 h (nachts 8 h) die Dialysatwechsel durch. Alternativ kann das Verfahren auch als nächtliche, **gerätegesteuerte kontinuierliche zyklische Peritonealdialyse (CCPD)** (ca. 4–5 Zyklen pro Nacht und 1 manueller Wechsel pro Tag) oder als **intermittierende Peritonealdialyse (IPD)** 3-mal wöchentlich gerätegesteuert in einem Dialysezentrum durchgeführt werden. Die IPD sollte allerdings wegen niedriger Effektivität im Vergleich zu den anderen Verfahren nur in begründeten Ausnahmefällen gewählt werden.

> **Typische Komplikationen der Peritonealdialyse**
> - Infektionen wie ein Kathetertunnelinfekt
> - Infekt der Katheteraustrittsstelle
> - Peritonitis

Die gefürchtete Peritonitis ist häufig frühzeitig vom Patienten anhand eines trüben Beutelauslaufs erkennbar und kann dann z. B. auch intraperitoneal antibiotisch in der ambulanten Betreuung behandelt werden.

Bei schwereren Verläufen sollte jedoch rasch die stationäre Aufnahme und die intravenöse Gabe einer kalkulierten Antibiose bestehend aus einem Cefalosporin der 1. oder 2. Generation (z. B. Cefazolin) und einem Aminoglykosid (z. B. Gentamicin) erfolgen. Bei Patienten mit einer Urinmenge >500 ml/d gibt es die Empfehlung, ein Cefalosporin der 1. Generation (z. B. Cefazolin) mit einem Cefalosporin der 3. Generation (Ceftazidim) zu kombinieren, um den grampositiven und den gramnegativen Bereich abzudecken. Bei schwereren Verläufen erscheint jedoch trotzdem die Gabe eines Aminoglykosids sinnvoll, um eine gute antimikrobielle Wirkung zu erzielen.

Hämodialyse

Die rechtzeitige Planung der Art des Nierenersatzverfahrens und des dazu notwendigen Zugangs (arteriovenöse Fistel/Shunt oder Vorhofkatheter für Hämodialyse, Tenckhoff-Katheter für Peritonealdialyse, präemptive Nierentransplantation) ist eine wichtige Aufgabe des betreuenden Nephrologen. Hat sich der Patient für die Hämodialyse entschieden, gilt die Regel: »fistula first, catheter last«.

> **Tipp**
>
> Die primäre arteriovenöse Fistel (◨ Abb. 15.10), die ohne Kunststoff auskommt, ist der beste Gefäßzugang für die Hämodialyse, weil hier die wenigsten Komplikationen im Sinne von Infektionen und thrombotischen Verschlüssen zu erwarten sind.

Die mediane Funktionsdauer von Kunststoffshunts und Vorhofkathetern beträgt ca. 2 Jahre, die von primären arteriovenösen Fisteln jedoch 5–10 Jahre. Sehr wichtig ist, dass bereits in der Prädialysephase die peripheren Venen geschont werden und das ideale Gefäß für die Anlage einer Hämodialysefistel festgelegt wird. Der Patient muss wissen, dass Blutabnahmen und die Anlage von peripheren Venenverweilkanülen nur am Handrücken durchgeführt werden dürfen.

Nach Anlage einer Hämodialysefistel dauert es typischerweise 3–4 Wochen, bis sich ein ausreichend gutes Shuntgefäß entwickelt hat. Dieses Shuntgefäß wird dann zu jeder Dialysebehandlung mit zwei Nadeln punktiert, und das Blut wird mittels einer Rollerpumpe mit einer Geschwindigkeit von 200–300 ml/min durch die Schläuche der Dialysemaschine gepumpt. Im Dialysator (auch Filter, Membran oder Kapillare genannt) fließt das Blut durch feine Hohl-

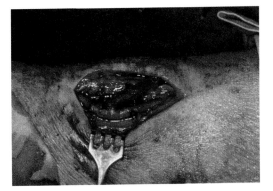

◨ **Abb. 15.10** Anlage einer primären arteriovenösen Hämodialysefistel zwischen A. radialis und V. cephalica antebrachii am rechten Unteram (Cimino-Brescia Fistel)

fasern (Kapillaren), welche von Dialysierflüssigkeit in Gegenrichtung mit 500–800 ml/min umflossen werden. Im Dialysator findet der eigentliche Stoffaustausch an einer semipermeablen Membran in beide Richtungen statt. Harnpflichtige Substanzen gelangen in das Dialysat und werden verworfen. Über das Dialysat führt man dem Patienten jedoch auch erwünschte Stoffe, wie z. B. Kalzium und Bikarbonat in definierten Mengen zu.

Die Dialysemembran ist nur für kleinmolekulare Stoffe durchlässig und hat somit eine Filterfunktion. Große Moleküle (z. B. Albumin) und zelluläre Blutbestandteile werden durch sie zurückgehalten.

Die verfügbaren Dialysatoren unterscheiden sich in der Größe der Oberfläche, der Porengröße und ggf. weiterer physikalischer Eigenschaften. Der Stoff- und Flüssigkeitstransport über die Membran erfolgt durch Diffusion, Konvektion und Ultrafiltration:

- **Diffusion:** Diffusion meint den Stofftransport durch eine halbdurchlässige Membran vom Ort der hohen Konzentration (z. B. Giftstoffe im Patientenblut) zum Ort niederer Konzentration (z. B. saubere Dialyselösung), bis die Konzentrationen ausgeglichen sind.
- **Ultrafiltration:** Damit dem Patienten überschüssiges Wasser entzogen werden kann, wird von der Dialysemaschine eine Druckdifferenz zwischen Dialysat- und Blutseite erzeugt. Der höhere Druck auf der Blutseite führt zur Filtration von Plasmawasser. Die Druckdifferenz wird durch die Dialysemaschine genau reguliert, damit dem Blut die geplante Menge Plasmawasser während einer Dialyse entnommen werden kann. Die meisten Dialysepatienten vertragen einen Entzug von 2–3 l Wasser während einer Dialyse ohne größere Probleme.

- **Konvektion:** Mit dem durch Ultrafiltration entzogenen Plasmawasser werden auch gelöste kleinmolekulare Stoffe eliminiert. Dies wird als konvektiver Stofftransport bezeichnet. Bei den während einer Hämodialyse filtrierten Mengen spielt dieser Mechanismus aber nur eine untergeordnete Rolle. Werden größere Mengen Plasmawasser (z. B. während einer kontinuierlichen Hämofiltration auf der Intensivstation) ultrafiltriert (z. B. 35 ml/kg/h), so geht dies mit einem erheblichen konvektiven Stofftransport einher, der zur Entgiftung genutzt werden kann. Die gelösten kleinmolekularen Teilchen werden durch den Flüssigkeitsstrom quasi mitgerissen. Da bei Hämofiltration aber große Volumenmengen entzogen werden, muss ein Ersatz durch Infusion äquivalenter Mengen steriler Elektrolytlösung erfolgen.

> ❯ Die Hämodialyse beruht vorwiegend auf dem Prinzip der Diffusion, die **Hämofiltration** auf dem Prinzip der Konvektion. Die Hämodiafiltration ist eine Kombination aus beidem.

Im täglichen Sprachgebrauch kann **Hämodiafiltration (HDF)** zwei Bedeutungen haben:
- Zum einen gibt es eine HDF, die im Grunde eine Hämodialyse ist und bei der eine Filtration (mit entsprechender Volumensubstitution) dazu geschaltet wird (z. B. Online-HDF). Dieses Verfahren wird bei ambulanten chronischen Hämodialysepatienten eingesetzt und soll im Vergleich zur einfachen Hämodialyse eine besonders gute Entgiftung erzielen (der klinische Nutzen ist jedoch nicht bewiesen).
- Zum anderen gibt es eine HDF, die im Grunde eine Hämofiltration ist und bei der ein (geringer) Dialysatfluss dazu geschaltet wird (z. B. kontinuierliche veno-venöse HDF bzw. CVVHDF). Dieses Verfahren wird bei schwerkranken Patienten auf der Intensivstation eingesetzt und soll im Vergleich zur einfachen Hämofiltration eine bessere Entgiftung erzielen.

Bei Patienten mit terminaler Niereninsuffizienz wird die intermittierende Hämodialyse zumeist 3(–4) ×/ Woche für jeweils 4(–6) h durchgeführt. In einigen Dialysezentren gibt es auch die Möglichkeit der Nachtdialyse. Das Dialyseregime und die Dialysedosis wird für jeden Patienten individuell festgelegt und ist abhängig von einer Vielzahl an Faktoren: der mitgebrachten Flüssigkeitsmenge und Ultrafiltrationstoleranz, von der Nierenrestfunktion und der Urinmenge, von der Muskelmasse und dem Gewicht, sowie vom verwendeten Dialysator.

Die Hämofiltration wird zumeist als kontinuierliches Verfahren über 24 h pro Tag auf Intensivstationen eingesetzt. Dies geschieht in der Regel über einen zentralvenösen Zugang (Shaldon-Katheter) als kontinuierliche veno-venöse Hämofiltration (CVVH). Bei kritisch kranken Patienten auf der Intensivstation ist die kontinuierliche Hämofiltration kreislaufschonender als die intermittierende Hämodialyse. Des Weiteren ist mit kontinuierlicher Hämofiltration eine bessere Bilanzierung bei parenteraler Ernährung möglich. Wenn die Kreislaufverhältnisse des Patienten es zulassen, kann prinzipiell jedes der genannten Verfahren (kontinuierlich oder intermittierend) eingesetzt werden. Die Überlegenheit eines dieser Verfahren über das andere ist nicht bewiesen.

Wie alle extrakorporalen Verfahren benötigen auch Hämodialyse und Hämofiltration eine Antikoagulation um eine Gerinnung des Blutes im extrakorporalen Kreislauf zu verhindern. Die Antikoagulation kann systemisch mit unfraktioniertem oder niedermolekularem Heparin, mit Heparinoiden wie Orgaran, mit rekombinanten Hirudinen wie Lepirudin sowie als regionale Antikoagulation mit Citrat erfolgen.

Systematik des Nierenversagens

Das **akute Nierenversagen** ist am häufigsten prärenal bedingt. Der Verlauf ist meist reversibel. Die wichtigsten differenzialdiagnostischen Hinweise geben Anamnese, Labor, Urinuntersuchung und Sonographie. Die Ursache des akuten Nierenversagens muss identifiziert und beseitigt werden. Insbesondere darf eine rapid progressive Glomerulonephritis (RPGN), die sich wie ein akutes Nierenversagen präsentieren kann, nicht übersehen werden, da diese nur bei sehr rascher und intensiver Therapie reversibel ist.

Beim klassischen akuten Nierenversagen gibt es bisher keine spezifische Therapie, die die Erholung der Nierenfunktion beschleunigt. Wenn indiziert, muss ein Nierenersatzverfahren durchgeführt werden. Komplikationen des akuten Nierenversagens, insbesondere auf der Intensivstation, sind Infektionen, Blutungen, Überwässerung und Hyperkaliämie.

Die häufigsten Ursachen des **chronischen Nierenversagens** sind Diabetes mellitus, Bluthochdruck, familiäre Zystennieren, Glomerulonephritiden und interstitielle Nephritiden. Das chronische Nierenversagen ist ein »pan-metabolisches« und »pan-endokrines« Syndrom mit Anämie, metabolischer

▼

Azidose, Hyperphosphatämie, sekundärem Hyperparathyreoidismus, renaler Osteopathie, Störung der Vitamin-D3-Aktivierung, peripherer Insulinresistenz, eingeschränkter Kaliumtoleranz sowie Mikroinflammation. Die multimodale Behandlung der Urämie assoziierten Begleiterkrankungen sowie die Einleitung einer Nierenersatztherapie soll rechtzeitig durch den Nephrologen erfolgen.

15.2 Harntransportstörungen

L. Hertle

Der Harntransport erfolgt von proximal nach distal über peristaltische Aktivität der Harnleitermuskulatur, in geringem Umfang auch über die Schwerkraft bei aufrechter Position des Individuums sowie über den Filtrationsdruck der Niere. Die peristaltische Aktivität wird von spontan depolarisierenden glatten Muskelzellen im Bereich der Fornices der kleinen Kelche induziert (sog. Schrittmacherzellen). Ein Reizleitungssystem existiert nicht, vielmehr wird die Erregung von Zelle zu Zelle über enge Zellverbindungen (sog. Nexus) weitergeleitet. Der Einfluss des vegetativen Nervensystems auf diese myogene peristaltische Aktivität ist klinisch von eher geringer Bedeutung. Die Frequenz der peristaltischen Aktivität ist abhängig von der Diurese. Bei extrem hoher Diurese, sowie bei Stauung und hochgradigem Reflux wird die Peristaltik zunehmend ineffektiver, da die Harnleitermuskulatur dann nicht mehr zu einer propulsiven Aktion fähig ist.

15.2.1 Ätiologie und Pathogenese

Harntransportstörungen können auf jeder Stufe des harnableitenden Systems auftreten. So gibt es umschriebene Obstruktionen im Kelchhalsbereich, die zu einem isolierten Hydrocalix führen können, bis hin zu Stenosen am Meatus urethrae externus, die dann das gesamte harnableitende System betreffen.

❯ Allen Formen und Lokalisationen von Harnabflussstörungen ist gemeinsam, dass sie zu einer Stauung des Urins im vorgeschalteten Anteil des ableitenden Harntraktes führen.

Die damit häufig einhergehende Nierenfunktionsstörung bezeichnet man als **obstruktive Nephropathie**. Der Terminus »Harnstauungsniere« bezieht sich allgemein auf abflussgestörte Nieren im Ausschei-

dungsurogramm, die aber noch eine gute Kontrastmittelausscheidung zeigen.

Eine **stumme Niere** scheidet demgegenüber im Ausscheidungsurogramm kein Kontrastmittel mehr aus. Ursache ist meist ein totaler bis subtotaler Verschluss des Harnleiters oder seltener eine hochgradige Nierenperfusionsstörung, z. B. eine Nierenarterienembolie.

Der Begriff **Hydronephrose** beschreibt als rein morphologischer Terminus eine Erweiterung des Nierenbeckenkelchsystems.

Harnabflussstörungen können angeboren oder erworben sein. Sie können auf benignen oder malignen Prozessen beruhen.

Für den klinischen Alltag ist es zweckmäßig, die Ursachen von Harnabflussstörungen im oberen Harntrakt in drei große Gruppen einzuteilen:

- Intraureterale (intraluminale) Ursachen
- Ureterale (intrinsische) Ursachen
- Extraureterale (extrinsische) Ursachen

Intraureterale oder intraluminale Prozesse Dies sind die häufigsten Ursachen von Harnabflussstörungen. Hierzu gehören vor allem Steine im ableitenden Harntrakt. Konkremente und andere korpuskuläre Elemente (z. B. nekrotische Papillen oder Blutkoagel) können das Harnleiterlumen komplett, partiell oder gar nicht verlegen. Entsprechend ist dann das Ausmaß der Harnstauung.

Ureterale oder intrinsische Harnleiterobstruktionen Hier handelt es sich meist um angeborene Obstruktionen, aber auch erworbene entzündliche Veränderungen der Harnleiterwand (z. B. Tuberkulose, Bilharziose) gehören in diese Gruppe. Ursache der Harntransportstörung ist hier eine gestörte Funktion der Harnleitermuskulatur, die sich urodynamisch wie eine Stenose auswirkt bzw. bei entzündlicher Ätiologie einer echten Stenose entspricht. Bei den angeborenen intrinsischen Harnleiterobstruktionen (z. B. subpelvine Stenose, obstruktiver Megaureter) ist wenig über die zugrunde liegenden zellulären Funktionsstörungen bekannt.

Extraureterale oder extrinsische Ursachen Bei diesen Veränderungen handelt es sich meist um tumuröse Prozesse, die den Harnleiter verlagern, verdrängen oder direkt tumurös infiltrieren und ihn damit in seiner Funktion behindern. Auch entzündliche und fibrosierende Prozesse im Retroperitoneum (z. B. Abszesse oder die seltene Retroperitonealfibrose (M. Ormond) führen zu einer Funktionsstörung des Harnleiters, in dem sie dessen Kontraktilität in seiner Gleitscheide stören.

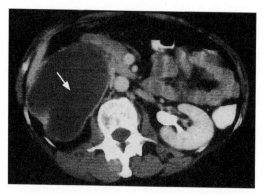

Abb. 15.11 So genannte Wassersackniere (funktionslose Hydronephrose) rechts infolge langdauernder Ureterobstruktion; kompensatorische Hypertrophie der Gegenseite

Obstruktive Nephropathie

Harnstauung kann zu einem völligen **Verlust des Nierenparenchyms** führen. ￼Abb. 15.11 zeigt eine solche hydronephrotische Atrophie bei kompensatorischer Hypertrophie der Gegenseite. Die zunehmende Atrophie des Nierenparenchyms bei chronischer Harnstauung geht mit einer Reduktion des renalen Gefäßbaumes einher. Bei sog. Wassersacknieren (komplette Hydronephrose) ist das Kaliber der Arteria renalis hochgradig vermindert. Früher glaubte man, dass hoher intrarenaler Druck infolge der Stauung Ursache der Atrophie sei. Inzwischen ist experimentell gut belegt, dass Harnstauung über verschiedene Mechanismen (z. B. Freisetzung von Prostaglandinen) zu einer präglomerulären Vasokonstriktion und damit zu einer **Verminderung des renalen Blutflusses** führt (￼Abb. 15.12). Diese Durchblutungsminderung ist eine gewisse Zeit reversibel, geht aber bei Fortbestehen der Harnstauung vielfach in eine irreversible Perfusionsstörung der Niere über. Diese ist dann Ursache der Parenchymatrophie.

Zusätzlich kommt es bei erhöhtem Druck im harnableitenden System zu stauungsbedingten Schädigungen der Tubulusapparate. Diese haben, vor allem bei beidseitiger Harnstauung, Störungen der globalen Tubulusfunktion zur Folge wie:

- Chronischer Natriumverlust
- Verminderung des Konzentrationsvermögens
- Verminderte Fähigkeit, den Harn anzusäuern

Tipp
So leiden zum Beispiel Prostatiker mit chronischer Überlaufblase und beidseitigen Harnstauungsnieren an Polyurie, Hyponatriämie, Hypotonie und Exsikkose.

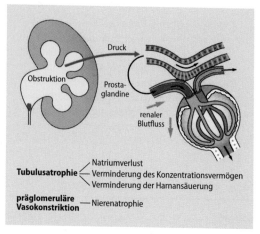

Abb. 15.12 Schema der Pathogenese der obstruktiven Nephropathie. Harnstauung führt über eine präglomeruläre Vasokonstriktion zur Verminderung des renalen Blutflusses und damit zur Parenchymatrophie

15.2.2 Klinik

> Akute und chronische Harnstauung unterscheiden sich wesentlich im Schmerzcharakter.

Bei **chronischer**, d. h. sich langsam entwickelnder Harnstauung haben die Patienten meist keinerlei Beschwerden im Bereich der gestauten Niere. Beispiele hierfür sind Stauungsnieren durch Tumorinfiltration des distalen Harnleiters bei gynäkologischen oder urologischen Karzinomen oder angeborene Hydronephrosen. Allenfalls klagen diese Patienten über uncharakteristische Rückenschmerzen oder ein gelegentliches Druckgefühl in der Flanke.

Demgegenüber ist eine **akut** auftretende Harnstauung, z. B. durch einen in den Harnleiter eintretenden Stein, meist sehr schmerzhaft (Nierenkolik). Wahrscheinlich spielen die so häufig unterstellten Spasmen der Harnleitermuskulatur bei Nierenkoliken keine Rolle. Nierenkoliken werden durch eine akute Drucksteigerung im Nierenhohlsystem hervorgerufen und wahrscheinlich ist die Druckanstiegsgeschwindigkeit für die Schmerzintensität bestimmend (￼Abb. 15.13). Entsprechend besteht die Therapie der Nierenkolik in der Gabe von peripheren Analgetika (z. B. Metamizol) oder von Opioiden (z. B. Buprenorphin). Peripher wirkende Analgetika wie Metamizol desensibilisieren Schmerzrezeptoren, hemmen die Prostaglandinsynthese und senken vor allem den intrapelvinen Druck durch einen antidiuretischen Effekt, der über eine präglomeruläre Vasokonstriktion vermittelt wird.

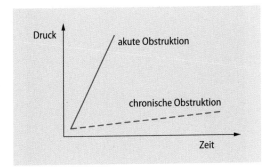

Abb. 15.13 Beziehung zwischen der Zeit und dem Nierenbeckendruck bei akuter und chronischer Obstruktion. Während bei akuter Obstruktion, z. B. durch eine Steineinklemmung im Harnleiter, der Druck im Nierenbecken sehr rasch und damit sehr schmerzhaft (Nierenkolik!) ansteigt, kommt es bei chronischer Obstruktion, z. B. durch einen Tumor, nur zu einem langsamen und damit meist unbemerkten Druckanstieg im Hohlsystem

Pathogenese der Harnsteinkolik
- Akute Obstruktion
- Anstieg des intraureteralen Druckes
- Dilatation des Hohlsystems

Wirkungsmechanismus peripher wirkender Analgetika bei Nierenkoliken
- Desensibilisierung von Schmerzrezeptoren
- Verminderung des glomerulären Kapillardruckes
- Antidiuretische Effekte
- Senkung des intrapelvinen Druckes

Tipp

Für die Anwendung von sog. Spasmolytika gibt es heute keine rationale Begründung mehr. Insbesondere sind Anticholinergika obsolet, da der Parasympathikus für die Motilität des menschlichen Harnleiters keine Bedeutung hat.

Harnstauung, Infektion, Urosepsis

Der Selbstreinigungsmechanismus des oberen ableitenden Harntraktes durch rasches und vollständiges Austauschen des Urins im Nierenhohlsystem ist ein wesentliches Element, um die Keimfreiheit der Harnwege zu erhalten.

Bei gestörtem Harntransport und Harnrückstauung kommt es zu Bedingungen, die einer Infektion Vorschub leisten. Die Keimbesiedlung kann aszendierend oder hämatogen erfolgen. Steinkonkremente können infiziert sein (Infektsteine!) und Anlass für eine Infektion geben. Dieser Infekt im Hohlsystem ergreift häufig aszendierend das Nierenparenchym (**akute obstruktive Pyelonephritis**). Schwerste Form dieser Infektion ist die Vereiterung des Hohlsystems und der Niere (**Pyonephrose**), wobei das Organ meist funktionslos ist. Da die Niere sehr gut durchblutet ist, kann eine Infektion des Nierenparenchyms rasch zu einer Bakteriämie und zu der gefürchteten **Urosepsis** führen.

> Die Urosepsis ist auch heute noch eine lebensbedrohliche Komplikation einer Harnstauung. Eine manifeste Urosepsis mit Endotoxinschock hat eine 50 %ige Letalität!

Erreger sind u. a. E. coli (ca. 30 % der Fälle), Keime der Klebsiella-Enterobacter-Serratia-Gruppe (ca. 20 %) sowie Pseudomonas aeruginosa und Proteus mirabilis (jeweils ca. 10 %). Symptome der drohenden Urosepsis sind: Fieber, Schüttelfrost, Tachypnoe und Einschränkung der Bewusstseinslage. Bei der manifesten Urosepsis stehen der Endotoxinschock und Gerinnungsstörungen bis hin zur disseminierten intravasalen Gerinung im Vordergrund.

> Jeder Patient mit Harnstauung bzw. Koliken einhergehend mit Fieber und Schüttelfrost bedarf dringlich der stationären Behandlung mit Antibiotika und Drainage des infizierten Hohlsystems.

Eine umgehende sachgerechte Therapie zwingend. Sie besteht in einer breiten antibiotischen Therapie (z. B. Aminoglykoside und Cephalosporine) unter intensivmedizinischen Bedingungen und vor allem in einer unverzüglichen Drainage des infizierten Nierenhohlsystems.

15.2.3 Diagnostik

Sonographie Vielfach werden asymptomatische Harnstauungsnieren zufällig bei einer Sonographie entdeckt. Ein Beispiel hierfür sind die häufig bereits intrauterin bzw. unmittelbar postpartal entdeckten Hydronephrosen bei Neugeborenen.

> Die Sonographie ist das am wenigsten belastende und das sicherste bildgebende Verfahren, um eine gestaute Niere auszuschließen oder zu bestätigen.

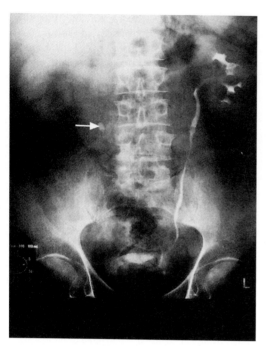

◘ **Abb. 15.14** Ausscheidungsurogramm: Stark verzögerte Kontrastmittelausscheidung bei Ureterstein rechts im oberen Harnleiterdrittel. Zum Zeitpunkt der Aufnahme nur geringer nephrographischer Effekt rechts. Links liegt auf gleicher Höhe ebenfalls ein Stein im Harnleiter, der aber zu keiner Harnstauung führt. Der Patient hat nur rechts Koliken!

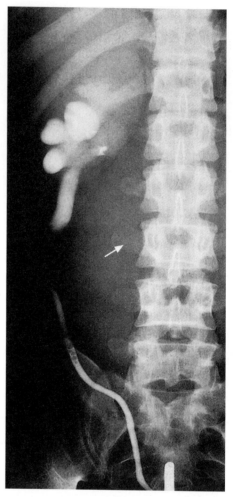

◘ **Abb. 15.15** Retrograde Pyelographie bei Stauungsniere rechts. Ausgedehnte Lateralverlagerung und Pelottierung des Harnleiters durch eine große Metastase eines Hodentumors im Retroperitoneum (gleicher Patient wie ◘ Abb. 15.16)

Das Echobild ist charakterisiert durch eine Aufweitung des Mittelechos, sodass das aufgeweitete Nierenhohlsystem und ein eventuell dilatierter Harnleiter leicht abgebildet werden können. Das Ausmaß der Dilatation des Hohlsystems korreliert nicht mit dem Funktionszustand der Niere.

So kann bereits eine geringe Ektasie des Hohlsystems bei entsprechend niedriger Kapazität und Compliance des Nierenbeckenkelchsystems eine funktionslose Niere bedeuten, während ein stark dilatiertes Hohlsystem sehr wohl mit einer noch guten Nierenfunktion einhergehen kann. Die Sonographie erlaubt darüber hinaus auch eine zuverlässige Beurteilung der Breite des Nierenparenchymsaumes und der damit zu erwartenden Nierenfunktionseinbuße.

Nierenübersichtsaufnahme und Ausscheidungsurographie Die weitere Klärung einer Harnstauungsniere erfolgt nach einer gründlichen körperlichen Untersuchung dann meist durch eine Nierenübersichtsaufnahme und durch eine Ausscheidungsurographie, sofern die Gesamtnierenfunktion nicht hochgradig beeinträchtigt ist. Das Ausscheidungsurogramm erlaubt in vielen Fällen, schattengebende Steine auszuschließen oder zu erkennen und vermag bei noch funktionierender Niere auch den Ort der Obstruktion einzugrenzen (◘ Abb. 15.14). Falls eine Niere stark verzögert Kontrastmittel ausscheidet, sind Spätaufnahmen noch Stunden nach Injektion des Kontrastmittels notwendig.

Retrograde Pyelographie Erlaubt die Ausscheidungsurographie keine ausreichende Klärung von Ort und Ursache der Obstruktion oder ist sie kontraindiziert, wird vielfach die Durchführung einer retrograden Pyelographie (◘ Abb. 15.15) erforderlich. Sie kann in Lokalanästhesie der Harnröhre oder in Narkose durchgeführt werden und stellt häufig auch einen

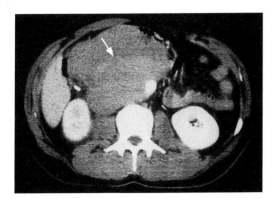

◨ Abb. 15.16 CT bei Harnstauungsniere rechts: Große retroperitoneale Metastase eines Hodentumors als Ursache der extrauretralen Harnleiterobstruktion (gleicher Patient wie in ◨ Abb. 15.15)

therapeutischen Eingriff dar, da es in vielen Fällen gelingt, ein Abflusshindernis mit einem Ureterenkatheter zu passieren und damit zunächst die Harnentleerung sicher zu stellen. Die damit gleichzeitig durchgeführte **Zystoskopie** erlaubt den Ausschluss von pathologischen Veränderungen in der Harnblase (z. B. Blasentumoren).

Ureteroskopie Selten wird zur Diagnostik die Endoskopie des Harnleiters (Ureteroskopie) benötigt. Gelegentlich lässt sich aber aufgrund aller Voruntersuchungen nicht klären, welcher Natur ein intraureterales Abflusshindernis ist (Differenzialdiagnose nicht schattengebender Stein/Urotheltumor). Die Ureteroskopie ist dann häufig auch zur Therapie geeignet.

Computertomographie Die Computertomographie und in geringerem Umfange auch die Kernspintomographie sind die geeigneten Untersuchungsverfahren, um vor allem extraureterale Harnabflussstörungen zu klären. Sowohl Tumoren als auch entzündliche und fibrosierende Erkrankungen des Retroperitoneums lassen sich meist gut darstellen (◨ Abb. 15.16).

Nuklearmedizinische Untersuchungstechniken Methoden wie die seitengetrennte Isotopenclearance mit Jod[131]-Hippuran oder MAG_3 erlauben eine zuverlässige Beurteilung der Nierenfunktion. Dabei gilt die Faustregel, dass bei einer Nierenfunktion von unter 10–20 % eine Erhaltung des Organes im Allgemeinen nicht mehr sinnvoll ist. Besonders bei der Indikationsstellung zur Pyeloplastik bei der angeborenen Nierenbeckenabgangsstenose bewährt sich die sog. **Diureserenographie** mit einem der oben genannten Radiopharmaka. Bei dieser Untersuchung erlaubt die Auswaschkinetik

des Radiopharmakons nach Gabe von Lasix Rückschlüsse auf die urodynamische Wertigkeit einer Harnleiterabgangsstenose. In vielen Fällen besteht heute im Gegensatz zu früheren Auffassungen keine generelle Indikation zur operativen Behandlung, besonders bei den Hydronephrosen der Neugeborenen.

Laboruntersuchungen Diese sind vielfach nur von begrenztem Wert bei der Diagnostik von Harnstauungen. Weder ein normaler Urinbefund (z. B. bei komplettem Harnleiterverschluss) noch ein normales Kreatinin (z. B. bei gesunder Gegenniere) erlauben auf die oben aufgeführten Untersuchungen zu verzichten. Sie sind damit als Screening-Untersuchungen wenig geeignet.

> ❯ Pathologische Harnbefunde (Leukozyturie, Hämaturie) und erhöhte Serumwerte des Kreatinins sind immer Anlass für eine weiterführende Diagnostik.

Die Urinzytologie aus dem Spontanurin oder aus dem durch retrograde Katheterisierung gewonnenen Lavageurin ist kann im Aufdecken von Urotheltumoren hilfreich sein.

15.2.4 Therapie

Da die Harnstauung eine zentrale Rolle in der Urologie spielt, reicht das Therapiespektrum von einfachen konservativen Maßnahmen bis hin zur großen Tumorchirurgie. ◨ Tab. 15.5 gibt einen Überblick über wichtige Ursachen von Harnstauungsnieren und deren Behandlung.

Bei Patienten mit **akuter, schmerzhafter Harnstauung** (Nierenkolik) steht die Schmerzbekämpfung zunächst im Vordergrund. Erst dann erfolgt die weitere Diagnostik mit Sonographie und ggf. weiterer radiologischer Bildgebung. Nach Abklingen der Kolik wird ein Ausscheidungsurogramm oder ein natives Computertomogramm angefertigt. Während einer Kolik sollte man eine Ausscheidungsurographie vermeiden, da es durch zusätzliche Drucksteigerung im Nierenhohlsystem infolge der diuretischen Wirkung des Kontrastmittels zu Fornixrupturen mit Kontrastmittelextravasaten kommen kann.

Die häufigste Ursache der Nierenkolik sind Steine im Harnleiter. Ihre Behandlung ist je nach Lage, Größe und Form der Konkremente sowie des Funktionszustandes der Niere sehr unterschiedlich. Das Behandlungsspektrum reicht von der analgetischen Therapie mit Abwarten des Spontanabganges (etwa 90 % der Steine unter 4 mm Größe gehen spontan ab) über die

Tab. 15.5 Wichtige Ursachen von Harnstauung und deren Behandlung

Lokalisation	Ursachen der Stauung	Therapie
Intraureteral	Steine	ESWL, Ureteroskopie, Chemolitholyse
	Harnleitertumoren	Nephroureterektomie
Ureteral	Subpelvine Ureterstenose	Konservativ, ggf. Pyeloplastik
	Obstruktiver Megaureter	Konservativ, ggf. Harnleiterneueinpflanzung
	Tuberkulose	Tuberkulostatische Therapie, Harnleiterschienung
	Ureterstenosen (iatrogen, radiogen)	Harnleiterneueinpflanzung, endoskopische Dilatation
Extraureteral	Tumoren des Retroperitoneums	Operation, Chemotherapie, Bestrahlung
	Retroperitonealfibrose (M. Ormond)	Kortison, Immunsuppressiva, Intraperitonealisierung des Harnleiters, Harnleiterersatz durch Ileum
	Abszesse	Operation, perkutane Drainage
	Hämatom	Konservativ, Operation

retrograde instrumentelle Reposition des Steines in das Nierenbecken und die extrakorporale Stoßwellenlithotripsie (ESWL) bis zur ante- oder retrograden ureteroskopischen Kontaktlithotrypsie und direkten Steinextraktion unter endoskopischer Kontrolle (▶ Kap. 10).

Ein wichtiges Therapieprinzip bei akuter, schmerzhafter Harnstauung und bei infizierten Harnstauungsnieren ist die retrograde oder antegrade Drainage des Nierenhohlsystems. Meist wird versucht, über eine retrograde Katheterisierung des Harnleiters das Abflusshindernis zu überwinden. Dabei gelingt es vielfach, eine sog. Harnleiterendoprothese (Doppel-J-Schiene) zu platzieren und damit den Harnabfluss über eine innere Harnleiterschienung wiederherzustellen. Damit ist die Akutsituation beherrscht und es kann in Ruhe die weitere Diagnostik durchgeführt und die definitive Therapie geplant werden.

Gelingt eine retrograde Überwindung des Abflusshindernisses nicht, dann ist die perkutane Nephrostomie die Ableitung der Wahl. Dieser Eingriff wird manchmal in Lokalanästhesie, häufiger in Narkose vorgenommen. Das gestaute Nierenhohlsystem wird mit Ultraschall- und Röntgenkontrolle meist im Bereich der unteren und mittleren Kelchgruppe punktiert. Nach koaxialer Dilatation des Punktionskanals über einen Führungsdraht kann eine 6–12 Charriere Nephrostomie im Hohlsystem platziert werden (▪ Abb. 15.17). Die weiterführende Diagnostik und definitive Therapie schließen sich an.

Besondere Probleme bezüglich der Drainage gestauter Nieren ergeben sich bei **onkologischen Patienten**. Bei nicht mehr kurativ behandelbaren Patienten

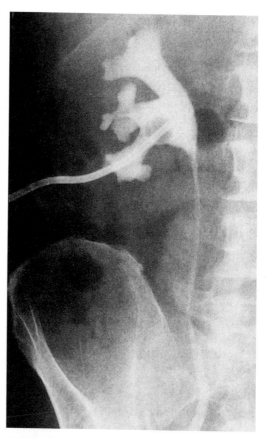

▪ Abb. 15.17 Perkutane Ballonnephrostomie über die untere Kelchgruppe bei langstreckiger Harnleitereinengung durch eine retroperitoneale Karzinose

15

steht die Lebensqualität im Vordergrund. Daher ist es bei solchen Patienten wenig sinnvoll eine asymptomatische, gestaute Niere (z. B. durch ein fortgeschrittenes gynäkologisches Karzinom) bei gesunder Gegenniere durch innere Schienung oder gar durch perkutane Nephrostomie zu entlasten. Beide Behandlungsverfahren können, besonders wenn sie zur Dauertherapie werden, die Lebensqualität erheblich beeinträchtigen. Besonders problematisch ist die perkutane Nephrostomie bei fortgeschrittenen Karzinomen, bei denen infolge der tumorösen Harnleiterummauerung eine Urämie droht. Hier wird die Therapieentscheidung immer von der individuellen Situation des Patienten abhängen.

Hingegen wird man bei Patienten, bei denen eine echte Heilungschance besteht, immer versuchen eine Harnstauung bis zur Restitution durch innere Schienung oder durch perkutane Nephrostomie zu entlasten.

Harntransportstörungen

- **Ätiologie:** Harnstauung gefährdet die Funktion der Niere: Hydronephrotische Atrophie ist Folge einer obstruktionsbedingten, persistierenden präglomerulären Vasokonstriktion, die bei der menschlichen Niere nur eine begrenzte Zeit reversibel ist (obstruktive Nephropathie). Harnstauung ist die häufigste Ursache der gefürchteten Urosepsis, bedarf daher immer einer raschen Klärung der Ätiologie und einer angemessenen Therapie.
- **Diagnostik:** Wichtigste bildgebende Untersuchungsverfahren bei Störungen des Harntransportes sind Sonographie, Nierenleeraufnahme und Ausscheidungsurogramm (eventuell mit Spätaufnahmen), die retrograde Pyelographie sowie die Computertomographie des Abdomens und des kleinen Beckens. Damit lassen sich praktisch alle Formen von Harnabflussstörungen in intraureterale, ureterale oder extraureterale Ursachen zuordnen.
- **Therapie:** Abhängig von den Beschwerden, dem Funktionszustand der Nieren und der Ätiologie der Harnstauung. In Notfallsituationen gelingt eine Drainage des Nierenhohlsystems durch retrograden Katheterismus oder durch perkutane Nephrostomie. Die definitive Therapie folgt nach weiterer Ursachendiagnostik. Nierenkoliken werden durch eine verursacht. Wichtigste Therapie der Nierenkoliken (Ursache: akute Harnstauung mit Druckerhöhung im Hohlsystem) ist die Gabe von potenten Analgetika.

15.3 Renale Hypertonie

S. Stracke, J. Steffens

Der klinische Fall

Eine 34-jährige Patientin stellt sich in der Praxis eines Hausarztes vor, da sie am vergangenen Wochenende völlig überraschend zu Hause kollabierte. Die Patientin gibt an immer gesund gewesen zu sein, allerdings leide sie seit Jahren an therapieresistenten Kopfschmerzen. Seit einigen Wochen fühle sie sich schlapp und sei nicht mehr so belastbar. Sie sei aber schon ewig nicht mehr beim Arzt gewesen. Bei der im Rahmen der klinischen Untersuchung durchgeführten Blutdruckmessung wird ein Wert von 190/125 mmHg festgestellt. Die Sonographie zeigt eine kleinere linke Niere. Nuklearmedizinisch imponiert eine funktionsgeminderte linke Niere. Arteriographisch wird eine Nierenarterienstenose links diagnostiziert und in gleicher Sitzung interventionell behandelt. Postinterventionell kommt es zu einer raschen Normalisierung des Blutdruckes.

15.3.1 Ätiologie

> ❯❯ Bei der renalen Hypertonie entsteht der Bluthochdruck als Folge einer ein- oder beidseitigen Nierenerkrankung.

Die Hypertonie ist ein häufiges Krankheitsbild. Die Prävalenz nimmt mit dem Alter zu und beträgt bis zum 44. Lebensjahr unter 10 %, in der Altersgruppe der 45 bis 64Jährigen ca. 30 % und bei über 65Jährigen ca. 50 %. Auf die Diagnose Hypertonie entfielen nach Berechnungen des Statistischen Bundesamtes im Jahr 2008 direkte Krankheitskosten in Höhe von 9 Milliarden Euro.

Eine renale Hypertonie findet sich bei ca. 15–18 % der Patienten mit Hypertonie. Je genauer die Screening-Programme für sekundäre Hypertonie sind, umso häufiger finden sich Ursachen für den sog. essenziellen Bluthochdruck. Der renoparenchymatöse Bluthochdruck macht ca. 10 % und der renovaskuläre ca. 8 % der Hypertonieursachen aus. Endokrine Ursachen finden sich in ca. 2 % der Fälle, seltene Ursachen (z. B. monogenetische Erkrankungen wie das Liddle-Syndrom) in ca. 1 % der Fälle. Das obstruktive Schlafapnoesyndrom ist ebenfalls eine häufige Ursache für Bluthochdruck, die in ihrer Bedeutung bislang unterschätzt wurde.

❯ Bei Hypertoniebeginn vor dem 30. und nach dem 50. Lebensjahr, bei hohen diastolischen Werten (>110 mm Hg) oder aufgehobenem Tag-Nacht-Profil oder bereits eingetretenen schweren Endorganschäden muss an eine renale Hypertonie gedacht werden.

Ätiologisch lassen sich
- **vaskuläre** Prozesse (Nierenarterienstenose – arterisklerotisch/fibromuskulär),
- **parenchymatöse Nierenerkrankungen** (glomeruläre Erkrankungen: Glomerulonephritis, Diabetes mellitus, Hypertonie, Systemerkrankungen; interstitielle Nierenerkrankungen: chronische Infektionen, Analgetikaabusus; Schrumpfnieren jeder Genese; vererbte oder angeborene Störungen: familiäre Zystennieren, segmentale Hypoplasie; Tumoren; posttraumatische Parenchymveränderungen) und
- **postrenale Störungen (Harnabflussstörungen)** als auslösende Ursachen eines renalen Hochdrucks unterscheiden.

Da bei der renalen Hypertonie prinzipiell die Möglichkeit einer kausalen, ggf. interventionellen oder operativen Therapie gegeben ist, ist ihre diagnostische Abgrenzung gegenüber anderen Formen der Hypertonie von therapeutischer Bedeutung. Dies gilt besonders für alle unilateralen Nierenerkrankungen.

15.3.2 Diagnostik

Basisdiagnostik
- Anamneseerhebung
- Klinische Untersuchung
- Labordiagnostik, Urinstatus, Urinsediment
- Sonographie der Nieren
- Duplexsonographie der Nieren, Bestimmung der intrarenalen Widerstandsindices
- Seitengetrennte Isotopenclearence
- CT- und MR-Angiographie

Ergeben diese Untersuchungen richtungsweisende Befunde (◘ Abb. 15.18), so schließt sich im Falle vaskulärer Veränderungen eine konventionelle Arteriographie in Angioplastie-Bereitschaft an.
Bei der Indikationsstellung zur Nephrektomie oder zur Prognose des Therapieansprechens bei geplanter Intervention kann die Bestimmung der **Plas-**

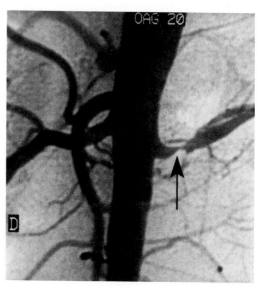

◘ **Abb. 15.18** Digitale Subtraktionsangiographie (DSA): Nierenarterienstenose links (*Pfeil*)

ma-Renin-Aktivität (PRA) seitengetrennt im Nierenvenenblut erfolgen.

> **Tipp**
>
> Eine Minderdurchblutung mit konsekutiv eingeschränkter Nierenfunktion und eine ipsilateral erhöhte PRA sind die wichtigsten Kriterien für die Beurteilung der funktionellen Wirksamkeit einer Nierenarterienstenose.

15.3.3 Nierenarterienstenose

❯ Das therapeutische Ziel bei arteriographisch gesicherter, funktionell wirksamer Nierenarterienstenose ist in erster Linie die Beseitigung der Hypertonie und damit die Verhinderung ihrer Folgeerkrankung und/oder die Funktionserhaltung der Niere.

Eine Nierenarterienstenose wird anders behandelt eine Stenose der Koronararterien. Es besteht die Möglichkeit der konservativen medikamentösen Therapie. In einer großen Studie fand sich kein Unterschied zwischen einer interventionellen und einer medikamentösen Therapie bezüglich der Nierenfunktion und des Blutdrucks. Eine Folgeuntersuchung konnte allerdings zeigen, dass eine Angioplastie der Nierenarterien dann

Plasma-Renin-Aktivität und Renin-Angiotensin-Aldosteron-System (RAAS)

Von einer signifikanten Seitendifferenz der PRA kann dann ausgegangen werden, wenn der Quotient zwischen erkrankter und kontralateraler Niere >1,5 ist. Auch eine Reninsuppression in der kontralateralen Niere, die bei einem Quotienten zwischen kontralateraler Nierenvene und unterer Hohlvene <1,3 gegeben ist, spricht für einen Renin-abhängigen Hochdruck.

Im **Captopril-Test** kann die Seitendifferenz nach Applikation des Converting-enzyme-Hemmers deutlicher werden.

In speziellen Fällen, z. B. bei Vorliegen einer Segmentarterienstenose oder einer umschriebenen pyelonephritischen Narbe, sollte eine **superselek-** tive Blutentnahme zur Reninbestimmung aus den verschiedenen Etagenvenen versucht werden, da nur lokal erhöhte Renin-Aktivitäten durch Mischeffekte in der Nierenhauptvene verdeckt sein können. Ein erhöhter **Plasma-Aldosteron-Spiegel** kann bei gleichzeitig erhöhter PRA als Zeichen eines sekundären Hyperaldosteronismus die renale Ursache des Hochdrucks untermauern. Eine erhöhte Aldosteronsekretion bei erniedrigter PRA deutet auf ein Conn-Syndrom (primärer Hyperaldosteronismus) hin.

Alle Nierenerkrankungen – renoparenchymale oder renovaskuläre Erkrankungen sowie auch ein lange bestehender Bluthochdruck – »fixieren« den Hochdruck über eine **konstante Aktivierung des Renin-Angiotensin-Aldosteron-Systems** (RAAS). Eine chronische Aktivierung des RAAS wird begleitet von perivaskulärer Fibrose, Inflammation und oxidativen Stressreaktionen. Angiotensin II und Aldosteron tragen zu einer Reduktion des renalen Blutfluss bei. Es kommt zu einer Imbalance zwischen Vasokonstriktoren (Endothelin) und Vasodilatatoren (Prostazyklin). Bei chronischer Nierenerkrankung ist daher ein Prostazyklinhemmer wie z. B. NSAR kontraindiziert. Gut wirksam bei renalem Bluthochdruck sind ACE-Hemmer, Sartane und Reninhemmer.

Indikationen und Grenzen der PTA

Prinzipiell ist die PTA sowohl bei der fibromuskulären Dysplasie (FMD) als auch arteriosklerotischen Stenose (ASS) möglich, ihre Ergebnisse hinsichtlich Bluthochdrucknormalisierung und Funktionserhaltung der Niere sind bei der fibromuskulären Stenose jedoch eindeutig besser. Übereinstimmend wird in der Literatur jedoch die Meinung vertreten und dies auch durch eigene Erfahrungen bestätigt, dass die PTA bei der arteriosklerotischen Ostiumstenose, wenn auch technisch möglich, in der Regel erfolglos ist, da die Stenose durch die Aortenwand fixiert wird. Ebenso lassen sich korkenzieherartige langstreckige fibromuskuläre Stenosen meist nicht zufriedenstellend transluminal dilatieren. Die erfolgreiche Dilatation von Segmentarterienstenosen ist zwar beschrieben, in der Regel aber schwierig. In derartigen Fällen ist die primäre operative Revaskularisation zu bevorzugen. Eine Restenosierung dagegen ist dabei nach transluminaler Angioplastie häufig, sodass die Langzeitergebnisse nach operativer Revaskularisation besser sind.

sinnvoll ist, wenn der sonographisch bestimmte Resistance Index der Niere <80 beträgt und somit noch kein »fixierter« Bluthochdruck in den kleinen Nierengefäßen vorliegt.

Zunächst wird die Option einer **perkutanen transluminalen Angioplastie** (**PTA**) geprüft. Prinzipiell besteht auch die Möglichkeit einer **operativen Revaskularisation**.

Alter und Allgemeinzustand sowie die Gesamtmorbidität des Patienten muss in Betracht gezogen werden. Wichtige Entscheidungskriterien sind auch Art (fibromuskulär/arteriosklerotisch), Form (kurzstreckig/langstreckig) und Lokalisation der Stenose (Hauptarterie/Segmentarterie), die zu erwartende Progredienz sowie die Ausscheidungsfunktion von erkrankter und kontralateraler Niere.

Perkutane transluminale Angioplastie (PTA) Bei der perkutanen transluminalen Angioplastie (PTA) erfolgt eine arteriographische Ballondilatation der Stenose und ggf. der Abwurf eines Stents.

> In allen Fällen, in welchen eine PTA technisch möglich erscheint, sollte sie den Vorrang vor der operativen Revaskularisation haben, zumal ein Misserfolg der PTA eine operative Revaskularisation nicht ausschließt.

Operative Revaskularisation Die Vorteile einer operativen Revaskularisation liegen in der zuverlässigen Korrektur multipler Stenosen, Aneurysmata und schwerer Gefäßmalformationen. Ist die Entscheidung zur operativen Revaskularisation gefallen, kann zwi-

---

Exkurs

Nierenarterienstenose

Linksseitige Nierenarterien-stenosen. Diese lassen sich in jeder Lokalisation von retroperitoneal her korrigieren, da Nierenarterie und Aorta von diesem Zugang ohne Schwierigkeiten darzustellen sind. Als einfachere Alternative zum aortorenalen Bypass bietet sich bei linksseitiger Stenose und nicht

verkalkter Milzarterie der spleno-renale Bypass an.
Rechtsseitige Nierenarteriensteno-sen. Rechte Nierenarterienstenosen lassen sich ebenfalls retroperitoneal angehen, sofern sie im mittleren oder distalen Arteriensegment loka-lisiert sind, wobei sich in solchen Fällen die Patch-Erweiterungsplastik

und die Gefäßinterposition anbieten. Eine Stenosenkorrektur durch einen aortorenalen Bypass dagegen ist auf der rechten Seite nur über einen transperitonealen Zugang möglich, da die Aorta sich von einem retrope-ritonealen Zugang her nicht darstel-len lässt.

---

schen dem transperitonealen und dem retroperitone-alen operativen Zugang gewählt werden. Beim retro-peritonealen Zugang kann die Korrektur in situ oder durch Transplantation vorgenommen werden. Diese Entscheidung wird im Wesentlichen durch die Form und die Lokalisation der Gefäßerkrankung (Stenose oder Aneurysma) sowie durch die Beschaffenheit der Aorta bestimmt.

Autotransplantation der Niere Als prinzipielle Alter-native zur In-situ-Revaskularisation bietet sich auf bei-den Seiten die Autotransplantation der Niere an. Bei der Transplantationstechnik ist das Ex-situ-Verfahren ohne Kontinuitätsdurchtrennung des Harnleiters und das extrakorporale Verfahren mit Kontinuitätsdurch-trennung des Harnleiters zu unterscheiden. Wird bei ersterem die Niere in die ipsilaterale Fossa iliaca re-transplantiert, so erfolgt beim letzteren die Retrans-plantation in der Regel in die kontralaterale Fossa ilia-ca. Die Autotransplantation zur Korrektur von Nieren-gefäßläsionen ist einfacher und komplikationsärmer als die In-situ-Revaskularisation.

15.3.4 Parenchymatöse Nierenerkrankungen

Ätiologie und Pathogenese

❯ Schrumpfnieren sind häufig Folge einer chroni-schen Pyelonephritis oder Glomerulonephritis.

Parenchymatöse Nierenerkrankungen können sowohl die Glomeruli als auch das Interstitium und die Tubu-li betreffen. Eine irreversible Schädigung der Glome-ruli führt zum Untergang der zugehörigen Nephrone und mündet schließlich in eine Tubulusatrophie und interstielle Fibrose. Auch ein lange bestehender Blut-hochdruck (unabhängig von dessen Genese) kann zu Glomerulosklerose, Kollaps der Kapillarschlingen und

periglomerulärer Fibrose führen sowie zu einer Gefäß-hyalinose.

Auch interstitielle Nierenerkrankungen wie eine chronische Pyelonephritis können durch Fibrose des Interstitiums zur Schrumpfung des Nierenparenchyms führen. Oft liegt der Erkrankung eine Refluxnephropa-thie zugrunde. Gleichartige Veränderungen können jedoch auch durch eine Obstruktion, z. B. bei Nephro-lithiasis (▶ Kap. 10) mit oder ohne Infekt hervorgerufen werden. Letztlich kann jede Nierenerkrankung zu Schrumpfnieren führen. Das rechtzeitige Erkennen einer Nierenerkrankung ist für Therapie und Prognose von großer Bedeutung.

Besonderheiten bei Pyelonephritis

Neben der interstiellen Fibrose werden an den Ge-fäßen chronisch unspezifischer pyelonephritischer Nieren Verschlüsse der kleinen Arterien beobachtet, sodass eine Mangeldurchblutung resultiert. Der Paren-chymbefall kann entweder herdförmig umschrieben oder generalisiert sein mit narbiger Schrumpfung des gesamten Organs.

Die durch Pyelonephritis induzierte Hypertonie geht mit einer Zunahme der Aktivität des **Renin-Angiotensin-Systems** einher. In den Randbezirken umschriebener Nierenrindennarben konnten hyper-plastische juxtaglomeruläre Apparate mit erhöhtem Renin-Gehalt nachgewiesen werden sowie im ipsilate-ralen Nierenvenenblut eine erhöhte Plasma-Renin-Aktivität.

Eine Ausscheidungsstörung für Natrium und Was-ser dürfte in der Pathogenese der Hypertonie bei nur unilateraler Manifestation der Pyelonephritis keine wesentliche Bedeutung haben. Bei beidseitigem Befall kann dieser Mechanismus jedoch in der Hochdruck-pathogenese die anderen überwiegen.

Plasma-Renin-Aktivität

Wichtig ist der Hinweis, dass umschriebene Narben zu einer erhöhten Renin-Produktion und -Freisetzung lediglich in der Randzone der Narbe führen, sodass in solchen Fällen eine erhöhte Plasma-Renin-Aktivität nur in der den Narbenbereich drainierenden Segmentvene, jedoch nicht in der Nierenhauptvene festzustellen ist. Ob angesichts der fast obligatorischen Beteiligung der Nierenpapillen und des Nierenmarks (Hauptbildungsort der renalen Prostaglandine) zusätzlich eine Regulationsstörung des renalen Kallikrein-Renin-Prostaglandin-Systems pathogenetisch eine Rolle spielt, ist noch unklar.

Therapie

Zunächst wird der Bluthochdruck medikamentös eingestellt. Bevorzugt werden RAAS-Hemmer und Diuretika. Bei pyelonephritischen Schäden besteht eine mögliche chirurgische Behandlung je nach Größe und Lokalisation der Parenchymnarbe in einer Nierenteilresektion, einer Keilexzision oder einer Nephrektomie.

> Für die chirurgische Therapie des renalen Hypertonus gilt der Grundsatz, dass möglichst eine organerhaltende Operation auszustreben ist.

Renaler Hypertonus

- **Ätiologie**: 15–18 % aller Hypertonien, unterschieden werden vaskuläre, parenchymatöse und postrenale Prozesse, fakultativ einseitige Nierenerkrankungen sind häufig korrigierbar bzw. kausaltherapierbar.
- **Diagnostik**: Anamnese, Urinstatus, Sonographie, Duplexsonographie mit Bestimmung der intrarenalen Widerstandsindizes, seitengetrennte Isotopenclearance, CT- und MR-Angiographie, in speziellen Fällen seitengetrennte Reninbestimmung.
- **Therapie**:
  - **Nierenarterienstenose**: Es besteht prinzipiell die Möglichkeit der konservativen medikamentösen Therapie sowie der interventionellen Therapie. Hierbei stellt die PTA die primäre Therapieoption dar. Urochirurgische Techniken können wegen ihres schonenderen retroperitonealen Vorgehens gegenüber herkömmlichen gefäßchirurgischen Techniken Vorteile bieten, Autotransplantation der Niere als prinzipielle Alternative.
  - **Renoparenchymatöser Hochdruck**: Die Therapie hängt von der Grunderkrankung ab, welche vordergründig behandelt werden sollte. Bei pyelonephritischen Nieren besteht die Möglichkeit einer chirurgischen Therapie.

Natriumresorption und Blutdruckregulation

98 % der Salzresorption finden im proximalen Tubulus, in der dicken aufsteigenden Schleife und im distalen Tubulus statt, 2 % der Salzresorption im Sammelrohr unter der Kontrolle von Aldosteron. Alle bislang entdeckten Gene, die Bluthochdruck verursachen, sind an der Regulation der renalen Salzabsorption beteiligt. In der dicken aufsteigenden Schleife erfolgt die Na-Resorption über den NKCC2 (Na-K-2-Chlorid-Cotransporter). Schleifendiuretika hemmen diesen Transporter. Da Schleifendiuretika aktiv in die Tubuluslumina sezerniert werden müssen, muss die Dosierung bei Niereninsuffizienz erhöht werden. Thiaziddiuretika hemmen die Na-Resorption im distalen Tubulus. Indem man Thiaziddiuretika mit Schleifendiuretika kombiniert, erreicht man eine sog. **sequenzielle Nephronblockade**. Im Sammelrohr erfolgt die Na-Resorption durch den epithelialen Natriumkanal (**ENaC**). Dieser ist hemmbar durch Amilorid oder Triamteren und wird durch Aldosteron reguliert. Bei chronisch nierenkranken Patienten stimuliert eine Hyperkaliämie die Aldosteronfreisetzung, Aldosteron aktiviert den ENaC und erhöht somit die Na-Reabsorption und die Kaliumausscheidung. Bei findet man häufig einen sekundären Hyperaldosteronismus. Insulin stimuliert ebenfalls den ENaC. Typ-2-Diabetiker mit Hyperinsulinismus oder Patienten mit metabolischem Syndrom leiden daher ebenfalls häufig an Hypertonie. Alle Erkrankungen, die mit einer ENaC-Aktivierung einhergehen, sind ebenso wie alle Erkrankungen, die mit einer Hypervolämie einhergehen, salzsensitiv und daher gut mit Diuretika und Salzrestriktion zu behandeln.

Nierentransplantation

P. Fornara, A. Hamza, K. Weigand

R. Hautmann, J. E. Gschwend (Hrsg.), *Urologie*,
DOI 10.1007/978-3-642-34319-3_16, © Springer-Verlag Berlin Heidelberg 2014

16.1 Einführung

16.1.1 Geschichte der Organtransplantation

Die Erfüllung des jahrhundertalten Traums, ein schwer erkranktes Organ durch ein gesundes ersetzen zu können, gibt vielen Menschen die Chance weiterzuleben und dabei eine höhere Lebensqualität genießen zu können. Schon viele Jahrhunderte vor Christi Geburt haben chinesische Ärzte über das Prinzip der Organtransplantation nachgedacht. Die Legende berichtet, dass im 3. Jahrhundert v. Chr. zwei Ärzte aus Kilikien, Cosmas und Damian, eine Transplantation des Beines durchführten.

Die Organtransplantation erfuhr zum Anfang des 20. Jahrhunderts einen Aufschwung. Der österreichische Chirurg Ullmann beschäftigte sich mit ersten Nierentransplantationen an Hunden und Ziegen. Die Entwicklung der Gefäßchirurgie durch den Nobelpreisträger Carrel führte zur Nierentransplantation beim Menschen.

J.E. Murray und J.H. Harrison haben schließlich 1954 in Boston (USA) die erste erfolgreiche Nierentransplantation an eineiigen Zwillingen durchgeführt.

Auf Grund der raschen Entwicklung der Transplantationsmedizin ist heute die Nierentransplantation eine bewährte und standardisierte Behandlungsmöglichkeit, die Patienten mit einer terminalen Niereninsuffizienz medizinisch, sozial und psychisch ein neues, besseres Leben ermöglicht.

16.1.2 Definitionen

Definitionen der Organtransplantation
- **Autotransplantation**: Entnahme und Transplantation bei ein und demselben Individuum.
- **Isotransplantation**: Empfänger und Spender sind genetisch identisch (Zwillinge).
- **Allotransplantation**: Transplantation zwischen genetisch nicht identischen Individuen der gleichen Spezies (z. B. Mensch zu Mensch).
- **Xenotransplantation** (auch Heterotransplantation): Transplantation zwischen Individuen verschiedener Spezies (z. B. Schwein zu Mensch).
- Eine Niere wird **heterotop**, d. h. an eine andere Stelle im Körper (im Unterbauch links oder rechts) extraperitoneal implantiert.

16.1.3 Empfängerauswahl

> Indikation zur Nierentransplantation ist die terminale Niereninsuffizienz und Dialysepflichtigkeit.

Zu den häufigsten Ursachen, die zu einer terminalen Niereninsuffizienz führen, gehören:
- Diabetes mellitus 36 %
- Hypertonie 29 %
- Glomerulonephritis 11 %
- Zystennieren 3 %
- Interstitielle Nephritis 3 %
- Andere Ursachen 18 %

Außerdem können weitere Erkrankungen, wie z. B. Autoimmunsystemerkrankungen, angeborene Missbildungen des Urogenitaltraktes sowie urogenitale Tumoren (insbesondere Nierentumoren) eine Einschränkung oder den Verlust der Nierenfunktion nach sich ziehen.

Patienten, die dialysepflichtig geworden sind oder kurz davor stehen, können sich zur Nierentransplantation anmelden, wenn die Indikation zur Nierentransplantation medizinisch gerechtfertigt ist. Die Indikation muss medizinisch anhand verschiedener Voruntersuchungen des Patienten gestellt werden.

Die Entscheidung und Einwilligung zur Nierentransplantation erfolgt stets im Rahmen einer interdisziplinären Transplantationskonferenz (gem. § 16 Abs. 1 S. 1 Nr. 2 und 5 TPG), wobei die Risiken durch Vorerkrankungen und unter Berücksichtigung des Allgemeinzustandes des Patienten beurteilt werden. Durch die Entwicklung und Fortschritte der Transplantationsmedizin kann die Indikation zur Transplantation auch bei Risikopatienten großzügiger gestellt werden, als das noch vor 15 Jahren der Fall war.

Die **Kontraindikationen** zur Nierentransplantation sind vielfältig: Eine akute Infektion, ein bestehendes Malignom, schwergradige vaskuläre und kardiale Erkrankungen schließen eine Nierentransplantation aus.

Den ca. 8.000 Patienten auf der Warteliste für die Niere stehen in der Bundesrepublik jährlich ca. 2.500 Nierentransplantationen gegenüber. Für die meisten Patienten ist daher eine längere Wartezeit auf ein neues Organ unvermeidbar. Sie beträgt durchschnittlich etwa 5–6 Jahre. Dies ist unter anderen von der Blutgruppe abhängig, so warten Patienten mit der Blutgruppe O in etwa 10 Jahre auf ein Transplantat.

16

16.1.4 Transplantationsgesetz

Seit dem 01.12.1997 regelt in der Bundesrepublik Deutschland das Transplantationsgesetz die Organentnahme, -verteilung und die Organtransplantation. Ziel des Gesetzgebers war es, diese 3 Säulen der Organübertragung organisatorisch strikt zu trennen, um Interessenkonflikte zu vermeiden und Spender wie Empfänger zu schützen. Erweiternd trat am 01.08.2012 trat die Novellierung des TPG in Kraft mit einer Reihe an Änderungen. Es wurde die bestehende erweiterte Zustimmungsregelung zur Organspende durch die sog. Entscheidungslösung abgelöst. Auch wurde im Rahmen der Novellierung des TPG die Nachsorge der transplantierten Patienten besser geregelt sowie der Schutz von Organlebendspender. Diesbezüglich wurde eine Regelung getroffen zur Entgeltfortzahlung zur Organspende des Spenders. Des Weiteren wurden Änderungen im SBG V getroffen, wodurch der Spender Anspruch auf Leistungen der Krankenhausbehandlung hat, sowie im SGB VII, das Gesundheitsschäden, die in ursächlichem Zusammenhang mit der Organspende stehen, als Versicherungsfall anzusehen sind. Die Position des Lebendorganspenders, sowie dessen Absicherung wurden damit deutlich gestärkt.

Die Deutsche Stiftung Organtransplantation (DSO) wurde mit der Organisation der Organentnahme bei hirntoten Spendern beauftragt. Die in den 1960er Jahren entstandene Stiftung Eurotransplant in Leiden (Niederlande) übernimmt die Funktion der Vermittlung der entnommenen Organe. Eurotransplant führt diese Funktion nicht nur für die Bundesrepublik Deutschland aus, sondern auch für die Niederlande, Belgien, Luxemburg, Österreich und Slowenien. Verantwortlich für die Organtransplantation sind die von den Landesbehörden zugelassenen Transplantationszentren, von denen es in Deutschland z. Z. mehr als 40 gibt.

16.1.5 Lebendspende

Die ersten erfolgreichen Transplantationen von Organen begannen mit Nierenlebendspenden. Seit dieser Zeit bestand auch der Wunsch, Lebendspenden nicht nur zwischen unmittelbaren Verwandten, sondern auch zwischen Ehepartnern und Freunden durchzuführen. Die Nierenlebendspende gewinnt bei der Nierentransplantation in mitteleuropäischen Ländern, insbesondere auch in Deutschland, eine zunehmende Bedeutung. Das Transplantationsgesetz von 1997 definiert die juristischen und ethischen Grundlagen für die Lebendspende, aber auch deren Voraussetzungen und Einschränkungen. Gründe für einen allgemeinen Anstieg der Lebendspende sind:

- Rückgang der Anzahl der Leichennierenspenden und der dadurch sich verschärfende Organmangel
- Steigende Wartezeiten der dialysepflichtigen Patienten auf ein Organ
- Zunehmende Bereitschaft der Bevölkerung, dem Partner mit einer Lebendspende zu helfen

Wenn man die Entwicklung der Nierenlebendspende in Deutschland zwischen 1991 und 2012 im Vergleich zur postmortalen Nierentransplantationen verfolgt, stellt man eine Zunahme von 2,6 % auf 31,6 % fest (Quelle: DSO Jahresbericht 2012).

> **Die Collaborative Transplant Study konnte anhand einer großen Anzahl von nierentransplantierten Patienten zeigen, dass die 5-Jahres-Überlebensrate nach Lebendnierentransplantationen 10 % über der nach Leichennierentransplantationen liegt.**

Außerdem belegen Studien anderer Länder, wie z. B. der Schweiz, dass die Lebendspende sowohl zwischen Blutsverwandten als auch zwischen nicht Blutsverwandten bessere Ergebnisse zur Folge hat.

Die **Vorteile** der Lebend- gegenüber der Leichennierenspende beruhen auf folgenden Faktoren:

- Verkürzte Wartezeit/verkürzte Dialysedauer
- Verkürzte kalte Ischämiezeit
- Verbesserte Organqualität durch planbare Entnahme
- Optimale Zeitplanung der Nierentransplantation
- Peri- und postoperativ planbare Immunsuppression

Das Transplantationsgesetzt von 1997 erlaubt die Entnahme von Organen einer lebenden Person nur, wenn sie volljährig und einwilligungsfähig ist, nach ärztlicher Beurteilung als Spender geeignet erscheint und voraussichtlich nicht über das Operationsrisiko hinaus gefährdet oder über die unmittelbaren Folgen der Entnahme hinaus gesundheitlich schwer beeinträchtigt wird. Der operative Eingriff darf für den Spender (auch im Langzeitverlauf) keine negativen Folgen haben. Deshalb muss auch der Spender vor der vorgesehenen Lebendspende intensiv untersucht werden. Eine Lebendspende darf nur bei Verwandten 1. und 2. Grades, bei Ehepartnern, Verlobten und anderen, dem Spender in besonderer Verbundenheit offenkundig nahe stehenden Personen erfolgen. Die Spende ist nur durchführbar wenn jegliche Nutznießung ausgeschlossen werden kann. Es ist die Aufgabe der Ethikkommission darüber zu wachen.

Die **Evaluierung des Lebendspenders** wird in allen Zentren mit großer Sorgfalt betrieben. Die Vorbereitung der Patienten erfolgt in intensiver Zusammenarbeit zwischen Nephrologen, Immunologen, Urologen, Chirurgen und Anästhesiologen. Nach ausführlichen Aufklärungsgesprächen mit dem Spender und dem Empfänger wird ein internistisches und nephrologisches Untersuchungsprogramm mit umfassender radiologischer Diagnostik durchlaufen. Anschließend muss ein erstes sog. Crossmatch erfolgen. Eine psychologische Konsultation wird durch das Transplantationsgesetz empfohlen, um Spender (und Empfänger) in ihrer Entscheidung zu unterstützen und auch, um im Sinne des Transplantationsgesetzes eine für den Spender möglicherweise vorliegende Zwangssituation zu erkennen. Nach Komplettierung der Befunde werden die Unterlagen bei der Ethikkommission eingereicht. Das Gesetz sieht vor, dass eine auf den Gebieten Medizin, Recht und Psychologie kompetente Kommission tätig wird, die mehrere Kriterien begutachten bzw. prüfen soll, um die Freiwilligkeit des Spenders festzustellen und einen Organhandel auszuschließen.

16.1.6 Postmortale Organspende

Als postmortaler Organspender werden Verstorbene bezeichnet, bei denen der Hirntod nach den Richtlinien der Bundesärztekammer festgestellt wurde und bei denen keine medizinischen Ausschlussgründe zur Organspende bezüglich der Organfunktion oder der Gefährdung des Empfängers durch übertragbare Krankheiten vorliegen.

Das Spenden von Organen nach dem Tod ist in Deutschland nur möglich, wenn eine Zustimmung vorliegt. Etwa 23,5 % der Organspender im Jahr 2012 hatten zu Lebzeiten eine Entscheidung zur Organspende getroffen. Nur bei etwa 1/2 von ihnen (44,3 %) wurde dies schriftlich, z. B. in einem Organspendeausweis dokumentiert. Gemäß der im Transplantationsgesetz festgeschriebenen Entscheidungslösung gilt die schriftliche oder mündliche Entscheidung zu Lebenszeiten als eine Entscheidungsform. Um die Entscheidung zur Organspende zu Lebzeiten zu bestärken, wurde in der Novellierung des TPG beschlossen, dass alle Bundesbürger, mit dem Erreichen des 16. Lebensjahres, alle zwei Jahre dazu durch die Krankenkassen befragt werden.

Nur etwa 23 % der Organspender verstarben auf Grund einer äußeren Verletzung (Trauma). Internistische und neurologische Erkrankungen, wie z. B. Durchblutungsstörungen, Tumoren oder Entzündun-

gen zählen zu den häufigsten Ursachen für den Hirntod. In den letzten Jahren ist der Anteil an älteren Organspendern weiter gestiegen. Im Jahr 2012 war jeder dritte Organspender älter als 65 Jahre. Organspenden von älteren Menschen werden seit Jahren vermehrt akzeptiert, da zum einen die Ergebnisse der Transplantationen gut sind, zum anderen weil die Spendebereitschaft tendenziell eher rückläufig ist. Viele der Dialysepatienten im Alter über 65 Jahre haben bereits von diesem sog. Eurotransplant-Senior-Programm (Old-for-Old) profitiert. Ihnen konnte nach relativ kurzer Wartezeit erfolgreich eine Niere eines älteren Spenders (über 65 Jahre) übertragen und damit ein Leben ohne Dialyse ermöglicht werden. Bei der Vermittlung im Old-for-Old-Programm spielen kurze Ischämiezeiten eine besondere Rolle.

16.1.7 Hirntodfeststellung

Der Hirntod lässt sich durch verschiedene Untersuchungen feststellen. Es handelt sich dabei nicht um eine Prognose über den zukünftigen Zustand des Patienten; vielmehr stellt der Arzt fest, dass die Gehirnfunktion unwiderruflich erloschen ist. Die durchgeführte Hirntoddiagnostik gilt weltweit als sicher.

> **Klinische Zeichen eines Hirntodes**
> - Ausfall der Spontanatmung
> - Lichtstarre Pupillen
> - Fehlende okulozephale Reflexe
> - Fehlender Kornealreflex
> - Fehlender Pharyngeal-/Trachealreflex

Zusätzlich können ergänzende apparative Methoden wie EEG, zerebrale Angiographie, Doppler-Sonographie und akustisch-evozierte Hirnstammpotentiale zur Diagnostik genutzt werden. Des Weiteren fordert das Transplantationsgesetz, dass 2 erfahrene Ärzte die Untersuchung zur Hirntodfeststellung unabhängig voneinander vornehmen müssen. Damit ein Interessenkonflikt ausgeschlossen ist, dürfen sich Ärzte, die den Hirntod eines Patienten feststellen, nicht selbst an Organentnahmen oder Transplantationen beteiligen. Diese Untersuchungen müssen 2-mal im Abstand von mindestens 12 h dokumentiert werden. Bei Kindern sind längere Intervalle einzuhalten. Außerdem sind Umstände auszuschließen, die eine Verschleierung der neurologischen Situation bedingen, wie z. B. Intoxikationen, Relaxation, primäre Hypothermie, metabolische oder endokrine Komata.

16.2 Nierenentnahme und Vermittlung

90 % der Nierenentnahmen erfolgen heute im Rahmen von Multiorganspenden, also mit kombinierter Entnahme von Nieren, Leber, Herz und ggf. Lungen und Pankreas.

Bei der Nierenentnahme eines postmortalen Spenders werden die Nieren unter sterilen Bedingungen über eine mediane Laparotomie dargestellt. Vorher müssen die Aorta und V. cava inferior oberhalb der Gefäßversorgung beider Nieren nach kranial und unterhalb der Gefäßversorgung nach kaudal unter Schonung des Ureters ausgeschaltet sein. Anschließend erfolgten die Gabe von Heparin und das Einbringen eines sog. Perfusionskatheters in die Aorta zum retrograden Ausspülen der Blutbestandteile aus dem Gefäßsystem des Organs. Dafür werden spezielle, gekühlte Perfusionslösungen genutzt, die die Körpertemperatur des Organes auf ca. 4°C absenken. Die Überlebenszeit der Zellen, Gewebe und Organe wird bei dieser Temperatur um ein Vielfaches verlängert.

Der Beginn der Perfusion der Nieren ist die sog. **kalte Ischämiezeit**. Diese endet mit der Wiederdurchblutung der Niere nach der Transplantation (Reperfusion). Das Prinzip der Kaltkonservierung entspricht dem der hypothermen Schwerkraftperfusion der Niere. Dadurch wird die, durch den anaeroben Stoffwechsel auftretende, Azidose gepuffert und der Elektrolytausstrom (insbesondere des Kaliums bei Versagen der ATP-abhängigen Na^+-K^+-Pumpe und damit ein intrazelluläres Ödem) durch spezielle Agenzien in der Perfusionslösung verhindert. So können Konservierungszeiten von über 24 h für die Niere erzielt werden (◘ Abb. 16.1).

16.2.1 Transport

Die entnommenen Nieren werden nach einem standardisierten Verfahren in 3 sterile Plastiktüten verpackt, von denen die erste kalte Perfusionslösung und die zweite isotonische Kochsalzlösung enthält. Dieses Gesamtpaket wird in einer mit Crash-Eis gefüllten Styropor-Kiste versendet.

16.2.2 Nierenentnahme beim Lebendspender

Die durchgeführte radiologische und urologische Diagnostik vor der geplanten Nierenlebendspende gibt eine Übersicht über die morphologisch-anatomischen

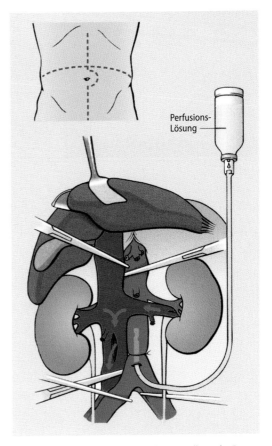

◘ **Abb. 16.1** Schnittführung und die Darstellung der Perfusion der Nieren bei einer postmortalen Nierenentnahme

Eigenschaften der Spendernieren. Multiple Nierengefäße treten in ca. 30 % der Fälle auf:

— Eine Doppelanlage von Nierenarterien, welche jeweils zu gleichen Teilen die Niere versorgen, wird von Nieren mit einer Hauptarterie und zusätzlichen Ober-/Unterpolgefäßen unterschieden.

— Auch mehrfache Nierenvenen oder Nierenvenenanomalien, wie z. B. eine zirkumaortale Vereinigung oder eine retroaortale Nierenvene kommen vor.

Zur Entscheidungsfindung, welche der Nieren explantiert werden soll, erfolgen bildgebende Untersuchungen und Funktionsdiagnostik: Ausscheidungsurogramm, Nierenfunktionsszintigraphie, intraarterielle digitale Subtraktionsangiografie (DAS) oder Angio-CT mit 3D Rekonstruktion. Abhängig von diesen Ergebnissen erfolgt die Entscheidung, welche der beiden Nieren entnommen wird, wobei der Grundsatz gilt: »Die bessere Niere verbleibt beim Spender«. Zu-

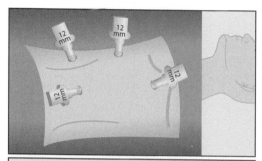

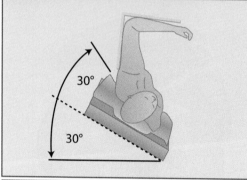

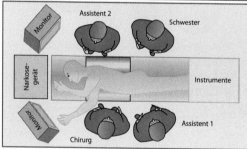

◘ Abb. 16.2 Patientenlagerung bei der laparoskopischen Donornephrektomie, sowie die Position der Arbeitstrokare

sätzliche Bedeutung kommt der Gefäßversorgung der Niere zu. Daher ist eine genaue präoperative Untersuchung der vaskulären Verhältnisse unerlässlich, wobei in der Regel angestrebt wird, die Niere mit einer singulären regelrechten Arterie zu verwenden.

Es werden folgende **operative Techniken** verwendet (◘ Abb. 16.2):
- transperitoneale Nephrektomie (offen)
- retroperitoneale Nephrektomie (offen)
- laparoskopische transperitoneale und retroperitoneale Donornephrektomie
- handassistierte laparoskopische transperitoneale Nephrektomie

Die offene transperitoneale oder retroperitoneale Nephrektomie findet in der Mehrzahl der Transplantations-

zentren, die laparoskopische Donornephrektomie in wenigen spezialisierten Zentren in Deutschland Anwendung. Intraoperativ werden die Nierengefäße, einschließlich evtl. vorhandener Polarterien, in ihrer gesamten Länge dargestellt. Nach Absetzen aller Gefäße wird die Niere sofort mit einer speziellen Lösung perfundiert und auf die komplette Entfärbung der Niere geachtet. Bei Mehrgefäßversorgung werden alle Gefäße gespült.

Der Vorgang zwischen der Unterbrechung des Blutstroms, dem sog. Ausklemmen der Niere, der Entfernung derselben und der Reperfusion wird als **warme Ischämiezeit** bezeichnet. Je kürzer diese Zeit ist, desto weniger Schäden entstehen am Nierenparenchym.

Durch die in den letzten Jahren entwickelten minimal-invasiven Donornephrektomieverfahren konnte die warme Ischämiezeit im Vergleich zu den offenen Nierenentnahmen deutlich reduziert werden. **Laparoskopische Nierenspenden** weisen folgende Vorteile auf:
- Kleinere Hautschnitte
- Geringerer postoperativer Schmerz
- Verminderte funktionelle Beeinträchtigung
- Kürzere Krankheits- und Arbeitsausfallzeit
- Ein besseres kosmetisches Ergebnis

16.2.3 Organvermittlung

Die Nieren postmortaler Spender werden unter bestimmten Kriterien vermittelt (Allokation): Als vordergründige Kriterien gelten eine möglichst günstige immunologische Übereinstimmung zwischen dem Spender und Empfänger und gleichzeitig eine größtmögliche Gerechtigkeit in der Organverteilung, u. a. bezüglich der Wartezeit auf ein Spenderorgan. Die entnommenen Nieren werden über die Stiftung Eurotransplant in Holland vermittelt. Die Organe verstorbener Spender werden nur bei Blutgruppenkompatibilität vergeben. Alle Empfänger auf der Warteliste von Eurotransplant erhalten einen bestimmten Punktwert. Dieser ist hauptsächlich von der HLA-Kompatibilität und der Wartezeit des Empfängers abhängig. Bonuspunkte werden für
- seltene HLA-Merkmale,
- lokale Nähe zum Organentnahmeort und
- für Kinder sowie Patienten mit erhöhter Dringlichkeit

vergeben.

Im Falle einer postmortalen Organspende erhalten dann die beiden Patienten mit dem höchsten Punktwert das Nierenangebot. Bei dem europäischen Senioren-Programm (ESP) und dem Kinderprogramm gelten andere Allokationsrichtlinien.

16.3 Immunologische Voraussetzungen und Grundlagen

Bei Allotransplantationen wird eine Immunantwort ausgelöst, die aus folgenden Schritten besteht:

- Histoinkompatibilität durch Spender-Antigene
- Erkennung dieser Antigene durch den Empfänger
- Destruktion sowie Elimination des antigenhaltigen Gewebes

Hauptsächliche 2 Antigensysteme bewirken die Histokompatibilitäts-Barriere zwischen Spender und Empfänger:

- Blutgruppenantigene (AB0-System) und
- HLA-Antigene (human leukozyte antigens), die zum sog. major histocompatibility complex (MHC) zählen.

Eine **AB0-Inkompabtibilität** führt in der Regel zu einer sofortigen Abstoßung des transplantierten Organs, so dass diese Übereinstimmung in der Transplantationschirurgie von allergrößter Bedeutung ist. Insbesondere die Entwicklung neuer Immunsuppressiva ermöglichten in asiatischen, europäischen und deutschen Zentren AB0-inkompatible Transplantationen. Diese sind allerdings mit einem deutlich höheren finanziellen Aufwand, einer längerer Vorbereitungszeit des Empfängers und daher immer mit einer Lebendspende verbunden.

HLA-Antigene lassen sich hinsichtlich ihrer Struktur, Funktion und Gewebsverteilung in 2 Klassen einteilen:

- **Antigene der Klasse I** sind Glykoproteine, die auf der Zelloberfläche sämtlicher kernhaltiger Organ- und Blutzellen vorhanden sind (Ausnahme sind die plazentaren Trophoblasten). HLA-Antigene der Klasse I werden bei Menschen unterteilt in HLA-A-, B-, C-Ag und werden vom Chromosom 6 codiert. Die Klasse-I-Antigene repräsentieren die immunologische Identität einer Zelle und sind als Target-Antigene der zytotoxischen T-Lymphozyten für die Abstoßungsreaktion von besonderer Bedeutung.
- **Antigene der Klasse II** sind ebenfalls Glykoproteine, die jedoch im Gegensatz zu den Antigenen der Klasse I nicht auf allen kernhaltigen Zellen eines Individuums vorhanden sind; sie befinden sich stattdessen insbesondere an der Oberfläche sog. dendritischer Zellen, wie Makrophagen oder auch an aktivierten T-Lymphozyten bzw. B-Lymphozyten. Antigene der Klasse II entsprechen beim Menschen den HLA-D-Antigenen und werden vom Chromosom 6 codiert. Sie sind von

entscheidender Bedeutung für die Regulation und insbesondere die Intensität der Immunantwort und damit der Abstoßungsreaktion.

Für die Transplantationschirurgie von besonderer Bedeutung sind die sog. **präformierten zytotoxischen Antikörper** im Serum des Empfängers. Es handelt sich dabei um Immunglobuline, die zum Zeitpunkt einer Transplantation bereits präsent sind. Sie sind spezifisch gegen HLA-Antigene des Spenders gerichtet und können unter Komplementaktivierung zu einer hyperakuten Reaktion und somit zur sofortigen Organzerstörung führen. Häufigste Ursache präformierter zytotoxischer Antikörper sind Vorsensibilisierungen durch Bluttransfusionen, Schwangerschaft und vorangegangene Transplantationen. Der Nachweis zytotoxischer Antikörper erfolgt beim Empfänger mit Hilfe definierter Seren, z. B. von Schwangeren, mit Angabe in % der positiven Reaktionen mit einem Panel von Seren.

16.4 Operationstechnik

Die Nierentransplantation erfolgt in der Regel kontralateral in die Fossa iliaca. Dabei wird nach Unterbauchschnittführung und Durchtrennung der Muskelschichten das Peritoneum nach kranial abgeschoben, die V. und A. iliaca externa werden freipräpariert und angeschlungen. Nach entsprechender Vorbereitung der Transplantatniere wird zuerst die venöse Anastomose zwischen der V. renalis der Transplantatniere und der V. iliaca externa End-zu-Seit genäht. Nach deren Fertigstellung erfolgt in gleicher Technik die End-zu-Seit-Anastomose zwischen der A. renalis und der A. iliaca externa. In Ausnahmefällen kann die A. iliaca interna End-zu-End anastomosiert werden. Die Anastomose wird fortlaufend mit nicht resorbierbarem Nahtmaterial ausgeführt. Sollte eine arterielle Mehrfachversorgung vorliegen, werden separate Anastomosen genäht oder die Spenderarterien für eine Hauptanastomose vorher vereinigt.

Nach Fertigstellung der Gefäßanastomose wird der Blutstrom freigegeben und die Anastomosen werden auf ihre Dichtheit geprüft. Bei der Reperfusion der Transplantatniere ist auf eine prompte Re-Kolorierung der Niere sowie auf einen guten Turgor zu achten. Anschließend erfolgt die nach Lich-Gregoir modifizierte, extravesikale Implantation des Harnleiters in die Harnblase, wobei diese dafür zur Erleichterung der Detrusorpräparation über den liegenden Dauerkatheter aufgefüllt wird. Das Urothel wird zwischen Harnblase und Ureter mittels fortlaufender Naht vernäht

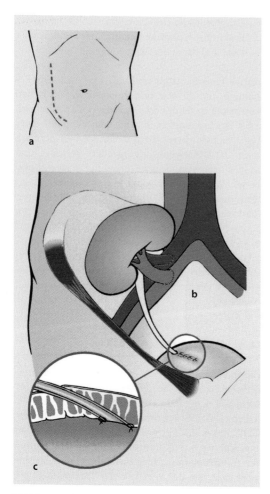

◘ Abb. 16.3a,b Operationstechnik. **a** Schnittführung zur Nierentransplantation. **b** Zustand nach Gefäßanastomosen und Harnleiteranastomosen

und anschließend ein Endoureterkatheter zum Schutz der Anastomose sowie zur Verhinderung einer Harntransportstörung eingelegt. Die Transplantatniere wird in die Fossa iliaca platziert. Die Ureterschiene wird postoperativ nach Stabilisierung der Nierenfunktion endoskopisch entfernt (◘ Abb. 16.3).

16.5   Immunsuppression

Zur Vermeidung einer akuten oder chronischen Organabstoßung muss eine effektive Immunsuppression erfolgen, die in der Regel mit einer 4-fach-Kombination begonnen wird. Hierbei erfolgt in den ersten Tagen eine Induktionstherapie. Schon nach wenigen Tagen kann auf eine 3-fach-Kombination reduziert werden.

Nach einigen Monaten, mitunter auch erst nach einigen Jahren, wird auf eine 2-fach-Kombination und später auf eine Monotherapie umgestellt. Die optimale Immunsuppression ist ein Balanceakt zwischen Schutz der Transplantatniere einerseits und den nicht unerheblichen Nebenwirkungen dieser Medikamentengruppe andererseits. Für die genaue Zusammensetzung der immunsuppressiven Therapie gibt es keine allgemein anerkannten Vorschriften, sondern lediglich Rahmenvorgaben, die im Laufe der Zeit unter Transplantationsmedizinern Konsens gefunden haben. Dazu gehört beispielsweise eine initiale 4-fach-Kombinationstherapie bestehend aus Induktionstherapie, die Applikation eines Kalzineurin-Inhibitor als Basis der Immunsuppression sowie ein möglichst frühzeitiges Absetzen der sehr nebenwirkungsträchtigen Kortikosteroide. Die genaue Vorgehensweise im Langzeitverlauf ist von einem Transplantationszentrum zum anderen unterschiedlich und beruht auch im Zeitalter evidenzbasierter Medizin in vielen Fällen auf der Erfahrung der beteiligten Ärzte, auf laborchemischen sowie klinischen Kriterien, wie z. B. auf dem Nebenerkrankungsprofil der Patienten. Alle immunsuppressiven Schemata haben stets auch eine globale Schwächung der Immunantwort und damit der Infekt- und Tumorabwehr zur Folge.

Cyclosporin A (z. B. Sandimmun) wird seit 1980 eingesetzt und war lange Zeit das potenteste und beste Immunsuppressivum in der Transplantatmedizin. Es wird von dem Pilz Tolypocladium inflatum Gams produziert, der historisch in Bodenproben einer Hochebene in Norwegen gefunden wurde. Es blockiert über eine Hemmung des Kalzineurin-Calmodulin-Komplexes hauptsächlich die Transkription von Interleukin 2 und damit die Aktivierung von T-Lymphozyten.

Zusammen mit dem 1984 entdeckten Makrolid **Tacrolimus** (z. B. Prograf) bildet Cyclosporin die Klasse der sog. Calcineurin-Inhibitoren, die seit Jahrzehnten den Kern der immunsuppressiven Therapie bilden. Beiden gemeinsam sind neben der bei allen Immunsuppressiva erhöhten Infektionsneigung eine ausgeprägte Nephrotoxität sowie eine teilweise drastische Blutdruckerhöhung. Cyclosporin führt eher zu Hirsutismus und Hyperlipidämie als Tacrolimus. Eine Gingivahyperplasie tritt nur unter Cyclosporin auf und bildet sich nach Umstellung auf Tacrolimus fast ausnahmslos zurück.

Bei Tacrolimus sind die diabetogene Wirkung und eine sich mit Kopfschmerzen und Tremor manifestierende Neurotoxizität stärker ausgeprägt. Die therapeutischen Bereiche der beiden Medikamente sind ausgesprochen klein. Die Dosierung richtet sich daher nach den Serumspiegeln, die im Normalfall einmal monatlich morgens (vor Medikamenteneinnahme) im EDTA-Blut bestimmt werden sollten. Die Einnahme erfolgte alle 12 h. Die Dosierung der beiden Medikamente erfolgt nach Bestimmung des Talspiegels. Dieser wird regelmäßig kontrolliert.

Das Medikament **Mycophenolatmofetil** (z. B. CellCept) ist ein Mycophenolsäure-Derivat, das wegen schlechter Bioverfolgbarkeit der reinen Mycophenolatsäure als Mycophenolat-Mofetil (MMF) oral eingenommen wird. Seit 1996 ist dieses Medikament für die Nierentransplantation zugelassen. Der Einsatz von MMF führt zur Hemmung des Purin-Stoffwechsels. Daraus resultiert die Herabsetzung der Produktion von Immunglobulinen. MMF hemmt ebenfalls die Proliferation von Fibroblasten, so dass gehäuft Wundheilungsstörungen auftreten, was die perioperative Pausierung der Einnahme ratsam erscheinen lässt. MMF wird 2-mal täglich eingenommen. Die Dosierung beträgt 2×500 mg oder 2×1.000 mg. Die Dosierung nach Serumspiegel ist in den letzten Jahren von den meisten Transplantationszentren verlassen wurden. Die Hauptnebenwirkung von MMF ist eine gastrointestinale Wirkung im Sinne von häufigen Auftreten Diarrhöen und Oberbauchbeschwerden. Diese sind durch Absetzen des Medikamentes reversibel.

Neben dem klassischen Mycophenolat-Mofetil gibt es in der Zwischenzeit eine magensaftresistente Form **enteric-coated Mycophenolat-Natrium** (z. B. Myfotic), welche zum Teil weniger gastrointestinale Nebenwirkungen aufweist. Die Dosierung beträgt 2×360 mg/d oder 2×720 mg/d.

Methylprednisolon (z. B. Urbason) ist ein Glukokortikoid. Es wird seit den 1950er-Jahren auf Grund seiner immunsuppressiven Wirkung zur Verhinderung bzw. Behandlung der Transplantatabstoßung eingesetzt. Die Hauptnebenwirkungen des Medikamentes sind die Ausbildung von Magen- und Darmulzera mit Blutungen oder Perforation, Diabetes mellitus, Osteoporose, aseptische Knochennekrosen, Hypertonus, Katarakt, proximale Muskelatrophie und Psychosen. Methylprednisolon wird unmittelbar vor der Transplantation eingesetzt und nach einem bestimmten Schema reduziert, um die o. g. Nebenwirkungen zu vermeiden. Die Transplantationsmedizin verfolgt in den letzten Jahren tendenziell das Ziel, eine Immunsuppression ohne Methylprednisolon zu erzielen.

mTOR-Inhibitoren wie **Sirolimus** und **Everolimus-** (z. B. Rapamune und Certican) werden von dem Bakterium Streptomyces hygroscocopicus produziert, welches in Bodenproben der Osterinsel (RapaNui) gefunden wurde. In Europa ist es seit dem Jahr 2000 zur Behandlung nach Nierentransplantation zugelassen. Der mTOR-Inhibitor ist ein Makrolid-Antibiotikum,

welches die Proliferation von B- und T-Lymphozyten, aber auch von glatten Muskelzellen und Tumorzellen hemmt. Wesentliche Nebenwirkungen sind Wundheilungsstörungen durch die Proliferationshemmung der Fibroblasten. Sirolimus führt zu einer im Vergleich mit anderen Immunsuppressiva auffälligen Anfälligkeit für Pneumocystis-jirovecii-Infektionen, so dass zur Prophylaxe dieser potentiell lebensbedrohlichen Form der atypischen Pneumonie eine Dauermedikation mit Cotrimoxazol obligat ist.

Azathioprin (z. B. Imurek) wurde 1942 entwickelt. Es ist ein Antimetabolit des Purinstoffwechsels und historisch das Immunsuppressiva, das die moderne Transplantationsmedizin mit klinisch akzeptablen Ergebnissen überhaupt erst möglich machte. Es hemmt die Mitose und somit die Zellteilung von B- und T-Lymphozyten, aber auch anderer Zelllinien. Insbesondere die Knochenmarkdepression mit daraus folgender Leuko- und Thrombozytopenie ist eine typische Nebenwirkung. Es wird heute nur selten eingesetzt und in einer Dosierung von ca. 50–75 mg 1-mal täglich eingenommen.

Anti-T-Lymphozytenglobulin (z. B. ATG oder Thymoglobulin) ist ein durch Immunisierung von Pferden oder Kaninchen gegen Epitope auf Humanlymphozyten gerichtetes polyklonales Immunglobulin. Es bindet entsprechend an diese Epitope auf T-Lymphozyten, in geringer Ausprägung aber auch an Antigene auf Granulozyten, Thrombozyten und Erythroblasten und führt zur Lyse dieser Zellen. Das Anti-T-Lymphozytenglobulin findet Anwendung in der Induktionsbehandlung, also zur maximalen Immunsuppression in den ersten Tagen nach Transplantation und in der Behandlung von akuten Abstoßungen. Als Nebenwirkungen sind Fieber, Schüttelfrost und andere Akutreaktionen bis zu einer Anaphylaxie bekannt. Außerdem werden häufig Thrombopenien und Anämien beschrieben. Die Patienten sind nach ATG-Therapie auf Grund der kompletten T-Zell-Depletion besonders infektanfällig. ATG wird bei Patienten eingesetzt, die eine aktuelle oder historische Antikörpersensibilisierung aufweisen, insbesondere nach vorangegangenen Transfusionen oder Transplantationen. Für den Fall, dass eine allergische Reaktion auf eines der Präparate festgestellt wird, kann das andere mittels Hauttest überprüft und ggf. auch gegeben werden. Hier besteht nur eine bedingte Kreuzallergie.

Anti-CD3-Antikörper (OKT) wird wie ATG zur Induktionsbehandlung und zur Therapie von Rejektionen eingesetzt. Es ist ein monoklonaler Antikörper der Maus gegen das CD3-Antigen des T-Zell-Rezeptors. Durch die spezifische Bindung werden die T-Lymphozyten funktionslos und gehen zu Grunde.

Auf Grund des Fremdeiweißes treten tendenziell gleiche Nebenwirkungen wie bei der ATG-Therapie auf. Nebenwirkungen sind Fieber, Schüttelfrost, Kopfschmerzen, schwere Hypertensionen und die Ausbildung eines Lungenödems, das zur Notwendigkeit einer intensivmedizinischen Überwachung führen kann. Das Präparat ist im europäischen Raum vom Markt genommen worden und findet nur noch in den USA Anwendung.

16.6   Abstoßungsreaktionen

Je nach zu Grunde liegendem Mechanismus unterscheidet man eine hyperakute, eine akute interstitielle, eine akute vaskuläre und eine chronische Abstoßung (Rejektion). Jeder Verdacht auf eine Rejektion sollte jedoch mittels Transplantatbiopsie gesichert werden. Die Proben sollten hierbei in pathologischen Einrichtungen untersucht werden die Erfahrung damit haben.

Hyperakute Rejektion Hierbei findet sich eine Organzerstörung innerhalb von wenigen Stunden nach Transplantation. Ursache hierfür sind präformierte zytotoxische Antikörper, entweder durch AB0-Isoantikörper bei AB0-Inkompatibilität oder durch HLA-Antikörper. Histologisch finden sich Fibrineinlagerungen und Thromben in kleinen Gefäßen gefolgt von diffusen Nekrosen. Das Auftreten einer hyperakuten Rejektion ist bei negativem Crossmatch praktisch ausgeschlossen.

Akute interstitielle Rejektion Diese häufige Form der Rejektion tritt meist nach wenigen Wochen bis Monaten, selten bereits nach Tagen (akzelerierte Rejektion) auf und ist bedingt durch eine T-zellulär vermittelte Immunreaktion. Entsprechend zeigt das histologische Bild lymphozytäre Infiltrate im Interstitium mit Invasion von Lymphozyten in die Tubuli.

Akute vaskuläre Rejektion Bei dieser antikörpervermittelten Abstoßungsreaktion, die deutlich seltener ist als die interstitielle Rejektion, kommt es zur zellulären Infiltration in die Intima kleiner Transplantatgefäße. Entsprechend finden sich histologisch und diagnostisch richtungsweisend ein lymphozytäres Infiltrat in der Gefäßwand und eine leichte entzündliche Mitreaktion am Glomerulum. Auch diese Rejektion entwickelt sich meist in den ersten Wochen nach Transplantation.

Chronische Rejektion Der überwiegende Teil aller Nieren zeigt einige Jahre nach Transplantation ein histologisches Bild, dass durch Intima-Proliferation mit zunehmender Lumeneinengung der kleinen Transplantatgefäße, ein mäßig interstitiellen Rundzellinfiltrat und eine zunehmenden Tubulusatrophie gekennzeichnet ist. Gleichzeitig kommt es zum langsam progredienten Funktionsverlust des Organes. Diese Bild wird oft als chronische Rejektion bezeichnet, obwohl übliche Therapiemaßnahmen gegen eine Abstoßungsreaktion den Verlauf nicht beeinflussen. Heute bestehen Zweifel, ob es sich hierbei um ein primär immunologisch vermitteltes Krankheitsbild handelt oder um degenerative Veränderungen des Transplantates auf dem Boden multifaktorieller Schädigungen. Neben wiederholten akuten Rejektionen sind beispielsweise auch Virusinfektionen, Spenderalter und Ischämiezeit Faktoren, die die Inzidenz der chronischen Rejektion beeinflussen.

> **Rejektionstherapie**
> — **Bolus-Therapie:** 500 mg Methylprednisolon intravenös als Bolus in Form einer Kurzinfusion über 3–5 Tage.
> — **ATG-Therapie (Anti-Lymphozytenglobulin):** 3–6 mg/kg/d über 5–7 Tage oder bis anhand eines T-Zell-Monitorings eine ausreichende Elimination nachgewiesen worden ist.
> — **OKT (Anti-CD3-Antikörper):** 3,5 mg als Bolus. Die initiale Gabe erfolgt unter Intubations- und Reanimationsbereitschaft. Ziel ist eine Reduzierung der Lymphozyten auf 10 % des Ausgangswertes. Die Therapie sollte nicht länger als 10 Tage dauern.

16.7   Ergebnisse und Komplikationen

Die Langzeitergebnisse der Nierentransplantation haben sich in den letzten Jahren auf Grund der Entwicklung in der Transplantationsmedizin und der operativen Techniken deutlich verbessert.

Die **mittlere Lebensdauer** einer transplantierten Niere beträgt derzeit 12–15 Jahre. Die 1-Jahres-Überlebensrate der Patienten liegt bei 96 % und wird durch die Primärselektion der Patienten beeinflusst. Da durch ein gut funktionierendes Transplantat eine Entgiftung des Körpers eintritt und eine Wiederaufnahme der exokrinen wie endokrinen Funktion der Niere vorhanden ist, wird eine Rückbildung der Anämie, eine Normalisierung des Hypertonus, eine Besserung der Polyneuropathie, eine Normalisierung des Kalzium-Phosphat-Stoffwechsels und des sekundären Hyper-

16

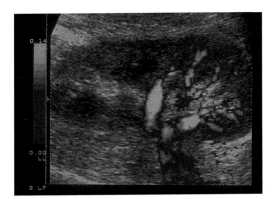

Abb. 16.4 Farb-Dopplersonographie einer Transplantatniere mit dem Nachweis einer inkompletten Durchblutung

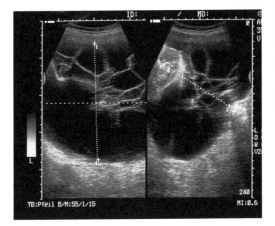

Abb. 16.5 Sonographische Darstellung einer Lymphozele nach Nierentransplantation

parathyreoidismus, eine Normalisierung der Spermiogenese sowie des Menstruationszyklus beobachtet.

⊕ Schwangerschaften sind nach Transplantation möglich, aber mit einem erhöhten Risiko verbunden.

Nachteilig sind die o. g. **Nebenwirkungen der Immunsuppressiva**. Hinzu kommt eine erhöhte Infektanfälligkeit und ein erhöhtes Risiko für bestimmte Malignome (B-Zell-Lymphome, Hautkrebs).

Wie bei allen Operationen werden auch bei der Nierentransplantation **Komplikationen** beobachtet. Diese können in Früh- und Spätkomplikationen unterteilt werden. Zu den häufigsten Frühkomplikationen zählt die Nachblutung, die Infektion, die akute Rejektion sowie der arterielle Verschluss bzw. die venöse Thrombose. Mögliche Spätkomplikationen sind z. B. die Lymphfistel bzw. die Lymphozele, die Ureter-

nekrose sowie Virusinfektionen (CMV) und andere. Zur Erfassung einer der möglichen oben aufgeführten Komplikationen sind tägliche klinische und paraklinische Kontrollen, sonographische Verlaufsuntersuchungen und die Erfassung der Vitalparameter sowie der Trink- und Ausscheidungsmengen notwendig, um nach differenzialdiagnostischer Abklärung frühzeitig eine entsprechende Therapie einleiten zu können (⬛ Abb. 16.4, ⬛ Abb. 16.5).

Nierentransplantation

– **Definitionen**
  – Autotransplantation: Entnahme und Transplantation bei ein und demselben Individuum.
  – Isotransplantation: Empfänger und Spender sind genetisch identisch (Zwillinge).
  – Allotransplantation: Transplantation zwischen genetisch nicht identischen Individuen der gleichen Spezies
  – Xenotransplantation (auch Heterotransplantation): Transplantation zwischen Individuen verschiedener Spezies
  – Lebendspende: Organspende zwischen Familienangehörigen oder sich nahestehenden Personen, Freiwilligkeit muss gegeben sein, prognostisch beste Transplantationsart
  – Postmortale Spende: Spende von Organen eines Hirntoden Spenders
– **Indikationen:** terminale Niereninsuffizienz
– **Kontraindikationen:** Infektionen, bestehendes Malignom, schwergradige vaskuläre und kardiale Erkrankungen
– **Nierenentnahme und Vermittlung**
  – Durch das Transplantationsgesetz geregelt
  – Koordinierung der Organentnahme und des Transportes durch die DSO
  – Vermittlung der postmortalen Spenderorgane durch Eurotransplant
  – Nierenentnahme: Perfusion mittels Konservierungslösung und Organentnahme mit Gefäßpatch, cave: Polgefäße
– **Immunologische Voraussetzungen:** Ziel einer hohen Übereinstimmung der HLA, dadurch besseres Outcome
– **Operationstechnik:** bevorzugte Transplantation auf die Iliakalgefäße, End-zu-Seit-Technik
– **Immunsuppression:** Cortison, Calcineurininhibitoren, mTOR-Inhibitoren, Anti-T-Lymphozytenglobulin u. a.

▼

— **Abstoßungsreaktionen**
  - Hyperakute Rejektion: innerhalb von Stunden nach Transplantation durch präformierte zytotoxische Antikörper
  - Akute interstitielle Rejektion: eine Woche bis Monate nach Transplantation durch eine T-zellulär vermittelte Immunreaktion
  - Akute vaskuläre Rejektion: meist in den ersten Wochen nach Transplantation
  - Chronische Rejektion: nach Jahren, wenig beeinflussbar
— **Ergebnisse und Komplikationen**
  - Mittlere Lebensdauer einer transplantierten Niere derzeit 12–15 Jahre
  - Nebenwirkungen der Immunsuppressiva: erhöhte Infektanfälligkeit und erhöhtes Risiko für Malignome
  - Komplikationen: akute Rejektion, arterielle Verschluss bzw. venöse Thrombose, Lymphfistel bzw. Lymphozele, Ureternekrose, Virusinfektionen u. a.

Urologische Notfallsituationen

U. Otto, E. Göthe

R. Hautmann, J. E. Gschwend (Hrsg.), *Urologie*,
DOI 10.1007/978-3-642-34319-3_17, © Springer-Verlag Berlin Heidelberg 2014

Für das Fachgebiet Urologie beschränken sich die Notfälle auf wenige, relativ überschaubare Situationen. Sie ergeben sich jedoch aus sehr unterschiedlichen Ursachen, wobei sich häufig eine ähnliche klinische Symptomatik manifestiert. Dadurch werden sowohl die differenzialdiagnostische Bewertung als auch die exakte Beurteilung der Schwere der Erkrankung kompliziert. Deshalb ist es in der urologischen Notfallmedizin besonders wichtig, über exakte Kenntnisse der differenzialdiagnostischen Bewertung zu verfügen, um hierdurch schnell eine präzise Diagnose erstellen zu können. So wird der Patient vor einem Organverlust z. B. des Hodens bewahrt, wenn die Diagnose Hodentorsion bei einer unklaren Hodenerkrankung schnell und exakt gestellt und dementsprechend gehandelt wird, oder er wird sogar vor dem Tode bewahrt, wenn die häufig dramatisch verlaufende Urosepsis frühzeitig erkannt und adäquat therapiert wird.

Da die Ursache vieler Erkrankungen gerade in der Urologie häufig nicht direkt oder sofort erkennbar oder durch kleine therapeutische Maßnahmen zu beheben ist, gilt das Prinzip, dass zunächst die akute Symptomatik behandelt werden sollte, um dann später eine intensive weiterführende Diagnostik und eine definitive Therapie vornehmen zu können.

17.1 Harnverhalt

Der klinische Fall

Ein 76-jähriger Patient stellt sich nachts in der Notfall-Ambulanz vor. Er berichtet, dass er nach abendlichem Biergenuss einen zunehmenden Harndrang verspüre. Beim Aufsuchen der Toilette sei es ihm aber nur möglich wenige Tropfen Urin zu entleeren. Zudem sei ihm aufgefallen, dass es zu einer schmerzhaften Schwellung im Bereich des Unterbauches gekommen sei. In der Vorgeschichte sei ein derartiges Ereignis noch nie da gewesen, er sei aber in urologischer Behandlung wegen häufigen Wasserlassens und einem abgeschwächten Harnstrahl. Der Urologe habe ihm deswegen ein Medikament verschrieben.

❯ Unter einem Harnverhalt versteht man das akute, mechanisch oder funktionell bedingte Unvermögen, die Harnblase spontan zu entleeren.

17.1.1 Ursachen

Ursächlich unterscheidet man mechanische und funktionelle infravesikale Obstruktionen.

Häufigste Ursachen des akuten Harnverhalts
- **Mechanische, infravesikale Obstruktion**
  - Prostataadenom
  - Prostatakarzinom
  - Prostatitis
  - Blasenhalssklerose
  - Meatusstenose
  - Phimose
  - Urethrastriktur
  - Urethratumor
  - Urethraverletzung
  - Urethrafremdkörper
  - Iatrogene Verletzung nach Zystoskopie und instrumentellen Manipulationen an der Urethra und Prostata
- **Funktionelle, infravesikale Obstruktion**
  - Neurologische Ursachen
    - Polyradikulitis
    - Poliomyelitis
    - Rückenmarkstrauma
    - Diskusprolaps (L 1–L 5)
  - Psychogene Ursachen
  - Medikamentöse Ursachen
    - Vegetativ wirksame Medikamente

Mechanische infravesikale Obstruktion Das **Prostataadenom** als mechanische infravesikale Obstruktion (▶ Kap. 3.2, ▶ Kap. 6.2.2) bildet die häufigste Ursache einer Harnverhaltung. Die Harnverhaltung stellt bei vielen Männern mit einer symptomatischen benignen Prostatahyperplasie das Schlüsselsymptom dar, das sie zum Arzt führt. Weitere mechanische infravesikale Obstruktionen im Bereich der Prostata sind das **Prostatakarzinom**, die akute **Prostatitis**, der **Prostataabszess** und die **Blasenhalssklerose**. **Meatusstenose** und **Phimose** können ebenfalls zur akuten Harnverhaltung führen. **Iatrogene Verletzungen** bei der Zystoskopie und instrumentelle Manipulationen an der Urethra können gleichfalls einen Harnverhalt zur Folge haben. Konsekutiv führt die Verlegung zu einer Überdehnung und Dekompensation des Detrusors.

Vesikal bedingte Obstruktion mit Verlegung des Blasenhalses Bei der Blasentamponade infolge einer Makrohämaturie entspricht das klinische Bild dem eines akuten Harnverhalts (▶ Abschn. 17.7).

Funktionelle infravesikale Obstruktion Ein Harnverhalt kann durch **neurologische** Erkrankungen sowie **psychogene** Faktoren oder **medikamentös** be-

Seltene Ursachen

Seltene weitere Ursachen sind eingeklemmte Fremd-körper oder Konkremente im Bereich der Harnröhre, Blasensteine und gestielte Blasentumoren im Bereich des Blasenhalses.

dingt sein. Gemeinsam ist ihnen die »schlaffe« Blase, die zu keiner Muskelkontraktion fähig ist.

Bei den Medikamenten stehen vegetativ wirksame Arzneimittel (Anticholinergika sowie Psycho-pharmaka) im Vordergrund. Unfallbedingte Rücken-markstraumen, Diskusprolaps, sowie neurologische Erkrankungen wie die Poliomyelitis, Polyradikulitis sowie Tumoren im Bereich des Rückenmarks er-zeugen neurogene Blasenentleerungsstörungen, die selten einen akuten Harnverhalt zur Folge haben können, meist jedoch eine Überlaufinkontinenz hervorrufen.

Eine Besonderheit bildet der **spinale Schock**. Die-ser tritt unmittelbar nach einem schweren spinalen Trauma auf. Unabhängig von der Lokalisation des Traumas setzen eine vollständige Anästhesie unterhalb der Läsion und eine schlaffe Blasenentleerungsstörung ein. Dadurch kann sowohl die Blasenfüllung als auch die Detrusorkontraktion vom Patienten nicht realisiert werden. Dies führt zu einer Überlaufinkontinenz, die jedoch auch eine Harnverhaltung verursachen kann.

17.1.2 Symptomatik

> Die Harnverhaltung erzeugt einen unerträglichen Harndrang.

Durch den zunehmenden Blasendruck wird der Pati-ent unruhig, er ist blass und schweißig. Verbunden mit dem quälenden Harndrang ist ein suprapubischer Schmerz. Häufig geben die Patienten anamnestisch an, seit längerem Harnblasenentleerungsstörungen be-merkt zu haben. Auslösende Faktoren können Er-kältungen oder alkoholische Getränke darstellen.

> Bei den neurogenen Harnverhalten kann eine derartige Symptomatik durch den Ausfall der Blasensensibilität fehlen.

Der Patient bemerkt häufig nur einen geringen Dehnungsschmerz. Diagnostiziert wird dann der neu-rogene Harnverhalt durch die volle Blase, die häufig als großer kugelförmiger Tumor im Unterbauch im-poniert.

17.1.3 Therapie

> Die Therapie des akuten Harnverhalts besteht in der sofortigen Entlastung der Blase, stellt also den ersten Schritt in der Behandlung und die Beseitigung des Symptoms dar.

Dabei ist dieses Procedere zunächst unabhängig von der Art der Erkrankung, die für den Harnverhalt ver-antwortlich ist. Prinzipiell stehen dabei zwei Möglich-keiten der Entlastung der Blase zur Verfügung, die Katheterisierung der Harnblase über einen **transure-thralen Katheter** oder die **suprapubische Blasen-punktion** unter Verwendung eines Punktionsbeste-ckes. Prinzipiell sollte zunächst eine Katheterisierung der Harnblase erfolgen (▶ Kap. 6.2.1). Dabei gilt der Grundsatz, dass steril und ohne Gewalt vorgegangen werden sollte. Erst wenn eine transurethrale Einlage eines Katheters wegen eines mechanischen Hinder-nisses nicht gelingt oder bei einer ausgeprägten Ent-zündung wie z. B. einer akuten Prostatitis kontraindi-ziert ist, sollte eine suprapubische Blasenpunktion er-folgen (▶ Kap. 6.2.1, ▶ Kap. 5.2.1).

Dabei erfolgt die Einlage eines suprapubischen Katheters nach Desinfektion der Haut und Setzen einer Lokalanästhesie oberhalb der Symphyse. Die Punktion erfolgt 2 Querfinger über der Symphyse senkrecht zur Haut mit einer langen kräftigen Nadel. Nachdem der Punktionstroicart in die Blase eingebracht worden ist, wird die Punktionsfistel in die Blase vorgeschoben und anschließend der Punktionsstrokar über das Haut-niveau zurückgezogen und zur Entfernung gespalten. Nach der Beseitigung der akuten Symptomatik erfolgt dann die intensive Diagnostik, um dann später eine definitive Therapie vornehmen zu können.

Harnverhalt
- **Definition**: Unvermögen, die volle Harnblase zu entleeren.
- **Ätiologie**: Mechanische infravesikale oder vesikale Obstruktionen oder funktionelle Blasenentleerungsstörungen, häufigste Ursache ist das Prostataadenom
- **Symptomatik**: Rasch zunehmender Blasen-druck, im Vordergrund häufig starke Schmerzen
- **Diagnostik**: Palpation der vollen Blase, supra-pubische Sonographie
- **Therapie**: Behebung der akuten Symptomatik durch transurethrale Katheterisierung oder suprapubische Blasenpunktion, definitive Therapie erfolgt in der Regel durch die Beseiti-gung des obstruktiven Hindernisses

17.2 Anurie

> Als Anurie bezeichnet man die fehlende oder auf maximal 100 ml/24 Stunden verminderte Ausscheidung des Harns.

17.2.1 Ursachen

Ein akutes Nierenversagen mit plötzlichem Verlust der Nierenfunktion führt zur insuffizienten Bildung von Blasenurin, wobei sowohl die Harnmenge als auch die Harnqualität eingeschränkt ist.

> Anurien werden durch eine Vielzahl sehr unterschiedlicher Erkrankungen bedingt, die nach der Lokalisation in prärenale, renale und postrenale Ursachen eingeteilt werden.

Einteilung, Lokalisation und mögliche Ursachen der Anurie
- **Prärenal**
  - Zirkulatorische Insuffizienz
  - Hypovolämie und Hypotension, z. B. durch Blut- oder Plasmaverlust, intravasale Hämolyse, Überdosierung von Medikamenten
  - Nierengefäßverschluss, -abriss
  - Elektrolytverluste und -verschiebungen (Hyponatriämie, -kaliämie, Hyperkalziämie) durch Erbrechen, Diarrhöen, Schwitzen
  - Infektiös-toxische Erkrankungen
- **Renal**
  - Akute und chronische Pyelonephritis und Glomerulonephritis
  - Akute tubuläre Nekrose
  - Intoxikation
  - Nierentuberkulose
  - Nephrokalzinose
  - Septikämie
  - Kollagenosen
  - Maligne Hyperthermie
- **Postrenal**
  - Ureterverschluss durch Konkremente, Karzinome, Koagula, Papillennekrosen oder Ureterligaturen
  - Ureterstenose durch Tuberkulose, Nephrolithiasis, Ureterstriktur oder Bestrahlungstherapien
  - Ureterkompression durch retroperitoneale Metastasen, retroperitoneale Fibrosen (Morbus Ormond), Blasen- und Prostatakarzinome
  - Hydronephrose
  - Pyonephrose

Prärenales Nierenversagen Die prärenale Anurie basiert auf einer zirkulatorischen Insuffizienz durch Hypovolämie oder Hypotension wie z. B. durch Blut- oder Plasmaverlust, Septikämie, kardialen Schock, intravasale Hämolyse und durch den Verschluss der großen Nierengefäße, z. B. durch eine Thrombose.

Renales Nierenversagen Renale Anurien sind vorwiegend durch nephrologische Erkrankungen z. B. Tubulusnekrose oder Glomerulonephritis bedingt.

Postrenales Nierenversagen Postrenale Anurien sind durch Obstruktion der supravesikalen harnableitenden Organe bedingt, wobei entweder eine doppelseitige Ursache oder eine funktionelle Einzelniere vorliegen muss. Die postrenale Anurie wird auch als postrenales »urologisches« Nierenversagen bezeichnet, wobei primär keine Funktionsminderung der Niere die Ursache des Nierenversagens darstellt. Die Okklusion der Harnleiter kann z. B. durch Steine, Tumoren, Blutkoagula, Ureterligatur oder Papillennekrose verursacht werden, ferner bedingt sein durch Ureterstenosen, durch Granulome bei Tuberkulose, postoperative Ureterstrikturen und durch die Bestrahlungstherapie oder es kann eine Ureterkompression durch retroperitoneale Fibrosen, retroperitoneale Karzinose bzw. Metastasierung vorliegen.

Im Rahmen dieses Abschnittes soll primär das »urologische Nierenversagen« abgehandelt werden.

17.2.2 Symptomatik und Diagnostik

Klinik Im Gegensatz zum akuten Harnverhalt verläuft die Anurie als plötzliches oder allmähliches Versiegen der Harnausscheidung **ohne wesentliche Beschwerden**, d. h. der Patient fühlt sich anfänglich völlig wohl, erst mit Einsetzen urämischer Zeichen ändert sich dies. Bei der postrenalen »urologischen« Anurie werden anamnestisch häufig Steinerkrankungen, gynäkologische oder urologische Operationen oder eine Tumorerkrankung angegeben.

Tipp

Das typische Leitsymptom der postrenalen Anurie stellt die leere Blase dar. Sie ist im Gegensatz zur prä- oder renalen Anurie komplett leer.

Sonographie Der Befund der leeren Blase wird durch die Sonographie erhoben. Nur in Ausnahmefällen sollte unter sterilen Kautelen eine vorsichtige transureth-

17

rale Katheterisierung den Befund der leeren Blase bestätigen. Bei der körperlichen Untersuchung sind die Nieren häufig vergrößert und druckschmerzhaft. In der weiteren Diagnostik schließt sich die Nierensonographie an, die in der Regel eine Harnstauungsniere zeigt. Die genaue Lokalisation kann entweder durch eine **retrograde Ureteropyelographie**, d. h. eine Darstellung der supravesikalen Harnwege mit Kontrastmittel über Sonden, die zystoskopisch eingebracht werden, oder durch eine **perkutane Punktion des Nierenbeckenkelchsystems** unter Sonographiekontrolle erfolgen.

17.2.3 Therapie

Die Therapie der postrenalen Anurie besteht in der **sofortigen Entlastung** der Harnstauung durch Anlage einer perkutanen Nierenfistel, evtl. Harnleiterschienung und damit in der Beseitigung des Symptoms. Die definitive Therapie des mechanischen Hindernisses sollte erst dann durchgeführt werden, wenn die urämischen Zeichen abgeklungen sind und der Patient sich in einem operationsfähigen Zustand befindet, da es durch die Harnstauung zu Elektrolytverschiebungen und einer Azidose kommen kann. Nach Beseitigung der Harnstauung kann eine **postobstruktive Polyurie** eintreten, sodass eine exakte Bilanzierung und Elektrolytüberwachung dringend erforderlich sind.

Anurie

- **Definition:** Fehlende oder auf maximal 100 ml/24 h verminderte Urinausscheidung
- **Ursache:** Prärenale, renale oder postrenale Funktions- bzw. Abflussstörung
- **Symptomatik:** Allmähliches Versiegen der Urinausscheidung häufig ohne wesentliche Beschwerden bei anfänglichem völligen Wohlbefinden
- **Diagnostik:** Nachweis einer leeren Blase mittels Blasensonographie, Katheter; differenzialdiagnostische Abklärung der prärenalen, renalen oder postrenalen Ursache. Bei postrenaler Anurie sonographische Lokalisation der Obstruktion
- **Therapie:** Entlastung der Harnstauung durch perkutane Nierenfistel oder Harnleiterkatheter zur Behandlung der akuten Symptomatik

---

17.3 Steinkolik

Eine Steinkolik ist eine krampfhafte Kontraktion des Ureters, die mit wehenartigen Schmerzen, eventuell auch Übelkeit, Erbrechen, Schweißausbruch und Schocksituation einhergehen kann.

17.3.1 Symptomatik

Uretersteinkoliken entstehen nicht durch einen Spasmus und eine Hyperperistaltik der glatten Muskulatur des Ureters. Vielmehr verursacht ein vollständiger oder unvollständiger Verschluss des Ureterlumens durch ein Konkrement, dass der intraureterale Basaldruck sich erhöht und die Frequenz der peristaltischen Wellen bei sinkender Amplitude zunimmt.

> ❯ Durch die Überdehnung von Ureter und Nierenbeckenwand bei nicht erfolgter Peristaltik wird der Schmerz ausgelöst.

Der entstehende heftige **wehenartige Schmerz** kann Minuten bis Stunden dauern (▶ Kap. 10.3). Die Kolik kann mit Übelkeit, **Erbrechen,** einem geblähten Abdomen, in seltenen Fällen mit einem reflektorischen Subileus und einer Bradykardie einhergehen. Häufig ist die Kolik mit einer **Mikro- und Makrohämaturie** vergesellschaftet, bei einer Infektion mit einer Pyurie. Führt das Konkrement zu einer deutlichen Abflussbehinderung, kommt es zu einem zunehmenden **Druck im Nierenlager.** Bei Infektion oberhalb der Abflussbehinderung kann eine **Urosepsis** mit hohen Temperaturen und Schüttelfrost auftreten.

Schmerzausstrahlung Die Schmerzlokalisation ist von der Lage des Konkrementes abhängig (◻ Abb. 17.1). Hochsitzende Konkremente haben ihr Schmerzmaximum in der Flankenregion und dem kostovertebralen Winkel. Bei tiefersitzenden Konkrementen ziehen die Schmerzen zum äußeren Leistenring, beim Mann bis zu Penis, Damm und Skrotum, bei der Frau in das kleine Becken, die Labien und häufig in die Oberschenkel.

17.3.2 Diagnostik

Neben der üblichen Anamnese, dem Blutstatus sowie der Urinanalyse stehen bei der Verdachtsdiagnose einer Nephrolithiasis die körperliche Untersuchung sowie die bildgebenden Verfahren im Vordergrund (▶ Kap. 10.4).

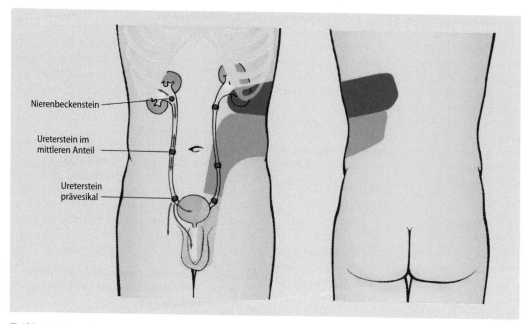

Nierenbeckenstein

Ureterstein im
mittleren Anteil

Ureterstein
prävesikal

□ Abb. 17.1 Typische Schmerzlokalisation bei Nephrolithiasis bei verschiedenen Lokalisationen

Untersuchung Die körperliche Untersuchung sollte im Liegen oder Sitzen erfolgen. Bei Koliken findet man neben der oben dargestellten Symptomatologie ein **klopf- und druckdolentes Nierenlager**, im Bereich des Ureterverlaufes findet sich eine **Druckschmerzhaftigkeit**. Die Darmperistaltik ist häufig eingeschränkt. Bei distalen Ureterkonkrementen ist trotz der Schmerzprojektion ins Skrotum bzw. die Labien der klinische Befund unauffällig.

Sonographie Bei der radiologischen Diagnostik sind das i.v.-Urogramm und die Sonographie ergänzende Untersuchungsverfahren. Häufig stellt die Sonographie als nicht strahlenbelastendes bildgebendes Verfahren das **Konkrement** direkt oder indirekt anhand der vom Konkrement verursachten **Harnstauung** dar.

i.v. Urogramm Eine exakte Lokalisationsdiagnostik, insbesondere im Bereich der Harnleiter, wird durch ein intravenöses Urogramm ermöglicht. Dabei kann der Steinnachweis bei **röntgenpositiven**, d.h. **kalkdichten Konkrementen** durch eine Abdomenübersichtsaufnahme geführt werden. Der Beweis, ob das kalkdichte Konkrement dann im Nierenbecken bzw. Ureter liegt, gelingt durch die anschließende Gabe von Kontrastmittel (□ Abb. 17.2). Dabei wird das Kontrastmittel häufig verzögert ausgeschieden, vor allen Dingen wenn das Konkrement zu einer hochgradigen Okklusion des Ureters führt. Der erweiterte Ureter ist

dann bis zur Abflussbehinderung erst auf den Spätaufnahmen sichtbar. Ein Problem stellen häufig prävesikale kalkdichte Konkremente dar, da Phlebolithen (Venensteine) im kleinen Becken eine exakte Lokalisation häufig erschweren. Eine Identifizierung ist dann in der Regel nur durch Schrägaufnahmen zu führen, die die Lokalisation des kalkdichten Konkrementes innerhalb des Ureters nachweisen.

Nicht schattengebende, d.h. **röntgennegative Konkremente** imponieren im Infusionsurogramm durch eine Kontrastmittelaussparung und durch eine Dilatation des Ureters bzw. des Nierenbeckens. Gelingt eine exakte Lokalisation des Konkrementes nicht, sollte in Zweifelsfällen ein retrogrades Pyelogramm zur Steindiagnose und Lokalisation durchgeführt werden.

17.3.3 Differenzialdiagnose der Steinkolik

Nichturologische Erkrankungen Es müssen urologische Erkrankungen, die mit Koliken einhergehen, von abdominellen Schmerzzuständen mit kolikähnlichem Charakter differenziert werden (□ Tab. 17.1, □ Abb. 17.3). Schmerzzustände im rechten und linken Hypogastrium sowie der rechten und linken Fossa iliaca können durch nicht urologische Erkrankungen bedingt sein. In der Regel ist bei derartigen Erkrankungen das Infusionsurogramm unauffällig. Das

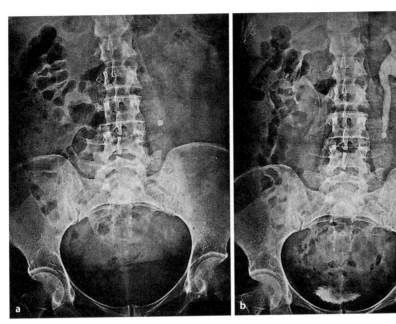

Abb. 17.2a,b Infusionsurogramm bei hochsitzendem Harnleiterstein. **a** Leeraufnahme. **b** Kontrastmittelaufnahme

Urinsediment ist jedoch nicht immer ohne pathologischen Befund. So geht die akute Appendizitis gelegentlich mit einer Erythrozyturie einher.

> **Urologische Erkrankungen, die mit Koliken oder kolikartigen Schmerzen einhergehen können**
> – Komplette oder partielle interne Okklusion des Hohlsystems durch Koagel, z. B. bei Blutungen aus Nieren, Nierenbecken, Harnleitertumoren, nach Traumen oder durch nekrotisches Material, z. B. aus Tumoren oder Papillennekrosen (wie bei Diabetes mellitus)
> – Stenosierende Prozesse mit abflussbehindernder Kompression des Hohlsystems von außen, z. B. Tumoren, Briden, Gefäßschlingen
> – Vaskuläre Ereignisse wie Nierenarterienembolien, Nierenvenenthrombosen

17.3.4 Therapie der Steinkolik

Die erste therapeutische Maßnahme bei der Steinkolik besteht in der intravenösen Verabreichung von Analgetika und Spasmolytika. Als Analgetikum der ersten Wahl wird Metamizol eingesetzt, da es zusätzlich eine schwach spasmolytische Wirkung auf die glatte Muskulatur ausübt. Als Spasmolytika werden neurotop wirkende Substanzen, wie z. B. Butylscopolaminiumbromid gegeben. Beide Substanzen sollten bei der akuten Steinkolik **intravenös** appliziert werden. Da diese intravenös applizierten Substanzen bei schweren Koliken nur eine zeitlich begrenzte Wirkungsdauer aufweisen, sollten Patienten entweder mit einer Dauerinfusion, die Analgetika enthält, behandelt werden oder zusätzlich Schmerzmittel mit Langzeiteffekten in Form von Suppositorien oder in Tablettenform erhalten.

Gelingt es nicht, mit Hilfe von Spasmolytika und Analgetika die akute Steinkolik zu durchbrechen, so müssen stärkere Analgetika wie Pentazocin oder Pethidin verabreicht werden.

Führen all diese Maßnahmen nicht dazu, die rezidivierenden Koliken zu beherrschen, muss die Harnstauung mit Hilfe moderner minimal-invasiver Verfahren, wie Nephrostomie, Doppel-J-Schiene, Ureterkatheter, beseitigt werden.

Die definitive Therapie der Nephrolithiasis richtet sich nach der Größe, der Form und der Lokalisation der Konkremente.

Bei kleinen Harnleiterkonkrementen ist eine konservative, abwartende Behandlung gerechtfertigt, da 80 % der Konkremente spontan abgangsfähig sind. Neben der heute kaum noch durchgeführten operativen Therapie stehen als technische Verfahren die ureterorenoskopische Steinentfernung, die perkutane

◻ Tab. 17.1 Differenzialdiagnostik abdomineller Schmerzzustände

Krankheit	Schmerzcharakter	Laborwerte	Diagnostik
Linkes Hypogastrium			
Ulcus ventriculi mitgedeckter Perforation	Scharf umschriebener Schmerz im Epigastrium, bohrend, stechend, stumpf, Spontan- und Entlastungsschmerz	Blut im Stuhl, Hämatemesis	Gastroskopie, KM-Röntgendarstellung
Akute Pankreatitis	Schwerer Vernichtungsschmerz, gürtelförmig zum Rücken ausstrahlend	Leukozytose, Amylase und Lipase erhöht	Sonographie, CT
Herzinfarkt	Schwerer Angina-pectoris-Anfall oft mit Todesangst und Vernichtungsgefühl	Enzyme erhöht	EKG
Rechte Fossa iliaca			
Appendizitis	Anfangs diffuser Schmerz, später Punktum maximum rechts, über dem McBurney-Punkt rechts, Loslassschmerz	Evtl. Leukozytose	Temperaturdifferenzaxillär-rektal größer 1°C
Ileitis terminalis Crohn	Krampfartiger, schubweiser Schmerz, langanhaltende Diarrhöen	BSG erhöht	Typischer Dünndarm-Röntgenbefund
Gynäkologische Erkrankung, z. B. Extrauterinschwangerschaft	Anfallsartig, Crescendoschmerz	Positiver Schwangerschaftstest	
Linke Fossa iliaca			
Akute Divertikulitis	Druckschmerz im linken Unterbauch	Schleim- und Blutabgang, BSG erhöht	
Gynäkologische Erkrankung, z. B. Ovarialzyste oder Adnexitis	Kontinuierlicher Schmerz in das Sakrum ausstrahlend, Abwehrspannung		

Litholapaxie und die extrakorporale Stoßwellenlithotripsie (ESWL) zur Verfügung (▶ Kap. 10.5).

Steinkolik
- **Symptome:** Vehemente, krampfartige, anfallsweise auftretende Schmerzen im Bereich der Niere oder der Harnleiter. Daneben Übelkeit oder Erbrechen, selten reflektorischer Subileus, Bradykardie
- **Diagnostik:** Anamnese, körperliche Untersuchung, Blut- und Urinstatus, im Urinsediment massenhaft Erythrozyten, nicht selten Makro-

  ▼

hämaturie. Sonographie und Infusionsurogramm
- **Differenzialdiagnose:** Cholelithiasis, akute Appendizitis, akute Pankreatitis, Ulcus duodeni oder ventriculi, Divertikulitis, Leistenhernie, bei Frauen Tubargravidität und stielgedrehte Ovarialzyste
- **Therapie:**
  - Akuttherapie mit Analgetika und Spasmolytika
  - Definitive Therapie der Konkremente hängt von Größe und Lokalisation im Hohlsystem ab.

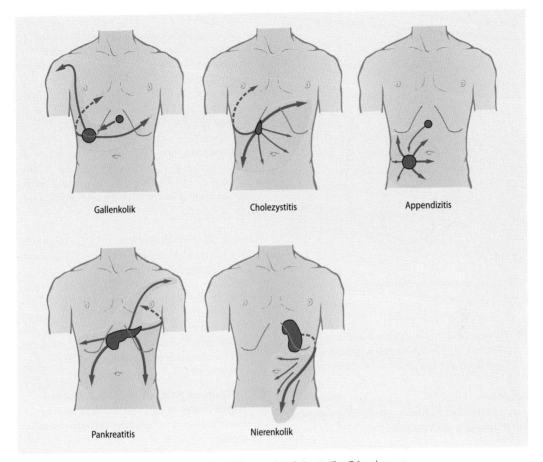

Gallenkolik

Cholezystitis

Appendizitis

Pankreatitis

Nierenkolik

◻ Abb. 17.3 Schmerzausstrahlung im Bereich des Abdomens bei abdominellen Erkrankungen

17.4 Hodenschwellung

17.4.1 Hodentorsion

❯ Eine Hodentorsion ist eine meist mehrfache Stieldrehung eines Hodens einschließlich des Samenstranges um seine Längsachse, die zu einer Strangulierung der Gefäße und einem Stauungsinfarkt und klinisch zu einem plötzlich auftretenden, manchmal vernichtenden Schmerz im Skrotum, häufig mit begleitender Peritonitis, führt.

Die Hodentorsion (▶ Kap. 14.10) kann in jedem Lebensalter auftreten, es besteht jedoch ein Altersgipfel zwischen dem 13. und 17. Lebensjahr. Auch kryptorche Hoden können davon betroffen sein.

Dabei dreht sich bei kaudo-kranialer Blickrichtung der rechte Hoden im Uhrzeigersinn, der linke Hoden im Gegenuhrzeigersinn. Man unterscheidet die häufige intravaginale Torsion von der supravaginalen Torsion; bei der intravaginalen dreht sich der Hoden innerhalb der Tunica vaginalis communis (◻ Abb. 17.4). Bei der selteneren supravaginalen drehen sich Hoden und Tunica vaginalis communis um den Samenstrang. Ursache ist eine zu weite Tunica vaginalis mit abnorm hoher Insertion am Samenstrang. Entwicklungsanomalien wie eine abnorme Beweglichkeit des Nebenhodens, ein zu lang oder nicht angelegtes Gubernaculum sowie die Tatsache, daß der Aufhängeapparat des Hodens an der Tunica dartos nicht straff genug ist, sind Anomalien, die als Ursache diskutiert werden.

Durch die Torsion des Samenstranges kommt es zu einer Strangulation der Blutversorgung des Hodens. Es kommt anfangs zu einer Verlegung der Venen mit nachfolgendem Ödem und später zu einem hämorrhagischen Infarkt.

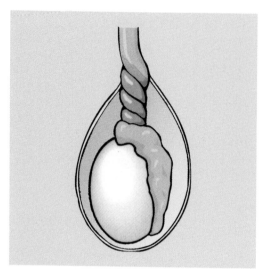

⬛ **Abb. 17.4** Intravaginale Hodentorsion

❗ Wird keine rechtzeitige Behandlung eingeleitet, führt dies zu einer irreversiblen Schädigung der Spermiogenese und später zur Hodenatrophie.

Symptome Klinisch imponiert die Hodentorsion durch **plötzliches Auftreten starker Schmerzen mit Ausstrahlung in die Inguinalregion.** 50 % der Hodentorsionen treten nachts auf. Durch peritoneale Reizung sind Brechreiz sowie Erbrechen möglich, selten kann es sogar zu einem schockähnlichen Zustand kommen. Bei einer partiellen Torsion können die Beschwerden des Patienten gering sein.

❯ Da die größte Inzidenz der Hodentorsion zwischen dem 13. und 17. aber auch vor dem 1. Lebensjahr zu beobachten ist, sollte bei einem neugeborenen, schreienden und nicht zu beruhigenden Säugling auch differenzialdiagnostisch an eine Hodentorsion gedacht werden.

Diagnostik Wichtig für die Diagnose ist die typische **Anamnese** von plötzlich einsetzenden starken Schmerzen. Ein überwiegender Anteil der Patienten berichtet über ähnliche Episoden in der Vergangenheit. Bei der **Inspektion** fällt ein hochstehender, achsengedrehter, harter und druckdolenter Hoden auf. Beim Anheben des Hodens wird der Schmerz verstärkt (Prehnsches Zeichen). Zunächst ist eine Abgrenzung von Hoden und Nebenhoden möglich. Im weiteren Verlauf kommt es zu einer Schwellung der Skrotalhaut und des Skrotalinhaltes. Eine Abgrenzung gegenüber

der Epididymitis oder Orchitis wird dann erschwert. Nach 12–24 Stunden kann ein allgemeines Krankheitsgefühl mit erhöhten Temperaturen auftreten. Das **Urinsediment** ist unauffällig. Im Frühstadium ist der Blutstatus unauffällig, später kommt es zu einer Leukozytose. Temperaturen treten in den ersten 12 Stunden nicht auf. Die **Dopplersonographie** kann in der Diagnostik der Hodentorsion hilfreich sein.

Differenzialdiagnose Differenzialdiagnostisch ist die Hodentorsion gegen die Epididymitis, die Orchitis, die Torsion einer Hydatide, die traumatische Hämatozele und die inkarzerierte Hernie abzugrenzen (⬛ Tab. 17.2).

Therapie Therapeutisch ist eine sofortige **Detorquierung** anzustreben. Eine manuelle Detorquierung kann vor allen Dingen bei der partiellen Torsion nach Infiltration des Samenstranges mit einem Lokalanästhetikum versucht werden. Ansonsten ist eine umgehende operative Revision und Detorquierung des Hodens erforderlich. Im gleicher Sitzung sollte eine prophylaktische Orchidopexie der Gegenseite durchgeführt werden, damit eine zukünftige Torsion der Gegenseite verhindert wird.

❯ Die Diagnose Hodentorsion muss umgehend gestellt und therapiert werden, da es sonst zu einem irreversiblen Schaden des Organs Hoden kommt.

❗ Bereits nach wenigen Stunden ist mit einer irreversiblen Schädigung der Spermiogenese und nach 6 Stunden mit dem Organverlust bzw. einer Hodenatrophie durch hämorrhagische Infarzierung zu rechnen.

Intraoperativ muss nach Detorquierung des Hodens entschieden werden, ob dieser erhalten werden kann. Parameter für die Erhaltungswürdigkeit ist die livide Verfärbung, die 10–15 Minuten nach Detorquierung in die hellrosa Farbe des Hodens umschlagen muss.

Das Problem in der effektiven Behandlung der Hodentorsion besteht darin, dass der Patient häufig zu spät in die Klinik eingewiesen wird und der Anteil der Fehldiagnose hoch ist (nur bei ca. 25 % erfolgt die richtige Einweisungsdiagnose). Es gilt daher der Grundsatz, bei einem unklaren Fall eher eine operative Freilegung anzustreben, d. h. lieber eine Epididymitis zuviel operativ freizulegen als eine Hodentorsion zu wenig.

17

◼ Tab. 17.2 Differenzialdiagnose der häufigsten Hodenerkrankungen

	Alter	Befund	AZ	Fieber	Schmerz	Leukozytose	Urin	Sonographie
Hodentorsion	Altersgipfel zwischen dem 13. und 17. Lebensalter und vor dem 1. Lebensjahr	Hodenhochstand, Nebenhoden an atypischer Stelle, Prehnzeichen positiv	Reduziert bis Schocksymptomatik	Initial –	++	Initial –	–	Homogene Struktur
Akute bakterielle Epididymitis	Bei Jugendlichen selten, Altersgipfel im 20.–30. u. 40.–50. Lebensjahr	Nebenhoden vergrößert, induriert, druckdolent, überwärmt, NH nur anfangs von Hoden abgrenzbar, Prehnzeichen negativ	Reduziert	+	+	+	Leukos, Erys, Bakterien +	Nebenhoden in homogen, Hoden homogen und abgrenzbar
Hodentumor	Altersgipfel 20.–35. Lebensjahr	Häufig schmerzlos, langsam zunehmender derber Tumor tastbar	Unbeeinflusst	–	–	–	–	Echoarme oder echoreiche Parenchymveränderung
Orchitis	Ab Kleinkind	Im Verlauf ausgeprägte Schwellung von Hoden und NH, heftige Berührungsempfindlichkeit, Rötung und Verdickung der überwärmten Skrotalhaut	Reduziert	+	+	(+)	–	
Chronisch rezidivierende Epididymitis	Häufig nach der Pubertät	Derbe, lokale Induration evtl. mit Begleithydrozele	Unbeeinflusst	–	Lokalbegrenzter Schmerz	–	(+)	
Hydrozele	Ab Kleinkind	Prall-elastischer Skrotaltumor zu tasten, Hoden nicht abgrenzbar, Diaphanoskopie +	Unbeeinflusst	–	(+)	–	–	Erhöhte Schalltransparenz der Flüssigkeitsansammlung, Hoden gut abgrenzbar

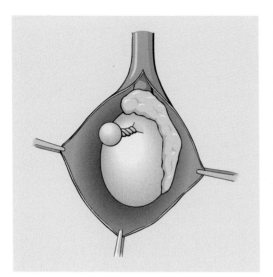

◘ Abb. 17.5 Torsion einer Morgagnischen Hydatide

17.4.2 Hydatidentorsion

❯❯ Unter einer Hydatidentorsion (▶ Kap. 14.10) versteht man eine Stieldrehung eines kleinen rudimentären Anhängsels beider Hoden oder Nebenhoden an den oberen Polen, die gestielt aufsitzen.

Dies führt zu einer hämorrhagischen Infarzierung und nachfolgend zu einer Nekrose des Anhangsgebildes. Die Hydatide der Appendix testis nennt man Morgagnihydatide (◘ Abb. 17.5).

Vorwiegend treten die Torsionen der Appendix von Hoden und Nebenhoden bis zu einem Alter von 16 Jahren auf, man kann sie jedoch in allen Altersgruppen finden.

Im Gegensatz zur Hodentorsion sind die Schmerzen nur von kurzer Dauer, die Intensität der Schmerzen im Vergleich zur Hodentorsion ist deutlich geringer. Neben der Hodentorsion kommen differenzialdiagnostisch inkarzerierte Leistenhernien, Hämatozelen, Traumata und Hodentumoren in Betracht. In unklaren Fällen ist eine Hodenfreilegung erforderlich. Findet man eine Torsion der Hydatide vor, wird diese nach Ligatur ihres Stieles abgetragen.

17.4.3 Hämatozele

❯❯ Die Hämatozele ist eine Blutansammlung innerhalb der Tunica vaginalis oder des Hodenparenchyms nach einem schweren, direkten Trauma.

Diagnostik Bei der Inspektion und Palpation zeigt sich, ob es sich lediglich um ein Hämatom in der Skrotalhaut oder innerhalb der verschiedenen Hodenhüllen handelt. Nicht selten sind Verletzungen im Bereich des Skrotums und des Hodens mit Verletzungen des Beckens und der Harnröhre vergesellschaftet. Dann ist eine Harnröhrenverletzung durch ein Urethrogramm auszuschließen.

Therapie Bei Hämatomen der Skrotalhaut erfolgt eine symptomatische Therapie mit Hodenhochlagerung und kalten Umschlägen. Bei schweren Verletzungen bzw. nicht abgrenzbaren Hoden im Ultraschall empfiehlt sich eine reparative Operation mit der Zielsetzung, den Hoden zu erhalten. Dies gelingt jedoch nur, wenn eine derartige Operation frühzeitig erfolgt.

17.4.4 Hodeninfarkt

Ätiologie Hodeninfarkte entstehen in der Regel durch **Gefäßerkrankungen** wie Arteriitis obliterans Bürger, Purpura Schönlein Hennoch, Panarteriitis nodosa oder durch die Thrombose der Arteria testicularis oder des Plexus pampiniformis.

Therapie Ähnlich wie bei der Hodentorsion kommt es zu akut einsetzenden Schmerzen, sodass häufig die Diagnose nur durch eine operative Freilegung zu sichern ist. Ziel der operativen Freilegung ist neben der Diagnosesicherung die Entfernung bzw. Resektion des infarzierten Areals. Darüber hinaus sollte die Grundkrankheit behandelt werden (▶ Kap. 14.10).

17.4.5 Epididymitis

❯❯ Die Epididymitis ist eine Entzündung des Nebenhodens.

Man unterscheidet die akute Epididymitis von der chronischen. Im Rahmen des Kapitels »Urologische Notfälle« soll lediglich die akute Epididymitis abgehandelt werden. Sie stellt die häufigste Erkrankung des Nebenhodens dar. Selten wird eine Epididymitis vor der Pubertät festgestellt. Sollte jedoch vor der Pubertät eine Epididymitis auftreten, muss an eine Fehlbildung des Urogenitaltraktes gedacht werden.

Pathogenese Die Epididymitis entsteht kanalikulär. Es wird auch diskutiert, ob sie hämatogen entstehen kann. Kanalikulär wird die Epididymitis hervorgerufen durch akute oder chronische Prostatitis, Urethritis nach transurethralen Eingriffen oder Manipulationen, bei Dauerkatheterträgern sowie bei einem Urinreflux in ein Vas deferens. Fehlt ein Keimnachweis, wird die Epididymitis als idiopathisch bezeichnet. Viren, Chlamydien und Mykoplasmen werden als Ursache diskutiert. Bei Patienten bis zum 35. Lebensjahr stellen die Chlamydien die häufigsten Erreger dar. Oberhalb des 35. Lebensjahres sind vorwiegend gramnegative Keime für die Epididymitis verantwortlich wie z. B. E. coli, Proteus, Klebsiella, Pseudomonas aeruginosa sowie Staphylokokken.

Symptome Klinisch kommt es bei der akuten Epididymitis zu einem plötzlichen Beginn mit **Schmerzen** im Bereich des betroffenen Skrotalfaches, die entlang des Funiculus nach inguinal ausstrahlen. Diese Symptome sind gepaart mit hohem Fieber bis zu 40°C, verbunden mit einem ausgesprochenen Krankheitsgefühl. Anfänglich ist der Nebenhoden stark geschwollen. Zunächst sind Nebenhoden und Hoden voneinander abgrenzbar, dies gelingt später nicht mehr. Palpatorisch tastet man einen sehr **stark druckdolenten Nebenhoden**, später sieht man über dem befallenen Bezirk eine deutliche Rötung sowie eine Schwellung der darüber liegenden Skrotalhaut. Häufig finden sich Zeichen einer zystitischen Symptomatik mit **Pollakisurie** und **Dysurie**.

Diagnostik Bei der Diagnostik der akuten Epididymitis wird in der **Anamnese** deshalb nicht selten die Symptomatik eines Harnwegsinfektes beschrieben. Die Epididymitis wird selten vor dem 14. Lebensjahr gefunden.

> **Tipp**
>
> Beim Hochheben des Hodens gegen den Inguinalkanal berichtet der Patient über eine Reduzierung der allgemeinen Schmerzen.

Im **Urinsediment** sind fast immer Leukozyten vorhanden, eine Bakteriurie ist jedoch selten. Die **Urinkultur** und Resistenzbestimmung ist zur Festlegung der definitiven antibiotischen Therapie erforderlich. Nach Diagnosestellung beginnt jedoch eine sofortige antibiotische Therapie mit einem Antibiotikum, das am wahrscheinlichsten einen Effekt zeigt. Zum Ausschluss einer Tuberkulose sollte der Morgenurin auf TBC untersucht werden. Laborchemisch findet man im akuten Stadium eine Leukozytose sowie eine hohe BSG.

Die **Hodensonographie** ist der wichtigste Baustein in der Diagnostik und dient auch der Verlaufskontrolle, um z. B. eine Einschmelzung frühzeitig zu diagnostizieren.

Das i.v. Urogramm zum Beweis bzw. Ausschluss einer Urogenitaltuberkulose sowie ·einer Anomalie oder einer supravesikalen Infektion ist selten indiziert. Eine Urethrographie sollte dann durchgeführt werden, wenn ein schwacher Harnstrahl angegeben wird und eine Urethrastriktur verantwortlich sein könnte.

Differenzialdiagnose Differenzialdiagnostisch müssen u. a. eine Nebenhodentuberkulose und eine Orchitis acuta ausgeschlossen werden. Schwierig kann die Abgrenzung zur Hodentorsion und stielgedrehten Hydatide sein. Hier werden in einem hohen Prozentsatz Fehldiagnosen gestellt.

> ❯ Es gilt der Grundsatz, den Hoden im Zweifelsfall freizulegen und bei einer unsicheren Diagnose nicht abzuwarten.

Therapie Therapiert wird die akute Epididymitis antibiotisch je nach Resistenzlage. Da das Ergebnis der Kultur und Resistenzbestimmung erst nach einigen Tagen vorliegt, sollten zunächst Antibiotika, die gegen gramnegative Keime wirksam sind, Verwendung finden. Im Frühstadium, d. h. innerhalb der ersten 24–48 Stunden, können durch eine Infiltration des Funiculus mit einem Lokalanästhetikum Schmerzen und Schwellungen kupiert werden. Neben einer antiphlogistischen Therapie sollten lokal kalte Umschläge verwendet werden, darüber hinaus sollte der Hoden hochgelagert werden. Bis zum Abklingen der akuten Symptomatik ist strenge Bettruhe indiziert, später kann der Patient mit einem Suspensorium versorgt werden.

> ❯ Nach der Beherrschung der akuten Symptomatik muss die Ursache der Epididymitis evaluiert werden, um eventuell eine gezielte Therapie einleiten zu können.

Kommt es zu einer Abszedierung oder zu einem fehlenden Ansprechen auf die antibiotische Therapie oder ist die Diagnose im weiteren Verlauf nicht eindeutig, ist eine operative Freilegung anzustreben, wobei eventuell eine Abszessspaltung, eine breite Wunddrainage oder gar eine Semikastration erforderlich ist.

Bei chronisch rezidivierenden Epididymitiden muss gelegentlich eine Vasektomie oder eine Epididymektomie vorgenommen werden.

17.4.6 Orchitis

Ätiologie Die Orchitis ist eine entzündliche Erkrankung des Hodens, die durch Übergreifen einer Infektion des Nebenhodens auf den Hoden (Epididymo-Orchitis) auftritt. In seltenen Fällen tritt eine primär eitrige Orchitis nach hämatogener bakterieller Streuung oder eine Virus-Orchitis als Komplikation bei Parotitis epidemica, infektiöser Mononukleose, Infektionen durch Coxsackieviren oder Varizellen auf.

Symptome Da es sich bei der Orchitis in der Regel um das Fortschreiten einer Grunderkrankung durch hämatogene Streuung oder das Übergreifen einer Epididymitis handelt, treten die Beschwerden im Hoden typischerweise erst einige Tage nach Beginn der Grundkrankheit auf. Bezeichnend dabei ist, dass es plötzlich zu heftigen Hodenschmerzen mit Schwellung und Rötung kommt. Bei der Inspektion findet man eine Rötung der Skrotalhaut mit deutlicher Vergrößerung des Hodens, verbunden mit einer ausgeprägten Berührungsempfindlichkeit. Die Skrotalhaut ist überwärmt, es besteht Fieber und ein ausgeprägtes allgemeines Krankheitsgefühl. In 10–15 % findet man einen beidseitigen Befall. Im weiteren Verlauf sind Nebenhoden und Hoden nicht voneinander abgrenzbar.

Diagnostik Die Diagnostik erfolgt durch Anamnese, Inspektion und vorsichtige Palpation. In der Regel gibt es keinen Hinweis für einen Harnwegsinfekt. Bei Verdacht auf eine Virus-Orchitis sind der Nachweis erhöhter spezifischer Antikörper, allen voran gegen Mumps und Coxsackieviren im Serum hilfreich.

Therapie Die **konservative** Therapie der Orchitis besteht in Bettruhe, Hodenhochlagerung, kalten Umschlägen und Antipyretika. Bei bakteriellen Erkrankungen sind Antibiotika, bei einer gesicherten Virus-Orchitis Antiphlogistika, Kortikoide, eventuell Gamma-Globulin oder Alpha-Interferon indiziert. Bei gesichertem Abszess erfolgt eine **operative Freilegung** mit Inzision und Drainage. Bei älteren Patienten und Diabetikern kann in diesem fortgeschrittenen Stadium durch eine Semikastratio der Krankheitsverlauf abgekürzt werden.

Differenzialdiagnose Differenzialdiagnostisch muss die Orchitis gegen eine Hodentorsion abgegrenzt werden, wobei letztere plötzlich nach abrupten Bewegungen beginnt, verbunden mit Brechreiz und anfänglich fehlenden Temperaturen.

17.4.7 Hodenabszess

Hodenabszesse können nach bakteriellen Entzündungen, die vom Nebenhoden ausgehen, durch bakterielle hämatogene Streuung oder iatrogen kanalikulär, z. B.

bei Harnröhrenverletzungen, entstehen. Man tastet ein Konglomerat aus Hoden und Nebenhoden, die Skrotalhaut ist gerötet und im Bereich des Abszesses papierdünn mit glänzender Oberfläche. Man tastet eine Fluktuation über der Einschmelzung. Die Sonographie kann den Abszess nachweisen.

Therapie Im Anfangstadium kann eine Inzision und Drainage erfolgen, später ist häufig nur noch die Orchiektomie möglich. Bei unbehandelten Abszessen brechen diese nach außen durch.

17.4.8 Tumoren

Hodentumor

Der Hodentumor (▶ Kap. 9) soll im Rahmen dieses Kapitels nur insoweit abgehandelt werden, als es für die Differenzialdiagnostik anderer Erkrankungen wichtig ist.

> ❶ Bei jedem Verdacht auf das Vorliegen eines malignen Hodentumors ist die sofortige Krankenhauseinweisung und operative Hodenfreilegung indiziert.

Vorausgehen sollten Palpation, Hodensonographie und evtl. Bestimmung der Hodentumormarker AFP, β-HCG, PLAP.

Paratestikuläre Tumoren

Allen paratestikulären Tumoren ist gemeinsam, dass man in der Regel symptomlose Knoten im Bereich des paratestikulären Gewebes tastet und häufig eine Begleithydrozele besteht. Deshalb ist die differenzialdiagnostische Abklärung gegenüber anderen intraskrotalen Erkrankungen wie Hodentumoren, Spermatozelen, Leistenhernien schwierig. Häufig ist zur histologischen Diagnosesicherung eine operative Freilegung erforderlich.

Die häufigste paratestikuläre Neubildung stellen mit ca. 30 % die **Adenomatoidtumoren** dar. Diese Tumoren treten vorwiegend im 3. und 4. Dezenium auf, bei der körperlichen Inspektion tastet man kleine solide asymptomatische Tumoren. Es handelt sich um benigne Tumoren, Rezidive oder Metastasen treten nicht auf. Die Therapie besteht in der chirurgischen Entfernung.

Die zweithäufigste Gruppe der paratestikulären Tumoren sind die **fibrösen Pseudotumoren** (Synonym: **pseudofibromatöse Periorchitis**). Sie können in jedem Lebensalter auftreten, bevorzugen jedoch das 3.–6. Lebensjahrzehnt. Fibröse Pseudotumoren entstehen in den Hodenhüllen, seltener in Nebenhoden

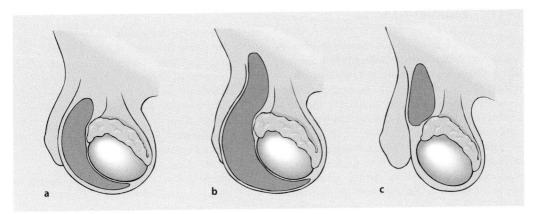

Abb. 17.6a–c Hydrozele **a** der Tunica vaginalis testis, **b** der Tunica vaginalis communis, **c** der Tunica funicularis

und Samenstrang. Sie haben solitäre, aber auch multiple Knoten. Diese reaktiven, fibrös proliferativen Veränderungen der testikulären Adnexe sind keine Neoplasie im eigentlichen Sinne.

Bei Kindern und Jugendlichen stellen die **Rhabdomyosarkome** den häufigsten Samenstrangtumor dar. Da der Tumor rasch an Größe zunimmt und ein infiltratives Wachstum aufweist, ist der genaue Ursprungsort häufig schlecht zu evaluieren. Neben dem infiltrativen Wachstum kommt es rasch zu einer lymphatischen und hämatogenen Absiedlung.

17.4.9 Hydrozele

> Die Hydrozele ist eine Ansammlung von Flüssigkeit innerhalb der Tunica vaginalis testis oder im Processus vaginalis peritonei (■ Abb. 17.6). Kommt es durch ein Trauma oder eine Koagulopathie zu einer Einblutung in eine vorbestehende Hydrozele, so spricht man von einer Hämatozele.

Die Hydrozele entsteht kongenital (▶ Kap. 14.10) oder idiopathisch. Im Rahmen dieses Kapitels sollten nur die sekundären Hydrozelen abgehandelt werden, die nach Traumata oder abgelaufenen Epididymitiden entstehen und nicht selten zu sogenannten »akuten Hydrozelen« führen können.

Symptome Die typische Symptomatik einer Hydrozele ist eine langsam entstehende prall-elastische, gleichmäßige, indolente Hodenvergrößerung. Dabei ist das Skrotum reizlos. Es fehlt ein Berührungsschmerz. **Kommunizierende Hydrozelen** (Kommunikation zwischen den gebildeten Hohlräumen in der

Tunica vaginalis testis und im Processus vaginalis peritonei) füllen sich im Stehen und entleeren sich im Liegen. Bei der **Hydrocele funiculi** tastet man einen rundlichen zystischen Tumor entlang des Samenstranges. Schmerzen treten selten und nur dann auf, wenn es zu einer raschen Größenzunahme infolge der Überdehnung der Tunica vaginalis kommt. Dadurch kann eine Kompression der Blutversorgung des Hodens mit nachfolgender Atrophie entstehen.

Diagnostik Diagnostiziert wird die Hydrozele durch die **Palpation,** die positive **Diaphanoskopie** sowie die **Sonographie.** Differenzialdiagnostisch muss die Hydrozele gegenüber der Inguinal- sowie der Inguinoskrotalhernie abgegrenzt werden. Nicht selten können Hodentumoren, Entzündungen, Traumata und Torsion durch eine sekundäre Hydrozele maskiert werden, sodass diese Erkrankungen in die differenzialdiagnostische Betrachtungsweise einbezogen werden müssen (■ Tabelle 17.4). Bei unklaren symptomatischen Hydrozelen, bei der auch die Sonographie keine definitive Diagnose erbringt, sollte deshalb eine inguinale **Hodenfreilegung** erfolgen.

17.4.10 Inkarzerierte Hernie

Symptome Die inkarzerierte Hernie kann zu Schmerzen bzw. einer klinischen Symptomatik führen, die eine akute Hodenschwellung vortäuscht. Die inkarzerierte Hernie führt zu plötzlich einsetzenden Schmerzen, Übelkeit, Erbrechen und einer peritonitischen Reizung, so wie bei einer Hodentorsion, einer Hydatidentorsion sowie einer akuten Hydrozele. Eine genauere differenzialdiagnostische Abklärung ist deshalb erforderlich.

17.4.11   Fournier-Gangrän

Die Fournier-Gangrän ist eine seltene schwere, lebensbedrohliche Erkrankung des äußeren Genitales und/oder des Perineums (▶ Kap. 7.2.3). Es handelt sich um eine besondere Form der nekrotisierenden Fasziitis, die sich vom äußeren Genitale und/oder Perineum per continuitatem epifaszial unter Ausbildung einer Gangrän ausbreitet.

Kennzeichnend für die Fournier-Gangrän ist der rasch progrediente Krankheitsverlauf, der kaum verwechselbare makroskopische Aspekt (rasch progrediente schmerzhafte Skrotalschwellung mit livider Skrotalverfärbung, Penisödem, Crepitatio der betroffenen Hautareale, begleitet von fieberhaften Temperaturen und septischen Blutbildveränderungen.

Diagnostik Wegweisend sind Anamnese und klinische Untersuchung. Die skrotale und transrektale Sonographie dient zum Ausschluss eines Abszesses, die Rektoskopie zum Ausschluss einer anorektalen Ursache. Zum Ausschluss tiefer Abszedierungen oder Gaseinschlüsse sollte ggf. ein CT des Abdomens durchgeführt werden.

Therapie Die radikale Exzision der befallenen Gewebsbezirke steht im Vordergrund. Suprapubische Urinableitung und ggf. Stuhlableitung sind erforderlich, intensivmedizinische Therapie, antibiotische Therapie (z. B. Breitspektrum-Cephalosporin der 3. Generation sowie gegen Anaerobier wirksames Antibiotikum. Die hyperbare Sauerstofftherapie senkt die Sterblichkeitsrate. Nach Stabilisierung und sauberen Wundverhältnissen sollte die plastische Defektdeckung (Spalthaut, Verschiebeplastik, Lappenplastik) erfolgen.

> **Hodenschwellung**
> — **Ätiologie:** Bedingt durch entzündliche, mechanische, traumatische oder tumorale Prozesse, in seltenen Fällen Gefäßveränderungen. Neben akuten, primären oder begleitenden Hodenschwellungen, auch sogenannte vorgetäuschte Hodenschwellungen, wie z. B. bei inkarzerierter Hernie, akuter Hydrozele. Krankheitsbilder, wie z. B. prävesikaler Harnleiterstein projizieren Schmerzen in die Hodenregion.
> — **Differenzialdiagnostik:** Schwierig wegen häufiger Mitbeteiligung benachbarter Strukturen. Gelegentlich Projektion des plötz-
> ▼

> lich einsetzenden Schmerzes bei Hodenerkrankung in Unterbauch, über Peritonealreizung Auftreten von Begleitsymptomen wie Übelkeit, Erbrechen, Tachykardie, Schweißausbrüche oder sogar Schock, sodass Fehldiagnosen wie z. B. akute Appendizitis gestellt werden können.
> — **Diagnostik:** Wichtig sind beidhändige Palpation, Ultraschalluntersuchung und Dopplersonographie.
> — **Therapie:** Oft schnelle Einleitung der Therapie wichtig, wie z. B. bei Hodentorsion, wegen Gefahr der irreversiblen Schädigung und dem Organverlust.

17.5   Priapismus

> ❯ Beim Priapismus handelt es sich um eine krankhafte, in der Regel schmerzhafte Dauererektion bei fehlender Libido, Ejakulation und fehlendem Orgasmus. Dabei sind die Glans penis und das Corpus spongiosum urethrae definitionsgemäß nicht betroffen.

Ätiologie Der Priapismus tritt in 60 % der Fälle idiopathisch auf, bei den übrigen 40 % kommen ursächlich Erkrankungen wie Sichelzellanämie, Trauma, Peniskarzinom, Querschnittslähmung (höher als S 2), neurologische Grunderkrankungen (multiple Sklerose, Tabes dorsalis), Gerinnungsstörungen im Besonderen während der Dialyse, iatrogene Verletzungen der Schwellkörper während der Urethrotomie und medikamentöse Nebenwirkungen in Frage. Mit zunehmender Häufigkeit wird eine prolongierte Erektion durch die Schwellkörperautoinjektionstherapie (SKAT) zur Behandlung der erektilen Dysfunktion induziert.

Pathophysiologie Pathophysiologisch unterscheidet man beim Priapismus einen Low-Flow-Typ, der sich bei 90 % der Patienten findet und einen High-Flow-Typ, der bei 10 % für den Priapismus verantwortlich ist. Beim **Low-Flow-Typ** findet sich eine venöse Stase mit einem kompletten oder fast kompletten Abstromstop aus den Schwellkörpern. In der Blutgasanalyse zeigen sich venöse oder subvenöse Werte. Beim **High-Flow-Typ** findet man eine hohe arterielle Perfusion und eine kavernöse Relaxation ohne vollständige venöse Restriktion; die Blutgasanalyse zeigt arterielle Werte. Während beim Low-Flow-Typ der Penis von derber Konsis-

17

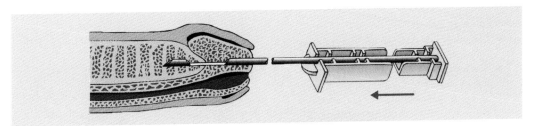

Abb. 17.7 Anlage eines Ebbehoy-Winter-Shunts mit einer Troikart-Biopsie-Nadel

tenz ist und meist schmerzhaft, ist er beim High-Flow-Typ prall-elastisch und nur selten schmerzhaft. Es wird zur Zeit diskutiert, dass der Priapismus mit fortschreitender Dauer vom High-Flow-Typ in den Low-Flow-Typ übergeht. Für den idiopathischen Priapismus werden zur Zeit autonome Regulationsstörungen im Sinne einer Fehlfunktion des Sympathikus vermutet.

Symptome Klinisch imponiert der Priapismus durch eine in der Regel plötzlich auftretende, schmerzhafte Dauererektion ohne Libido und ohne Ejakulation. Im Gegensatz zur normalen Erektion sind Glans penis und Corpus spongiosum urethrae nicht betroffen. Im weiteren Gefolge verfärben sich die Glans penis und gelegentlich auch das Präputium livide bis dunkelviolett, später tritt eine livide Verfärbung des ganzen Penis auf sowie ein Penisödem.

Diagnose Neben der **Anamnese,** die besonders die Ursachen, die zum Priapismus führen können, berücksichtigt, wird die Diagnostik durch Inspektion und **Palpation** des Penis gestellt. Dabei zeigen sich derbe, steife Corpora cavernosa; Corpus spongiosum, Urethra und Glans penis sind weich und auspressbar. Eine Spontanmiktion ist deshalb möglich. Auf der Suche nach der Ursache des Priapismus sollten ein **Laborstatus** (Infektionskrankheiten, Stoffwechselerkrankungen), ein **neurologischer Status** sowie **radiologische Untersuchungen** bei Verdacht auf entzündliche oder tumoröse Urogenitalerkrankungen sowie bei Verdacht auf Beckenvenenthrombose erfolgen.

Differenzialdiagnose Differenzialdiagnostisch muss der Priapismus vom Penisödem, Penishämatom bzw. von der Kavernitis abgegrenzt werden.

Therapie Wichtig in der Behandlung des Priapismus ist, dass die Diagnose umgehend gestellt wird, sodass eine fachgerechte Therapie innerhalb von **12 Stunden** erfolgt, da sonst die Gefahr einer erektilen Dysfunktion besteht.
Bei der Therapie stehen zwei Ziele im Vordergrund: Eine unverzügliche Linderung der häufig unerträglichen Schmerzen und langfristig die Erhaltung der gefährdeten erektilen Funktion.

Punktion Das Herbeiführen einer Detumeszenz kann zunächst durch peniswurzelnahe **Punktion der Corpora cavernosa** von lateral mit großlumigen Butterfly-Kanülen versucht werden. Über diese erfolgt eine Aspiration und eventuell eine Spülung mit physiologischer Kochsalzlösung. Führt diese Behandlung nicht zum Erfolg, sollte die fraktionierte Applikation eines Sympathomimetikums sowie eine zusätzliche Heparinspülung der Corpora cavernosa erfolgen. Ein derartiges Vorgehen bedarf einer intensiv-medizinischen Überwachung, da sie zur Herz-Kreislaufdekompensation führen kann. Sollte auch diese Maßnahme ohne Erfolg bleiben, ist beim High-Flow-Priapismus eine Embolisation nach supraselektiver Angiographie anzustreben. Beim Low-Flow-Priapismus muss eine schnelle operative Behandlung eingeleitet werden.

Operation Ziel der operativen Behandlung ist es, einen venösen Abfluss aus dem Corpus cavernosum herbeizuführen. 3 Shunt-Operationen werden mit Erfolg eingesetzt:

- Der sog. **Ebbehoy-Winter-Shunt:** Dabei wird ein Shunt zwischen Glans penis und Corpora cavernosa durch die Punktion der Glans penis mit einer Troikart-Biopsie-Nadel hergestellt. Da dieses Verfahren in Lokalanästhesie durchgeführt werden kann, ist ihm zunächst der Vorzug zu geben (**Abb. 17.7**).
- Der kavernoso-spongiöse **Shunt nach Quackels:** Dabei wird der Abfluss des Blutes über einen Shunt zwischen Corpora cavernosa und Harnröhrenschwellkörper hergestellt, wobei 2 Zugangswege, ein perinealer und ein basisnaher am Penisschaft ventral benutzt werden.
- Ein sapheno-kavernöser **Shunt nach Grayhack:** Bei diesem Shunt wird eine Anastomose zwischen der freipräparierten Vena saphena magna und dem Corpus cavernosum hergestellt.

Priapismus

- **Definition:** Krankhafte, in der Regel schmerzhafte Dauererektion
- **Ätiologie:** In 60 % idiopathisch, deutliche Zunahme in den letzten Jahren vor allem durch Schwellkörperinjektions- und Autoinjektionstherapie zur Behandlung der erektilen Dysfunktion
- **Diagnostik:** Inspektion, Palpation des Penis, Anamnese
- **Therapie:** Unverzügliche Schmerzbehandlung, Versuch, den venösen Abfluss wiederherzustellen, ohne eine erektile Dysfunktion zu bewirken

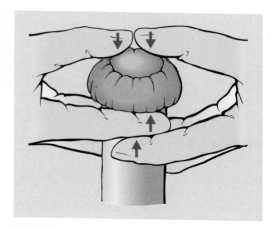

Abb. 17.8 Manuelle Reposition einer Paraphimose

17.6   Paraphimose

Der klinische Fall

Ein 19-jähriger Patient stellt sich nachts gegen 4.00 Uhr in der Notaufnahme vor. Nachdem er am Abend mit Freunden gefeiert und Alkohol genossen sowie Geschlechtsverkehr gehabt habe, sei er bedingt durch Schmerzen im Bereich des Penis aus dem Schlaf gerissen worden. Der Penis sei im Bereich der nicht mehr zu bewegenden Vorhaut massiv geschwollen. Anamnestisch gibt er an, das die Vorhaut nach sexuellen Kontakten wiederholt eingerissen sei und sich zunehmend verengt habe.

❯ Eine Paraphimose ist eine Einklemmung des Präputiums des Penis hinter der Glans im Sulcus coronarius, wodurch es zunächst zu einer Schwellung des inneren Präputialblattes kommt.

Früher bezeichnete man die Paraphimose auch als »Spanischen Kragen«. Sie entsteht bei einer reponierten Vorhaut, die zu einer zirkulären Einengung führt.

Pathogenese Durch die Kompression, zunächst von Venen und Lymphgefäßen, kommt es durch die Inkarzeration distal vom Einschnürring zu einer schmerzhaften, ödematösen Schwellung.

❗ Bei weiterer Zunahme des Ödems besteht die Gefahr, dass es auch zu einem arteriellen Verschluss und damit zur Gangrän der Glans kommt.

Prädisponierende Faktoren sind relative oder echte Phimosen.

Diagnose Für die Paraphimose typisch ist ein hochgradiges Präputialödem mit Anschwellung der Glans und einem zirkulären Schnürring hinter dem Sulcus coronarius. Anamnestisch wird eine latente Vorhautenge oder eine Phimose angegeben. Vom Patienten wird häufig angegeben, dass es bei zurückgestreifter Vorhaut im Rahmen einer Erektion zur Ausbildung dieses Krankheitsbildes kam.

Therapie Therapeutisch ist eine schnelle Reposition anzustreben, da ansonsten die Gefahr der Ausbildung einer Gangrän besteht. Zunächst sollte ein konservativer Versuch unternommen werden, die Paraphimose durch **manuelle Reposition** zu beseitigen. Da dieser Eingriff sehr schmerzhaft ist, sollte er zumindest in Lokalanästhesie ohne Zusatz von Adrenalin an der Peniswurzel erfolgen. Bei der manuellen Reposition wird der Penis mit Zeige- und Mittelfinger beider Hände angefasst, die Handflächen zeigen dabei nach oben, beide Daumen drücken dann die Glans unter gleichzeitiger Vorziehung der Vorhaut stempelartig nach unten (Abb. 17.8). Erleichtert wird diese Maßnahme durch Einfettung der Glans penis und des Präputiums sowie die Stichelung des Ödems am Strangulationsring mit einer feinen Kanüle unter sehr vorsichtiger Auspressung der Flüssigkeit. Die digitale Kompression sollte über einen Zeitraum von 5 Minuten durchgeführt werden.

❯ Gelingt trotz mehrfacher kurzfristiger Versuche eine manuelle Reposition nicht, so muss die Paraphimose operativ beseitigt werden.

Dabei inzidiert man den dorsalen äußeren Schnürring longitudinal und vernäht den entstandenen Defekt quer (Abb. 17.9). Als definitive Therapie sollte nach

17

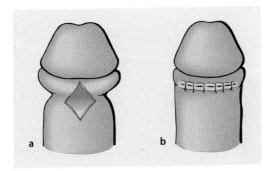

Abb. 17.9a,b Operative Therapie der Paraphimose. **a** Dorsale Inzision des Präputiums. **b** Quere Vernähung

Abklingen der akuten Phase bzw. der Wundheilung eine Zirkumzision erfolgen, um somit ein Rezidiv zu vermeiden.

> **Paraphimose**
> — **Definition:** Strangulierende Abschnürung der Glans penis durch die in den Sulcus coronarius zurückgestreifte, zu enge und dadurch irreponible und ödematös anschwellende Vorhaut. In Folge Zirkulationsstörung mit nachfolgendem Ödem, Zyanose und eventueller Nekrose der Glans
> — **Therapie:** Schnelle, manuelle Reposition, falls nicht möglich, Inzision des Schnürringes

17.7 Hämaturie

> Unter Hämaturie versteht man die über das physiologische Maß hinausgehende Ausscheidung roter Blutkörperchen im Harn.

Man unterscheidet die **Makrohämaturie,** d. h. die Blutung, die bereits mit dem bloßen Auge erkennbar ist, von der **Mikrohämaturie,** bei der die Erythrozyten nur mikroskopisch oder durch chemische Untersuchungen nachweisbar sind (▶ Kap. 3.3.1).

Im Rahmen dieses Kapitels soll nur die Makrohämaturie abgehandelt werden. Neben echten Hämaturien, die durch die vermehrte Ausscheidung von Erythrozyten verursacht werden, unterscheidet man falsche Hämaturien, die durch Rotfärbung des Harns durch Medikamente, Nahrungsmittel oder bei Hämoglobin-, Myoglobinurie und bei Porphyrie gefunden werden.

Diagnostische Abklärung der Makrohämaturie

Anamnese Die diagnostische Abklärung einer Makrohämaturie beginnt mit der Anamnese. Die Anamnese berücksichtigt Vorerkrankungen, erbliche Belastungen, Tropenaufenthalte, Medikamenteneinnahme sowie vorangegangene Operationen im Bereich des Urogenitaltraktes. Abhängig vom Alter sollten zunächst Krankheiten erfragt werden, die häufig in den einzelnen Altersgruppen mit einer Makrohämaturie einhergehen.

In einem zweiten Schritt sollte der Patient gezielt über die Makrohämaturie befragt werden, da dadurch die Lokalisation, die Ursache und das Ausmaß der Makrohämaturie evaluiert werden können.

> **Tipp**
>
> Tritt eine Hämaturie bei der Miktion initial auf, so ist die Blutungsquelle in der Harnröhre bzw. am Blasenhals zu vermuten. Tritt sie terminal auf, muss eine Blutung aus der Blase vermutet werden.

Geht eine Makrohämaturie mit der Ausscheidung von Koageln einher, können aufgrund der Form der Koagel Rückschlüsse auf den Entstehungsort gezogen werden. Wurm- und spaghettiförmige Koagel stammen in der Regel von der Niere oder dem Ureter, während klumpen- und kuchenförmige Koagel zumeist in der Blase entstanden sind.

Geht die Blutung mit Schmerzen oder Dysurien einher, werden weitere differenzialdiagnostische Weichen gestellt.

Während schmerzlose Makrohämaturien immer malignomverdächtig sind, sich dahinter aber auch internistische Erkrankungen wie Nephritiden, toxisch-allergische Nierenschädigungen und Blutgerinnungsstörungen verbergen können, werden bei schmerzhaften Makrohämaturien häufig Steinerkrankungen gefunden (◻ Abb. 17.10).

Makrohämaturien mit Koliken deuten auf ein Geschehen in den oberen Harnwegen hin, Makrohämaturien mit Blasentenesmen oder zystitischen Symptomen sind meist Begleiterscheinungen von Blasentumoren oder ausgeprägten Zystitiden.

Untersuchung Bei der körperlichen Untersuchung sollte neben den wichtigsten Basisparametern wie Blutdruck, Puls, Temperatur, Hautkolorit, Lymphknotenschwellung und Ödemen ein exakter urologischer Status erhoben werden. Dieser soll äußere Verletzungen im Bereich des Urogenitaltraktes, Schmerzareale, den Stand des Blasenfundus sowie die Größe und Konsistenz der Prostata berücksichtigen.

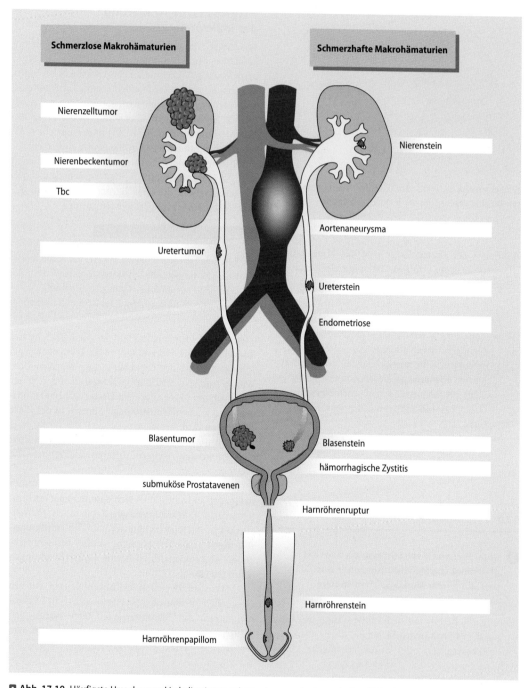

Abb. 17.10 Häufigste Ursachen und Lokalisationen schmerzloser und schmerzhafter Makrohämaturien

17

Labordiagnostik Die Laboruntersuchungen beinhalten neben einer makroskopischen Harnbetrachtung das **Urinsediment** und eine **Urinkultur** sowie **Blutbild** und **Gerinnungsstatus**. Allein diese Untersuchungen können schon wegweisend für die Differenzialdiagnostik sein. Eine Makrohämaturie, bei der im Urinsediment keine Erythrozyten zu finden sind und/oder der Überstand nach dem Zentrifugieren rot gefärbt bleibt, lässt an Erkrankungen wie Hämoglobinurie, Myoglobinurie, Porphyrie oder an die Einnahme bestimmter Medikamente, z. B. Phenazopyridin oder Nahrungsmittel (z. B. rote Beete) denken.

Bildgebende Diagnostik Orientierend wird bei den bildgebenden Verfahren zunächst die **Sonographie** von Nieren und Blase eingesetzt. Ist der Befund unauffällig, schließt sich bei normalen Kreatininwerten ein **Ausscheidungsurogramm** an. Die spezielle urologische Diagnostik besteht in der **Urethrozystoskopie**. Mit ihrer Hilfe lässt sich die Blutungsquelle in der Harnröhre oder der Blase bzw. bei einer Blutung aus den Nieren bzw. Harnleitern die betroffene Seite feststellen. Mit diesen Untersuchungsgängen ist die Notfalldiagnostik bei der schmerzlosen Hämaturie zunächst abgeschlossen. Nach Beherrschung der akuten Notfallsituation erfolgt dann eine weitere Diagnostik mit speziellen bildgebenden Untersuchungsverfahren sowie anderen speziellen Untersuchungsmodalitäten.

Differenzialdiagnose Nach Erhebung dieser Basisparameter hat es sich als sinnvoll erwiesen, in der weiteren diagnostischen Abklärung der Makrohämaturie diese in schmerzlose und schmerzhafte Hämaturien zu unterteilen. **Schmerzlose Makrohämaturien** sind immer verdächtig auf das Vorliegen eines Malignoms der Niere, des Nierenbeckens, des Ureters, der Blase oder der Prostata. Weitere Ursachen können bei älteren Patienten Blutungen aus der Prostata beim Vorliegen einer benignen Prostatahyperplasie sein.

Bei den **schmerzhaften Makrohämaturien** liefert die Schmerzqualität und Lokalisation wichtige Hinweise auf die zugrunde liegende Erkrankung. Beim kolikartigen Schmerz ist primär an eine Nephrolithiasis zu denken, aber auch an den Abgang von Papillennekrosen. Auch Blutkoagel nach Traumen oder bei Tumoren können die Ursache bilden. Der dumpfe ziehende, tiefe Lendenschmerz ist verdächtig auf das Vorliegen von Nierentraumata, Nierenbeckenausgusssteinen, Nierentumoren, Niereninfarkten oder Venenverschlüssen. Schmerzhafte Hämaturien, die mit Blasentenesmen einhergehen, lassen an Zystitis, Strahlenblase und Fremdkörper in der Blase denken.

Diagnostik und Therapie der Blasentamponade

> Bei einer Blasentamponade handelt es sich um die massive Auffüllung der Harnblase mit Blutkoageln bei einer Blasenblutung. Dabei ist die Makrohämaturie so massiv, dass die vorhandene Urinmenge weder zur Blutverdünnung noch zur Fibrinolyse über die Urokinase ausreicht und sich so Koagel bilden.

Ätiologie Häufigste Ursache derartiger Blasentamponaden stellen Blutungen nach transurethralen Resektionen von Prostata und Blasentumoren sowie Spontanblutungen von Blasentumoren und die Strahlenzystitis dar. Eine zunehmende Blasentamponade führt zur Blasenatonie mit einer anhaltenden Sickerblutung.

Symptomatik Das klinische Bild gleicht dem des akuten Harnverhalts. Die Blasenregion ist äußerst druckdolent, man tastet einen palpablen Tumor im Unterbauch. Durch die massive Blutung ist der Allgemeinzustand des Patienten deutlich reduziert. Die Diagnose ergibt sich aus der klinischen Symptomatologie und dem Untersuchungsbefund sowie der Anamnese. Anamnestisch werden Dysurien, Pollakisurien und Algurien sowie Operationen an der Prostata und der Blase oder Bestrahlungen in der Blasenregion angegeben.

Therapie Therapeutisch steht die Stabilisierung der Kreislaufverhältnisse sowie die sofortige Freispülung der Blase im Vordergrund. Durch die häufig extremen Beschwerden der Blasentamponade gelingt eine Freispülung der Blase häufig nur unter Regional- oder Allgemeinanästhesie. Die Freispülung der Blase erfolgt entweder über einen großlumigen Spülkatheter oder den Schaft eines Resektoskopes. Voraussetzung für den Erfolg ist eine leere Blase, da sich nur so die Blasengefäße – ähnlich dem Uterus post partum – kontrahieren können.

Gelingt es, die Blase freizuspülen, so ist es erforderlich, durch eine vorübergehende Dauerspülung der Blase mit physiologischer Kochsalzlösung oder anderen Spülflüssigkeiten eine erneute Blasentamponade zu verhindern. Oft muss die Blutungsquelle endoskopisch koaguliert werden.

Gelingt dies nicht, wie z. B. bei der hämorrhagischen Strahlenzystitis, ist eine Instillationsbehandlung mit z. B. 5 %iger Formalinlösung in Narkose erforderlich. Vorher sollte mittels Miktionszystourethrogramm ein Reflux ausgeschlossen werden.

Bei postoperativen Blutungen aus dem Prostataresektionsgebiet ist nach frustranem Versuch der Tamponierung des Resektionsgebietes mit einem Ballonkatheter eine endoskopische Blutstillung erforderlich.

In der Regel sind durch die genannten Maßnahmen Blasentamponaden gut beherrschbar. Nur in sehr seltenen Fällen ist eine Sectio alta zur Stillung der Blutung erforderlich.

Hämaturie

Ursache muss immer bis zu einer Diagnose abgeklärt werden, Hämaturie ist ein Symptom, kein Krankheitsbild. Jede Hämaturie ist solange als tumorverdächtiges Symptom zu betrachten, bis ein Tumor ausgeschlossen werden kann.

- **Mikrohämaturie:** ▶ Kap. 3.3.1
- **Makrohämaturie:** Mit bloßem Auge sichtbar. Diagnostisch wegweisend gründliche Anamnese, Urinsediment, Urinkultur, Zytologie, Sonographie, Ausscheidungsurogramm, Zystoskopie. Stufenweise Diagnostik sinnvoll, wobei zunächst die nicht invasiven Verfahren wie Ultraschall, Zytologie, Urinkultur, i.v. Urogramm und Computertomogramm durchgeführt werden und eventuell später sich die invasiven Verfahren wie Zystoskopie und das retrograde Ureteropyelogramm anschließen.
- **Erythrozytenmorphologie:** Bei Passage durch Glomerula und Tubuli werden Erythrozyten stark verformt. Finden sich mehr als 30 % dysmorphe, ist eine glomeruläre Erkrankung wahrscheinlich Ursache der Hämaturie. Frische unverformte, sog. epitheliale Erythrozyten findet man bei Tumoren, Steinen, Verletzungen etc.

17.8   Uroseptischer Schock

❯❯ Die Urosepsis ist eine von den Organen des Urogenitalsystem ausgehende Septikämie bzw. ein septischer Schock, der hauptsächlich durch endotoxinbildende gramnegative Stäbchen verursacht wird.

Sie geht mit einer hohen Mortalitätsrate einher. Die 4 häufigsten Keime, die eine gramnegative Bakteriämie verursachen, sind E. coli, Proteus mirabilis, Klebsiella und Pseudomonas aeruginosa.

Ätiologie Ursache der Urosepsis sind entweder Harnwegserkrankungen, die häufig vergesellschaftet sind mit Obstruktionen im Urogenitaltrakt, also **obstruktiven Harnwegserkrankungen** (z. B. bei Urolithiasis und Nierenbeckenabgangsstenosen) oder **entzündliche Erkrankungen** der Organe des Urogenitalsystems (z. B. Nierenabszess, Karbunkel, paranephritische Abszesse, Pyelonephritis, Epididymitis, Prostatitis und Prostataabszess).

Pathogenese Die Keime können iatrogen im Rahmen von diagnostischen und therapeutischen Eingriffen in den Urogenitalbereich eingebracht worden sein. Prädestiniert für derartige Infektionen sind Patienten mit einer reduzierten Abwehrkraft, z. B. durch Immunsuppression, Diabetes mellitus, zytostatische Therapie usw. Wird die Septikämie durch gramnegative Keime induziert, so kann als schwerste Komplikation ein **Endotoxinschock** auftreten. Es kommt dadurch zu einer Störung der Mikrozirkulation und des Gerinnungssystems. Primär führt der Endotoxinschock zu einer peripheren Vasokonstriktion, die letztlich zu einer Hypoxie vor allem der Leber führt. Nahezu regelmäßig ist der Endotoxinschock vergesellschaftet mit einer **Verbrauchskoagulopathie.** Dies ist Folge einer Endotoxin bedingten Freisetzung thromboplastischer Substanzen mit Aktivierung des Gerinnungssystems, Bildung von Mikrothromben, Verbrauch von Gerinnungsfaktoren und Thrombozyten sowie einer reaktiven Fibrinolyse.

Symptomatik und Diagnostik Bei den Symptomen der Urosepsis unterscheidet man Früh- und Spätzeichen. Klinisch treten zunächst **Fieber** und **septische Temperaturen** auf, gepaart mit einer auffälligen Ruhelosigkeit des Patienten. Es kommt zu einem Blutdruckabfall und einer **Tachykardie.** Augenscheinlich ist die rasche Verschlechterung des Allgemeinzustandes des Patienten.

Bei den Laborparametern zeigt sich zunächst eine Leukozytose, die dann in eine Leukopenie übergeht. Ein weiteres charakteristisches Zeichen ist ein **Thrombozytenabfall,** der nicht selten Werte unter $50\,000/mm^3$ aufweist. Weiterhin kommt es zu einer Hypokoagulabilität, einer respiratorischen Alkalose und einer Hypophosphatämie.

Die **Röntgen-Thoraxaufnahme** zeigt zunächst eine spindelförmige Auftreibung der Gefäßschatten und eine milchglasähnliche Trübung, die später in eine streifig, netzige Zeichnung übergeht. Während sich zirkulatorisch zunächst Zeichen einer Zunahme des pulmonalen Widerstandes zeigen, kommt es später zu einer Zunahme des totalen systemischen (peripheren) Widerstandes mit einem niedrigen Herzindex.

Klinisch tritt im Verlauf eine Bewusstseinstrübung ein, die Laborparameter zeigen das Bild einer metabolischen Azidose, einen Laktatanstieg, die Blutkultur ist positiv.

Therapie Entscheidend für die Prognose ist die frühzeitige Diagnostik und die umgehende Therapie.

> ❯ Die wichtigste therapeutische Maßnahme besteht in der schnellstmöglichen Beseitigung des septischen Herdes.

Der septische Herd sollte entweder operativ beseitigt werden, oder bei Vorliegen einer infizierten Harnstauungsniere bzw. Pyonephrose eine sofortige Entlastung durch eine Nierenfistelung mit ausreichender Drainage durchgeführt werden.

Darüber hinaus muss eine intensiv-medizinische Behandlung eingeleitet werden, die eine Infusionstherapie mit Überwachung des zentralen Venendruckes, EKG und laufende Blutdrucküberwachung, Dauerkatheterisierung mit Flüssigkeitsbilanzierung, antibiotische Therapie und Ausgleich der Azidose beinhaltet. Sollte die Diureseanregung durch Flüssigkeitszufuhr erfolglos sein, ist eine Dialysebehandlung erforderlich.

Urosepsis

- **Definition:** Vom Urogenitalsystem ausgehende Septikämie. Unbehandelt entwickelt sich ein lebensbedrohlicher septischer Schock durch endotoxinbildende gramnegative Bakterien mit Störung der Mikro-, später Makrozirkulation, der Gerinnung mit Ausbildung einer Verbrauchskoagulopathie mit Thrombozytenabfall
- **Ätiologie:** Meist Obstruktion in den Harnwegen kombiniert mit bakterieller Entzündung des Urogenitalsystems
- **Risikofaktoren:** Urologische Eingriffe, besonders an den unteren Harnwegen, Urolithiasis mit Harnstauung, höheres Lebensalter, reduzierter Allgemeinzustand, Diabetes mellitus, Leberinsuffizienz, Immunsuppression oder -schwäche
- **Symptomatik:** In Frühphase Schüttelfrost, septische Temperaturen, Ruhelosigkeit des Patienten, Tachykardie. Später Bewusstseinseintrübung, Abfall des Blutdruckes, Anstieg der Pulsfrequenz
- **Therapie:** Sofortige Beseitigung des Sepsisherdes, umfangreiche intensivmedizinische Behandlung. Nur durch intensive Schockbekämpfung ist Letalität der Urosepsis von ursprünglich 56 % auf heute 15 % gesunken. Entscheidend für Prognose ist frühzeitige Diagnostik und Therapie

TNM und andere Prognosesysteme

K. Miller, S. Hinz

R. Hautmann, J. E. Gschwend (Hrsg.), *Urologie*,
DOI 10.1007/978-3-642-34319-3_18, © Springer-Verlag Berlin Heidelberg 2014

18.1   TNM-System

❯ Zur Beurteilung der Prognose einer spezifischen Tumorerkrankung sind Parameter (Untersuchungsergebnisse) wünschenswert, die eine möglichst genaue Vorhersage für den individuellen Patienten ermöglichen. Von dieser Idealforderung sind wir derzeit weit entfernt.

Das (grobe) Grundgerüst zur Beurteilung der Prognose einer Tumorerkrankung ist das TNM-System. Es teilt den Tumor in folgende **Kategorien** ein:

- Organbegrenzt, organüberschreitend, Nachbarorgane infiltrierend (**T-Kategorie**)
- Ohne/mit Lymphknotenmetastasen (**N-Kategorie**)
- Ohne/mit Fernmetastasen (**M-Kategorie**)

Die Festlegung der klinischen TNM-Kategorien (**Staging**) erfolgt prätherapeutisch mit klinischen und bildgebenden Untersuchungsverfahren (▸ unten). Nach der Festlegung bleibt sie dem Patienten dauerhaft zugeordnet.

❯ Die klinische Kategorisierung ist für die Therapiewahl von ausschlaggebender Bedeutung.

Die Festlegung der pathohistologischen TN-Kategorie erfolgt nach Entfernung des tumortragenden Organs bzw. der regionalen Lymphknoten. Sie wird durch das Präfix »p« gekennzeichnet.

❯ Die pathohistologische Klassifizierung ist für die Prognose der Tumorerkrankung wesentlich.

Organbegrenzte Tumoren haben eine bessere Prognose als organüberschreitende, lymphknotennegative eine bessere Prognose als solche mit Lymphknotenmetastasen.

Die Übereinstimmung zwischen klinischem und pathologischem Staging ist für die urologischen Tumoren des kleinen Beckens (Blase, Prostata) schlecht (**Staging error**).

Weitere Angaben nach Entfernung des Tumors betreffen die **Entfernung/Nichtentfernung im Gesunden** (R-Status: R0 = Resektion im Gesunden, R1 = mikroskopische Tumorreste, R2 = makroskopische Tumorreste) sowie das **Tumorgrading** (G1 = hochdifferenziert, G2 = mäßig differenziert, G3 = schlecht differenziert).

Durch die weltweite Verbreitung und Akzeptanz des TNM-Systems ist eine Vergleichbarkeit von Therapieergebnissen bei Zuordnung zu TNM-Kategorien möglich.

Die Definition der verschiedenen Kategorien wurde erstmals 1958 veröffentlicht und wird in regelmäßi-gen Abständen durch die UICC überarbeitet. Seit Januar 2009 ist die 7. Auflage gültig.

18.1.1 Prostata (◼ Tab. 18.1)

Untersuchungsverfahren T-Kategorie Die Festlegung der T-Kategorie basiert auf der digital-rektalen Untersuchung. Die Übereinstimmung mit der pT-Kategorie beträgt nur 50–60 %. Der transrektale Ultraschall liefert keine genaueren Informationen und korreliert nicht besser mit der pT-Kategorie. Die **Kernspintomographie** mit endorektaler Spule (1,5 Tesla) oder mit einem hochauflösendem 3-Tesla-MRT-Gerät kann die Sensitivität des T-Stagings zur Frage der Organbegrenztheit verbessern. Die Höhe des PSA-Wertes sowie der prozentuale Anteil des Karzinoms in den Biopsien korrelieren mit der T-Kategorie, eine genaue Zuordnung ist jedoch aufgrund der großen Streubreite nicht möglich.

Untersuchungsverfahren N-Kategorie Konventionelle Computertomographie und Kernspintomographie liefern keine zuverlässigen Informationen über das Lymphknotenstaging des Prostatakarzinoms, da nur erheblich vergrößerte (>1,5 cm bzw. 2 cm) Lymphknoten als metastasenverdächtig eingestuft werden können. Die **Kernspintomographie** nach intravenöser Anwendung **paramagnetischer Nanopartikel** oder auch die kombinierte CT-Positronenemissionstomographie (C-11-Cholin-PET/CT)zeigen in ersten Untersuchungen vielversprechende Ergebnisse zur Erfassung auch mikroskopischer Lymphknotenmetastasen (Sensitivität und Spezifität >90 %), ist aber noch nicht multizentrisch validiert. Die letztliche Beurteilung erfolgt derzeit weiterhin durch die regionäre Lymphadenektomie.

Untersuchungsverfahren M-Kategorie Hämatogene Metastasen werden durch Skelettszintigraphie bzw. Röntgen-Thorax nachgewiesen oder ausgeschlossen.

Blase (◼ Tab. 18.2)

Untersuchungsverfahren T-Kategorie Die Beurteilung der T-Kategor **nach** transurethraler Resektion.

> **Tipp**
>
> Bildgebende Verfahren ermöglichen keine suffiziente Beurteilung.

Bei sehr großen Tumoren kann fakultativ die Computertomographie des kleinen Beckens bzw. die bimanuelle Untersuchung Aufschluss über den Befall von

◘ Tab. 18.1 TNM-Klassifikation der Prostatatumoren

T – Primärtumor		
TX	Primärtumor kann nicht beurteilt werden	
T0	Kein Anhalt für Primärtumor	
T1	Klinisch inapparenter Tumor, nicht palpabel, in bildgebenden Verfahren nicht darstellbar	
	T1a	Inzidenteller Tumor in 5 % oder weniger des histologischen Resektionspräparates
	T1b	Inzidenteller Tumor in mehr als 5 % des histologischen Resektionspräparates
	T1c	Durch Nadelbiopsie identifizierter Tumor (durchgeführt z. B. wegen PSA-Erhöhung)
T2	Tumor auf die Prostata begrenzt	
	T2a	Tumor infiltriert die Hälfte oder weniger eines Lappens
	T2b	Tumor infiltriert mehr als die Hälfte eines Lappens
	T2c	Tumor infiltriert beide Lappen
T3	Tumor breitet sich über die Prostatakapsel hinaus aus	
	T3a	Extrakapsuläre Ausbreitung (ein- und/oder beidseitig)
	T3b	Tumor infiltriert Samenblase(n)
T4	Tumor ist fixiert oder infiltriert benachbarte Strukturen (Blasenhals, Sphincter externus, Rektum, Levator-Muskulatur, Beckenwand)	
N – Regionale Lymphknoten		
NX	Regionäre Lymphknoten können nicht beurteilt werden	
N0	Kein Anhalt für regionäre Lymphknotenmetastasen	
N1	Regionärer Lymphknotenbefall	
M – Fernmetastasen		
MX	Fernmetastasen können nicht beurteilt werden	
M0	Kein Anhalt für Fernmetastasen	
M1	Fernmetastasen	
	M1a	Extraregionärer Lymphknotenbefall
	M1b	Knochenmetastasen
	M1c	Andere Manifestation

Nachbarorganen bzw. eine Fixation des Tumors an der Beckenwand geben.

Untersuchungsverfahren N-Kategorie Wie beim Prostatakarzinom ist eine Beurteilung der Beckenlymphknoten durch die Computertomographie nicht suffizient möglich. Die Beurteilung des Lymphknotenstatus erfolgt nach pelviner Lymphadenektomie.

Untersuchungsverfahren M-Kategorie Röntgen-Thorax und Sonographie bzw. CT der Leber erfolgen zum Ausschluss von hämatogenen Metastasen eine Skelettszintigraphie erfolgt zum Ausschluss von Knochenmetastasen. Hämatogene Metastasen müssen nur bei muskelinvasiven Tumoren ($\geq$T2) ausgeschlossen bzw. nachgewiesen werden.

Niere (◘ Tab. 18.3)

Untersuchungsverfahren T-Kategorie Die Computertomographie als wesentliches Verfahren zur Diagnose des Primärtumors ermöglicht auch eine Unterscheidung zwischen organbegrenzten (T1–T2) und

◻ Tab. 18.2 TNM-Klassifikation der Blasentumoren

T – Primärtumor*

TX	Primärtumor kann nicht beurteilt werden	
T0	Kein Anhalt für Primärtumor	
Ta	Nichtinvasiver papillärer Tumor	
Tis	Carcinoma in situ: »flacher Tumor«	
T1	Tumor infiltriert subepitheliales Bindegewebe	
T2	Tumor infiltriert Muskulatur	
	T2a	Tumor infiltriert oberflächliche Muskulatur (innere Hälfte)
	T2b	Tumor infiltriert tiefe Muskulatur (äußere Hälfte)
T3	Tumor infiltriert perivesikales Gewebe	
	T3a	Mikroskopisch
	T3b	Makroskopisch (extravesikale Masse)
T4	Tumor infiltriert eines der folgenden Organe: Prostata, Uterus, Vagina, Beckenwand, Bauchwand	
	T4a	Tumor infiltriert Prostata oder Uterus oder Vagina
	T4b	Tumor infiltriert Beckenwand oder Bauchwand

N – Regionale Lymphknoten

NX	Regionäre Lymphknoten können nicht beurteilt werden
N0	Kein Anhalt für regionäre Lymphknotenmetastasen
N1	Metastase in solitärem Lymphknoten ≤2 cm in größter Ausdehnung
N2	Metastasen in solitärem Lymphknoten >2 cm, aber ≤5 cm in größter Ausdehnung oder in multiplen Lymphknoten, keiner mehr als 5 cm in größter Ausdehnung
N3	Metastasen in Lymphknoten >5 cm in größter Ausdehnung

M – Fernmetastasen

MX	Fernmetastasen können nicht beurteilt werden
M0	Kein Anhalt für Fernmetastasen
M1	Fernmetastasen

* Der Zusatz (m) soll bei der entsprechenden T-Klassifizierung zusätzlich angegeben werden, um multiple Läsionen anzuzeigen. Der Zusatz (is) kann zu jeder T-Kategorie verwendet werden, um das Vorhandensein eines assoziierten Carcinoma in situ anzuzeigen.

organüberschreitenden (T3–T4) Tumoren. Die Übereinstimmung mit der pT-Kategorie beträgt 80–90 %. Die Tumorausdehnung in die Vena cava (in der früheren Klassifikation V-Kategorie) wird in der kontrastmittelgestützten Computertomographie in der Regel erkannt, im Zweifelsfall gibt die Ultraschalluntersuchung bzw. die Kernspintomographie weitere Informationen.

Untersuchungsverfahren N-Kategorie Paraaortale und parakavale Lymphknoten ab einem Durchmesser von >1 cm sind metastasensuspekt, Lymphknoten mit einem Durchmesser von >2 cm sind in der Regel tumorbefallen. Wie im kleinen Becken können auch im Retroperitoneum Mikrometastasen in nicht vergrößerten Lymphknoten im CT nicht erkannt werden.

◘ Tab. 18.3 TNM-Klassifikation der Nierentumoren

T – Primärtumor

TX	Primärtumor kann nicht beurteilt werden	
T0	Kein Anhalt für Primärtumor	
T1	Tumor ≤7 cm in seiner größten Ausdehnung, begrenzt auf die Niere	
	T1a	Tumor ≤4 cm in größter Ausdehnung
	T1b	Tumor >4 cm und ≤7 cm in größter Ausdehnung
T2	Tumor >7 cm in größter Ausdehnung, begrenzt auf die Niere	
	T2a	Tumor >7 cm aber ≤10 cm in größter Ausdehnung
	T2b	Tumor >10 cm, auf die Niere beschränkt
T3	Tumor breitet sich aus bis in Hauptvenen oder infiltriert Nebenniere oder perirenales Fettgewebe, aber nicht außerhalb der Gerota'schen Faszie	
	T3a	Tumorausdehnung in die Nierenvene(n) oder deren segmentalen (muskulären) Äste, oder Tumor befällt perirenale und/oder renale Fettkapsel, aber nicht außerhalb der Gerota'schen Faszie
	T3b	Ausgeprägte Tumorausdehnung in die V. cava unterhalb des Zwerchfells
	T3c	Ausgeprägte Tumorausdehnung in die V. cava oberhalb des Zwerchfells oder Befall der Venenwand
T4	Tumorausdehnung über Gerota'sche Faszie hinaus (einschließlich zusammenhängender Ausdehnung in die ipsilaterale Nebenniere)	

N – Regionale Lymphknoten*

NX	Regionäre Lymphknoten können nicht beurteilt werden
N0	Kein Anhalt für regionäre Lymphknotenmetastasen
N1	Metastase in einem regionären Lymphknoten
N2	Metastase in mehr als einem regionären Lymphknoten

M – Fernmetastasen

MX	Fernmetastasen können nicht beurteilt werden
M0	Kein Anhalt für Fernmetastasen
M1	Fernmetastasen

* Regionäre Lymphknoten sind die hilären, paraaortalen und parakavalen Lymphknoten. Kontralateraler Befall hat keinen Einfluss auf N-Kategorie (z. B. parakavale Lymphknotenmetastasen bei linksseitigem Tumor).

Untersuchungsverfahren M-Kategorie Die Beurteilung der Lunge erfolgt durch einen Röntgen-Thorax in 2 Ebenen. Im Verdachtsfall kann diese Untersuchung durch eine CT des Thorax mit wesentlich höherer Sensitivität und Spezifität ergänzt werden. Leber, kontralaterale Niere und Nebenniere werden durch die ohnehin durchgeführte abdominelle Computertomographie erfasst.

Hoden (◘ Tab. 18.4)

Während die neue TNM-Klassifikation die Serummarker beim Hodentumor nicht mehr beinhaltet, spielen sie in der Prognoseeinteilung der IGCCCG (International Germ Cell Cancer Colloboration Group) weiterhin eine wesentliche Rolle. Die fortgeschrittenen Keimzelltumoren werden in drei prognostische Gruppen (gute, intermediäre und schlechte Prognose) eingeteilt. Die Einteilung wird wesentlich durch die Höhe der Serummarker mitbestimmt und ist durch die

◘ Tab. 18.4 TNM-Klassifikation der Hodentumoren

T – Primärtumor	
pTX	Primärtumor kann nicht beurteilt werden
pT0	Kein Anhalt für Primärtumor bzw. histologische Narbe im Hoden
pTis	Intratubulärer Tumor (Carcinoma in situ)
pT1	Tumor begrenzt auf Hoden und Nebenhoden ohne Blut- oder Lymphgefäßinfiltration oder durch die Tunica albuginea, nicht aber in die Tunica vaginalis
pT2	Tumor begrenzt auf Hoden und Nebenhoden mit Blut- oder Lymphgefäßinfiltration oder durch die Tunica albuginea mit Befall der Tunica vaginalis
pT3	Tumor infiltriert Samenstrang mit oder ohne Blut-/Lymphgefäßinfiltration
pT4	Tumor infiltriert Skrotum mit oder ohne Blut-/Lymphgefäßinfiltration
N – Regionale Lymphknoten	
NX	Regionäre Lymphknoten können nicht beurteilt werden
N0	Kein Anhalt für regionäre Lymphknotenmetastasen
N1	Metastasen in solitärem Lymphknoten ≤ 2 cm in größter Ausdehnung oder multiple Lymphknoten, keiner >2 cm in größter Ausdehnung
N2	Metastasen in solitärem Lymphknoten >2 cm aber ≤ 5 cm in größter Ausdehnung oder in multiplen Lymphknoten, jeder >2 cm aber ≤ 5 cm
N3	Lymphknotenmetastasen >5 cm in größter Ausdehnung
M – Fernmetastasen	
MX	Fernmetastasen können nicht beurteilt werden
M0	Kein Anhalt für Fernmetastasen
M1	Fernmetastasen
M1a	Fernmetastasen in nichtregionären Lymphknoten oder pulmonal
M1b	Andere Fernmetastasen

Klassifikation S1 (gute Prognose), S2 (intermediäre Prognose) und S3 (schlechte Prognose) abgebildet (◘ Tab. 18.5).

Untersuchungsverfahren T-Kategorie Ausgenommen bei pTis und pT4, bei denen eine Orchiektomie nicht notwendig für die Klassifikation ist, wird die T-Klassifikation **nach** inguinaler Semikastratio bestimmt (= pT), eine klinische T-Klassifikation wird nicht vorgenommen.

Untersuchungsverfahren N-Kategorie Zur Beurteilung der retroperitonealen, retrokruralen bzw. mediastinalen Lymphknoten ist die Computertomographie von Thorax und Abdomen obligat. Mit dem Ultraschall können orientierend Lymphknotenver-

größerungen über 2 cm im Retroperitoneum erkannt werden.

Untersuchungsverfahren M-Kategorie Wegen der höheren Sensitivität zur Erkennung kleiner Lungenmetastasen ist die Computertomographie des Thorax obligat. Schädel-CT und Skelettszintigraphie sind nur bei entsprechender Symptomatik erforderlich.

Für die Therapieentscheidung nach Entfernung des betroffenen Hodens ist die klinische Stadieneinteilung nach der **Lugano-Klassifikation** wesentlich. Diese Klassifikation berücksichtigt den N- und M-Status des Patienten. Bei metastasierter Erkrankung erfolgt die Einteilung nach der IGCCCG (International Germ Cell Cancer Collaboration Group), die die gesamte Tumorlast und die Tumormarker (β-HCG, AFP, LDH) berücksichtigt.

Tab. 18.5 S – Serummarker für Hodentumoren

	SX	Serummarker nicht verfügbar oder nicht bestimmt
	S0	Serummarker im Normbereich
LDH	S1	<1,5× N
	S2	1,5–10× N
	S3	>10× N
hCG (miU/ml)	S1	<5000
	S2	5000–50.000
	S3	>50.000
AFP (ng(ml)	S1	<1000
	S2	1000–10.000
	S3	>10.000

N = oberer Grenzwert

Penis (Tab. 18.6)

Untersuchungsverfahren T-Kategorie Die klinische Untersuchung ermöglicht eine grobe Abschätzung ob der Tumor das Corpus spongiosum/cavernosum bzw. die Urethra infiltriert (Verschieblichkeit?). Aussagekräftige Daten zu bildgebenden Untersuchungsverfahren liegen nicht vor.

Untersuchungsverfahren N-Kategorie Die Beurteilung der Leistenlymphknoten erfolgt klinisch durch Palpation. Beurteilt werden die Größe, die Konsistenz und die Verschieblichkeit. Zu bedenken ist, dass auch bei den das Peniskarzinom oft begleitenden entzündlichen Veränderungen Schwellungen der Leistelymphknoten auftreten können. Die Beurteilung der iliakalen Lymphknoten erfolgt durch Computertomographie. Eine Aussage zum Metastasenverdacht ist nur bei Vergrößerung der Lymphknoten (>1,5 bzw. 2 cm) möglich.

Untersuchungsverfahren M-Kategorie Zum Ausschluss von Lungenmetastasen wird ein Röntgen-Thorax durchgeführt.

Tab. 18.6 TNM-Klassifikation der Penistumoren

T – Primärtumor		
TX	Primärtumor kann nicht beurteilt werden	
T0	Kein Anhalt für Primärtumor	
Tis	Carcinoma in situ	
T1	Tumor infiltriert subepitheliales Bindegewebe	
	T1a	Tumor infiltriert subepitheliales Bindegewebe ohne lymphovaskuläre Invasion und ist nicht schwach oder undifferenziert
	T1b	Tumor infiltriert subepitheliales Bindegewebe mit lymphovaskulärer Invasion oder ist schwach oder undifferenziert
T2	Tumor infiltriert Corpus spongiosum oder cavernosum	
T3	Tumor infiltriert Urethra	
T4	Tumor infiltriert andere Nachbarstrukturen	
N – Regionale Lymphknoten		
NX	Regionäre Lymphknoten können nicht beurteilt werden	
N0	Keine tastbaren oder sichtbar vergrößerten Metastasen in den Leistenlymphknoten	
N1	Tastbare, mobile unilaterale Metastase(n) in den Leistenlymphknoten	
N2	Tastbare, mobile, multiple oder bilaterale Metastase(n) in den Leistenlymphknoten	
N3	Fixierte Metastase(n) in den Leistenlymphknoten oder uni- oder bilaterale Becken-Lymphadenopathie	
M – Fernmetastasen		
MX	Fernmetastasen können nicht beurteilt werden	
M0	Kein Anhalt für Fernmetastasen	
M1	Fernmetastasen	

◘ Tab. 18.7 TNM-Klassifikation der Harnröhrentumoren

T – Primärtumor

TX	Primärtumor kann nicht beurteilt werden
T0	Kein Anhalt für Primärtumor

Harnröhre (Mann und Frau)

Ta	Nichtinvasiver papillärer Tumor oder verruköses Karzinom
Tis	Carcinoma in situ
T1	Tumor infiltriert subepitheliales Bindegewebe
T2	Tumor infiltriert eines der folgenden Organe: Corpus spongiosum, Prostata, periurethrale Muskulatur
T3	Tumor infiltriert eines der folgenden Organe: Corpus cavernosum, außerhalb der Prostata, vordere Vagina, Blasenhals
T4	Tumor infiltriert irgendein anderer Nachbarorgan

Urothelkarzinom der Prostata (prostatischen Harnröhre)

Tis pu	Carcinoma in situ, prostatische Urethra betroffen
Tis pd	Carcinoma in situ, prostatische Drüseneingänge betroffen
T1	Tumor infiltriert subepitheliales Bindegewebe
T2	Tumor infiltriert eines der folgenden Organe: Prostatastroma, Corpus spongiosum, periurethrale Muskulatur
T3	Tumor infiltriert eines der folgenden Organe: Corpus cavernosum, über Prostatakapsel hinaus, Blasenhals (extraprostatisches Wachstum)
T4	Tumor infiltriert andere Nachbarorgane (Infiltration der Blase)

N – Regionale Lymphknoten

NX	Regionäre Lymphknoten können nicht beurteilt werden
N0	Kein Anhalt für regionäre Lymphknotenmetastasen
N1	Metastase in solitärem Lymphknoten ≤2 cm in größter Ausdehnung
N2	Tastbare, mobile, multiple oder bilaterale Metastase(n) in den Leistenlymphknoten
N3	Metastase in solitärem Lymphknoten >2 cm, oder in multiplen Lymphknoten

M – Fernmetastasen

MX	Fernmetastasen können nicht beurteilt werden
M0	Kein Anhalt für Fernmetastasen
M1	Fernmetastasen

Harnröhre (◘ Tab. 18.7)

Untersuchungsverfahren T-Kategorie Die Urethrozystoskopie ergibt nach Größenbeurteilung einen Anhalt für die mögliche Ausdehnung des Primärtumors. Weitere Hinweise kann die Sonographie mit einem hochauflösenden Schallkopf geben.

Untersuchungsverfahren N-Kategorie Wie beim Peniskarzinom erfolgt die Beurteilung der Leistenlymphknoten klinisch und sonographisch. Die Beurteilung der Beckenlymphknoten ist durch Computertomogra-

phie wie bei Blasen- und Prostatakarzinom nur grob möglich.

Untersuchungsverfahren M-Kategorie Röntgen-Thorax wird zum Ausschluss von Fernmetastasen durchgeführt.

Nierenbecken und Ureter (◘ Tab. 18.8)

Untersuchungsverfahren T-Kategorie Eine grobe Beurteilung (organüberschreitendes Wachstum) ist durch die Computertomographie möglich. Bei kleine-

🔲 **Tab. 18.8** TNM-Klassifikation der Nierenbecken- und Uretertumoren	
T – Primärtumor	
TX	Primärtumor kann nicht beurteilt werden
T0	Kein Anhalt für Primärtumor
Ta	Nichtinvasives papilläres Karzinom
Tis	Carcinoma in situ
T1	Tumor infiltriert subepitheliales Bindegewebe
T2	Tumor infiltriert Muskularis
T3	Tumor infiltriert jenseits der Muskularis in peripelvines/periureterales Fett oder Nierenparenchym
T4	Tumor infiltriert Nachbarorgane oder durch die Niere in das perirenale Fett
N – Regionale Lymphknoten	
NX	Regionäre Lymphknoten können nicht beurteilt werden
N0	Kein Anhalt für regionäre Lymphknotenmetastasen
N1	Metastase in solitärem Lymphknoten ≤2 cm in größter Ausdehnung
N2	Metastasen in solitärem Lymphknoten >2 cm, aber ≤5 cm in größter Ausdehnung oder in multiplen Lymphknoten
N3	Metastasen in Lymphknoten >5 cm in größter Ausdehnung
M – Fernmetastasen	
MX	Fernmetastasen können nicht beurteilt werden
M0	Kein Anhalt für Fernmetastasen
M1	Fernmetastasen

ren im Ausscheidungsurogramm bzw. bei der Ureteropyeloskopie erkannten Tumoren ist ein CT nicht erforderlich.

Untersuchungsverfahren N-Kategorie Die Beurteilung der retroperitonealen Lymphknoten durch die Computertomographie analog wie beim Hodentumor.

Untersuchungsverfahren M-Kategorie Röntgen-Thorax zum Ausschluss bzw. Nachweis von Lungenmetastasen.

18.2 Nomogramme

> Patienten, die durch das TNM-System in dieselbe Kategorie eingeteilt werden, können eine völlig unterschiedliche Prognose haben.

Der Versuch durch genetische Untersuchungen des Tumors (Überexpression, Mutation von Genen) hat bisher nicht zu klinisch verwertbaren Verbesserungen der Vorhersage des Krankheitsverlaufes geführt.

Mit den so genannten Nomogrammen wurde in den 1990er-Jahren begonnen, beim Prostatakarzinom durch die Anwendung mehrerer Prognoseparameter (T-Kategorie, prätherapeutisches PSA, Gleason-Score) das pathologische Stadium und die Progressionswahrscheinlichkeit nach einer bestimmten Therapie genauer vorherzusagen. Der Gleason-Score ist eine differenzierte Malignitätswertung (Grading), welcher die zwei dominierenden histopathologischen Muster des Tumors beschreibt. Dabei wird jeder Tumoranteil mit einem Score von 1 bis 5 bewertet, sodass die Gleason Punktsumme zwischen 2 und 10 betragen kann. Die Prognose ist günstig bei einem Score bis 6 und ungünstig bei einem Score ab 7.

Die genannten Parameter werden mit dem bekannten klinischen Verlauf eines großen Patientenkollektivs in Korrelation gesetzt und mit diesen Daten ein Algorithmus konstruiert, der für einen »neuen« Patienten nun eine recht genaue Vorhersage ermöglicht. (Abweichung bei den meisten Nomogrammen ±10 %). Die bekanntesten Nomogramme sind die **Partin Tables** und die **Kattan-Nomogramme**. Mit Hilfe der Partin Tables kann präoperativ die Wahrscheinlichkeit für ein

Tab. 18.9 Partin Tables. Mit den Parametern »Clinical stage«, »Gleason-Score« und »PSA« können die Wahrscheinlichkeit von organüberschreitendem Wachstum, Samenblasen- und Lymphknotenbefall abgelesen werden. Klinisches Stadium T1c (nicht tastbar, PSA erhöht). (Adaptiert nach Eifler 2013)

PSA (Wert) Bereich (ng/ml)	Pathologisches Stadium	Gleason-Score				
		6	3+4=7	4+3=7	8	9–10
0–2,5	Organbegrenzte Erkrankung	93 (91–95)	83 (78–87)	80 (74–85)	79 (72–85)	74 (61–83)
	Extraprostatisches Wachstum	7 (5–8)	15 (11–20)	17 (12–22)	18 (12–24)	20 (12–29)
	Samenblasen (+) bzw. Infiltration	0 (0–1)	2 (0–3)	3 (1–6)	3 (1–6)	5 (1–12)
	Lymphknoten (+) bzw. Infiltration	0 (0–0)	0 (0–1)	0 (0–2)	0 (0–2)	2 (0–6)
2,6–4,0	Organbegrenzte Erkrankung	87 (85–89)	71 (67–75)	66 (60–71)	65 (57–72)	56 (44–67)
	Extraprostatisches Wachstum	12 (10–14)	25 (22–29)	27 (22–32)	28 (22–34)	29 (20–40)
	Samenblasen (+) bzw. Infiltration	0 (0–1)	2 (1–4)	4 (2–7)	4 (2–8)	7 (3–12)
	Lymphknoten (+) bzw. Infiltration	0 (0–0)	1 (0–2)	3 (2–5)	3 (1–6)	8 (4–15)
4,1–6,0	Organbegrenzte Erkrankung	84 (83–86)	66 (63–69)	60 (55–65)	59 (51–66)	50 (38–60)
	Extraprostatisches Wachstum	15 (13–16)	29 (26–33)	31 (26–36)	32 (25–38)	32 (23–42)
	Samenblasen (+) bzw. Infiltration	1 (0–1)	4 (2–5)	6 (4–9)	6 (4–10)	10 (5–16)
	Lymphknoten (+) bzw. Infiltration	0 (0–0)	1 (0–2)	3 (2–5)	3 (1–6)	8 (4–15)
6,1–10,0	Organbegrenzte Erkrankung	80 (78–82)	59 (55–63)	53 (47–58)	52 (44–59)	42 (31–52)
	Extraprostatisches Wachstum	18 (16–20)	34 (30–38)	35 (30–40)	36 (29–43)	36 (26–46)
	Samenblasen (+) bzw. Infiltration	1 (1–2)	6 (4–8)	9 (6–13)	9 (5–14)	14 (8–21)
	Lymphknoten (+) bzw. Infiltration	0 (0–0)	1 (0–2)	3 (1–5)	3 (1–6)	8 (4–14)
>10,0	Organbegrenzte Erkrankung	69 (64–74)	42 (36–48)	34 (28–40)	33 (31–47)	33 (24–44)
	Extraprostatisches Wachstum	27 (22–31)	42 (36–47)	28 (32–45)	39 (31–47)	33 (24–44)
	Samenblasen (+) bzw. Infiltration	3 (2–5)	13 (9–18)	20 (14–27)	20 (12–28)	25 (15–36)
	Lymphknoten (+) bzw. Infiltration	0 (0–1)	3 (1–5)	8 (4–14)	8 (3–14)	18 (9–30)

organüberschreitendes Wachstum oder der Befall von Samenblasen oder Lymphknoten bestimmt werden. Die Kattan-Nomogramme ermöglichen eine Prognose zum rezidivfreien 5-Jahres-Überleben nach kurativer Therapie (Beispielhafte Darstellung in ■ Abb. 18.1 und ■ Tab. 18.9).

Da die Anwendung der einzelnen Nomogramme immer mit einem gewissen Aufwand verbunden ist, gibt es inzwischen die praktische Möglichkeit der **On-line-Nomogramme**. Hier werden die prognostisch relevanten Parameter eingegeben und anschließend wird das entsprechende Risiko automatisch berechnet.

Die Universität von Motral und das Memorial Sloan-Ketterin Cancer Center bieten das größte und aktuellste Spektrum von kostenfreien Nomogrammen für sämtliche Tumorentitäten an (www.Nomogram.org bzw. http://nomograms.mskcc.org/).

> Die Nomogramme finden heute breite Anwendung bei der Beratung von Prostata-karzinom-Patienten.

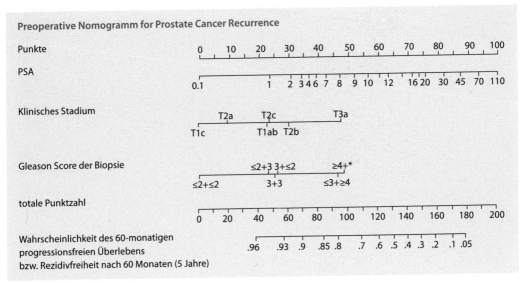

Abb. 18.1 Kattan-Nomogramm (Kattan 1998). Die Parameter »klinisches Stadium«, »Gleason-Score« und »PSA« werden an entsprechenden horizontalen Linealen bestimmt, durch vertikale Verbindung mit dem obersten Lineal wird die Punktzahl festgelegt. Die Summe der Punkte wird im 2. Lineal von unten eingetragen und direkt darunter die Rezidivfreiheit nach 5 Jahren abgelesen

TNM-System
Grobes Grundgerüst zur Prognosebeurteilung einer spezifischen Tumorerkrankung:

- Organbegrenzt, organüberschreitend, Nachbarorgane infiltrierend (**T-Kategorie**)
- Ohne/mit Lymphknotenmetastasen (**N-Kategorie**)
- Ohne/mit Fernmetastasen (**M-Kategorie**)

Festlegung der klinischen TNM-Kategorien (Staging). Prätherapeutisch mit klinischen und bildgebenden Untersuchungsverfahren, für die Therapiewahl von ausschlaggebender Bedeutung.
Pathohistologische Klassifizierung. Wesentlich für Prognose der Tumorerkrankung. Organbegrenzte Tumoren haben bessere Prognose als organüberschreitende, lymphknotennegative haben bessere Prognose als solche mit Lymphknotenmetastasen. **R-Status:** Entfernung/Nichtentfernung im Gesunden, Tumorgrading: Differenzierungsgrad.
Nomogramme. Vorhersage der Prognose beim Prostatakarzinom mittels Einschätzung mehrere Parameter (T-Kategorie, prätherapeutisches PSA, Gleason-Score), am bekanntesten Partin Tables, Kattan-Nomogramme, finden inzwischen breite Anwendung bei der Patientenberatung.

Begutachtung im Fach Urologie

K.-H. Bichler, W. Mattauch

R. Hautmann, J. E. Gschwend (Hrsg.), *Urologie*,
DOI 10.1007/978-3-642-34319-3_19, © Springer-Verlag Berlin Heidelberg 2014

19.1   Gesetzliche Grundlagen

> Die Begutachtung im Fach Urologie beschäftigt sich mit Erkrankungen, Verletzungen und deren Folgeerscheinungen der Nieren, der ableitenden Harnwege sowie der männlichen Geschlechtsorgane.

Auftraggeber für gutachterliche Äußerungen sind, entsprechend den Gegebenheiten unseres Sozial- bzw. Gesellschaftssystems, die Träger der gesetzlichen Unfallversicherung (in der Regel Berufsgenossenschaften) sowie die Institutionen des Versorgungswesens (Versorgungsämter, Sozialgerichte). Einen weiteren wichtigen Anteil der Gutachtenauftraggeber stellen die Rentenversicherungsträger (Landesversicherungsanstalten, Bundesversicherungsanstalt bzw. auch hier im Streitfalle die Sozialgerichte) dar. Dazu kommen Begutachtungen in Fragen des Arztrechtes, einmal durch die bei den Landesärztekammern eingerichteten Gutachterkommissionen, sowie für die Gerichte. Schließlich sind Versicherungen (Kranken- und Lebensversicherer) und staatliche Institutionen wie Gesundheitsämter (z. B. im Rahmen der Beamtung) und Wehrbereichsverwaltungen (z. B. zur Frage der Wehrdienstfähigkeit) wichtige Auftraggeber für den begutachtenden Arzt.

Je nach Auftraggeber unterscheiden sich die Begutachtungen im Rahmen der jeweiligen Verfahren und Regularien. Wichtig ist in diesem Zusammenhang die Verwendung verschiedener Grundbegriffe, die bei der Begutachtung immer wieder auftauchen.

An erster Stelle sei der Begriff der »Krankheit« genannt. Dieser Begriff drückt eine Störung des körperlichen, seelischen, geistigen oder sozialen Befindens eines Menschen aus und wird den verschiedenen Verfahren entsprechend verwandt. So bezieht sich beispielsweise im Rahmen der Krankenversicherung der Krankheitsbegriff nicht nur auf körperliche und geistige Funktionsstörungen sondern umfasst auch psychische Störungen. Bei der Definition von »Krankheit« ist jeweils das Alter und die daraus folgende Veränderung der körperlichen und geistigen Leistungsfähigkeit zu berücksichtigen.

Ein weiterer wichtiger Begriff ist die »Schädigungsfolge«, der sich z. B. bei der Unfallversicherung nur auf Erkrankungen, die auf das Unfallereignis zurückzuführen sind, bezieht. Diese müssen von Gesundheitsstörungen mit anderen Genesen abgegrenzt werden. Die Anerkennung im Sinne der Entstehung setzt voraus, dass zur Zeit der Einwirkung des Schädigungsereignisses noch keine dieser Gesundheitsstörung zugehörigen physischen Veränderungen vorhanden waren.

Unter »Behinderung« ist zunächst jeder für das jeweilige Lebensalter untypische körperliche, geistige oder seelische Zustand zu verstehen, der nicht nur vorübergehend (d. h. länger als 6 Monate) zu einer Funktionsbeeinträchtigung führt und einen **Grad der Behinderung** (GdB) von wenigstens 10 % bedingt. Personen, deren GdB dauerhaft mindestens 50 % beträgt, gelten als schwerbehindert. Der Begriff »Grad der Behinderung« wird im Schwerbehindertengesetz verwandt und bezieht sich auf alle Gesundheitsstörungen unabhängig von ihrer Ursache.

»Minderung der Erwerbsfähigkeit« (MdE) bezeichnet im sozialen Entschädigungsrecht die Schwere eines Gesundheitsschadens (Grundrente). Im gesetzlichen Unfallversicherungsrecht wird dagegen mit der MdE der durch die gesundheitlichen Folgen des Unfalls hervorgerufene Verlust an Erwerbsmöglichkeit bemessen.

»Grad der Behinderung« (GdB) gilt im Schwerbehindertenrecht, unter Verwendung der für die MdE gültigen Bewertungskriterien.

»Berufsunfähigkeit« tritt dann ein, wenn aus gesundheitlichen Gründen die Fähigkeit, durch Arbeit Lohn zu erzielen, nicht mehr gegeben ist. Es wird hier zwischen Berufsunfähigkeit und Erwerbsunfähigkeit getrennt. Ein Versicherter ist berufsunfähig, wenn die Erwerbsfähigkeit infolge von Krankheit oder anderen Gebrechen bzw. Schwäche seiner körperlichen oder geistigen Kräfte auf weniger als die Hälfte derjenigen eines körperlichen und geistig gesunden Versicherten mit ähnlicher Ausbildung und gleichwertigen Kenntnissen und Fähigkeiten herabgesunken ist.

Dagegen bedeutet **»Erwerbsunfähigkeit«**, dass der Versicherte (infolge Krankheit, anderen Gebrechen oder Schwäche seiner körperlichen oder geistigen Kräfte) auf unabsehbare Zeit keine Erwerbstätigkeit mehr regelmäßig ausüben bzw. nicht mehr als nur geringfügige Einkünfte durch Erwerbstätigkeit erzielen kann.

»Arbeitsunfähig« ist ein Versicherter, der seiner bisher ausgeübten Erwerbstätigkeit aus Krankheitsgründen überhaupt nicht oder nur auf die Gefahr hin nachgehen kann, seinen Gesundheitszustand zu verschlimmern. Dieser Zustand wird durch entsprechende Maßnahmen wiederhergestellt und ist zeitlich begrenzt.

Die genannten Begriffe werden im Rahmen der jeweiligen Verfahren verwendet.

19

19.1.1 Begutachtung in der gesetzlichen Unfallversicherung

> Im Rahmen der gesetzlichen Unfallversicherung werden Berufskrankheiten sowie Erkrankungen in Folge von beschäftigungsbedingten Unfällen betreut.

Träger sind die verschiedenen Berufsgenossenschaften. Wichtige BGs sind z. B. die Bauberufsgenossenschaft, die landwirtschaftliche Berufsgenossenschaft, die Metallberufsgenossenschaft und die Berufsgenossenschaft für Fahrzeughaltungen. Die Berufsgenossenschaften unterhalten Kliniken (z. B. Berufsgenossenschaftliche Unfallklinik Tübingen), die die entsprechende Diagnostik und Therapie (vornehmlich unfallchirurgisch) durchführen. Durch die Unfallversicherung wird die **Rente** anhand der MdE auf der Basis des letzten Arbeitsentgeltes gewährt.

Der klinische Fall

Erleidet ein Arbeitnehmer auf dem Wege zur Arbeit oder bei der Arbeit einen Unfall, wird er nach Versorgung an der Arbeitsstelle dem sog. **Durchgangs-Arzt (D-Arzt)** vorgestellt. Dieser erstellt einen D-Arztbericht, in dem die weitere Behandlung festgelegt wird. Es kann nun eine stationäre oder ambulante Behandlung erfolgen, im weiteren Verlauf können Rehabilitationsmaßnahmen notwendig werden. Es wird ein **erstes Rentengutachten** abgefasst, das Geldleistungen für unbestimmte Dauer als Folge des Arbeitsunfalls nach der zu entschädigenden MdE (Verletztenrente, Pflegegeld) oder Hinterbliebenenrente gewährt. Nach Ablauf einer gewissen Zeit (1 Jahr) wird das **zweite Rentengutachten** erstellt. Oft sind jedoch nach Ablauf von 2–3 Jahren jeweils weitere Begutachtungen notwendig. Dazwischen können Heilmaßnahmen (Rehabilitation, operative Eingriffe) notwendig sein.

Die Aufgaben der gesetzlichen Unfallversicherungen beziehen sich jedoch nicht nur auf diese Maßnahmen, sondern umfassen auch **Arbeitsverhütungsmaßnahmen** und **Unfallverhütungsmaßnahmen**.

Entschädigungen für Berufskrankheiten werden gewährt.

Wichtig ist die Unterscheidung von Arbeitsunfällen und Berufskrankheiten.

- **Arbeitsunfälle** sind plötzlich eintretende Ereignisse, die einen Körperschaden zur Folge haben.
- **Berufskrankheiten** hingegen können auch Jahre nach der Arbeitsexposition auftreten, was am Beispiel des Blasenkarzinoms deutlich wird. Es handelt sich hier um durch die Berufstätigkeit

verursachte Erkrankungen, die als entschädigungspflichtig anerkannt sind. Grundlage der Rechtsprechung ist § 9 SGB VII sowie daneben die von der Bundesregierung verabschiedete Berufskrankheitenverordnung (BKV, aktuelle Fassung 31.10.1997). Die BKV enthält eine Liste mit allen anerkannten Berufskrankheiten.

> In der privaten Unfallversicherung werden die Dauerfolgen eines Unfalles nicht nach dem Grad der MdE, sondern nach dem Invaliditätsgrad (in Prozent) entschädigt.

Der Bemessung des Invaliditätsgrades liegen die allgemeinen Unfallversicherungsbedingungen (AUB 2010) zugrunde. Danach wird als Invalidität die dauernde Beeinträchtigung der körperlichen oder geistigen Leistungsfähigkeit benannt.

Berufskrankheiten mit Bedeutung im Fach Urologie

- **1.** Durch chemische Einwirkung verursachte Krankheiten.
- **13** Lösemittel, Schädlingsbekämpfungsmittel, Pestizide und sonstige chemische Stoffe: Hier kann der Umgang mit Lösungsmitteln zu erektiler Impotenz führen.
- **1301** Schleimhautveränderungen, Krebs oder andere Neubildungen der Harnwege durch aromatische Amine: Hierzu gehört die Entwicklung von Harnblasenkarzinomen bei Arbeitern, z. B. aus der chemischen Industrie. (Das klassische Beispiel ist der Harnblasenkrebs bei jahrelangem Umgang mit Anilin).
- **3** Durch Infektionserreger oder Parasiten verursachte Krankheiten sowie Tropenkrankheiten.
- **3102** Von Tieren auf Menschen übertragbare Krankheiten wie Urogenitaltuberkulose, z. B. bei Fleischern.

19.1.2 Begutachtung in der gesetzlichen Rentenversicherung

> Die Rentenversicherung ist grundsätzlich eine Pflichtversicherung für alle Arbeitnehmer. Ihre Leistungen sind auch auf Nichtversicherte (z. B. Hausfrauen) ausgedehnt worden.

Träger der Rentenversicherung sind die jeweilige Landes- und Bundesversicherungsanstalten. Ausgenommen von der gesetzlichen Rentenversicherungspflicht sind Beamte, Soldaten, Studenten und Angehörige von selbstständigen Versorgungswerken (z. B. Ärzte, Rechtsanwälte). Neben der gesetzlichen Rentenversicherung besteht die Möglichkeit zur freiwilligen Versicherung.

> ❯ Wesentliche Aufgaben der gesetzlichen Rentenversicherung sind: Rentengewährung wegen Berufs- oder Erwerbsunfähigkeit, Altersruhegeld und Rehabilitationsmaßnahmen.

Die Renten wegen Berufsunfähigkeit (BU) bzw. Erwerbsunfähigkeit (EU) werden neuerdings (2001) ersetzt durch eine »**Rente wegen Erwerbsminderung**«, als Bewertungskriterium dafür dient das gesundheitliche Leistungsvermögen auf dem allgemeinen Arbeitsmarkt.

Die Begutachtung in der Rentenversicherung untersucht die Leistungsfähigkeit im Erwerbsleben und hier insbesondere, in welchem zeitlichen Umfang der Versicherte mit den festgestellten Funktionsstörungen und qualitativen Einschränkungen noch in der Lage ist, seine letzte versicherungspflichtige berufliche Tätigkeit auszuüben oder in welchem Umfang eine anders geartete Arbeit möglich wäre (z. B. Senkung der Erwerbsfähigkeit auf weniger als 3 Stunden im Vergleich zu Gesunden bedeutet volle Erwerbsminderung).

> **Tipp**
>
> Werden vom Gutachter Rehabilitationsleistungen für erforderlich bzw. erfolgversprechend gehalten, wird vom Versicherungsträger eine entsprechende Begründung erwartet.

19.1.3 Begutachtung im Versorgungswesen

> ❯ Das Versorgungswesen unseres Landes ist mit der Betreuung von Beschädigten beauftragt, denen Leistungen nach dem Sozialen Entschädigungsrecht bzw. dem Schwerbehindertengesetz zustehen.

Auftraggeber für Gutachten sind die Versorgungsämter bzw. bei gerichtlichen Auseinandersetzungen die Sozialgerichte. Entsprechend den betroffenen Gruppen wird juristisch unterschieden in:

Soziales Entschädigungsrecht Hierzu zählen Bundesversorgungsgesetz für Kriegsopfer, Soldatenver-

sorgungsgesetz, Zivildienstgesetz, Häftlingsgesetz, Bundesseuchengesetz und Gesetz über die Entschädigung für Opfer von Gewalttaten). Im sozialen Entschädigungsrecht gilt die MdE für die Bestimmung der Grundrente. Entscheidend für die Begutachtung ist im sozialen Entschädigungsrecht die Klärung des ursächlichen Zusammenhanges.

Schwerbehindertengesetz (SchwbG) In diesem Gesetz wird der Grad der Behinderung (GdB) zugrunde gelegt. Schwerbehinderte sind Personen mit einem GdB von mindestens 50 %.

> ❯ Nach SGB IX sind Menschen behindert, wenn ihre körperliche Funktion, geistige Fähigkeit oder seelische Gesundheit mit hoher Wahrscheinlichkeit länger als sechs Monate von dem für das Lebensalter typischen Zustand abweichen und daher ihre Teilhabe am Leben in der Gesellschaft beeinträchtigt ist.

Im Rahmen des SchwbGs lassen die zuständigen Behörden durch den Begutachter und auf Antrag des Behinderten die Behinderung, die GdB und weitere gesundheitliche Schäden im Hinblick auf Wiedereingliederungshilfen feststellen. Bei Vorliegen mehrerer Behinderungen ist nach § 3 SchwbG eine Beurteilung des Behinderungsgrades in seiner Gesamtheit festzustellen. Dabei ist der Leidenszustand des Behinderten zu beurteilen. Die Ursache der Behinderung ist bedeutungslos. Vom Bundesministerium für Arbeit und Sozialordnung werden regelmäßig Anhaltspunkte für die ärztliche Gutachtertätigkeit herausgegeben, die die Grundlage zur Begutachtung im Bereich des sozialen Entschädigungsrechts und des Behindertengesetzes darstellen.

19.1.4 Begutachtungen im Bereich des Arztrechtes (Arzthaftpflicht)

Gutachten in diesem Bereich stehen in Zusammenhang mit Vorwürfen von Patienten gegenüber ihrem behandelnden Arzt (Behandlungsfehler, ungenügende Aufklärung).

Fühlt sich ein Patient in unserem Lande falsch behandelt, so steht es ihm frei, eine Rechtfertigung vom Arzt zu verlangen. Zwei Wege führen dahin:
- Die sofortige gerichtliche Auseinandersetzung oder, wie sich in den letzten 15 Jahren herausgebildet hat,
- die Einschaltung einer Gutachterkommission für Fragen ärztlicher Haftpflicht (bei den jeweiligen Landesärztekammern eingerichtet).

19

Beim Verdacht auf Behandlungsfehler muss zunächst der Patient dem Arzt bzw. dem Krankenhaus einen Fehler beweisen (Beweislast). Fachärztliche Gutachten werden dann von den genannten Institutionen veranlasst.

Ein **Behandlungsfehler** liegt dann vor, wenn der Arzt bei der medizinischen Behandlung die nach den jeweiligen Erkenntnissen der medizinischen Wissenschaft unter den gegebenen Umständen objektiv erforderliche Sorgfalt außer Acht gelassen hat.

Als Maßstab gilt dabei diejenige Sorgfalt, die von einem Durchschnittsarzt bzw. der in Betracht kommenden ärztlichen Fachgruppe in der konkreten Situation erwartet werden kann.

> **Tipp**
>
> Ein Behandlungsfehler kann auch in einem Unterlassen bestehen und umfasst auch Versäumnisse außerhalb des eigentlichen ärztlichen Behandlungsgeschehens, wie z. B. das Unterlassen der Weitergabe wichtiger Daten für die Weiterbehandlung.

19.1.5 Aufklärung und Beratungspflicht

> ❯ Die Aufklärung umfasst die Information und die Einwilligung des Patienten in die Behandlung. In zunehmenden Maße führen Aufklärungsfehler zu gerichtlichen Auseinandersetzungen.

Ziel der Aufklärung ist, dass der informierte Patient bewusst der vorgeschlagenen ärztlichen Maßnahme zustimmt. Im Aufklärungsgespräch sollte daher der Arzt auf eine **verständliche Wortwahl** achten.

Der Arzt (Operateur) ist gehalten, auch auf **Alternativen** hinzuweisen (z. B. in der Onkologie: Strahlenbehandlung neben der Operation oder kontrolliertes Abwarten bei einem Prostatakarzinom).

> ❗ Vor der oberflächlichen Verwendung sogenannter »Aufklärungsformulare« muss gewarnt werden, da die bloße Unterschrift des Patienten nicht beweisend für dessen korrekte Aufklärung ist.

Vielmehr ist die **mündliche Aufklärung** durch den Arzt entscheidend. Sie sollte auf dem Aufklärungsbogen durch handschriftliche Eintragungen ergänzende Hinweise auf besondere Situationen z. B. schwierige vorhergegangene Operationen, bzw. Zeichnungen dokumentiert werden.

> **Exkurs**
>
> Eingeschränkte Beweislastumkehr
>
> Neuerdings hat der Bundesgerichtshof (BGH) eine eingeschränkte Beweislastumkehr in verschiedenen Fallgruppen anerkannt, beispielsweise bei fehlerhafter bzw. unzureichender Behandlung oder wenn eine gebotene Abklärung von Symptomen nicht erfolgte, deren Erfassung den Gesundheitsschaden aber verhindert hätte.

Unabhängig von der Aufklärungspflicht wird dem Arzt die **Beratungspflicht** auferlegt. Hierzu gehören beispielsweise Hinweise auf die Dringlichkeit eines Eingriffes oder auf Kontrollen (z. B. Spermakontrolle nach Vasoresektion).

Diagnosefehler erfordern nur dann eine Haftung, wenn grobe Verstöße gegen die Aufklärung vorliegen.

Therapiefehler bestehen, wenn erforderliche Behandlungen nicht durchgeführt wurden oder fehlerhaft erfolgten.

Bei einem **groben Behandlungsfehler** kehrt sich die Beweislast (Beweislastumkehr), d. h. der Arzt muss beweisen, dass der eingetretene Schaden nicht Folge des Behandlungsfehlers ist (Definition: Verstoß gegen bewährte Behandlungsregeln oder gesicherte medizinische Erkenntnisse).

19.2　Erstellung und Abfassung eines Gutachtens

Zu unterscheiden sind Aktengutachten von Gutachten aufgrund eigener Untersuchungen des Begutachtenden. Die Erstellung und Abfassung eines Gutachtens setzt ganz allgemein eine genaue Kenntnis der vorhandenen Unterlagen (Krankenakten, D-Arztbericht, Akten der Gerichte, Akten von Rentenverfahren und anderes) voraus.

Die **Anamneseerhebung** sollte nach einem bestimmten Schema ablaufen. Neben der Vorgeschichte (z. B. Ablauf des Arbeitsunfalles) sind die Beschwerden des Patienten zum Zeitpunkt der Untersuchung eingehend zu erfragen und genau zu dokumentieren.

Die durchzuführenden **diagnostischen Maßnahmen** sind auf ein Minimum zu begrenzen, jedoch aufgrund der Vorkenntnisse des Arztes so auszuweiten, dass eine genaue Diagnose gestellt werden kann. Laborparameter, Röntgenuntersuchungen und Sonographie dienen hierzu. Es könnten jedoch auch weitergehende Eingriffe, wie urodynamische Abklärung mittels Miktionsvideozystographie oder eine Blasenspiegelung notwendig sein, wobei der zu Begutachtende über invasive Maßnahmen aufgeklärt werden und einwilligen muss.

> **Tipp**
>
> Untersuchungen, die eine erhebliche Schmerzbelastung oder ein erhöhtes Risiko bezüglich Komplikationen mit sich bringen, sind »nicht duldungspflichtig« und können vom Patienten abgelehnt werden.

Alle Untersuchungsergebnisse sind eindeutig und genau zu protokollieren. Sind weitergehende Maßnahmen notwendig, die das urologische Fachgebiet überschreiten, so sind diese als **Zusatzbegutachtung** zu deklarieren (z. B. Isotopennephrogramm bzw. Computertomogramm).

Die gutachterliche Beurteilung berücksichtigt die Aktenlage, die erhobenen Befunde im Vergleich zum medizinischen Standard, gegebenenfalls unter Berücksichtigung der medizinisch-wissenschaftlichen Literatur

> ❯ Die Schädigungsfolgen müssen dabei als solche benannt und von nichtschädigungsbedingten Erkrankungen getrennt werden. Die MdE ist genau zu deklarieren, etwaig notwendig werdende Maßnahmen sind zu benennen.

Eventuelle vom Auftraggeber gestellte Fragen sind zu beantworten. Ist nach Durchführung einer Behandlung eine erneute Begutachtung notwendig, so sollte ein Begutachtungstermin festgesetzt werden.

Insgesamt ist bei der Gutachtenerstattung an die **Abfassung in verständlicher Sprache** zu erinnern, um Verständigungsprobleme (z. B. vor Gericht) zu vermeiden. Im Allgemeinen sind die Leser medizinische Laien, hieran muss sich die Terminologie orientieren.

Von verschiedenen Auftraggebern werden sogenannte »**Formulargutachten**« angefordert, so z. B. von den Berufsgenossenschaften und Versicherungsgesellschaften. Das erste bzw. zweite Rentengutachten in der Unfallversicherung sind als Formulargutachten abgefasst und entsprechend zu beantworten.

19.3 Spezielle Begutachtung im urologischen Fachgebiet

19.3.1 Niere

Begutachtet werden:
- Verletzungen der Niere und des harnableitenden Systems
- Entzündliche und tumoröse Erkrankungen des Parenchyms und der ableitenden Harnwege
- Missbildungen
- Folgeerscheinungen von Nierenerkrankungen wie Hypertonus
- Harnsteinbildung

Die im Gutachten notwendige **Diagnostik** berücksichtigt:
- Sonographie
- Ausscheidungsurographie
- Computertomographie
- Isotopennephrogramm
- Bestimmung von Laborparametern (Kreatinin, Elektrolyte, Natrium, Kalium, Kalzium, Harnsäure, Urinstatus)

In der gutachterlichen Beurteilung (Schätzung der MdE) ist die erworbene **Einnierigkeit** zu erwähnen, die bei dem paarig angelegten Organ eine Minderung der Arbeitsfähigkeit von 25 % bedingt.

Der Gesetzgeber nimmt hier Rücksicht auf die Leistungsfähigkeit und den Mangel an funktioneller Intaktheit. Die Einschränkung der Funktion auch der Restniere bedeutet dann eine sich rasch steigernde MdE. Ursache der Einnierigkeit können Verletzungen oder Entzündungen sein.

Nierenverletzungen Hier sind stumpfe von offenen (wie Stich- und Schussverletzungen bzw. Perforationen) zu unterscheiden. Folgen der Nierenverletzung können sein: Einnierigkeit, Hohlraumdestruktionen, Harnstauungsnieren, Entzündungen, Harnsteinbildung, Hochdruckentwicklung und Fistelbildung.

Entzündliche Erkrankungen der Niere Hierzu zählen die Pyelonephritis, die Glomerulonephritis und die Analgetika-Nephropathie.
- **Pyelonephritis** (häufigste entzündliche Erkrankung der Niere) sowie Glomerulonephritis und in besonderem Falle die Tuberkulose-Erkrankung machen eine Einschätzung entsprechend der Funktionseinschränkung notwendig. Für die Begutachtung der Pyelonephritis ist die Anerkennung abhängig von einer kausalen Beziehung zu

beispielsweise Kälte- und Nässeexposition, Verletzungsfolgen, aber auch der Zusammenhang mit dem Harnsteinleiden kann gutachterlich eine Rolle spielen. Folgeerscheinungen entzündlicher Nierenerkrankungen können erhebliche Einschränkung der Nierenfunktion (Schrumpfniere), Entstehung von Hochdruck und Harnsteinen (letzteres insbesondere durch Beteiligung der tubulären Abschnitte) sein.

— **Glomerulonephritis** hat ihre Ursache z B. in einer Infektion der oberen Luftwege oder der Haut mit bestimmten β-hämolytischen Streptokokken der Gruppe A. Zu ihren Symptomen gehört Hämaturie und Proteinurie. Bei der gutachterlichen Beurteilung der chronischen Glomerulonephritis ist die Frage nach der Vorgeschichte, d. h. Nachweis von Infekten im Zeichen einer akuten Glomerulonephritis erforderlich. Der Zusammenhang zwischen einer chronischen Glomerulonephritis und entsprechenden Kälte- und Nässeexpositionen bzw. erschwerten Umweltbedingungen (Kriegsdienst oder Gefangenschaft) ist zu betonen. Der ursächliche Zusammenhang zwischen einem Unfallereignis und einer akuten Glomerulonephritis ist nur indirekt denkbar über die Entwicklung eines Infektes. Der zeitliche Zusammenhang ist hier von großer Bedeutung. Im Versorgungswesen spielt noch bei einzelnen zu Begutachtenden die sog. **Feldnephritis** eine Rolle. Es handelt sich hierbei um eine Glomerulonephritis, die epidemisch oder endemisch während der Kriege aufgetreten ist. Im Zusammenhang mit entzündlichen glomerulären Erkrankungen kann es zur Entwicklung eines **nephrotischen Syndroms** (Proteinurie von mehr als 3 g/Tag und Dysproteinämie) kommen. Voraussetzung für die Anerkennung des Syndroms ist die Anerkennung der Glomerulonephritis.

— Gutachterlich findet die sogenannte **Analgetika-Nephropathie**, eine chronisch-interstitielle Pyelonephritis, Erwähnung. Die Erkrankung kann zu einer chronischen Niereninsuffizienz mit Papillennekrosen führen. Ursächlich ist eine jahrelange Anwendung von phenacetinhaltigen Medikamenten.

— Folgeerscheinung einer entzündlichen, parenchymatösen Nierenerkrankung ist der **Hypertonus**. Pyelonephritis, Glomerulonephritis, Tuberkulose, tumorösen Veränderungen bzw. zystische Degeneration der Niere und Arterienstenosen können ursächlich sein. Die gutachterliche Bewertung des Hypertonus wird daher nach diesen Erkrankungen zu forschen haben. Festzuhalten ist aber, dass

die renalen Ursachen des arteriellen Hochdrucks im Vergleich zur essenziellen Hypertonie deutlich geringer sind.

Eine Einschätzung der MdE, unabhängig von der Niereninsuffizienz, von 30 % ist anzunehmen. Die Einschätzung der MdE bei der Niereninsuffizienz ist abhängig von der endogenen Kreatinin-Clearance. Bei einer Einschränkung auf nicht mehr als 50 % der Norm liegt eine 30 %ige MdE vor, bei einem Absinken auf beispielsweise 10–30 ml/min. muss eine weit höhere MdE von 60–80 % angenommen werden.

> **Tipp**
>
> Patienten mit chronischem Nierenversagen sollten keine schwere körperliche Arbeit mehr leisten. Leichtere Arbeiten können ausgeführt werden.

Dialyse und Nierentransplantation Bei der Begutachtung von degenerativen bzw. entzündlich-degenerativen Nierenerkrankungen ist das Problem der Dialyse und Nierentransplantation anzusprechen.

Im Juni 2012 erfolgte eine Änderung des Transplantationsgesetzes (TPG) durch den deutschen Bundestag. Sie beinhaltet eine Entscheidungslösung, die die bisherige Zustimmungslösung ersetzt. Dazu wird jetzt jeder Bundesbürger über 16 Jahre von seiner Krankenkasse über das Problem Organspende informiert und zu einer Erklärung aufgefordert, nach seinem Tode zur Organspende bereit zu sein.

Bei der **Nierentransplantation** wird entsprechend den Anhaltspunkten im sozialen Entschädigungsrecht sowie nach dem Schwerbehindertengesetz eine Heilungsbewährung (2 Jahre) abgewartet. Für diesen Zeitraum ist eine MdE von 100 % anzunehmen. Wenn die Niere 1,5–2 Jahre ohne Abstoßungszeichen funktioniert, kann von einer normalen Nierenfunktion entsprechend Einniereigkeit ausgegangen werden. Der weitere Verlauf der Begutachtung hängt dann von eventuell noch verbliebenen Funktionsstörungen ab.

Auch unter Einbeziehung der notwendigen Immunsuppression ist aber von einer MdE von 50 % als Dauer auszugehen.

Nierentumoren Gutachterlich wird entsprechend den Anhaltspunkten des Bundesministers für Arbeit und Sozialordnung die Minderung der Erwerbsfähigkeit durch einen Nierentumor, während einer Heilungsbewährung (2–5 Jahre), bei Entfernung im Frühstadium mit 60 %, in fortgeschrittenen Stadien mit 80–100 % angenommen. Danach bei Wegfall der Rezidivgefahr 25 %. Die Entwicklung eines Nierentumors infolge eines Traumas wird kontrovers diskutiert.

Missbildungen der Niere Zystennieren, Aplasie oder Hypoplasie, Malrotation und anderes werden gutachterlich entsprechend ihren Folgeerscheinungen bezüglich Funktion oder z. B. Hypertonusentwicklung eingeschätzt.

Harnsteinbildung Die Pathogenese ist komplex und in ihrem Kern unklar. Bekannt sind verschiedene Faktoren (z. B. Infekte, erhöhte Ausscheidung von Kalzium, Oxalsäure und Harnsäure, ► Kap. 10). Gutachterlich spielen deshalb v. a. derartige Faktoren eine Rolle, z. B. Hyperkalzurie durch Immobilisation bei Knochenfrakturen oder Querschnittslähmung oder die Entstehung von Infekten nach Verletzungen. Bei der Begutachtung des Harnsteinleidens sind Anamnese und sachgerechte Diagnostik mit Harnsteinanalyse, Bestimmung von Elektrolyten in Serum und Urin sowie pH-Messung von Bedeutung.

Während das Nierensteinleiden ohne Funktionsstörung eine MdE um 20 % bedingt, liegt diese bei ausgedehnter Harnsteinbildung in beiden Nieren und Funktionseinschränkung bei 50–100 %.

19.3.2 Harnleiter

Gutachterlich spielen Verletzungen und Entzündungen bzw. deren Folgezustände eine Rolle, z. B. entweder die Entwicklung einer Harnstauungsniere durch Harnleiterobstruktion nach Verletzung des Harnleiters oder Obstruktion z. B. durch eine Tuberkulose. Die aus diesen Folgeerscheinungen entstehenden Funktionseinschränkungen werden dann entsprechend gutachterlich bewertet.

19.3.3 Harnblase

Hier sind neben Verletzungen entzündliche Veränderungen, Tumoren und Entleerungsstörungen, z. B. nach Querschnittslähmung von Bedeutung bzw. Fehlbildungen (z. B. Divertikel).

Harnblasenverletzungen Verletzungen der Harnblase kommen häufig kombiniert mit solchen der Leibeshöhle bzw. des knöchernen Beckens vor.

❯❯ Arztrechtlich ist darauf hinzuweisen, dass Harnblasen- bzw. Harnleiterverletzungen auch als Mitverletzungen bei gynäkologischen Operationen auftreten können. Auch Wandschäden der Harnblase nach Strahlentherapie sind möglich.

Folgezustände können hier Entzündungen, Fisteln und Inkontinenz sein. Entzündliche Veränderungen können nach Kälte- und Nässeexposition (Wehrdienst, Straßenbau) auftreten.

Harnblasentumoren Pathogenetisch können berufliche Expositionen von Bedeutung sein (chemische Industrie bzw. Reifenherstellung). Anerkennung als Berufskrankheit (► Kap. 19.1.1) kann in Frage kommen. Chronische Entzündungen (bakterielle) werden angeschuldigt. Die Zusammenhänge sind im Einzelnen zu prüfen.

Harnblasenentleerungsstörungen Sie können Folge von traumatischen Veränderungen an Harnblase und Harnröhre, aber auch neurogenen Ursprungs sein. Gutachterlich von besonderem Interesse sind die zentralnervös bedingten Harnblasenentleerungsstörungen.

Verletzungen des Rückenmarks durch Arbeits-, Verkehrs- und Sportunfälle und ihre Folgezustände im Harnblasenbereich bedingen urologische Begutachtungen. Derartige Verletzungen führen zu Urinretention bzw. unwillkürlicher Entleerung der Harnblase (Inkontinenz). Das Ausmaß der Störung wird bestimmt durch Folgeerscheinungen wie Infektionen, Harnsteinbildung bzw. Nierenfunktionseinschränkung.

Für die Begutachtung der **neurogenen Harnblasenentleerungsstörung** ist eine systematische Einteilung von großer Bedeutung (► Kap. 6.4). Hier soll das **Klassifikationsschema von Bors und Comarr** skizziert werden. Man unterscheidet:

- Supranukleäre Läsionen (Reflexblase)
- Infranukleäre Läsionen (autonome Blase)
- Gemischte Läsionen
- Sensorische Läsionen

Für die Begutachtung sind folgende Leitsymptome interessant:

- Restharnmenge als Ausdruck des Lähmungseffektes auf die Harnblasenentleerung
- Schädigung des oberen Harntraktes infolge der Läsion
- Inkontinenz

Bei letzterer unterscheidet man eine Stress- von der Urge- bzw. Reflexinkontinenz sowie eine Überlaufinkontinenz.

Zur Diagnostik der neurogenen Harnblasenentleerungsstörung gehört eine gründliche Anamnese, die auch die Miktionsfrequenz, das Harndranggefühl, die Entleerung der Harnblase sowie Sexualfunktion und Darmfunktion berücksichtigen muss. Zur Untersuchung gehören der Urinstatus, Restharnbestimmung, Sonographie und Ausscheidungsurogramm, sowie Isotopennephrogramm und Laborparameter (Serumkreatinin, Elektrolyte u. a.). Vor allem spielt für die Begutachtung der neurogenen Harnblasenentleerungsstörung die urodynamische Untersuchung mit Bestimmung der Urinflussrate und der Druckverhältnisse in Harnblase und Harnröhre eine Rolle.

Nicht zu vergessen ist bei der Begutachtung von Harnblasenentleerungsstörungen die Erhebung eines neurologischen Status. Die gutachterliche **Einschätzung von Querschnittsgelähmten** hat eine Rehabilitationsphase, die im allgemeinen 2 Jahre beträgt, zu berücksichtigen.

Zusammenfassend ist darauf hinzuweisen, dass man bei leichteren Harnblasenentleerungsstörungen eine Minderung der Erwerbsfähigkeit zwischen 10 % und 40 % gewähren wird, während kombinierte neurogene Harnblasen und Mastdarmentleerungsstörungen mit Inkontinenz und erheblichen Veränderungen der oberen Harnwege zwischen 70 % und 100 % anzusiedeln sind.

19.3.4 Harnröhre

Verletzungen treten häufig nach **Beckenbrüchen** auf, wegen der Harnröhrenlänge bzw. des Harnröhrenverlaufs bei Männern mehr als bei Frauen. Auch Verletzungen durch **Katheterisierung** oder anderen Manipulationen an der Harnröhre können gutachterlich Berücksichtigung finden. Insbesondere die Folgezustände der Verletzungen wie Strikturen, Fisteln, Divertikel und entzündliche Veränderungen spielen eine Rolle.

19.3.5 Männliches Genitale

Hoden, Nebenhoden Verletzungen entstehen durch stumpfe oder scharfe Gewalt. Bei Tumoren ist die Entstehung durch Traumen nicht gesichert. Ihre gutachterliche Bewertung, insbesondere im Schwerbehindertengesetz fordert eine Heilungsbewährung von 5 Jahren. Hier wird je nach Ausdehnung des Tumors zum Zeitpunkt der Entfernung ein MdE von 50–80 % angenommen. Bei den Entzündungen ist die Orchitis seltener als die Epididymitis. Orchitis tritt im Zusammenhang mit Tuberkulose und Filariasis-Erkrankungen auf. Traumatische Ursachen der Nebenhodenentzündung sind eher mittelbar, z. B. ausgehend von Entzündungen nach Harnröhrenstriktur, die Verletzungsfolge sind.

Veränderungen an den Gefäßen bzw. Hodenhüllen:

- Varikozele (keine traumatische Genese)
- Hydrozele (traumatische Genese möglich, eine vorbestehende entzündliche Veränderung ist aber auszuschließen)
- Hodentorsion (eventuell durch Trauma mitverursacht)

Störungen der männlichen Fertilität Hoden- und Nebenhodenschäden können zu Störungen der männlichen Fertilität führen (Samenbildung und Samenleitung). Neben endokrinologischen Störungen des Hypothalamus/Hypophysen/Gonadensystem können thermische Schäden, Infektionen aber auch der Umgang mit toxischen Substanzen am Arbeitsplatz (z. B. Chlorkohlenwasserstoffe) und im Rahmen von Behandlungen (Zytostatika, Radiatio) infrage kommen.

Die Diagnose von Fertilitätsstörungen umfasst daher neben einer ausführlichen Allgemeinanamnese auch Spermauntersuchungen, Hormonstatus, Untersuchung der ableitenden Samenwege, Sonographie, Urethro- und Urogramm und darüber hinaus unter Umständen die Erfassung von Umwelteinflüssen (Arbeitsplatzanamnese) (▶ Abschn. 19.1).

Rechtlich ist in einem **Zeugungsfähigkeitsgutachten** der Nachweis der Zeugungsfähigkeit zu führen und nicht der Zeugungseinschränkung. Das Untersuchungsergebnis ist weniger prognostisch als eher auf einen zurückliegenden Zeitpunkt zu beziehen.

> **Tipp**
>
> Als weiterer wichtiger Punkt muss der Gutachter vor Täuschungsmanövern sicher sein.

Neben der Samenqualität ist auch zu prüfen, ob der Geschlechtsverkehr ausgeführt werden kann (Größe und Erektionsfähigkeit des Gliedes).

Penis Hier spielen gutachterlich Verletzungen und Tumoren eine Rolle. Weiterhin sind zu nennen Induratio penis plastica und Priapismus. In diesem Zusammenhang sind auch Folgen von Verletzungen des Beckens, die z. B. zu Erektionsstörungen führen, relevant.

Phimose Arztrechtlich konnte die Durchführung der Zirkumzision aus religiösen Gründen bisher zu Konsequenzen führen. Zur Klärung der rechtlichen Situation liegt jetzt eine neue Regelung vor, bei einem

Jungen die Zirkumzision auf Wunsch der Eltern aus religiösen oder hygienischen Gründen zu erlauben. Die Regierung nimmt dabei Bezug auf den Paragraphen 1631d des BGB, aufgrund dessen die Eltern das Recht haben, einem solchen Eingriff zuzustimmen. Voraussetzung ist, dass der Eingriff ärztlich sachgerecht und in angemessener Betäubung durchgeführt wird. In dem neuen Gesetz wird auch medizinischen Laien, wie den jüdischen Beschneidern, bei Nachweis entsprechender Kenntnisse das Recht zur Durchführung der Zirkumzision zugesprochen und zwar in den ersten 6 Lebensmonaten des Kindes. In dem neuen Gesetzt wird darüber hinaus großer Wert auf die Aufklärung über eventuelle Folgen des Eingriffes gelegt.

Geschlechtsumwandlungen Begutachtungen sind im Rahmen des Transsexuellengesetzes vom 01.01.1981 bzw. 1/2011 erforderlich.

19.3.6 Prostata

Von Bedeutung sind **Verletzungen** selbst, z. B. im Gefolge von Beckenfrakturen, aber v. a. die Folgezustände der Verletzungen, wie Entzündungen.

Das **Prostatakarzinom** spielt im Rahmen von Begutachtungen für das Schwerbehindertengesetz eine Rolle und wird ähnlich wie andere Malignome eingeschätzt (50–100 % entsprechend Tumorstadium).

Die **benigne Prostatahyperplasie** ist ein unfallunabhängiges Leiden, das bei Begutachtungen, z. B. von neurogenen Blasenentleerungsstörungen als Mitverursacher von Entleerungsstörungen in Frage kommt.

Die **Prostatitis** kann gutachterlich eine Rolle spielen, z. B. als Folgezustand von Verletzungen bzw. Nässe- und Kälteexposition.

Die **Urogenitaltuberkulose** ist dann Schädigungsfolge, wenn die primäre Tuberkulose als solche anzuerkennen ist. Die Tuberkulose kann direkte Traumafolge sein, z. B. bei der männlichen Genitaltuberkulose. Ein Zusammenhang ist jedoch nur selten anzunehmen, z. B. traumabedingte Resistenzschwäche. Hier ist aber der Nachweis eines zeitlichen Zusammenhanges zu führen. Tuberkulose muss bei entsprechender beruflicher Exposition (z. B. Fleischer) auch als Berufskrankheit anerkannt werden (Nr. 3102 der Berufskrankheiten-Liste).

In ◘ Tab. 19.1 sind die Prozentsätze der MdE bei den verschiedenen Organerkrankungen des urologischen Fachgebiets aufgeführt.

◘ **Tab. 19.1** Minderung der Erwerbsfähigkeit bei einzelnen Erkrankungen

Niere	
Niereninfarkt	10–30 %
Einnierigkeit	25 %
Einnierigkeit mit Minderung der Funktion der Restniere	bis zu 100 %
Pyelonephritis mit Hypertonie	20 %
Pyelonephritische Schrumpfniere, einseitig mit Hypertonus	40–80 %
Pyelonephritische Schrumpfniere, doppelseitig mit röntgenologischen Veränderungen	50 %
Pyelonephritis doppelseitig, mit Funktionseinschränkungen und Hypertonie	70–100 %
Schrumpfniere doppelseitig mit Hypertonie	100 %
Nierenfehlbildung ohne wesentliche Beschwerden und Funktionseinschränkung	0–10 %
Nierenfehlbildung mit mäßiggradiger Funktionseinschränkung	30–40 %
Zystennieren mit Nierenfunktionseinschränkung	70–100 %
Aplasie der Niere bei Funktionseinschränkung der kontralateralen Niere	50–100 %
Harnsteinleiden ohne Funktionsstörung	0–20 %
Harnstein (Spontanabgang oder Steinentfernung) mit Funktionsstörung der Niere, Harnwegsinfekt	30–50 %
Rezidivierende Harnsteinbildung mit Funktionsstörung und Harnwegsinfekt	50–70 %
Nierentumor	60–100 %

Tab. 19.1 (Fortsetzung)

Harnleiter	
Harnstauung, einseitig ohne wesentliche Funktionseinschränkung	10–20 %
Harnstauung, mit Funktionseinschränkung	20–40 %
Doppelseitige Harnleiterschädigung mit konsekutiver Nierenveränderung	20–80 %
Harnblase	
Harnblasenverletzung mit anhaltend entzündlichen Veränderungen der Harnblase bzw. der Harnwege (Pyelonephritis)	40 %
Inkontinenz verschiedenen Grades mit und ohne Harnwegsinfekt	30–80 %
Harnblasenscheidenfistel mit absoluter Harninkontinenz	100 %
Chronische Zystitis mit eingeschränkter Blasenkapazität	30–40 %
Schrumpfblase	70 %
Reizblase	10–20 %
Harnblasenstein	30–50 %
Harnblasenstein mit schwerwiegenden Komplikationen (vesikoureteraler Reflux mit Pyelonephritis)	80–100 %
Harnblasentumor nach Entfernung im Frühstadium	60 %
Harnblasentumor m. Zystektomie einschl. künstl. Harnableitung (je nach Stadium d. ersten 5 Jahre)	80–100 %
Harnblasenentleerungsstörungen	
Isolierte neurogene Harnblasenentleerungsstörung leichten bis mittleren Grades	20–40 %
Kombinierte Harnblasen- und Darmentleerungsstörung	70–80 %
Kombinierte Harnblasen- und Darmentleerungsstörung in Kombination mit anderen urologischen Leiden	80–100 %
Leichte Harninkontinenz	0–10 %
Schwere Harninkontinenz (Stressinkontinenz Grad II–III, tags und nachts)	20–40 %
Absolute vollständige Harninkontinenz	50 %
Künstliche Harnableitung	30–50 %
Harnröhre	
Harnröhrenstriktur ohne wesentlichen Beschwerden	10 %
Harnröhrenstriktur mit Dauerbehandlung und Komplikation (je nach Schwere)	30–80 %
Hoden	
Hydrozele	10 %
Varikozele	0–20 %
Nebenhodenentzündung, beidseits (je nach Schwere)	0–10 %
Hodenverlust, beider (je nach Lebensalter)	30–60 %
Hodentumor	50–80 %

▣ **Tab. 19.1** (Fortsetzung)

Prostata	
Prostatitis mit entsprechender Veränderung der Harnwege	20–40 %
Benigne Prostatahyperplasie mit Miktionseinschränkung	10–30 %
Prostatakarzinom	50–100 %
Penis	
Teilverlust	10–40 %
Vollständiger Penisverlust (altersabhängig)	40–50 %
Tuberkulose	
Tbc, Ansteckungsgefahr, aktiv und behandlungsbedürftig	100 %
Einnierigkeit nach Tbc bei gesunder Restniere	25 %
Einnierigkeit bei erkrankter Restniere nach Tbc mit Funktionseinschränkung	60–80 %
Schrumpfblase nach Tbc (je nach Schwere)	40–60 %

Begutachtung

- Die von verschiedenen Auftraggebern angeforderten Begutachtungen betreffen Erkrankungen und Verletzungen von Organen des urologischen Fachgebietes, z. B. Niere, Harnblase u. a.
- Abhängig vom Auftraggeber sind unterschiedliche Verfahren notwendig, z. B. gesetzliche und private Unfallversicherung, Rentenversicherung u. a.
- Für die Begutachtung gelten Grundbegriffe wie Schädigungsfolge, Arbeits- bzw. Erwerbsunfähigkeit, Minderung der Erwerbsfähigkeit (MdE), Grad der Behinderung (GdB), Erwerbsminderung u. a.
- Gegenstand des Arztrechtes (Haftpflicht) sind der Behandlungsfehler sowie die ärztliche Aufklärungs- bzw. Beratungspflicht. Auftraggeber von Gutachten sind hier die Gerichte und Gutachterkommissionen der Landesärztekammern.

19

Urologie-Fallquiz:
Fallbeispiele und Fragen

R. de Petriconi, M. Meilinger

R. Hautmann, J. E. Gschwend (Hrsg.), *Urologie*,
DOI 10.1007/978-3-642-34319-3_20, © Springer-Verlag Berlin Heidelberg 2014

20.1 Fall 1: Sistierende Harnaus-scheidung bei Blasenkatheter

20.1.1 Erstkontakt mit dem Patienten und Anamnese

Im Dienst wird Ihnen eine 45-jährige, körperlich und geistig behinderte Patientin vorgestellt. Am Vormittag war aufgrund einer Menorrhagie eine abdominelle Hysterektomie durchgeführt worden, seitdem wurde keine Urinausscheidung über den liegenden Blasenkatheter registriert. Laut Verlegungsbericht war die Operation problemlos verlaufen.

Postoperative Parameter: RR 135/85 mmHg, Kreatinin im Serum präoperativ: 90 μmol/l, postoperativ: 135 μmol/l. Hämatokrit 0,35 l/l, Hb 10 g/dl. Kein Fieber. Im Urinstatus vereinzelt Erythrozyten, sonst unauffälliger Befund. Es besteht ausreichende Substitution mit Kochsalzlösung. Eine orientierende körperliche Untersuchung zeigt keine Besonderheiten, keinen eingebluteten Verband, kein eingenässtes Bett. Sonographie: Harnblase leer; linke Niere ohne Besonderheiten, keine Stauung, ampulläres Nierenbecken; rechte Niere nicht eindeutig darstellbar, »Aszites«.

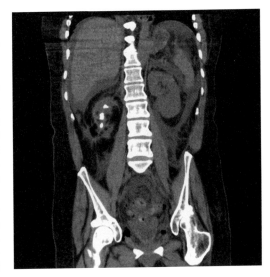

◩ Abb. 20.1

20.1.2 Fragen

Frage 1 Welche Faktoren schränken die diagnostischen und therapeutischen Maßnahmen ein?

Frage 2 Warum ist eine Blasenscheidenfistel auszuschließen?

Frage 3 Was zeigt die native Computertomographie (◩ Abb. 20.1, ◩ Abb. 20.2)?

20.2 Fall 2: Mikrozyturie, Leukozyturie

20.2.1 Erstkontakt mit dem Patienten und Untersuchung

Eine 80-jährige Patientin mit Adipositas in gutem Allgemeinzustand wird Ihnen vom Hausarzt wegen persistierender Mikro- und Leukozyturie vorgestellt. Als Spätrücksiedlerin aus der Wolga-Region, weist sie außer 3 Entbindungen, davon eine komplizierte, und einer Lungenentzündung vor 50 Jahren keine anamnestischen Besonderheiten auf. Im Augenblick ist sie aus urologischer Sicht bis auf eine Belastungsinkontinenz Grad II–III asymptomatisch. Blutchemische

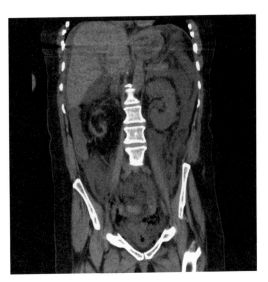

◩ Abb. 20.2

Laborwerte unauffällig, Urinstatus unverändert. Zystoskopie, Urinzytologie und MNP22-Test: unauffällig. Sonographie: Blase glatt konturiert, rechte Niere unauffällig, linke Niere nicht gestaut mit Schallreflexen, die auf Konkremente hinweisen (◩ Abb. 20.3).

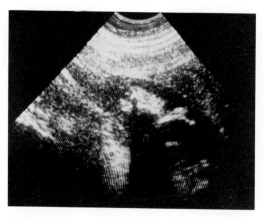

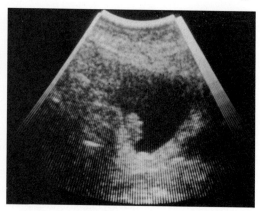

 Abb. 20.3

◘ Abb. 20.4

20.2.2 Fragen

Frage 1 Welche Diagnose erscheint wahrscheinlich und welche dürfen Sie nicht außer Acht lassen?

Frage 2 Welche diagnostischen Maßnahmen sind unumgänglich und ausreichend für die Indikation einer Therapie?

20.3 Fall 3: Mikrohämaturie

20.3.1 Erstkontakt mit dem Patienten und Untersuchung

Ein 68-jähriger Patient, ehemaliger Mitarbeiter bei BASF und starker Raucher, wird Ihnen zugewiesen wegen seit etwa 1 Jahr persistierender Mikrohämaturie. Er klagt über eine Nykturie (3–4-mal) und eine leichte Pollakisurie (8–9-mal/Tag). Keine Algurie, keine Makrohämaturie. Blutchemische Untersuchungen sind unauffällig. Aktueller Urinstatus: keine Mikrohämaturie, keine Albuminurie. Sonographie Nieren, Harnblase: Nieren beidseits unauffällig, zur Harnblase, ◘ Abb. 20.4.

20.3.2 Fragen

Frage 1 Welche Diagnose ist nach der Sonographie wahrscheinlich?

Frage 2 Welche weiteren diagnostischen Schritte sind nun erforderlich?

20.4 Fall 4: Frühgeborenes nach Oligohydramnion

20.4.1 Erstkontakt mit dem Patienten und Untersuchung

Sie werden konsiliarisch zu Diagnostik und Stellungnahme zu einem 3 h alten, frühgeborenen Säugling (38. SSW) gerufen. In utero wurden sonographisch ein Oligohydramnion, Harnstauungsnieren beidseits und eine persistierend gefüllte Harnblase festgestellt. Die laborchemischen Blutuntersuchungen sind normal, die Kreatininämie liegt bei 92 µmol/l. Die Sonographie zeigt beidseits Harnstauungsnieren Grad III mit Parenchymsaumreduzierung auf ca. 4–5 mm sowie eine volle Blase mit unregelmäßiger Wandung und Verdickung.

20.4.2 Fragen

Frage 1 Welche Diagnose können Sie bereits stellen, und warum?

Frage 2 Welche diagnostischen Maßnahmen sind zur Bestätigung erforderlich und ausreichend um einen ersten therapeutischen Schritt einzuleiten?

20.5 Fall 5: Schmerzhaftes Penishämatom

20.5.1 Erstkontakt mit dem Patienten und Untersuchung

Ein 42-jähriger, sehr aufgeregter und verängstigter Patient erscheint im Nachtdienst. Er gibt an beim

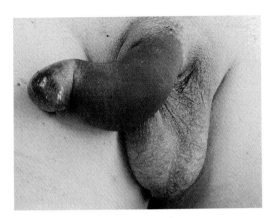

◻ Abb. 20.5

Geschlechtsverkehr einen akuten, aber kurzzeitigen Schmerz verspürt zu haben und daraufhin einen Bluterguss am Penisschaft bemerkt zu haben (◻ Abb. 20.5).

20.5.2 Fragen

Frage 1 Welche Diagnose können Sie bereits stellen, und warum?

Frage 2 Welche weitere Diagnostik würden Sie noch anstreben und warum?

20.6 Fall 6: Therapieresistente Pyelonephritis

20.6.1 Erstkontakt mit dem Patienten und Untersuchung

Eine 56-jährige, insulinpflichtige Diabetikerin wird Ihnen wegen therapieresistenter Pyelonephritis vorgestellt. Der Hausarzt behandelt sie seit 6 Wochen mit verschiedenen Antibiotika wegen der Schmerzen der rechten Flanke und nitrit- und leukozytenpositivem Urin im Schnelltest. Es besteht kein Fieber. Eine Kultur wurde nicht angelegt, da die Patientin in der Vergangenheit mehrfach ein solches klinisches Bild geboten hatte und die angesetzte Antibiose erfolgreich war. Die Aufnahmebefunde ergeben: Kreatinin 135 μmol/l, C-reaktives Protein 125,9 mg/l, Leukozyten 13,4 Giga/l, Hämoglobin 9,6 g/dl, Glukose 310 mg/dl. Weiteres Labor unauffällig. Sonographie der Nieren: links unauffällig, rechts vergrößerte Nieren, ohne Rinden-Mark-Differenzierung und Verdacht auf Abszesse.

20.6.2 Fragen

Frage 1 Welche diagnostischen Maßnahmen führen Sie primär durch? Können Sie bereits eine therapeutische Indikation stellen?

Frage 2 Welche weitere Diagnostik würden Sie noch anstreben und warum?

20.7 Fall 7: Koliken unter Marcumartherapie

20.7.1 Erstkontakt mit dem Patienten und Untersuchung

Eine 70-jährige Patientin unter Marcumartherapie stellt sich wegen plötzlich aufgetretener kolikartiger Flankenschmerzen rechts vor. Kein Fieber, druck- und klopfempfindliches Nierenlager rechts, sonst unauffällige körperliche Untersuchung. Urin-Status: Nitrit negativ, Mikrohämaturie. Kreatinin 119 μmol/l, Harnsäure 460 μmol/l, Glukose 154 mg/dl. Gerinnungsparameter unter Marcumar keine Überdosierung. Sonographie der Niere: links unauffällig, beidseits keine Stauung, etwas vergrößertes und unscharf begrenztes Organ rechts.

20.7.2 Fragen

Frage 1 Welche Diagnosen müssen Sie in Betracht ziehen?

Frage 2 Welche weitere Diagnostik würden Sie darüber hinaus anstreben und warum?

20.8 Fall 8: Skrotale Schmerzen bei einem 6-Jährigen

20.8.1 Erstkontakt mit dem Patienten und Untersuchung

Ein 6-jähriger Junge wird Ihnen notfallmäßig wegen akut aufgetretener Schmerzen im linken Skrotum vorgestellt. Die Symptomatik ist plötzlich vor 4 h nach einem Schwimmbadbesuch aufgetreten. Das Kind erinnert sich an kein Trauma, hat keine Algurie, keine Pollakisurie. Kein Fieber. Urinstatus unauffällig. Der klinische Aspekt ist eher unbedeutend (◻ Abb. 20.6), die Palpation schmerzhaft, Skrotalinhalt leicht vergrößert, sonst unauffällig. Leiste frei. Diaphanoskopie: Hydrocele testis (◻ Abb. 20.7).

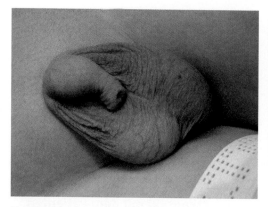

□ Abb. 20.6

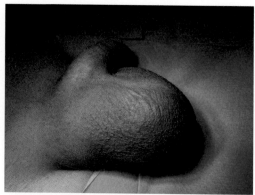

□ Abb. 20.8

□ Abb. 20.7

Duschen eine leichte Vergrößerung des rechten Hodens bemerkt (□ Abb. 20.8), die nicht druckempfindlich sei.

20.9.2   Fragen

Frage 1 Welche Verdachtsdiagnose müssen Sie in Betracht ziehen? Welche Differenzialdiagnosen?

Frage 2 Welche weitere Diagnostik würden Sie anstreben und warum?

20.10   Fall 10: Schwärzliche Verfärbung des Penis

20.10.1   Erstkontakt mit dem Patienten und Untersuchung

Ein 72-jähriger Alkoholiker wird Ihnen eingetrübt im septischen Zustand vorgestellt. Eine Anamnese ist nicht möglich. Eine grob orientierende Untersuchung ergibt bei der Inspektion einen eindeutigen lokalen Genitalbefund (□ Abb. 20.9). Urinstatus unauffällig. Labor: Leukozytose 23 Giga/l, Thrombozyten 45 Giga/l, C-reaktives Protein 125,9 mg/l, Kreatinin 210 μmol/l, Hämoglobin 9,6 g/dl, Glukose 210 mg/dl. Restliches Labor soweit unauffällig. Rektale Digitalpalpation unauffällig.

20.8.2   Fragen

Frage 1 Welche Diagnosen müssen Sie in Betracht ziehen?

Frage 2 Welche weitere Diagnostik würden Sie noch anstreben und warum?

20.9   Fall 9: Vergrößerung des Hodens, Leistungsknick

20.9.1   Erstkontakt mit dem Patienten und Untersuchung

Ein 30-jähriger, sportlicher Patient stellt sich bei Ihnen vor wegen Leistungsverlust. Er schaffe es kaum noch beim Fußballspiel bis zum Platzende zu laufen. Er gibt eine innere Unruhe und nächtliche Schweißausbrüche an. Kein Gewichtsverlust. Seit 3 Monaten habe er beim

20.10.2   Fragen

Frage 1 Welche Diagnose müssen Sie in Betracht ziehen?

Frage 2 Welche weitere Diagnostik würden Sie weitergehend anstreben und warum?

20

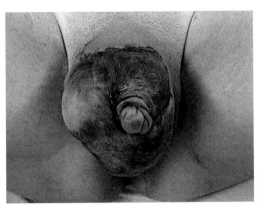

Abb. 20.9

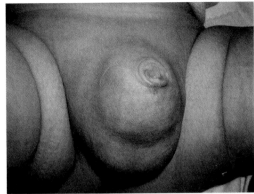

Abb. 20.10

20.11 Fall 11: Genitale Schwellung bei einem Säugling

20.11.1 Erstkontakt mit dem Patienten und Untersuchung

Eine Mutter stellt ihren 2 Monate alten Säugling wegen intermittierender Schwellung (■ Abb. 20.10) im Genitalbereich vor. Das Kind ist völlig asymptomatisch und gedeiht gut. Die Windeln sind beim Wechsel regelmäßig eingenässt. Sie habe nie eine Miktion beobachten können.

20.11.2 Fragen

Frage 1　Welche Verdachtsdiagnose stellen Sie?

Frage 2　Wie bestätigen Sie Ihre Diagnose?

20.12 Fall 12: Unregelmäßige papulöse Schleimhautveränderung der Glans penis

20.12.1 Erstkontakt mit dem Patienten und Untersuchung

Ein 56-jähriger Patient stellt sich vor wegen einer Veränderung an der Glans penis (■ Abb. 20.11). Sein Hausarzt behandelt ihn lokal seit fast 10 Monaten mit zuerst antimykotischen Salben und nach Ausbleiben einer lokalen Verbesserung mit Kortisonsalben. Darunter habe sich der Befund schließlich etwas verbessert.

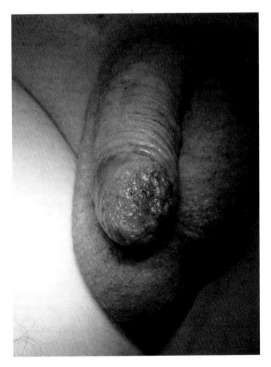

Abb. 20.11

20.12.2 Fragen

Frage 1　Welche Verdachtsdiagnose erscheint bei diesem Verlauf und nach Inspektion des Befundes am wahrscheinlichsten?

Frage 2　Welches Vorgehen wäre bei einem solchen Befund richtig gewesen? Wie sichern Sie die Diagnose?

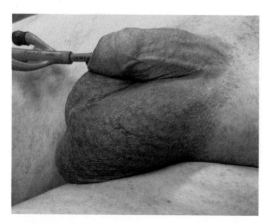

☐ Abb. 20.12

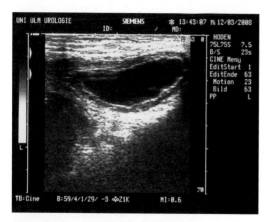

☐ Abb. 20.13

20.13   Fall 13: Prallelastische Schwellung linke Leiste

20.13.1   Erstkontakt mit dem Patienten und Untersuchung

Ein 74-jähriger Patient wird Ihnen wegen typischer subvesikaler Obstruktionssymptomatik mit wechselhaftem postmiktionellem Restharn zur Therapie vorgestellt. Er bittet um die gleichzeitige Sanierung einer linksseitigen Skrotalhernie (☐ Abb. 20.12), die in ihrer Ausdehnung sehr wechselhaft ist. Blutlaborwerte im Normbereich. PSA 4 µg/l. Rektal leicht vergrößerte (ca. 25 ml), weiche Prostata. Die Inspektion lässt eine Inguino-Skrotal-Hernie vermuten. Die Palpation der linken Leiste ergibt einen prallelastischen Inhalt, der reponierbar erscheint. Der Palpable Strang endet nicht am äußeren Leistenring. Die Sonographie (☐ Abb. 20.13) ergibt einen auffälligen Befund.

20.13.2   Fragen

Frage 1 Welche Verdachtsdiagnose müssen Sie aufgrund der Sonographie in Betracht ziehen? Welche Differenzialdiagnosen?

Frage 2 Welche weitere Diagnostik würden Sie darüber hinaus anstreben und warum?

20.14   Fall 14: Persistierende Hypertonie

20.14.1   Erstkontakt mit dem Patienten und Untersuchung

Eine 31-jährige Patientin wird Ihnen wegen persistierender Hypertonie trotz 3-facher antihypertensiver Medikation zum Ausschluss einer renalen Ursache vorgestellt. Vor einem Jahr, während der Schwangerschaft, wurde sie 3 Wochen vor Entbindungstermin wegen einer hypertonen Krise mit Krampfanfällen und Verdacht auf Gestose notfallmäßig in eine gynäkologische Abteilung eingewiesen und per Kaiserschnitt entbunden. Post partum Fortbestehen der Hypertonie, die mit einer 3-fach-Medikation mäßig gut eingestellt wurde.

20.14.2   Fragen

Frage 1 Welche Untersuchungen streben Sie aus urologischer Sicht an? Welches Krankheitsbild wollen Sie ggf. verifizieren oder ausschließen.

20.15   Fall 15: Kreislaufwirksame Makrohämaturie

20.15.1   Erstkontakt mit dem Patienten und Untersuchung

Ein 18-jähriger Patient wird Ihnen wegen kreislaufwirksamem Blutverlust bei Makrohämaturie mit Koagelabgängen und Blasenteiltamponade notfallmäßig vorgestellt. RR 100/50, Frequenz 120/min, Hämatokrit 0,22 l/l, Hb 9 g/dl. Die Anamnese: Snowboard-Unfall vor 8 Monaten mit chirurgischer Versorgung einer Nierenruptur rechts zur Hämostase. Postoperativ problemloser Verlauf, die CT-Kontrolle nach einem Monat (☐ Abb. 20.14) habe, bis auf eine Parenchymnarbe, keine Besonderheiten ergeben.

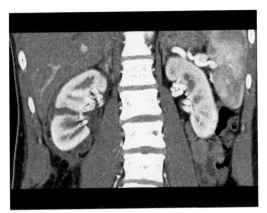

Abb. 20.14

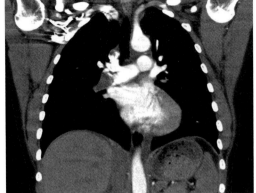

Abb. 20.15

20.15.2 Fragen

Frage 1 Welche Maßnahmen und weitere Diagnostik treffen Sie?

Frage 2 Was für ein spezielles CT und ggf. welche speziellen CT-Phasen melden Sie an und warum?

20.16 Fall 16: Lungenembolie bei junger sportlicher Patientin

20.16.1 Erstkontakt mit dem Patienten und Untersuchung

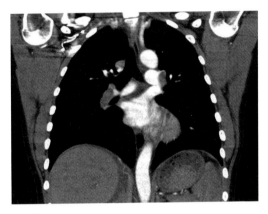

Abb. 20.16

Eine 46-jährige Sportreiterin erleidet unter extremer körperlicher Anstrengung bei dem Versuch, ihr Pferd nach einem Sturz aus einem Bach zu ziehen, eine akute Atemnot. Die Anamnese der Patientin ist blande bis auf die orale Kontrazeptiva-Einnahme. Auf Grund der Symptome, einer S1-Q3-Konstellation im EKG und einer typischen Sättigungsveränderung im Pulsoxymeter wird eine Lungenembolie vermutet und mit CT in der Notaufnahme bestätigt (**Abb. 20.15, **Abb. 20.16). Das weitere Notfalllabor und Dopplersonographie der Beckenvenen und untere Extremitäten sind unauffällig.

Die eingeleitete Heparintherapie zu Lyse führt zu einer ausgeprägten Makrohämaturie.

20.16.2 Fragen

Frage 1 Welche Diagnosen ziehen Sie in Betracht?

Frage 2 Welche diagnostische Maßnahmen scheinen Ihnen sinnvoll?

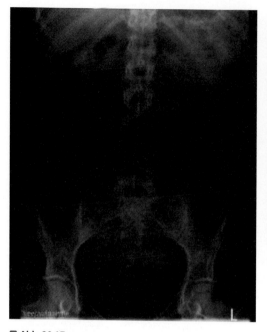

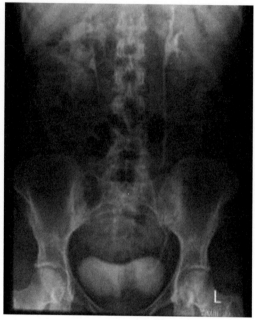

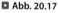
Abb. 20.17

Abb. 20.18

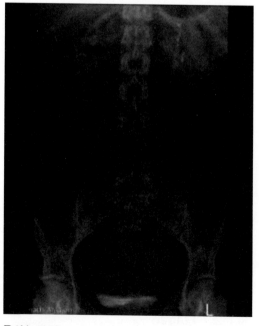

20.17　Fall 17: Persistierende Leukozyturie einer jungen Patientin

20.17.1　Erstkontakt mit dem Patienten und Untersuchung

Eine 37-jährige Patientin ist seit 8 Jahren wegen rezidivierender Leukozyturie in fachärztlicher Betreuung. Urozystitiden ohne Fieber mit typischer Symptomatik treten regelmäßig auf und wurden antibiotisch behandelt. Urographie, Sonographie der Niere, Uroflowmetrie, postmiktioneller Restharn und Zystoskopie waren immer wieder als unauffällig bezeichnet. Die Patientin hat eine Abdomenübersichtsaufnahme (Abb. 20.17), ein Ausscheidungsurogramm (Abb. 20.18) und eine Übersichtsaufnahme nach Miktion (Abb. 20.19) mitgebracht.

20.17.2　Fragen

Frage 1 Wie würden Sie in diesem Fall vorgehen? Welche Verdachtsdiagnose haben Sie?

Frage 2 Welche diagnostische Abklärung scheint noch angemessen?

Abb. 20.19

20

Urologie-Fallquiz: Antworten, Diagnostik und Diagnosestellung

R. de Petriconi, M. Meilinger

R. Hautmann, J. E. Gschwend (Hrsg.), *Urologie*,
DOI 10.1007/978-3-642-34319-3_21, © Springer-Verlag Berlin Heidelberg 2014

21.1 Fall 1 – Sistierende Harnausscheidung bei Blasenkatheter

21.1.1 Antworten

Antwort 1 Die Patientin hat eine geistige Behinderung. Dies hat zur Folge, dass keine Anamnese möglich ist und ein Vormund in alle weiteren diagnostischen Maßnahmen und Operationen einwilligen muss. Bei ansteigender Kreatininämie muss auf Kontrastmittelgabe verzichtet werden (Nephrotoxizität).

Antwort 2 Das Bett ist nicht eingenässt, was gegen eine vesikovaginale Fistel mit unkontrolliertem Urinabgang über die Scheide spricht. Läge ein verstopfter Blasenkatheter vor, müsste die Blase in der Sonographie prall gefüllt erscheinen.

Antwort 3 Die native CT zeigt eine »Steinschrumpfniere« rechts, eine gering gestaute Niere links, kein Harnleiterkonkrement links, freie Flüssigkeit intraperitoneal (gut sichtbar um die Leber).

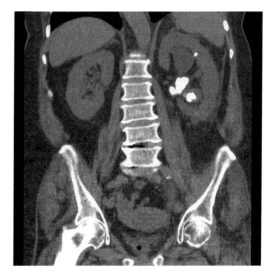

◻ Abb. 21.1

21.1.2 Weitere Fragen

Frage 4 Welche diagnostischen Maßnahmen leiten Sie zusätzlich ein und warum?

Frage 5 Welche Diagnosen könnten das gesamte Krankheitsbild erklären, welche erscheinen am wahrscheinlichsten? Wie erklären Sie den »Aszites«?

Frage 6 Welche Therapieoption ist in diesem Fall anzustreben?

21.2 Fall 2: Mikrozyturie, Leukozyturie

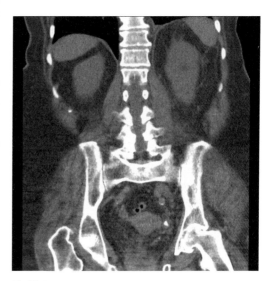

◻ Abb. 21.2

21.2.1 Antworten

Antwort 1 Urolithiasis der linken Niere. Eine Urogenitaltuberkulose muss mit Urin-PCR und Tbc-Kulturen aufgrund der Herkunft und der Anamnese der Patientin (Lungenentzündung!) ausgeschlossen werden.

Antwort 2 Zu klären sind 3 Punkte: exakter Status des Steinleidens → native Computertomographie (◻ Abb. 21.1, ◻ Abb. 21.2); Funktion der steintragenden Niere → Nierenszintigraphie (◻ Abb. 21.3); Ausschluss eines Blasentumors → Zystoskopie, Urinzytologie und NMP22.

21.2.2 Weitere Fragen

Frage 3 Welche Therapie kommt bei diesem Nierenbeckenstein in Frage?

Frage 4 Sollten Sie die Indikation einer Nephrektomie stellen, ist das Entfernen des Harnleiters erforderlich und, wenn ja warum?

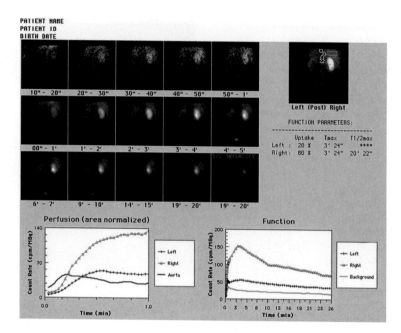

☐ Abb. 21.3

21.3   Fall 3: Mikrohämaturie

21.3.1 Antworten

Antwort 1 Dringender Verdacht auf ein Urothelkarzinom der Harnblase.

Antwort 2 CT mit KM und Urethrozystoskopie.

21.3.2 Weitere Befunde

Die CT Abdomen mit KM (☐ Abb. 21.4) wird zur Abklärung des oberen Harntraktes, des Lymphknotenstatus und der möglichen Infiltration des Tumors in die Blasenwand durchgeführt: unauffälliger oberer Harntrakt, KM aufnehmende Aussparung an der linken hinteren Blasenwand.

Die flexible Zystoskopie in Lokalanästhesie erlaubt die rasche optische Bestätigung des Urothelkarzinoms (☐ Abb. 21.5): pseudopapillärer breitbasiger Tumor.

21.3.3 Weitere Fragen

Frage 3 Welche primäre Therapie ist indiziert?

Frage 4 Inwiefern ist die histologische Begutachtung therapeutisch wegweisend?

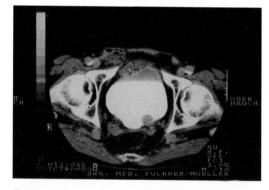

☐ Abb. 21.4

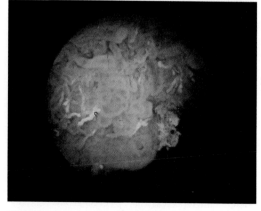

☐ Abb. 21.5

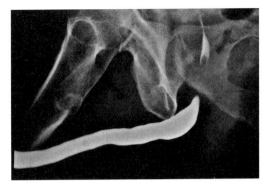

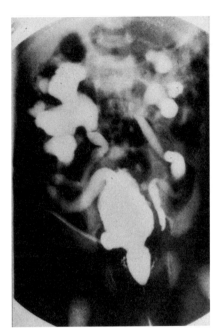

◼ Abb. 21.6

21.4 Fall 4: Frühgeborenes nach Oligohydramnion

21.4.1 Antworten

Antwort 1 Die Diagnose Harnröhrenklappe ist typisch für den sonographischen Befund in utero. Dass nie eine leere Blase bei den wiederholten Sonographien festgestellt werden konnte, spricht gegen einen isolierten massiven vesikorenalen Reflux beidseits.

Antwort 2 Die Punktionsmiktionszystographie (◼ Abb. 21.6) bestätigt mit der ballonierten prostatischen Harnröhre und dem bilateralen sekundären Reflux Grad III–IV die Diagnose. Im gleichen Untersuchungsgang ist das Einlegen einer suprapubischen Harnfistel der 1. Schritt zur Umgehung der subprostatischen Obstruktion.

21.4.2 Weitere Fragen

Frage 3 Ist unter optimaler suprapubischer Harnableitung bei dieser Kreatininämie eine Verschlechterung zu erwarten?

Frage 4 Wie sieht das weitere Vorgehen aus und welche Operation ist später zu planen?

◼ Abb. 21.7

21.5 Fall 5: Schmerzhaftes Penishämatom

21.5.1 Antworten

Antwort 1 Es handelt sich um eine Penisfraktur. Die Verformung und das Hämatom sowie die Palpation des Penisschaftes mit einem lateralen Defekt der Tunica albuginea linksseitig bestätigen die Diagnose.

Antwort 2 Wichtig ist der Ausschluss einer Beteiligung der Harnröhre (Urethrographie), Blut am Meatus urethrae muss nicht zwingend vorhanden sein. Ist die Harnröhre auch betroffen, sollte eine suprapubische Harnableitung zur Ruhigstellung der Harnröhre angelegt werden. Eine Kavernosographie (Darstellung der Schwellkörper mit Kontrastmittel) ist nicht unbedingt erforderlich.

21.5.2 Weitere Befunde

Die Urethrographie zeigte folgenden Befund: ◼ Abb. 21.7.

21.5.3 Weitere Fragen

Frage 3 Welche therapeutische Maßnahme leiten Sie ein?

Frage 4 Auf welche postoperativen Komplikationen und Spätkomplikationen muss bei der Aufklärung hingewiesen werden?

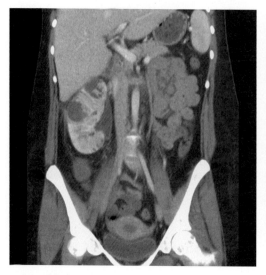

Abb. 21.8

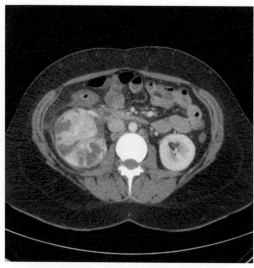

Abb. 21.9

21.6 Fall 6: Therapieresistente Pyelonephritis

21.6.1 Antworten

Antwort 1 Erst native Computertomographie, dann KM (◘ Abb. 21.8, ◘ Abb. 21.9): Ausschluss eines ursächlichen obstruktiven Harnleiterstein (der in die therapeutischen Überlegungen mit einbezogen werden muss). Die KM-Computertomographie bestätigt eine schwerwiegende Pyelonephritis (verdickte, KM anreichernde Nierenbeckenwandung) mit Abszessen und völlig aufgebrauchtem Parenchym.

Antwort 2 Weitere diagnostische Maßnahmen sind nicht erforderlich. Eine seitengetrennte Funktionsbestimmung würde die Funktionslosigkeit der rechten Niere bestätigen.

21.6.2 Weitere Fragen

Frage 3 Wie schätzen Sie die klinische Situation des Patienten ein? Was veranlassen Sie als niedergelassener Arzt?

Frage 4 Welche Therapieoptionen sind gegeben? Und in welcher Reihenfolge?

21.7 Fall 7: Koliken unter Marcumartherapie

21.7.1 Antworten

Antwort 1 Eine Urolithiasis (Harnsäuresteine) bei erhöhtem Harnsäurespiegel. Eine Papillennekrose bei Diabetes. Komplikation der Marcumartherapie: Koliken durch Blutkoagelabgänge.

Antwort 2 Native Computertomographie (◘ Abb. 21.10): Ausschluss einer Urolithiasis. Rechts besteht der Verdacht auf ein perirenales Hämatom. Die ergänzende Computertomographie mit KM bestätigt ein Hämatom und die intrakapsuläre Lage mit Parenchymkompression und Minderperfusion (◘ Abb. 21.11).

21.7.2 Weitere Fragen

Frage 3 Welche typische Komplikation ist bei intrakapsulären Hämatomen zu erwarten?

Frage 4 Welche ergänzende Diagnostik ist notwendig zur Festlegung des weiteren Prozedere und zur späteren Kontrolle der Nierenfunktion?

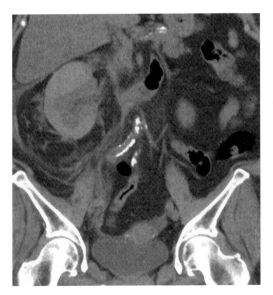

■ Abb. 21.10

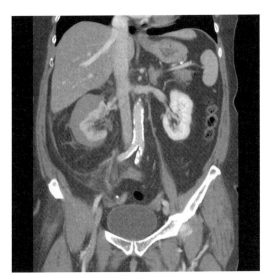

■ Abb. 21.11

21.8 Fall 8: Skrotale Schmerzen bei einem 6-Jährigen

21.8.1 Antworten

Antwort 1 In Anbetracht der Anamnese sind folgende Diagnosen möglich: Leistenbruch, Epididymitis, plötzlich aufgetretene Hydrozele testis bei offenem Processus vaginalis, Hodentorsion, Hydatidentorsion.

Antwort 2 Sonographie. Diese zeigt eine Hydrozele, sonst unauffällige Verhältnisse. Die Dopplersonographie zeigt einen verminderten arteriellen Puls.

21.8.2 Weitere Fragen

Frage 3 Welche Diagnose kommt in Frage? Welche kritische Bewertung sollte erfolgen?

Frage 4 Welche Diagnose können Sie auf jeden Fall stellen und welche therapeutische Schlussfolgerung stellt sich?

21.9 Fall 9: Vergrößerung des Hodens, Leistungsknick

21.9.1 Antworten

Antwort 1 Einen Hodentumor. Differenzialdiagnostisch: Eine Hydrocele testis, einen Skrotalbruch, ein Hämatom und einen entzündlichen Prozess.

Antwort 2 Abgesehen von einem Routine-Blutlabor sind die Hodentumormarker vorrangig. Sie dienen der Diagnosesicherung und der posttherapeutischen Nachsorge. Eine Computertomographie des Abdomens und der Lunge sind zur Stadieneinteilung und Therapieplanung erforderlich.

21.9.2 Weitere Befunde

Die Inspektion ergibt einen Tumor bis zur Leiste mit unveränderter Skrotalhaut (■ Abb. 20.8). Bei Palpation ein freier äußerer Leistenring, ein teils prall elastischer und teils steinharter Tastbefund des Hodens. Die Sonographie (■ Abb. 21.12) zeigt einen teils soliden Tumor mit teils inhomogenen flüssigen Arealen und eine Hydrozele (Begleit-Hydrozele).

21.9.3 Weitere Fragen

Frage 3 Welche Tumormarker sind unumgänglich? Welche Tumoreinteilung ergibt sich aus diesen Markern?

Frage 4 Welche Information ziehen Sie aus der Computertomographie (■ Abb. 21.13, ■ Abb. 21.14)? Welches Stadium hat dieser Tumor?

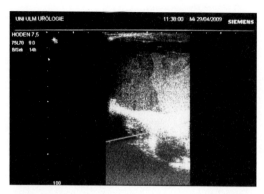

◘ Abb. 21.12

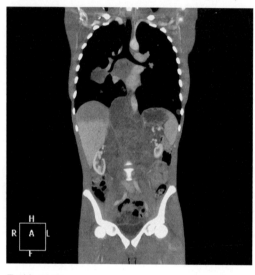

◘ Abb. 21.13

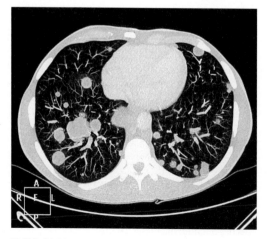

◘ Abb. 21.14

21.10   Fall 10: Schwärzliche Verfärbung des Penis

21.10.1   Antworten

Antwort 1 Die trockene, gut und scharf abgegrenzte Nekrose der Haut mit gravierenden Infektzeichen sind typisch für eine Fournier'sche Gangrän.

Antwort 2 Sicherheitshalber sollte eine Becken-CT mit KM zum Ausschluss eines Fokus im kleinen Becken (Prostataabszess, perianaler Abszess etc.) durchgeführt werden.

21.10.2   Weitere Fragen

Frage 3 Welches Vorgehen ist hier anzustreben?

Frage 4 Welche chirurgischen Maßnahmen sind erforderlich?

21.11   Fall 11: Genitale Schwellung bei einem Säugling

21.11.1   Antworten

Antwort 1 Es handelt sich sehr wahrscheinlich um eine hochgradige Phimose mit Ballonierung der Vorhaut bei Miktion. Die Schwellung ist auf den Penisschaft begrenzt. Das Skrotum ist unauffällig. Die Palpation ergibt einen prall-elastischen Tumor. Unter Druck entleert sich tropfenweise Urin.

Antwort 2 Die Diagnose ist durch den tröpfchenweisen Urinabgang und die punktförmige Phimose nach Zurückstreifen der Vorhaut gesichert.

21.11.2   Weitere Fragen

Frage 3 Welche weitere Diagnostik ist zu diesem Zeitpunkt noch erforderlich und warum?

Frage 4 Welche Therapie ist indiziert? Welche postoperative Diagnostik ist angezeigt?

21.12 Fall 12: Unregelmäßige papulöse Schleimhautveränderung der Glans penis

21.12.1 Antworten

Antwort 1 Der makroskopische Aspekt der Glansveränderung ist typisch für ein Plattenepithelkarzinom des Penis. Jegliche atypische Veränderung der Glans, die nicht primär den Aspekt eines Peniskarzinoms aufweist, sollte bei Versagen gezielter lokaler topischer Therapie zur Biopsie führen.

Antwort 2 Das Plattenepithelkarzinom wird durch eine Biopsie gesichert. Die histologische Begutachtung ergibt eindeutig einen Tumor mit Infiltration des Corpus spongiosum der Glans.

21.12.2 Weitere Fragen

Frage 3 Vor Beginn der Therapie sollte welche weitere Diagnostik angestrebt werden und warum?

Frage 4 Was bringt die Palpation der Leiste und warum?

Frage 5 Wie sieht die Therapie in diesem Stadium aus?

21.13 Fall 13: Prallelastische Schwellung linke Leiste

21.13.1 Antworten

Antwort 1 Die Uroflowmetrie, die sonographische postmiktionelle Restharnbestimmung und der IPSS und Quality of Life bestätigen die Indikation zu operativen Sanierung der obstruktive Adenomyomatose der Prostata. Von der Größe der Drüse her kommt eine transurethrale Resektion in Frage. Die Sonographie des Skrotalinhalts ergibt den Aspekt einer funikulären Hydrozele, jedoch mit sehr verdickter Wandung, sodass es sich sehr wahrscheinlich nicht um eine Skrotalhernie handelt. Eine Hydrozele ist wegen der Exprimierbarkeit und sehr dicken Wandung sehr fraglich. Differenzialdiagnostisch ist eine Blasenhernie auszuschließen.

Antwort 2 Eine Zystographie oder Miktionszystographie (◘ Abb. 21.15, ◘ Abb. 21.16), um eine Blasenhernie nachzuweisen.

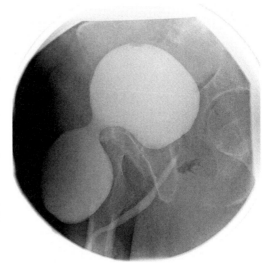

◘ Abb. 21.15

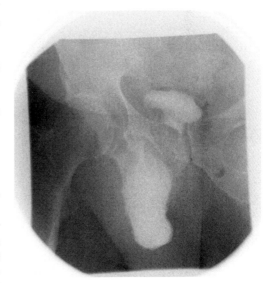

◘ Abb. 21.16

21.13.2 Weitere Fragen

Frage 3 Welche Diagnose bezüglich der »Skrotalhernie« können Sie nun stellen?

Frage 4 Welchen therapeutischen Ansatz empfehlen Sie dem Patienten?

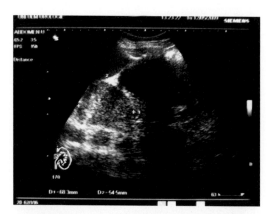

○ Abb. 21.17

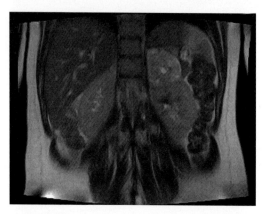

○ Abb. 21.18

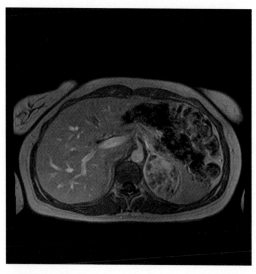

○ Abb. 21.19

21.14 Fall 14: Persistierende Hypertonie

21.14.1 Antworten

Antwort 1 Vorrangig ist die sonographische Untersuchung der Niere (○ Abb. 21.17), ggf. mit Dopplersonographie zum Ausschluss einer Nierenarterienstenose.

21.14.2 Weitere Befunde

Die Sonographie zeigt einen ca. 6,8 cm großen raumfordernden Prozess des linken Nierenoberpols, leicht atembeweglich wie die gesamte Niere. Es besteht der Verdacht auf einen Nierentumor, evtl. auch Nebennierentumor links. Ergänzend sollte eine NMR (○ Abb. 21.18, ○ Abb. 21.19) durchgeführt werden.

21.14.3 Weitere Fragen

Frage 3 Auf Grund des NMR-Befundes scheint welche Diagnose die wahrscheinlichste zu sein?

Frage 4 Welche weitere Diagnostik ist erforderlich, auch zur Operationsplanung?

21.15 Fall 15: Kreislaufwirksame Makrohämaturie

21.15.1 Antworten

Antwort 1 Vorrangig ist die Sicherung der Vitalfunktionen: großlumiger venöser Zugang, Volumensubstitution, Kreuzblut und Konserven bestellen, Notfalllabor mit Gerinnung, anästhesiologische Prämedikation. Aufnahme auf eine Intensivstation. Initiale Bilder (nach Trauma) anfordern. Notfallmäßig muss zuerst sonographiert werden. Die Übersichtssonographie ergibt links unauffällige Verhältnisse, rechts im Mittelgeschoß eine teils solide, teils liquide ca. 3,5 cm große raumfordernde Struktur.

Antwort 2 Ein Trauma in der Vorgeschichte mit operativer Revision und massiver Blutung aus dem Harntrakt lässt eine Fistel zwischen Nierenbecken-Kelch-System und Blutgefäßen vermuten. Deshalb müssen im CT arterielle (○ Abb. 21.20), venöse (○ Abb. 21.21) und KM-Abfluss-Phasen dargestellt werden.

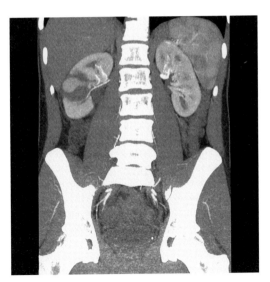

■ Abb. 21.20

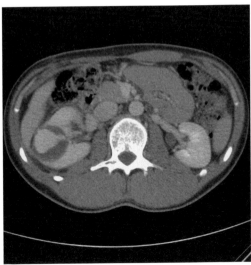

■ Abb. 21.21

21.15.2   Weitere Fragen

Frage 3 Welche Diagnose ergibt das CT?

Frage 4 Welche Therapie empfehlen Sie?

21.16   Fall 16: Lungenembolie bei junger sportlicher Patientin

21.16.1   Antworten

Antwort 1 In dieser Konstellation ist es schwer, eine diagnostische Vermutung zu äußern. Eine Makrohämaturie unter Heparinisierung, wie auch unter Marcumartherapie oder anderen Antikoagulanzien, muss immer der Verdacht eines Malignoms erwecken und den Ausschluss erzwingen.

Antwort 2 Die Sonographie des Abdomens ist unumgänglich zur Orientierung, aber nicht ausreichend für eine Therapieentscheidung.

21.16.2   Weitere Befunde

Die durchgeführte Sonographie ergab einen großen Nierentumor rechts und eine nicht klar darstellbare V. cava, ferner einen großen Unterbauchtumor.

21.16.3   Weitere Fragen

Frage 3 Welche ergänzende Untersuchung würden Sie nun einleiten?

Frage 4 Welche Therapie leiten Sie auf Grund der Ergebnisse ein?

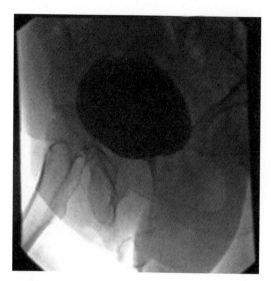

◘ Abb. 21.22

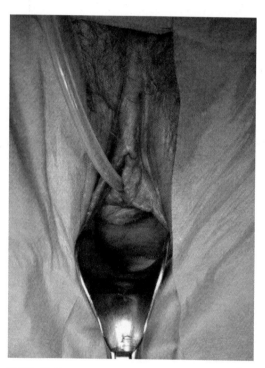

◘ Abb. 21.23

21.17   Fall 17: Persistierende Leukozyturie einer jungen Patientin

21.17.1   Antworten

Antwort 1 Bei dieser langen Vorgeschichte und bisher frustraner Abklärung ist es wichtig, Voruntersuchungen wie Röntgenbilder selbst zu befunden. Dies vermeidet auch unnötige Wiederholungen von belastenden Untersuchungen. Das AUG (◘ Abb. 20.19) erscheint prima vista unauffällig, aber bei näherer Betrachtung erweist sich der Blasenboden als auffällig. Kein Anhalt für eine Nierendoppelanlage. Das mitgebrachte Miktionszysurethrogramm (◘ Abb. 21.22), 4 Monate nach dem AUG angefertigt, weist keinen vesikorenaler Reflux auf und zeigt eine unauffällige Harnröhre während der Miktion. Bei der wiederholten Anamnese ergibt sich die Beobachtung von intermittierendem Sekretverlust über die »Scheide«. Die gynäkologische Abklärung und vaginale Abstriche sind unauffällig. Eine massive persistierende (sterile) Leukozyturie muss zum Ausschluss einer Urotuberkulose mit drei morgendlichen Urinproben führen. Die Proben waren negativ.

Antwort 2 Auf Grund der Befunde kann man von einer urethralen Ursache ausgehen.

21.17.2   Weitere Befunde

Die Inspektion des Genitale zeigt ca. 1 cm oberhalb des Meatus urethrae eine Vorwölbung, die primär wie eine beginnende Zystozele imponiert (◘ Abb. 21.23). Die digitale Kompression der prall-elastischen Vorwölbung lässt etwas trübes Sekret aus dem Meatus uretrea austreten.

21.17.3   Weitere Fragen

Frage 3 Welcher Verdacht ergibt sich?

Frage 4 Welche Diagnostik leiten Sie ein unter kritische Indikation?

Frage 5 Welche Therapie ergibt sich?

Urologie-Fallquiz: Antworten, therapeutisches Vorgehen, Abschluss des Falls

R. de Petriconi, M. Meilinger

R. Hautmann, J. E. Gschwend (Hrsg.), *Urologie*,
DOI 10.1007/978-3-642-34319-3_22, © Springer-Verlag Berlin Heidelberg 2014

22.1 Fall 1 – Sistierende Harnausscheidung bei Blasenkatheter

22.1.1 Weitere Antworten

Antwort 4 Weitere diagnostische Maßnahmen, wie z. B. eine retrograde Pyelographie sind zum jetzigen Zeitpunkt nicht erforderlich. Diese werden in Narkose unmittelbar vor der chirurgischen Revision durchgeführt. Die Patientin ist geistig behindert und würde diesen diagnostischen Eingriff ohne Narkose kaum tolerieren.

Die Zystoskopie im Rahmen der retrograden Pyelographie ergibt eine chronische Urocystitis cystica. Die retrograde Pyelographie zeigt einen ca. 5 cm langen, normal konfigurierten Harnleiter. Auffallend ist ein Kontrastmittelstopp ohne Kontrastmittelextravasat.

Antwort 5 Funktionslose Steinschrumpfniere rechts, Harnleiterverletzung links: Die Patientin ist anurisch, also muss die gesunde linke Niere in Mitleidenschaft gezogen sein. Es handelt sich um ein postrenales Nierenversagen. Der »Aszites« ist urinös. Die retrograde Pyelographie zeigt eine komplette Harnleiterunterbindung. Oberhalb dieser Ligatur besteht wohl eine offene Harnleiterläsion über die Urin nach intraperitoneal abfließen kann. Chronische Urozystitiden unterhalten von der Steinschrumpfniere als Keimnest.

Antwort 6 Die offene chirurgische Revision.

22.1.2 Abschluss des Falls

In diesem Fall erfolgte die Vorstellung nur einige Stunden nach dem Eingriff, also zu einem optimalen Zeitpunkt für eine sofortige operative Intervention. Die Patientin wurde nach anästhesiologischer Vorbereitung mit Einwilligung des Vormundes am gleichen Tag mit einer offenen Harnleiterneuimplantation im Psoas-Hitch-Verfahren versorgt. Ferner sollte zu einem späteren Zeitpunkt die Nephrektomie rechts geplant werden, um den Infektherd durch die Steinschrumpfniere zu entfernen.

22.2 Fall 2: Mikrozyturie, Leukozyturie

22.2.1 Weitere Antworten

Antwort 3 Die Nierenszintigraphie mit seitengetrennter Funktion zeigt einen sehr abgeflachten Tracerkurvenverlauf links mit kaum 20% der Gesamtfunktion bei altersentsprechender Normfunktion. Die Nephrektomie erscheint radikal, aber bei schlechter Funktion der linken Niere und normaler Kreatininämie eine Alternative, die das Problem in einer einzigen Narkose löst.

Antwort 4 Die native CT zeigt links: Parenchymverschmälerung, multiple Nierenbeckenkonkremente, Stauung der oberen Kelchgruppe (◘ Abb. 21.1). Bei eingehender Betrachtung des linken Harnleiterverlaufs zeigt sich darüber hinaus noch ein prävesikales Konkrement (◘ Abb. 21.2). Die Entfernung der Niere mit Ligatur des Harnleiters oberhalb des Harnleitersteins kann zu einem Harnleiterempyem führen. Deshalb muss der Harnleiter bis unterhalb des Steins mit entfernt werden.

22.2.2 Abschluss des Falls

Eine Nephroureterektomie bis unterhalb des Konkrementes wurde durchgeführt. Bis auf eine sekundäre subkutane Wundheilungsstörung problemloser Verlauf. Die postoperative Kreatininämie pendelte sich bei 120 μmol/l ein.

22.3 Fall 3: Mikrohämaturie

22.3.1 Weitere Antworten

Antwort 3 Die primäre Therapie ist zugleich eine diagnostische Maßnahme. Die Urethrozystoskopie in Narkose erlaubt die genaue Begutachtung des Tumors: breitbasig, papillär, unifokal, multifokal etc. Die transurethrale Resektion (TUR) ergibt Gewebe zur histologischen Begutachtung, Aufschluss über die Invasionstiefe und beseitigt den Tumor ggf. in toto.

Antwort 4 Der Durchbruch der Lamina propria entspricht orientierend der Grenzlinie zwischen Urothelkarzinomen, die mit TUR und evtl. topischer Prophylaxe behandelt werden können und solchen, die einer Zystektomie mit Harnableitung bedürfen.

22.3.2 Weitere Befunde

Die endgültige Histologie lautet: pT2, GIII und ist damit eine klare Indikation zu Zystektomie bei bereits muskelinvasivem Tumor.

22.4 Fall 4: Frühgeborenes nach Oligohydramnion

22.4.1 Weitere Antworten

Antwort 3 Die suprapubische Blasenfistelung sichert den Urinabfluss, eine Prognose zur Nierenfunktion ist jedoch erst nach ein paar Tagen möglich. Die postnatale Kreatininämie von 92 μmol/l entspricht derjenigen der Mutter (Plazenta).

Antwort 4 Vorab sollte die Harnableitung belassen werden, um 6 Monate später eine endoskopische Harnröhrenklappenresektion durchzuführen. Miktionsversuche bei verschlossener suprapubischer Blasenfistel sollen zeigen, ob diese chronisch gedehnte Blase in der Lage ist, sich zu entleeren. Eine Maturation des hochgradigen Refluxes ist nicht zu erwarten, so dass eine chirurgische Antirefluxplastik erforderlich sein wird.

22.4.2 Abschluss des Falls

Das Risiko bei Korrektur von hochgradigem Reflux ist die Entstehung einer Harnleiterabflussbehinderung (narbig). Im hier beschriebenen Fall konnte das Kind die Blase nicht entleeren (keine Detrusor-Erholung). Eine Antirefluxplastik ist weiterhin nicht indiziert bei Fortbestehen der Dilatation des oberen Harntraktes. Nach 6 Tagen hatte sich die Kreatininämie bei (kindseigenen) 210 μmol/l eingependelt. Das Kreatinin ist nach 3 Jahre auf 280 μmol/l gestiegen. Infekte unter Dauerableitung werden kaum berichtet.

22.5 Fall 5: Schmerzhaftes Penishämatom

22.5.1 Weitere Antworten

Antwort 3 Operative Übernähung des Defektes. Antibiotische Prophylaxe für 5 Tage. Hemmung reflektorischer Erektionen mit Diazepam.

Antwort 4 Postoperative Risiken sind außer einer Nachblutung das Risiko der Wundinfektion mit Beteiligung der Corpora cavernosa. Langfristig ist die Penisdeviation durch Vernarbung oder Fibrose des betroffenen Schwellkörpers zu beachten.

22.6 Fall 6: Therapieresistente Pyelonephritis

22.6.1 Weitere Antworten

Antwort 3 Es besteht, obwohl die Patientin keine offensichtlichen Anzeichen einer Sepsis bietet, eine potentiell lebensbedrohliche Situation. Die wiederholte inadäquate Antibiose hat den Verlauf maskiert und begünstigt. Aufgrund des computertomographischen Befundes ist eine sofortige stationäre Einweisung erforderlich.

Antwort 4 Eine sofortige Übernahme auf eine Intensivstation erlaubt die rasche Vorbereitung der Patientin zur notfallmäßigen Nephrektomie: Zentralvenöser Zugang, Sepsistherapie, anästhesiologische Vorbereitung zur Intubationsnarkose und Aufklärung der Patientin. Eine Abszesspunktion mit Einlegen einer perkutanen Drainage ist nur bei isoliertem solitärem Abszess versuchsweise gegeben. In diesem Fall ist die rechte Niere komplett durch das entzündliche Geschehen aufgebraucht.

22.6.2 Abschluss des Falls

Die Patientin wurde notfallmäßig nephrektomiert. Der postoperative Verlauf war durch eine vorübergehende septische Einschwemmung charakterisiert, die die Patientin gut überstand.

22.7 Fall 7: Koliken unter Marcumartherapie

22.7.1 Weitere Antworten

Antwort 3 Die typische Komplikation eines intrakapsulären Hämatoms ist die sog. page kidney. Das intrakapsuläre Hämatom findet keine Ausdehnungsmöglichkeit und komprimiert das Parenchym bis zur Unterbrechung der renalen Durchblutung.

Antwort 4 Ein kleines intrakapsuläres Hämatom ist meist belanglos und resorbiert sich spontan. In diesem Fall (CT mit KM, ◘ Abb. 21.10) ist die Kompression massiv. Die Nierenszintigraphie (◘ Abb. 22.1) bestätigt dies und zeigt eine deutliche Funktionsminderung. Somit ist die Indikation zu Entlastung des Hämatoms gegeben. Eine perkutane Entlastung per Punktion ist nicht möglich, da das Hämatomblut meist geronnen ist und sich nicht absaugen lässt. Die Alternative ist die

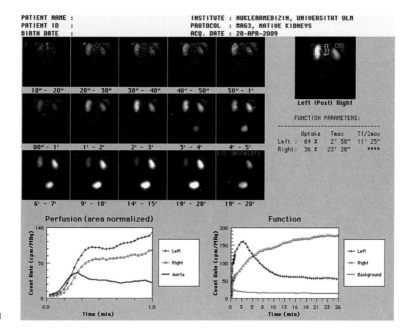

◘ Abb. 22.1

offen-chirurgische laterale Kapsulotomie. Nach Ausräumen des Hämatoms kann das Nierenparenchym sich wieder ausdehnen. Um ein Rezidiv zu vermeiden, wird die Nierenkapsel über die gesamte Konvexität inzidiert.

22.7.2 Abschluss des Falls

Die Kontrollszintigraphie nach 14 Tagen ergab einen normalen Kurvenverlauf ohne bleibende Funktionsminderung.

22.8 Fall 8: Skrotale Schmerzen bei einem 6-Jährigen

22.8.1 Weitere Antworten

Antwort 3 Ein Leistenbruch ist auszuschließen, da der äußere Leistenring unauffällig ist (Palpation). Eine Epididymitis kann akut auftreten, ohne Fieber, ohne positiven Urinbefund. Das Prehn'sche Zeichen ist nicht unbedingt vorhanden. Eine Hydrocele testis bei offenem Processus vaginalis kann nach Belastung akut auftreten. Eine Hodentorsion wird in diesem Fall durch die Dopplersonographie angedeutet.

Antwort 4 Akutes Skrotum‹ ist der Sammelbegriff, der zur operativen Freilegung führen muss, da bei Kindern und Jugendlichen präoperativ keine eindeutige und sichere Diagnose gestellt werden kann.

22.8.2 Abschluss des Falls

Aspekt des freigelegten Hoden nach 4–5 h (◘ Abb. 22.2). Nach Detorsion erholte sich der Hoden nicht und musste abladiert werden. Der kontralaterale Hoden wurde prophylaktisch pexiert.

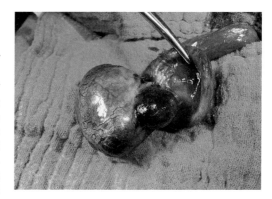

◘ Abb. 22.2

22.9   Fall 9: Vergrößerung des Hodens, Leistungsknick

22.9.1   Weitere Antworten

Antwort 3 α-Fetoprotein (850 ng/ml), β-HCG (1120 IE/ml), LDH (3-fach der Norm). Die Tumormarker weisen auf einen nichtseminomatösen Tumor. Die Tumormarker erlauben die Diagnose zu erhärten (Hodentumor), den histologischen Typ zu vermuten (seminomatöser/nichtseminomatöser Tumor), den therapeutischen Verlauf (Response) und Erfolg festzustellen (Absinken der Tumormarker nach Therapie). Posttherapeutisch dienen sie zur frühzeitigen Feststellung eines Rezidivs (Anstieg).

Antwort 4 Die Abdomen-CT zeigt große retroperitoneale Lymphknotenmetastasen mit Verdrängung beider Nieren (sog. bulky disease). Im Thorax-CT multiple Lungenmetastasen. Der Patient hat einen Tumor im Stadium III nach Lugano, es existieren darüber hinaus weitere Stadieneinteilungen (IGCCCG).

22.9.2   Abschluss des Falls

Es wurde eine Semicastratio rechts durchgeführt. Die Histologie ergab ein Teratom, welches zunächst mit einer induktiven Chemotherapie mit 4 Zyklen PEB-Schema behandelt wurde.

22.10   Fall 10: Schwärzliche Verfärbung des Penis

22.10.1   Weitere Antworten

Antwort 3 Vorab Aufnahme auf Intensivstation, Sicherung der Vitalfunktionen, Einleitung der Schocktherapie und einer Breitband-Antibiose. Vorbereitung zur notfallmäßigen chirurgischen Therapie.

Antwort 4 Die Fournier'sche Gangrän ist eine Nekrose der Haut im Genitalbereich durch eine Thrombosierung der subkutanen Kapillaren im Rahmen eines lokalen Infekts des subkutanen Fettgewebes. Das chirurgische Vorgehen besteht zunächst im großzügigen Abtragen der nekrotischen Bereiche sowie des subkutanen Fettgewebes. Gegebenenfalls, bei Fortschreiten der Nekrosen, wird diese Resektion wiederholt. In einer 2. Sitzung bei reizlosen lokalen Verhältnissen werden plastisch-chirurgisch die bis zur Faszie resezierten Areale gedeckt. Die Letalität dieser Erkrankung liegt bei bis zu 68 %.

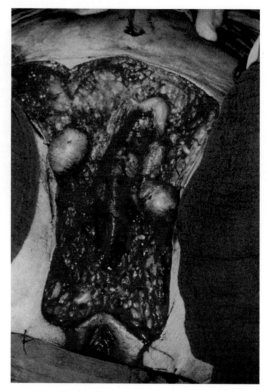

◻ Abb. 22.3

22.10.2   Abschluss des Falls

Intraoperative Ansicht nach 3. Nachresektion der Nekrose (◻ Abb. 22.3). Der Patient verstarb trotz 3-wöchiger intensiver Bemühungen an der Sepsis.

22.11   Fall 11: Genitale Schwellung bei einem Säugling

22.11.1   Weitere Antworten

Antwort 3 Eine hochgradige Phimose dieser Ausdehnung, wenn sie länger besteht, kann zu Restharnbildung und Einflussstauung des oberen Harntrakts führen. Deshalb ist eine Sonographie der Blase (Blasenwanddicke, Divertikel, Restharn) und der Nieren (Harnstauungsniere) unumgänglich.

Antwort 4 Die Therapie der Wahl ist die radikale Zirkumzision. Postoperativ muss das Miktionsverhalten und der Restharn überprüft werden. Diese Kontrolle ist umso mehr indiziert, da präoperativ pathologische Befunde erhoben wurden.

22.12   Fall 12: Unregelmäßige papulöse Schleimhautveränderung der Glans penis

22.12.1   Weitere Antworten

Antwort 3 Tumorstaging mit CT-Abdomen und -Thorax zum Ausschluss von Metastasen in den retroperitonealen Lymphknoten und Lungen-Filiae.

Antwort 4 Die Palpation der Leisten ergibt keine Besonderheiten: Keine Adenopathie. Die lymphatische Drainage des äußeren Genitale fließt über die inguinalen Lymphknoten.

Antwort 5 Bei Tumorinfiltration ist unter Schnellschnitt-Kontrolle eine Teilamputation die Therapie der Wahl. Gleichzeitig werden die Sentinel-Lymphknoten entnommen.

22.12.2   Weitere Antworten

In diesem Fall waren die Sentinel-Lymphknoten negativ und der Patient wurde in eine onkologische Nachsorge übernommen.

22.13   Fall 13: Prallelastische Schwellung linke Leiste

22.13.1   Weitere Antworten

Antwort 3 Es handelt sich um eine Blasenhernie. Der Hernienhals ist klar zu erkennen (◻ Abb. 21.14) und der intraskrotale Anteil der Blase entleert sich nicht nach Miktion (21.15). Ferner ist eine Einengung der prostatischen Harnröhre während der Miktion zu sehen (◻ Abb. 21.14).

Antwort 4 Eine transurethrale Resektion der Prostata ist indiziert, um die subvesikale Obstruktion zu beheben. Die Blasenhernie muss ebenfalls beseitigt werden um die Restharnbildung mit dem Risiko der Rezidivinfekte zu vermeiden. Da es sich nicht um ein Blasendivertikel handelt, ist eine Resektion nicht angezeigt, sondern eine klassische Herniotomie mit Reponierung der hernierten Blase erforderlich.

22.13.2   Abschluss des Falls

Beide Eingriffe wurden in einer Sitzung in PDK-Anästhesie durchgeführt.

22.14   Fall 14: Persistierende Hypertonie

22.14.1   Weitere Antworten

Antwort 3 Es handelt sich im MRT eindeutig um einen Nebennierentumor. Aufgrund der Anamnese ist ein hormonaktives Phäochromozytom zu vermuten.

Antwort 4 Die Diagnose ist mit Hilfe spezifischer laborchemischer Untersuchungen (im Blut: Noradrenalin, Adrenalin, im Urin Noradrenalin, Adrenalin, Katecholamine, Dopamin, Normetanephrin, Metanephrin) zu bestätigen.

22.14.2   Abschluss des Falls

Die Laboruntersuchungen ergaben: im Blut: Noradrenalin 265 ng/l, Adrenalin 286,17 ng/l; im Urin: Katecholamine 742,4 µg/24 h, Noradrenalin 705,3 µg/24 h, Adrenalin 37,1 µg/24 h, Dopamin 371,5 µg/24 h Normetanephrin 9628 µg/24 h Metanephrin 403,44 µg/24 h. Ein hormonaktives Phäochromozytom war hiermit bestätigt. Die Therapie beruhte auf einer Adrenalektomie nach mehrtägiger Konditionierung der Patientin mit Dibenzyran. Sie bekam über 7 Tage 3×30 mg Dibenzyran. Nach Adrenalektomie links pendelte sich der Blutdruck ohne Medikation auf Normwerte ein.

22.15   Fall 15: Kreislaufwirksame Makrohämaturie

22.15.1   Weitere Antworten

Antwort 3 Die Computertomographie zeigt im Übergang Mittelgeschoß zum unteren Nierenpol rechts einen raumforderndern Prozess. Das KM-Extravasat (◻ Abb. 21.19) wird von einer Arterie gespeist. Der nicht kontrastierte Bereich (◻ Abb. 21.20) entspricht einer Teilthrombose des posttraumatischen »Aneurysma«. Dieses hat sich vermutlich langsam in das Hohlraumsystem vorgearbeitet. Die Verbindung zum Hohlraumsystem konnte nicht dargestellt werden, aber ist eindeutig bei Koageln im Urin.

Antwort 4 Eine offene Revision ist natürlich möglich, jedoch schwierig und mit dem Risiko des Nierenverlustes behaftet. Diese Art der Pathologie ist ideal für die interventionelle Radiologie. Sie bestätigt die Diagnose (◻ Abb. 22.4) und erlaubt via Seldinger-Technik die speisende Arterie supraselektiv zu embolisieren (◻ Abb. 22.5 nach Embolisation).

22

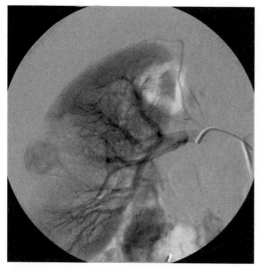

◘ Abb. 22.4

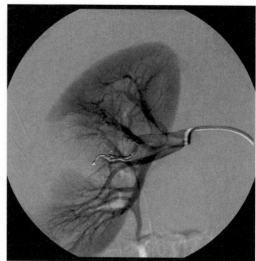

◘ Abb. 22.5

22.16   Fall 16: Lungenembolie bei junger sportlicher Patientin

22.16.1   Weitere Antworten

Antwort 3 Die weitere Abklärung erfolgt mit einen CT oder NMR.

Antwort 4 Drei Fakten sind zu berücksichtigen: Erstens ist ein Cava-Thrombus ohne Lymphknotenbefall, solange er nicht die Cava-Wandung infiltriert, kein negativer Faktor für die onkologische Prognose. Zweitens stellt sich die Frage, ob die Thromben der Lungenembolie aus abgegangenen Anteilen des Tumorthrombus bestehen oder aus sog. Appositionsthromben, die nur aus Blutanteilen bestehen. Drittens ist abzuklären, ob ein Lymphknotenbefall vorhanden ist. Weitere diagnostische Maßnahmen wie MDP-Scan oder PET-CT führen nicht weiter.

22.16.2   Weitere Befunde

In diesem Fall wurde eine Computertomographie durchgeführt (◘ Abb. 22.6, ◘ Abb. 22.7). Sie ergibt einen Nierentumor rechts mit nekrotischen Anteilen, ein Thrombus der Vena renalis bis in die subhepatische V. cava, einen ausgeprägten venösen Umgehungskreislauf, Leberzysten, einen großen Uterus myomatosus (»Unterbauchtumor«), keinen Anhalt für Knochenmetastasen und keine vergrößerten Lymphknoten.

22.16.3   Abschluss des Falls

Als therapeutische Alternativen stehen zur Debatte: eine medikamentöse Therapie (z. B. Sunitinib, Tyrosinkinaseinhibitor), die jedoch den Verlauf der Erkrankung nicht wesentlich beeinflussen wird und als palliativ zu betrachten ist, außerdem ein chirurgisches Vorgehen mit kurativer Zielsetzung. Bei positiven Lymphknoten in der Histologie erfolgt eine sekundäre medikamentöse Therapie.

In Anbetracht des Alters der Patientin haben wir uns, nach ausführlichem Gespräch und Aufklärung für ein chirurgisches Vorgehen entschlossen. In einer Sitzung über eine Thorakolaparotomie wurden die Enbloc-Nephro-Adrenalektomie (pT3 R0), die Cava-Thrombektomie (nicht adhärent, flottierend), die ausgiebige retroperitoneale Lymphknotenausräumung (pn0) und mit Herz-Lungen-Maschine die komplette Ausräumung der Lungenembolie (kein Tumor, Blutthromben) durchgeführt.

Die onkologische Nachsorge nach 4 Jahre ergibt kein Rezidiv oder Progress der Erkrankung.

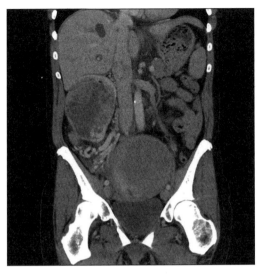

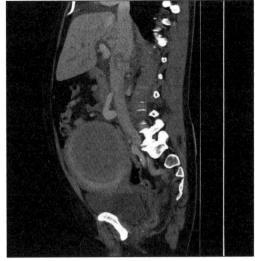

◻ Abb. 22.7

22.17 Fall 17: Persistierende Leukozyturie einer jungen Patientin

22.17.1 Weitere Antworten

Antwort 3 Die klinische Untersuchung ergibt mehrere Verdachtsmomente: erstens eine infizierte Skennische Drüse: in dem Fall würde das Sekret nicht aus dem Meatus fließen, sondern dorsolateral des Meatus. Zweitens einen paraurethralen Abszess: Selten bei der Frau, meist iatrogen nach Manipulationen und die allgemeine Symptomatik fehlt. Drittens ein Harnröhren- oder paraurethrales Divertikel, das je nach Weite des Divertikelhals fast ausgeschlossen sein kann.

Antwort 4 Die transvaginale Sonographie (abhängig vom Füllungsgrad des Divertikels) und die Urethroskopie (abhängig der Mündungsweite) sind oft nicht eindeutig weiterführend. Die Urethrographie bei der Frau ist technisch etwas schwierig, kann aber wie in diesem Fall, in dem das MCU unauffällig war (◻ Abb. 21.21), das Divertikel bestätigen (◻ Abb. 22.8).

Antwort 5 Die Therapie der transvaginalen Divertikelabtragung beseitigt die persistierende Leukozyturie und rezidivierenden Infekte.

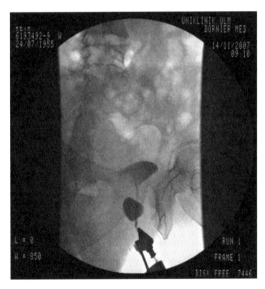

◻ Abb. 22.8

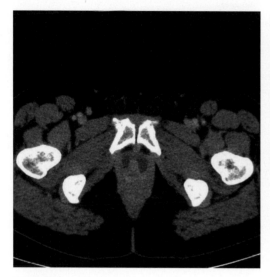

◘ Abb. 22.9

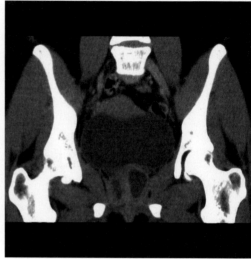

◘ Abb. 22.10

22.17.2   Abschluss des Falls

Die transvaginale Sonographie ergab keine Erklärung
für die Blasenbodenanhebung links (◘ Abb. 20.17). Bei
fehlender Klärung wurde ein natives Low-dose-CT
angefertigt (◘ Abb. 22.9, ◘ Abb. 22.10). Das paraurethrale Divertikel (bei zufällig gutem Füllungszustand)
»ummantelt« die Harnröhre. Es zeigt sich auch die
linksseitige Blasenbodenanhebung. Der Aspekt kann
je nach Füllungsgrad des Divertikels jedoch sehr unterschiedlich ausfallen.

Serviceteil

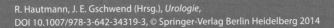

R. Hautmann, J. E. Gschwend (Hrsg.), *Urologie*,
DOI 10.1007/978-3-642-34319-3, © Springer-Verlag Berlin Heidelberg 2014

Stichwortverzeichnis